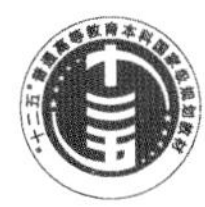

"十二五"普通高等教育本科国家级规划教材

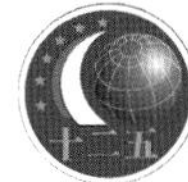

国家卫生和计划生育委员会"十二五"规划教材
全国高等医药教材建设研究会"十二五"规划教材
全国高等学校教材

供8年制及7年制("5+3"一体化)临床医学等专业用

耳鼻咽喉头颈外科学

Otorhinolaryngology-Head and Neck Surgery

第3版

主　编　孔维佳　周　梁

副主编　唐安洲　张　罗

人民卫生出版社

图书在版编目（CIP）数据

耳鼻咽喉头颈外科学/孔维佳，周梁主编. —3 版.
—北京：人民卫生出版社，2015
ISBN 978-7-117-20458-3

Ⅰ.①耳…　Ⅱ.①孔…②周…　Ⅲ.①耳鼻咽喉科学-外科学-医学院校-教材②头-外科学-医学院校-教材③颈-外科学-医学院校-教材　Ⅳ.①R762②R65

中国版本图书馆 CIP 数据核字（2015）第 057555 号

耳鼻咽喉头颈外科学
第 3 版

主　　编：孔维佳　周　梁
出版发行：人民卫生出版社（中继线 010-59780011）
地　　址：北京市朝阳区潘家园南里 19 号
邮　　编：100021
E - mail：pmph @ pmph.com
购书热线：010-59787592　010-59787584　010-65264830
印　　刷：三河市宏达印刷有限公司
经　　销：新华书店
开　　本：850×1168　1/16　　**印张：**47
字　　数：1293 千字
版　　次：2005 年 8 月第 1 版　2015 年 5 月第 3 版
2023 年 8 月第 3 版第 11 次印刷（总第 21 次印刷）
标准书号：ISBN 978-7-117-20458-3/R・20459
定　　价：138.00 元
打击盗版举报电话：010-59787491　E-mail：WQ @ pmph.com
（凡属印装质量问题请与本社市场营销中心联系退换）

编　者

（以姓氏笔画为序）

王晓雷（中国医学科学院肿瘤医院）
文卫平（中山大学附属第一医院）
孔维佳（华中科技大学同济医学院附属协和医院）
叶京英（首都医科大学附属北京同仁医院）
田勇泉（中南大学湘雅医院）
刘世喜（四川大学华西医院）
李　娜（青岛大学附属医院）
杨伟炎（中国人民解放军总医院）
杨蓓蓓（浙江大学医学院附属第二医院）
肖水芳（北京大学第一医院）
肖健云（中南大学湘雅医院）
吴　皓（上海交通大学医学院附属新华医院）
邱建华（第四军医大学西京医院）
余力生（北京大学人民医院）
汪吉宝（华中科技大学同济医学院附属协和医院）
迟放鲁（复旦大学附属眼耳鼻喉科医院）
张　罗（首都医科大学附属北京同仁医院）
张　华（新疆医科大学第一附属医院）
张　榕（福建医科大学附属第一医院）
张学渊（第三军医大学大坪医院）
周　梁（复旦大学附属眼耳鼻喉科医院）
周慧芳（天津医科大学总医院）
郑亿庆（中山大学附属第二医院）
姜学钧（中国医科大学附属第一医院）
倪道凤（北京协和医院）
殷善开（上海交通大学附属第六人民医院）
高志强（北京协和医院）
唐平章（中国医学科学院肿瘤医院）
唐安洲（广西医科大学第一附属医院）
陶泽璋（武汉大学人民医院）
董　震（吉林大学中日联谊医院）
董明敏（郑州大学第一附属医院）
韩德民（首都医科大学附属北京同仁医院）
潘新良（山东大学齐鲁医院）

秘　书　陈建军（华中科技大学同济医学院附属协和医院）

修订说明

为了贯彻教育部教高函[2004-9 号]文，在教育部、原卫生部的领导和支持下，在吴阶平、裘法祖、吴孟超、陈灏珠、刘德培等院士和知名专家的亲切关怀下，全国高等医药教材建设研究会以原有七年制教材为基础，组织编写了八年制临床医学规划教材。从第一轮的出版到第三轮的付梓，该套教材已经走过了十余个春秋。

在前两轮的编写过程中，数千名专家的笔耕不辍，使得这套教材成为了国内医药教材建设的一面旗帜，并得到了行业主管部门的认可（参与申报的教材全部被评选为“十二五”国家级规划教材），读者和社会的推崇（被视为实践的权威指南、司法的有效依据）。为了进一步适应我国卫生计生体制改革和医学教育改革全方位深入推进，以及医学科学不断发展的需要，全国高等医药教材建设研究会在深入调研、广泛论证的基础上，于 2014 年全面启动了第三轮的修订改版工作。

本次修订始终不渝地坚持了“精品战略，质量第一”的编写宗旨。以继承与发展为指导思想：对于主干教材，从精英教育的特点、医学模式的转变、信息社会的发展、国内外教材的对比等角度出发，在注重“三基”、“五性”的基础上，在内容、形式、装帧设计等方面力求“更新、更深、更精”，即在前一版的基础上进一步“优化”。同时，围绕主干教材加强了“立体化”建设，即在主干教材的基础上，配套编写了“学习指导及习题集”、“实验指导 / 实习指导”，以及数字化、富媒体的在线增值服务（如多媒体课件、在线课程）。另外，经专家提议，教材编写委员会讨论通过，本次修订新增了《皮肤性病学》。

本次修订一如既往地得到了广大医药院校的大力支持，国内所有开办临床医学专业八年制及七年制（“5+3”一体化）的院校都推荐出了本单位具有丰富临床、教学、科研和写作经验的优秀专家。最终参与修订的编写队伍很好地体现了权威性，代表性和广泛性。

修订后的第三轮教材仍以全国高等学校临床医学专业八年制及七年制（“5+3”一体化）师生为主要目标读者，并可作为研究生、住院医师等相关人员的参考用书。

全套教材共 38 种，将于 2015 年 7 月前全部出版。

全国高等学校八年制临床医学专业国家卫生和计划生育委员会规划教材编写委员会

教材目录

	学科名称	主审	主编	副主编
1	细胞生物学(第3版)	杨　恬	左　伋　刘艳平	刘　佳　周天华　陈誉华
2	系统解剖学(第3版)	柏树令　应大君	丁文龙　王海杰	崔慧先　孙晋浩　黄文华　欧阳宏伟
3	局部解剖学(第3版)	王怀经	张绍祥　张雅芳	刘树伟　刘仁刚　徐　飞
4	组织学与胚胎学(第3版)	高英茂	李　和　李继承	曾园山　周作民　肖　岚
5	生物化学与分子生物学(第3版)	贾弘禔	冯作化　药立波	方定志　焦炳华　周春燕
6	生理学(第3版)	姚　泰	王庭槐	闫剑群　郑　煜　祁金顺
7	医学微生物学(第3版)	贾文祥	李明远　徐志凯	江丽芳　黄　敏　彭宜红　郭德银
8	人体寄生虫学(第3版)	詹希美	吴忠道　诸欣平	刘佩梅　苏　川　曾庆仁
9	医学遗传学(第3版)		陈　竺	傅松滨　张灼华　顾鸣敏
10	医学免疫学(第3版)		曹雪涛　何　维	熊思东　张利宁　吴玉章
11	病理学(第3版)	李甘地	陈　杰　周　桥	来茂德　卞修武　王国平
12	病理生理学(第3版)	李桂源	王建枝　钱睿哲	贾玉杰　王学江　高钰琪
13	药理学(第3版)	杨世杰	杨宝峰　陈建国	颜光美　臧伟进　魏敏杰　孙国平
14	临床诊断学(第3版)	欧阳钦	万学红　陈　红	吴汉妮　刘成玉　胡申江
15	实验诊断学(第3版)	王鸿利　张丽霞　洪秀华	尚　红　王兰兰	尹一兵　胡丽华　王　前　王建中
16	医学影像学(第3版)	刘玉清	金征宇　龚启勇	冯晓源　胡道予　申宝忠
17	内科学(第3版)	王吉耀　廖二元	王　辰　王建安	黄从新　徐永健　钱家鸣　余学清
18	外科学(第3版)		赵玉沛　陈孝平	杨连粤　秦新裕　张英泽　李　虹
19	妇产科学(第3版)	丰有吉	沈　铿　马　丁	狄　文　孔北华　李　力　赵　霞

	学科名称	主审	主编	副主编
20	儿科学(第3版)		桂永浩　薛辛东	杜立中　母得志　罗小平　姜玉武
21	感染病学(第3版)		李兰娟　王宇明	宁　琴　李　刚　张文宏
22	神经病学(第3版)	饶明俐	吴　江　贾建平	崔丽英　陈生弟　张杰文　罗本燕
23	精神病学(第3版)	江开达	李凌江　陆　林	王高华　许　毅　刘金同　李　涛
24	眼科学(第3版)		葛　坚　王宁利	黎晓新　姚　克　孙兴怀
25	耳鼻咽喉头颈外科学(第3版)		孔维佳　周　梁	唐安洲　张　罗
26	核医学(第3版)	张永学	安　锐　黄　钢	匡安仁　李亚明　王荣福
27	预防医学(第3版)	孙贵范	凌文华　孙志伟	姚　华　吴小南　陈　杰
28	医学心理学(第3版)	姜乾金	马　辛　赵旭东	张　宁　洪　炜
29	医学统计学(第3版)		颜　虹　徐勇勇	赵耐青　杨土保　王　彤
30	循证医学(第3版)	王家良	康德英　许能锋	陈世耀　时景璞　李晓枫
31	医学文献信息检索(第3版)		罗爱静　于双成	马　路　王虹菲　周晓政
32	临床流行病学(第2版)	李立明	詹思延	谭红专　孙业桓
33	肿瘤学(第2版)	郝希山	魏于全　赫　捷	周云峰　张清媛
34	生物信息学(第2版)		李　霞　雷健波	李亦学　李劲松
35	实验动物学(第2版)		秦　川　魏　泓	谭　毅　张连峰　顾为望
36	医学科学研究导论(第2版)		詹启敏　王　杉	刘　强　李宗芳　钟晓妮
37	医学伦理学(第2版)	郭照江　任家顺	王明旭　尹　梅	严金海　王卫东　边　林
38	皮肤性病学	陈洪铎　廖万清	张建中　高兴华	郑　敏　郑　捷　高天文

第三版序言

经过再次打磨，备受关爱期待，八年制临床医学教材第三版面世了。怀纳前两版之精华而愈加求精，汇聚众学者之智慧而更显系统。正如医学精英人才之学识与气质，在继承中发展，新生方可更加传神；切时代之脉搏，创新始能永领潮头。

经过十年考验，本套教材的前两版在广大读者中有口皆碑。这套教材将医学科学向纵深发展且多学科交叉渗透融于一体，同时切合了环境 - 社会 - 心理 - 工程 - 生物这个新的医学模式，体现了严谨性与系统性，诠释了以人为本、协调发展的思想。

医学科学道路的复杂与简约，众多科学家的心血与精神，在这里汇集、凝结并升华。众多医学生汲取养分而成长，万千家庭从中受益而促进健康。第三版教材以更加丰富的内涵、更加旺盛的生命力，成就卓越医学人才对医学誓言的践行。

坚持符合医学精英教育的需求，“精英出精品，精品育精英”仍是第三版教材在修订之初就一直恪守的理念。主编、副主编与编委们均是各个领域内的权威知名专家学者，不仅著作立身，更是德高为范。在教材的编写过程中，他们将从医执教中积累的宝贵经验和医学精英的特质潜移默化地融入到教材中。同时，人民卫生出版社完善的教材策划机制和经验丰富的编辑队伍保障了教材“三高”（高标准、高起点、高要求）、“三严”（严肃的态度、严谨的要求、严密的方法）、“三基”（基础理论、基本知识、基本技能）、“五性”（思想性、科学性、先进性、启发性、适用性）的修订原则。

坚持以人为本、继承发展的精神，强调内容的精简、创新意识，为第三版教材的一大特色。“简洁、精练”是广大读者对教科书反馈的共同期望。本次修订过程中编者们努力做到：确定系统结构，落实详略有方；详述学科三基，概述相关要点；精选创新成果，简述发现过程；逻辑环环紧扣，语句精简凝练。关于如何在医学生阶段培养创新素质，本教材力争达到：介绍重要意义的医学成果，适当阐述创新发现过程，激发学生创新意识、创新思维，引导学生批判地看待事物、辩证地对待知识、创造性地预见未来，踏实地践行创新。

坚持学科内涵的延伸与发展，兼顾学科的交叉与融合，并构建立体化配套、数字化的格局，为第三版教材的一大亮点。此次修订在第二版的基础上新增了《皮肤性病学》。本套教材通过编写委员会的顶层设计、主编负责制下的文责自负、相关学科的协调与蹉商、同一学科内部的专家互审等机制和措施，努力做到其内容上“更新、更深、更精”，并与国际紧密接轨，以实现培养高层次的具有综合素质和发展潜能人才的目标。大部分教材配套有“学习指导及习题集”、“实验指导 / 实习指导”以及“在线增值服务（多媒体课件与在线课程等）”，以满足广大医学院校师生对教学资源多样化、数字化的需求。

本版教材也特别注意与五年制教材、研究生教材、住院医师规范化培训教材的区别与联系。①五年制教材的培养目标：理论基础扎实、专业技能熟练、掌握现代医学科学理论和技术、临床思维良好的通用型高级医学人才。②八年制教材的培养目标：科学基础宽厚、专业技能扎实、创新能力强、发展潜力大的临床医学高层次专门人才。③研究生教材的培养目标：具有创新能力的科研型和临床型研究生。其突出特点：授之以渔、评述结合、启示创新，回顾历史、剖析现状、展望未来。④住院医师规范化培训教材的培养目标：具有胜任力的合格医生。其突出特点：结合理论，注重实践，掌握临床诊疗常规，注重预防。

以吴孟超、陈灏珠为代表的老一辈医学教育家和科学家们对本版教材寄予了殷切的期望，教育部、国家卫生和计划生育委员会、国家新闻出版广电总局等领导关怀备至，使修订出版工作得以顺利进行。在这里，衷心感谢所有关心这套教材的人们！正是你们的关爱，广大师生手中才会捧上这样一套融贯中西、汇纳百家的精品之作。

八学制医学教材的第一版是我国医学教育史上的重要创举，相信第三版仍将担负我国医学教育改革的使命和重任，为我国医疗卫生改革，提高全民族的健康水平，作出应有的贡献。诚然，修订过程中，虽力求完美，仍难尽人意，尤其值得强调的是，医学科学发展突飞猛进，人们健康需求与日俱增，教学模式更新层出不穷，给医学教育和教材撰写提出新的更高的要求。深信全国广大医药院校师生在使用过程中能够审视理解，深入剖析，多提宝贵意见，反馈使用信息，以便这套教材能够与时俱进，不断获得新生。

愿读者由此书山拾级，会当智海扬帆！

是为序。

中国工程院院士
中国医科科学院原院长 劉德培
北京协和医学院原院长

二〇一五年四月

主编简介

孔维佳，奥地利因斯布鲁克大学医学博士、美国密歇根大学博士后，国家杰出青年基金获得者，华中科技大学同济医学院附属协和医院副院长，华中科技大学同济医学院耳鼻咽喉科学研究所所长，协和医院耳鼻咽喉科主任。中华医学会耳鼻咽喉科学分会第八、第九届副主任委员，中华医学会湖北省耳鼻咽喉科学会第四、第五届主任委员，现中华医学会湖北省变态反应学会主任委员，湖北省抗癌协会头颈肿瘤专业委员会副主任委员，《中华耳鼻咽喉头颈外科杂志》第八、第九届副总编，《临床耳鼻咽喉科杂志》主编，《中华耳科学杂志》及《国际耳鼻咽喉科学》副总编，《听力学及言语疾病杂志》副主编，Acta Otolaryngica 杂志国际编委，国际耳鸣研究促进会科学委员会委员。主持科研项目20余项，包括国家杰出青年科学基金1项、国家“863”课题1项、国家“973”计划项目第四课题1项、国家科技部“十五攻关计划”、“十一五”及“十二五”科技支撑计划课题各1项等。其中以第一作者或通讯作者在国际SCI收录期刊发表论著50余篇。主编全国高等医药院校8年制临床医学专业规划教材《耳鼻咽喉头颈外科学》第2版获教育部2011年“全国普通高等教育精品教材”。2013年作为负责人主持耳鼻咽喉头颈外科学国家资源共享课程及来华留学英语授课品牌课程。

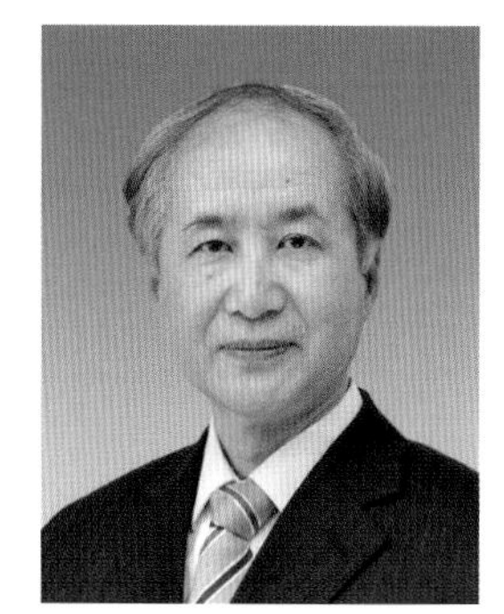

孔维佳

周梁，1982年毕业于上海第二医学院，1989年9月于法国波尔多第二大学医学院获耳鼻喉科临床博士学位。现为复旦大学附属眼耳鼻喉科医院耳鼻喉科主任，头颈外科主任，教授，主任医师，博士生导师，复旦大学上海医学院耳鼻喉科系主任，中国抗癌协会头颈肿瘤专业委员会副主任委员，《中国耳鼻咽喉头颈外科》和《中国眼耳鼻喉科杂志》副主编，《临床耳鼻咽喉头颈外科杂志》《中国耳鼻咽喉-颅底外科杂志》《听力学及言语疾病杂志》等杂志编委。作为副主编参加了第1版和第2版全国高等医药院校八年制临床医学专业教材《耳鼻咽喉头颈外科学》的编写工作。先后主持并完成国家级和省部级课题二十余项。在国内外专业杂志上发表论文130余篇。1994年获“中国青年科技奖”，课题“环舌会厌固定术治疗喉癌的研究”1999年获得了上海市科技进步奖三等奖，课题“喉鳞癌发病机理的相关研究”2005年获上海医学奖三等奖，课题“环状软骨上部分喉切除术治疗喉癌的临床与基础研究”2005年获教育部提名国家科技进步奖二等奖。课题“新型药物及给药系统应用于喉癌化疗”2012年获上海市医学奖三等奖。

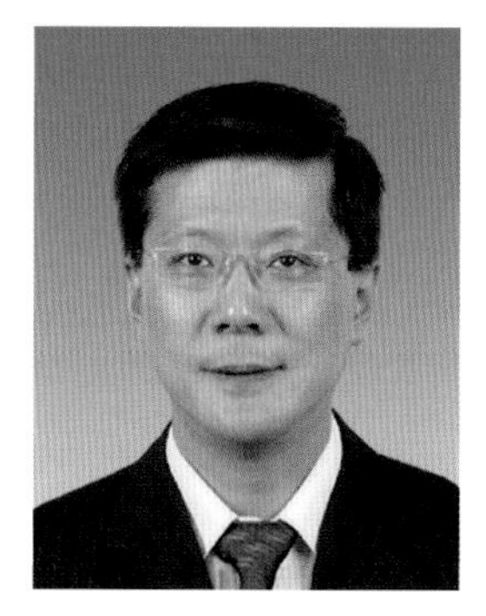

周　梁

副主编简介

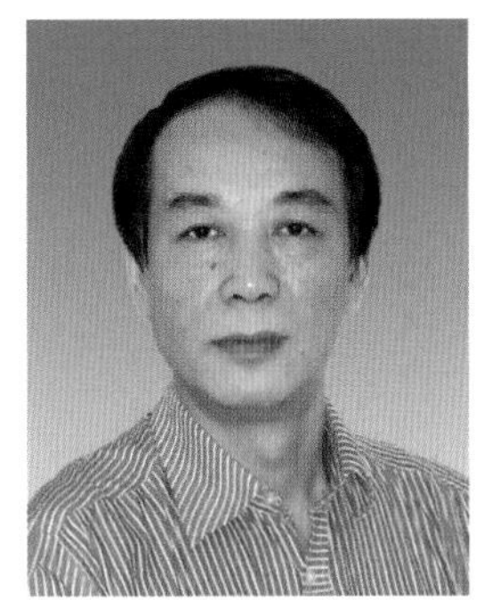

唐安洲

唐安洲，男，1962年生，医学博士，教授，博士研究生导师，现任广西医科大学副校长，第一附属医院耳鼻咽喉头颈外科主任，兼任广西医学会执行会长、广西医师协会耳鼻喉科分会会长、《中华耳鼻咽喉-头颈外科杂志》等专业期刊编委。从事耳鼻咽喉头颈外科临床教学30年，开展耳聋及鼻咽癌防治研究，参与全国规划教材《耳鼻咽喉头颈外科学》5年制、8年制、研究生及住院医生规范化培训教材编写，被聘为八年制教材和住院医生规范化教材副主编。完成省部级科研课题十余项，发表论文百余篇，获广西科学技术特别贡献奖1项、二等奖5项，2001年获全国模范教师荣誉、2004年享受国务院政府特殊津贴、2007年获广西优秀专家称号。

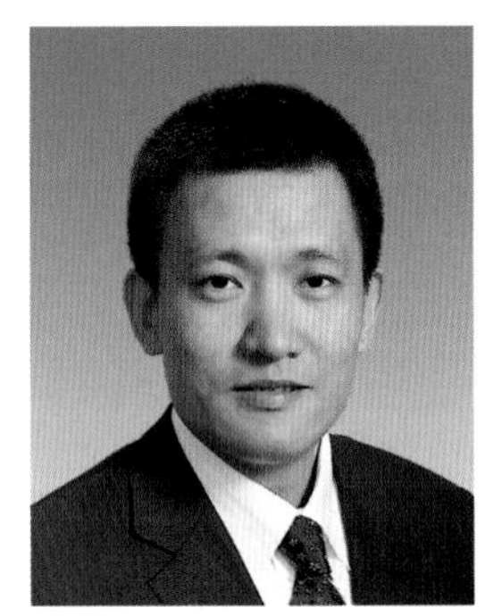

张 罗

张罗，医学博士和管理学博士，教育部长江学者特聘教授、国家自然科学基金杰出青年基金获得者。现任北京市耳鼻咽喉科研究所所长和首都医科大学附属北京同仁医院副院长。是教育部创新团队发展计划和卫计委变态反应科临床重点专科负责人。兼任中华医学会变态反应分会候任主任委员、世界过敏反应科学组织委员、国际过敏科学执委会委员，《中华耳鼻咽喉头颈外科杂志》副主编。主要从事以过敏性鼻炎和慢性鼻窦炎为代表的鼻黏膜炎性病变的发病机制和临床诊疗研究。以第一或通讯作者发表文章315篇，其中英文文章97篇。曾获全国优秀科技工作者、中国青年科技奖、国务院政府特殊津贴专家、北京市有突出贡献的科研技术管理专家和北京市五四奖章标兵。

前　言

为适应国际标准医学教育模式，以及我国长学制医学教育需要，国家教育部从2004年起在全国部分重点高等院校医学院实施8年制临床医学专业教育的新模式。我们受聘编写了全国高等学校8年制临床医学专业教材《耳鼻咽喉头颈外科学》第1版及第2版。在前两版教材近十年的使用过程中，在编委构成的权威性和代表性、教材内容及编排体系、印刷装帧质量上都得到了医学界广大师生的好评。随着教育改革的不断深入，以及在教学过程中的经验探索，结合国家对医学教育提出的新要求，2014年3月在北京召开了"8年制全国高等学校临床医学专业8年制卫生部规划教材第3版修订启动会议"，我们再次受聘进行了本教材第3版的主编和修订工作。

本教材前两版编写时，国内外本学科由"耳鼻咽喉科学"发展为"耳鼻咽喉头颈外科学(Otolaryngology Head & Neck Surgery)"已成共识。近5年来，国内外耳鼻咽喉头颈外科学界在基础研究与临床诊疗领域亦取得较多新进展，建立了一些新的诊疗技术和方法，某些重要疾病的诊疗指南再获修订。在我国，耳鼻咽喉科在处理前颅底、侧颅底及颈部等学科交叉解剖区域疾病方面已展示特有优势，三级学科亦已逐渐形成并不断完善。在耳聋分子生物学研究上，目前已有200余种耳聋相关基因被定位，新的基因还在不断发现；眩晕的个体化、程序化综合诊疗方案不断完善和推广；耳鸣的诊断及各种习服治疗方法亦取得一定突破；对中耳炎分类方法上亦有一定修订；ARIA(2012)修订版对鼻炎的分类、变应性鼻炎分类及诊疗再次进行了更新；EPOS及CPOS(2012)对鼻-鼻窦炎的机制又有了新的认识，对其治疗原则和治疗方法亦进行了改进；在OSAHS发生机制及肿瘤的分子生物学与综合治疗方面亦取得了较大的进展。

本教材在编写过程中，对前两版中的基本编写框架予以保留：①各篇按"应用解剖与生理学""症状学""检查法""治疗方法""先天性疾病""外伤性疾病""炎症性疾病""肿瘤"等顺序安排，利于自学。②将耳鼻咽喉一般检查设备、常用药物以及耳鼻咽喉常用物理治疗方法列入同一篇，以利教与学。③按照"耳鼻咽喉头颈外科"的体系，将颈科学及颅底外科学列为独立的篇，并对其内容进行完善。④每篇末列出主要参考文献，供学生自学与讨论，以便加深对教材内容的理解与掌握。⑤书末附有中英文对照索引，便于查阅与学习专业外文词汇。⑥鉴于解剖知识对临床医学学习的重要性，而耳鼻咽喉诸器官以及颅底等诸部位的解剖尤为精细而且复杂。因此，本教材的插图除原始照片以外，仍采用彩色绘制，以利自学。

由于第2版教材出版至今已有5年。结合近5年来耳鼻咽喉头颈外科学的学科发展，针对第2版教材中存在的不足之处，在第3版教材中进行了部分修订和补充：①根据目前国际上对中耳炎较为成熟的分类方法，将急、慢性中耳炎，分泌性中耳炎单列成章；②结合近年来在遗传性耳聋上的相关进展，对相关的内容作出较大的更新；③对鼻黏膜高反应性疾病，结合目前的进展情况，取消血管运动性鼻炎章节，相应改为非感染性非变应性鼻炎；④对近年来较为成熟的新进展进行了介绍，如对耳聋的分子遗传学、眩晕的综合诊疗、耳鸣的诊疗、中耳炎的分类、鼻炎的分类、鼻-鼻窦炎的机制及治疗原则、变应性鼻炎的机制及诊疗原则、下咽癌诊疗等内容作了较大的修改，强调头颈部的功能保留手术和综合治疗，并结合侧颅底及中颅底手术进展对相关内容进行引申；⑤随着互联网在医学教育中作用的不断提升，本版教材在正文教材编写的同时，还增加了网络多媒体课件与在线课堂，建立健全完备的电子及网络教学系统，强调扩展式学习内容及互动式学习方式。

本教材编写组由长期工作在教学、科研和临床一线的老、中、青博士生指导教师组成。在第3版教材的编写中，对部分新老编委进行了更替，增加了一些年轻的学术带头人，为本教材的编写补充了新鲜血液。在此亦对参加编写前版教材的老一辈编委表示衷心的感谢和敬意。教材的编写在力求体现国家中长期发展规划要求以及新时代的精英教育要求，强调"三高"（高标准、高起点、高要求）、"三基"（基础理论、基本知识和基本技能）、"三严"（严肃的态度、严谨的要求、严密的方法）的原则。实现刘德培院士提出的具有"创新性和实用性"的"精品教材"。本教材以常见病及多发病为主要内容，介绍新成果、反映新进展、展示新趋向，注重培养学生的创新思维、自学能力和实践能力。本教材主要供临床医学专业8年制及7年制或其他长学制医学生使用，亦可供临床医学专业学位研究生选用，或作为其他学制医学生和临床医师的重要参考书。本书初稿完成后，各位编委先进行了通讯互审，然后通过定稿会对全稿进行了认真的审阅与讨论。在此基础上，又由各位编委作了进一步的修改与加工。本书各位编委通力协作，秘书陈建军医师在全书稿件整理等工作中付出了大量的时间和精力；刘依技师在彩图绘制修改工作中倾注了大量的心血；各位编委提供了大量的实例照片；各位编委的所在医院和科室的同志们提供了极大的支持和帮助，华中科技大学同济医学院附属协和医院数位研究生同学参加了稿件的整理工作，值此教材付梓之际，我们谨在此一并致以深深的感谢。

随着医学科学的飞速发展，学科诊疗进展日新月异，而8年制临床医学专业教学改革不断深化，需不断总结经验，充实更新，加之编者等水平所限，难免挂一漏万，恳盼同道和读者们对本书疏漏之处不吝赐教，以资修订。

孔维佳　周梁　唐安洲　张罗

2015年5月

目　录

第二篇 鼻科学及颅面疾病

第三篇　咽科学及颌面疾病

第四篇 喉 科 学

第五篇　气管食管科学

第六篇 颈 科 学

第七篇　颅底外科学

第八篇　耳鼻咽喉头颈部的特殊性炎症

第九篇　耳鼻咽喉头颈部外伤与职业病

第十篇　耳鼻咽喉科一般检查设备及治疗学

绪　论

耳鼻咽喉头颈外科学(otolaryngology-head & neck surgery)是由临床医学传统的二级学科——耳鼻咽喉科学逐步发展而形成的临床医学现代的二级学科，是研究耳、鼻、咽、喉、气管与食管诸器官以及颅底、颈部和上纵隔诸部位的解剖、生理和疾病现象的一门科学。

【发展简史与现状】 耳鼻咽喉头颈外科学的发展经历了一个由分到合的过程。耳科学发展较早，公元前2500年，古埃及Edwin Smith Surgical Papyrus(3000—2500 BC)曾描述颞骨外伤及其对听觉的影响。公元前400年，Hippocrates就提出鼓膜是听觉器官的一部分。在18—19世纪，欧洲开始出现独立的耳科，其后鼻科学与喉科学也相继分出。约在19世纪中叶，耳鼻咽喉科学才逐渐合并成为临床医学中一门独立的二级学科。科学技术的进步极大地推动了现代医学及耳鼻咽喉科学的发展。从20世纪50年代开始，美国出现了耳鼻咽喉科学的三级学科——头颈外科学会，随后，颅底外科、听觉及言语疾病科等三级学科亦相继出现。耳鼻咽喉科学的临床诊疗领域不断拓展，20世纪60年代，首先从北美，随之在欧洲及亚洲的工业化国家内，耳鼻咽喉科学正式更名为耳鼻咽喉头颈外科(otolarygology-head & neck surgery)，其学术组织及学术刊物亦相应更名为耳鼻咽喉头颈外科杂志(journal of otolaryngology-head & neck surgery)。

我国的传统医学对耳鼻咽喉疾病的研究也有悠久的历史，远在公元前十三世纪殷商时代的甲骨文中就有“疾耳”、“疾自(鼻)”和“疾言”等记载。我国现存较早的医学文献《黄帝内经》对耳鼻咽喉的解剖、生理和疾病均有所叙述。唐代孙思邈所著《千金要方》和《千金翼方》、王焘所著《外台秘要》，宋代王怀隐所著《太平圣惠方》及许叔微所著《普济本事方》等我国许多医学文献中对耳鼻咽喉部疾病及呼吸道和食管异物等都有较为详细的描述。宋代窦材用切开引流法治疗“喉痈(扁桃体周围脓肿)以及明代陈实功用铜棒穿丝线套除鼻息肉，均为医学史上之首创。在唐代的“医学院校”太医署中，已将耳目科作为分科教学。在我国近代医学史上，医院中建立耳鼻咽喉学科始于1911年，近半个世纪尤其是改革开放30年来，我国的耳鼻咽喉科学获得较大的发展，现在全国几乎全部地市级以上和大多数县以上的综合医院都建立了耳鼻咽喉科，亦陆续更名为耳鼻咽喉头颈外科。2004年，本教材第1版书名被批准为《耳鼻咽喉头颈外科学》，第2版和第3版仍沿用本名；2005年元月，《中华耳鼻咽喉科杂志》更名为《中华耳鼻咽喉头颈外科杂志》。耳科学、鼻科学、咽喉科学、头颈外科学以及小儿耳鼻咽喉科学的成熟，耳显微外科、耳神经外科、颅底外科、鼻内镜外科、喉显微外科等三级学科的出现，以及听力学与言语病理学等相关三级学科的形成，都标志着我国耳鼻咽喉头颈外科学正步入迅速发展的新时期。

【学科范畴与特点】 耳鼻咽喉头颈外科学领域涉及听觉、平衡觉、嗅觉、发声与言语、呼吸和吞咽等器官以及颅底、颈部和上纵隔诸部位的解剖与发育、生理与病理，以及疾病的诊断、治疗和预防。耳鼻咽喉诸器官解剖关系较为复杂，上承颅脑，下通气管、食管，鼻之两旁毗邻眼眶，咽喉两旁还有重要的神经干与大血管通过。由于解剖上它与上、下、左、右邻近器官以及全身诸系统的联系非常紧密，又因科学技术的日益进步，从而拓展了耳鼻咽喉科学的范畴并逐渐形成耳鼻咽喉头颈外科学。在临床医疗实践中，医学各科都在相互渗透和促进，如鼻神经外科(前颅底外科)与耳神经外科的兴起，密切了与颅脑外科的关系；鼻面部创伤与畸形、颌骨与会厌谷或舌根肿瘤的诊治，常与口腔颌面外科交错；喉神经外科、咽喉肿瘤和颈部转移癌的根治性切除，及下咽与颈段食管癌切除并选用胃咽吻合术或游离空肠移植术等手术，则与胸外科和普外科有着密切的联系。由于耳鼻咽喉头颈外科与相关学科有着错综复杂和不可分割的关系，以及现代科技的发展和临床诊疗的需要，专业医师一般难以掌握耳鼻咽喉头颈外科领域的临床知识与技能，因而耳鼻咽喉头颈外科正经历着一个重新组合与划分亚学科的阶段。目前，耳鼻咽喉头颈外科学划分出耳科学、鼻科学、咽喉科学、头颈外科学以及小儿耳鼻咽喉科学等亚学科，而耳科学亦逐渐分支出耳显微外科、耳神经外科、侧颅底外科、听力学及平衡科学等；鼻科学逐渐分支出鼻神经外科、鼻内镜外科、前颅底外科等；耳科学与鼻科学分支出颅底外科学；喉科学分支出喉显微外科、嗓音与言语疾病科；咽科学分支出鼾症及睡眠与呼吸障碍疾病科；此外尚有颅面整形外科等其他三级学科范畴。

耳鼻咽喉头颈外科学的主要特点表现为耳鼻咽喉诸器官在解剖和功能上的密切联系及其与全身各系统的有机联系。耳鼻咽喉诸器官的密切联系体现在：①解剖上相沟通：耳、鼻、咽、喉、气管及食管彼此相互沟通，如各器官黏膜相互延续；②生理上相关联：如言语靠声带振动发音及咽、鼻等器官构音共同完成；吞咽亦需咽缩肌及软腭肌群和喉外肌等共同协调完成；③病理上相互影响：如鼻咽部疾病可影响咽鼓管功能，继而可导致分泌性中耳炎；婴幼儿深度感音神经性聋可导致聋哑症；④诊断上相参考：如前庭性眩晕疾病的诊断常需听力学检查结果以助鉴别；⑤治疗上相辅助：如治疗中耳炎常需治疗鼻腔和鼻咽部疾病以改善咽鼓管功能。

耳鼻咽喉头颈外科学虽是一门独立的医学分科，但它与整个机体有着广泛而紧密的联系。例如鼻窦炎和中耳炎引起的眶内、颅内各种并发症。腺样体肥大引起的发育障碍，“病灶感染”引起的风湿热、关节炎、心脏病和肾炎等，是为本学科疾病影响整个机体的常见例证。而内分泌疾病的鼻塞、高血压的鼻出血、血液病的咽部溃疡、反流性食管炎引起的咽异感症、血管神经性水肿的呼吸障碍、心脏病的耳鸣、血管疾病的突聋、颈椎病变的眩晕等，均为全身疾病影响耳鼻咽喉诸器官的表现。因此，学习和从事耳鼻咽喉头颈外科学专业者，必须具有整体观念，以期在对疾病的诊治和观察中，由局部考虑到全面，又由全面联系到局部，使局部与整体密切结合，以利疾病得以正确诊治。

【进展与展望】 1914 年和 1961 年，Robert Bárány 和 Georg von Békésy 分别因为在阐明前庭终器的生理和病理以及在发现耳蜗听觉生理机制方面的突出贡献，而各自荣获诺贝尔生理或医学奖（Nobel Prize in Physiology or Medicine）。近 30 余年来，耳鼻咽喉科学领域在基础研究和临床医学方面也取得了许多重大进展，主要表现在如下方面：①耳声发射及毛细胞能动性现象的探讨，提示耳蜗在声能的处理过程中存在主动耗能过程（active process）；相关的研究结果促成耳蜗主动微机械观点的建立，补充了 Békésy 行波学说的被动过程（passive process）之不足，而耳声发射现象的检测应用于临床，为鉴别感音性聋与神经性聋提供了一种有价值的方法。②电子耳蜗言语处理技术的改进及电子耳蜗植入的推广，使成千上万的深度感音神经性聋患者及聋哑儿童不同程度地恢复了听觉及言语功能；电子脑干植入的应用亦为双侧听神经瘤患者恢复听力带来了希望。③耳聋的分子生物学研究已定位 200 余个遗传性聋基因，某些获得性聋如药物中毒性聋、老年性聋、噪声性聋、自身免疫性聋等疾病研究亦获不同的进展。④对窦口鼻道复合体（ostiomeatal complex）解剖学的认识及鼻内镜外科的开展使慢性鼻窦炎及鼻息肉的治疗有了突破性进展；经鼻内镜的拓展，包括鼻颅和鼻眼相关外科手术的开展与推广，在相当程度上更新了眼科和颅底外科的治疗手段；计算机术中三维导航系统与经鼻内镜外科手术的配合，使经鼻内镜外科技术日臻完善，推动了学科整体的进一步发展。⑤变应性鼻炎及鼻高反应性疾病的基础和临床的研究进展，以及新型抗变态反应药物的开发，使此类常见疾病得到合理的治疗。⑥阻塞性睡眠呼吸暂停综合征的基础研究与临床治疗又有新的发展。⑦在一定程度上揭示了鼻咽癌、喉癌等头颈肿瘤发生发展的分子机制。⑧功能性喉癌外科技术得到较快的发展；下咽癌、上段食管癌的切除、功能重建与颈部巨大缺损修复术的发展与完善提高了临床治愈率。⑨颅底及侧颅底外科手术有了长足进展，提高了肿瘤的切除率，同时耳鼻及颅底计算机三维导航微创与

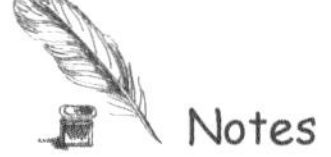

功能外科已接近或达到发达国家先进水平。⑩嗓音言语病理学的建立为嗓音和言语康复工作的规范开展奠定了基础。更令人振奋的是，Richard Axel 和 Linda B. Buck 因为发现嗅素受体基因家族及嗅觉系统从分子到细胞水平的结构，而共同荣获 2004 年诺贝尔生理或医学奖。

随着科学技术的飞速发展，分子生物学、生物物理学、计算机及光电子科学等高新技术的发展与应用，将促进耳鼻咽喉头颈外科学进一步迅速发展，展望 21 世纪，本学科可望在耳聋基因诊断与治疗、头颈肿瘤的基因诊断与治疗、耳鼻咽喉微创外科、新材料及新一代人工感觉器官，如全植入式电子耳蜗的应用等方面亦将取得突破性进展。

【怎样学习耳鼻咽喉头颈外科学】 耳鼻咽喉诸器官多为深在和细小的腔洞，解剖结构复杂，故掌握耳鼻咽喉的解剖结构、生理功能及诸器官之间的解剖联系，对理解和掌握耳鼻咽喉各器官疾病的病理机制、临床表现、诊断方法和治疗原则尤为重要。目前，“四炎一聋”即中耳炎、鼻炎及鼻窦炎、咽炎及扁桃体炎、喉炎和耳聋，仍是耳鼻咽喉头颈外科学的常见病与多发病，也是影响上述听觉、平衡、嗅觉、呼吸、发声和吞咽等重要生理功能的常见因素，应是本学科临床医疗工作与基础研究工作的重点，故也是耳鼻咽喉头颈外科学教学中的基点。在诊治这些常见病、多发病及其有关疾病时，如何利用现代各种诊疗技术和手段，维护和恢复上述重要生理功能，是极为重要的出发点和落脚点。欲达此目的，不仅需要掌握临床相关学科的基础知识，而且需要掌握现代医学各有关学科如细胞生物学、分子生物学、免疫学、环境医学、宇航医学和临床学科的知识，以及自然科学的相关学科，如声学、力学、光学和电子学等方面的知识。如前所述，学习本专业知识应注意耳鼻咽喉诸器官之间的联系，亦应考虑耳鼻咽喉局部与全身各系统的联系，使耳鼻咽喉头颈外科学的专科知识与临床各科知识有机结合起来。同时，应在教学中应用新的教学理念与方法，如以问题为中心的教学方法（problem based learning，PBL）等，并多结合临床典型实例进行教学，重点培养医学生的逻辑思维能力和归纳、推理能力。

科技在发展，医学在前进。耳鼻咽喉头颈外科学虽然取得了令人瞩目的成就，但尚未完全解决的课题仍然比比皆是。诸如耳聋防治、音声医学、头颈肿瘤学、颅底外科学、耳鼻咽喉疾病免疫学和器官移植以及颜面部整形美容外科、职业病问题等，尚有很多未知的领域有待开拓。正视当前，任重道远；展望未来，前景无限。耳鼻咽喉头颈外科学基础科学与临床工作者需不断地更新知识，勇于探索、大胆创新、共同努力、相互协作，把本学科的基础研究、临床工作与教学水平不断地推向新的高峰，为人类医学事业作出较大的贡献。

（孔维佳）

Notes

第一篇　耳　科　学

概 述

耳科学(otology)是研究耳部及听觉与平衡系统诸器官解剖、生理和疾病的一门科学。在耳鼻咽喉科学发展历史中,耳科学是最早形成的二级学科。

【发展简史】 耳科学的发展可以追溯到公元前2500年。古埃及Edwin Smith Surgical Papyrus(3000—2500 BC)中描述颞骨外伤及其对听觉的影响是已知涉及耳科学的最早科学记载。公元前500年,Alcmaeon发现咽鼓管的存在,Empedocles(公元前450年)注意到声音由空气振动到达耳部,Hippocrates(公元前400年)首次提出鼓膜是听觉器官的一部分,而Aristotle(公元前382年—公元前322年)指出耳蜗是与外耳相对应的内耳部分,Galen(公元121—199年)将迷路(labyrinth)一词用于内耳,并注意到听神经与脑相联系。Duverney(1683)在他的论文中第一次将耳部疾病按解剖结构分类,并按解剖、生理和病理分别讨论,被称为"耳科学之父"(father of otology)。Toynbee(1815—1866)是系统研究颞骨解剖及其临床与病理联系的第一人,他研究了2000个颞骨标本,出版了经典专著《耳部疾病》(Disease of the Ear)。解剖学、生理学和病理学的发展促进了耳科学的形成和发展。在18—19世纪,欧洲出现独立的耳科。如Politzer(1835—1920)在维也纳建立了第一个在当时最为著名的大学耳科医院并开展了大量开创性的工作。

科学技术的进步极大地推动了现代医学及耳科学的发展,尤其是自20世纪50年代开始,欧美诸国相继建立了耳科医院、耳科研究所以及听觉中心。大学已建立了听觉与言语病理学系,极大地促进了耳科学的发展和完善。

【学科范畴与特点】 耳科学领域涉及听觉、平衡觉、面神经等器官的解剖与发育、生理与病理,以及疾病的诊断、治疗和预防。耳部位于颅底,解剖关系较为复杂。由于解剖上它与上、下、左、右邻近器官以及全身诸系统的联系非常紧密,又因科学技术的日益进步,医学各科都在相互渗透和促进,从而拓展了耳科学的范畴。如侧颅底外科与耳神经外科的兴起,密切了与颅脑外科、血管外科和显微外科的关系。由于耳鼻咽喉科与相关学科有着错综复杂和不可分割的关系,因而它正经历着一个重新组合的阶段。目前,耳科学已逐渐分支出耳显微外科、耳神经外科、侧颅底外科、听力学及言语科学、平衡科学以及耳和颅面整形外科等亚学科。

耳科学的主要特点表现为耳与鼻咽喉诸器官在解剖和功能上的密切联系及与全身各系统的有机联系。耳与鼻咽喉诸器官的密切联系体现在:①解剖上相沟通:耳、鼻、咽、喉、气管及食管彼此相互沟通,如各器官黏膜相互延续;②生理上相关联:如言语的形成依赖于听觉信号的刺激进行模仿,依照听觉信号进行监测和校正自身发声;③病理上相互影响:如鼻咽部疾病可影响咽鼓管功能,继而可导致分泌性中耳炎;婴幼儿深度感音神经性聋可导致聋哑症;④诊断上相参考:如前庭性眩晕疾病的诊断常需听力学检查结果以助鉴别;⑤治疗上相辅助:如治疗中耳炎常需治疗鼻腔和鼻咽部疾病以改善咽鼓管功能。

耳鼻咽喉科虽是一门独立的医学分科,耳与整个机体有着广泛而紧密的联系。例如心血管疾病的耳鸣、系统性自身免疫性疾病的耳聋、血管疾病的突聋、颈椎病变的眩晕等,均为全身疾病影响耳部的表现;而中耳炎引起的各种颅内、外并发症,是耳部疾病影响机体其他器官的例证。因此,学习和从事耳科学专业者,必须具有整体观念,以期在对疾病的诊治和观察中,由局部考虑到全面,又由全面联系到局部,使局部与整体密切结合,以利疾病得以正确诊治。

【进展与展望】 1914年和1961年,Robert Bárány和Georg von Békésy分别因为在阐明前庭终器的生理和病理以及在发现耳蜗听觉生理机制方面的突出贡献,而各自荣获诺贝尔生理或医学奖(Nobel Prize in Physiology or Medicine)。近30年来,耳科学领域在基础研究和临床医学方面也取得了许多重大进展,主要表现在如下方面:①耳声发射及毛细胞能动性现象的探讨,提示耳蜗在声能的处理过程中存在主动耗能过程(active process);相关的研究结果促成耳蜗主动微

Notes

机械观点的建立，补充了 Békésy 行波学说的被动过程（passive process）之不足，而耳声发射现象的检测应用于临床，为鉴别感音性聋与神经性聋提供了一种有价值的方法。②电子耳蜗言语处理技术的改进及电子耳蜗植入的推广，使成千上万的深度感音神经性聋患者及聋哑儿童不同程度地恢复了听觉及言语功能；电子脑干植入的应用亦为双侧听神经瘤患者恢复听力带来了希望。③耳聋的分子生物学研究已定位 200 余个遗传性聋基因，某些获得性聋如药物中毒性聋、老年性聋、噪声性聋、自身免疫性聋等疾病研究也获不同的进展。④听觉与言语病理学研究的建立为听觉与言语康复工作的规范开展奠定了基础。

随着科学技术的飞速发展，分子生物学、生物物理学、计算机及光电子科学等高新技术的发展与应用，将促进耳科学进一步迅速发展，展望 21 世纪，本学科可望在耳聋基因诊断与基因治疗、眩晕的诊断与综合康复治疗、耳肿瘤基因诊断与基因治疗，耳及颅底计算机三维导航微创与功能外科、内耳的微显微外科、外耳整形组织工程技术发展、新材料及新一代人工感觉器官如全植入式人工耳蜗的应用等方面亦将取得突破性进展。

【怎样学习耳科学】 耳部解剖结构复杂，掌握耳的解剖结构、生理功能及诸器官之间的解剖联系，对理解和掌握耳部疾病的病理机制、临床表现、诊断方法和治疗原则尤为重要。目前，中耳炎、耳聋和眩晕疾病仍是耳科的常见病，应是本学科临床医疗工作与基础研究工作的重点，故也是耳鼻咽喉科教学中的基点。在诊治这些常见病、多发病及其有关疾病时，如何利用现代各种诊疗技术和手段，维护和恢复上述重要生理功能，是极为重要的出发点和落脚点。欲达此目的，不仅需要掌握临床相关学科的基础知识，而且需要掌握现代医学各有关学科，如细胞生物学、分子生物学、免疫学、环境医学、宇航医学和临床学科的知识，以及自然科学的相关学科，如声学、力学、光学和电子学等方面的知识。如前所述，学习本专业知识应注意耳鼻咽喉诸器官之间的联系，亦应考虑耳鼻咽喉局部与全身各系统的联系，使耳鼻咽喉科的专科知识与临床各科知识有机结合起来。同时，应重点培养逻辑思维能力和归纳、推理能力。

（孔维佳）

Notes 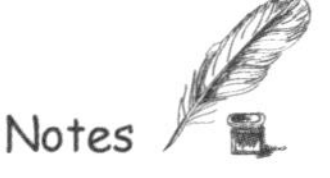

第一章　耳的应用解剖学及生理学

第一节　耳的应用解剖学

耳分为外耳(external ear)、中耳(middle ear)和内耳(inner ear)三部分。外耳道的骨部、中耳、内耳和内耳道都位于颞骨内(图1-1-1)。

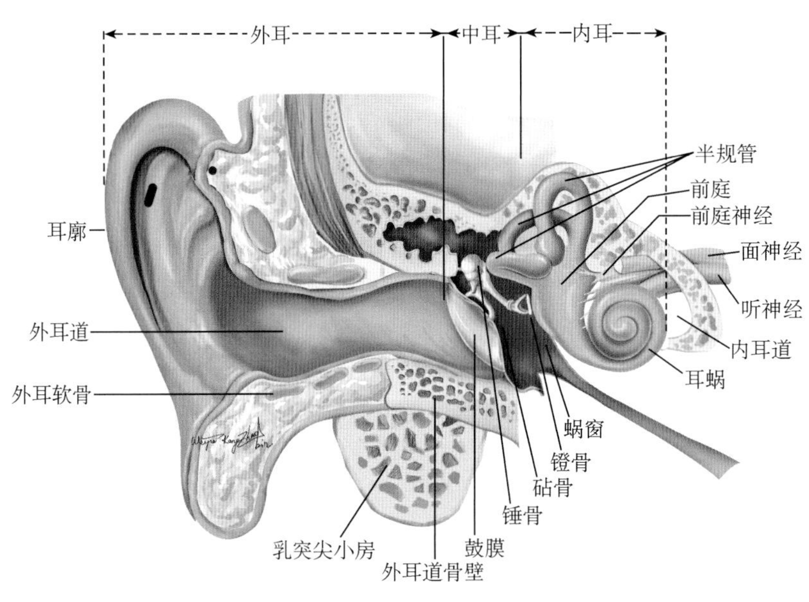

图1-1-1　外中内耳关系示意图

一、颞　　骨

颞骨(temporal bone)左右成对,位于颅骨两侧的中、下1/3部,构成颅骨底部和侧壁的一部分。它与四块颅骨相接:其上方与顶骨、前方与蝶骨及颧骨、后方与枕骨相接(图1-1-2),参与组

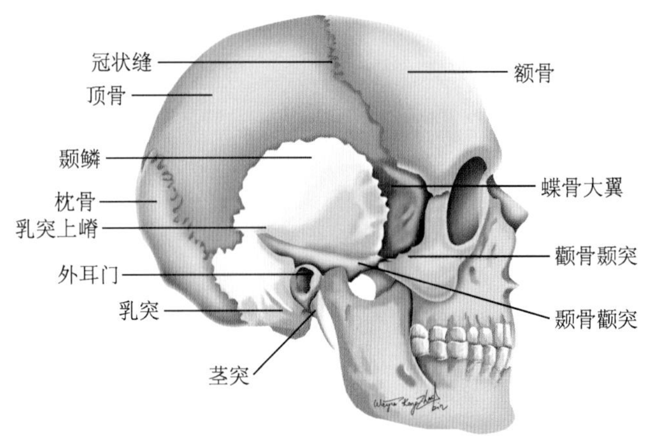

图1-1-2　颅骨侧面图

成颅中窝与颅后窝。颞骨为一复合骨块，由鼓部、乳突部、岩部和鳞部所组成，另有茎突附着于鼓部后下侧。颞骨内及其周围有许多重要结构，应为耳鼻咽喉科医师所掌握。

（一）鳞部

鳞部(squamous portion)又称颞鳞，位于颞骨的前上部，形似鱼鳞，分内、外两面及三个缘。外面光滑略外凸，构成颞窝的一部分(图 1-1-3)，有颞肌附着，并有纵行的颞中动脉沟。该沟下端之前下是颧突(zygomatic process)及其前、中、后根。颧突前根呈结节状，又称关节结节(articular tubercle)。关节结节后侧之椭圆形深窝，称为下颌窝(mandibular fossa)，由颞骨鳞部和岩部构成。中根又称关节后突(retroarticular process)，介于下颌窝与外耳门之间。后根从颧突上缘经过外耳门上方向后移行于弓状线，称为颞线(temporal line)，颞肌下缘即止于此，有时呈嵴状，称乳突上嵴(supramastoid crest)。颞线之下，骨性外耳道口后上方有一小棘状突起，名道上棘(suprameatal spine)。鳞部内面稍凹(图 1-1-4)，系大脑颞叶所在区，有脑压迹及脑膜中动脉沟。

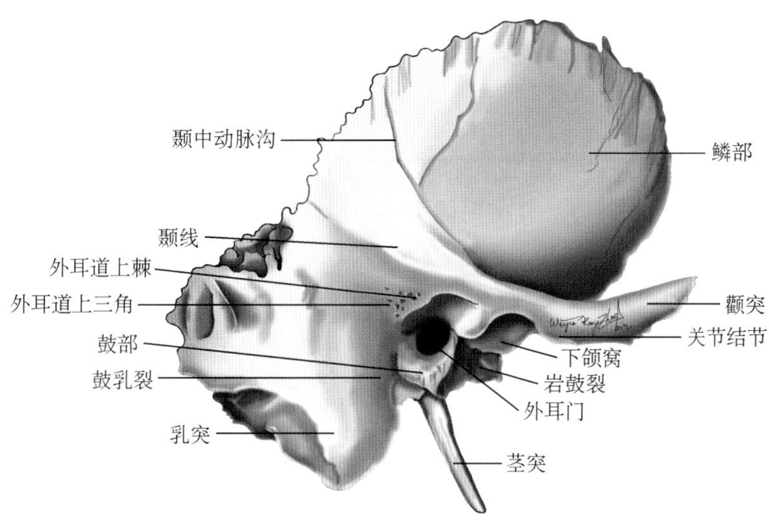

图 1-1-3 颞骨外侧面(右)

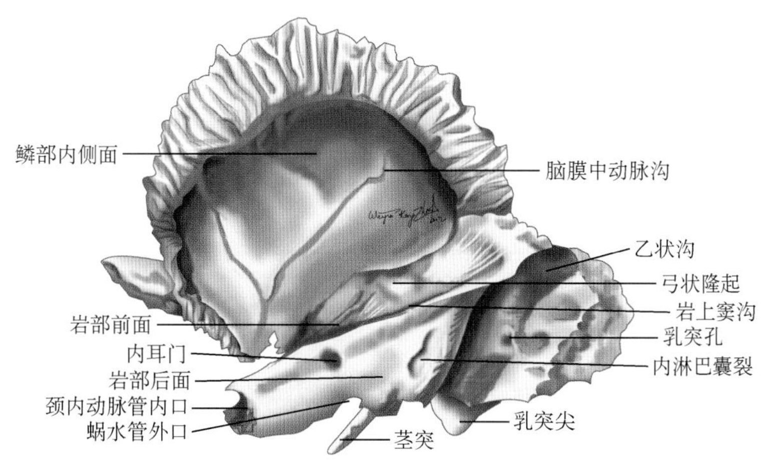

图 1-1-4 颞骨内侧面(右)

鳞部上缘锐薄，与顶骨下缘相接。前缘呈锯齿状，上薄下厚，与蝶骨大翼相接，形成蝶鳞缝(sphenosquamous suture)。下缘内侧与岩骨前缘外侧部融合，形成岩鳞裂(petrosquamous fissure)；下界与鼓部前上缘相连，形成鼓鳞裂(tympanosquamous fissure)。

（二）乳突部

乳突部(mastoid portion)位于鳞部的后下方，呈一锥状突起，故名乳突(mastoid process)(图

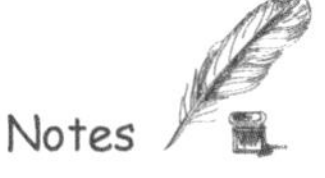

1-1-3)。其上方与鳞部以颞线为界,前下与鼓部融合形成鼓乳裂(tympanomastoid fissure),内侧与岩部相连。可分为内、外两面及上、后两缘。在乳突外侧面,道上棘后方,外耳道后壁向上延伸与颞线相交所成之三角形区域,称道上三角区(suprameatal triangle);此处骨面含有许多为小血管穿通的小孔,故又名筛区(cribriform area),是乳突手术时指示鼓窦位置的重要标志。乳突外侧面粗糙,其外下方有胸锁乳突肌、头夹肌和头最长肌附着;其近后缘处常有一贯穿骨内外的乳突孔(mastoid foramen),有乳突导血管通过此孔使颅外静脉与乙状窦沟通,枕动脉亦有小支经此孔供给硬脑膜。乳突尖内侧有一深沟,称乳突切迹(mastoid notch)或二腹肌沟,二腹肌后腹附着于此;沟的前端为茎乳孔。该切迹的内侧有一浅沟伴行,名枕动脉沟,有枕动脉经过。进行乳突部手术时,当乳突腔内气房全部去除后,在乳突腔的尖部可见一与二腹肌沟相对应的呈弧形隆起的骨嵴,称为二腹肌嵴。此嵴的前内端与面神经管垂直段相交。设想建立一个将此弧形骨嵴分为内外各半的矢状切面而向前延伸的平面,该平面与骨部外耳道后壁相交成一直线,此线即为面神经管垂直部的投影。牢记此点,有助于面神经的定位。手术时,磨去该交线以外的外耳道骨段较安全。乳突在新生儿并未发育,尔后才逐渐气化。婴儿期气化继续进行,岩尖部的气化可持续至成人的早期。待乳突发育完毕,即呈一短钝的、尖端向下的锥状突起。两岁以内的婴幼儿,乳突仅具雏形,其茎乳孔处无乳突作为屏障,故当两岁以内婴幼儿患化脓性中耳炎继发耳后骨膜下脓肿时,切勿贸然采用成人的耳后切口(即垂直向下切口)施行手术,而应将切口下段向后斜行,以免损伤面神经。乳突内侧面为颅后窝的前下方,有一弯曲的深沟,称乙状沟(sigmoid sulcus),乙状窦位于其中(图 1-1-3)。乙状窦骨板的厚薄及其位置稍前或稍后,常因乳突气房发育的程度不同而各异。乳突气房发育良好者,乙状窦骨板较薄且位置偏后,其与外耳道后壁之间的距离较大;乳突气房发育较差者,则乙状窦骨板坚实,位置前移,其与外耳道后壁的距离较小,或甚为接近。后者在乳突手术时易损伤乙状窦而引起严重出血,妨碍手术进行;或可发生气栓,导致生命危险。在顶切迹与乳突尖之间可引一条假想直线,称"乙状窦颅外标线",它标志着乙状窦在颅内的走向。顶切迹和乳突尖又分别为乙状窦上膝和下膝的颅外标志。乙状窦的管径一般右侧大于左侧。上述标志对耳部手术、小脑脑桥角手术以及侧颅底手术都非常重要。

乳突上缘与顶骨的乳突角相接,后缘与枕骨相连。正常乳突部的骨质中有许多含气小腔,称乳突气房(mastoid cells),乳突按其气化程度,可分为四型:气化型(pneumatic type)、板障型(diploetic type)和硬化型(sclerotic type),以及上述任何两型或三型并存的混合型(mixed type)。位于上部的气房最大,称为鼓窦(tympanic antrum),与鼓室相通,是乳突手术的重要标志。有时在浅、深气房之间存在一薄层骨板,乃鳞部在发育过程中过度向乳突方向伸展所致,称 Korner 隔(Korner septum)。

(三)鼓部

鼓部(tympanic portion)位于鳞部之下、岩部之外、乳突部之前,为一扁曲的 U 形骨板,它构成骨性外耳道的前壁、下壁和部分后壁。其前上方以鳞鼓裂(squamotympanic fissure)和鳞部相接,后方以鼓乳裂(tympanomastoid fissure)和乳突部毗邻,内侧以岩鼓裂(petrotympanic fissure)和岩部接连。鼓部的前下方形成下颌窝的后壁。鼓部在新生儿时仅为一个上部缺如的环形骨质,称鼓环(tympanic anulus),在成人,鼓部内端有一窄小沟槽,称鼓沟(tympanic sulcus),鼓膜边缘的纤维软骨环嵌附于沟内。鼓部缺口居上,名鼓切迹(notch of rivinus),此处无鼓沟和纤维软骨环。

(四)岩部

岩部(petrous portion)形似一横卧的三棱锥体,故又名岩锥(petrous pyramid),位于颅底,嵌于枕骨和蝶骨之间,内藏听觉和平衡器官,有一底、一尖、三个面和三个缘。底向外,与鳞部和乳突部相融合;尖端粗糙、朝向内前而微向上,嵌于蝶骨大翼后缘和枕骨底部之间,构成破裂孔的后外界,颈动脉管内口开口于此。

1. 岩部三个面 岩部三个面即：

（1）前面：组成颅中窝的后部，又称大脑面（cerebral surface），向外与鳞部的脑面相连（图 1-1-5）。由内向外有以下重要标志：近岩尖处有三叉神经压迹（trigeminal impression），容纳三叉神经半月神经节；压迹的外侧有两条与岩锥长轴平行的小沟，内侧者为岩浅大神经沟，外侧者为岩浅小神经沟，此二沟各通过同名神经；在岩浅大神经沟的外侧末端为面神经管裂孔，有岩浅大神经穿出；在岩浅小神经沟的外侧末端为岩浅小神经管裂孔，为同名神经穿出。继向后外方有一大的凸起，名弓状隆起（arcuate eminence），前半规管位于其下方，大多数前半规管的最高点是在弓状隆起最高点前内方之斜坡中。再向外有一浅凹形的薄骨板，名鼓室盖（tympanic tegmen），将其下的鼓室和颅中窝分隔。

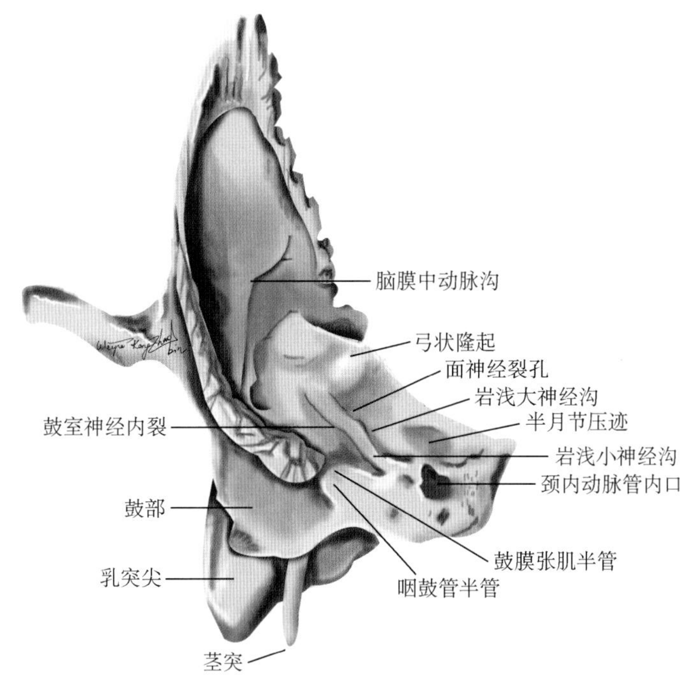

图 1-1-5 岩部前面观

（2）后面：组成颅后窝的前界，又称小脑面（cerebellar surface），向外与乳突部的内面相连（图 1-1-4）；系由 3 个静脉窦（岩上窦、岩下窦和乙状窦）围成的三角形骨面，其顶朝内，底朝外。在中部偏内处为内耳门（internal acoustic porus），向外通入内耳道（internal auditory meatus）。内耳门之后外有一为薄骨板遮盖的裂隙，称内淋巴囊裂，其中有前庭水管外口（external aperture of vestibular aqueduct），后者经骨性前庭水管通至骨迷路的前庭，有内淋巴管（又称膜性前庭水管）经过。内耳门和内淋巴囊裂之间的上方有一小凹，名弓形下窝（subarcuate fossa），有硬脑膜的细小静脉穿过。

（3）下面：粗糙凹凸不平，乃岩骨三个面中最不规则者，它组成颅底底面的一部分（图 1-1-6）。在其前内侧部，骨面粗糙，为腭帆提肌、鼓膜张肌及咽鼓管软骨部的附着部；在后外侧部及鼓部内侧，有前内和后外紧邻的两个深窝，前内者相当于岩尖与岩底的中间处，为颈动脉管外口，有颈内动脉、静脉丛以及交感神经经过；颈内动脉管（carotid canal）先沿鼓室前壁垂直上行，继而折向前方水平行走，开口于岩尖的颈动脉管内口。颈动脉管外口的后外侧者为颈静脉窝（jugular fossa），构成颈静脉孔的前界及外侧界，内纳颈静脉球的顶部。颈静脉窝的外侧骨壁上有一浅沟，称为乳突小管沟，该沟向后穿入骨质而成一小管，成为迷走神经耳支（Arnold 神经）的通路。颈动脉管外口和颈静脉窝之间的薄骨嵴上，有鼓室小管（tympanic canaliculus）下口，起于岩神经节的舌咽神经鼓室支即鼓室神经（Jacobson 神经）以及咽升动脉的鼓室支通过该小管进

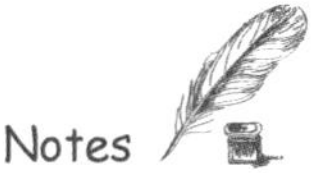
Notes

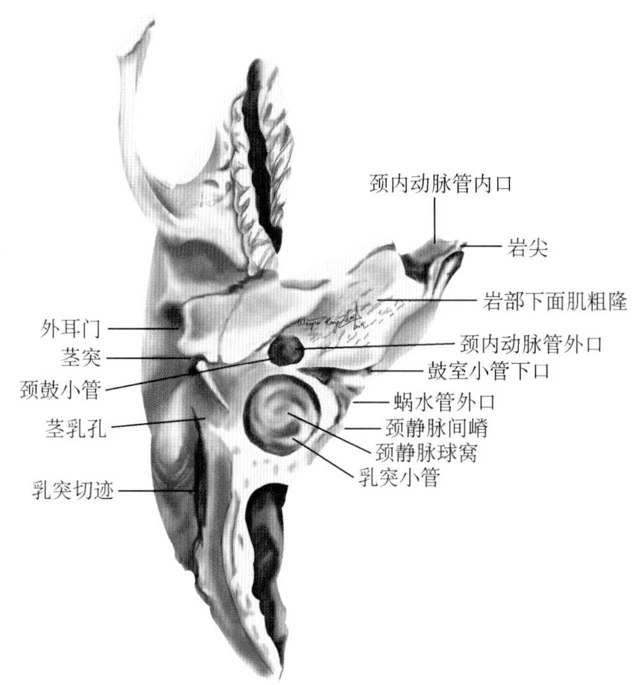

图 1-1-6 岩部下面观

入鼓室。在颈静脉窝的前内侧、紧靠颈静脉间突有一三角形的压迹，为舌咽神经之岩神经节所在的部位，凹底有一小孔，为蜗水管外口（external aperture of cochlear aqueduct）。在颈静脉孔外侧部容纳乙状窦至颈静脉球交接处，其内侧为岩下窦开口处，第Ⅸ、Ⅹ、Ⅺ脑神经在颈静脉孔内侧部穿行出颅。

2. **岩部三个缘** 岩部上缘最长，有岩上沟容纳岩上窦，沟缘有小脑幕附着；内端有一切迹，内含三叉神经半月神经节的后部，上缘尖端借岩蝶韧带和蝶骨接连并形成小管，内有展神经和岩下窦经过。故在气化非常良好的颞骨发生急性化脓性中耳乳突炎时可并发岩尖炎，而出现三叉神经痛和展神经瘫痪症状。岩部后缘的内侧段有岩下沟，内含岩下窦；其外侧段和枕骨的颈静脉切迹形成颈静脉孔。岩部前缘的内侧部分与蝶骨大翼接连形成蝶岩裂，外侧部分与对应部分组成岩鳞裂和岩鼓裂；在岩部与鳞部之间，有上下并列的二管通入鼓室，居上者名鼓膜张肌半管，居下者为咽鼓管半管。

内耳道（internal acoustic meatus）：为一骨性管道，位于岩部内。岩部后面中央偏内的内耳门（internal acoustic porus）约呈扁圆形，后缘较锐而突起，前缘较平而无明显边缘。自内耳门向外通入内耳道，平均长约 10mm，其外端以一垂直而有筛状小孔的骨板所封闭；此骨板即为内耳道底（fundus of internal acoustic meatus）（图 1-1-7），它构成内耳的前庭和耳蜗内侧壁的大部分。内耳道底由一横嵴分为大小不等的上、下两区。上区较小，又被一垂直骨嵴分为前、后两部：前部有一凹陷名面神经管区，即面神经管入口处，面神经自此进入骨管即为迷路段，向外达膝神经节；后部之凹陷名前庭上区，内有数小孔，穿过前庭神经上终末支。下区较大，其前方为蜗区，有许多呈螺旋状排列的小孔，为蜗神经纤维所通过；蜗区的后方为前庭下区，有数个小孔，为前庭神经下终末支的球囊神经所通过。前庭下区的后下方有一单孔，有前庭神经下终末支的后壶腹神经通过。内耳道内含面神经、听神经及迷路动、静脉。

（五）茎突

茎突（styloid process）起于颞骨鼓部的下面，伸向前下方，呈细长形，长短不一，平均长约 25mm；远端有茎突咽肌、茎突舌肌、茎突舌骨肌、茎突舌骨韧带和茎突下颌韧带附着。在茎突与乳突之间有茎乳孔（stylomastoid foramen）（图 1-1-6），为面神经管的下口，面神经由此出颅骨。

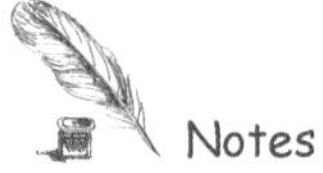

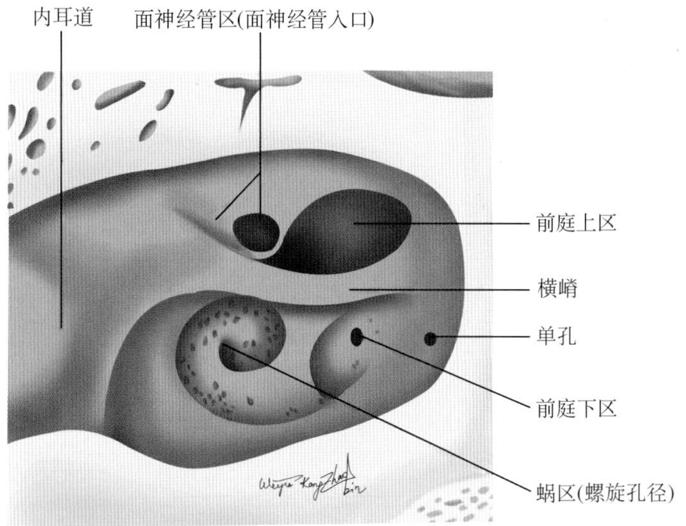

图 1-1-7　内耳道底(右)

婴儿时期乳突尚未发育，茎乳孔的位置甚浅，此时施行乳突手术若作耳后切口者，不宜过于向下延伸，以免损伤面神经。

二、外　耳

外耳包括耳廓及外耳道。

(一) 耳廓

1. 耳廓的形态与构造　耳廓(auricle)除耳垂为脂肪与结缔组织构成而无软骨外，其余均为软骨组成，外覆软骨膜和皮肤，似贝壳或漏斗，借韧带、肌肉、软骨和皮肤附着于头颅侧面，左右对称，一般与头颅约成30°，分前(外侧)面和后(内侧)面。前(外侧)面凹凸不平(图 1-1-8)，边缘卷曲名耳轮(helix)，起自于外耳道口上方的耳轮脚(crus of helix)。耳轮后上部有小结节名耳廓结节(auricular tubercle，或称 Darwin 结节)。耳轮下端连于耳垂。耳轮前方有一与其约相平行的弧形隆起称对耳轮(antihelix)，其上端分叉成为上、下两个嵴状突起，名对耳轮脚(crus of antihelix)；二脚间的凹陷部分名三角窝(triangular fossa)，对耳轮向下终止于对耳屏。耳轮与对耳轮之间的凹沟名舟状窝(scaphoid fossa)或耳舟(scapha)。对耳轮前方的深窝名耳甲(concha)，它被耳轮脚分为上下两部，上部名耳甲艇(cymba conchae)，下部名耳甲腔(cavum conchae)，于此处能触到外耳道上棘，耳甲腔前方即外耳道口，或称外耳门(external acoustic porus)。外耳道口前方的突起名耳屏(tragus)。对耳轮前下端与耳屏相对的突起称对耳屏(antitragus)。耳屏与对耳屏之间的凹陷名耳屏间切迹(intertragic notch)。耳屏与耳轮脚之间的凹陷名耳前切迹(incisura anterior auris，anterior notch of ear)，由于此处无软骨连接，故在其间作切口可直达外耳道和乳突的骨膜，而不损伤软骨。对耳屏下方、无软骨的部分名耳垂(lobule)。耳廓的后(内)面较平整，但稍膨隆(图 1-1-9)。

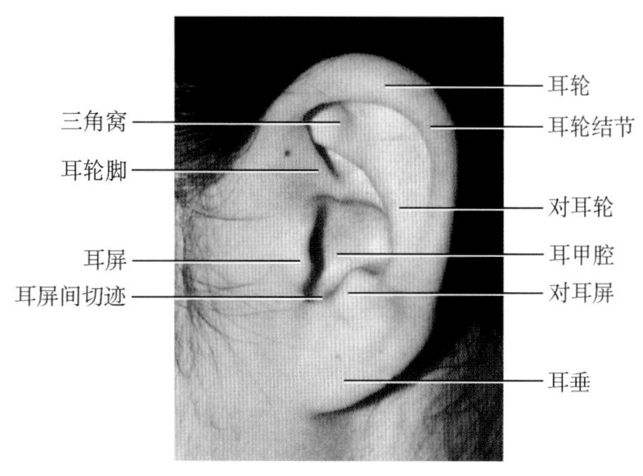

图 1-1-8　耳廓外形(1)

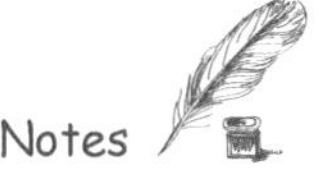

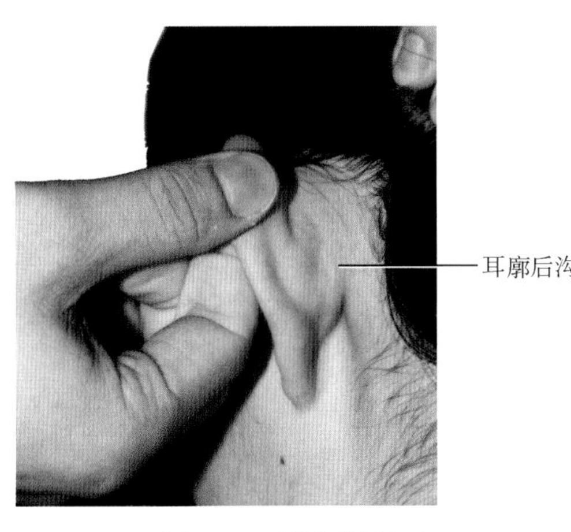

图 1-1-9 耳廓外形(2)

耳廓前面的皮肤与软骨粘连较后面为紧，皮下组织少，若因炎症等发生肿胀时，感觉神经易受压迫而致剧痛；若有血肿或渗出物极难吸收；由于外伤或耳部手术，可引起软骨膜炎，甚至发生软骨坏死，导致耳廓变形。耳廓血管位置浅表、皮肤菲薄，故易受冻。耳针疗法的效果表明，耳廓和身体各部及各脏器之间有着广泛的联系，值得认真研究。

2. 耳廓的神经血管和淋巴管分布 耳廓的神经分三类：感觉神经、运动神经以及交感神经。感觉神经有枕小神经、耳大神经、耳颞神经及迷走神经耳支，分布于耳廓前外侧面及后内侧面。运动神经有面神经颞支及耳后支，支配耳廓肌。耳廓的交感神经来自颈动脉交感丛，沿动脉和静脉分布。

耳廓的血液主要由耳后动脉和颞浅动脉供给，尚有枕动脉分支。主要经耳后静脉和颞浅静脉回流，耳后静脉可经乳突导血管与乙状窦相通。

外耳的淋巴引流至耳廓周围淋巴结。耳廓前面的淋巴流入耳前淋巴结与腮腺淋巴结，耳廓后面的淋巴流入耳后淋巴结，耳廓下部及外耳道下壁的淋巴流入耳下淋巴结（属颈浅淋巴结上群）、颈浅淋巴结及颈深淋巴结上群。

（二）外耳道

1. 外耳道的形态与构造 外耳道（external acoustic meatus）起自耳甲腔底部的外耳门，向内直至鼓膜，长 2.5～3.5cm，由软骨部和骨部组成（图 1-1-1）。软骨部约占其外侧 1/3，骨部约占其内侧 2/3。外耳道有两处较狭窄，一处为骨部与软骨部交界处，另一处为骨部距鼓膜约 0.5cm 处，后者称外耳道峡（isthmus）。外耳道略呈 S 形弯曲：外段向内、向前而微向上；中段向内、向后；内段向内、向前而微向下。故在检查外耳道深部或鼓膜时，需将耳廓向后上提起，使外耳道成一直线方易窥见。由于鼓膜向前下方倾斜，因而外耳道前下壁较后上壁约长 6mm。婴儿的外耳道软骨部与骨部尚未完全发育，故较狭窄而呈一裂缝状，且其外耳道方向系向内、向前、向下，故检查其鼓膜时，应将耳廓向下拉，同时将耳屏向前牵引。

外耳道软骨的后上方呈一缺口，为结缔组织所代替。外耳道软骨在前下方常有 2～3 个垂直的、由结缔组织充填的裂隙，称外耳道软骨切迹（Santorini 切迹）。它可增加耳廓的可动性，亦为外耳道与腮腺之间感染互相传播的途径。外耳道骨部的后上方由颞骨鳞部组成，其深部与颅中窝仅隔一层骨板，故外耳道骨折时可累及颅中窝。骨部外耳道前、下壁由颞骨鼓部构成，其内端形成鼓沟，鼓膜紧张部的边缘附于沟内。鼓沟上部之缺口名鼓切迹（tympanic incisure；Rivinus incisure）。

外耳道皮下组织甚少，皮肤与软骨膜和骨膜相贴，故当感染肿胀时易致神经末梢受压而引起剧痛。软骨部皮肤含有类似汗腺构造的耵聍腺，能分泌耵聍（cerumen），并富有毛囊和皮脂腺。在骨部，除局限在后上壁一小部分皮肤外，骨部皮肤缺乏毛囊等结构，故耳疖常发生于外耳道外 1/3 处。

2. 外耳道的神经、血管及淋巴 外耳道的神经来源主要有二：一为下颌神经的耳颞支，分布于外耳道的前壁与上壁及鼓膜外侧的前半部，故当牙病等疼痛时可传至外耳道；二为迷走神经的耳支，分布于外耳道的后与下壁及鼓膜外侧面的后半部，故当刺激外耳道皮肤时，可引起反射性咳嗽。另有来自颈丛的耳大神经和枕小神经，以及来自面神经和舌咽神经的分支。

外耳道的血液由颞浅动脉的耳前支和上颌动脉的耳深动脉供给。外耳道血液回流注入颞

浅静脉、上颌静脉和翼肌静脉丛。

外耳道淋巴管的注入处与耳廓的淋巴管相同。

三、中　　耳

中耳(middle ear)包括鼓室、咽鼓管、鼓窦及乳突4部分。狭义的中耳仅指鼓室及其内容结构。

(一) 鼓室

鼓室(tympanic cavity)为含气空腔,位于鼓膜与内耳外侧壁之间;在额状断面上近似双凹透镜状;向前借咽鼓管与鼻咽部相通,向后以鼓窦入口与鼓窦及乳突气房相通。以鼓膜紧张部的上、下边缘为界,可将鼓室分为3部(图1-1-10):①上鼓室(epitympanum),或称鼓室上隐窝(epitympanic recess;或 attic),为位于鼓膜紧张部上缘平面以上的鼓室腔;②中鼓室(mesotympanum),位于鼓膜紧张部上、下缘平面之间,即鼓膜与鼓室内壁之间的鼓室腔;③下鼓室(hypotympanum),位于鼓膜紧张部下缘平面以下,下达鼓室底。鼓室的上下径约15mm,前后径约13mm;内外径在上鼓室约6mm,下鼓室约4mm,中鼓室于鼓膜脐与鼓岬之间的距离为最短,仅约2mm。鼓室内有听骨、肌肉及韧带等。腔内均为黏膜所覆盖,覆于鼓膜、鼓岬后部、听骨、上鼓室、鼓窦及乳突气房者为无纤毛扁平上皮或立方上皮,余为纤毛柱状上皮。近年来的研究表明,中耳黏膜的上皮细胞为真正的呼吸上皮细胞。

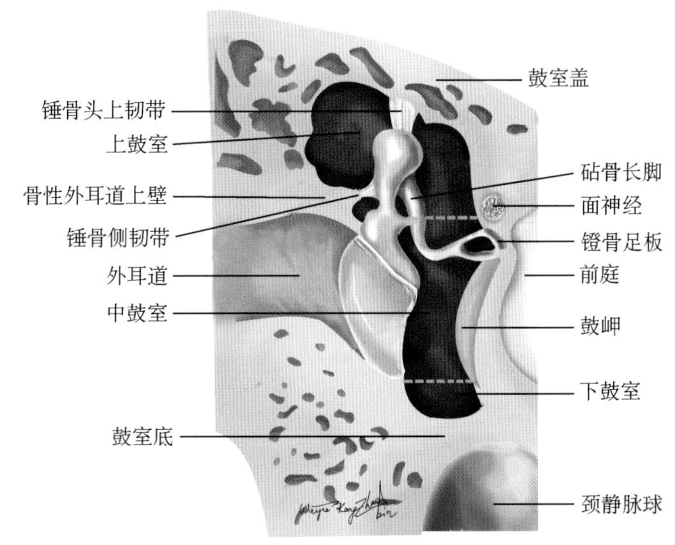

图1-1-10　鼓室的划分

1. 鼓室六壁　鼓室约似一竖立的小火柴盒,有外、内、前、后、顶、底6个壁(图1-1-11)。

(1) 外壁:又称鼓膜壁(membranous wall),由骨部及膜部构成。骨部较小,即鼓膜以上的上鼓室外侧壁;膜部较大,即鼓膜。

鼓膜:鼓膜(tympanic membrane)介于鼓室与外耳道之间,为向内凹入、椭圆形、半透明的膜性结构;高约9mm、宽约8mm、厚约0.1mm。鼓膜的前下方朝内倾斜,与外耳道底约成45°~50°,故外耳道的前下壁较后上壁为长。新生儿鼓膜的倾斜度尤为明显。与外耳道底约成35°,鼓膜边缘略厚,大部分借纤维软骨环嵌附于鼓沟内,称为紧张部(pars tensa)。其上方鼓沟缺如之鼓切迹处,鼓膜直接附着于颞鳞部,较松弛,名松弛部(pars flaccida;shrapnell's membrane)。鼓膜之结构分为3层:外为上皮层,系与外耳道皮肤连续的复层鳞状上皮;中为纤维组织层,含有浅层放射形纤维和深层环形纤维,锤骨柄附着于纤维层中间,松弛部无此层;内为黏膜层,与鼓室黏膜相连续。

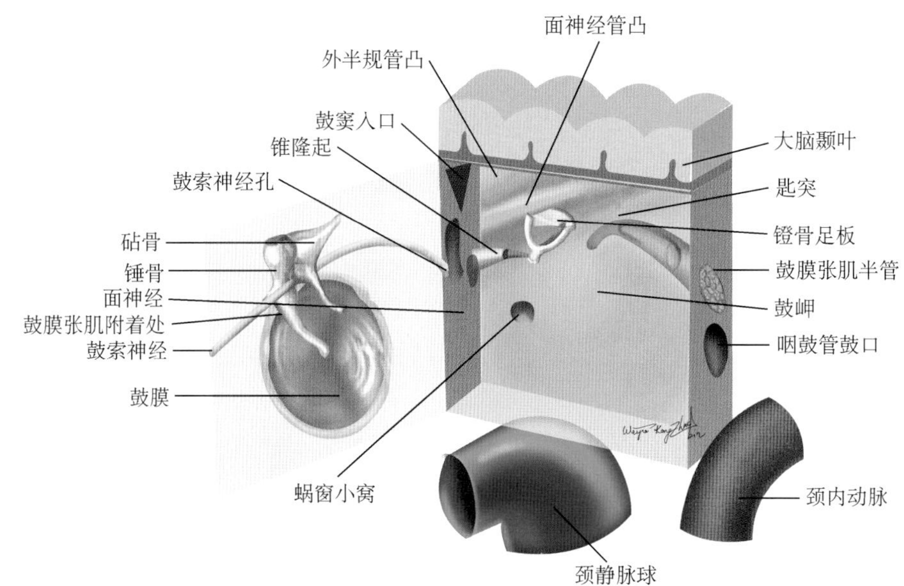

图 1-1-11 鼓室六壁模式图(右)

鼓膜(图 1-1-12)中心部最凹处相当于锤骨柄的尖端,称为鼓膜脐(umbo)。自鼓膜脐向上稍向前达紧张部上缘处,有一灰白色小突起名锤凸(malleolar prominence),即锤骨短突顶起鼓膜的部位,临床上亦称锤骨短突(short process of malleus)。在脐与锤凸之间,有一白色条纹,称锤纹(malleolar stria),由附着于鼓膜内的锤骨柄所形成的映影。自锤凸向前至鼓切迹前端有锤骨前襞(anterior malleolar fold),向后至鼓切迹后端有锤骨后襞(posterior malleolar fold),二者均系锤骨短突顶起鼓膜所致,乃紧张部与松弛部的分界线。自脐向前下达鼓膜边缘有一个三角形反光区,名光锥(cone of light),系外来光线被鼓膜的凹面集中反射而成。为便于描记,临床上常将鼓膜分为 4 个象限(图 1-1-13):即沿锤骨柄作一假想直线,另经鼓膜脐作与其垂直相交的直线,便可将鼓膜分为前上、前下、后上、后下 4 个象限。

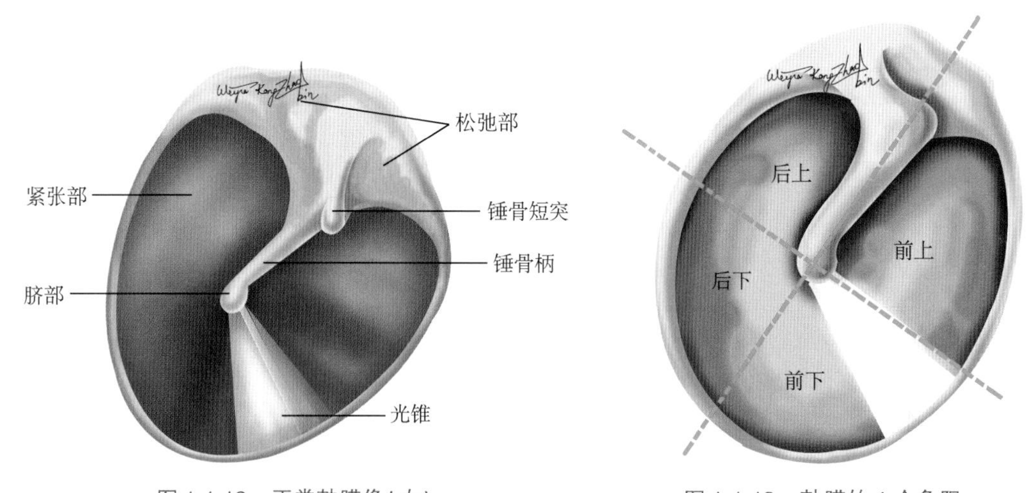

图 1-1-12 正常鼓膜像(右)　　图 1-1-13 鼓膜的 4 个象限

(2) 内壁:即内耳的外壁,亦称迷路壁(labyrinthine wall),有多个凸起和小凹(图 1-1-11)。鼓岬(promontory)为内壁中央较大的膨凸,系耳蜗底周所在处;其表面有细沟称岬沟(sulcus of promontory),沟内有鼓室神经丛行走。鼓岬后方有两条水平骨嵴,上方者称岬小桥(ponticulus),下方者称岬下脚(subiculum)。前庭窗(vestibular window)又名卵圆窗(oval window),位于鼓岬后上方、岬小桥上方的小凹内,面积约 3.2mm², 为镫骨足板及其周围的环韧带

Notes

所封闭，通向内耳的前庭。蜗窗（cochlear window）又名圆窗（round window），位于鼓岬后下方、岬下脚下方的小凹内，为圆窗膜所封闭。此膜又称第二鼓膜，面积约 $2mm^2$，内通耳蜗的鼓阶。面神经管凸即面神经管（fallopian canal）的水平部，位于前庭窗上方，管内有面神经通过。外半规管凸位于面神经管凸之上后方，乃迷路瘘管好发部位。匙突（cochleariform process）位于前庭窗之前稍上方，为鼓膜张肌半管的鼓室端弯曲向外所形成；鼓膜张肌的肌腱绕过匙突向外达锤骨柄上部之内侧。

（3）前壁：亦称颈动脉壁（carotid wall），前壁下部以极薄的骨板与颈内动脉相隔；上部有两口：上为鼓膜张肌半管的开口，下为咽鼓管半管的鼓室口。

（4）后壁：又称乳突壁（mastoid wall），上宽下窄，面神经垂直段通过此壁之内侧。后壁上部有一小孔，名鼓窦入口（aditus ad antrum），上鼓室借此与鼓窦相通。鼓窦入口之内侧、面神经管凸的后上方，有外半规管凸。鼓窦入口之底部，适在面神经管水平段与垂直段相交处之后方，有一容纳砧骨短脚的小窝，名砧骨窝（incudial fossa），为中耳手术的重要标志。后壁下内方，相当于前庭窗的高度，有一小锥状突起，名锥隆起（pyramidal eminence），内有小管，镫骨肌腱由此发出而止于镫骨颈后面。在锥隆起的下方、后壁与外壁交界处之鼓沟的后上端内侧，有鼓索隆起，该隆起的尖端有小孔，为鼓索后小管的开口，鼓索神经经此突出，进入鼓室。鼓索前小管位于鼓室前壁岩裂内端，鼓索神经经此出鼓室。

相当于鼓膜后缘以后的鼓室腔常称后鼓室，内有鼓室窦（tympanic sinus）与面神经隐窝（facial recess）（图 1-1-14）。鼓室窦：又名锥隐窝（pyramidal recess），在中鼓室的后方，系介于前庭窗、蜗窗和鼓室后壁之间的空隙，即位于岬小桥和岬下脚之间、锥隆起之下，其后侧与面神经骨管的垂直段、后半规管相邻，外侧以锥隆起和镫骨肌腱为界。鼓室窦的形态与大小随颞骨气化的程度而异，其深度难以直接窥见。面神经隐窝：其外界为深部外耳道后壁与鼓索神经，内侧为面神经垂直段，上方为砧骨窝。从后鼓室的横切面观察，鼓室窦位于锥隆起内侧，面神经隐窝位于锥隆起外侧；二者常为病灶隐匿的部位。通过面神经隐窝切开的后鼓室进路探查手术，可以观察到锥隆起、镫骨上结构、前庭窗、蜗窗等。

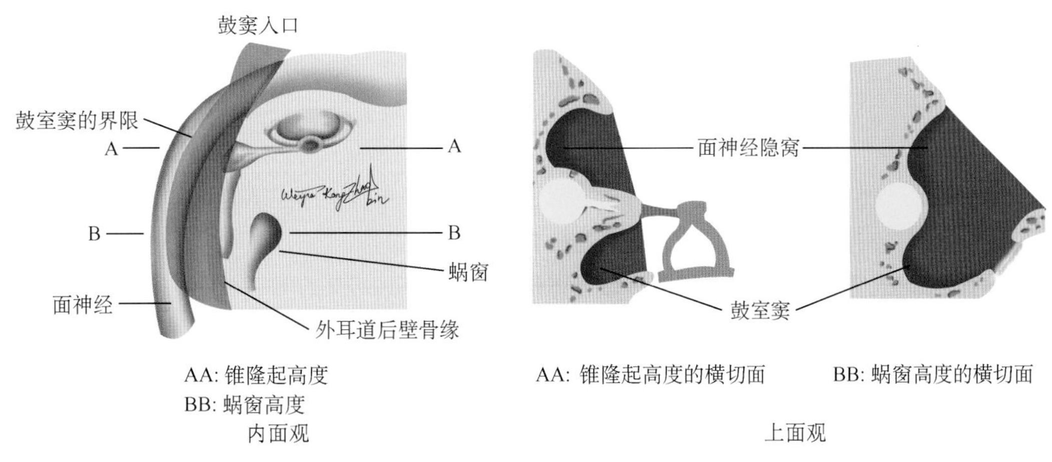

图 1-1-14　鼓室窦与面神经隐窝

（5）上壁：又称鼓室盖（tegmen tympani），由颞骨岩部前面构成，后连鼓窦盖，前与鼓膜张肌半管之顶相连续；鼓室借此壁与颅中窝的大脑颞叶分隔。位于此壁的岩鳞裂在婴幼儿时常未闭合，硬脑膜的细小血管经此裂与鼓室相通，可成为中耳感染进入颅内的途径之一。

（6）下壁：又称颈静脉壁（jugular wall），为一较上壁狭小的薄骨板，将鼓室与颈静脉球分隔，其前方即为颈动脉管的后壁。此壁若有缺损，颈静脉球的蓝色即可透过鼓膜下部隐约见及。下壁内侧有一小孔，为舌咽神经鼓室支所通过。

2. 鼓室内容

(1) 听骨:听骨(auditory ossicles)为人体中最小的一组小骨,由锤骨(malleus)、砧骨(incus)和镫骨(stapes)连接而成听骨链(ossicular chain)(图 1-1-15)。

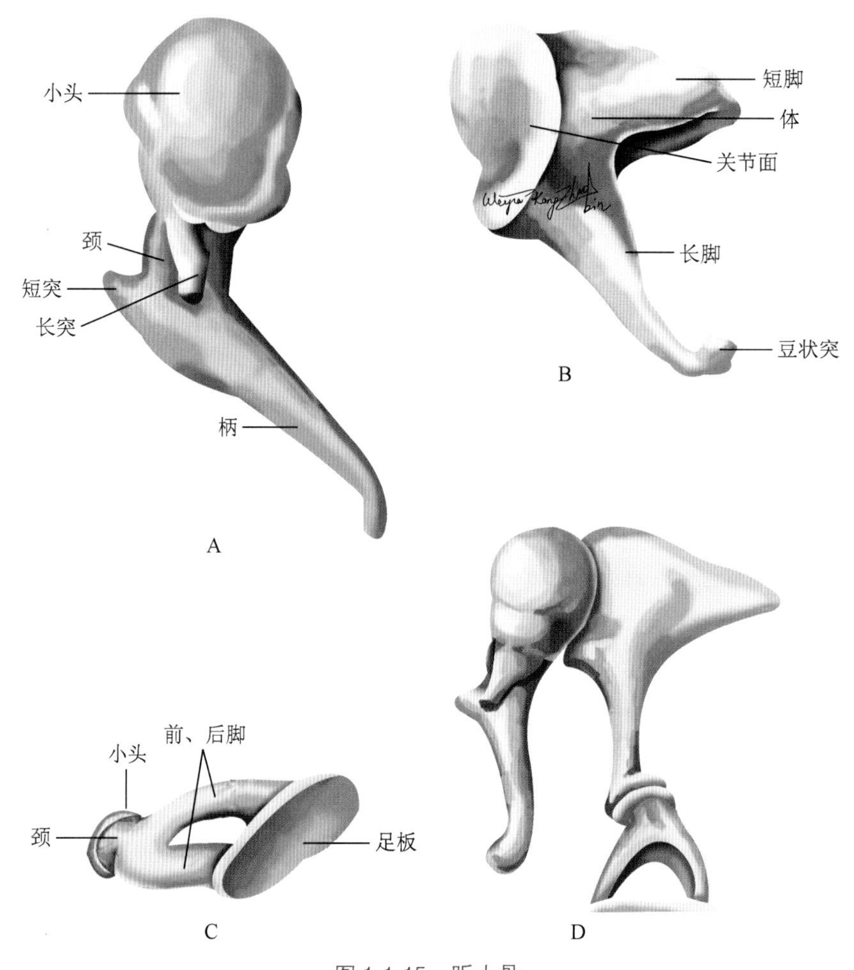

图 1-1-15 听小骨

A. 锤骨 B. 砧骨 C. 镫骨 D. 听骨链

锤骨形如鼓锤,由小头、颈、短突(外侧突)、长突(前突)和柄组成。锤骨柄位于鼓膜黏膜层与纤维层之间,锤骨小头的后内方有凹面,与砧骨体形成关节。

砧骨形如砧,分为体、长脚和短脚。砧骨体位于上鼓室后方,其前与锤骨小头相接形成砧锤关节。短脚位于鼓窦入口底部的砧骨窝内。长脚位于锤骨柄之后,末端向内侧稍膨大名豆状突(lenticular process),以此与镫骨小头形成砧镫关节。

镫骨形如马镫,分为小头、颈、前脚、后脚和足板(foot plate)。小头与砧骨长脚豆状突相接。颈甚短,其后有镫骨肌腱附着。足板呈椭圆形。借环韧带(annular ligament)连接于前庭窗。

(2) 听骨的韧带:有锤上韧带(superior ligament of malleus)、锤前韧带(anterior ligament of malleus)、锤外侧韧带(lateral ligament of malleus)、砧骨上韧带(superior ligament of incus)、砧骨后韧带(posterior ligament of incus)和镫骨环韧带(annular ligament of stapes)等,分别将相应听骨固定于鼓室内(图 1-1-16)。

(3) 鼓室肌肉:①鼓膜张肌(tensor tympani muscle)起自咽鼓管软骨部、蝶骨大翼和颞骨岩部前缘等处,其肌腱向后绕过匙突呈直角向外止于锤骨颈下方,由三叉神经下颌支的一分支司其运动;此肌收缩时牵拉锤骨柄向内,增加鼓膜张力,以免鼓膜震破或伤及内耳。②镫骨肌(sta-

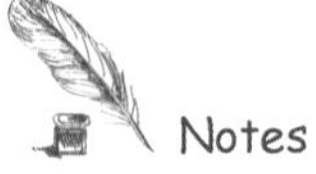
Notes

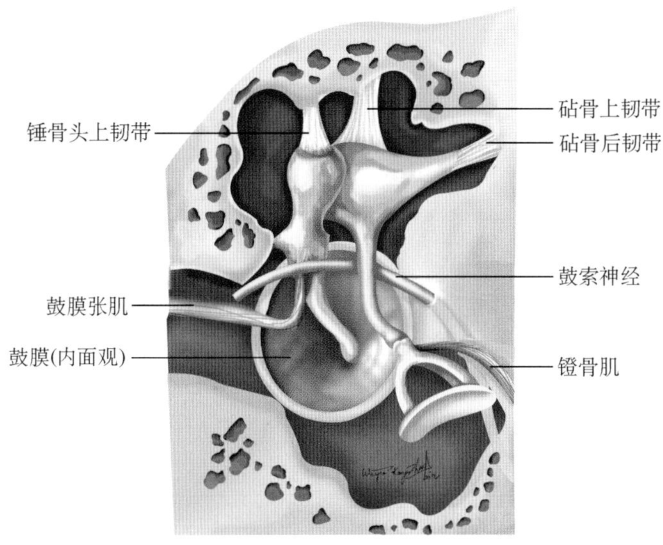

图 1-1-16 鼓室肌与韧带

pedius muscle)起自鼓室后壁锥隆起内,其肌腱自锥隆起穿出后,向前下止于镫骨颈后方,由面神经镫骨肌支司其运动;此肌收缩时可牵拉镫骨小头向后,使镫骨足板以后缘为支点,前缘向外跷起,以减少内耳压力。

3. 鼓室隐窝与间隔

(1) 鼓室隐窝:鼓室隐窝(recesses or pouches of tympanic cavity)(图 1-1-17)为覆盖听骨和韧带的鼓室黏膜所形成下列小的黏膜隐窝,均开口于鼓室:①锤骨前、后隐窝(anterior and posterior pouches of malleus)分别位于锤骨头与鼓室前壁和前、上锤骨韧带之间或与锤骨上韧带之后的间隙内。②砧骨上、下隐窝(superior and inferior pouches of incus)位于砧骨短脚之上、下方。③鼓膜上隐窝(Prussak space)或称鼓室上隐窝(superior tympanic pouch),位于鼓膜松弛部和锤骨颈之间,上界为锤外侧韧带,下界为锤骨短突。④鼓膜前、后隐窝(anterior and posterior pouches of tympanic membrane)分别位于鼓膜与锤前皱襞、锤后皱襞之间;前者较浅小,后者居于中鼓室的后上部,较深大;鼓索神经常于锤后皱襞的游离缘处穿过。

(2) 鼓室隔与鼓岬:在中、上鼓室之间,有包被听骨及其周围结构的黏膜皱襞,如锤骨头及颈、砧骨体及短脚、锤骨前韧带及外侧韧带、砧骨后韧带、砧骨内侧及外侧皱襞、鼓膜张肌皱襞、

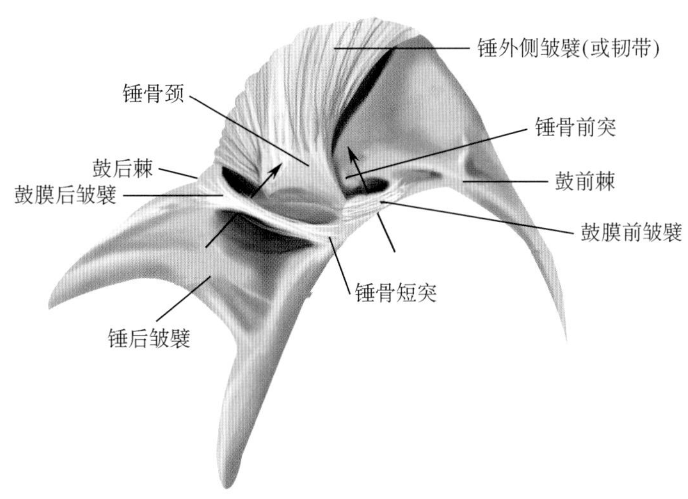

图 1-1-17 鼓膜前、后、上隐窝(鼓膜去除后的外面观,箭头示三个隐窝的通道)

Notes

镫骨肌皱襞,以及和上述各结构间有时存在的膜性结构等,它们形成的鼓室隔将中、上鼓室分隔。鼓室隔(tympanic diaphragm)有前、后二小孔能使中、上鼓室相通,分别称为鼓前峡(anterior tympanic isthmus)及鼓后峡(posterior tympanic isthmus)。鼓前峡位于鼓膜张肌腱之后、镫骨及砧骨长脚之前,内侧为骨迷路,外侧为砧骨体。鼓后峡的后界为鼓室后襞及锥隆起,前界为砧骨内侧皱襞,外侧为砧骨短脚及砧骨后韧带,内侧为镫骨及其肌腱。

由于鼓室诸隐窝及间隔的存在,致使中、上鼓室之间通路狭小,中耳黏膜肿胀时,鼓岬常形成完全性或不完全性阻塞,因而影响咽鼓管及上鼓室和乳突腔之间的气体流通,在此情况下,即使咽鼓管功能正常,亦可引起中耳空气压力下降,导致各种病理变化。因此,处理好鼓岬区域的阻塞,是现代耳外科中日益受到重视的问题。

4. 鼓室的血管与神经

(1) 鼓室的血管:动脉血液主要来自颈外动脉。上颌动脉的耳深动脉供应鼓膜外层,上颌动脉的鼓室前动脉供应鼓室前部及鼓膜内层,耳后动脉的茎乳动脉供应鼓膜内层、鼓室后部及乳突,脑膜中动脉的鼓室上动脉及岩浅动脉供应鼓室盖及内侧壁,咽升动脉的鼓室下动脉供应鼓室下部及鼓室肌肉;颈内动脉的颈鼓支供应鼓室前壁及下鼓室(图 1-1-18)。静脉流入翼静脉丛和岩上窦。

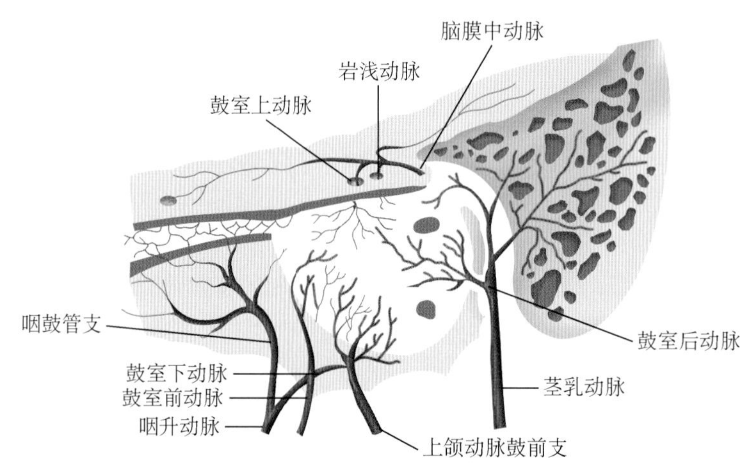

图 1-1-18 鼓室的血液供给

(2) 鼓室的神经:包括:①鼓室及鼓膜的感觉神经:主要为鼓室丛(tympanic plexus),由舌咽神经的鼓室支及颈内动脉交感神经丛的上、下颈鼓支所组成,位于鼓岬表面;司鼓室、咽鼓管及乳突气房黏膜的感觉。鼓膜外层尚接受三叉神经耳颞支和迷走神经耳支的分布。②支配鼓室肌肉的神经(参见“鼓室肌肉”部分)。③通过鼓室的神经有鼓索神经和面神经。鼓索神经(chorda tympani nerve)(图 1-1-19)自面神经垂直段的中部分出,在鼓索小管内向上向前,约于锥隆起的外侧进入鼓室,经锤骨柄上部和砧骨长脚之间,向前下方由岩鼓裂出鼓室,与舌神经联合终于舌前 2/3 处,司味觉。面神经解剖见本章第二节。

(二) 咽鼓管

咽鼓管(pharyngotympanic tube)为沟通鼓室与鼻咽的管道,故有两个开口,成人全长约 35mm。外 1/3 为骨部,位于颞骨鼓部与岩部交界处,居于颈内动脉管的前外侧,上方仅有薄骨板与鼓膜张肌相隔(图 1-1-20),下壁常有气化;其鼓室口位于鼓室前壁上部。内 2/3 为软骨部,乃软骨和纤维膜所构成;其内侧端的咽口位于鼻咽侧壁,位于下鼻甲后端的后下方。绕咽口的后方和上方有一隆起,称为咽鼓管圆枕。空气由咽口经咽鼓管进入鼓室,使鼓室内气压与外界相同,以维持鼓膜的正常位置与功能。成人咽鼓管的鼓室口约高于咽口 20~25mm,管腔方向自鼓室口向内、向前、向下达咽口,故咽鼓管与水平面约成 40°,与矢状面约成 45°。骨部管腔为开放

Notes

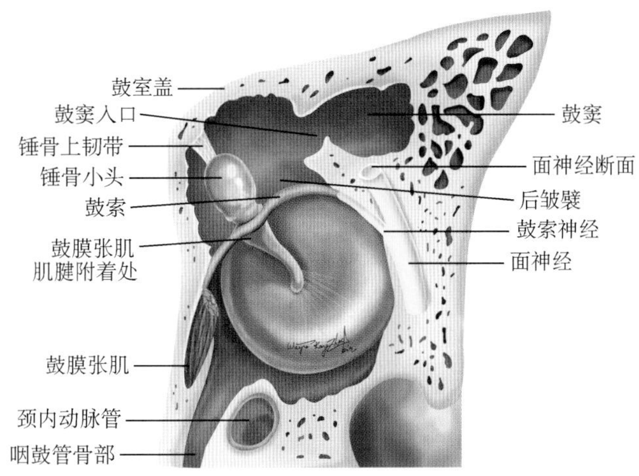

图 1-1-19　左侧鼓索神经在鼓室内的走向

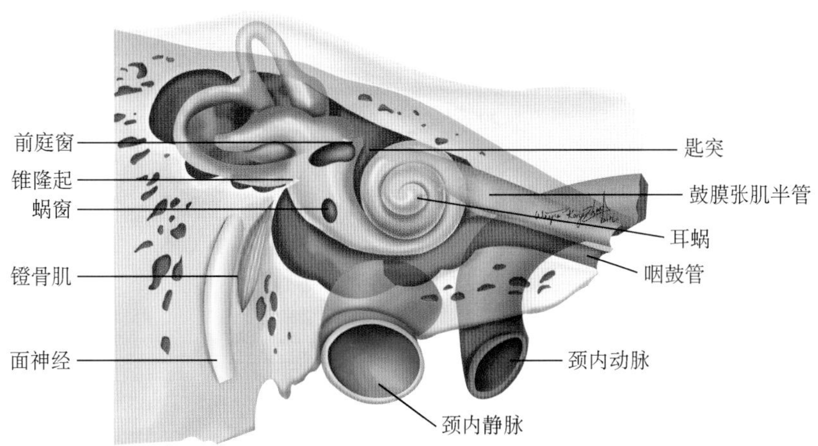

图 1-1-20　咽鼓管纵切面(右)

性的,内径最宽处为鼓室口,越向内越窄。骨与软骨部交界处最窄,称为峡,内径 1～2mm。自峡向咽口又逐渐增宽。软骨部在静止状态时闭合成一裂隙。由于腭帆张肌,腭帆提肌、咽鼓管咽肌起于软骨壁或结缔组织膜部,前二肌止于软腭,后者止于咽后壁,故当张口、吞咽、呵欠、歌唱时借助上述 3 肌的收缩,可使咽口开放,以调节鼓室气压,从而保持鼓膜内、外压力的平衡。咽鼓管黏膜下半部为假复层纤毛柱状上皮,纤毛运动方向朝向鼻咽部,可使鼓室的分泌物得以排出;又因软骨部黏膜呈皱襞样,具有活瓣作用,故能防止咽部液体进入鼓室。

小儿的咽鼓管接近水平,且管腔较短,内径较宽,故小儿的咽部感染较易经此管传入鼓室(图 1-1-21)。

(三) 鼓窦

鼓窦(tympanic antrum)为鼓室后上方的含气腔;是鼓室和乳突气房相互交通的枢纽(图 1-1-1),出生时即存在。鼓窦的大小、位置与形态因人而异,并与乳突气化程度密切相关。但幼儿鼓窦的位置较浅较高,随着乳突的发展而逐渐向后下移位。鼓窦向前经鼓窦入口(aditus ad antrum)与上鼓室相通,内覆有纤毛黏膜上皮,向后下通乳突气房;上方以鼓窦盖与颅中窝相隔,内壁前部有外半规管凸及面神经管凸,后壁借乳突气房及乙状窦骨板与颅后窝相隔,外壁为乳突皮层,相当于外耳道上三角(suprameatal triangle,Macewen triangle)。

(四) 乳突及乳突小房

初生时乳突(mastoid process)尚未发育,多自 2 岁后开始由鼓窦向乳突部逐渐发展。随着乳

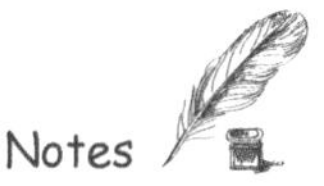

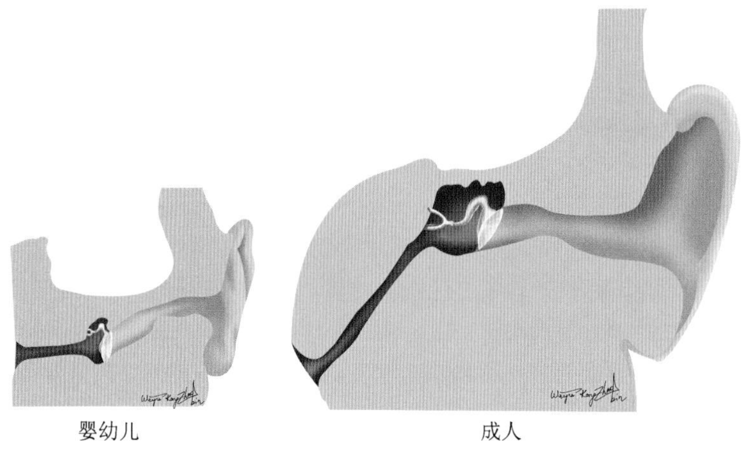

图 1-1-21 成人和婴幼儿的咽鼓管比较

突的发育,乳突内形成许多蜂窝状的小腔,6 岁左右气房已有较广泛的延伸,最后形成许多大小不等、形状不一、相互连通的气房,内有无纤毛的黏膜上皮覆盖。乳突气房(mastoid cells)分布范围因人而异,发育良好者,向上达颞鳞,向前经外耳道上部至颧突根内,向内伸达岩尖,向后伸至乙状窦后方,向下可伸入茎突内(图 1-1-22)。

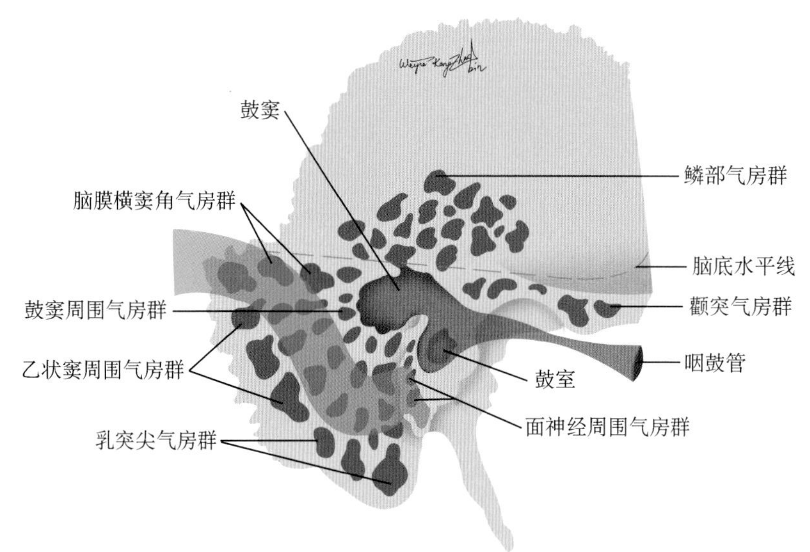

图 1-1-22 乳突气房的分布

根据解剖部位,乳突气房可分为如下九组:①乳突尖气房;②天盖气房;③乙状窦周围气房;④迷路周围气房;⑤脑膜横窦角气房;⑥颧突气房;⑦鳞部气房;⑧岩尖气房;⑨面神经管周围气房。而根据气房发育程度,乳突可分为 4 种类型(图 1-1-23):①气化型(pneumatic type):乳突全部气化,气房较大而间隔的骨壁较薄;此型约占 80%。②板障型(diploetic type):乳突气化不良,气房小而多,形如头颅骨的板障。③硬化型(sclerotic type):乳突未气化,骨质致密,多由于婴儿时期鼓室受羊水刺激、细菌感染或局部营养不良所致。④混合型(mixed type):上述 3 型中有任何 2 型同时存在或 3 型俱存者。

四、内 耳

内耳(inner ear)又称迷路(labyrinth),位于颞骨岩部内,由复杂的管道组成,含有听觉与位置觉重要感受装置。内耳分骨迷路(osseous labyrinth)与膜迷路(membranous labyrinth),二者形状

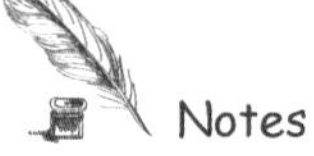
Notes

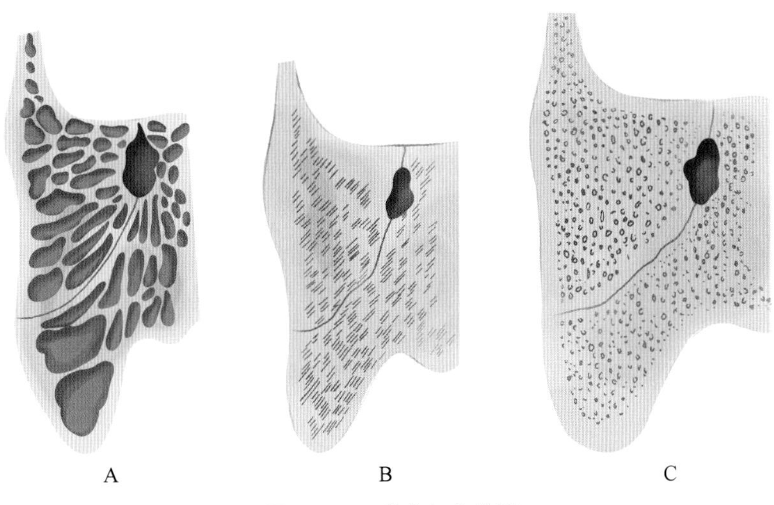

图 1-1-23 乳突气化分型
A. 气化型 B. 硬化型 C. 松质型(板障型)

相似,膜迷路位于骨迷路之内。膜迷路含有内淋巴(endolymph),内淋巴含细胞内液样离子成分,呈高钾低钠。膜迷路与骨迷路之间充满外淋巴(perilymph),外淋巴含细胞外液样离子成分,呈高钠低钾。内、外淋巴互不相通。

(一)骨迷路

由致密的骨质构成,包括前内侧的耳蜗、后外侧的骨半规管以及两者之间的前庭三部分(图 1-1-24)。

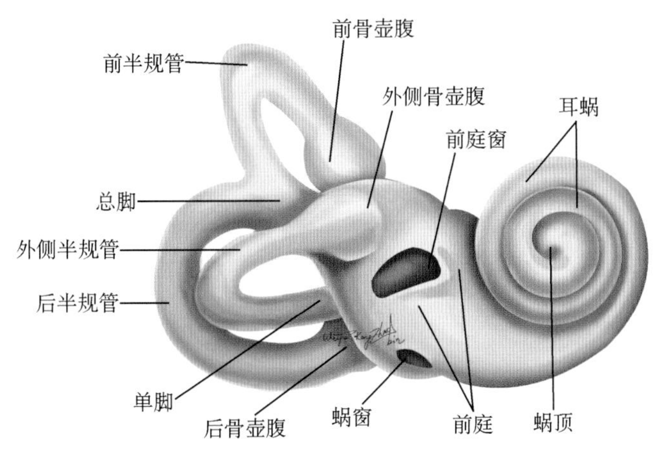

图 1-1-24 骨迷路(右)

1. 前庭 前庭(vestibule)位于耳蜗和半规管之间,略呈椭圆形(图 1-1-25)。大体上可分为前、后、内、外四壁:①前壁:较狭窄,有一椭圆孔形的蜗螺旋管入口,通入耳蜗的前庭阶;②后壁:稍宽阔,有 3 个骨半规管的 5 个开口通入;③外壁:即鼓室内壁的一部分,有前庭窗为镫骨足板所封闭;④内壁:构成内耳道底。前庭腔内面有从前上向后下弯曲的斜形骨嵴,称前庭嵴(vestibular crest)。嵴之前方为球囊隐窝(spherical recess),内含球囊;窝壁有数小孔称中筛斑(球囊筛区)。嵴之后方有椭圆囊隐窝(elliptical recess),容纳椭圆囊;此窝壁及前庭嵴前上端有多数小孔称上筛斑(椭圆囊壶腹筛区)。椭圆囊隐窝下方有前庭水管内口,其外口(颅内开口)位于岩部后面的内淋巴囊裂底部,即内耳门的外下方。前庭水管内有内淋巴管与内淋巴囊相通。前庭嵴的后下端呈分叉状,其间有小窝名蜗隐窝(cochlear recess),蜗隐窝与后骨半规管壶腹之间的有孔区称下筛斑(壶腹筛区)。在上壁骨质中有迷路段面神经穿过。

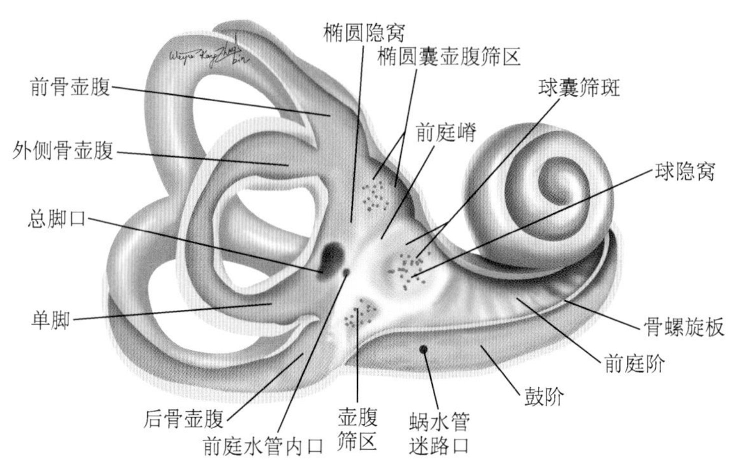

图 1-1-25 前庭剖示图

2. **骨半规管** 骨半规管(osseous semicircular canals)位于前庭的后上方,为3个弓状弯曲的骨管,互相成直角;依其所在位置,分别称外(水平)、前(垂直)、后(垂直)半规管(lateral,anterior and posterior semicircular canals)。每个半规管的两端均开口于前庭;其一端膨大名骨壶腹(bony ampulla),内径约为管腔的2倍。前半规管内端与后半规管上端合成一总骨脚(common bony crus),外半规管内端为单脚,故3个半规管共有5孔通入前庭。两侧外半规管在同一平面上,与水平线成24°~30°,即当头前倾30°时,外半规管平面与地面平行;两侧前半规管所在平面向后延长互相垂直,亦分别与同侧岩部长轴垂直;两侧后半规管所在平面向前延长也互相垂直,但分别与同侧岩部长轴平行;一侧前半规管和对侧后半规管所在平面互相平行(图1-1-25、图1-1-26)。

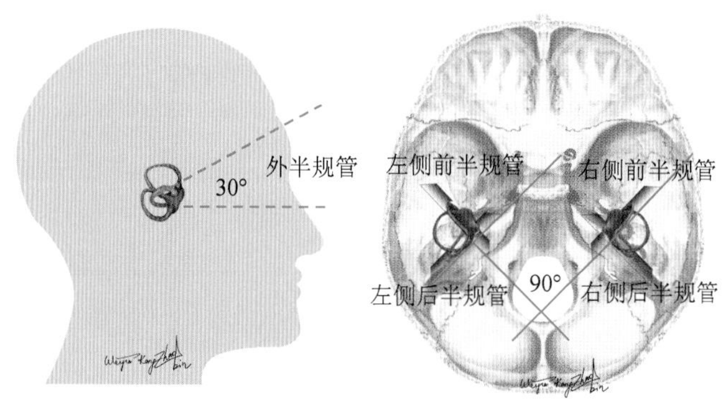

图 1-1-26 人体半规管排列示意图

3. **耳蜗** 耳蜗(cochlea)位于前庭的前面,形似蜗牛壳,主要由中央的蜗轴(modiolus)和周围的骨蜗管(osseous cochlear duct)组成(图1-1-27)。

骨蜗管(蜗螺旋管,cochlear spiral canal)旋绕蜗轴 $2\frac{1}{2}\sim2\frac{3}{4}$ 周,底周相当于鼓岬部。蜗底向后内方,构成内耳道底。蜗顶向前外方,靠近咽鼓管鼓室口。新生儿之蜗底至蜗顶高约5mm。蜗轴呈圆锥形,从蜗轴伸出的骨螺旋板在骨蜗管中同样旋绕、由基底膜自骨螺旋板连续至骨蜗管外壁,骨蜗管即完整地被分为上下2腔(为便于说明耳蜗内部结构,一般将耳蜗自其自然解剖位置向上旋转约90°,使蜗顶向上、蜗底向下,进行描述)。上腔又由前庭膜分为2腔,故骨蜗管内共有3个管腔(图1-1-28):上方者为前庭阶(scala vestibuli),自前庭开始;中间为膜蜗管,又名中阶(scala media),属膜迷路;下方者为鼓阶(scala tympani),起自蜗窗(圆窗),为蜗窗膜(第二

Notes

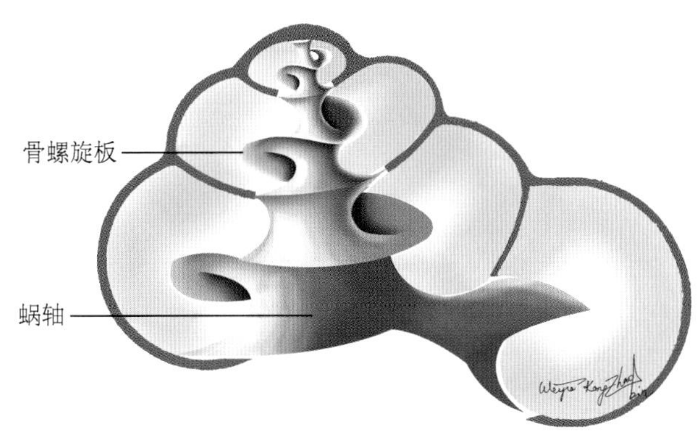

图 1-1-27　耳蜗剖面

鼓膜)所封闭。骨螺旋板顶端形成螺旋板钩(hamulus of spiral lamina),蜗轴顶端形成蜗轴板;螺旋板钩、蜗轴板和膜蜗管顶盲端共围成蜗孔(helicotrema)。前庭阶和鼓阶的外淋巴经蜗孔相通。骨螺旋板与蜗轴相接的基部内螺旋形小管,称 Rosenthal 小管(Rosenthal canal),内有螺旋神经节,其外周突即蜗神经纤维,通过骨螺旋板内的小管,在其鼓唇处穿过神经孔(habenula perforata)分布于内毛细胞和外毛细胞。在耳蜗底周鼓阶下壁接近蜗窗处有蜗水管(cochlear aqueduct)内口,蜗水管外口位于岩部下面颈静脉窝和颈内动脉管之间的三角凹内。因此,前庭部的外淋巴可经前庭阶—蜗孔—鼓阶及蜗水管(又称外淋巴管)与蛛网膜下腔相通。

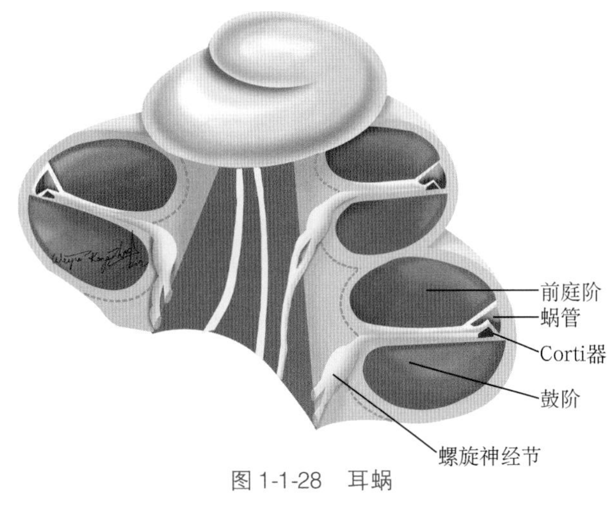

图 1-1-28　耳蜗

(二)膜迷路

膜迷路(membranous labyrinth)由膜性管和膜性囊组成,借纤维束固定于骨迷路内,可分为椭圆囊、球囊、膜半规管及膜蜗管,各部相互连通为形成一连续的、含有空腔的密闭的膜质结构(图 1-1-29)。椭圆囊和球囊位于骨迷路的前庭内,膜半规管位于骨半规管内,蜗管位于耳蜗的蜗螺旋管内。

1. 椭圆囊　椭圆囊(utricle)位于前庭后上部的椭圆囊隐窝中。囊壁上端底部及前壁上感觉上皮,呈白斑状卵圆形的增厚区,称为椭圆囊斑(macula utriculi),有前庭神经椭圆囊支的纤维分布,感受位置觉,亦称位觉斑(maculae staticae)。后壁有 5 孔,与 3 个半规管相通。前壁内侧有椭圆球囊管(utriculosaccular duct),连接球囊与内淋巴管。

2. 球囊　球囊(saccule)位于前庭前下方的球囊隐窝中,较椭圆囊小,其内前壁有感觉上皮,呈长圆形的增厚区,称球囊斑(macula sacculi),亦称位觉斑,有前庭神经球囊支的纤维分布。球囊前下端经连合管(ductus reuniens)与蜗管相通;球囊后下部接内淋巴管及椭圆球囊管。

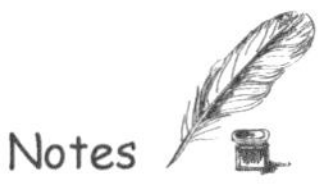
Notes

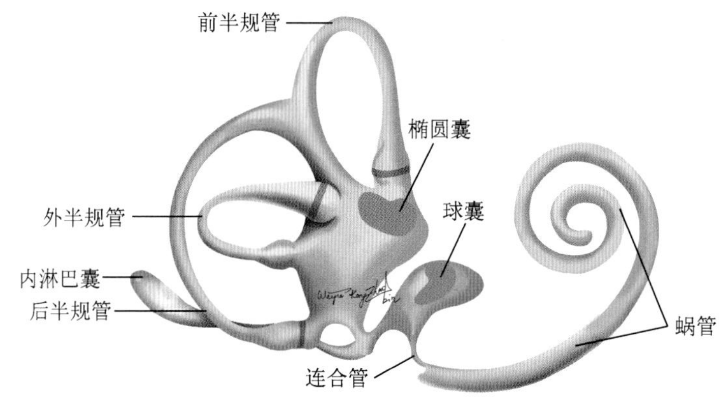

图 1-1-29 膜迷路

椭圆囊斑和球囊斑感觉上皮构造相同，由支柱细胞和毛细胞组成（图 1-1-30）。毛细胞的纤毛较壶腹嵴的短，上方覆有一层胶体膜名耳石膜（otolith membrane）；此膜系由多层以碳酸钙结晶为主的颗粒即耳石（otolith）和蛋白质凝合而成。

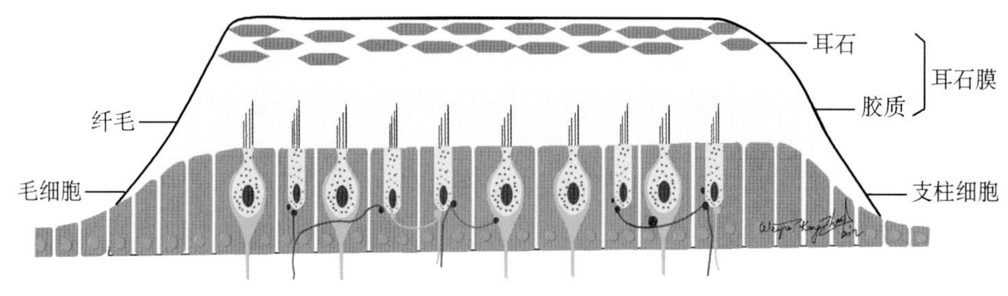

图 1-1-30 囊斑

3. 膜半规管 膜半规管（membranous semicircular canals）附着于骨半规管的外侧壁，约占骨半规管腔隙的 1/4。借 5 孔与椭圆囊相通，在骨壶腹的部位，膜半规管亦膨大为膜壶腹（membranous ampulla）；其内有一横位的镰状隆起名壶腹嵴（crista ampullaris）。壶腹嵴上有高度分化的感觉上皮，亦为支柱细胞和毛细胞所组成。毛细胞的纤毛较长，常相互粘集成束，插入圆顶形的胶体层，后者称终顶（cupula terminalis）或嵴帽（图 1-1-31）。

三个半规管壶腹嵴和两个囊斑统称前庭终器（vestibular end organs）。超微结构研究表明，囊斑与壶腹嵴的感觉毛细胞有 2 型：一为呈杯状的毛细胞，与耳蜗的内毛细胞相似，称Ⅰ型毛细

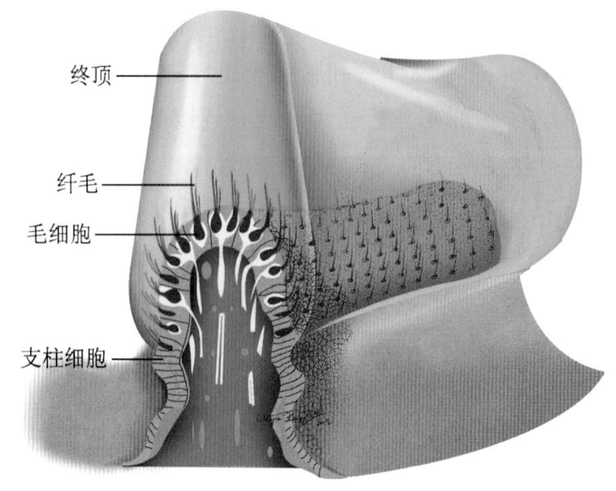

图 1-1-31 壶腹嵴

Notes

胞(type Ⅰ hair cell);二为呈柱状的毛细胞,与耳蜗的外毛细胞相似,称Ⅱ型毛细胞(type Ⅱ hair cell)。位觉纤毛较听觉纤毛为粗且长。每个位觉毛细胞顶端有 1 根动纤毛与 50～110 根静纤毛。动纤毛位于一侧边缘,最长,较易弯曲;静纤毛以动纤毛为排头,按长短排列,距动纤毛愈远则愈短(图 1-1-32)。前庭毛细胞呈极性排列。

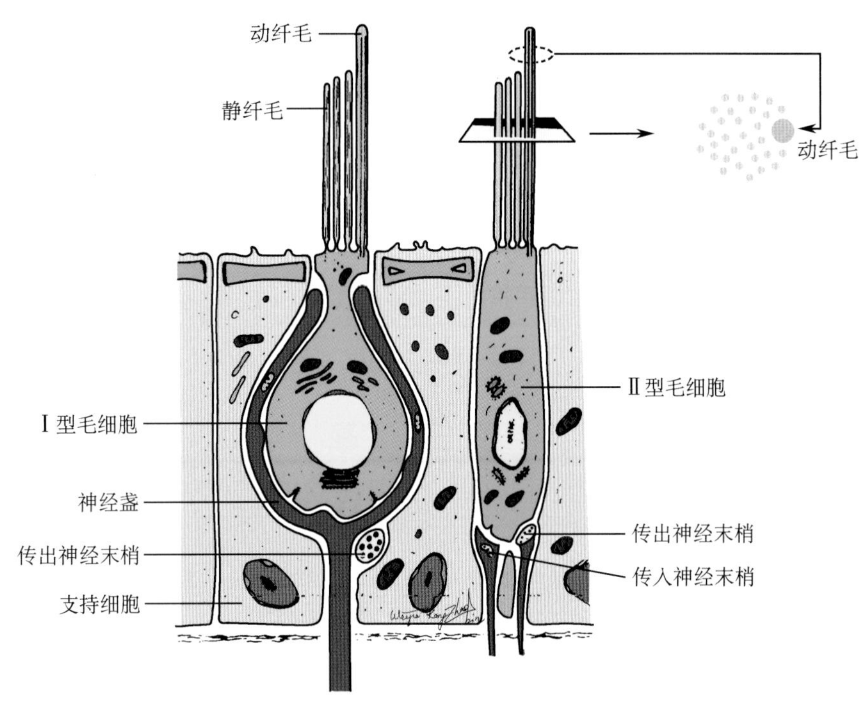

图 1-1-32　位觉毛细胞构造示意图

4. **内淋巴管与内淋巴囊**　内淋巴管(endolymphatic duct)前经椭圆球囊管与椭圆囊及球囊相交通,在椭圆囊隐窝的后外侧经前庭水管止于岩骨后面(即内耳门下方的内淋巴裂内)之硬脑膜内的内淋巴囊(endolymphatic sac)。内淋巴管离椭圆囊处有一瓣膜。可防止逆流(图 1-1-33)。内淋巴囊乃内淋巴管末端的膨大部分。其一半位于前庭水管内,称骨内部,该部囊壁富于皱襞,又称内淋巴囊粗糙部,其中含有大量小血管及结缔组织;囊的另一半位于两层硬脑膜之间,称硬脑膜部,此部囊壁较光滑,囊略扁平,硬脑膜呈扇形增厚,扇形的柄端于前庭水管外口处固定,扇形的弧形缘位于乙状窦下曲的凹陷处。内淋巴囊在组织结构上具有免疫功能的形态学特征,许多试验研究表明,它是内耳处理抗原并产生免疫应答的主要部位。

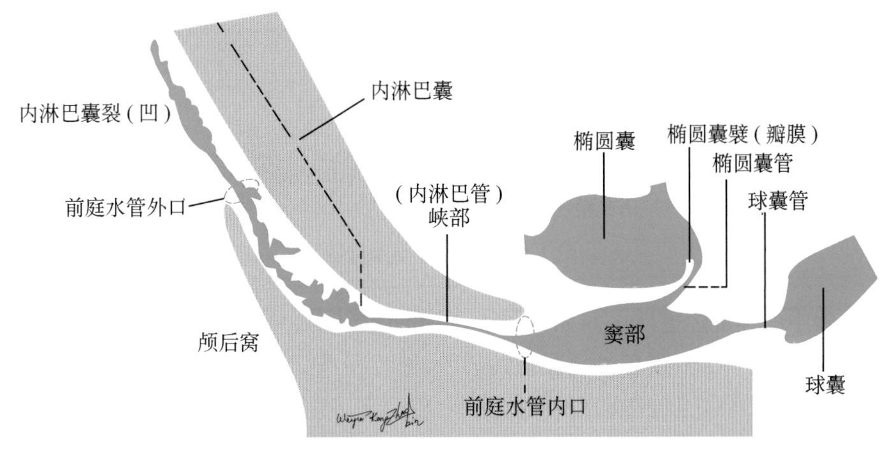

图 1-1-33　内淋巴管系统

5. 膜蜗管　膜蜗管(membranous cochlear duct)又名中阶,位于骨螺旋板与骨蜗管外壁之间,也在前庭阶与鼓阶之间,内含内淋巴。此乃螺旋形的膜性盲管,两端均为盲端;顶部者称顶盲端;而位于蜗隐窝内的前庭部称前庭盲端,前庭盲端将前庭窗与蜗窗分隔。膜蜗管的横切面呈三角形(图 1-1-34),有上、下、外 3 壁:①上壁为前庭膜(vestibular membrane),又称 Reissner 膜(Reissner membrane)。起自骨螺旋板,向外上止于骨蜗管的外侧壁;②外侧壁由螺旋韧带(spiral ligament)、血管纹(stria vascularis)组成,包括螺旋凸(spiral prominence)以及外沟(external sulcus);③下壁由骨螺旋板上的骨膜增厚形成的螺旋缘和基底膜组成。基底膜(basilar membrane)起自骨螺旋板游离缘之鼓唇,向外止于骨蜗管外壁的基底膜嵴。位于基底膜上的 Corti 器(spiral organ)又称 Corti 器(organ of Corti)(图 1-1-35),是由内、外毛细胞(inner and outer hair cells)、支持细胞和盖膜(tectorial membrane)等组成,是听觉感受器的主要部分,骨螺旋板及其相对的基底膜嵴则自蜗底至蜗顶逐渐变窄,而基底膜纤维在蜗顶较蜗底者为长,亦即基底膜的宽度由蜗底向蜗顶逐渐增宽,这与基底膜的不同部位具有不同的固有频率有关。

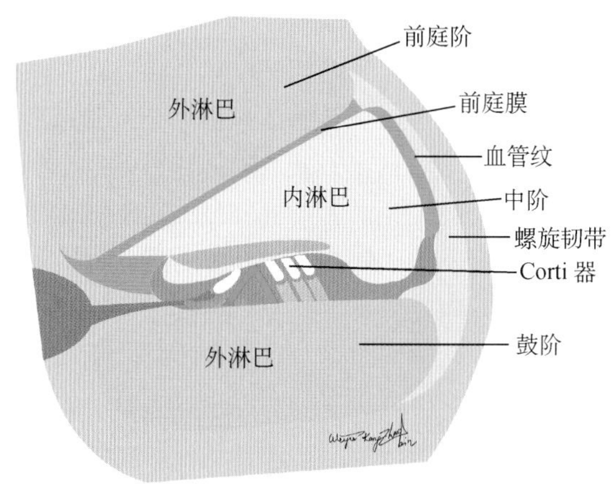

图 1-1-34　耳蜗横切面

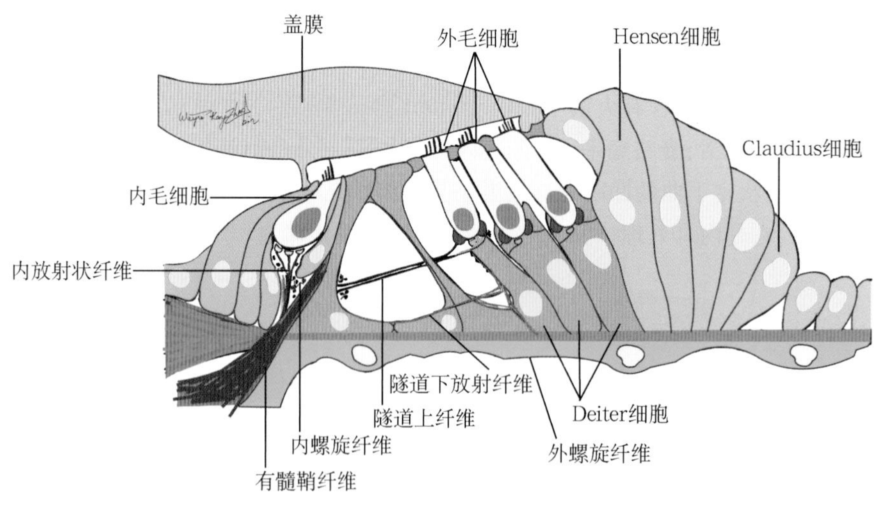

图 1-1-35　螺旋器示意图

在 Corti 器中的螺旋隧道(tunnel of Corti)、Nuel 间隙(space of Nuel)及外隧道(outer tunnel of Corti)等间隙中,充满着和外淋巴性质相仿的液体,称 Corti 淋巴。此系通过骨螺旋板下层中的小孔及蜗神经纤维穿过的细孔与鼓阶的外淋巴相交通。膜迷路的其他间隙均充满内淋巴;因此除螺旋器听毛细胞的营养来自 corti 淋巴(其离子成分与外淋巴相似)外,而囊斑及壶腹嵴感觉细胞的营养均来自内淋巴。

Notes

研究表明，耳蜗毛细胞顶部表面伸出静纤毛，并以阶梯形排成3列；外毛细胞静纤毛最外的一列为最长，其末端与盖膜接触；除部分基底周外，内毛细胞的静纤毛，不与盖膜接触。一个毛细胞的静纤毛之间相互结合形成静纤毛束。在蜗底（高频端）静纤毛短，靠近蜗顶静纤毛逐渐变长。静纤毛的长度与其劲度成反比，即静纤毛越长劲度越小。耳蜗毛细胞静纤毛长度的梯度变化，很可能是产生音频排列和调谐功能的形态学基础。

（三）内耳的血管

供给内耳的血液主要来自由基底动脉或小脑前下动脉分出的迷路动脉（labyrinthine artery）（图1-1-36），间有耳后动脉的茎乳动脉分支分布于半规管。迷路动脉分为前庭动脉及蜗总动脉，后者又分为（耳）蜗固有动脉及前庭（耳）蜗动脉。亦即迷路动脉共分3支分别供给前庭、半规管及耳蜗，内耳静脉分布与动脉不同。静脉血液分别汇成迷路静脉、前庭水管静脉及蜗水管静脉，然后流入侧窦或岩上窦及颈内静脉。

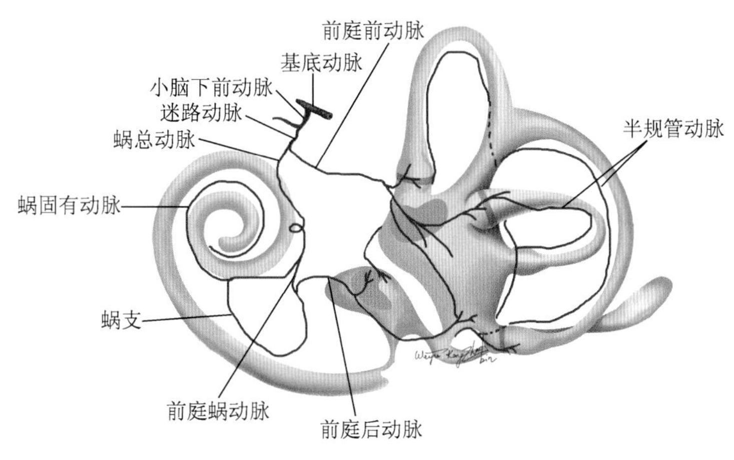

图1-1-36　内耳的血液供给

五、内耳的传入神经分布及位听神经传导径路

（一）Corti器的神经分布及蜗神经的传导径路

听神经（acoustic nerve）又称前庭蜗神经（vestibulocochlear nerve），于延髓和脑桥之间离开脑干，偕同面神经进入内耳道即分为前、后支。前支为蜗神经（cochlear nerve），后支为前庭神经（vestibular nerve）（图1-1-37）。

1. Corti器的神经分布　蜗神经之神经元胞体位于蜗轴的Rosenthal小管内，形成螺旋神经节（spiral ganglion），在人类，螺旋神经节细胞约有35 000个。根据其形态可将螺旋神经节细胞分为两型。Ⅰ型神经元占神经节细胞总数的90%～95%，为双极神经元，胞体较大，其周围突主要与约3500个内毛细胞形成突触联系。而Ⅱ型神经元占总数的5%～10%，为假单极神经元，胞体较小，其周围突与约12 000个外毛细胞形成突触联系。由于外毛细胞约为内毛细胞的3～4倍，故与内毛细胞突触联系的传入神经纤维要比与外毛细胞突触联系者为多。螺旋神经节细胞的周围突通过耳蜗骨螺旋板内的通道，穿过Habenular孔进入Corti器。在鼓唇处穿过Habenular孔（Habenular perforata）之前，所有神经纤维失去其髓鞘。Ⅰ型节细胞之周围突穿过Habenular孔后，向内毛细胞底部行走而形成内放射纤维支配内毛细胞。Ⅱ型节细胞之末梢突穿出Habenular孔，螺旋状越过约5个内柱细胞。然后自内柱细胞间穿出，沿Corti内隧道底行走，称基底或隧道下纤维，达外毛细胞区域后在Deiter细胞间向外毛细胞底部方向呈螺旋状行走，形成外螺旋纤维支配外毛细胞（图1-1-35）。

内、外毛细胞的传入神经纤维支配形式不同，支配内毛细胞和外毛细胞的传入神经纤维之

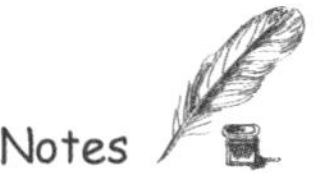

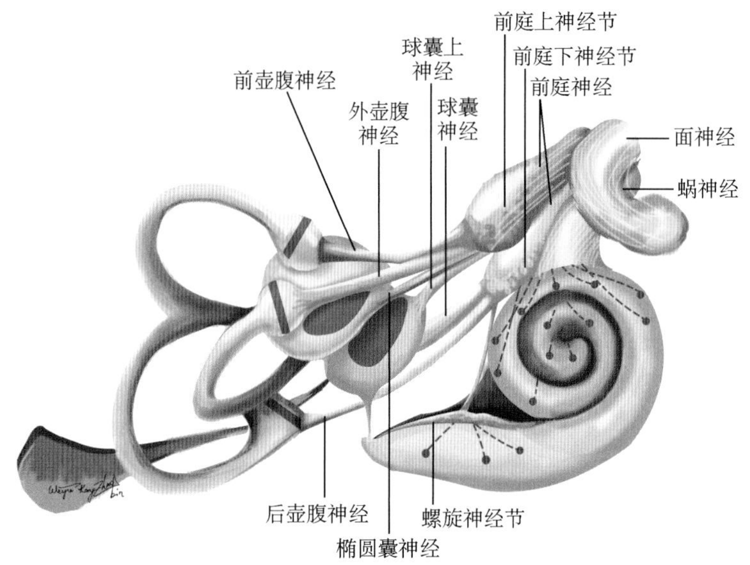

图 1-1-37 听神经末梢

比为 20∶1，一般来说，一个Ⅰ型节细胞末梢突仅与一个内毛细胞形成突触，且一个内毛细胞接受约 10 个Ⅰ型螺旋神经节细胞的支配；而一个Ⅱ型螺旋神经节细胞可分支支配约 10 个外毛细胞。

神经节细胞的中枢突组成蜗神经，该神经为约 30 000 根神经纤维形成的神经束。蜗神经的外层由来自蜗底周的纤维组成，传送高频音的冲动；来自蜗顶部的纤维组成蜗神经的中心部，传送低频音的冲动。

2. 蜗神经的传导径路（图 1-1-38） ①螺旋神经节双极细胞的中枢突经内耳道底的终板形成蜗神经后，经内耳门入颅，终止于延髓与脑桥连接处的蜗神经背核和蜗神经腹核。自耳蜗至蜗核的神经纤维为听觉的第 1 级神经元，其胞体位于螺旋神经节。②胞体位于蜗神经腹核与背

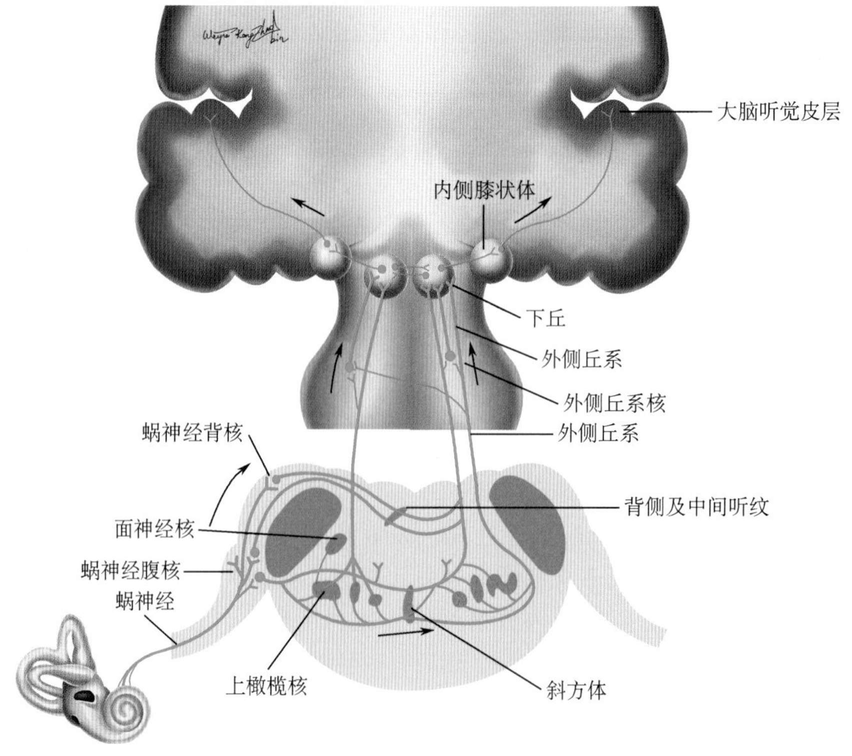

图 1-1-38 蜗神经的传导径路

核的第2级神经元发出传入纤维至两侧上橄榄复合体，尚有一部分纤维直接进入外侧丘系，并终止于外侧丘系核或直接终止于下丘核。③自上橄榄核第3级神经元发出传入纤维沿外侧丘系上行而止于外侧丘系核或下丘；自外侧丘系核中间神经元发出的传入纤维止于下丘；自下丘核发出的纤维止于同侧内侧膝状体核，部分纤维止于对侧下丘核。④下丘核部分神经元以及内侧膝状体核发出传入纤维（第4级神经元）经内囊终止于大脑听觉皮层，人的主要听觉皮层（primary auditory cortex）位于颞叶上回 Brodmann 第41和42区（图1-1-39）。由于第2、3级神经元有交叉及不交叉的纤维，故一侧外侧丘系或听皮层受损时，可导致两侧听力减退，且对侧耳较重。一侧蜗神经或蜗神经核损坏时，引起同侧耳聋。

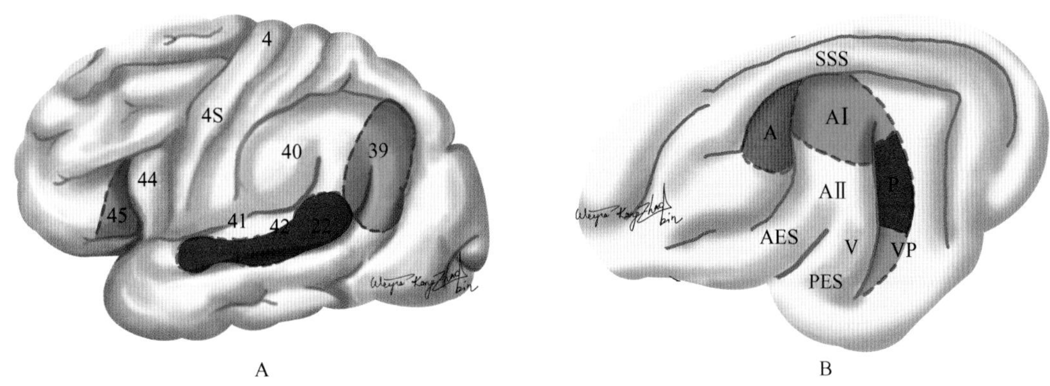

图1-1-39　皮层中枢

A. 人体大脑左半脑外侧观　B. 猫的皮层听觉中枢

（二）前庭终器的传入神经分布及前庭神经的传导径路

1. 前庭终器的传入神经分布　前庭神经之神经元胞体在内听道底部形成前庭神经节（Scarpa ganglion）。前庭神经节主要由双极神经元构成，传导前庭末梢器官毛细胞的兴奋冲动，分为上前庭神经节和下前庭神经节两部分（图1-1-37）。二个神经节之间有神经分支相联系。

（1）前庭上神经：前庭上神经穿过内耳道底之前庭上区的小孔分支分布于前半规管壶腹嵴（前壶腹神经）、外半规管壶腹嵴（外壶腹神经）、椭圆囊斑（椭圆囊神经），另有一细小分支分布于球囊斑前上部（Voit 神经）。

（2）前庭下神经：前庭下神经穿过内耳道之前庭下区分布于球囊斑（球囊神经）和后半规管壶腹嵴（后壶腹神经）。此外，前庭神经之间（Voit 吻合支）、前庭神经与蜗神经以及前庭神经与面神经之间尚有细小分支相吻合（Oort 吻合支）。前庭神经节之周围突进入前庭终器感觉上皮层后，以三种形态与前庭毛细胞相接触：①单型神经盏（simple calyx ending），包绕一个Ⅰ型前庭毛细胞；②复型神经盏（complex calyx ending），包绕2～4个Ⅰ型前庭毛细胞；③神经终扣（afferent boutons），与Ⅱ型前庭毛细胞形成突触联系，一个Ⅱ型毛细胞可与数个神经终扣形成突触联系（图1-1-32）。

2. 前庭神经的传导径路　前庭上、下神经节之神经元的中枢突构成前庭神经。

前庭神经经内耳道入颅，达小脑脑桥角（图1-1-40），在蜗神经上方进入脑桥及延髓，大部神经纤维终止于前庭神经核区，小部分纤维越过前庭神经核而终止于小脑。前庭神经核位于脑桥和延髓部分，每侧共有4个，即前庭神经上核、外核、内核和下核。上核接受来自壶腹嵴的传入神经纤维，外核与内核主要接受来自椭圆囊斑及壶腹嵴的传入神经纤维，下核接受所有前庭终器的传入神经纤维。由前庭神经核发出的第2级神经元有下列纤维投射径路：①前庭脊髓束：前庭神经诸核发出的前庭脊髓纤维经内侧纵束走向脊髓；前庭神经外核还发出下行纤维进入同侧脊髓前束。所有前庭脊髓纤维均与脊髓前角细胞相连。因此，来自内耳前庭的冲动可引起颈部、躯干和四肢肌肉的反射性反应。②前庭眼束：由前庭神经核发出的上升纤维经内侧纵束到

Notes 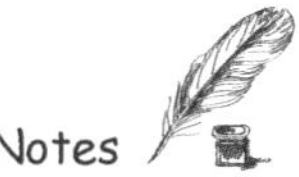

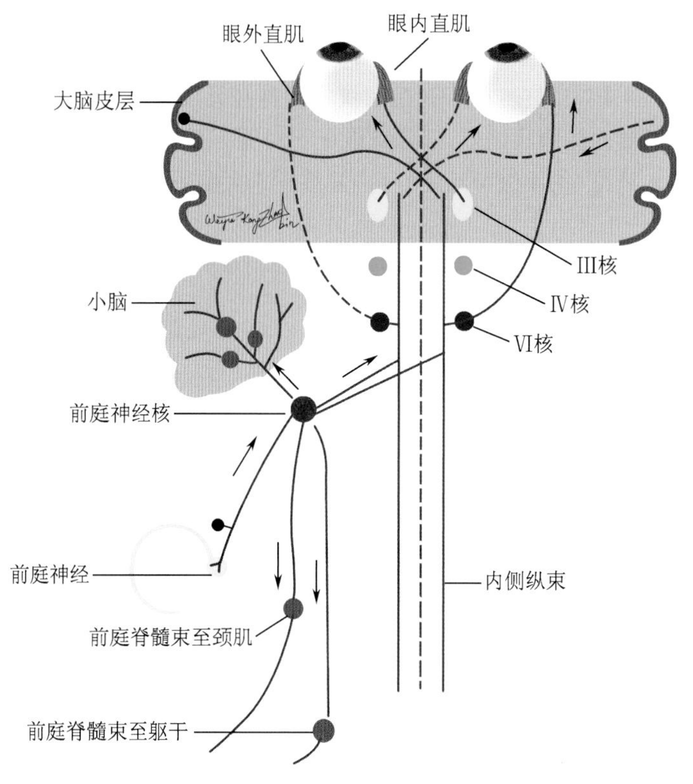

图 1-1-40 前庭神经的传导径路

达同侧和对侧的动眼神经、滑车神经和展神经诸核。因而头位改变可引起两侧眼球的反射,这种反射与维持眼肌张力的平衡密切相关。③前庭网状束:由前庭神经内核发出的纤维通过脑干的网状结构与自主神经细胞群相连,引起自主神经系统反应,如面色苍白、出汗、恶心、呕吐等。④前庭小脑束:前庭神经下核大部分传入纤维经绳状体上行到达小脑,前庭神经内核有少数纤维到达小脑。小脑接受前庭纤维投射的区域与躯干纵向肌群及头部和眼球的共济运动有关。前庭神经到大脑皮层的通路尚未确定,大脑皮层的前庭中枢在颞叶,可能在听皮层附近;或许顶叶尚有前庭代表区。

六、内耳的传出神经系统

(一) 耳蜗传出神经系统

耳蜗传出神经系统(cochlear efferents)现在主要指低位中枢神经元胞体位于上橄榄复合体,其轴突下行达耳蜗组成的橄榄耳蜗束(olivocochlear bundle,OCB)(图 1-1-41)。目前认为橄榄耳蜗束主要由两个亚系统组成:外侧橄榄耳蜗和内侧橄榄耳蜗神经系统。外侧橄榄耳蜗神经元胞体多位于上橄榄复合体外侧核区,它发出细而无髓鞘的轴突,形成交叉和不交叉纤维。经 Oort 神经,达双侧耳蜗内毛细胞区域,以同侧支配为主。内侧橄榄耳蜗神经元胞体主要位于上橄榄复合体内侧核区周围,它发出略粗大且有髓鞘的轴突形成交叉的和不交叉的纤维,经 Oort 神经达耳蜗,与双侧耳蜗外毛细胞形成突触联系,而以对侧支配为主。晚近对内耳及听觉中枢神经递质及调制物的研究表明:谷氨酸(Glu)可能是听觉传入神经信息物质;P 物质(SP)亦被定位于传入神经系统。哺乳类动物和人的耳蜗传出神经递质有乙酰胆碱和 γ-氨基丁酸(Kong 等,1994;Schrott-Fischer 等,1994)。

耳蜗传出神经系统的生理作用尚在深入研究中,试验和临床观察表明,耳蜗传出神经系统可影响耳蜗毛细胞及听神经纤维的兴奋性,起负反馈性调节作用。其功能意义尚待进一步阐明。

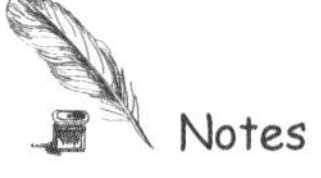

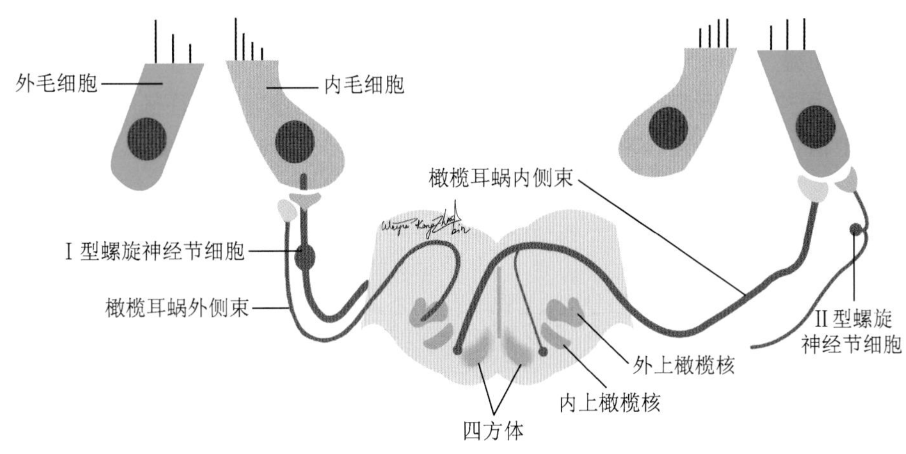

图 1-1-41　耳蜗传出神经起源图

（二）前庭传出神经系统

哺乳类动物前庭传出神经系统(efferent vestibular system)之神经元约有 200 个,主要位于展神经核与前庭神经上核之间以及面神经降支背侧的区域。它们发出交叉和不交叉纤维双侧投射分布于同侧和对侧前庭末梢器官(图 1-1-42)。传出神经末梢与前庭感觉上皮之Ⅱ型毛细胞直接形成轴-体突触,与呈杯状包绕前庭感觉上皮之Ⅰ型毛细胞的传入神经盏形成轴-树突触。乙酰胆碱被认为是前庭传出神经递质(Klinke,1974)。晚近发现,乙酰胆碱的特异性标记物——胆碱乙酰化酶位于大鼠及人的前庭末梢器官之传出神经末梢(Kong 等,1994)。此外,降钙素基因相关肽(Tanaka 等,1988,Usami 等,1991,Wackym 等,1991)和 γ-氨基丁酸(Kong 等,1994,1998)亦被发现位于前庭传出神经末梢,提示乙酰胆碱和 γ-氨基丁酸等均为前庭传出神经系统的神经递质。

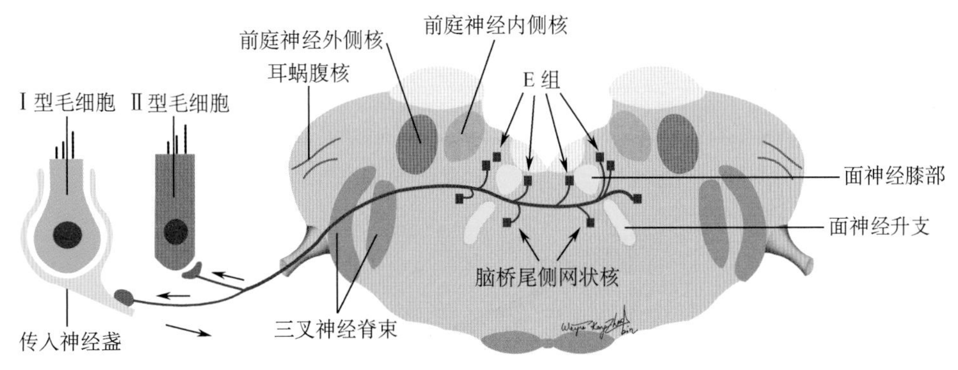

图 1-1-42　前庭传出神经起源图

前庭传出神经系统的功能意义尚在深入研究中,实验表明,前庭传出神经系统对前庭毛细胞以及前庭传入神经的兴奋性有正、负两种影响(Goldberg 等,1980),其生理意义尚待进一步阐明。

第二节　面神经的应用解剖学

一、面神经的组成

面神经(facial nerve)为含有运动纤维、感觉纤维以及副交感纤维成分的混合神经。其中大部分属运动纤维;小部分为感觉与副交感纤维,构成中间神经。面神经出颅后弯曲行走于颞骨

中，是人体中穿过骨管最长的脑神经，因此，从其中枢到末梢之间的任何部位受损，皆可导致部分性或完全性面瘫。

1. 运动支面神经的运动纤维来自脑桥下部的面神经核，此核向上通往额叶中央前回下端的面神经皮层中枢，部分面神经核接受来自对侧大脑运动皮层的锥体束纤维，从这部分面神经核发出的运动纤维支配同侧颜面下部的肌肉。其余部分的面神经核接受来自两侧大脑皮层的锥体束纤维，从此发出的运动纤维支配额肌、眼轮匝肌及皱眉肌。因此，当一侧脑桥以上到大脑皮层之间受损时，仅引起对侧颜面下部肌肉瘫痪，而皱额及闭眼功能均存在。面神经的运动纤维绕过展神经核后，在脑桥下缘穿出脑干。

2. 中间神经面神经的感觉纤维和副交感纤维组成中间神经（nerve intermedius），乃因其纤维进出脑时位于听神经与面神经运动支之间而得名，为一独立的神经束。由内脏感觉纤维和内脏运动纤维组成。内脏感觉纤维起于膝神经节内的假单极细胞，其中枢突进入脑干，终止于延髓孤束核的上端；周围突经鼓索神经司腭与舌前2/3的味觉。副交感内脏运动纤维由脑桥的上涎核发出，分两路分布：其一经岩浅大神经、翼管神经到达蝶腭神经节中的节后细胞，节后纤维分布到泪腺及鼻腔黏膜腺体；其二经鼓索神经到达下颌下神经节交换神经元，节后纤维支配颌下腺与舌下腺（图1-1-43）。此外，面神经中尚有少数躯体感觉纤维加入迷走神经耳支，支配外耳道后壁皮肤的感觉。

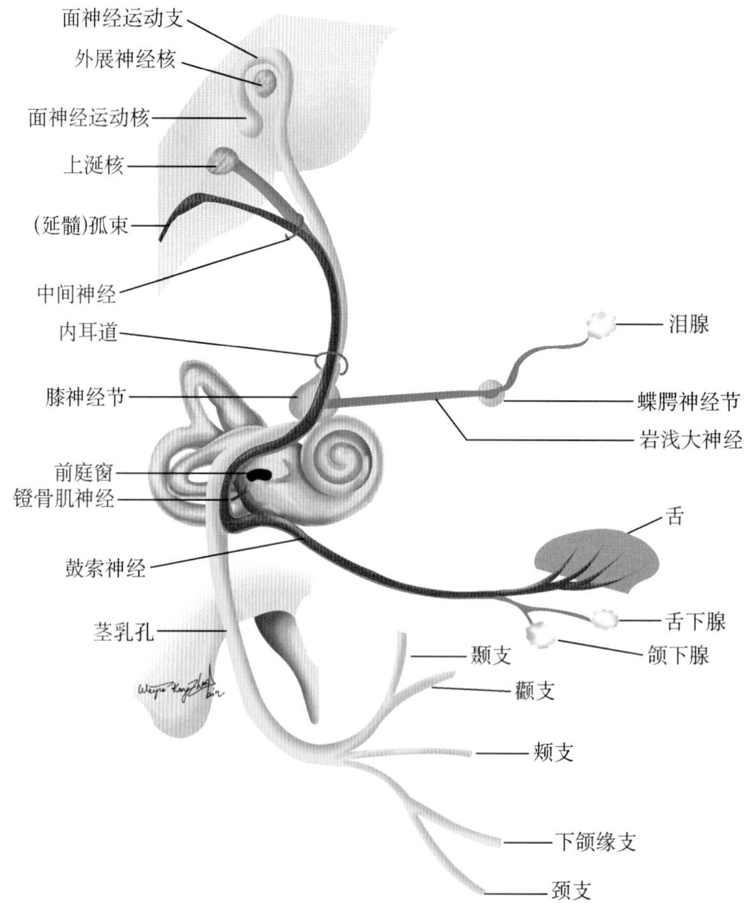

图1-1-43 面神经的组成成分及其分支示意图

二、面神经的分段

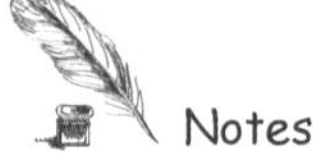
Notes

面神经的全长可分为9段（图1-1-44）：

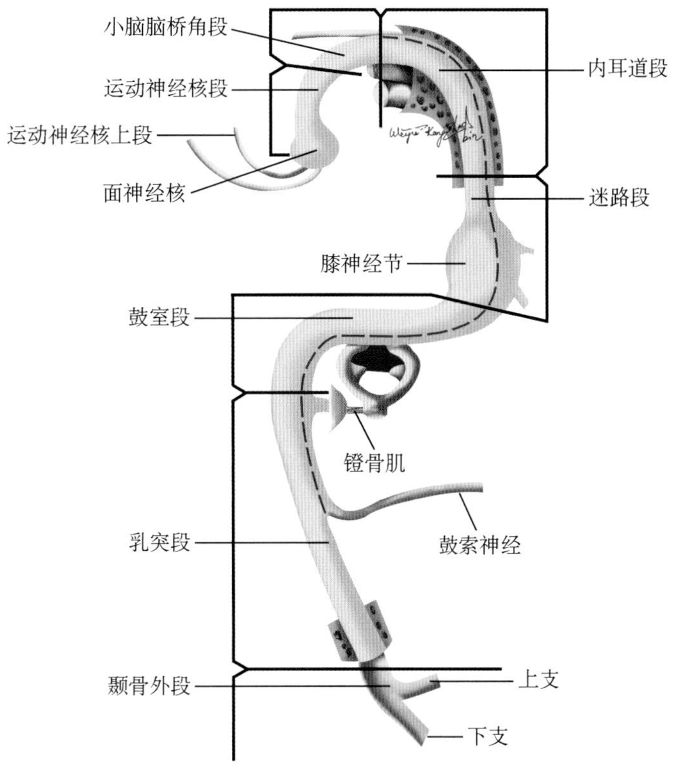

图 1-1-44　面神经分段示意图

1. **运动神经核上段**　运动神经核上段(supranuclear segment)起自额叶中央前回下端的面神经皮层中枢,下达脑桥下部的面神经运动核。

2. **运动神经核段**　运动神经核段(nuclear segment)面神经根在脑桥中离开面神经核后,绕过展神经核至脑桥下缘穿出。

3. **小脑脑桥角段**　小脑脑桥角段(cerebellopontine segment)面神经离开脑桥后,跨过小脑脑桥角,汇同听神经抵达内耳门。

4. **内耳道段**　内耳道段(internal auditory canal segment)面神经由内耳门进入内耳道,偕同听神经到达内耳道底。

5. **迷路段**　迷路段(labyrinthine segment)面神经由内耳道底的前上方进入面神经管,向外于前庭与耳蜗之间到达膝神经节(geniculate ganglion)。此段最短,长 2.25～3mm。

6. **鼓室段**　鼓室段(tympanic segment)又名水平段,自膝神经节起向后并微向下,经鼓室内壁的骨管,达前庭窗上方、外半规管下方,到达鼓室后壁锥隆起平面。此处骨管最薄,易遭病变侵蚀或手术损伤。亦可将此段分为鼓室段(自膝神经节到外半规管下方)。

7. **锥段**　锥段(pyramid segment)自外半规管下方到锥隆起平面,传统上常将锥段划入鼓室段。

8. **乳突段**　乳突段(mastoid segment)又称垂直段,自鼓室后壁锥隆起高度向下达茎乳孔。此段部位较深,在成人距乳突表面大多超过 2cm。

颞骨内面神经全长约为 30mm;其中自膝神经节到锥隆起长约 11mm,自锥隆起到茎乳孔长约 16mm。

9. **颞骨外段**　颞骨外段(extratemporal segment)面神经出茎乳孔后,即发出耳后神经、二腹肌支、茎突舌骨肌支等小分支。面神经的终末支在茎突的外侧向外、前走行进入腮腺。主干在腮腺内分为上支与下支,二者弧形绕过腮腺岬部后又分为 5 支;各分支间的纤维相互吻合,最后分布于面部表情肌群。

Notes

面神经自上而下的分支(图 1-1-43)有:

1. **岩浅大神经** 岩浅大神经(greater superficial petrosal nerve)自膝神经节的前方分出,经翼管神经到蝶腭神经节,分布到泪腺及鼻腔腺体。

2. **镫骨肌神经** 镫骨肌神经(stapedial nerve)自锥隆起后方由面神经分出一支,经锥隆起内之小管到镫骨肌。

3. **鼓索神经** 鼓索神经(chorda tympani nerve)从镫骨肌神经以下到茎乳孔之间的面神经任一部位分出,经一单独骨管进入并穿过鼓室,然后并入舌神经中。其感觉纤维司舌前 2/3 的味觉;其副交感纤维达下颌下神经节,节后纤维司颌下腺与舌下腺的分泌。

4. 面神经出茎乳孔后发出分支,分别支配茎突舌骨肌(茎突舌骨肌支)、二腹肌后腹(二腹肌支)、枕肌、耳后肌、部分耳上肌和耳廓内肌(耳后神经耳支)以及枕肌(耳后神经枕支)。

5. **面部分支** 从面神经的上支(颞面支)与下支(颈面支)分出的 5 支与面部诸肌的关系是:上支发出①颞支,支配额肌、耳前肌、耳上肌、眼轮匝肌及皱眉肌;②颧支,支配上唇方肌与颧肌。下支发出①颊支,支配口轮匝肌与颊肌;②下颌缘支,支配下唇方肌、三角肌与颏肌;③颈支,支配颈阔肌。

三、面神经的血液供给

面神经的内耳道段与迷路段主要由迷路动脉的分支供给,乳突段和鼓室段的面神经由茎乳动脉和脑膜中动脉的岩浅支供给。输出静脉主要经茎乳孔和面神经骨管裂孔到达管外。

第三节 听觉生理学

耳的主要功能为司听觉和平衡觉。听觉功能的高度敏感性一方面取决于内耳听觉感受器对振动能量所特有的感受能力,另一方面还有赖于中耳精巧的机械装置,后者将声波在空气中的振动能量高效能地传递到内耳。

一、声音传入内耳的途径

整个听觉系统是一个机械声学-神经生物学系统。从外耳集声、中耳传声至耳蜗基底膜振动及毛细胞纤毛弯曲为物理过程或称声学过程。毛细胞受刺激后引起细胞生物电变化、化学递质释放,神经冲动传至各级听觉中枢,经过多层次的信息处理,最后在大脑皮层引起听觉,可统称为生理过程。

声音可通过两种途径传入内耳,一种是通过空气传导,另一种是通过颅骨传导,在正常情况下,以空气传导为主。

(一)空气传导

声波的振动被耳廓收集,通过外耳道达鼓膜,引起鼓膜-听骨链机械振动,后者之镫骨足板的振动通过前庭窗而传入内耳外淋巴。此途径称空气传导(air conduction),简称气导。声音的空气传导过程简示如下:

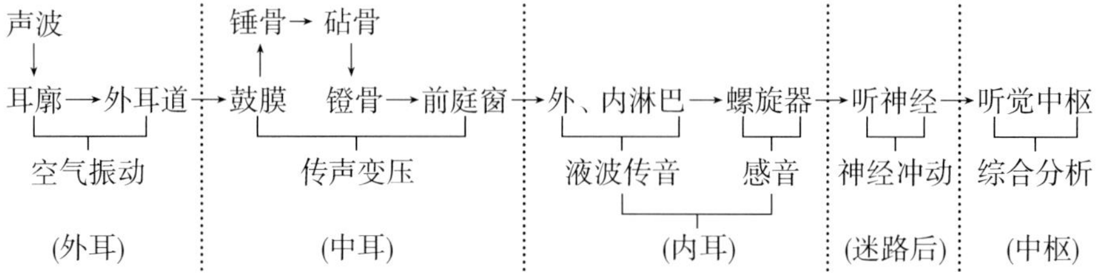

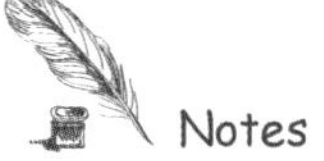

声波传入内耳外淋巴后转变成液波振动,后者引起基底膜振动(图 1-1-45),位于基底膜上

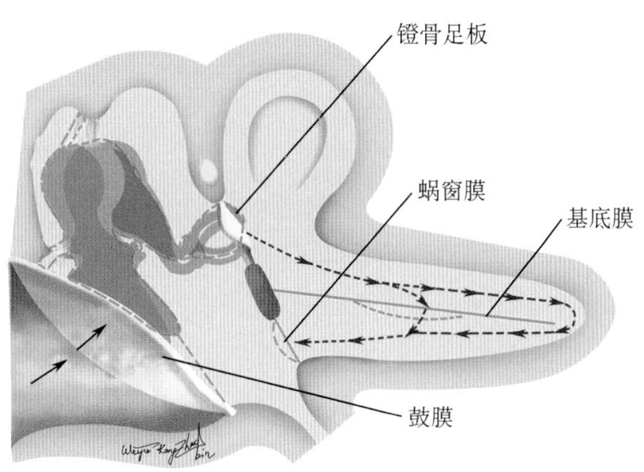

图 1-1-45　声音的传导途径

的 Corti 器毛细胞静纤毛弯曲，引起毛细胞电活动，毛细胞释放神经递质激动螺旋神经节细胞树突末梢，产生动作电位。神经冲动沿脑干听觉传导径路达大脑颞叶听觉皮质中枢而产生听觉。

此外，鼓室内的空气也可先经圆窗膜振动而产生内耳淋巴压力变化，引起基底膜发生振动。这条径路在正常人是次要的，仅在正常气导的经前庭窗径路发生障碍或中断，如鼓膜大穿孔、听骨链中断或固定时才发生作用。

（二）骨传导

简称骨导（bone conduction），指声波通过颅骨传导到内耳使内耳淋巴液发生相应的振动而引起基底膜振动，耳蜗毛细胞之后的听觉传导过程与上述气导传导过程相同。骨导的方式有三种，包括移动式骨导、压缩性骨导和骨鼓径路骨导。前二种骨导的声波是经颅骨直接传导到内耳的，为骨导的主要途径；后一种骨导的声波先经颅骨、再经鼓室才进入内耳，乃骨导的次要途径。

1. 移动式骨导　移动式骨导又称惰性骨导。声波作用于颅骨时，颅骨包括耳蜗作为一个整体反复振动，即作移动式振动。由于内耳淋巴液的惰性，故在每个振动周期中，淋巴液的位移稍落后于耳蜗骨壁。当耳蜗骨壁在振动周期中向上位移时，耳蜗淋巴液的位移暂时跟不上骨壁的位移，而使圆窗膜向外凸出；当耳蜗骨壁向下位移时，淋巴液使镫骨足板向外移位。在振动周期中，两窗相间地外凸，引起基底膜发生往返的位移而产生振动（图 1-1-46）。理论上，前庭窗与圆窗的活动劲度应相等，方可得到移动式骨导的最佳效果，但两窗活动在正常情况下并非相等，从而影响此效果。因此，在病理情况下，两窗的活动度差别越大，则移动式骨导的损失也越大。另外，在移动式骨导时，除淋巴液的惰性引起基底膜振动外，听骨链的惰性也参与了类似的作用。

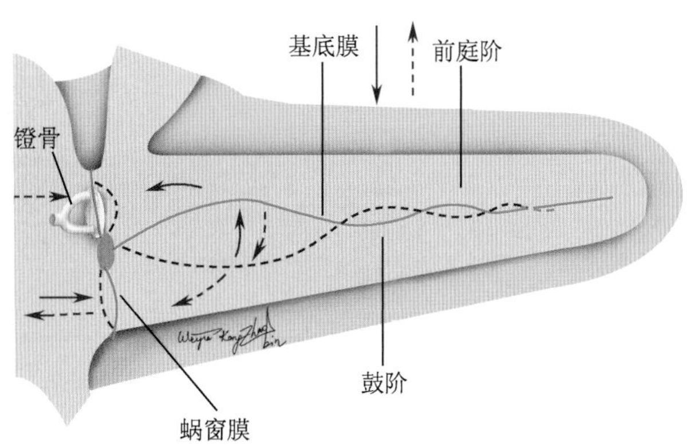

图 1-1-46　移动式骨导的耳蜗淋巴流动情况（基底膜随耳蜗淋巴流动变位示意图）

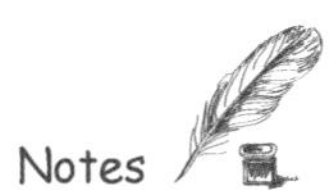

听骨链悬挂在鼓室与颅骨的连接并不牢固，当颅骨移动时，由于惰性而使整个听骨链的位移稍落后于耳蜗骨壁的位移。就镫骨足板与前庭窗的关系来看，上述因素使镫骨足板在前庭窗内的位移运动与在气导时的振动相同，其结果亦相当于正常气导的振动。声波频率低于800Hz（有谓低于500Hz）时，移动式骨导起主要作用。

2. **压缩式骨导** 声波的振动通过颅骨达耳蜗骨壁时，颅骨包括耳蜗骨壁随声波的疏密相呈周期性的膨大和压缩，即作压缩式振动。在密相时，耳蜗骨壁被压缩，但淋巴液的可压缩性很小，按理基底膜两侧的淋巴液亦同时并同等地受到压迫，在这种情况下，若镫骨底板和圆窗膜处于相同相位的振动，即同时向外或同时向内运动，则基底膜将处于静止状态，此时Corti器受到的机械振动刺激或微乎其微、或等于零。然而，由于圆窗的活动度大于前庭窗5倍，且前庭阶与鼓阶的容量之比为5∶3，故在声波密相时，被压缩的骨壁促使半规管内的外淋巴被挤入容量较大的前庭阶，再流入容量较小的鼓阶，而圆窗膜活动度又大于镫骨足板，故基底膜向鼓阶（向下）位移。在声波疏相时，迷路骨壁弹回，淋巴液恢复原位，基底膜向上位移复原（图1-1-47）。声波疏、密相的反复交替作用导致基底膜振动，形成对耳蜗毛细胞的有效刺激。因此，两窗活动度的差别越大，基底膜的位移也越大，由此所产生的有效刺激也越大。反之，则越小。根据这种机制，压缩式骨导随听骨链的抗力增加而加强，800Hz以上之声波的骨导主要采取此种方式。

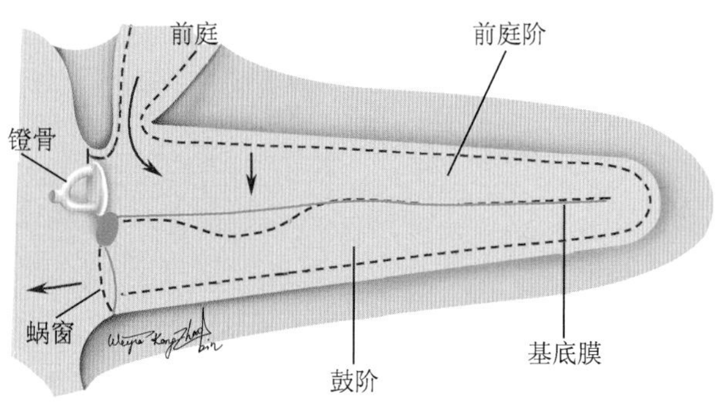

图1-1-47 压缩式骨导耳蜗淋巴流动情况（基底膜向鼓阶内移位示意图）

3. **骨鼓径路骨导** 颅骨在声波作用下振动时，可通过下颌骨小头或外耳骨壁，将其传至外耳道、鼓室及四周空气中，再引起鼓膜振动。后者再按正常气导方式将声波振动传入内耳。这种传导途径称骨鼓径路骨导。骨鼓径路骨导可能在人听取自身的说话声方面居于特殊地位。

二、外耳的生理

外耳包括耳廓和外耳道。外耳主要功能是将空气中的声波传播到鼓膜。外耳对空气介质传播来的声音有两个方面的影响：其一是对某些频率段的声波有增压作用，其二是有助于声源定位。此外，外耳道尚可保护中耳结构免受损伤。

（一）对声波的增压作用

头颅尤如声场中的一个障碍物。头颅可通过对声波的反射作用而产生声压增益效应，反射波在头的声源侧集聚而产生更强的声场，该现象称障碍效应（baffle effect）。声压增益的大小既与头围和波长的比值有关，也与声波入射方位角有关。

耳廓不仅可收集声波到外耳道，它还对声压有增益效应。Shaw的实验表明，耳甲可使频谱峰压点在5.5kHz的纯音提高10dB的增益。耳廓边缘部亦对较宽频谱范围的声波有1～3dB的增益效应。

外耳道是声波传导的通道，其一端为鼓膜所封闭。根据物理学原理，一端封闭的圆柱形管腔对波长为其管长4倍的声波起最佳共振作用。人的外耳道长约2.5cm，其共振频率的波长为

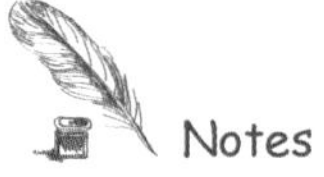
Notes

10cm，按空气中声速每秒340m计算，人的外耳道共振频率应为3.4kHz，由于外耳道的内侧端为具有弹性的鼓膜封闭，并非坚硬的界面；外耳道实为呈S形的弯曲管道，而非圆柱形直管；加之耳廓的共振效应以及头颅和耳甲等部位对声波的反射、绕射等效应，因此外耳道的实际共振频率尚需进行修正。Wiener和Ross试验结果表明，人的外耳道共振频率峰值在2.5kHz。Shaw的试验支持该结论，同时还发现，外耳道共振频率峰值增益效应可达11～12dB（图1-1-48）。

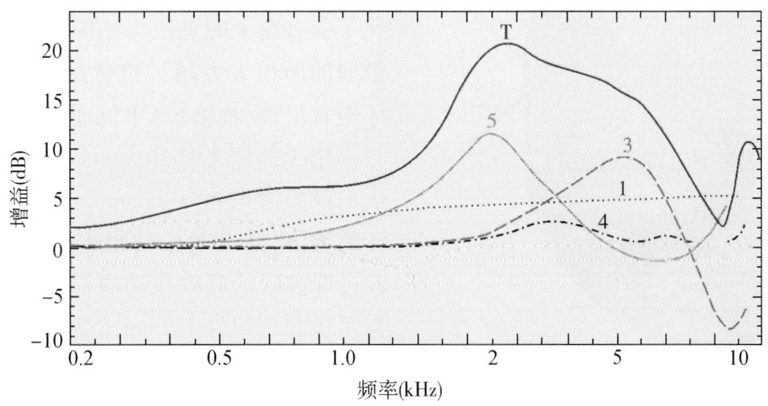

图1-1-48　人体外耳不同部位的平均声压图

（二）对声源的定位作用

人类声源定位最重要的线索是声波到达两耳时的强度差（interaural intensity difference，IID）和时间差（interaural time difference，ITD）。头颅可通过障碍效应和阴影效应（shadow effect，指波长与头颅大小相比相对较短的声波，从头颅侧方到达一耳时，该声波在头颅区域范围内被阻断，导致对侧耳声压减小的现象）而产生耳间强度差，协助声源定位。耳廓尚可通过对耳后声源的阻挡和耳前声源的集音而有助于声源定位。

三、中耳的生理

中耳的主要功能是将外耳道内空气中的声能传递到耳蜗的淋巴液。这种由气体到液体的声能转换是通过鼓膜与听骨链的振动来耦联的。声波从一种介质传递到另一种介质时透射的能量取决于这两种介质声阻抗（acoustic impedance）的比值。当两种介质的声阻抗相等时，这两种介质之间的声能传递最有效，两种介质声阻抗相差愈大，则声能传递效能愈差。水的声阻抗大大高于空气的声阻抗。空气与内耳淋巴液的声阻抗相差约3800倍，当声波由空气传到淋巴液时约有99.9%的声能被反射而损失了，仅约0.1%的声能可透射传入淋巴液中，故在空气—液体界面的传递中，约损失了30dB的声能。中耳的主要功能则是通过阻抗匹配作用，使液体之高声阻抗与空气之低声阻抗得到匹配，从而可将空气中的声波振动能量高效地传入内耳淋巴液体中去。这种功能是通过鼓膜和听骨链作为声波变压增益装置来完成的。

（一）鼓膜的生理功能

1. 鼓膜的振动形式　鼓膜的振动频率一般与声波一致，但其振动形式则因声音的频率不同而有差异。

Helmholtz（1863）最早提出弧形鼓膜具有杠杆作用的假说。他认为鼓膜某些部位的振动幅度大于锤骨柄的振动幅度，类似杠杆作用，而使到达鼓膜的声压传至听骨链时被放大。然而，Békésy（1960）应用电容声探头直接研究人尸体鼓膜振动时观察到，当频率低于2400Hz的声波作用于鼓膜时，整个鼓膜以鼓沟上缘切线（锤骨前突与外侧突的连线）为转轴而呈门式振动。鼓膜不同部位的振幅大小不同，以锤骨柄下方近鼓环处振幅最大（图1-1-49）。Torndorf和Khanna（1970）采用激光全息摄影干涉仪技术（interferometry）观察猫的鼓膜振动模式，发现在低频声（比

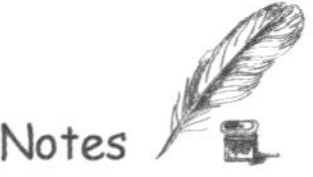

如<1kHz)刺激时,鼓膜呈杠杆式振动;而在高频率时,鼓膜振动形式比较复杂,鼓膜呈分区段式振动,有相当面积区域的鼓膜振动未能被传送到锤骨柄。

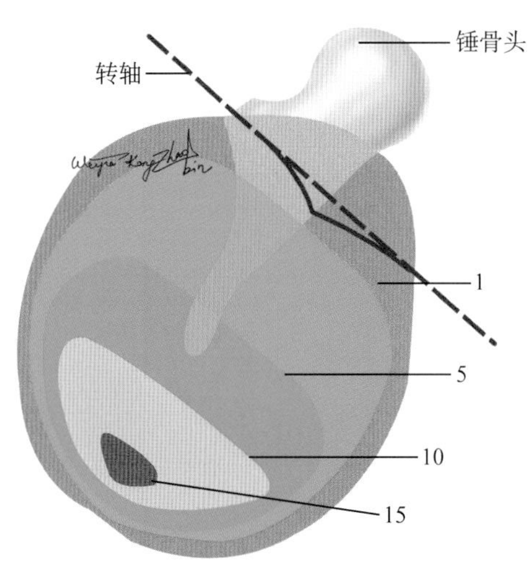

图 1-1-49 鼓膜振动幅度(相同颜色范围的振幅相等,数字表示振幅的相对值)

2. **鼓膜的增压效应** 声波作用于鼓膜,通过听骨链之镫骨足板作用于前庭窗。根据水力学原理(hydraulic mechanism),若不考虑微量机械摩擦损耗,则作用于鼓膜上的总压力应与作用于前庭窗上的总压力相等(图 1-1-50)。由于鼓膜的面积大大超过镫骨足板的面积,故作用于镫骨足板(前庭窗)单位面积上的压力大大超过作用于鼓膜上的压力。根据 Békésy 的测量,人的鼓膜面积约为 85mm^2。由于鼓膜周边嵌附于鼓沟内,其有效振动面积约为其实际面积的2/3,即鼓膜的有效振动面积约为 55mm^2。而镫骨足板面积约为 3. 2mm^2,55∶3. 2 等于 17 倍,即作用于鼓膜的声压传至前庭窗膜时,单位面积压力增加了 17 倍。也就是说,在不考虑弧形鼓膜杠杆作用的前提下,鼓膜通过水力学原理可使传至前庭窗的声压提高 17 倍。此外,由于鼓膜振幅与锤骨柄振幅之比为 2∶1,所谓鼓膜的弧形杠杆作用可使声压提高 1 倍。

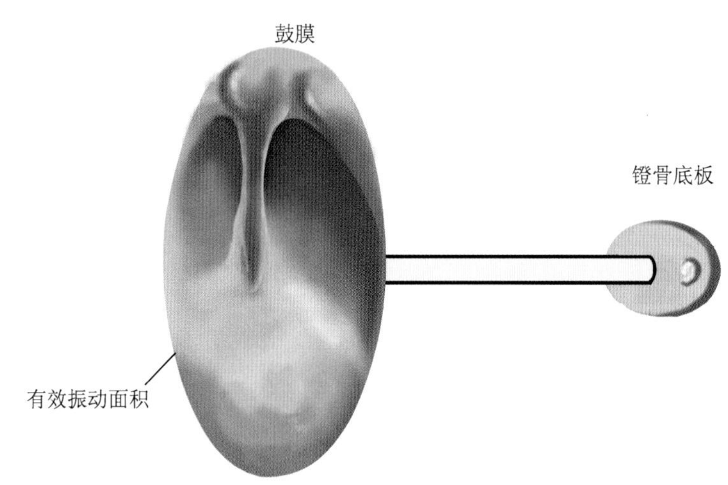

图 1-1-50 鼓膜的增压效应图

3. **鼓膜-听骨链的单窗传导效应** 声波传播至前庭窗和蜗窗之间的相位差(时差)对能否有效刺激内耳 Corti 器有很大的影响。Wever 等人(1950)动物实验观察到,前庭窗和蜗窗膜位移为反相(即前庭窗向内位移而蜗窗膜向外凸出)时,可使耳蜗听觉敏感度提高。因此,通过完整的鼓膜听骨链传音系统可保证声波对前庭窗的单窗传音功能。

(二)听骨链的生理

听骨链构成鼓膜与前庭窗之间的机械联系装置,其主要的生理功能是作为一个杠杆系统,将声波由鼓膜传至内耳,实现有效的阻抗匹配。

1. **听骨链的杠杆作用** 三个听小骨以特殊方式连接形成一弯形的杠杆系统。听骨链的运动轴相当于向前通过锤骨颈部前韧带、向后通过砧骨短突之间的连线上(图 1-1-51)。以听骨链的运动轴心为支点,可将锤骨柄与砧骨长突视为杠杆的两臂,在运动轴心的两侧,听小骨的质量

Notes

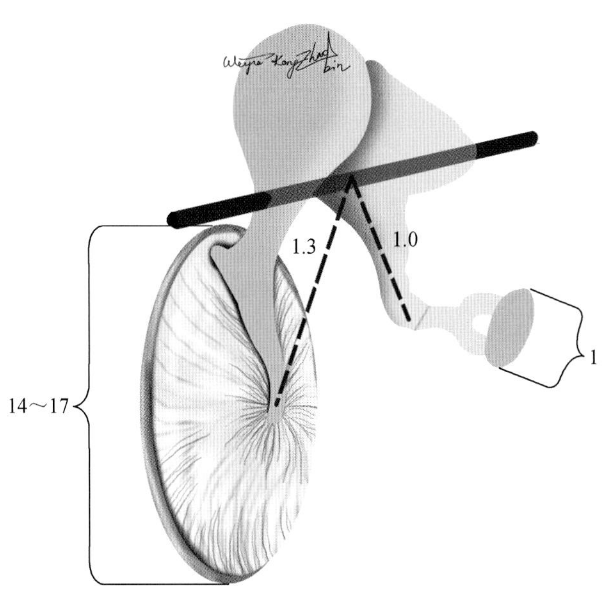

图 1-1-51　鼓膜、听骨链及其转轴模式图(数字表示鼓膜与前庭窗面积比和听骨链长臂与短臂长度比)

大致相等。但该杠杆两臂的长度不相等,锤骨柄与砧骨长突之比为 1.3∶1。因此,当声波传至前庭窗时,借助听骨链杠杆作用可增加 1.3 倍。由此也可说明,听骨链杠杆力学机制对声压的增益作用尚有限,故在鼓室成形术中,应重视水力学机制在声压增益中的重要作用,即重视鼓膜面积与镫骨足板面积之比的作用。

2. **听骨链的运动形式**　鼓膜的振动传至锤骨柄的尖端时,当锤骨柄向内移的瞬间,锤骨头与砧骨体因其在转轴上的位置而向外转;砧骨长突及镫骨因位于转轴的下方,故其运动方向与锤骨柄一致而向内移。Békésy(1951)在人尸体上观察到,在中等强度声压作用时,镫骨足板沿其后脚的垂直轴(短轴)振动,故足板的前部振幅大于后部,呈类似活塞样运动,可有效地推动前庭阶中的外淋巴来回振动。当声强接近于痛阈时,镫骨足板沿其前后轴(长轴)呈摇摆式转动(图 1-1-52),此时,外淋巴液只在前庭窗附近振动,因而避免了强声引起的基底膜过度位移所造成的内耳损伤,然而,Guinan 和 Peake(1967)观察猫的镫骨足板运动形式,发现在一般声强范围(甚至在 130dB SPL)的低频纯音刺激,镫骨呈活塞式运动而无明显的沿轴枢式摇动。这种轴枢式摇动仅发生在声强极大时。

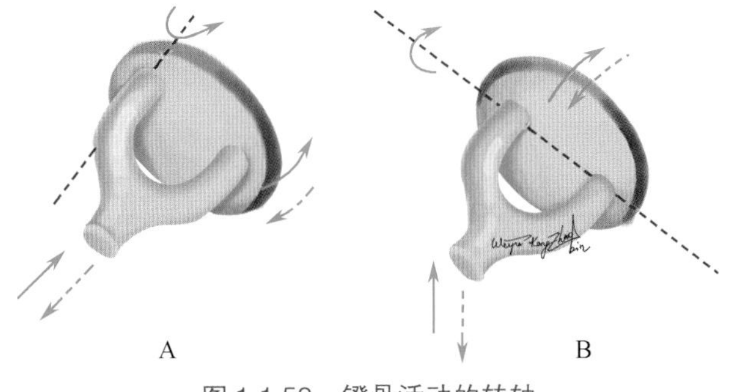

图 1-1-52　镫骨活动的转轴

(三) 中耳的增压效应

由上述可知,当外耳道内的声波由鼓膜经听骨链传至前庭窗时,中耳结构通过阻抗匹配作用,在三个阶段产生增压作用,即圆锥形鼓膜的弧形杠杆作用、鼓膜有效振动面积与镫骨足板之比的水力学机制作用以及听骨链的杠杆作用。鼓膜有效振动面积与镫骨足板面积之比约 17∶1,

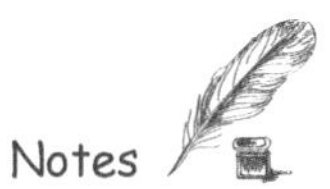

听骨链杠杆系统中锤骨柄与砧骨长突的长度之比为1.3∶1,故不包括鼓膜杠杆作用在内的中耳增压效率为17×1.3=22.1倍,相当于27dB。若计入弧形鼓膜的杠杆作用,则整个中耳增压效率约为30dB。因此,整个中耳的增压作用基本上补偿了声波从空气传入内耳淋巴液时,因两种介质之间阻抗不同所造成的30dB的能量衰减。此外,中耳结构也具有共振特性。研究发现,听骨链对500~2000Hz的声波有较大的共振作用,呈带通功能。

由此可见,通过中耳、外耳道及耳廓对声波的共振作用以及中耳的转换功能,使中耳及外耳的传音结构正好对语言频率的声波有最大的增益和传导效能。

(四)中耳病变对中耳传音增益功能的影响

中耳不同结构和不同程度的病变皆可影响中耳的阻抗匹配作用,甚至影响中耳经前庭窗的单窗传音功能,从而降低中耳的传音增益效能。

1. 鼓膜穿孔对纯音听阈的影响 Payne和Githler(1951)的研究显示了猫耳鼓膜穿孔面积与部位对不同频率纯音听阈的影响(图1-1-53)。

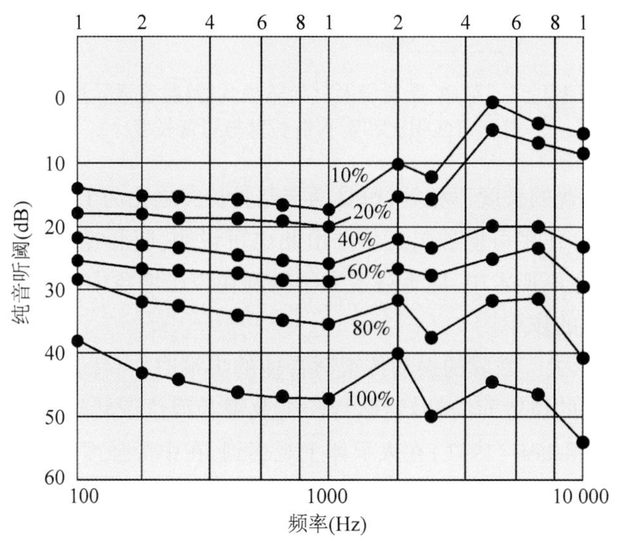

图1-1-53 猫耳鼓膜穿孔面积对不同频率纯音听阈的影响

2. 听骨链中断对纯音听阈的影响 Wever和Lawrence(1954)通过记录耳蜗微音电位,观察听骨链功能丧失时,在三种不同情况下对中耳传音功能的影响(图1-1-54)。第一种情况:声波直接作用前庭窗(曲线A)导致约30dB的听力损失。第二种情况:将鼓膜和听骨链全部除去(曲线B),此时平均听力损失约45dB,较曲线A的听力损失加重15dB。此乃由于声波同时作用于

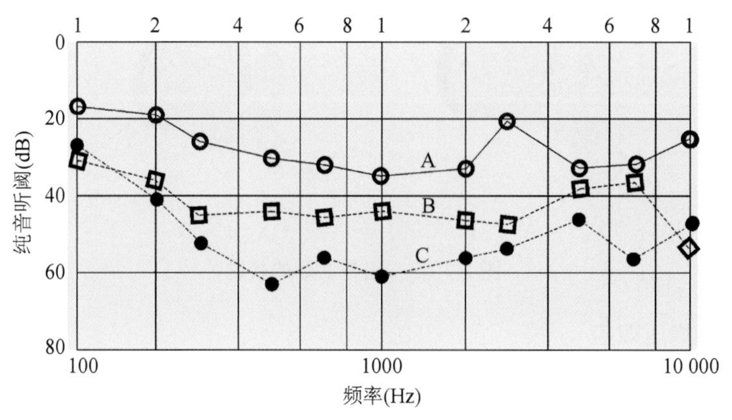

图1-1-54 听骨链中断对纯音听阈的影响

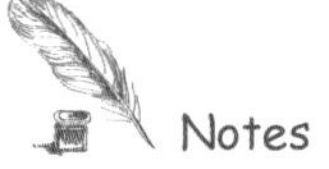

两窗而造成两窗间声波相位差消失所致。第三种情况是听骨链中断而鼓膜完整(曲线C),此时最大听力损失可达60dB。这种单纯听骨链中断造成的60dB的听力损失除30dB的中耳增压效益丧失和15dB的两窗声压抵消作用外,尚有额外15dB的听力损失是由于鼓膜对声压的衰减造成的。

3. 中耳传音系统机械特性改变对纯音听阈的影响 凡能使中耳传音系统质量增加的疾病,可使高频区的听力损失明显。能使中耳传音系统劲度增加的疾病,可导致低频区的听力损失明显。值得强调的是,中耳传音结构的病变并非都表现为气导听阈提高。中耳传音结构病变所致中耳共振特性的改变亦可影响骨导听阈。如临床耳硬化患者出现以在2kHz处骨导下降15dB为特征的Carhart切迹(Carhart notch),此乃中耳传音结构共振特性的改变所致(Nuttall,1989)。

(五) 中耳肌肉的生理

中耳肌肉有二:鼓膜张肌和镫骨肌。从解剖学角度来看,两者收缩时作用力的方向相拮抗:鼓膜张肌收缩时向前向内,使鼓膜向内运动;而镫骨肌收缩时向后向外,使镫骨足板以后缘为支点,前部向外跷起而离开前庭窗。

在受外界声或其他种类刺激时,可诱发中耳肌肉的反射性收缩,由声刺激引起的该反射活动称为中耳肌肉的声反射(acoustic reflex)。后者习惯上在人体常仅指镫骨肌反射(stapedius reflex)。鼓膜张肌的声反射阈一般比镫骨肌反射阈高15~20dB。

1. 镫骨肌反射的反射弧 分为同侧声反射弧和对侧声反射弧两条径路。

(1) 同侧声反射弧:声刺激经中耳达耳蜗,耳蜗毛细胞兴奋性信号经由螺旋神经节双极细胞(1级神经元)的中枢突传至耳蜗腹核(2级神经元),耳蜗腹核神经元轴突部分经斜方体至同侧面神经运动核的内侧部、部分经斜方体至同侧内上橄榄核再传至同侧面神经运动核内侧部,面神经运动核神经元的轴突形成面神经,分出镫骨肌支支配同侧镫骨肌。

(2) 对侧声反射弧:第1、2级神经元传导径路与同侧反射弧相同,同侧耳蜗腹核神经元轴突,经同侧内上橄榄核至对侧面神经运动核,再经对侧面神经及镫骨肌支支配对侧的镫骨肌。因此,声刺激一侧耳可引起双侧耳的声反射。

2. 镫骨肌反射阈值 在语言频率范围,正常人健康耳的镫骨肌反射阈值为70~80dB SPL(感觉级),而且同侧耳镫骨肌反射阈值平均比对侧耳低5dB(Møller 1961)。此外,双耳给声比单耳给声刺激诱发声反射的反射阈值低。在有重振(recruitment)的感音性聋患者中,声反射阈提高的幅度比听阈上升的幅度要小,即诱发声反射所需的声音强度感觉级比正常人要小,故根据听阈与反射阈值之间的差值可以判断有无重振及其程度。Metz及Jespen等人认为两者阈值差小于60dB者,表示有重振现象(Metz重振试验)。此外,耳蜗以上部位病变者,其声反射阈值提高,有时声反射丧失。

在耳科正常人及感音性聋患者,500~1000Hz持续强声所引起的镫骨肌反射,在刺激开始后的10秒内收缩强度无明显衰减。而蜗后病变的耳聋患者因有病理性适应现象,镫骨肌收缩的强度衰减很快,衰减到开始收缩时的幅值的一半所需的时间称半衰期。Anderson报道,蜗后病变者的镫骨肌反射半衰期在6秒以内。故镫骨肌反射的强度与持续时间对听神经病变的早期诊断有一定价值。

3. 耳内肌反射性收缩的意义 耳内肌反射在听觉方面的意义尚未完全了解。耳内肌声反射被认为可通过对声强的衰减作用而保护内耳结构免受损伤。然而,由于声反射有一定的潜伏期,且具有破坏内耳结构的强声多为爆炸声或间歇期极短的脉冲声波,故声反射对内耳的保护作用尚有争议。但耳内肌声反射在持续性低频强声环境中对内耳有一定的保护功能。

(六) 咽鼓管的生理

咽鼓管作为在正常情况下连接鼓室和咽部的唯一通道,它的主要功能有四个:

1. 保持中耳内外压力平衡的作用 当鼓室内气压与外界大气压保持平衡时,有利于鼓膜及

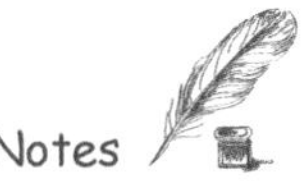

中耳听骨链的振动，维持正常听力。调节鼓膜两侧气压平衡的功能由咽鼓管完成。咽鼓管骨部管腔为开放性的；而软骨部具有弹性，在一般情况下处于闭合状态。当吞咽、打哈欠以及偶尔在咀嚼与打喷嚏时，通过腭帆张肌、腭帆提肌及咽鼓管咽肌的收缩作用瞬间开放。其中腭帆张肌起主要的作用。当鼓室内气压大于外界气压时，气体通过咽鼓管向外排出比较容易；而外界气压大于鼓室内压时，气体的进入则比较困难。不同条件下咽鼓管开放所需的压力有异。

2. **引流中耳分泌物的作用** 鼓室黏膜及咽鼓管黏膜之杯状细胞与黏液腺所产生的黏液，可借咽鼓管黏膜上皮的纤毛运动，而被不断地向鼻咽部排出。

3. **防止逆行性感染的作用** 正常人咽鼓管平时处于闭合状态，仅在吞咽的瞬间才开放，来自鼻腔的温暖、洁净、潮湿的空气在鼻咽与口咽隔离的瞬间经过一个无菌区——咽鼓管再进入中耳。咽鼓管软骨部黏膜较厚，黏膜下层中有疏松结缔组织，使黏膜表面产生皱襞，后者具有活瓣作用，加上黏膜上皮的纤毛运动，可防止鼻咽部的液体、异物等进入鼓室。

4. **阻声和消声作用** 在正常情况下，咽鼓管的闭合状态可阻隔说话、呼吸、心搏等自体声响的声波经鼻咽腔、咽鼓管而直接传入鼓室。在咽鼓管异常开放的患者，咽鼓管在说话时不能处于关闭状态，这种阻隔作用消失，声波经异常开放的咽鼓管直接传入中耳腔，产生自听过响(autophonia)症状。此外，呼吸时引起的空气流动尚可通过开放的咽鼓管自由进入中耳腔而产生一种呼吸声，这种呼吸声还可掩蔽经外耳道传导的外界声响。

此外，正常的咽鼓管还可能有消声作用。由于咽鼓管外1/3段(咽鼓管骨部)通常处于开放状态，呈逐渐向内(向软骨部)变窄的漏斗形，且表面被覆部分呈皱襞状的黏膜，这些解剖结构特征在某种程度上类似于吸声结构。咽鼓管鼓室段的上述结构特征有利于吸收因圆窗膜及鼓膜振动所引起的鼓室内的声波。

四、耳蜗的听觉生理

(一) 耳蜗的功能结构特点

耳蜗的结构在本章第一节中已有详细叙述，在此仅从听觉功能角度来简述耳蜗的功能结构特点。

1. 耳蜗形如蜗壳，人体耳蜗由一条骨性的蜗管围绕一锥形的蜗轴盘绕 $2\frac{1}{2}\sim2\frac{3}{4}$ 周所构成。若将骨性蜗管以非螺旋模式绘出，则可较容易地了解前庭阶、中阶(膜性蜗管)和鼓阶这三个管腔的关系(图1-1-55)。膜性蜗管是一条充满内淋巴的盲管；而前庭阶和鼓阶内充满外淋巴，两者可以在蜗顶处通过蜗孔相互交通。

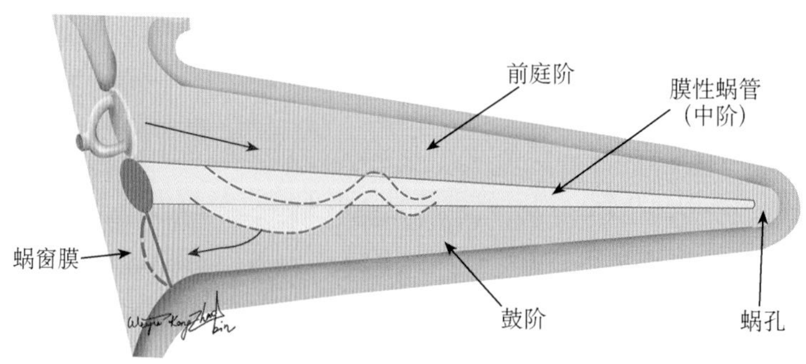

图1-1-55 耳蜗模式图

2. 声波的感受器官——Corti器位于基底膜上。Corti器外毛细胞的纤毛顶端嵌入盖膜之中，而内毛细胞的纤毛与盖膜没有直接的接触。

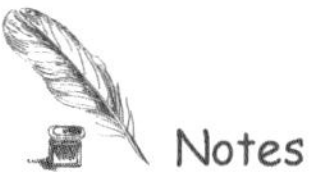

3. 基底膜的内侧端附着于骨螺旋板的鼓唇，而盖膜之内侧端附着于骨螺旋板的前庭唇，故

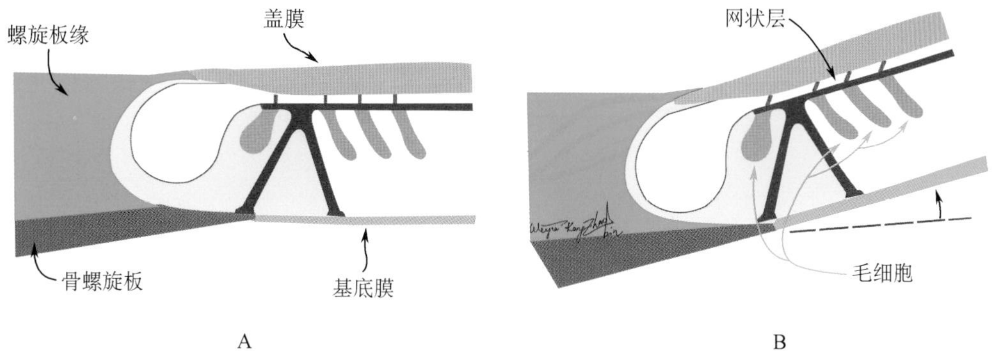

图 1-1-56　网状板与盖膜之间的剪切运动引起毛细胞纤毛弯曲
A. 静止相纤毛位置　B. 剪切运动引起纤毛弯曲

二者振动时的运动轴不同(图 1-1-56)。

4. 人的基底膜长度约为 31.5mm,但其宽度则自耳蜗底周至耳蜗顶周逐渐增宽。在近镫骨处基底膜的宽度约 0.04mm,至蜗孔处宽度约达 0.5mm(图 1-1-57)。

5. 毛细胞的长度自耳蜗底周至耳蜗顶周逐渐变长。因此,Corti 器的质量可随毛细胞长度的增加而增加。

(二) 耳蜗力学

当声音作用于鼓膜上时,声波的机械振动通过听小骨传递到前庭窗,这种振动随即引起耳蜗外淋巴液及耳蜗隔部的振动。耳蜗隔部(cochlear partition)是指耳蜗中将前庭阶与鼓阶分开的结构,由前庭膜和基底膜构成其边界,其间有 Corti 器及黏性液体(主要为内淋巴)。上述由前庭窗传入内耳的声波所引起的耳蜗外淋巴液及耳蜗隔部的振动使耳蜗液体向圆窗位移,它导致在基底膜产生一个位移波,这种位移波由耳蜗底部向顶部运行。

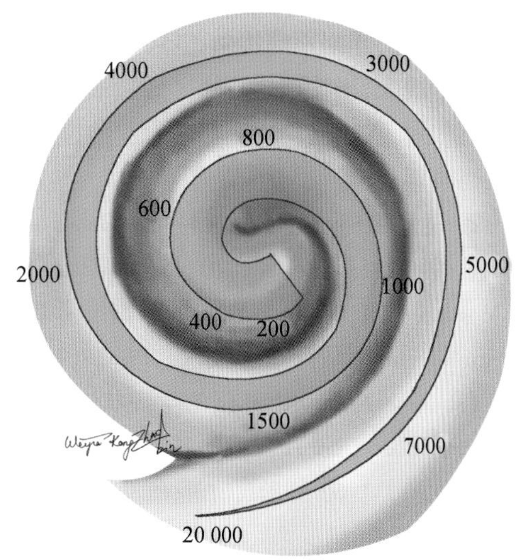

图 1-1-57　基底膜的频率分布

1. 行波学说　Békésy(1942,1943,1960)在人和豚鼠尸体上进行了一系列的实验后提出行波学说(travelling wave theory)。他根据实验绘出耳蜗隔部行波形式的振动图(图 1-1-58)。当某种频率的声波刺激耳蜗时,耳蜗隔膜随声波的刺激以行波的形式振动。行波起始于镫骨处并向着耳蜗顶部的方向传导,行波的振幅在行波向耳蜗顶部移行的过程中逐渐增大,振幅在相应频率区达最大后,随之迅速衰减。行波的速度在行波向耳蜗顶部移行的过程中逐渐减慢,故行波的相位随着传导距离的增加而改变,其波长亦逐渐减小,但在耳蜗隔部上任何点的振动频率都与刺激声波的频率相同。

Békésy 的试验结果可从如下试验来进一步说明:将耳蜗骨壁沿其顶部长轴磨开一定的长度,可观察在不同频率声波刺激时,该段耳蜗隔部相应的振动波形和行波的包络(envelope)。从图 1-1-59 可发现,随着声波刺激频率的增加,耳蜗隔部的最大振幅部位向耳蜗底部移动。此即声音在耳蜗内传播的一个重要特点:高频声音刺激引起耳蜗隔部振动的最大峰值位于耳蜗的底部,而低频声音刺激引起耳蜗隔部振动的最大峰值位于耳蜗的顶部。当然,从耳蜗隔部振动包络之较长的上升相可理解,低频声音在耳蜗底部尚可引起某种程度的反应。

从 Békésy 的实验结果可得出如下结论:①声音刺激镫骨引起基底膜位移产生行波;②行波

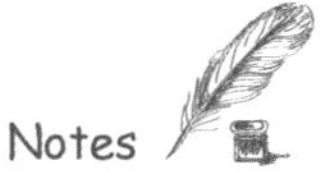

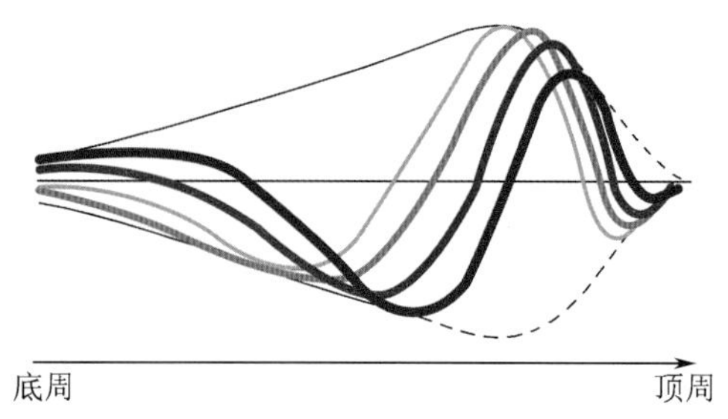

图 1-1-58 200Hz 正弦刺激耳蜗隔膜行波示意图

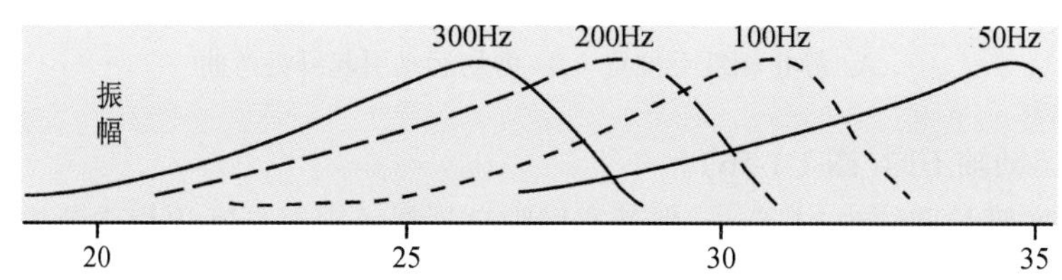

图 1-1-59 不同刺激频率与耳蜗隔膜最大振动部位的关系

自耳蜗底端向耳蜗顶端传播；③声波振动随行波自耳蜗底部向耳蜗顶部传播时，基底膜振动的幅度逐渐增大，当在相应频率区到达最大振幅点后，振幅随即迅速衰减；④高频声在耳蜗内传播的距离较短，仅引起耳蜗底部基底膜的振动；而低频声沿基底膜向耳蜗顶部传播，其最大振幅峰值接近耳蜗顶端。

2. **基底膜振动的非线性特征** Békésy 的行波学说被 Johnstone 和 Bovle(1967)、Johnstone 和 Taylor(1970)、Johnstone(1970)以及 Wilson 和 Johnstone(1975)等学者所证实。然而这些作者采用 Mossbauer 技术和电容性波导探测技术观测到的基底膜行波振动的波峰较陡和窄，其调谐曲线(tuning curve)较陡窄和尖锐。Rhode(1971,1978)的实验结果进一步表明，基底膜调谐曲线的锐度(sharpness)与动物耳蜗的生理状态有关，在生理状态下，基底膜表现出某种程度的带通滤波器(bandpass filter)的特性，基底膜振动呈非线性，对声音刺激更敏感。Sellick 等人(1982)试验结果如图 1-1-60 所示。在基底膜 18kHz 共振点，18kHz 频率声波刺激产生的基底膜振动幅度最大，20dB SPL 刺激声可获一个峰形高而尖锐的基底膜振幅曲线；当刺激声为 80dB SPL 时，高而锐的峰形消失，基底膜振幅曲线变成较宽、峰较低且圆钝的曲线。上述实验可以用调谐曲线的形式表达。从图 1-1-61 可以发现，当实验动物耳蜗处于非生理状态时，生理状态下观测到的调谐曲线的尖锐高峰消失。在动物死亡后，基底膜调谐曲线反应阈进一步提高，曲线变得更宽阔，此时，基底膜振动形式与 Békésy 的发现相似，表现为低通滤波器(low-pass filter)的功能。这些实验结果提示，耳蜗基底膜行波中存在着两种成分：其一为由被动力学过程产生的、振幅较小，调谐曲线较宽阔的被动成分(passive cochlear mechanics)；另一种是调谐曲线中振幅较大、调谐曲线较锐窄的成分，后者可能为耳蜗主动力学过程(active mechanical process)产生的主动成分。De Boer(1983)以及 Neely 和 Kim(1983,1986)等学者推测，生理状态下耳蜗基底膜振动波的锐峰成分可能是由外毛细胞等结构产生的生物源性机械能量注入基底膜行波中所致。

(三) 毛细胞转导

1. 耳蜗的精细运动形式

(1) 剪切运动：TerKuile(1900)提出 Corti 器网状层与盖膜相对运动的概念。当由声音刺激而产生耳蜗隔部上下振动时，盖膜和基底膜分别以骨螺旋板前庭唇和鼓唇为轴上下位移。这样，盖膜和网状层之间产生一种相对的辐射状位移，亦即剪切运动(shearing motion)。盖膜与网状层之间的剪切运动可引起外毛细胞静纤毛弯曲。而内毛细胞的静纤毛则可随着盖膜与网状层之间的淋巴液的液流而弯曲。毛细胞纤毛的弯曲可引起毛细胞兴奋，从而诱发机械-电的换能

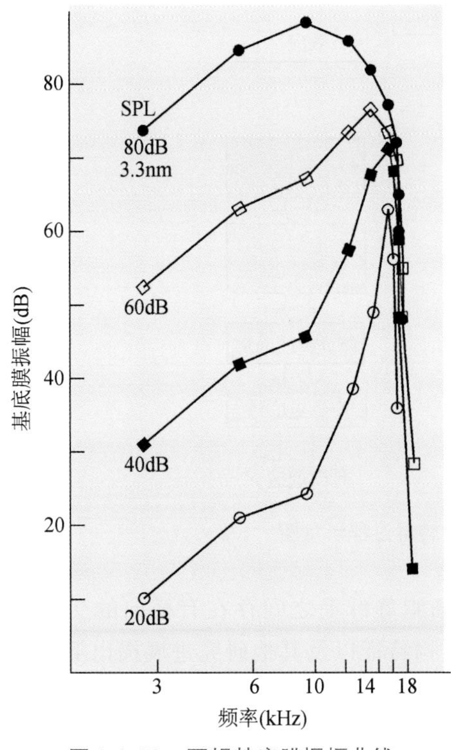

图 1-1-60　耳蜗基底膜振幅曲线

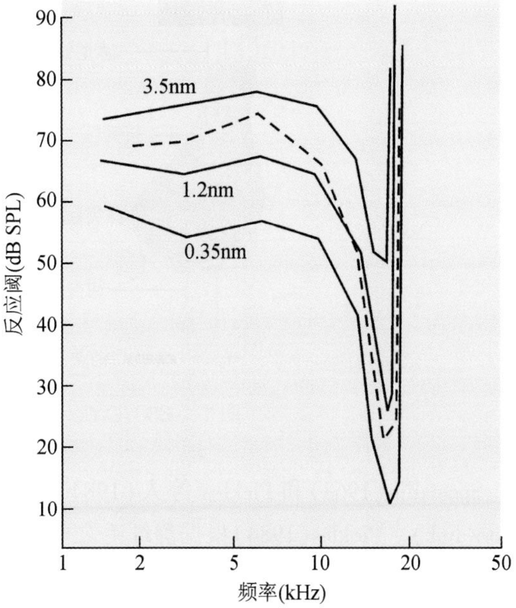

图 1-1-61　耳蜗基底膜振动调谐曲线

过程。

(2) 剪切运动的类型:上面介绍的产生于盖膜和网状层之间的侧向(基底膜横轴方向)的相对位移称辐射(横向)剪切(radial shear)。此外,还有一种沿基底膜纵轴方向的位移产生纵向剪切(longitudinal shear)。图 1-1-62 可很好地显示这两种剪切运动的类型。

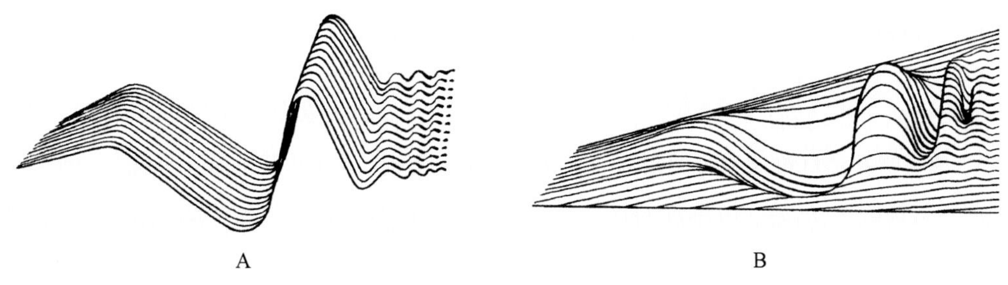

图 1-1-62　行波模式图

2. **毛细胞转导模型**　Davis(1965)提出解释耳蜗毛细胞功能的电阻调制及电池理论(resistance-modulation and battery theory)。该理论将耳蜗中阶的蜗内电位(EP)作为直流电源,即电池;毛细胞顶部表皮板相当于可变电阻。当基底膜振动时,产生于盖膜与网状层之间的剪切运动使毛细胞静纤毛弯曲或偏转,改变毛细胞顶端的膜电阻而调制进入毛细胞的电流,后者产生感受器电位。

许多研究结果已为该理论提供了进一步的试验证据。已知蜗内电位约为+80mV(Bekesy,1952)。Russell 和 Sellick(1978)报道,哺乳动物耳蜗内毛细胞胞内静息电位为-40mV。Dallos 等(1982)以及 Cody 和 Russel(1987)报道,外毛细胞胞内静息电位为-70mV。因此,在毛细胞顶端的跨膜电位差约 120～150mV。这个电位差可被视为电源或电池。

3. **毛细胞转导过程**　Dallos(1973)总结了 Corti 器毛细胞转导过程(图 1-1-63)。

Notes

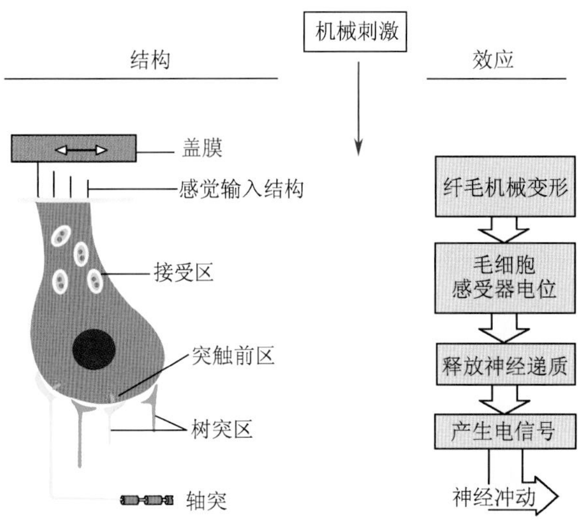

图 1-1-63 Dallos 耳蜗毛细胞转导过程示意图

Spoendlin(1968)和 Pickles 等人(1984)报道,毛细胞静纤毛之间存在有横向的交联结构(cross link)。Pickles(1984)根据静纤毛之间的这种结构特征以及其他研究进展提出毛细胞转导机制的假说。该假说认为,位于短静纤毛顶端与长静纤毛之间的横向交联结构可检测剪切运动,当静纤毛向长静纤毛方向弯曲时,位于短静纤毛顶部的横向交联结构被牵引向长静纤毛方向伸展,膜离子通道开启;而当长静纤毛向短静纤毛方向弯曲时,静纤毛之间的横向交联结构松弛而关闭膜离子通道。

从上述内容可归纳毛细胞转导过程如下:正的蜗内电位和负的毛细胞胞内静息电位共同构成跨过毛细胞顶部膜的电压梯度,耳蜗隔部的运动引起毛细胞静纤毛弯曲,后者通过牵引静纤毛之间的横向连接而使静纤毛离子通道开放,离子(主要是 K^+)顺着电压梯度进入毛细胞,引起毛细胞去极化,后者引起毛细胞释放化学递质而兴奋听神经纤维。近年来单离毛细胞膜离子通道的研究进展已揭示,钙离子参与毛细胞部分 K^+通道的调控,以及毛细胞神经递质的释放过程。

(四) 听神经的生理功能

听神经的主要功能是将耳蜗毛细胞机-电转换的信息向听觉系统各级中枢传递。

1. 单根听神经纤维对纯音的反应 在没有其他刺激时,听神经纤维对一个纯音的刺激总是表现为兴奋性的反应,从不出现抑制反应。Kiang(1978)报道猫听神经调谐曲线的试验结果见图 1-1-64。当听神经纤维的特性频率(characteristic frequency)或最佳频率(best frequency)为高频时,典型的调谐曲线由一个频率非常敏感的锐而窄的尖峰(tip)和一个频谱较宽的尾部(tail)组成,故单根听神经纤维具有带通滤波的特性。而且不同的听神经纤维有不同的特性频率。

2. 单根听神经纤维对短声的反应 短声(click)持续时间短,频谱能量较宽。听神经纤维对短声的反应亦显示其频率选择性。

3. 单根听神经纤维对复杂声的反应

(1)双音压制:如前所述,听神经纤维对单个纯音的刺激仅表现为兴奋性反应,没有抑制性反应。然而,一个纯音的存在可影响听神经纤维对另一个纯音刺激的反应。如果恰当安排某两种纯音的频率和强度,则第二种纯音能抑制或压制听神经纤维对第一种纯音的刺激反应,该现象被称为双音压制(two-tone suppresion)。"双音压制"一词仅用于在耳蜗内的上述现象,因为它并非由抑制性突触所介导。

(2)掩蔽:掩蔽(masking)指一种刺激可降低受刺激对象对另一种刺激的反应的现象。当环境中存在其他声音刺激时,人体就对某一特定的听力降低,这就是声学上的掩蔽现象。

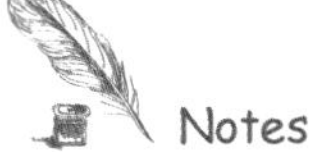

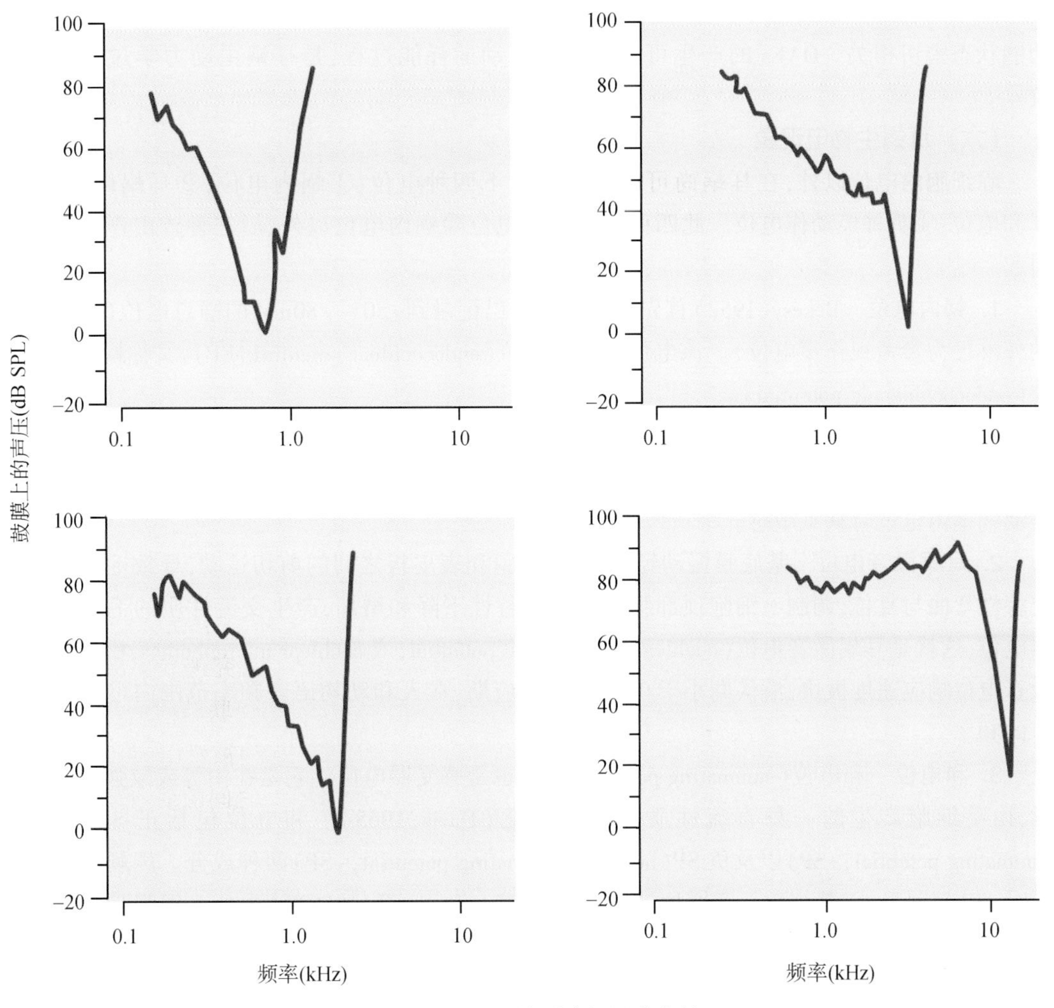

图 1-1-64　不同区域听神经调谐曲线图

(五) 耳声发射

耳科学领域近 20 年来重大的研究进展之一是对耳声发射现象的探讨。Gold(1948)曾提出耳蜗能产生声能的假设。而 Kemp(1978)则首次从外耳道检测到由耳蜗产生的声信号。凡起源于耳蜗并可在外耳道记录到的声能皆称耳声发射(otoacoustic emissions,OAEs)。根据刺激声的有无可将耳声发射分为自发性耳声发射(spontaneous OAEs,SOAEs)和诱发性耳声发射(evoked OAEs,EOAEs)。诱发性耳声发射按刺激声的种类可进一步分为瞬态诱发性耳声发射(transiently evoked OAE,TEOAE)、刺激频率性耳声发射(stimulus-frequency OAE,SFOAE)以及畸变产物耳声发射(distortion production OAEs,DPOAEs)。SOAEs 指在不给声刺激的情况下,外耳道内记录到的单频或多频、窄带频谱、极似纯音的稳态声信号(stationary signals)。在听力正常人群约 50% ~70% 可测得 SOAEs(Bright 和 Glattke,1986;Strickland 等,1985)。TEOAE 指由短声或短音等短时程刺激声诱发的 OAE。由于 TEOAE 具有 5 ~ 10ms 的潜伏期,Zwicker(1983)称之为延迟性诱发性耳声发射(delayed evoked otoacoustic emissions,DEOAEs)。又因 TEOAE 早先被 Kemp 报道,且被 Kemp 称为"回声"(echoes),故有人称 TEOAE 为"Kemp 回声"(Kemp echoes)。SFOAE 是指由单个低强度的持续性纯音刺激所诱发,在外耳道记录到频率与刺激频率相同的耳声发射信号。而 DPOAEs 是由两个不同频率但相互间呈一定频比关系的持续性纯音刺激所诱发的、频率与刺激频率不同的耳声发射信号,其频率与这两个刺激音的频率呈数学表达关系。其中,DPOAE $2f_1-f_2$(f_1、f_2分别指两个刺激声的频率,且 $f_2>f_1$)振幅最大,目前研究得比较多,它已被较广泛地应用于动物实验和临床检查,来了解耳蜗功能状态。

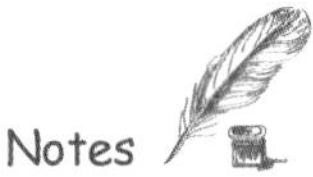

耳声发射的产生机制尚未阐明。许多实验结果表明,OAEs 起源于耳蜗,与耳蜗外毛细胞的功能状态密切相关。OAEs 的产生可能是一个主动的耗能过程,是耳蜗主动力学过程的一个现象。

(六)耳蜗生物电现象

除细胞内电位以外,在耳蜗尚可以引导出如下四种电位:①蜗内电位;②耳蜗微音电位;③和电位;④听神经动作电位。此四种耳蜗生物电位除蜗内电位以外,后三种皆由声波刺激所引起。

1. 蜗内电位 Békésy(1952)首先从蜗管内淋巴记录到+50 ~ +80mV 的静息电位(以前庭阶的外淋巴为参考视作零电位)。该电位即蜗内电位(endocochlear potentia1,EP),又称蜗内直流电位(endocochlear dc potential)。

实验证明,蜗内电位是由血管纹细胞的主动分泌过程所形成,它有赖于血管纹中间细胞的钠-钾泵的作用。它是毛细胞跨膜电位差的组成成分,在毛细胞转导过程中有重要的意义。哺乳类动物蜗内电位对缺氧敏感。

2. 耳蜗微音电位 基底膜振动经 Corti 器盖膜和表皮板之间的剪切运动,导致毛细胞纤毛交替性弯曲与复位,调制毛细胞顶部膜电阻呈交替性下降和增加,产生交流性质的毛细胞感受器电位,这就是耳蜗微音电位(cochlear microphonic potential,或 cochlear microphonics,CM)。耳蜗微音电位响应速度极快,潜伏期小于 0.1ms,无不应期,在人和动物语言频率范围内可复重刺激声的频率。

3. 和电位 和电位(summating potential,SP)也是感受器电位。它是在中等或较强声波刺激时,由毛细胞产生的一种直流性质的电位变化(Davis,1965)。和电位包括正 SP(positive summating potential,+SP)以及负 SP(negative summating potential,-SP)两种成分。声刺激强度较低时+SP 较明显,随着刺激强度增加,-SP 渐占优势。Davis 等(1958)认为外毛细胞受声音刺激后产生+SP,而-SP 由内毛细胞产生,与耳蜗隔部的不对称性有关。

试验和临床研究表明,膜迷路积水的情况下,-SP 的幅值相对增加。图 1-1-65 示耳蜗微音电位及和电位。

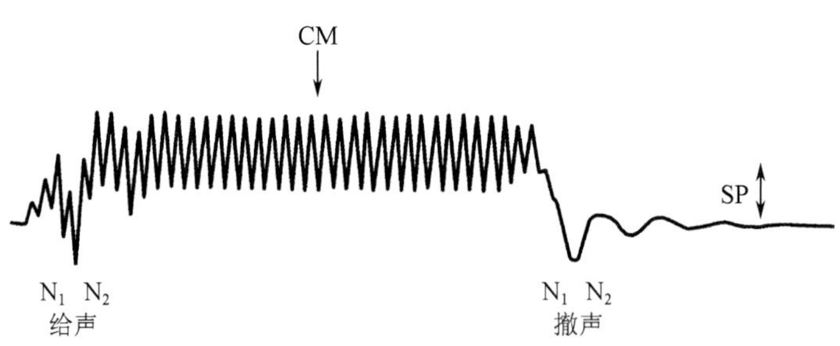

图 1-1-65 耳蜗微音电位(CM)及和电位(SP)图

4. 听神经动作电位 听神经动作电位(action potential,AP)是耳蜗对声音刺激所发生的一系列反应中的最后一个反应。它是耳蜗换能后所产生的电信号,它的作用是向中枢传递声音信息。从听神经干,或从耳蜗附近(如蜗窗电极)引导出的电位是许多听神经纤维同步排放的电能,通过容积导体传导到电极部位的电位变化,称听神经复合动作电位(compound whole-nerve action potential,CAP)。它是一个先负后正的双相脉冲波(图 1-1-66)。由短声刺激时,可获得听神经纤维同步排放较好的 CAP。典型的 CAP 由两个或两个以上的负相波峰组成,它们分别被称为 N_1、N_2、N_3……

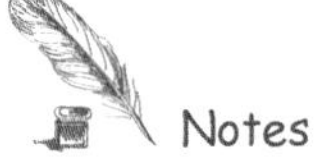

CAP 对缺氧、代谢抑制剂等药物比较敏感。由于 CAP 容易引导记录,它早已被广泛地应用于动物实验并被列为临床听力学检查内容之一。

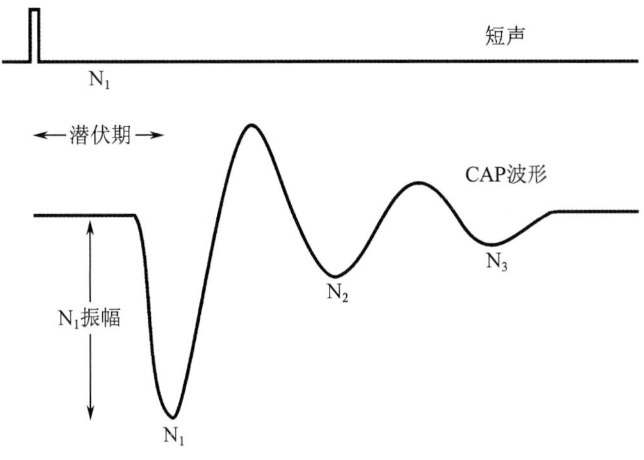

图 1-1-66　听神经复合动作电位图

五、耳蜗传出神经系统功能

耳蜗传出神经系统的功能尚未完全阐明，Wiederhold 和 Kiang（1970）报道，电刺激橄榄耳蜗束可抑制由低~中强度声刺激诱发的听神经动作电位，提示传出神经可影响耳蜗听觉功能。Warrev 和 Liberman（1989）研究表明，对侧声刺激可通过传出神经系统抑制同侧耳听神经对声刺激的反应。Mott 等人（1989）和 Collet 等人（1990）报道，对侧耳声刺激尚可抑制同侧耳的自发性和诱发性耳声发射振幅。

目前一般认为，橄榄耳蜗束在减轻噪声对内耳的损伤，以及提高耳蜗在噪声环境中对声音的分辨能力等方面有一定的作用。

六、听觉中枢生理

与听觉中枢有关的结构包括蜗神经核、上橄榄核、斜方体核、外侧丘系核、下丘、内侧膝状体和听觉皮层等。

（一）听觉皮层下各级神经核团及听觉皮层生理

1. 蜗神经核生理　Pfeiffer（1966）根据神经元对短纯音刺激的反应类型，将蜗神经核的神经元分为四型：①初始样细胞（primary-like cell）；②"给声"反应细胞（onset response cell）；③"斩波"细胞（"chopper" cell）；④暂停和建立反应细胞（pause and buildup responses cell）。

蜗神经核神经元的调谐曲线在频率选择性方面与听神经类似，仅后腹核的"给声"反应细胞之调谐曲线较宽。蜗神经核神经元对单音刺激可表现为兴奋和抑制两种不同的效应，故调谐曲线既可为兴奋反应的阈值，亦可为抑制反应的阈值。

2. 上橄榄核复合体生理　上橄榄核复合体（superior olivary complex，SOC）由四个亚核组成。实验表明，上橄榄内侧核以及外侧核细胞可识别双耳传来的声信号中的强度差和时间差。提示上橄榄核复合体可对声音信息进行处理，在声源定位方面起着重要的作用。

3. 外侧丘系核　外侧丘系核（nucleus of the lateral lemniscus）区域的细胞反应类型与上橄榄核内冲动传入区域细胞的反应特性类似。

4. 下丘　下丘（inferior colliculus）神经元的排列有明显的频率分布特征，并可分辨声信号的耳间时间差和强度差（Benevento 和 Coleman，1970；Rose，1966）。故在处理声音信息以及进行声源定位方面也起着非常重要的作用。

5. 内侧膝状体　在听觉传导通路中，内侧膝状体（medial geniculate body）是大脑听觉皮层以下的最高一个神经核团，它的神经元投射到听觉皮层。内侧膝状体多数神经元为双耳敏感

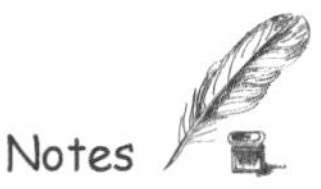

性,对双耳间声信息的时间差和强度差敏感。内侧膝状体神经元调谐曲线的宽窄变化较大,某些神经元对单个纯音成分不反应,但对复杂声较敏感(Keidel 等,1983)。

6. **大脑听觉皮层** 与听觉传导通路中其他神经核团的神经元一样,听觉皮层神经元对双耳传入冲动的反应可表现为双耳兴奋性;或一耳兴奋性,而另一耳呈抑制性。这些神经元在处理传入信息、进行声源定位方面可能起重要的作用。频率分辨是中枢听觉处理的基础,其机制包括部位编码和时间编码。部位编码机制是以各频率特异性反应的神经元在听觉皮层有一定规律的排列为基础,时间编码机制是以听神经纤维以神经冲动发放的模式对声音刺激的时间模式进行编码为基础。言语和其他复杂声音的识别包括了双重机制。

(二)听觉中枢生物电现象

声刺激引起听觉末梢和中枢神经系统的诱发电位称听性诱发电位或听性诱发反应(auditory evoked potentials,AEPs;或 auditory evoked responses,AERs)。听性诱发反应的分类方法有数种,如根据电反应的性质,可分为瞬态反应(transient response)、持续反应(sustained response);根据电反应的潜伏期和时程,可分为初反应(一级反应,first response)、快反应(fast response)、中反应(middle latency response)、慢反应(slow-vetex response)以及迟反应(late response)。

由于听性诱发电位可客观反映听觉末梢或听觉中枢神经系统的功能状态,数种听诱发电位已被列为临床听力检查内容。

(三)听觉与认知功能听觉通路

除了存在自下而上,转化外界的信息并传导至听觉中枢的上行通路外,还存在自上而下,由中枢向耳蜗传导的下行传导通路。心理、情感等心理物理学因素参与了较高层面的下行通路,人类能够利用认知功能来处理感知到的听觉信号。如果声音信号清晰,大脑将更有能力利用这些信息,反之,聆听非常费劲时认知功能将降低。当上行传导通路受损时,下行传导通路会通过增强注意力、注重上下文的语境信息、最大限度利用短时记忆功能和应用以前获得的知识。听觉损失将会影响记忆力、言语理解和其他的认知的缺陷。这些理论对于听觉的康复具有积极的意义。

第四节 平衡生理学

前庭系统生理学是研究前庭系统功能及其正常活动规律的科学。

一、维持平衡功能的三个信息系统

在日常生活中,人体主要依靠前庭、视觉和本体感觉这 3 个系统的外周感受器感受身体位置、运动以及外界的刺激,向中枢传送神经冲动,经平衡中枢信息整合处理后,传出指令达相应的运动神经核,通过各种反射性运动,维持身体在空间适宜的位置,亦即维持平衡。

前庭感受器感受头的运动及头位相对于重力方向的信号:半规管壶腹嵴感受头的旋转运动,即感受头部角加速度运动刺激;而耳石器感受头部直线加速度运动刺激。重力也属于一种直线加速度运动,当头倾斜时,耳石器可感受头部相对于重力方向的改变。因此,可将所有作用于人体、并可引起前庭平衡反应的外力,分为角加速度运动和直线加速度运动两大类。

视觉感受器主要提供头部相对于环境物体位置的变化以及头部相对于周围物体运动的信息。这些信息有助于中枢神经系统确定从耳石器传入的信号是由头部相对于重力方向的倾斜刺激而引发,还是因头部线性运动刺激所产生的。

而体感系统通过位于肌腱、关节和内脏的本体感受器,感受身体的位置和运动,以及身体各部位的相对位置和运动。比如,体感信息可帮助中枢神经系统区别头部旋转的信号是头部相对于颈部的运动所刺激而产生,还是由躯体在腰部的弯曲所引起。

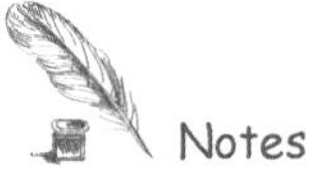

因此，身体平衡的维持是由前庭系统、视觉系统以及本体感觉系统三者传入信息与平衡整合中枢相互协调来完成的。如果这3个系统中有任何一个系统发生了功能障碍，在代偿功能出现后，依靠另外两个系统的正常功能尚可使人在一般的日常生活中维持身体平衡。倘若这3个系统中有2个系统发生功能障碍，则在日常生活中难以维持身体平衡。例如，前庭功能障碍的患者在黑暗环境中或闭目时行走常感不稳，此乃前庭系统和视觉系统皆不能向中枢神经系统提供信息之故。就维持平衡功能而言，上述3个系统中以前庭系统最为重要。

二、前庭感受器的生理

前庭感受器包括3个半规管、椭圆囊和球囊。

（一）前庭毛细胞兴奋的机制

毛细胞胞膜对不同离子的通透具有选择性。胞膜这种离子通透选择性是通过膜离子通道的开放与关闭来实现的。实验观察到，在生理性刺激时，毛细胞顶部表皮板电阻的变化与静纤毛的弯曲角度有关。兴奋性刺激引起毛细胞膜电位的电压变化称发生器电位，后者引起毛细胞释放神经递质，神经递质作用于传入神经末梢，调节传入神经的排放率，前庭传入神经纤维形成神经电活动传入各级前庭中枢。因此，毛细胞参与机械-电转导过程。前庭毛细胞的静纤毛尚可随钙离子浓度的改变而改变其劲度，这可能与静纤毛结构中含有肌动蛋白有关（Orman 和 Flock，1983）。

（二）半规管的生理功能

膜半规管的内径约0.4mm，管腔内充满内淋巴。膜半规管管腔内的内淋巴在膜壶腹处被壶腹嵴帽所阻断。壶腹嵴帽为一弹性结构膜，它从壶腹嵴表面延伸至壶腹的顶壁而将内淋巴阻断（图1-1-67）。前庭毛细胞之纤毛埋于嵴帽内。半规管主要感受正负角加速度的刺激。当头位处于静止状态时，嵴帽两侧的液压相等，壶腹嵴帽处于中间位置。在正或负加速度的作用下，膜性半规管内的内淋巴因惰性或者惯性作用产生逆旋转方向或者顺旋转方向的流动。故壶腹嵴帽可随内淋巴的流动而倾斜位移，继之使埋于嵴帽内的毛细胞纤毛倾斜位移而刺激毛细胞，实现机械-电转换功能。

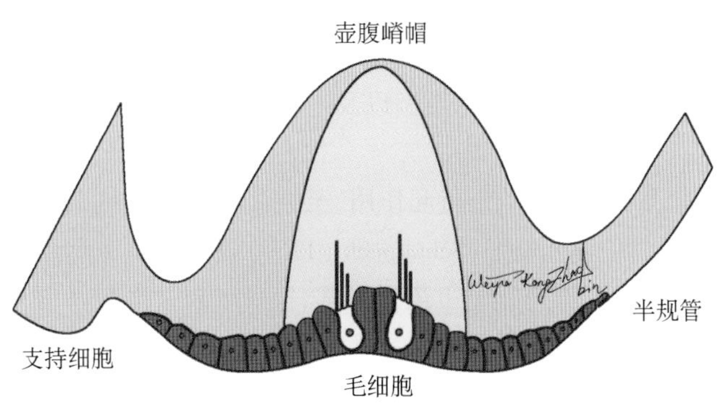

图1-1-67　半规管壶腹嵴帽模式图

1. 半规管的排列特征　人体每个半规管皆形成直径为6.5mm的2/3周弧形管。这六个半规管环的排列有如下三个特性：①每侧的三个半规管所围成的平面基本上互相垂直；②两侧外半规管在同一平面上，一侧前半规管与对侧后半规管互相平行（图1-1-26）；③半规管平面与眼外肌平面相近。故从半规管总效应来看，可感受空间任何方向（平面）的角加（减）速度。而且当头部在空间任何一个平面上做旋转运动时，都将引起两侧与运动平面平行的半规管的综合反应，若角加速度平面与各半规管平面都不平行，则所引起的反应将随作用于各半规管的分力而定。

Notes

2. 半规管力学及其反应机制　当半规管随角加速度运动而旋转时，管中的内淋巴液在运动初起时由于惰性作用，其运动落后于旋转的管壁，即在角加速度刚刚开始的一段时间内，内淋巴相对于半规管来说，是处于逆旋转方向的流动状态；随后由于管壁的摩擦力的带动，内淋巴才逐渐顺旋转方向流动；当半规管从角加速或角恒速运动变为角减速运动时，内淋巴又因惯性作用，在一段时间内仍以较大的速度顺原旋转方向流动。在上述情况下，因壶腹嵴始终都是随着角加（减）速度的方向运动着的，故内淋巴必将从一侧或另一侧冲击随半规管旋转的壶腹嵴，使壶腹嵴帽发生偏斜、在壶腹嵴上作切线式位移。壶腹嵴帽相对于毛细胞表皮板平面的偏斜和位移所产生的剪切力作用于顶端埋于嵴帽的毛细胞纤毛，使毛细胞纤毛偏斜弯曲，启动毛细胞转导过程。当内淋巴流动停止或变为恒速运动时，壶腹顶可依靠其自身的弹性而逐渐回复到正常位置。壶腹嵴帽完全回复到正常位置后，刺激亦告终止，此时身体即使仍处于恒速运动状态中，壶腹嵴顶并不发生偏斜或位移，换言之，壶腹嵴帽不能感受恒速运动。

Flourens（1842）报道，给鸽的半规管造孔并刺激膜迷路时，可诱发出特征性的头部运动，头部运动的平面与受刺激的半规管平面相同。Ewald（1892）明确阐述了半规管平面和内淋巴流动方向与诱发性眼震和头部运动方向之间的关系，这些发现被后人称之为 Ewald 定律（Ewald laws）：

（1）诱发性眼震和头部运动所在的平面一致，总是发生在受刺激半规管的平面和内淋巴流动的方向上。

（2）在外半规管，内淋巴向壶腹流动时引起较强的反应（眼震或头部运动），而内淋巴离壶腹流动时引起较弱的反应，反应的强弱之比为 2∶1。

（3）在垂直半规管，内淋巴离壶腹流动时引起较强的反应，而内淋巴向壶腹流动时引起较弱的反应。因此，内淋巴的流动方向与垂直半规管的反应强弱关系，恰与其在外半规管的情况相反。

对前庭终器的超微结构研究发现，前庭毛细胞的纤毛分布以及毛细胞排列都有一定规律，即前庭毛细胞呈极性的排列方式。外半规管壶腹嵴毛细胞之动纤毛都位于靠近椭圆囊的一侧，而前、后半规管壶腹嵴的毛细胞之动纤毛都位于远离椭圆囊的一侧（图 1-1-67）。前庭毛细胞感受外力作用时有方向敏感性：当内淋巴流动等外力作用使静纤毛束向动纤毛方向弯曲时，毛细胞去极化而兴奋；当静纤毛束在外力作用下呈离开动纤毛方向弯曲时，毛细胞超极化而处于抑制状态。因此，壶腹嵴毛细胞的极性排列类型以及毛细胞感受外力的方向敏感性，可能是 Ewald 定律的功能解剖基础。

半规管在静止时是否对肌张力的维持起作用，至今尚无定论。对半规管是否能接受直线加速度运动的刺激，目前仍有争议。然而，Schuknecht（1969）报道了 2 例良性阵发性位置性眩晕的病理发现：其椭圆囊、球囊和壶腹嵴感觉上皮无异常，仅后半规管壶腹嵴顶有耳石物质沉着。而旨在使沉积物从壶腹嵴顶脱落的头部运动练习可加速这种患者自愈。因此，良性阵发性位置性眩晕可被视为半规管对线性加速度敏感的一个例证。

（三）耳石器的生理功能

椭圆囊和球囊又称耳石器（otolith organs）。其主要功能是感受直线加速度运动的刺激，由此引起位置感觉、反射性地产生眼球运动以及体位调节运动等，维持人体静平衡。

1. 耳石器的排列特征　椭圆囊斑略与外半规管平行，球囊斑略与同侧前半规管平行。椭圆囊斑和球囊斑的空间排列形式以及耳石器毛细胞沿着弧形微纹（striola）极性排列的特性（图 1-1-68），使耳石器可感受各个方向的直线加速度运动的刺激，重力也是直线加速度运动的一种形式。当人体直立时，椭圆囊斑感受左、右方向直线加速度运动的刺激，以及前后方向直线加速度运动的刺激。球囊在这种体位时则感受头-足轴向直线加速度运动的刺激，以及前后方向直线加速度运动的刺激。

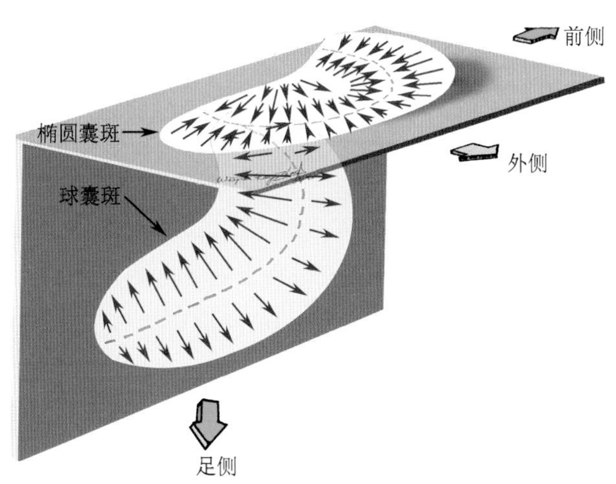

图 1-1-68　囊斑毛细胞排列极性图

在直线加速度运动(包括重力)的作用下,由于耳石膜中耳石的比重远重于其周围的内淋巴的比重,其惰性引起耳石膜发生逆作用力方向的位移,通过在耳石膜与囊斑毛细胞表皮板之间产生的剪切力牵引毛细胞纤毛,引起毛细胞纤毛弯曲,从而启动毛细胞转导过程。耳石器毛细胞机械-电换能转导过程与半规管大致相同,最后通过调节传入神经纤维的电活动而向各级前庭中枢传导。

2. 耳石器力学及功能　直线加速度运动刺激耳石器可反射性地产生眼球运动和体位调节运动。耳石器受刺激引起的眼球运动可使头部运动时眼球向相反方向移动,这在保持视觉清晰方面有重要意义,而耳石器受刺激时的体位调节是通过改变四肢肌张力,从而调整身体的姿势和体位,这在维持身体平衡方面有重要作用。另外,一些研究结果表明球囊可感受次声波的刺激。

三、前庭中枢生理

来自前庭外周器官(半规管和耳石器)的前庭神经电活动信号传至前庭神经核,前庭神经核将前庭外周器官的信号向上传至大脑皮层平衡中枢,引起位置及平衡感觉。

(一) 前庭神经核及其传导束的生理

前庭神经核仅有部分神经元直接接受前庭神经的投射,而前庭神经核的大部分神经元接受来自颈部、脊髓、小脑、网状结构以及对侧前庭神经核的传入投射。前庭神经核对来自上述各处传入的信息进行分析和处理。通过传出通路将传出信号送达各处有功能联系的神经核团和神经元(如眼运动神经核,脊髓前角运动神经元),引起各种前庭反射。因此,前庭神经核不仅是一个传入平衡冲动信号的中继站,也是一个将身体各处不断传来的平衡冲动信息进行综合分析和处理的场所。

1. 前庭与眼外肌运动核的联系　刺激半规管和耳石器都可通过前庭眼束引起眼球运动,称前庭眼反射(vestibulo-ocular reflexes,VOR)。前庭眼反射的功能意义是在头部运动时,使眼球向与头部运动相反的方向移动,以便保持清晰视力。这样,在一定限度的运动速度范围内能使人们看清眼前的物景。前庭眼反射现象已被应用于临床检查前庭功能,如旋转试验、冷热试验等,通过诱发性眼震电图来检查前庭功能状态。

2. 前庭与脊髓前角运动神经元的联系　前庭脊髓束的主要功能是控制颈肌、躯干和四肢肌肉的运动,刺激前庭可引起前庭脊髓反射(vestibulospinal reflexes,VSR),前庭脊髓反射的功能意义是通过调节颈部、躯干及四肢抗重力肌肉的肌张力和运动来稳定头部和身体。前庭脊髓反射受小脑和高级神经中枢的控制。由于前庭脊髓反射的肌肉反应的复杂性,且影响前庭脊髓反射

Notes 

的因素很多,故在利用前庭脊髓反射作为观察项目(如倾倒、颈部侧转等)来检查前庭功能时,其准确性往往不及眼震电图。

3. **前庭与小脑间的关系** 前庭小脑束可将体位变动刺激前庭外周器官所产生的冲动传至小脑。小脑可经过小脑传出通路对眼外肌、颈部、躯干和四肢肌肉的反射性运动和肌张力状态进行反射性调节,以纠正偏差、维持平衡;并配合大脑皮层的冲动,使得在运动中仍能如常地随意动作。

4. **前庭与脑干网状结构的联系** 该通路与前庭刺激引起的自主神经系统反应有密切关系。

5. **前庭与大脑皮层的联系** 近年来研究发现,前庭皮层通路至少有三级突触:①前庭神经核;②丘脑;③大脑皮层(Buttner-Ennever,1981;Mergner 等,1981)。电刺激人体上雪氏回以及下顶内沟(intraparietal)可引起旋转感或者身体不平稳感(Penfield,1957)。

(二) 刺激前庭的反应

前庭神经核与眼运动核、脊髓前角运动神经元、小脑、脑干网状结构以及大脑皮层等有着广泛而复杂的联系。前庭感受器受刺激后,通过各级中枢及其投射的联系,可引起眩晕、眼震、平衡失调、倾倒以及自主神经反应。当前庭系统发生疾病时,可以出现上述症状。病变发生在前庭神经核以下者,因病理性刺激均先上传到前庭神经核,继而影响到所有上述各传导束,故可产生全部前庭异常反应,如眩晕、眼震、平衡失调、错指物位、呕吐等;或者产生近于全部的前庭异常反应,此乃各种前庭反应的阈值有所不同之故。这种情况,称前庭反应协调(vestibular harmony)。病变发生在前庭神经核以上者,则因很难使所有的传导束都受到影响,故可只出现一部分前庭异常反应,而另一部分前庭反应仍保持正常,称前庭反应分离(vestibular dissociation,或 vestibular disharmony),上述两种情况对于前庭系统病变的定位诊断很有帮助。因此,这些内容成为临床诊断前庭系统疾病的重要根据和观察项目。

四、前庭传出神经系统生理

电生理实验表明,前庭传出神经系统对前庭传入神经系统有兴奋和抑制两种不同的影响。Goldberg 等人(1980)报道,电刺激鼠、猴前庭传出神经系统可引起多数前庭传入神经的自发性电活动排放率增加,仅对不到1%的前庭传入神经自发性电活动呈抑制性效应。然而,当传入神经因受刺激而表现兴奋性或抑制性反应时,刺激传出神经可减少传入神经受刺激反应的增益。神经药理学研究发现,乙酰胆碱对蛙前庭传入神经自发性电活动也表现为兴奋性和抑制性两种不同的效应(Bernard 等,1985;Guth 等,1986)。前庭传出神经系统的功能意义尚有待阐明。

五、前庭系统几种特殊生理现象

由于前庭神经核在中枢神经系统内有较广泛的联系,前庭神经系统的生理功能及其在病理状态下的表现都比较复杂,许多现象及其机制至今尚未完全阐明。本节就疲劳、适应、习服、代偿以及冲动复制等现象简略介绍如下。

(一) 疲劳现象

对于持续存在或反复给予的刺激,前庭系统出现反应性降低或消失的现象,称疲劳(fatigue)。疲劳现象的特点是:如将刺激强度增大,疲劳程度也随之加重,将刺激停止后,疲劳现象消失缓慢。经数分钟至数小时休息后,疲劳现象可完全消失。疲劳现象产生的部位可能在前庭神经突触处。

(二) 习服现象

前庭习服(vestibular habituation)指前庭系统由于受到一系列相同的刺激所表现为反应性逐渐降低或衰减的现象。前庭习服产生后可存在数周至数月,如以后继续刺激则可使之延续很久。前庭习服产生的具体部位和机制尚不清楚,一般认为它产生于前庭中枢。

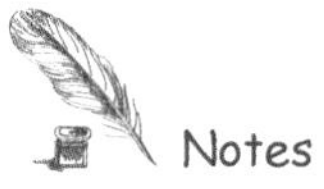

（三）适应现象

临床上常将适应与习服相混淆。前庭适应（vestibular adaptation）指前庭眼反射系统对任何改变了的刺激，进行相应的调整，以获得最佳的前庭眼反射反应。适应的发生除了前庭冲动传入，尚需视觉信号参与，现认为前庭适应控制产生于小脑。

（四）前庭功能代偿现象

单侧迷路功能急性丧失所引起的症状可在数日至数周内消失，大多数人在一个月以内可正常工作，这就是迷路功能丧失后的代偿（compensation）现象。

（五）冲动复制

当机体受到复杂而有节律的综合刺激时，中枢神经系统即可将这种传入的前庭冲动作为母型加以复制（pattern-copy），以便加以对抗和控制。在刺激消失后，这种前庭冲动的复制尚可保留数小时至数日，以致外来刺激虽已消失，机体还存在着与受刺激时相似的前庭反应。

（六）运动病

运动病（motion sickness）指因运动而引起的一种综合征，包括眩晕、出汗、恶心、呕吐、流涎增加、打呵欠以及全身不适等一组症状。运动病常常因前庭系统受刺激而引起，但也可由视觉刺激（如持续的视动刺激）所产生。太空病（space sickness）是运动病的一种，乃在太空中由头部主动运动所引起。

（孔维佳）

Notes

第二章 耳的症状学

耳为听觉及平衡器官,本章主要介绍耳部常见的五个症状。

一、耳 痛

耳痛(otalgia)指耳内或耳周疼痛,按发生机制可分为原发性与继发性耳痛。

一是原发性耳痛为耳部疾病所致,炎性者居多,如耳外伤、耳廓软骨膜炎、湿疹、丹毒等耳廓疾病,外耳道疖、外耳道湿疹、外耳道炎、耵聍鼓胀嵌顿、耳道异物等外耳道疾病,大疱性鼓膜炎、急性中耳炎、中耳乳突炎等中耳疾病,以及耳部恶性肿瘤,Ramsay-Hunt 综合征,咽鼓管功能障碍等。因前庭耳蜗神经无一般躯体感觉纤维,因此大部分内耳(如耳蜗、半规管)病理过程不引起疼痛,但梅尼埃病等疾病可以引起耳胀满感。二是继发性耳痛是因邻近或远隔器官的疾病导致神经反射引起的耳痛。如下颌智齿阻生、磨牙嵌顿、龋病等牙源性疾病;错位咬合、颞颌关节疾病;急性扁桃体炎、扁桃体周围脓肿,咽喉部溃疡等咽喉疾病;胃食管反流、上呼吸道感染等;茎突综合征、颈性骨关节炎、神经痛或邻近器官肿瘤等均可引起。以上不同病变部位可通过下列神经联系将疼痛反射到耳部:①三叉神经下颌支的耳颞支;②舌咽神经鼓室支;③面神经感觉支;④迷走神经耳支;⑤枕小神经(第 2 颈神经);⑥耳大神经(第 2、第 3 颈神经)。同时,严重的原发性耳痛也可放射至头颈部。

二、耳 漏

耳漏(otorrhea)指外耳道积聚或流出液体,是耳部疾病的常见症状。外耳、中耳或其周围组织的急慢性炎症、创伤、肿瘤都可引起耳漏,但以炎性病变最常见。溢液仅见于外耳道,而又有耳道外伤或游泳进水病史者,多为外耳道炎症。少量黄色或棕褐色油脂样稀薄液体积附于外耳道者,多为耵聍腺分泌物。鼓室内引流出淡黄色、透明、稀薄的液体者,多为中耳黏膜浆液腺分泌物或从血管中漏出的血清,可见于分泌性中耳炎。黏液样溢液为中耳黏膜黏液腺分泌物,常见于慢性化脓性中耳炎。脓性溢液多见于急、慢性化脓性中耳炎或肿瘤伴感染,亦偶见于第一鳃源性囊肿伴感染;若脓液不多而具恶臭者,应考虑胆脂瘤可能。水样溢液者,若有耳及颅脑外伤或手术史,应考虑脑脊液耳漏可能;若非脑脊液来源,则可能是少见的 Frey 耳颞综合征。血性溢液者,应考虑大疱性鼓膜炎、耳外伤、部分中耳炎、颈静脉球瘤或中耳恶性肿瘤等。总之,根据耳漏的性质、量的多少、时间长短、有无臭味、伴随症状等,可对病情作出大致判断。

三、耳 聋

临床上将各种听力损失(hearing loss)统称为耳聋(deafness),可按病变的性质分为器质性聋、功能性聋及伪聋三类,其中器质性聋多按病变部位分为传导性聋、感音神经性聋与混合性聋三类。发生在外耳、中耳或内耳声音传导径路上的任何结构或功能障碍都能导致传导性聋。传导性聋的气导听力损失一般不超过 60dB,而骨导听力基本在正常范围,半规管裂等内耳疾病引起的传导性聋患者骨导听力可在-5 ~ -20dB。由于 Corti 器毛细胞、听神经、听觉中枢传导径路或各级听中枢本身受损害,致声音感受或神经冲动传导等发生障碍,称感音神经性聋,其气、骨导听力皆下降。其中噪声、感染、耳毒性药物、遗传等因素致毛细胞受损者称感音性聋(耳蜗性聋），常有重振现象；病变位于听神经及神经信号传导径路者分别称为神经性聋、中枢性聋（统称蜗后性聋），如听神经瘤、听神经病等，其言语识别率常有明显下降，患者诉说能听到声音，但不能辨别其意；病变发生于大脑听觉皮层者称皮层聋。混合性聋同时具有传导性聋与感音神经性聋因素，常发生于既有外耳或（和）中耳病变，又有Corti器毛细胞或听神经病变，如耳硬化症同时累及听骨链和耳蜗，颞骨混合性骨折，慢性化脓性中耳炎，胆脂瘤，中耳肿瘤等。

四、耳　　鸣

耳鸣（tinnitus）可分为主观性耳鸣（subjective tinnitus）和客观性耳鸣（objective tinnitus）。主观性耳鸣多见，是指外界无相应声源或刺激存在，而患者主观上感觉耳内或颅内有声音。耳鸣病因复杂，发病机制尚不十分清楚，听觉神经系统和非听觉系统中枢、自主神经系统、边缘系统等均与耳鸣有关，患者的精神心理状态亦有较大影响。客观性耳鸣少见，指患者和检查者都可听到耳鸣的声音，主要有血管的搏动声、肌肉的阵挛声、咽鼓管异常开放的呼吸音或颞下颌关节紊乱引起的声音。耳鸣的表现多种多样，常见描述有嗡嗡声、嘶嘶声、蝉鸣声、汽笛声、铃声等，也可为复杂的声音如音乐声；有的间歇性出现，有的持续不停；轻者安静时方觉耳鸣，重者扰人不安，工作和生活皆可受影响。听觉系统疾病、听觉系统以外的一些全身性疾病、心理问题或疾病等均可引起耳鸣。引起耳鸣的听觉系统疾病有外耳道炎、耵聍栓塞、中耳炎、咽鼓管功能障碍、鼓室积液、耳硬化等外、中耳疾病；梅尼埃病、听神经瘤、噪声性聋、药物性聋、老年性聋等内耳疾病，以及颅脑外伤、脑炎、脑膜炎、多发性硬化、Ramsay-Hunt综合征等累及听觉系统的疾病。由听觉系统疾病引起的耳鸣可伴有耳聋或眩晕等症状；其耳鸣的性质常与病变部位、耳聋程度等有关，多与听力损失最大的频率相近似：传导性聋的耳鸣多为低音调，如机器轰鸣声，感音神经性聋的耳鸣常为高音调，如蝉鸣声。一些全身性疾病亦可引起耳鸣，如心血管疾病（高血压、动脉粥样硬化等）、代谢性疾病（高脂血症、糖尿病、甲状腺功能低下或亢进、锌或维生素缺乏等）、肾病、贫血、毒血症、神经症以及长期接触铅、汞、苯、砷等化学物品等。全身因素引起的耳鸣可不伴耳聋、眩晕等症状，但可伴有某些疾病的相关症状。有些耳鸣可能是某种疾病的先兆，如注射链霉素后发生的耳鸣，提示可能已发生了药物耳毒性反应；高血压患者出现耳鸣加重，常示血压上升；耳鸣可为心脏病的先驱症状；故应引起注意。搏动性（pulsatile）耳鸣常提示为血管源性，可与心跳节律一致，动脉性耳鸣常呈粗糙、尖锐的搏动性耳鸣，静脉性耳鸣声常呈节律明显的嗡嗡样机器声。

五、眩　　晕

眩晕（vertigo）是因机体对空间定位障碍而产生的一种运动性或位置性错觉，感自身或外界景物发生运动。前庭系统、本体感觉系统和视觉系统与中枢神经系统之平衡信息整合中枢共同参与维持机体平衡，上述系统疾病皆可引起眩晕，其中前庭系统功能紊乱最为常见。目前眩晕的分类尚不统一，常按病变部位和病因分为前庭性眩晕和非前庭性眩晕两大类，前者又可分为前庭周围性和前庭中枢性眩晕两亚类。其临床表现特点如下：①前庭周围性眩晕：又称真性眩晕，常突然发病，较剧烈，持续时间较短，患者感自身或四周景物旋转或摇摆，可伴有恶心、呕吐等自主神经症状，头位变动或睁眼可使症状加重；常伴耳鸣、耳聋，可出现水平性或旋转水平性眼震；发病时神志清楚，有自行缓解和反复发作倾向。常见疾病有梅尼埃病、良性阵发性位置性眩晕、前庭神经元炎、突发性耳聋、迷路炎、外淋巴瘘、耳毒性药物中毒、听神经瘤、晕动病等。②前庭中枢性眩晕：发病较慢，程度不定，持续时间较长，多为左右摇晃、上下浮动，而非真正旋转性眩晕；一般无耳鸣或耳聋，头位变动或睁眼少有影响；眼震多为垂直性或斜行性，发病时可有意识丧失等中枢神经系统病损的表现。常见疾病有后循环障碍、小脑出血等血管性病变，脑干或小脑肿瘤，脑干脑炎和癫痫小发作等。有些疾病可同时累及前庭外周及前庭中枢，而出现

Notes
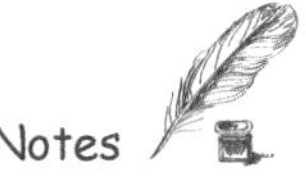

相应症状。③非前庭性眩晕，表现不一，多持续存在，可为平面漂浮感、或感倾斜及直线晃动等；常因原发疾病不同而伴有不同的体征。常见疾病有眼肌病、青光眼、屈光不正等眼科疾病，高血压、冠心病、糖尿病、高脂血症等全身系统疾病，慢性酒精中毒、颈椎病、脑外伤后遗症和神经症等，须予以鉴别。

思考题

根据耳部临床症状，如何进一步检查以进行相关疾病的诊断与鉴别诊断？

（高志强）

第三章　耳的检查法

第一节　耳的一般检查法

耳及耳周检查对于耳部疾患的诊断与治疗，起着至关重要的作用。

一、耳廓、外耳道口及耳周检查法

1. 视诊　视诊首先应观察耳廓的形状、大小及位置，注意两侧是否对称，有无畸形、缺损、局限性隆起、增厚及皮肤红肿、触痛、瘘管等。如耳廓向前外方推移，应注意耳后有无肿块。耳后血肿（Battle 征）的患者，如果有头部外伤史，需要排除颞骨损伤的存在。其次应注意耳周有无红、肿、瘘口、瘢痕、赘生物，有无副耳及邻近腮腺肿大。最后观察外耳道口，有无闭锁、狭窄、新生物、瘘口，外耳道皮肤有无红、肿、水疱、糜烂及异常分泌物。如有异常分泌物则要观察其性状及颜色，无色水样黏液性、脓性、脓血性、咖啡色或酱油色、有无黑色或白色孢子菌丝。

2. 触诊　触诊检查者用两手拇指以相等压力触诊两侧乳突尖及鼓窦区，注意有无压痛及耳周淋巴结肿大。指压耳屏或牵拉耳廓时出现疼痛或疼痛加重者，示外耳道炎或疖肿。如耳后肿胀，应注意有无波动感、压痛及瘘口。如有瘘口，应以探针探查其深度及瘘管走向。

3. 嗅诊　某些疾病的分泌物有特殊臭味，有助于鉴别诊断。如慢性化脓性中耳炎的脓液有特殊的腐臭，中耳癌等恶性肿瘤及中耳结核伴死骨形成者的分泌物常有恶臭。

4. 听诊　根据患者言语的清晰度及语声的高低有助于判断耳聋的程度及性质。感音神经性聋患者常高声谈话，而传导性聋患者常轻声细语。

二、外耳道及鼓膜检查法

受检者侧坐，受检耳朝向检查者。检查者坐定后调整光源及额镜，使额镜的反光焦点投照于受检耳之外耳道口。对于小儿，嘱其家长正坐于检查椅上，将小儿抱坐于家长之一侧大腿上，使其受检耳朝向检查者，家长以两侧大腿固定住小儿之两腿，一手固定其头，另一手固定小儿肩部及手臂，如此即可进行检查。

（一）检查方法

1. 徒手检查法（manoeuvre method）

（1）双手检查法：检查者一手将耳廓向后、上、外方轻轻牵拉，使外耳道变直；另一手食指将耳屏向前推压，使外耳道口扩大，以便观察外耳道及鼓膜，检查右耳时，以左手牵拉耳廓，检查左耳时则反之（图 1-3-1）。婴幼儿外耳道呈裂隙状，检查时应向下牵拉耳廓，并将耳屏向前推移，方可使外耳道变直，外耳道口扩大。

（2）单手检查法：如检查者右手需进行拭洗、钳取等操作（如拭洗脓液，钳取耵聍、异物等），则可用单手（左手）检查法。检查左耳时，左手从耳廓下方以拇指和中指夹持并牵拉耳廓，食指向前推压耳屏；检查右耳时，左手则从耳廓上方以同法牵拉耳廓、推压耳屏（图 1-3-2）。

2. 耳镜检查法　耳镜（ear speculum）形如漏斗，口径大小不一。检查时，应根据外耳道的宽窄选用口径适当的耳镜。

（1）双手检查法：检查右耳时，检查者左手按徒手检查法牵拉耳廓使外耳道变直，右手将耳

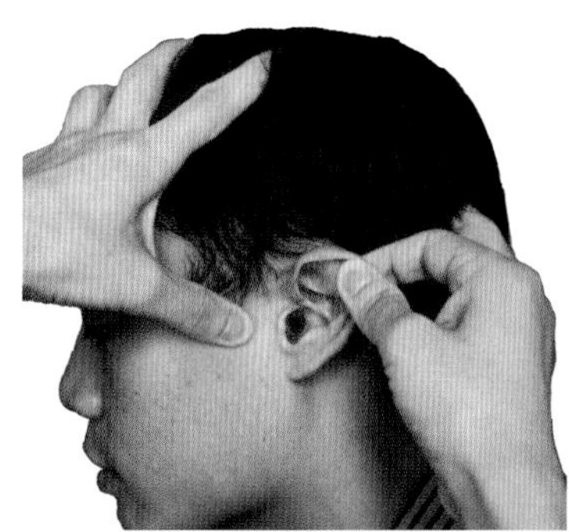
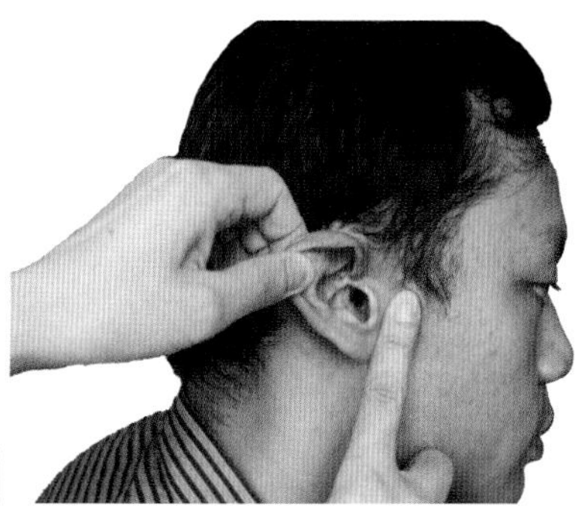

图 1-3-1 双手检查法

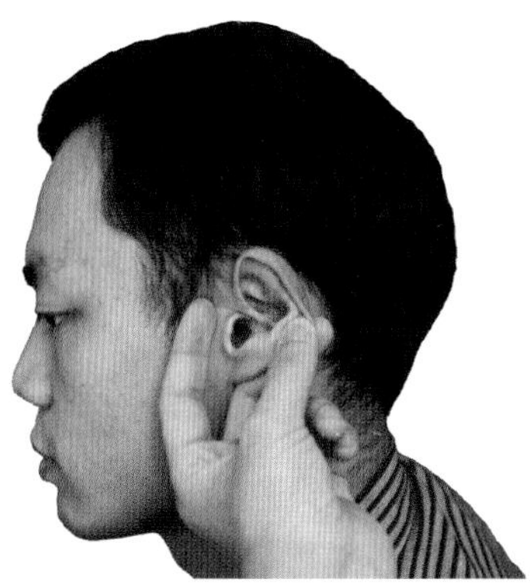
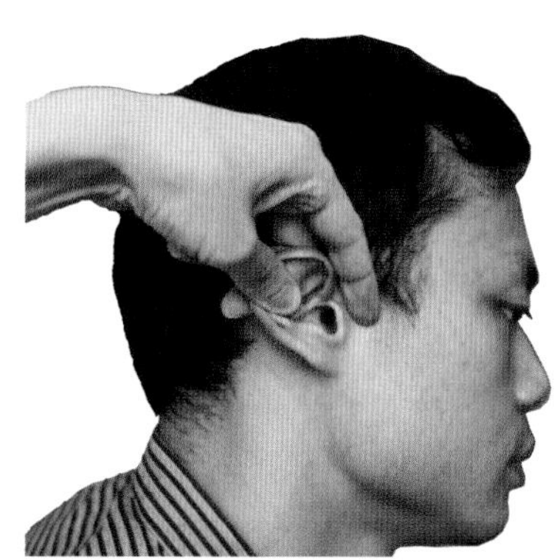

图 1-3-2 单手检查法

镜轻轻沿外耳道长轴置入外耳道内，使耳镜前端抵达软骨部即可，并可使耳镜在耳道内稍稍向各个方向移动，以便观察鼓膜及外耳道全貌。检查左耳时则反之。注意耳镜的放置勿超过软骨部和骨部交界处，以免引起疼痛（图 1-3-3）。

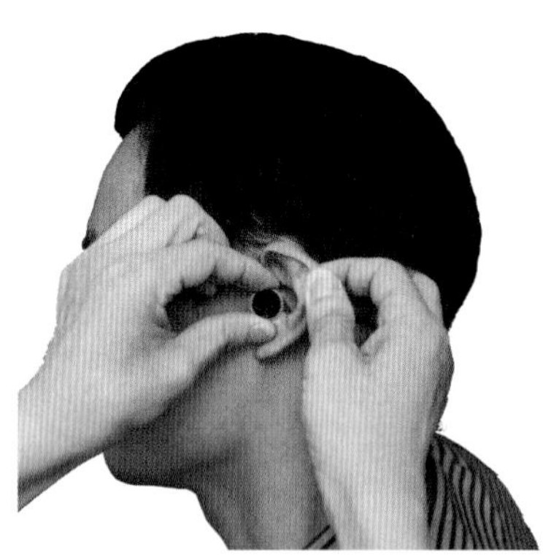
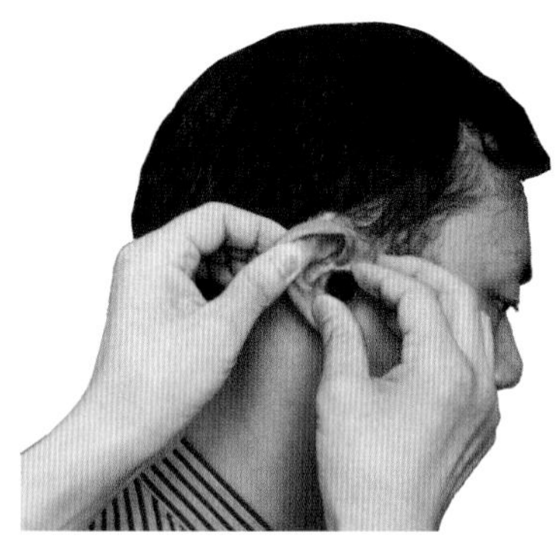

图 1-3-3 双手耳镜检查法

（2）单手检查法：检查左耳时，左手拇指及食指持耳镜，先以中指从耳甲艇处将耳廓向后、上方推移，随后即将耳镜置于外耳道内。检查右耳时，仍以左手拇指及食指持耳镜，中指及无名指牵拉耳廓，外耳道变直后随即将耳镜置入（图 1-3-4）。此法可空出右手，便于操作，但要求检查者有娴熟的技巧。

3. 电耳镜检查法 电耳镜（electro-otoscope）是自带光源和放大镜的耳镜，借此可仔细地观察鼓膜，发现肉眼不能察觉的较细微的病变，有些电耳镜所带放大镜的焦距可在一定程度内调节，放大倍数较高。由于电耳镜便于携带，无需其他光源，尤其适用于卧床患者、婴幼儿的检查。

4. 鼓气耳镜检查法 鼓气耳镜（Siegle speculum）是在耳镜的一侧开一小孔，通过一细橡皮

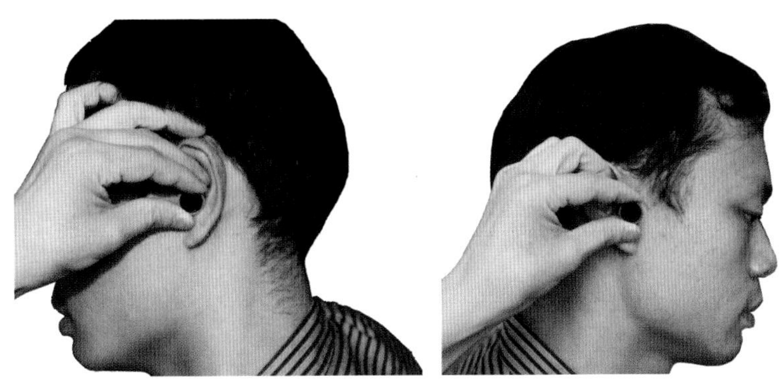

图 1-3-4　单手耳镜检查法

管使小孔与一橡皮球连接；耳镜底部安装一放大镜，借此将底部密封（图 1-3-5）。检查时，将适当大小的鼓气耳镜口置于外耳道内，注意使耳镜与外耳道皮肤贴紧，然后通过反复挤压-放松橡皮球，在外耳道内交替产生正、负压，同时观察鼓膜的活动度。鼓室积液或鼓膜穿孔时鼓膜活动度降低或消失，咽鼓管异常开放时鼓膜活动度可增强。鼓气耳镜检查有助于发现细小的、一般耳镜下不能发现的穿孔，通过负压吸引作用还可使潜藏的脓液经极小的穿孔向外流出。此外，鼓气耳镜还能进行瘘管试验、Hennebert 试验和鼓膜按摩等。

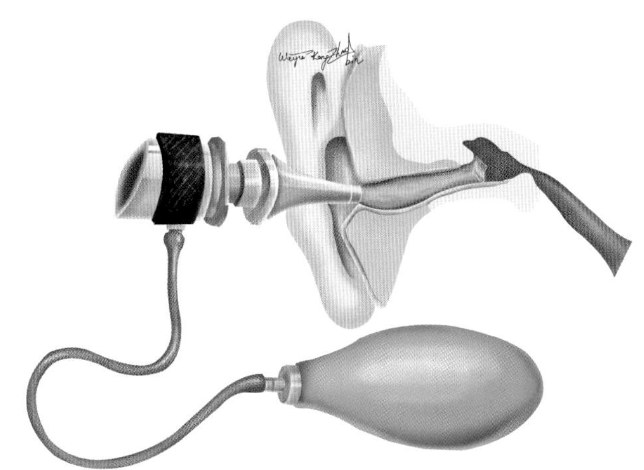

图 1-3-5　鼓气耳镜检查法

5. 耳内镜检查法　耳内镜（oto-endoscope）为冷光源硬管内镜，直径有 2.7mm、3mm、4mm 等不同规格，角度分 0°、30°和 70°，镜身长 6cm 或 11cm。可配备电视监视系统和照相设备，在观察细微病变的同时，可进行治疗操作。

6. 手术显微镜　手术显微镜（operative microscope）焦距 225～300mm，有助于精细地观察鼓膜的各种细微变化，并可双手进行治疗操作。

（二）检查操作注意事项

检查外耳道和鼓膜时，首先应注意外耳道内有无耵聍栓塞、异物，外耳道皮肤是否红肿，有无疖肿、新生物、瘘口、狭窄、骨段后上壁塌陷等。如耵聍遮挡视线，应清除之。外耳道有脓液时，须观察其性状和气味，做脓液细菌培养及药敏试验，并将脓液彻底洗净、拭干，以便窥清鼓膜。

若检查时不易窥及鼓膜的全貌，可稍稍变换受检者的头位，或将耳镜的方向向上、下、前、后轻轻移动，以便看到鼓膜的各个部分。在鼓膜各标志中，以光锥最易辨识，初学者可先找到光锥，然后相继观察锤骨柄、短突及前、后皱襞，区分鼓膜的松弛部和紧张部。除鼓膜的各标志外，

Notes 

还应注意鼓膜的色泽、活动度，以及有无穿孔等。鼓膜或中耳病变时，鼓膜皆可出现不同程度的变化，急性炎症时鼓膜充血、肿胀；鼓室内有积液时，鼓膜色泽呈黄、琥珀、灰蓝色，透过鼓膜可见液面或气泡。鼓室硬化症时鼓膜增厚，萎缩变薄，出现钙斑。若鼓膜有穿孔，应注意穿孔的位置和大小，鼓室黏膜是否充血、水肿，鼓室内有无肉芽、息肉或胆脂瘤等。

第二节 咽鼓管功能检查法

咽鼓管功能与许多中耳疾病的发生、发展及预后有关，因此咽鼓管功能检查是耳科检查方法中的重要内容之一。检查咽鼓管功能的方法很多，繁简不一，且因鼓膜是否穿孔而异。常用的方法如下：

一、鼓膜完整者咽鼓管功能检查法

（一）吞咽试验法

1. 听诊法 将听诊器前端的体件换为橄榄头，置于受试者外耳道口，然后请受试者做吞咽动作。咽鼓管功能正常时，检查者经听诊管可听到轻柔的“嘘嘘”声。

2. 鼓膜观察法 请受试者做吞咽动作，此时观察其鼓膜，若鼓膜可随吞咽动作而向外运动，示功能正常。

此法简单易行，无需特殊设备，但缺点是存在较强的主观性，受检查者经验技术的影响。

（二）咽鼓管吹张法

本法可粗略估计咽鼓管是否通畅，亦可用做治疗。

1. 瓦尔萨尔法 瓦尔萨尔法（Valsalva method）又称捏鼻闭口呼气法。受试者以手指将两鼻翼向内压紧、闭口，同时用力呼气。咽鼓管通畅者，此时呼出的气体经鼻咽部循两侧咽鼓管咽口冲入鼓室，检查者或可通过听诊管听到鼓膜的振动声，或可看到鼓膜向外运动。

1704 年 Valsalva（1666—1723）发现一块使咽鼓管开放的肌肉，他相信这块肌肉只有在听觉过程中才能活动。Valsalva 最早将咽鼓管称为欧氏管，他还描述了一种可以使鼓室脓液排入外耳道的方法：让受试者用手指压紧两侧鼻翼，闭嘴用力呼气，空气经咽鼓管进入鼓室，此时受试者感觉鼓膜突然向外膨出。这就是我们现在还采用的 Valsalva 咽鼓管吹张法。

2. 波利策法 波利策法（Politzer method）适用于小儿。嘱受试者含一口水，检查者将波氏球（Politzer bag）（图 1-3-6A）前端的橄榄头塞于受试者一侧前鼻孔（图 1-3-6B），另一侧前鼻孔以手指紧压之。嘱受试者将水吞下，于吞咽之时，检查者迅速紧压橡皮球。咽鼓管功能正常者，软腭上举、鼻咽腔关闭、咽鼓管开放的同时，从球内压入鼻腔的空气即可逸入鼓室（图 1-3-6C），检查者通过听诊管可听到鼓膜振动声。

3. 导管吹张法 导管吹张法（catheterization）的原理：通过一根插入咽鼓管咽口的导管向咽鼓管吹气，借助连接于受试者耳和检查者耳的听诊管，以是否听到空气通过咽鼓管时的吹风声，来判断咽鼓管是否通畅。咽鼓管导管前端略弯曲，头端开口呈喇叭状；其尾端开口外侧有一小环，位置恰与导管前端的弯曲方向相反，可指示前端的方向。操作前先清除受试者鼻腔及鼻咽部的分泌物，以1%麻黄碱收缩鼻腔和1%丁卡因行鼻黏膜表面麻醉。此法会给患者带来一定的痛苦，儿童患者较难配合。

（1）圆枕法：操作时检查者手持导管尾端，前端弯曲部朝下，插入前鼻孔，沿鼻底缓缓伸入鼻咽部。当导管前端抵达鼻咽后壁时（图 1-3-7A），将导管向受检侧旋转 90°（图 1-3-7B），并向外缓缓退出少许，此时导管前端越过咽鼓管圆枕，落入咽鼓管咽口处（图 1-3-7C），再将导管向外上方旋转约 45°，并以左手固定导管，右手将橡皮球对准导管尾端开口吹气数次，同时经听诊管听诊。咽鼓管通畅时，可闻轻柔的吹风样“嘘嘘”声及鼓膜振动声。咽鼓管狭窄时，则发出断续

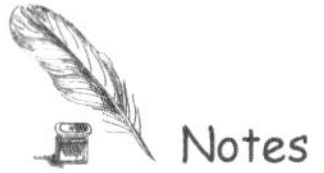

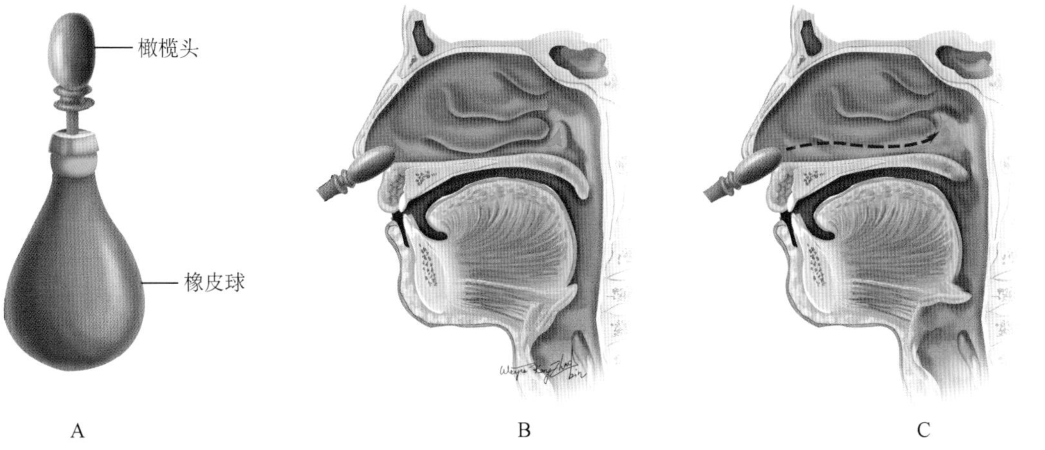

橄榄头
橡皮球

A　　B　　C

图 1-3-6　波利策法

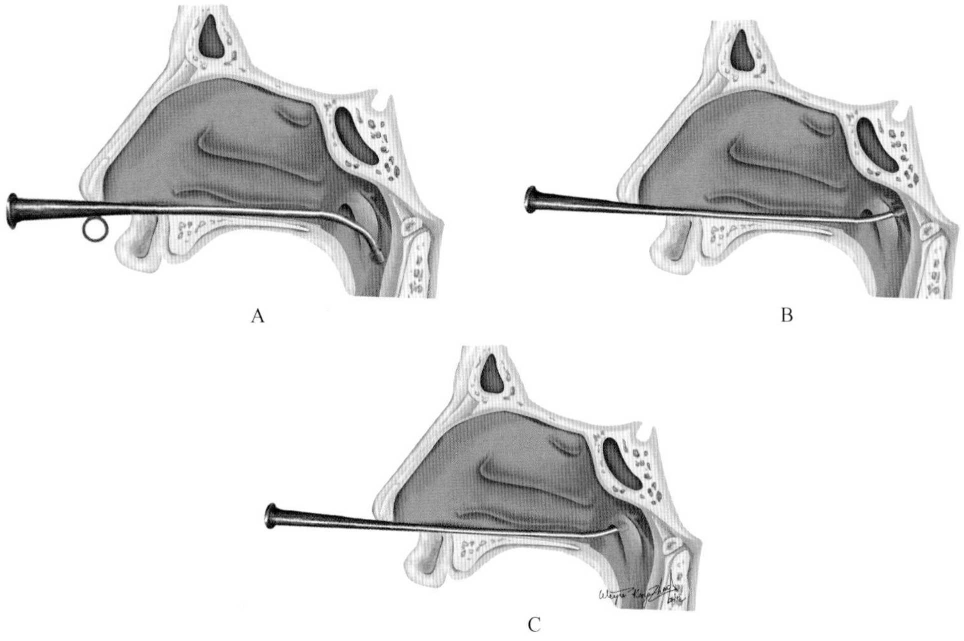

A　　B

C

图 1-3-7　咽鼓管吹张导管法

的“吱吱”声或尖锐的吹风声，无鼓膜振动声，或虽有振动声但甚轻微。咽鼓管完全阻塞或闭锁，或导管未插入咽鼓管咽口，则无声音可闻及。鼓室如有积液，可听到水泡声。鼓膜穿孔时，检查者有“空气吹入自己耳内”之感。吹张完毕，将导管前端朝下方旋转，顺势缓缓退出。此法最常用。

（2）鼻中隔法：①同侧法：经受试耳同侧鼻腔插入导管，导管前端抵达鼻咽后壁后，将导管向对侧旋转 90°，缓缓退出至有阻力感时，示已抵达鼻中隔后缘。此时再将导管向下、向受检侧旋转 180°，其前端即进入咽鼓管咽口。②对侧法：若受检侧因鼻甲肥大或鼻中隔偏曲而导管不易通过时，可从对侧鼻腔插入导管，抵达鼻咽后壁后，向受检侧旋转 90°，退出至鼻中隔后缘，再向上旋转 45°，同时使前端尽量伸抵受检侧，亦可进入咽鼓管咽口。

注意事项：①导管插入和退出时，动作要轻柔，顺势送进或退出，切忌使用暴力，以免损伤鼻腔或咽鼓管口的黏膜。②吹气时用力要适当，用力过猛可致鼓膜穿孔，特别当鼓膜有萎缩性瘢痕时，更应小心。③鼻腔或鼻咽部有脓液、痂皮时，吹张前应清除之。

咽鼓管吹张法的禁忌证：①急性上呼吸道感染；②鼻腔或鼻咽部有脓性分泌物、脓痂而未清

Notes
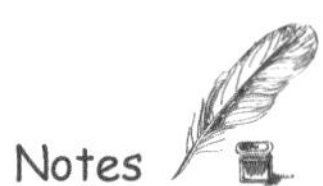

除者;③鼻出血;④鼻腔或鼻咽部有肿瘤、异物或溃疡者。

(三)声导抗仪检查法

1. 负压检测法 负压检测法是用声导抗的气泵压力系统检测吞咽对外耳道压力的影响。检查时将探头置于外耳道内,密封、固定。把压力调节到-200mmH_2O,嘱受检者吞咽数次。正常者吞咽数次后压力即趋于正常(约0mmH_2O)。若吞咽数次后不能使负压下降到-150mmH_2O者,提示咽鼓管功能不良;若吞咽一次压力即达0mmH_2O者示咽鼓管异常开放。

2. 鼓室导纳曲线峰压点动态观察法 比较捏鼻鼓气(Valsalva)法或捏鼻吞咽(Toynebee)法前后的鼓室导抗图,若峰压点有明显的移动,说明咽鼓管功能正常,否则为功能不良。

3. 226Hz和1000Hz探测音鼓室声导抗测试 目前普遍认为成人及2岁以上儿童推荐使用226Hz低频探测音进行中耳功能测定,在英国、美国发布的听力诊断指南均推荐0~6个月的婴幼儿使用1000Hz高频探测音进行中耳功能检测。这可能与婴幼儿中耳腔内存在羊水和间叶细胞,因此总质量较高,气腔容积相对较小,中耳共振频率较低,1000Hz高频探测音声导纳对中耳质量系统改变较敏感,而226Hz低频探测音无法体现质量占优势的传音系统导纳改变有关。对于7~24个月的幼儿究竟是低频还是高频探测音来评价中耳功能准确性更高,国内外研究尚存在争议。1000Hz高频探测音鼓室导抗图在中耳功能正常婴幼儿中主要表现为单峰型,而226Hz低频探测音鼓室导抗图主要表现为双峰型。

(四)咽鼓管纤维内镜检查法

咽鼓管纤维内镜直径为0.8mm,可自咽鼓管咽口插入通过向咽鼓管吹气而使其软骨段扩张,观察咽鼓管黏膜情况。

二、鼓膜穿孔者咽鼓管功能检查法

(一)鼓室滴药法

通过向鼓室内滴(注)入有味、有色或荧光素类药液,以检查咽鼓管是否通畅。本法尚能了解其排液、自洁能力。检查时受试者仰卧、患耳朝上。滴药种类有两种:

1. 有味药液 向外耳道内滴入0.25%氯霉素水溶液等有味液体,鼓膜小穿孔者需按压耳屏数次,然后请受试者做吞咽动作,并注意是否尝到药味并记录其出现的时间。

2. 显色药液 向外耳道内滴入如亚甲蓝等有色无菌药液,用电子鼻咽镜观察咽鼓管咽口,记录药液从滴入到咽口开始显露药液所经历时间。

(二)荧光素试验法

将0.05%荧光素生理盐水1~3ml滴入外耳道内,请受试者做吞咽动作10次,然后坐起,用加滤光器的紫外线灯照射咽部,记录荧光在咽部出现的时间,10分钟内出现者示咽鼓管通畅。

(三)咽鼓管造影法

将35%碘造影剂滴入外耳道,经鼓膜穿孔流入鼓室。然后在外耳道口经橡皮球打气加压、或让碘液自然流动,通过咽鼓管进入鼻咽部。同时作X线拍片或X线电影录像,可了解咽鼓管的解剖形态、有无狭窄或梗阻及其位置,以及自然排液功能等。

(四)鼓室内镜检查法

用直径2.7mm 30°或70°斜视角的硬管鼓室内镜可观察咽鼓管鼓室口的病变。

(五)声导抗仪检查法

用声导抗仪的气泵压力系统检查咽鼓管平衡正负压的功能,又称正、负压平衡试验法。

1. 正压试验 检查时将探头置于外耳道内,密封、固定,向外耳道内持续加压,当正压升至某值而不再上升反开始骤降时,此压力值称开放压,示鼓室内的空气突然冲开咽鼓管软骨段向鼻咽部逸出。当压力降至某值而不再继续下降时,此压力值称关闭压,示咽鼓管软骨已由其弹性作用而自行关闭。然后请受试者做吞咽动作数次,直至压力降至“0”或不再下降时,记录压力

Notes

最低点。

2. 负压试验　向外耳道内减压，一般达$-200mmH_2O$（即$-1.96kPa$，注：$1mmH_2O=9.8\times10^{-3}$ kPa）时，请受试者做吞咽动作。咽鼓管功能正常者，于每次吞咽时软骨段开放，空气从鼻咽部进入鼓室，负压逐渐变小，直至压力不再因吞咽而改变时。记录所作吞咽动作的次数及最后的压力。

（六）咽鼓管声测法（sonotubometry）

利用吞咽时咽鼓管开放瞬间在管腔内通过空气传导声音的原理，对咽鼓管的开闭功能进行检测。声测法是在生理状态下进行的无创检查，无论鼓膜穿孔与否均可进行，对咽鼓管异常开放的诊断尤具价值，此法还能记录到吞咽动作发生后咽鼓管开放的潜伏期和开放的持续时间。

此外还有咽鼓管光测法，压力舱检查法等。

第三节　听功能检查法

临床听功能检查法分为主观测听法和客观测听法两大类。主观测听法要依靠受试者对刺激声信号进行主观判断，并作出某种行为反应，故又称行为测听。由于主观测听法可受到受试者主观意识及行为配合的影响，故在某些情况下（如伪聋、弱智、婴幼儿等）其结果不能完全反映受试者的实际听功能水平。主观测听法包括语音检查法、表试验、音叉试验、纯音听阈及阈上功能测试、Békésy 自描测听、言语测听等。与主观测听法相反，客观测听法无需受试者的行为配合，不受其主观意识的影响，故其结果客观、可靠。临床上常用的客观测听法有声导抗测试，听诱发电位以及耳声发射测试等。

一、音叉试验

音叉试验（tuning fork test）是门诊最常用的听力检查法之一，每套音叉由 5 个不同频率的音叉组成，即 C_{128}，C_{256}，C_{512}，C_{1024}，C_{2048}，其中最常用的是 C_{256} 及 C_{512}。

检查时，检查者手持叉柄，将叉臂向另手的第一掌骨外缘或肘关节处轻轻敲击，使其振动，然后将振动的叉臂置于距受试耳外耳道口 1cm 处，两叉臂末端应与外耳道口在一平面（图 1-3-8），检查气导（air conduction，AC）听力。注意敲击音叉时用力要适当，如用力过猛，可产生泛音而影响检查结果。检查骨导（bone conduction，BC）时，应将叉柄末端的底部压置于颅面中线上或鼓窦区。采用以下试验可初步鉴别耳聋为传导性或感音神经性，但不能准确判断听力损失的程度，无法进行前后比较。

（一）Rinne 试验

Rinne 试验（Rinne test，RT）旨在比较受试耳气导和骨导的长短。方法：先测试骨导听力，一旦受试耳听不到音叉声时，立即测同侧气导听力（图 1-3-8），受试耳此时若又能听及，说明气导>骨导（AC>BC）为 RT 阳性（+）。若不能听及，应再敲击音叉，先测气导听力，当不再听及时，立即测同耳骨导听力，若此时又能听及，可证实为骨导>气导（BC>AC），为 RT 阴性（-）。若气导与骨导相等（AC=BC），以“（±）”表示之。

（二）Weber 试验

Weber 试验（Weber test，WT）用于比较受试者两耳的骨导听力。方法：取 C_{256} 或 C_{512} 音叉，敲击后将叉柄底部紧压于颅面中线上任何一点（多为前额或额部，亦可置于两第一上切牙之间），同时请受试者仔细辨别音叉声偏向何侧，并以手指示之。记录时以“→”示所偏向的侧别，“=”示两侧相等（图 1-3-9）。

（三）Schwabach 试验

Schwabach 试验（Schwabach test，ST）旨在比较受试者与正常人的骨导听力。方法：先试正常

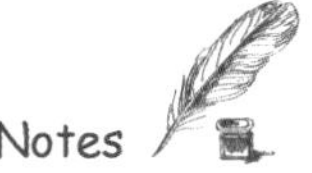

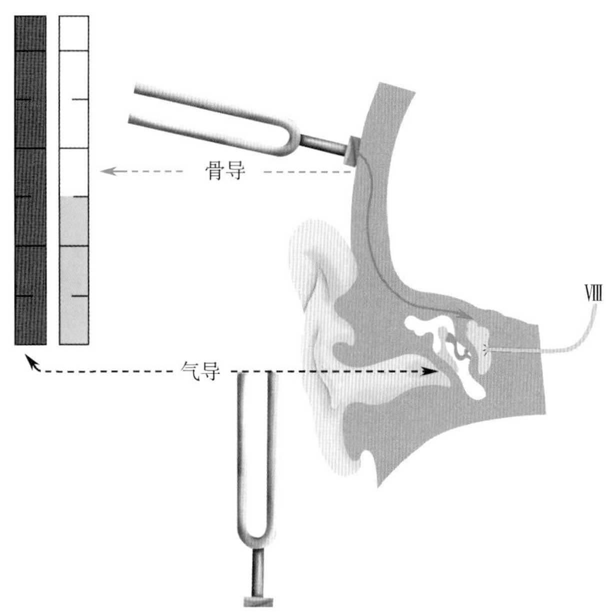

图 1-3-8 Rinne 试验阳性

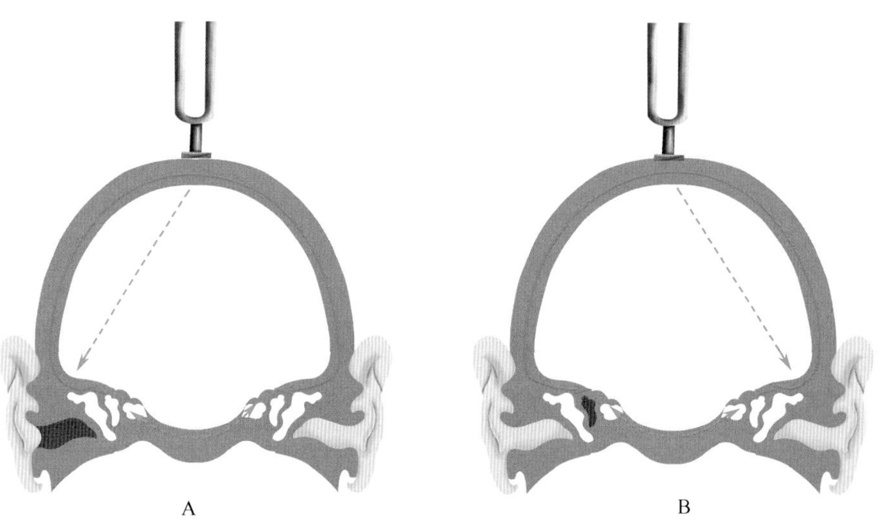

图 1-3-9 Weber 试验
A. 示骨导偏向试验偏患侧 B. 示骨导偏向试验偏健侧

人骨导听力，当其不再听及音叉声时，迅速将音叉移至受试耳鼓窦区测试之。然后按同法先测受试耳，后移至正常人。如受试耳骨导延长，以“(+)”示之，缩短则以“(-)”表示，“(±)”示两者相似。

传导性聋和感音神经性聋的音叉试验结果比较见表 1-3-1。

表 1-3-1 音叉试验结果比较

试验方法	正常	传导性聋	感音神经性聋
Rinne 试验(RT)	(+)	(-)(±)	(+)
Weber 试验(WT)	(=)	→患耳	→健耳
Schwabach 试验(ST)	(±)	(+)	(-)

（四）Gelle 试验

鼓膜完整者，可用 Gelle 试验（Gelle test，GT）检查其镫骨是否活动。方法：将鼓气耳镜口置于外耳道内，密闭之。用橡皮球向外耳道内交替加、减压力，同时将振动音叉的叉柄底部置于鼓窦区。若镫骨活动正常，患者所听之音叉声在由强变弱的过程中尚有忽强忽弱的不断波动变化，为阳性（+）；无强弱波动感者为阴性（-）。耳硬化或听骨链固定时，本试验为阴性。

二、纯音听力计检查法

纯音听力计（pure tone audiometer）系利用电声学原理设计而成，能发生各种不同频率的纯音，其强度（声级）可加以调节，通过纯音听力计检查不仅可以了解受试耳的听敏度，估计听觉损害的程度，并可初步判断耳聋的类型和病变部位。

普通纯音听力计能发生频率范围为 125～8000Hz 的纯音，可将其分为低、中、高三个频段：250Hz 以下为低频段，500～2000Hz 为中频段，又称语频段，4000Hz 以上为高频段。超高频纯音听力的频率范围为 8～16kHz。声强以分贝（dB）为单位。在听力学中，以 dB 为单位的声强级有数种，如声压级（sound pressure level，SPL）、听力级（hearing level，HL）、感觉级（sensation level，SL）等。声压级是拟计量声音的声压（P）与参考声压（P_0，规定 $P_0 = 20\mu Pa$ RMS）两者比值的对数，单位为 dB（SPL）：声压级（dB SPL）= $20\lg P/P_0$。听力级是参照听力零级计算出的声级；听力零级是以一组听力正常青年受试者平均听阈的声压级为基准，将之规定为 0dB HL，包括气导听力零级和骨导听力零级。纯音听力计以标准的气导和骨导听力零级作为听力计零级，在此基础上计算其强度增减的各个听力级。因此，纯音听力计测出的纯音听阈均为听力级，以 dB（HL）为单位。感觉级是不同个体受试耳听阈之上的分贝值，故引起正常人与耳聋患者相同 dB 数值的感觉级（SL）之实际声强并不相同。

根据测试目的或对象不同，听力测试应在隔音室内或自由声场内进行，环境噪声不得超过 GB 和 ISO 规定的标准。

（一）纯音听阈测试

听阈（hearing threshold）是足以引起某耳听觉的最小声强值，是在规定条件下给一定次数的声信号，受试者对其中 50% 能作出刚能听及反应时的声级。人耳对不同频率纯音的听阈不同，但在纯音听力计上已转换设定为听力零级（0dB HL）。纯音听阈测试即是测定受试耳对一定范围内不同频率纯音的听阈。听阈提高是听力下降的同义词。通过纯音听阈检查可了解三个方面的问题：①有无听力障碍；②听力障碍的性质（传导性聋或感音神经性聋）；③听力障碍的程度。由于纯音测听是一种主观测听法，其结果可受多种因素影响，故分析结果时应结合其他检查结果综合考虑。

1. 纯音听力测试法　纯音听阈测试包括气导听阈及骨导听阈测试两种，常规测试准备如下：①一般先测试气导，然后测骨导；②测试前先向受试者说明检查方法，描述或示范低频音与高频音的声音特征，请受试者在听到测试声时，无论其强弱，立即以规定的动作表示之；③检查从 1000Hz 开始，以后按 2000Hz，3000Hz，4000Hz，6000Hz，8000Hz，250Hz，500Hz 顺序进行，最后再对 1000Hz 复查一次；④正式测试前先择听力正常或听力较好之耳做熟悉试验；

（1）纯音气导听阈测试：纯音气导听阈测试（pure-tone air-conduction threshold testing）有经气导耳机和自由声场测听（free-field audiometry）两种方式，标准手法有上升法和升降法两种：

1）上升法：上升法（Hughson-Westlake“ascending method”）具体为：最初测试声听力级应比上述“熟悉试验”中受试耳刚能听及的听力级降低 10dB，以“降 10（dB）升 5（dB）”“规则（“up 5dB，down 10dB step”）反复测试 5 次。如在此 5 次测试中受试者有 3 次在同一听力级作出反应，即可确定该听力级为受试耳之听阈，将此记录于纯音听阈图上。

2）升降法：升降法与上升法基本相同，但以升 5（dB）降 5（dB）法反复测试 3 次，3 次所测听

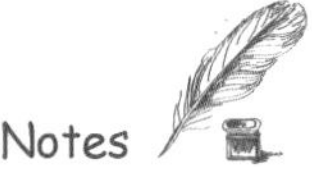

力级之均值为听阈。

（2）纯音骨导听阈测试：纯音骨导听阈测试（pure-tone bone-conduction threshold testing）时，将骨导耳机置于受试耳鼓窦区，对侧耳戴气导耳机，被测试耳之气导耳机置于额颞部，以免产生堵耳效应（occlusion effect）。测试步骤和方法与气导者相同。

当测试耳的刺激声强度过大时，应注意避免产生交叉听力（cross hearing）。交叉听力指在测试聋耳或听力较差耳时，如刺激声达到一定强度但尚未达受试耳听阈，却已以被对侧耳听及的现象，交叉听力又称影子听力（shadow hearing），由此描绘的听力曲线与对侧耳之听力曲线极为相似，称为“音影曲线”。“音影曲线”可出现于骨导和气导测试中，为了避免“音影曲线”的产生，在测试纯音听阈时，应注意采用掩蔽法（masking process）。由于测试声经受试耳传入颅骨后，两耳间的声衰减仅为 0～10dB，故测试骨导时，对侧耳一般均予掩蔽。气导测试声绕过或通过颅骨传至对侧耳，其间衰减 30～40dB，故当两耳气导听阈差值≥40dB，测试较差耳气导时，对侧耳亦应予以掩蔽。用做掩蔽的噪声有白噪声和窄频带噪声两种，目前一般倾向于采用以测试声频率为中心的窄频带噪声。

2. 纯音听阈图的分析 纯音听阈图以横坐标示频率（Hz），纵坐标示声强级（dB），用表 1-3-2 中所列的相应符号，将受试耳的听阈记录于图中。再将各相邻音频的气导听阈符号连线，骨导符号不连线，如此即可绘出纯音听阈图（或称听力曲线，audiogram）。注意“↙○”、“×↘”与相邻频率的气导符号不能连线。根据纯音听阈图的不同特点，可对耳聋作出初步诊断：

表 1-3-2 纯音听阈图记录符号

	右（红色）	左（蓝色）
气导，未掩蔽	○	×
气导，掩蔽	△	□
骨导，未掩蔽	〈	〉
骨导，掩蔽	[	]
气导，未反应	↙○	×↘
骨导，未反应	↙〈 ↙[	〉↘]↘

（1）传导性聋：骨导正常或接近正常，气导听阈提高；气骨导间有间距，此间距称气-骨导差（air-bone gap），此气-骨导差一般不大于 60dB（HL）；气导曲线平坦、或低频听力损失较重而曲线呈上升型（图 1-3-10）。

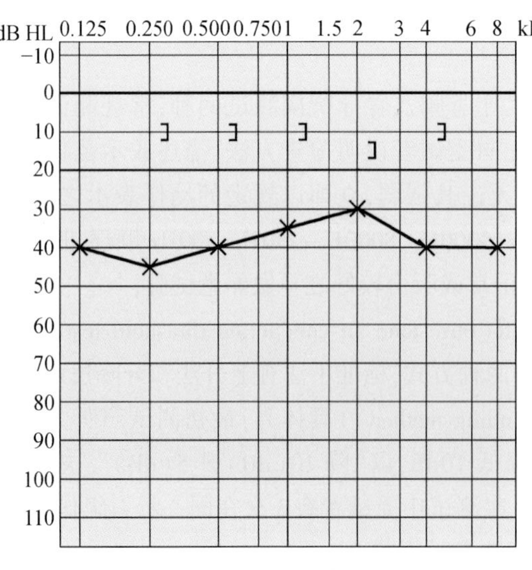

图 1-3-10 传导性聋（左耳）

（2）感音神经性聋：气、骨导曲线呈一致性下降，无气骨导差（允许 3～5dB 误差），一般高频听力损失较重，故听力曲线呈渐降型或陡降型（图 1-3-11）。严重的感音神经性聋其曲线呈岛状。少数感音神经性聋亦可以低频听力损失为主。

（3）混合性聋：兼有传导性聋与感音神经性聋的听力曲线特点。气、骨导曲线皆下降，但存在一定气骨导差值（图 1-3-12）。

（二）纯音阈上听功能测试

阈上听功能测试是用声强大于受试

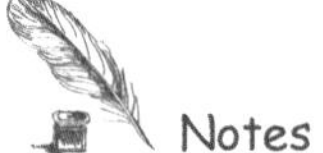
Notes

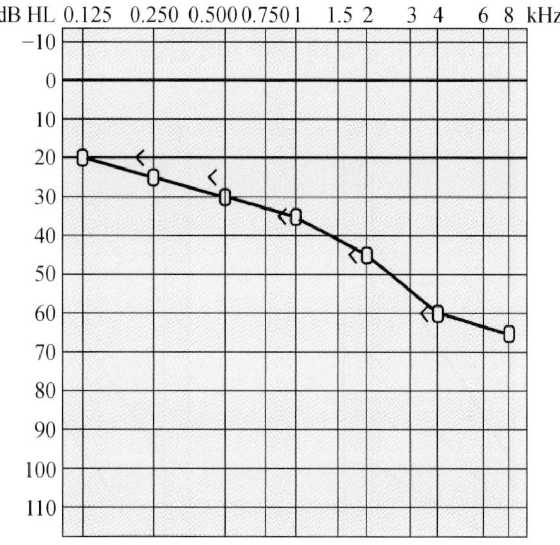

图 1-3-11　感音神经性聋(右耳)

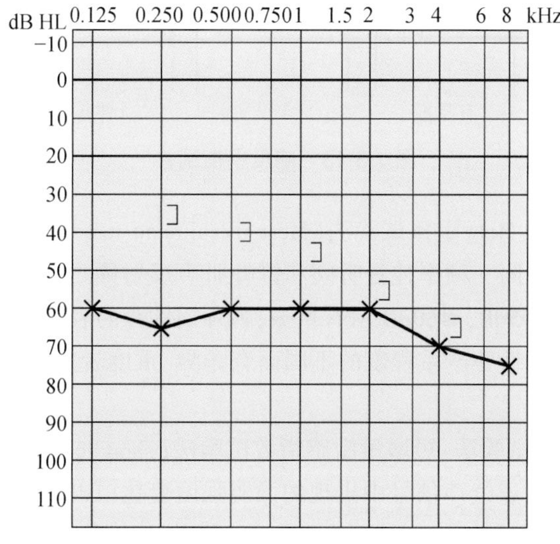

图 1-3-12　混合性聋(左耳)

耳听阈的声信号进行的一系列测试,对于鉴别耳蜗性聋与神经性聋具有一定的参考价值。阈上听功能测试主要包括响度重振现象测试和病理性听觉适应现象测试。

1. 响度重振试验　声音的强度和响度是两个不同的概念。声音的强度是一种物理量,可进行客观测量。响度则是人耳对声强的主观感觉,它不仅与声音的物理强度有关,而且与频率有关。正常情况下,强度和响度之间按一定的比值关系增减,声强增加,人耳所感到的响度亦随之增大,声强减弱,响度变小。耳蜗病变时,声强在某一强度值之上的进一步增加却能引起响度的异常增大,称为响度重振现象(loudness recruitment phenomenon),简称重振现象。通过对重振现象的测试,有助于耳蜗性聋与蜗后性聋的鉴别诊断。重振试验的方法有多种,如双耳交替响度平衡试验法、单耳响度平衡试验法、短增量敏感指数试验法、Metz 重振试验法、Békésy 自描听力计测试法等。

(1) 双耳交替响度平衡试验法:双耳交替响度平衡试验法(alternate binaural loudness balance test,ABLB)适用于一侧耳聋,或两侧耳聋但一耳较轻者。方法:在纯音听阈测试的基础上,选一中频音、其两耳气导听阈差值大于 20dB(HL)者进行测试,仅测试气导听力。先在健耳或听力较佳耳增加听力级,以 10～20dB 为一档,每增加一档后,随即调节病耳或听力较差耳的阈上听力级,至感到两耳响度相等为止。如此逐次提高两耳测试声强,于听力表上分别记录两

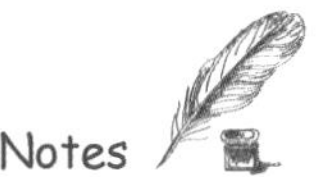

耳响度感一致时的听力级,并画线连接。当两耳最终在同一听力级感到响度一致时,示有重振(图 1-3-13)。若虽经调试,两耳始终不能在同一听力级上达到相同的响度感,表示无重振。

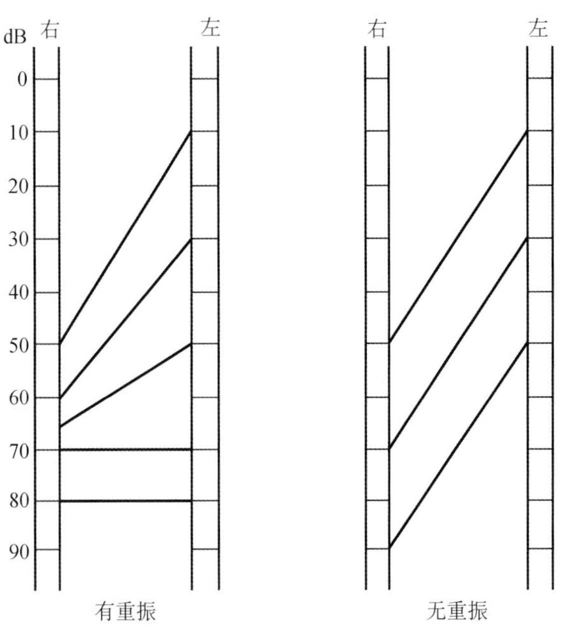

图 1-3-13 响度平衡试验

(2) Metz 重振试验法:Metz 重振试验法(Metz recruitment test)是在纯音听阈和声导抗声反射测试的基础上,通过计算同一频率纯音听阈和镫骨肌声反射阈之间的差值来评定重振现象的有无。正常人差值为 75 ~ 95dB,≤60dB 示有重振,为耳蜗性聋的表现;≥100dB 示蜗后性聋。但应注意,该阈值差可因耳蜗性聋严重程度的不同而有差异,重度者阈值差可甚小,而轻度耳蜗性聋阈值差可大于 60dB。

(3) 短增量敏感指数试验法:短增量敏感指数试验法(short increment sensitivity index,SISI)是测试受试耳对阈上 20dB 连续声信号中出现的微弱强度变化(1dB)的敏感性,以每 5 秒出现一次,共计 20 次声强微增变化中的正确辨别率,即敏感指数来表示。耳蜗病变时,敏感指数可高达 80% ~100% ,正常耳及其他耳聋一般为 0% ~20% 。

2. 病理性听觉适应现象测试 在持续声刺激的过程中,听神经的神经冲动排放率(discharge frequency)轻度下降,表现为在声刺激的持续过程中产生的短暂而轻微的听力减退,即响度感随声刺激时间的延长而下降的现象,则称为听觉适应(auditory adaptation),感音神经性聋、特别是神经性聋时,听觉疲劳现象较正常明显,听觉适应现象在程度及速度上均超出正常范围,后者称病理性听觉适应(abnormal auditory adaptation),简称病理性适应。测试病理性适应现象的方法有音衰变试验、Békésy 自描听力计测试等。

(1) 音衰变试验:用纯音听力计测试音衰变试验(tone decay test),选 1 ~ 2 个中频纯音作为测试声。测试时先以听阈的声级连续刺激受试耳 1 分钟,若在此时间内受试耳始终均能听及刺激声,此测试声试验即告结束。若受试耳在不到 1 分钟的时间内即已不能听及,则应在不中断刺激声的条件下,立即将声级提高 5dB,再连续刺激 1 分钟。若受试耳能听及刺激声的时间又不满 1 分钟,应依上法再次提高刺激声声级,直至在 1 分钟内始终均能听及刺激声为止,计算测试结束时刺激声的声级和听阈之间的差值。正常耳及传导性聋为 0 ~ 5dB,耳蜗性聋差值增大,一般为 10 ~ 25dB,30dB 或>30dB 属神经性聋。

(2) Békésy 自描听力计测试:由 Békésy 设计的自描听力计可同时发放连续性和脉冲性纯音。Békésy 自描听力计测试(Békésy audiometry)时,由受试者对测试声作出反应,仪器可自动描

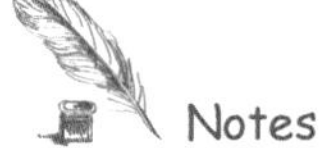

绘出具有两条锯齿形曲线的听力图。根据两条曲线的位置及其相互关系，以及波幅的大小，可将此听力图分为4型（图1-3-14）。根据此听力图不仅可了解受试耳的听敏度及耳聋程度，还可提示有无重振及听觉疲劳现象，以鉴别耳蜗性聋和蜗后性聋。但近年来临床上已很少使用该方法。

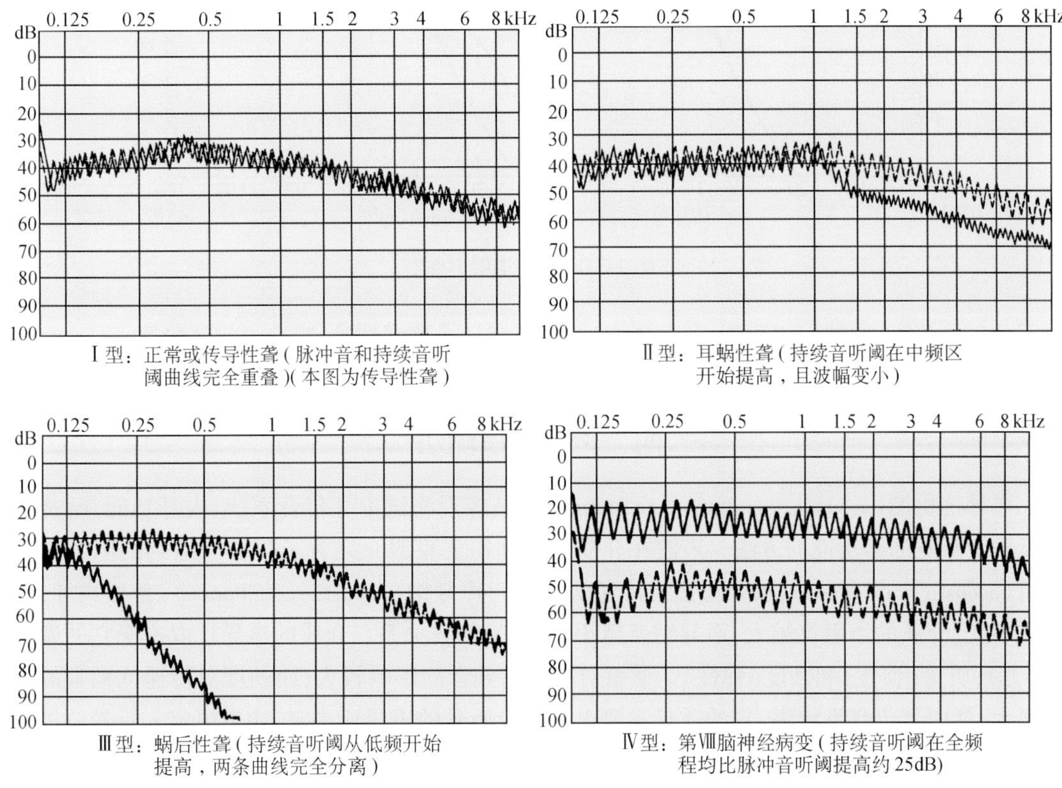

Ⅰ型：正常或传导性聋（脉冲音和持续音听阈曲线完全重叠）（本图为传导性聋）

Ⅱ型：耳蜗性聋（持续音听阈在中频区开始提高，且波幅变小）

Ⅲ型：蜗后性聋（持续音听阈从低频开始提高，两条曲线完全分离）

Ⅳ型：第Ⅷ脑神经病变（持续音听阈在全频程均比脉冲音听阈提高约25dB）

图 1-3-14　Békésy 听力图

（3）镫骨肌声反射衰减试验：镫骨肌声反射衰减试验（stapedial reflex decay test）是通过所谓声反射半衰期评定，即在镫骨肌声反射测试中，计算镫骨肌反射性收缩幅度衰变到为其收缩初期的一半所经历的时间。耳蜗性聋或正常人偶有轻度衰减现象，但蜗后病变（如听神经瘤）者有严重衰减现象，半衰期可为3秒（不超过5秒）。本检查不属纯音听力计范畴，其方法和原理参见本节声导抗检查有关内容。

三、言语测听法

纯音听阈只说明受试耳对各种频率纯音的听敏度，不能全面反映其听功能状况，例如感音神经性聋患者多有“只闻其声，不明其意”的现象。言语测听法（speech audiometry）作为听功能检查法的组成部分，不仅可弥补纯音测听法的不足，而且有助于耳聋病变位置的诊断。

言语测听法是将标准词汇录入声磁带或CD光盘上，检测时将言语信号通过收录机或CD机传入听力计并输送至耳机进行测试。由于注意到方言对测试结果的影响，目前除普通话词汇外，还有广东方言等标准词汇。主要测试项目有言语接受阈（speech reception threshold，SRT）和言语识别率（speech discrimination score，SDS）。言语接受阈以声级（dB）表示，在此声级上，正常受试耳能够听懂50%的测试词汇。言语识别率是指受试耳能够听懂所测词汇中的百分率。将不同声级的言语识别率绘成曲线，即成言语听力图（speech audiogram）（图1-3-15）。根据言语听力图的特征，可鉴别耳聋的种类。

用敏化（sensitized，或称畸变）言语测听法，有助于诊断中枢听觉神经系统的疾病，如噪声干

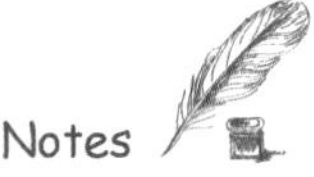

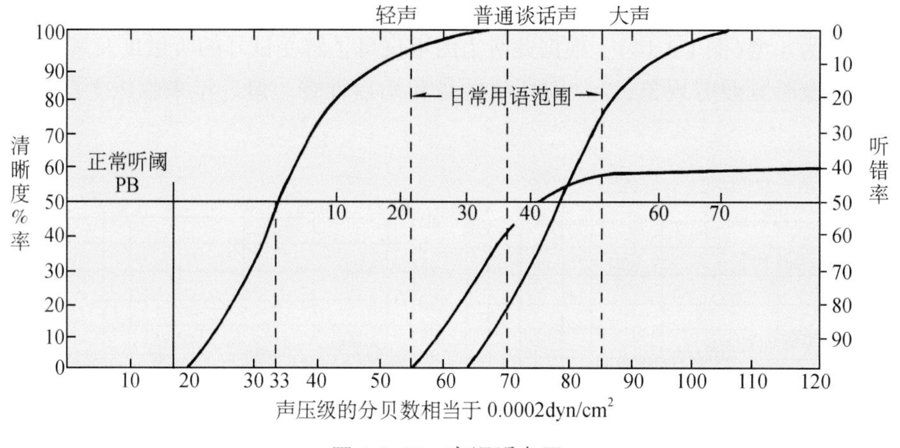

图 1-3-15 言语听力图

扰下的言语测听、滤波言语测听、竞争语句试验、交错扬扬歌词试验、凑合语句试验等。

言语测听法尚可用于评价耳蜗植入术后听觉康复训练效果，评估助听器的效能等。

四、声导抗检测法

声导抗检测（acoustic immittance measurement）是客观测试中耳传音系统、内耳功能、听神经以及脑干听觉通路功能的方法。声波在介质中传播需要克服介质分子位移所遇到的阻力称声阻抗（acoustic impedance），被介质接纳传递的声能叫声导纳（acoustic admittance），合称声导抗。声强不变，介质的声阻抗越大，声导纳就越小，两者呈倒数关系。介质的声导抗取决于它的摩擦（阻力），质量（惯性）和劲度（弹性）。质量对传导高频音的影响较大，而劲度对传递低频音的影响最大，就中耳传音系统讲，它的质量主要由鼓膜及听骨的重量所决定，比较恒定。听骨链被肌肉韧带悬挂，摩擦阻力甚小；劲度主要由鼓膜、韧带、中耳肌张力及中耳空气的压力所产生，易受各种因素影响，变化较大，是决定中耳导抗的主要部分，故声导抗测试用低频探测音检测中耳的声顺（compliance，劲度的倒数）。测量此部分就可基本反映出整个中耳传音系统的声导抗。

目前常用于测量中耳声导抗的仪器多是根据等效容积原理设计的，由刺激信号、导抗桥和气泵三大部分组成，经探头内的 3 个小管引入被耳塞密封的外耳道内（图 1-3-16）；经上管发出

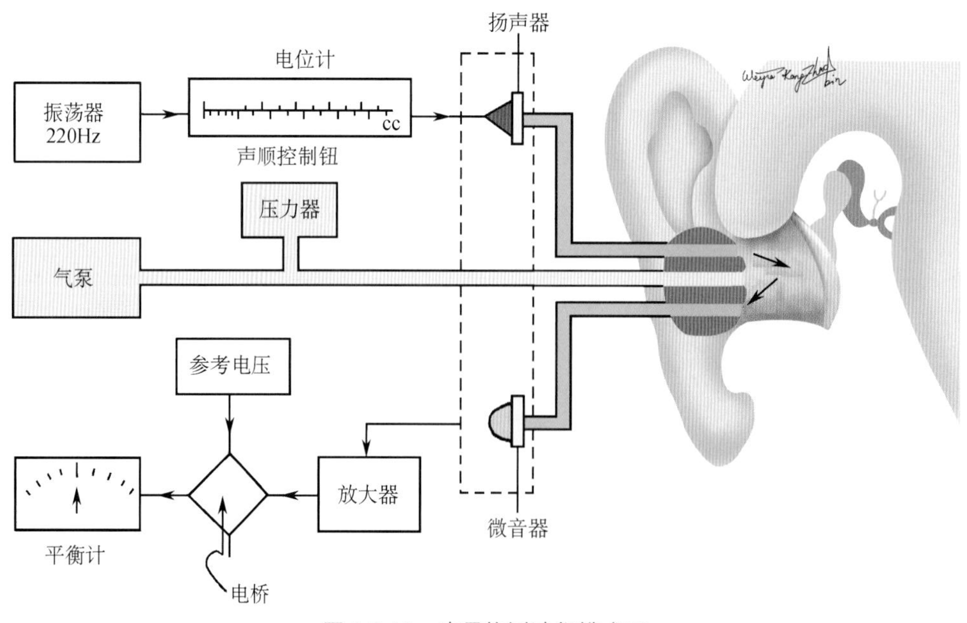

图 1-3-16 声导抗测试仪模式图

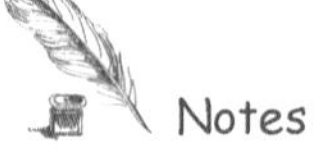
Notes

220Hz 或 226Hz 85dB 的探测音，鼓膜返回到外耳道的声能经下管引入微音器，转换成电讯号，放大后输入电桥并由平衡计显示。经气泵中管调整外耳道气压由+200mmH_2O 连续向-400mmH_2O 变化，以观察鼓膜在被压入或拉出状态时导抗的动态变化。刺激声强度为 40～125dB 的 250Hz、500Hz、1000Hz、2000Hz、4000Hz 纯音，白噪声及窄频噪声，可经耳机向另一耳或经小管向同侧耳发送，以供检测镫骨肌声反射。

1. 鼓室导抗测量　鼓室导抗测量(tympanometry)乃测量外耳道压力变化过程中的声导抗值，是声导抗检测的重要组成部分。

(1) 静态声顺：鼓膜在自然状态和被正压压紧时的等效容积毫升数，即声顺值。两者之差为鼓膜平面的静态声顺(static compliance)值，代表中耳传音系统的活动度；正常人因个体差异此值变化较大，且与各种中耳疾病重叠较多，不宜单独作诊断指征，应结合镫骨肌声反射与纯音测听综合分析。

(2) 鼓室导抗图：在+200mmH_2O～-200mmH_2O 范围连续逐渐调节外耳道气压，鼓膜连续由内向外移动所产生的声顺动态变化，可用荧光屏或平衡计显示，用记录仪以压力声顺函数曲线形式记录下来，称之为鼓室导抗图(tympanogram)或声顺图、鼓室功能曲线(图 1-3-17)。上述检查多采用 226KHz 探测音，根据曲线形状，声顺峰与压力轴的对应位置(峰压点)，峰的高度(曲线幅度)以及曲线的坡度、光滑度等，可较客观地反映鼓室内各种病变的情况。一般讲，凡中耳功能正常者曲线呈 A 型；As 型常见于耳硬化、听骨固定或鼓膜明显增厚等中耳传音系统活动度受限时；若其活动度增高，如听骨链中断、鼓膜萎缩、愈合性穿孔以及咽鼓管异常开放时，则曲线可呈 Ad 型；B 型曲线多见于鼓室积液和中耳明显粘连者；C 型曲线表示着咽鼓管功能障碍、鼓室负压。由于中耳疾病错综复杂，但上述图形与中耳疾病并无一对一之关系，特别是在鼓膜与听骨链复合病变时，曲线可以不典型，应结合其他检查综合分析。近年来，在英国、美国发布的听力诊断指南均推荐 0～6 个月的婴幼儿使用 1000Hz 高频探测音进行中耳功能检测。这可能与婴幼儿中耳腔内存在羊水和间叶细胞，因此总质量较高，气腔容积相对较小，中耳共振频率较低，1000Hz 高频探测音声导纳对中耳质量系统改变较敏感，而 226Hz 低频探测音无法体现质量占优势的传音系统导纳改变有关。对于 7～24 个月的幼儿究竟是低频还是高频探测音来评价中耳功能准确性更高，国内外研究尚存在争议。1000Hz 高频探测音鼓室导抗图在中耳功能正常婴幼儿中主要表现为单峰型，而 226Hz 低频探测音鼓室导抗图主要表现为双峰型。

鼓室导抗检查法可检测咽鼓管功能(见本章第二节)。

2. 镫骨肌声反射　镫骨肌声反射(acoustic stapedius reflex)的原理在听觉生理学中已做了介绍，正常耳诱发镫骨肌声反射的声音强度为 70～100dB(SL)。正常人左右耳分别可引出交叉(对侧)与不交叉(同侧)两种反射(图 1-3-18)。

(1) 镫骨肌声反射检测内容包括：①反射阈；②振幅；③潜伏期；④衰减；⑤图形等(图 1-3-19)镫骨肌声反射弧中任何一个环节受累，轻者影响它的阈值、潜伏期、幅度、衰减度等，重者可使其消失。因此，根据反射的有无和变异，对比交叉与非交叉反射，就可为许多疾病的诊断提供客观依据。

(2) 镫骨肌声反射检测的临床意义：镫骨肌声反射的应用较广，目前主要用于：①估计听敏度；②鉴别传导性与感音性聋；③确定响度重振与病理性适应；④识别非器质性聋；⑤为蜗后听觉通路及脑干疾病提供诊断参考；⑥可对某些周围性面瘫做定位诊断和预后预测，以及对重症肌无力作辅助诊断及疗效评估等。

五、耳声发射检测法

研究表明，耳声发射可在一定意义上反映耳蜗尤其是外毛细胞的功能状态。其定义和分类参见本篇第一章第三节的有关内容。诱发性耳声发射阈值与主观听阈呈正相关，尤其是畸变产

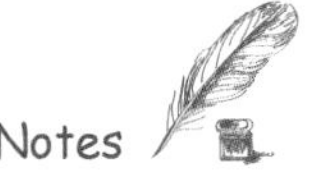

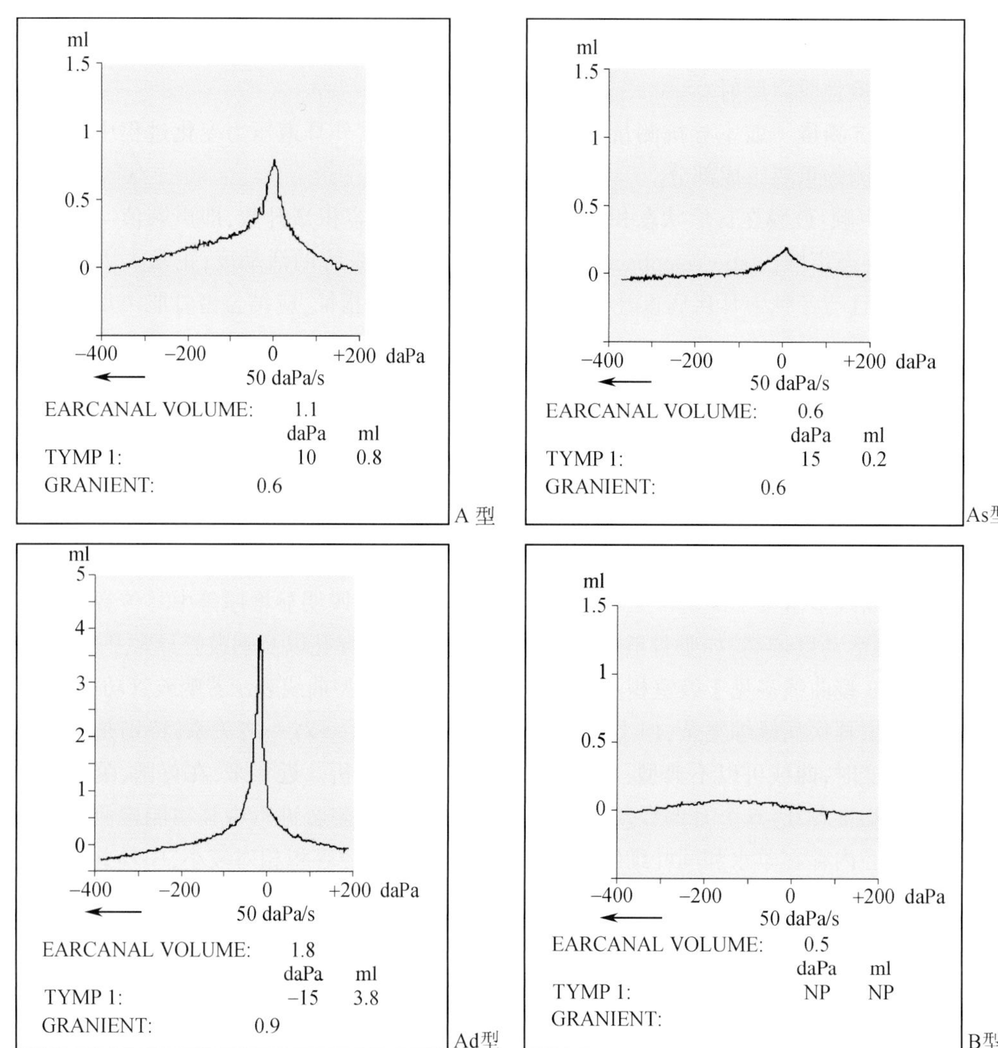

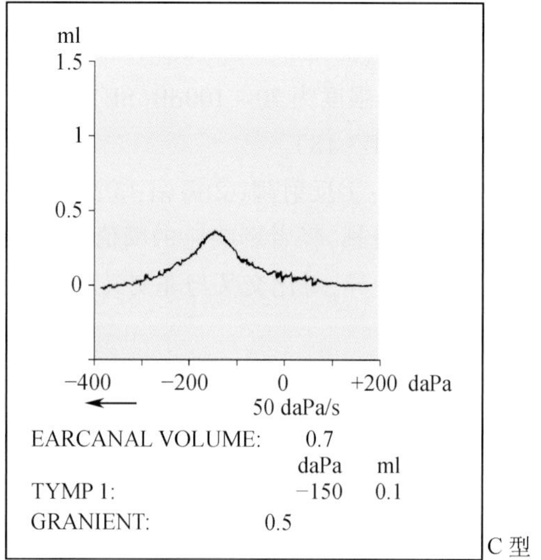

图 1-3-17 鼓室导抗图各常见型

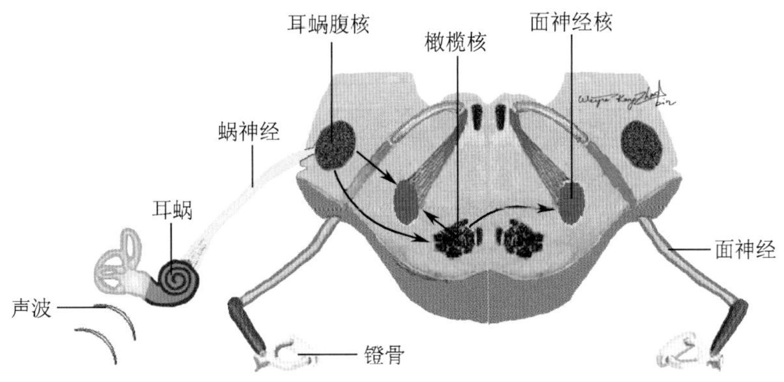

图 1-3-18　镫骨肌反射示意图

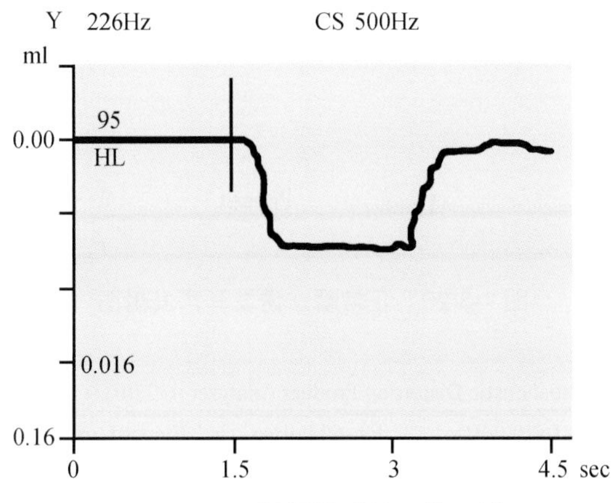

图 1-3-19　镫骨肌反射正常图例

物耳声发射具有较强的频率特性。听力正常人的瞬态诱发性耳声发射和 $2f_1$-f_2 畸变产物耳声发射的出现率为 100%。耳蜗性聋且听力损失>20～30dB(HL)时,诱发性耳声发射消失。中耳传音结构破坏时,在外耳道内亦不能记录到耳声发射。蜗后病变未损及耳蜗正常功能时,诱发性耳声发射正常。由于诱发性耳声发射的检测具有客观、简便、省时、无创、灵敏等优点,目前在临床上耳声发射已用于:①婴幼儿的听力筛选方法之一;②对耳蜗性聋(如药物中毒性聋,噪声性聋,梅尼埃病等)的早期定量诊断;③对耳蜗性聋及蜗后性聋的鉴别诊断。此外,通过测试对侧耳受到声刺激时对受试耳耳声发射的抑制效应,还有助于蜗后听觉通路病变的分析。

1. 瞬态诱发性耳声发射(TEOAE)　是由单个瞬态声刺激信号诱发的耳声发射。临床上常用短声(click)作为刺激声(图 1-3-20)。

2. 畸变产物耳声发射(DPOAE)　是由两个不同频率的纯音(f_1 和 f_2,且 $f_1>f_2$),以一定的频比值(一般 $f_2:f_1=1:1.1～1.2$),同时持续刺激耳蜗所诱发的耳声发射,DPOAE 与该两个刺激频率(又称基频)呈数学表达关系,如 $2f_1$-f_2,f_2-f_1,$3f_2$-f_1 等,人耳记录到的畸变产物耳声发射中,$2f_1$-f_2 DPOAE 的振幅最高,故临床常检测 $2f_1$-f_2 DPOAE(图 1-3-21)。

六、听性诱发电位检测法

声波在耳蜗内通过毛细胞转导、传入神经冲动,并沿听觉通路传到大脑,在此过程中产生的各种生物电位,称为听性诱发电位(auditory evoked potentials,AEP)。用这些电位作为指标来判断听觉通路各个部分功能的方法,称电反应测听法(electric response audiometry,ERA),它是一种不需要受试者作主观判断与反应的客观测听法。

听性诱发的生物电位种类较多,目前应用于临床测听者主要有耳蜗电图、听性脑干诱发电

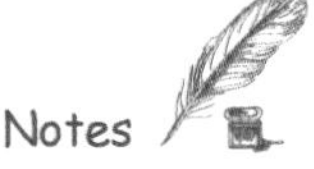

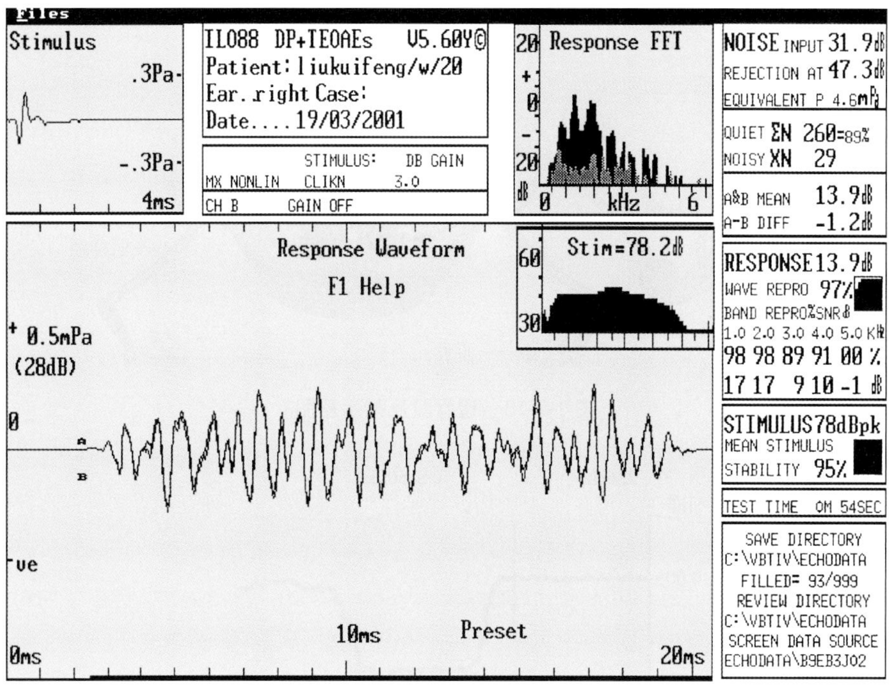

图 1-3-20　正常瞬态诱发耳声发射图

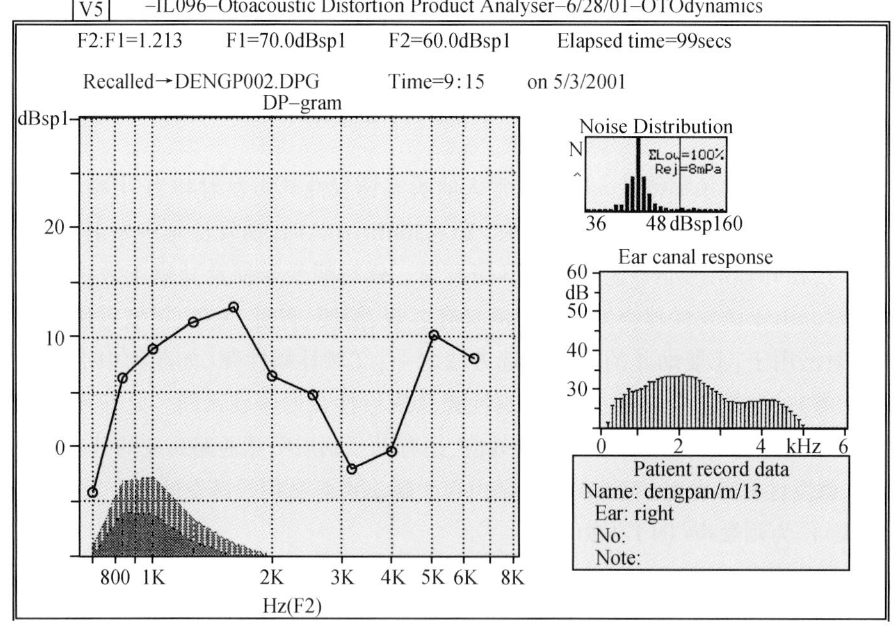

图 1-3-21　畸变产物耳声发射图

位、中潜伏期反应及皮层电位等，它们的信号都极微弱，易被人体的许多自发电位、本底噪声及交流电场等所掩盖，需要在隔音电屏蔽室内进行检测，受检者在保持安静状态下，利用电子计算机平均叠加技术提取电信号。

（一）耳蜗电图

耳蜗电图（electrocochleograph，ECochG）包括 3 种诱发电位：耳蜗微音电位（CM）和电位（SP）以及听神经复合动作电位（CAP，常简作 AP）。其起源及特征等在本篇第一章第三节听觉生理学中已有介绍。

Notes

1. 检测方法　临床上用短声（click）、短音（tone pip）或短纯音（tone burst）作刺激声，刺激重复率10次/秒，记录电极用针状电极经鼓膜刺到鼓岬部近圆窗处，或用极小的银球电极紧放在鼓膜后下缘近鼓环处；参考电极置同侧耳垂或头顶；鼻根部或前额接地电极。滤波带宽3～3000Hz，分析窗宽10毫秒，平均叠加500次。

2. 耳蜗电图检查内容

（1）CM：系用单相位刺激声通过两种相位相减，可获CM，常用短纯音作刺激声。CM电位为交流电位，几乎没有潜伏期，波形与刺激声的波形相同，持续的时间相同或略比声刺激为长，振幅随声强增加。

（2）SP和AP：正常人在外耳道或鼓膜表面经无创电极记录到的SP为负直流电位，同样无潜伏期和不应期。AP主要由一组负波（N_1～N_3）组成，其潜伏期随刺激强度的增加而缩短，振幅随之相应增大。AP是反映听觉末梢功能最敏感的电位，是耳蜗电图中的主要观察对象。因为CM对AP的干扰严重，临床上常用相位交替变换的短声刺激将CM消除，这样记录出的图形为SP与AP的综合波（图1-3-22、图1-3-23）。

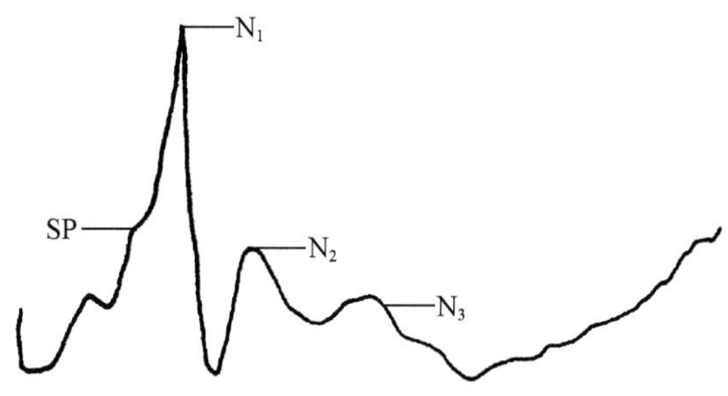

图1-3-22　耳蜗电图

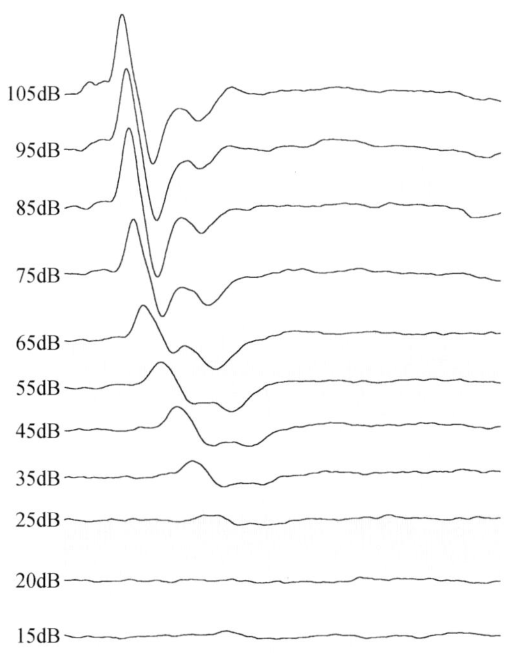

图1-3-23　不同刺激强度ECochG正常波形

对各波的潜伏期、振幅和宽度（时程）、-SP/AP振幅的比值，以及刺激强度与AP振幅的函数曲线和刺激强度与潜伏期函数曲线等指标进行分析，可助对听神经及其外周听觉传导通路上各种耳聋进行鉴别、客观评定治疗效果。

（二）听性脑干反应测听

听性脑干反应测听（auditory brainstem response audiometry，ABR）是检测声刺激诱发的脑干生物电反应，由数个波组成，又称听性脑干诱发电位。

1. 检测方法 刺激声为短声、滤波短声（filtered click）或短纯音，刺激重复率20次/秒。记录电极为银-氯化银圆盘电极，置颅顶正中或前额发际皮肤上，参考电极置同侧或对侧耳垂内侧面或乳突部；前额接地电极。带通滤波100～3000Hz，平均叠加1000～2000次，分析窗宽10毫秒。

2. 听性脑干诱发反应 听性脑干诱发反应由潜伏期在10毫秒以内的7个正波组成，它们被依次用罗马数字命名。各波的主要来源与正常人的平均潜伏期见图1-3-24。ABR中Ⅰ、Ⅲ、Ⅴ波最稳定，而Ⅵ、Ⅶ两波最差（图1-3-25）。临床上分析指标包括：①Ⅰ、Ⅲ、Ⅴ波的峰潜伏期及振幅；②Ⅰ～Ⅲ、Ⅲ～Ⅴ、Ⅰ～Ⅴ波的峰间期；③两耳Ⅴ波峰潜伏期和Ⅰ～Ⅴ波峰间期差；④各波的重复性等。听性脑干诱发反应可用于判定高频听阈、新生儿和婴幼儿听力筛查、鉴别器质性

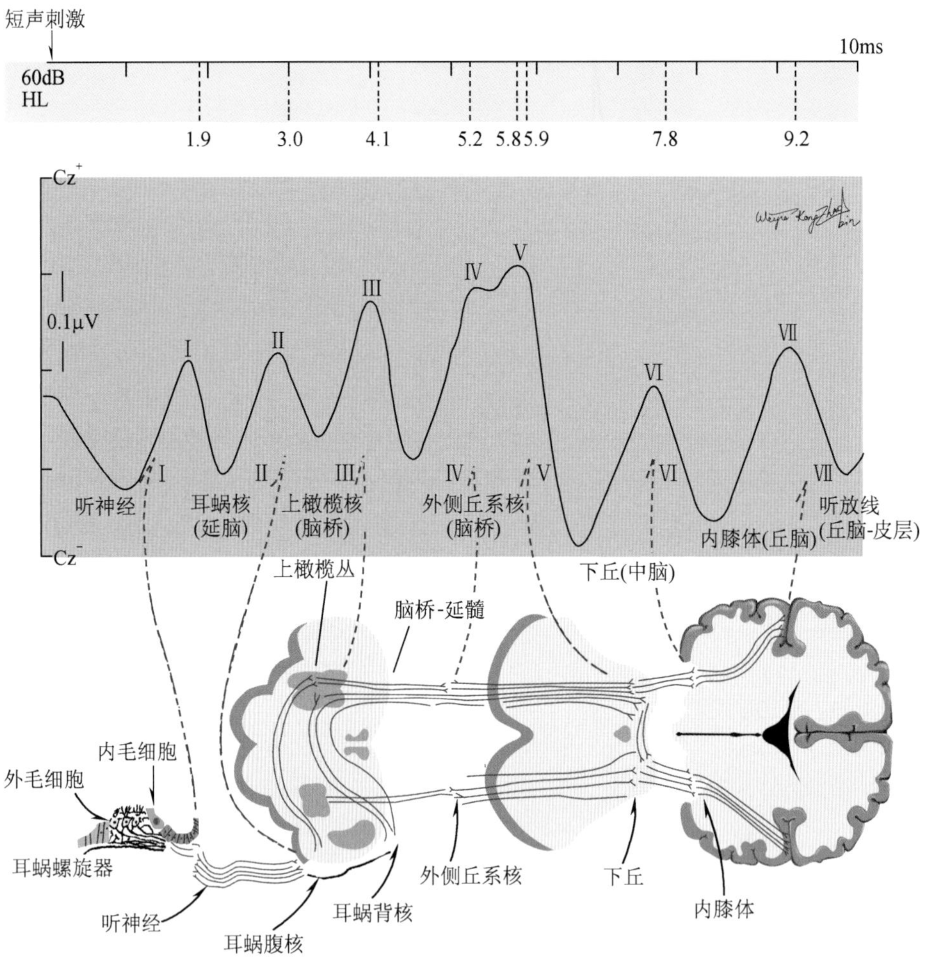

图1-3-24 听性脑干反应7个典型波形及其来源示意图

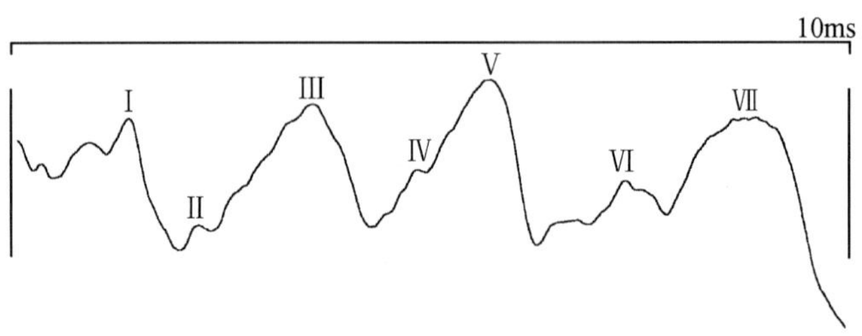

图1-3-25 正常ABR波形

与功能性聋、诊断桥小脑角占位性病变等；对听神经病、多发性硬化症、脑干胶质瘤，脑外伤、昏迷、脑瘫痪、脑死亡等中枢神经系统疾病的诊断、定位与治疗选择、结果判断等，可提供有价值的客观资料。

（三）中潜伏期听诱发电位与40Hz听相关电位

中潜伏期听诱发电位（middle latency auditory evoked potential，MLAEP）是在给声后12～50毫秒记录到的诱发电位。其意义尚未阐明，但对客观评估听阈有价值。

40Hz听相关电位（40Hz auditory event related potential，40Hz AERP）是指以频率为40Hz的刺激声所诱发、类似40Hz的正弦波电位。为听稳态诱发电位（auditory steady state evoked potential），属于中潜伏期反应的一种。主要用于对听阈阈值的客观评估，尤其是对1000Hz以下频率的听阈确定更有价值。40Hz AERP在500Hz、1KHz、2KHz的平均反应阈为10dB nHL（图1-3-26）。

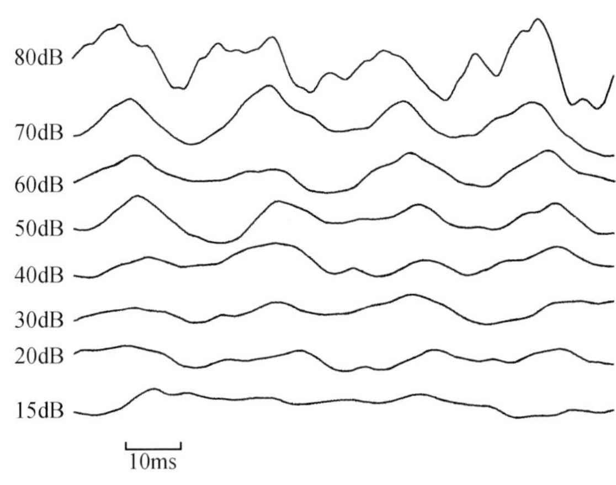

图1-3-26　40Hz相关电位正常波形

（四）皮层听诱发电位

皮层听诱发电位（cortical auditory evoked potential，CAEP）产生于声刺激后30～100毫秒以内，属于慢反应，可由短纯音诱发。记录电极置头顶，参考电极置乳突或颏部。虽然在清醒状态与睡眠状态所记录的CAEP不同，但因CAEP可用纯音诱发，故可客观检测不同频率的听阈。成人CAEP的反应阈10dB nHL，儿童20dB nHL。

（五）多频稳态诱发电位

多频稳态诱发电位（Multiple-frequency Auditory steady-state evoked responses，ASSR）技术是近年来才发展起来的一种新的客观听力检测技术，它首先由澳大利亚墨尔本大学耳鼻咽喉科系Richard等人（1983）报道。因为其测试结果频率特异性高，客观性强，可适用于重度和极重度耳聋患者，因而受到越来越多的重视。

1. 基本原理　调频（FM）和调幅（AM）处理后的不同频率声波（载频CF），刺激耳蜗基底膜上相应部位听觉末梢感受器，其听神经发出神经冲动，沿听觉通路传至听觉中枢，并引起头皮表面电位变化，这种电位变化通过放大技术，可由计算机记录下来。计算机再对反应信号振幅和相位等进行复杂的统计学处理，系统自动判断是否有反应出现。

2. 检测方法　采用双通道模式。患者平躺在床上。刺激声为经FM和AM处理的不同频率的声波，两耳载频为0.5kHz、1.0kHz、2.0kHz、4.0kHz，左耳调频为77Hz、85Hz、93Hz、101Hz，右耳调频为79Hz、87Hz、95Hz、103Hz。电极为纽扣式电极，记录电极位于前额发际皮肤处，接地电极位于眉间，两侧乳突部作为参考电极。增益为100K，带通滤波为30～300Hz，平均叠加400次，伪迹拒绝水平为31%，耳塞为ER3A插入式。

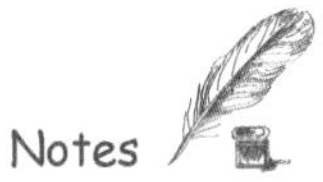

3. 检查方法和参数设置 ASSR测试时，患者平躺在床上。电极为纽扣式电极，记录电极位于前额发际皮肤处，接地电极位于眉间，参考电极位于两侧乳突或者耳垂。不同的ASSR测试仪具有不用的调制声信号、不同的系统参数、不同的计量单位和不同的单位换算法。

4. 结果判断 电脑根据所采集的信号，对其进行复杂的统计学分析，自动判断结果，得到客观听力图、相位图、频阈图和详细的原始数据。

通过与其他一些听力测试方法如纯音测听、ABR、40Hz AERP等相比较，证明ASSR有很好的临床应用价值。据报道，ASSR与Click ABR结果的相关性高达0.90以上，ASSR与纯音阈值也有良好的相关性，500Hz、1KHz、2KHz、4KHz的相关性均在0.75～0.89间，听力损失越重，差值越小，并且在听力图结构上也很相似；ASSR阈值与40Hz AERP相比较，500Hz时差值在15dB以内，1000Hz时差值在10dB以内。

5. 临床应用 多频稳态诱发电位技术属于客观测听方法，在不能进行行为测听或行为测听不能得到满意结果人群的听力测量中是很重要的。多频稳态诱发电位可以用于新生儿听力筛查；它还是婴幼儿听力检测中一种可靠而重要的手段，对于确定婴幼儿（尤其<6个月）各个频率的听力损失程度极为重要，是婴幼儿助听器选配不可缺少的检测手段；在人工耳蜗植入的术前评估中，利用多频稳态诱发电位获得各个频率点的听力状况是非常重要的，它还可以用于助听器佩戴和人工耳蜗植入效果的判断；对于成年人可以通过测定多频稳态诱发电位来间接推算患者的行为听阈；通过比较波幅的变化，多频稳态诱发电位还可以用于麻醉深度的监测；在感音神经性耳聋患者的听功能评价中，ASSR不但可以获得与行为测听相关性很高的结果，而且听力图的结构也与行为听力图相似。

由于多频稳态诱发电位在临床运用的时间尚不长，有很多问题还需要进一步研究。

七、婴幼儿听力检测法

婴幼儿听力检测曾经是临床听力检测中的一个挑战。随着现代科技的发展，已能对婴幼儿听力进行准确的评估。可用于婴幼儿听力检测的方法包括上述各项客观检查方法。此外，常用于婴幼儿听力检测的行为测听方法如下：

1. 行为观察测听 行为观察测听（behavioral observation audiometry，BOA）是对正在玩弄玩具的受试儿童发出刺激声，并观察受试儿童对刺激声的行为反应，如中止吮吸、眨眼等。行为观察测听适用于0～6个月的婴幼儿，和还不能主动控制头部运动的婴幼儿。

2. 条件定向反应测听 条件定向反应测听（conditioned orientation response audiometry，COR）是观察受试儿童听到刺激声后，转头寻找声源方向的行为反应。适合1～3岁幼儿。

3. 视觉强化测听 视觉强化测听（visual reinforcement audiometry，VRA）与条件定向反应测听的测听设计基本类似，但VRA的视觉强化玩具位于受试儿童正前方，与刺激声源呈90°直角。

4. 可触奖品条件强化操作测听 可触奖品条件强化操作测听（tangible reinforced operant conditioning audiometry，TROCA）是通过吸引受试儿童听到刺激声后，自己按某一装置的按钮而获得奖品的方法，进行条件反射测听。适合2～4岁幼儿。

5. 游戏测听 游戏测听（conditioned play audiometry，CPA）是用刺激声结合各种游戏建立条件反射来进行测听。适合≥3岁的儿童。

第四节 前庭功能检查法

前庭系统疾病可导致平衡功能障碍，而与前庭系统相关的系统疾病亦可直接或间接影响前庭系统功能，故前庭功能检查有助于前庭系统疾病的诊断和鉴别诊断。前庭功能检查是通过系列的测试方法观察前庭自发性或诱发性体征，并根据检查结果和患者病史相结合诊断眩晕

疾病。

前庭功能检查的主要目的在于了解前庭功能状况，并为定位诊断提供依据。由于前庭神经系统和小脑、脊髓、眼、自主神经等具有广泛的联系，因此，前庭功能检查不仅与耳科疾病有关，而且和神经内、外科、眼科、内科、创伤科等亦有密切关系。了解中枢神经系统在维持平衡功能和视觉稳定方面的整合机制，对评价前庭功能检查结果亦非常重要。前庭功能检查主要可分为平衡及协调功能检查、眼动检查两个方面：

一、平衡及协调功能检查

检查平衡功能的方法很多，可将其大致分为静平衡和动平衡功能检查两大类。现择其中常用者简述如下：

（一）静态平衡功能检查法

1. 闭目直立检查法　做闭目直立检查法（Romberg test）时请受试者直立，两脚并拢，两手手指互扣于胸前并向两侧拉紧，观察受试者睁眼及闭目时躯干有无倾倒。平衡功能正常者无倾倒，判为阴性。迷路或小脑病变者出现自发性倾倒。

2. Mann 试验法　Mann 试验法又称强化 Romberg 试验。被检者一脚在前，另一脚在后，前脚跟与后脚趾相触（踵趾足位），其他同 Romberg 试验。此外，还有单足直立试验。

3. 静态姿势描记法　上述静态平衡功能检查法均凭主观判断，结果不够精确。静态姿势描记法（static posturography）（又称静态平衡仪检查法）则可取得客观而精确的检查结果（图 1-3-27）。

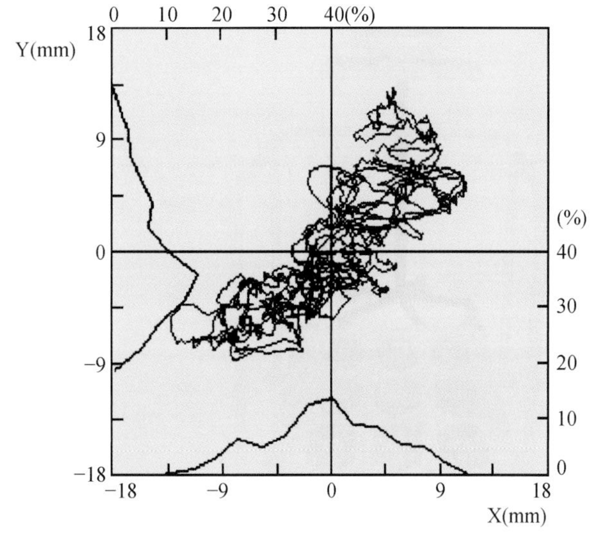

图 1-3-27　静态平衡仪检查法结果图

4. 感觉整合和平衡的临床试验（clinical test of sensory interaction and balance，CTSIB）或改良 CTSIB（mCTSIB）被检者分别站立于坚硬平板和海绵垫，及分别在睁眼和闭眼条件下，评估其维持平衡的功能。如与姿势描记平板结合使用，又称为海绵垫姿势描记（foam posturography），可定量评价不同站立面条件下的姿势稳定性。

（二）动态平衡功能检查法

1. 星形足迹行走试验　行星形足迹行走试验（Babinski-Weil walking test）时，受试者蒙眼，向正前方行走 5 步，继之后退 5 步，依法如此行走 5 次。观察其步态，并计算起点与终点之间的偏差角。偏差角大于 90°者，示两侧前庭功能有显著差异（图 1-3-28）。

2. 动态姿势描记法　动态姿势描记法（dynamic posturography）有两种类型，一种测试受检者在跨步运动中的重心平衡状态（图 1-3-29）；另一种通过改变受检者视觉条件（睁眼、闭眼及视野罩随动）以及站立面条件（固定、随动），来检测受检者在不同感觉条件下维持平衡的功能（图 1-3-30）。

（三）肢体试验

1. 过指试验　行过指试验（past-pointing test）时，检查者与受试者相对端坐，检查者双手置于前下方，伸出双食指。请受试者抬高双手，然后以检查者之两食指为目标，用两手食指同时分别碰触之，测试时睁眼、闭目各作数次，再判断结果，常人双手均能准确接触目标，迷路及小脑病

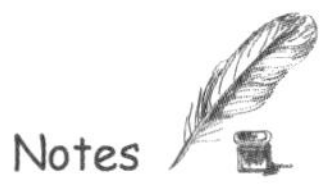

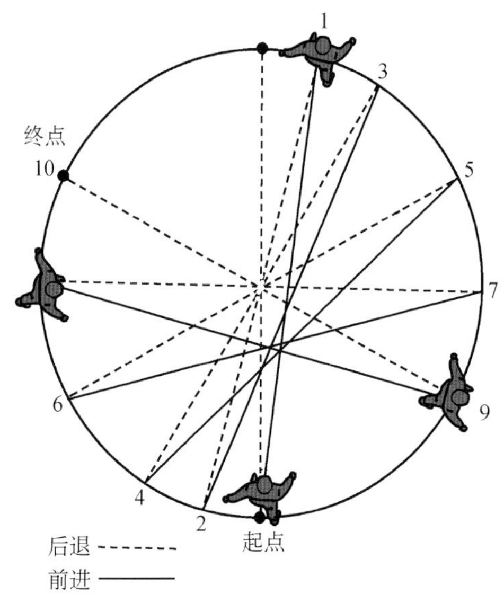

图 1-3-28 行走试验示右侧前庭功能较弱

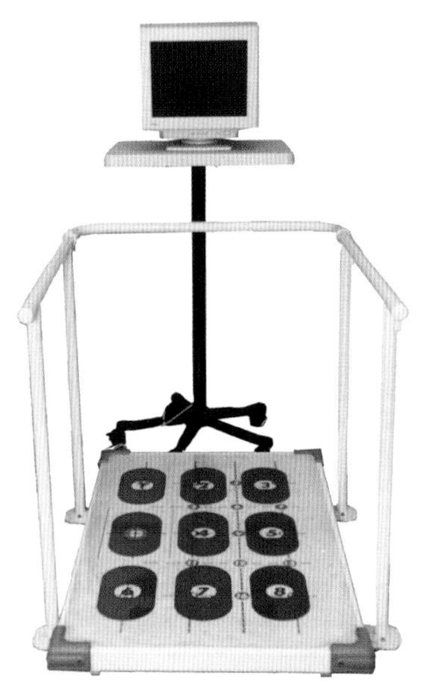
图 1-3-29 静态平衡仪

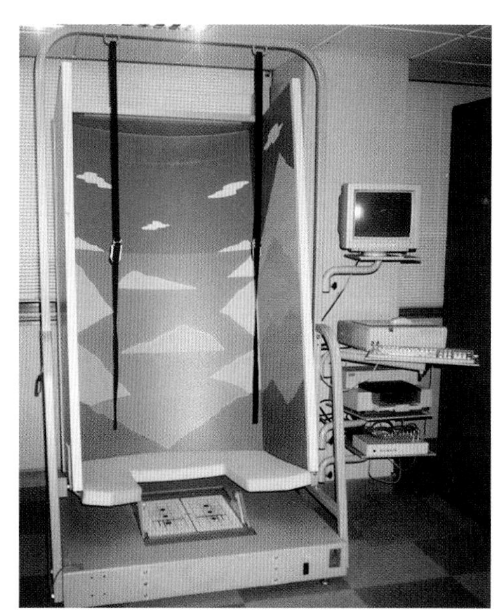
图 1-3-30 动态平衡仪

变时出现过指现象。

2. 书写试验 又称闭眼垂直写字试验。受试者正坐于桌前，身体各处不得与桌接触，左手抚膝，右手握笔，悬腕，自上而下书写一行文字或画简单符号，约 15 ~ 20cm。先睁眼后闭眼各书写一次，两行并列。观察两行文字的偏离程度和偏离方向。偏斜不超过 5°为正常，超过 10°示两侧前庭功能有差异。

（四）协调功能检查

小脑功能障碍主要表现为协调障碍及辨距不良，故协调功能检查用于检测小脑功能。常用方法包括指鼻试验、指-鼻-指试验、跟-膝-胫试验、轮替运动及对指运动等。

二、眼动检查

Notes

眼动检查法通过观察眼球运动（包括眼球震颤）来检测前庭眼反射（vestibuloocular reflex，

VOR）径路、视眼反射径路和视前庭联系功能状态。

眼球震颤简称眼震（nystagmus）。眼震是眼球的一种不随意的节律性运动。前庭系的周围性病变、中枢性病变以及某些眼病均可引起眼震。前庭性眼震由交替出现的慢相（slow component）和快相（quick component）运动组成。慢相为眼球转向某一方向的缓慢运动，由前庭刺激所引起；快相则为眼球的快速回位运动，为中枢矫正性运动。眼震中的慢相朝向前庭兴奋性较低的一侧，快相朝向前庭兴奋性较高的一侧。因快相便于观察，故通常将快相所指方向作为眼震方向（图 1-3-31）。按眼震方向的不同，可分为水平性、垂直性、旋转性以及对角性等眼震。眼震方向尚可以联合形式出现，如水平-旋转性，垂直-旋转性等。

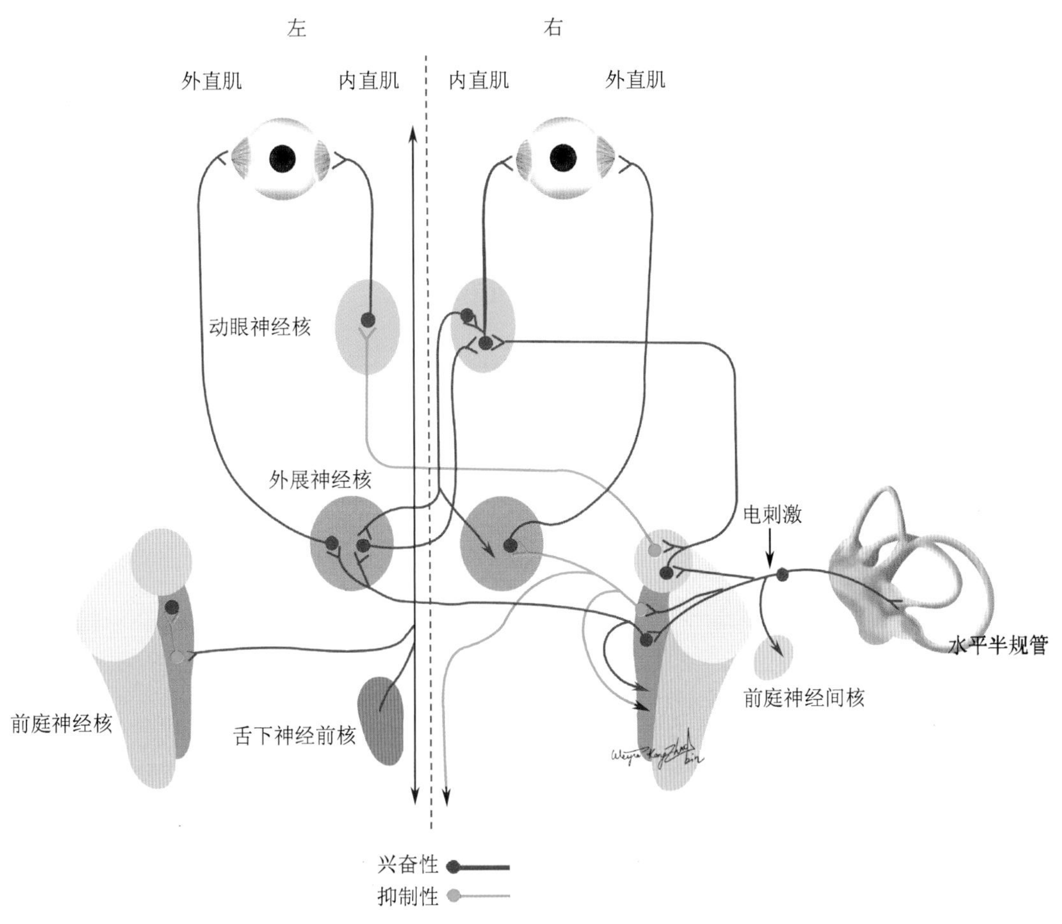

图 1-3-31　眼震原理示意图

（一）眼震观察方式

1. 裸眼检查法　检查者用肉眼观察受试者裸眼，注意有无眼震及眼震的方向、强度等，用裸眼及 Frenzel 眼镜检查时，眼震强度可分为 3 度，Ⅰ度——眼震仅出现于向快相侧注视时；Ⅱ度——向快相侧及向前正视时均有眼震；Ⅲ度——向前及向快、慢相侧方向注视时皆出现眼震。

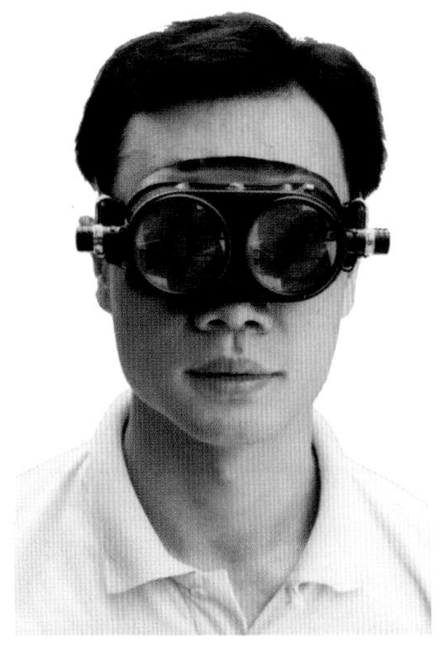
图 1-3-32　Frenzel 眼镜

2. Frenzel 眼镜检查法　Frenzel 眼镜为一屈光度为 +15D ~ +20D 的凸透镜，镜旁装有小灯泡；受试者戴此镜检查时，可避免裸眼检查时因受到固视的影响而使眼震减弱

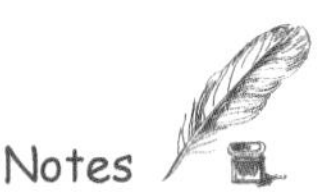

或消失的缺点。此外,由于凸透镜的放大作用及灯泡的照明,还可使眼震更容易被察觉(图 1-3-32)。

3. **眼震电图描记法** 眼震电图描记仪(electronystagmography,ENG)是一种记录眶周电极间电位差的仪器。从生物电的角度来看,可将眼球视为一带电的偶极子,角膜具正电荷,视网膜具负电荷。当眼球运动时,由角膜和视网膜间电位差形成的电场在空间的相位发生改变,眶周电极区的电位亦发生变化;眼震电图描记仪将此电位变化放大,并通过描绘笔记录之(图 1-3-33、图 1-3-34)。用眼震电图描记仪记录眼震比肉眼观察时更为精确,可检出肉眼下不能察觉的微弱眼震,并提供振幅、频率及慢相角速度等各种参数;通过计算机分析,尚可对快相角速度,旋转后眼震及视动后眼震等难以用肉眼观察的参数进行分析处理,更可提高其在诊断中的价值。ENG 检查既可在暗室,也可在亮室进行;受试者睁眼、闭眼时均可检查,后者可消除固视的影响。但 ENG 有时亦可出现伪迹,不能记录旋转性眼震,应予以注意。

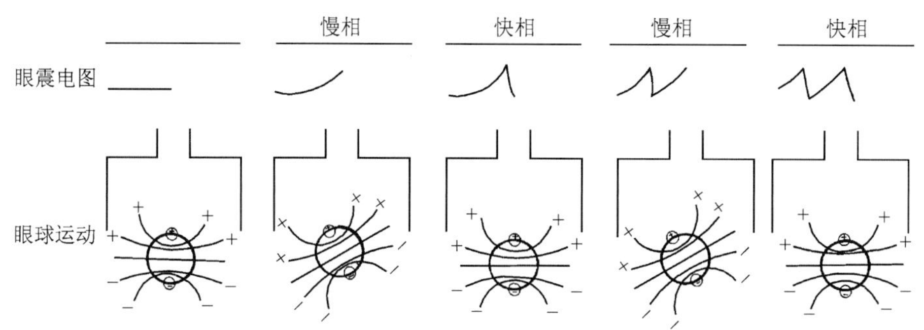

图 1-3-33 眼震电图描记原理示意图

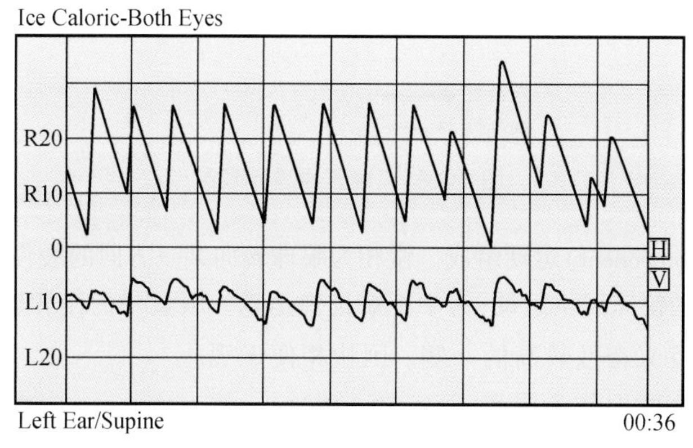

图 1-3-34 眼震电图(快相向右)

4. **红外视频眼震图仪描记法** 红外视频眼震图仪描记法(videonystagmograghy,VNG)是近年来应用于临床检测眼球震颤的仪器,受检者佩戴特制的眼罩,该眼罩上有红外摄像头而将眼动情况记录、传送至显示器及计算机。观察眼震直观。

(二) 眼动检测方法

1. **自发性眼震检查法** 自发性眼震(spontaneous nystagmus)是一种无需通过任何诱发措施即已存在的眼震。裸眼检查时,检查者立于距受试者 40 ~ 60cm 的正前方。请受试者按检查者手指所示方向,向左、右、上、下及正前方 5 个基本方向注视,观察其眼球运动。注意,检查者手指向两侧移动时,偏离中线的角度不得超过 20° ~ 30°,以免引起生理性终极性眼震。若用眼震图仪记录,受试者仅向前正视即可。

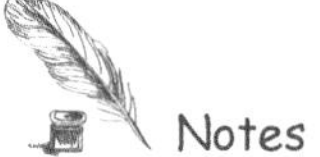

按自发性眼震的不同,可初步鉴别眼震属周围性、中枢性或眼性(表 1-3-3)。

表 1-3-3　自发性眼震鉴别表

	周围性	中枢性	眼性
眼震性质	水平性,略带旋转	可为垂直性,旋转性或对角线性	钟摆性或张力性
方向	一般不变换	可变换	无快慢性
强度	随疾病发展过程而变化	多变	不稳定
眩晕感及恶心、呕吐等自主神经症状	有,严重程度与眼震强度一致	可无,若有,其严重程度与眼震强度不一致	无

2. 视眼动系统检查法　视眼动系统检查法是检测视眼动反射及视前庭联系功能状态的方法。

(1) 扫视试验:扫视试验又称视辨距不良试验(ocular dysmetria test)或称定标试验。请受试者注视并随视跟踪仪之灯标亮点移动,其速度为 350°～600°/秒。以眼震图仪记录眼球运动的速度和精确度。脑干或小脑病变时结果异常。

(2) 平稳跟踪试验:平稳跟踪试验又称平稳跟随试验(smooth pursuit test)。受试者头部固定于正中位,注视距眼前 50～100cm 处的视标,该视标通常作水平向匀速的正弦波摆动,速度为 40°/秒。视线跟随视标运动而移动,并以电眼震描绘仪记录眼动曲线(图 1-3-35),临床上眼动曲线分四型,正常曲线光滑(Ⅰ型、Ⅱ型),曲线异常(Ⅲ型、Ⅳ型)主要见于脑干或小脑病变。

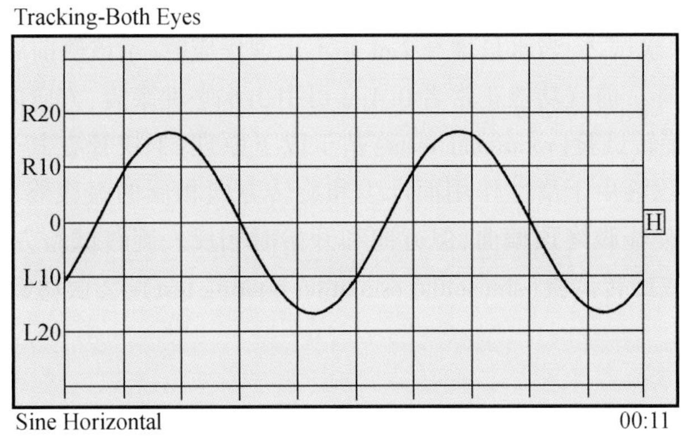

图 1-3-35　平稳跟踪图片

(3) 视动性眼震检查法:视动性眼震(optokinetic nystagmus,OKN)是当注视眼前不断向同一方向移动而过的物体时出现的一种眼震。检查时请受试者注视眼前作等速运动或等加、减速度运动的、黑白条纹相间的转鼓或光条屏幕,记录当转鼓(或光条屏幕)正转和逆转时出现之眼震(图 1-3-36)。正常人可引出水平性视动性眼震,其方向与转鼓运动的方向相反,两侧对称,速度随转鼓运动速度而改变。眼震不对称、眼震减弱或消失,或方向逆反,主要提示中枢病变。自发性眼震或某些眼病可影响结果。

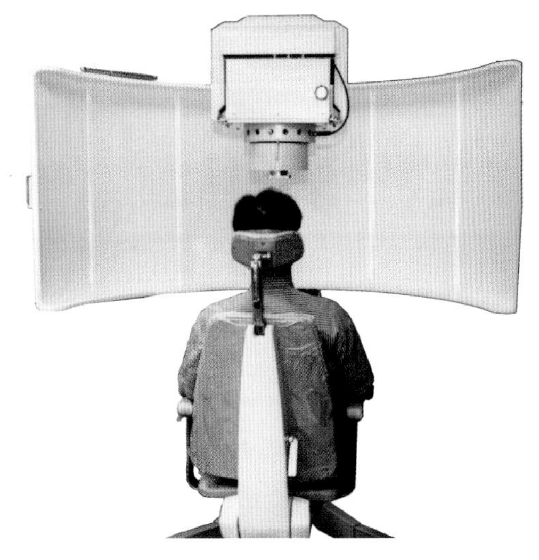

图 1-3-36　视动调纹

(4) 凝视试验:当眼球向一侧偏移时方

Notes

出现的眼震称注视性眼震(又称凝视性眼震,gaze nystagmus)。注视性眼震的快相与眼球偏转的方向一致,强度随偏转角度增大而加强,眼球向前直视时眼震消失,多示中枢性病变。

3. 前庭眼动检查法 主要指半规管功能检查。

(1) 冷热试验:冷热试验(caloric test)是通过将冷、温水或空气注入外耳道内诱发前庭反应。根据眼震的各参数,其中主要是慢相角速度来分析反应的强弱,评价半规管的功能。

1) 双耳变温冷热试验:双耳变温冷热试验(alternate binaural,bithermal caloric test),又称 Fitzgerald-Hallpike caloric test。受试者仰卧,头前倾 30°,使外半规管呈垂直位。先后向外耳道内分别注入 44℃和 30℃水(或空气),每次注水(空气)持续 40 秒,记录眼震。一般先注温水(空气),后注冷水(空气),先检测右耳,后检测左耳,每次检测间隔 5 分钟。有自发性眼震者先刺激眼震慢相侧之耳。

一般以慢相角速度作为参数来评价一侧半规管轻瘫(unilateral weakness,UW;或 canal paresis,CP)和优势偏向(directional preponderance,DP),Jongkees 计算公式为:

$$CP=\{[(RW+RC)-(LW+LC)]/(RW+RC+LW+LC)\}\times 100\%\ (\pm 20\%\text{ 以内为正常})$$

$$DP=\{[(RW+LC)-(LW+RC)]/(RW+RC+LW+LC)\}\times 100\%\ (>\pm 30\%\text{ 为异常})$$

RW=右侧 44℃,RC=右侧 30℃,LW=左侧 44℃,LC=左侧 30℃

此外,用冷热刺激尚可研究前庭重振与减振、固视抑制失败等,以区别周围性和中枢性前庭系病变。

2) 微量冰水试验:受试者体位同双耳变温冷热试验,或正坐、头后仰 60°、使外半规管呈垂直位。从外耳道向鼓膜处注入 4℃水 0.2ml,保留 10 秒后偏头,使水外流,记录眼震。若无眼震,则每次递增 0.2ml 4℃水试之,当水量增至 2ml 亦不出现反应时,示该侧前庭无反应,试毕一耳后休息 5 分钟再试对侧耳。前庭功能正常者 0.4ml 可引出水平性眼震,方向向对侧。

(2) 旋转试验:旋转试验(rotational tests)基于以下原理:半规管在其平面上沿一定方向旋转,开始时,管内的淋巴液由于惰性作用而产生和旋转方向相反的壶腹终顶偏曲;旋转骤停时,淋巴液又因惰性作用使壶腹终顶偏曲,但方向和开始时相反。旋转试验方法主要分为两类(图 1-3-37):①正弦脉冲式旋转试验(sinusoidal oscilation rotating test);②摆动旋转试验(impulsive rotating test)两类。

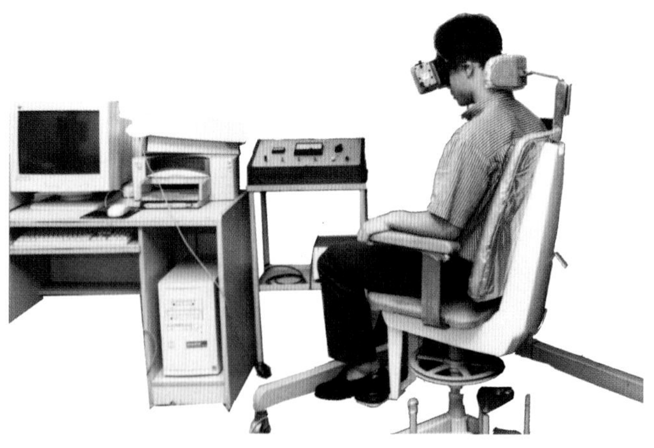

图 1-3-37 旋转试验

4. 其他激发性眼震检查法

(1) 位置性眼震检查法:位置性眼震(positional nystagmus)是患者头部处于某种位置时方才出现的眼震。检查时取如下头位:①坐位,头向左、右歪斜,前俯、后仰,向左、右各扭转 60°。②仰卧位,头向左、右扭转。③仰卧悬头位,头向左、右扭转。每次变换位置时均应缓慢进行,在

Notes

每一头位至少观察记录30秒。观察诱发眼震的特征如潜伏期、持续时间、疲劳性、眼震方向及伴发眩晕的有无等。

（2）变位性眼震检查法：变位性眼震（positioning nystagmus）是在头位迅速改变过程中或其后短时间内出现的眼震。变位性眼震主要用于诊断良性阵发性位置性眩晕。常用的变位性眼震检查法，如Dix-Hallpike变位试验方法如下：受试者先坐于检查台上，头平直。检查者立于受试者右侧，双手扶其头，按以下步骤进行：坐位—头向右转45°—仰卧右侧45°悬头—坐位—头向左转45°—仰卧左侧45°悬头—坐位，每次变位应在3秒内完成，每次变位后观察、记录20～30秒，注意潜伏期、眼震性质、方向、振幅、慢相角速度及持续时间等，记录有无眩晕感、恶心、呕吐等。如有眼震，应连续观察、记录1分钟，眼震消失后方可变换至下一体位。若在重复的检查中，原有的眼震不再出现或强度减弱，称疲劳性眼震。

无论是周围性或中枢性前庭系病变，均可引起这两种眼震。

（3）瘘管征：将鼓气耳镜置于外耳道内，不留缝隙。向外耳道内交替加、减压力，同时观察受试者的眼球运动及自主神经系统症状，询问有无眩晕感。当骨迷路由于各种病变而形成瘘管时，则会出现眼球偏斜或眼震，伴眩晕感，为瘘管征（fistular sign）阳性；仅感眩晕而无眼球偏斜或眼震者为弱阳性，示有可疑瘘管；无任何反应为阴性。由于瘘管可被肉芽、胆脂瘤等病变组织堵塞，或为机化物所局限而不与外淋巴隙相通，以及在死迷路时，瘘管虽然存在却不激发阳性反应，故瘘管试验阴性者不能排除瘘管存在之可能，应结合病史及临床检查结果判断。

（4）Hennebert征和Tullio现象：①向外耳道加减压力引起眩晕者，称Hennebert征（Hennebert sign）阳性，可见于膜迷路积水，球囊与镫骨足板有粘连时。②强声刺激可引起头晕或眩晕，称Tullio现象（Tullio phenomenon），可见于外淋巴瘘患者、前半规管裂隙综合征或正常人。

（5）摇头眼震（head-shaking nystagmus，HSN）是通过头部的主动水平方向上的摇头，记录摇头后的眼震。可引出单相或双相眼震，该眼震反映了水平半规管的功能。

三、耳石器功能检查

前庭诱发肌源性电位（vestibular evoked myogenic potentials，VEMP）是由高强度的短声或短纯音诱发的同侧颈肌（胸锁乳突肌）或对侧眼外肌的短潜伏期肌电图，胸锁乳突肌记录的为颈性前庭诱发肌源性电位（cVEMP），眼肌记录的为眼性前庭诱发肌源性电位（oVEMP）。肌肉的反应起源于前庭系统，该电位的可能起源为cVEMP和oVEMP。cVEMP反映的是同侧的球囊和前庭下神经通路的功能，而oVEMP反映的是对侧的椭圆囊和前庭上神经通路的功能。测试参数包括引出率、反应阈、两侧对称性、反应电位潜伏期等。此外，主观水平视觉（subjective horizontal visual，SHV）和主观垂直视觉（subjective vertical visual）是近年来发展的新型耳石检查方法，该检查主要用于测试椭圆囊功能。

第五节　耳部影像学检查法

一、人工耳蜗植入术后耳部X线检查法

颞骨岩乳突部的X线拍片可对耳部某些疾病的诊断提供参考，但近年来，由于颞骨CT在临床的应用，岩乳突部的X线拍片已逐渐被取代。但X线拍片对于人工耳蜗植入术后电极植入状态的评估仍有重要的应用价值，通过不同投照位置的应用，可用于评估电极植入的部位及深度。

人工耳蜗植入术后耳部X线拍片的常用投照位置有：

1. 后前位（posteroanterior position）　成人坐位，儿童俯卧位。头颅正中面对台面中线并

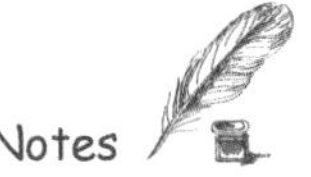

垂直于台面，前额和鼻紧靠台面，使听眶线（眶下缘与外耳道上缘间连线）与台面垂直。X 光投射中心线对准枕外隆凸下方 3cm 处，与暗盒垂直（图 1-3-38）。

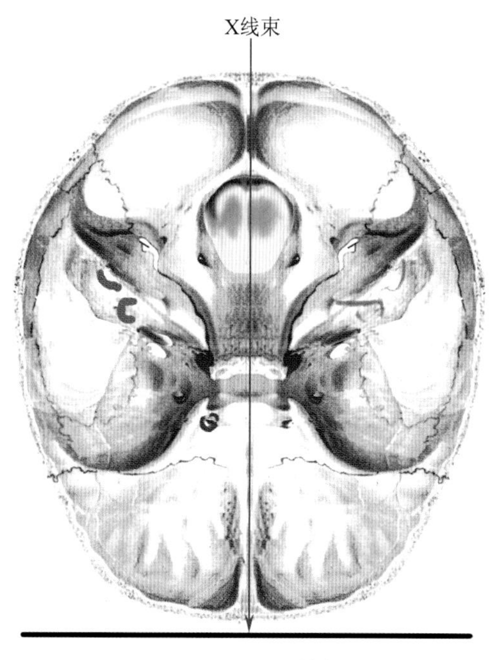

图 1-3-38 后前位

2. 斯氏位（Stenver view） 成人坐位，儿童俯卧位。头颅矢状面与暗盒成 45°角，听眶线与暗盒垂直。X 光投射中心线向头侧倾斜 12°角，对准被检侧的枕外隆凸与外耳孔联线的中内 1/3 交点，射入暗盒中心。

3. 耳蜗位（Cochlear view） 体位同斯氏位。头颅矢状面与暗盒成 52°角，听眶线与暗盒垂直（图 1-3-39）。

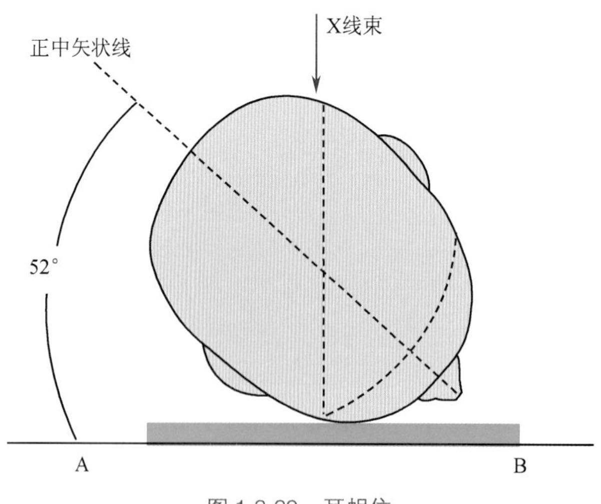

图 1-3-39 耳蜗位

4. 改良斯氏位（Modified Stenver view） 体位同斯氏位。头颅矢状面与暗盒间角度可在 40°至 54°间变换，以取得最好的显示效果。

二、颞骨 CT 扫描

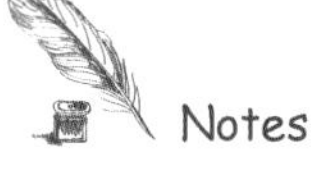

颞骨 CT 扫描可采用轴位和冠状位。轴位扫描常规采用听眶线为基线，即外耳道口上缘与

眼眶上缘顶点的连线;从此基线向上逐层扫描。冠状位可取与听眶线呈105°或70°的基线(图1-3-40)。

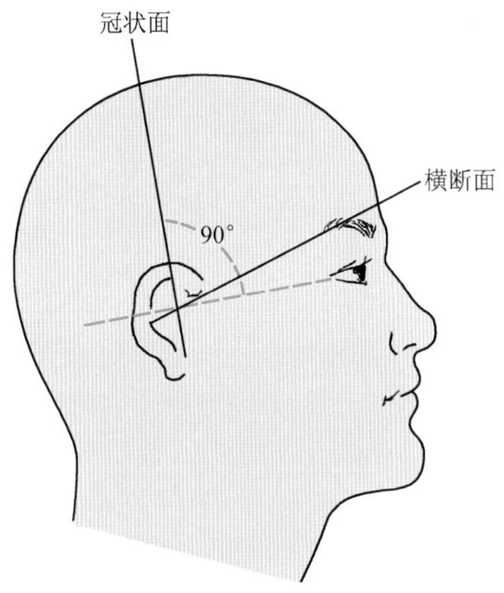

图1-3-40 颞骨CT扫描的轴位和冠状位

从外耳道口前缘开始,自前向后逐层扫描。两种位置的扫描层厚均为1~2mm,层间距1~2mm。轴位扫描一般有6~8个重要层面,由下而上分别可显示咽鼓管骨段、骨性外耳道、锤骨、耳蜗、颈静脉球窝、圆窗、砧骨、镫骨、锤砧关节、面神经管水平段和迷路段、内耳道、前庭、鼓窦、水平半规管、前半规管、后半规管、乙状窦板、乳突和鼓室天盖等(图1-3-41)。冠状位一般取6~7个层面,从前至后可分别显示锤骨,耳蜗,颈动脉管升部,前半规管,内耳道,后半规管,外耳道,水平半规管,中鼓室,下鼓室,鼓窦,鼓室天盖,前庭等(图1-3-42)。

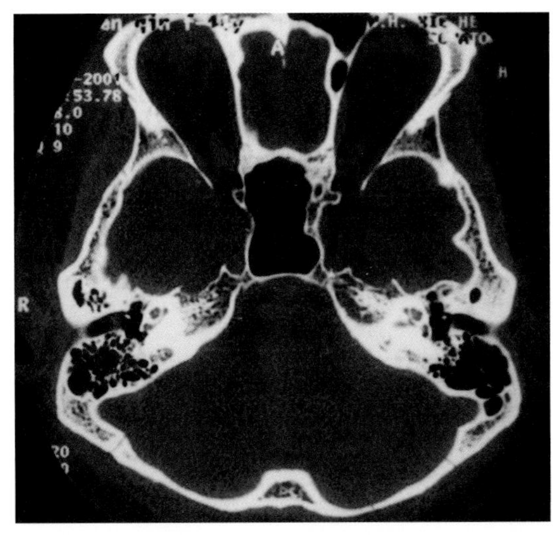

图1-3-41 正常颞骨CT

由于高分辨率CT扫描能清晰地显示耳部及其邻近组织的精细解剖结构,对耳部的先天畸形、外伤,各种中耳炎症及某些耳源性颅内并发症(如硬脑膜外脓肿,乙状窦周围脓肿,脑脓肿等),肿瘤等具有较高的诊断价值,在临床上得到了广泛的应用。颞骨CT薄层扫描及膜迷路实时三维重建(volce Rendering)(图1-3-43)亦可观察内耳发育状况及人工耳蜗植入术后电极植入状态。但是CT对中耳内软组织阴影的性质尚不能作出准确的判断。

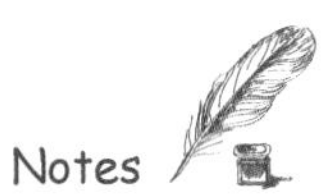

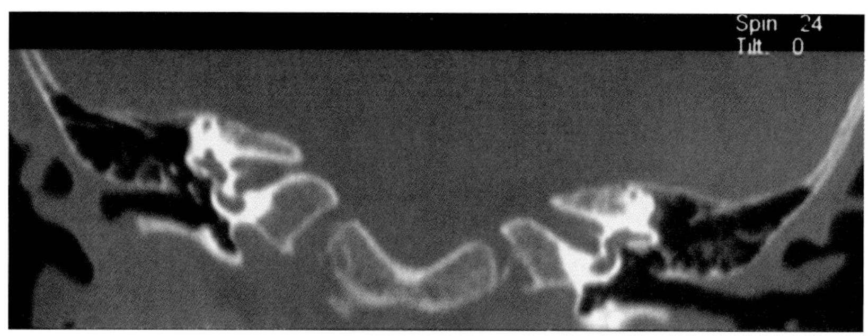

图 1-3-42 颞骨 CT 冠状位

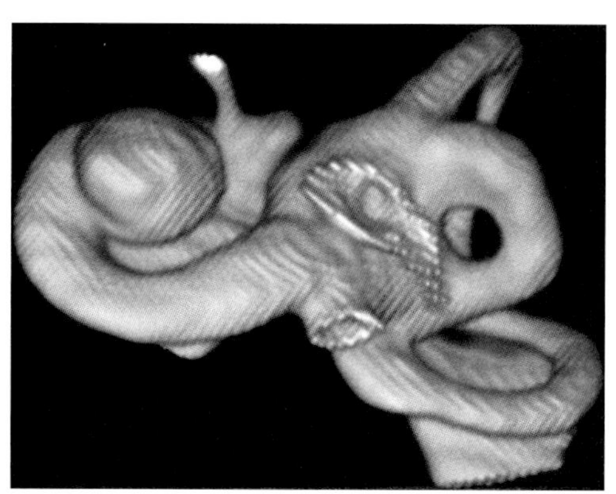

图 1-3-43 内耳 CT 三维重建

三、颞骨的 MRI 检查

磁共振成像(magnetic resonance imaging,MRI)具有很高的软组织分辨率,可为明确耳部病变组织的性质提供参考,如听神经瘤、颈静脉球体瘤、中耳癌、乙状窦血栓形成、耳源性脑脓肿等,其中,特别是对听神经瘤,具有重要的诊断价值。通过膜迷路水成像方法可观察膜迷路发育状态(图 1-3-44)、有无纤维化或骨化情况;头轴位扫描可沿听神经长轴方向观察听神的完整性(图 1-3-45),斜矢状位扫描可在不同层面上观察听神经、前庭神经及面神经截面(图 1-3-46)。

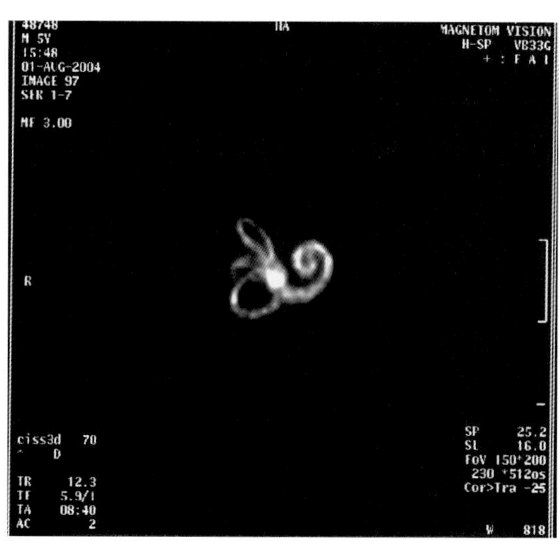

图 1-3-44 膜迷路水成像 MRI

Notes

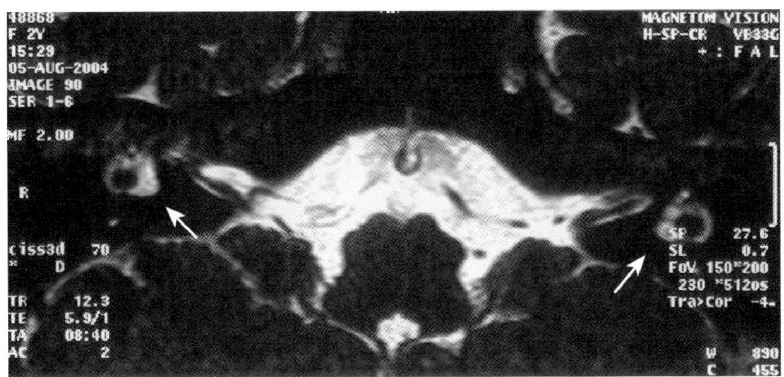

图 1-3-45　头轴位 MRI

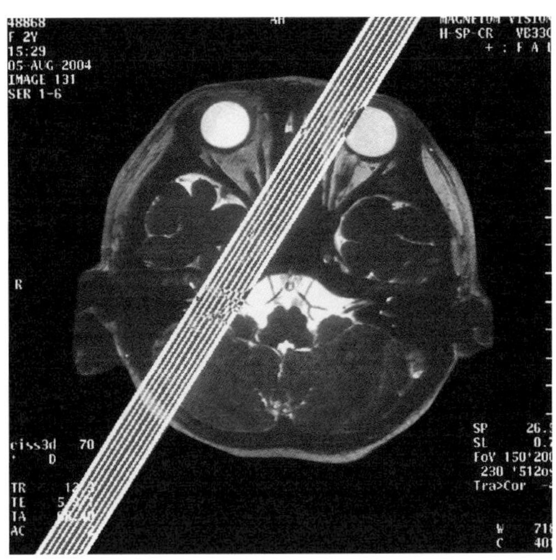

图 1-3-46　听神经轴位 MRI

四、其　　他

数字减影血管造影(digital subtraction angiography,DSA)对耳部血管瘤,如耳廓血管瘤,颈静脉球体瘤,动-静脉瘘等有较高的诊断价值,并可在此基础上对供血血管作栓塞术。

(孔维佳)

第四章　耳部疾病常用治疗方法

第一节　局部给药方法

耳部疾病局部用药非常重要，其部位深在，必须掌握正确的给药方法，才能起到应有的效果。

当外耳道有分泌物或脓液时，用3%过氧化氢溶液将其清洗干净，然后再滴药。

滴药时患耳向上，一手依徒手(单手)检耳的方法将耳廓拉向后上，推耳屏向前，使外耳道变直，另一手持滴耳液滴6～10滴入耳内，保持患耳向上约10分钟，并同时反复按压耳屏，迫使药液进入中耳，然后将外耳道内多余药液拭去。如鼓膜穿孔很小，滴入药液后可能在穿孔上形成一个药液膜，不能进入中耳，此时可在外耳道加以适当的压力(如用鼓气耳镜鼓气)，迫使药液从小穿孔处进入中耳。

第二节　常用治疗操作

一、外耳道冲洗法

冲洗外耳道用于清除已润化的耵聍或某些外耳道异物。

【冲洗方法】 患者取侧坐位，头偏向健侧，接水弯盘放在患侧耳垂下方，紧贴皮肤。操作者左手将患侧耳廓轻轻向后上(小儿向后下)牵拉，右手取吸满温热生理盐水的冲洗器(或诊疗台冲洗器喷头)置于外耳道口，向外耳道后上壁方向冲洗，冲洗液进入外耳道深部借回流力量将耵聍或异物冲出(图1-4-1)反复冲洗，直至耵聍或异物冲出为止。最后用干棉签拭干外耳道。

【注意事项】

1. 有急慢性化脓性中耳炎等鼓膜穿孔者忌用。
2. 冲洗液的温度宜接近体温，以免过冷或过热引起迷路刺激症状。
3. 冲洗方向必须斜向外耳道后上壁，直对鼓膜可引起鼓膜损伤；直对耵聍或异物，可将其冲向外耳道深部，反倒不利取出。

二、咽鼓管吹张法

咽鼓管吹张既是一个检查方法，也是一个治疗方法，在中耳炎的检查治疗中有着重要的地位。详见本篇第三章第二节。

三、鼓膜穿刺术

鼓膜穿刺术(auripuncture，tympanotomy)既是某些中耳疾病的重要诊断方法，又是行之有效的治疗方法。

【适应证】

1. 分泌性中耳炎，鼓室内有积液。
2. 梅尼埃病，鼓室内注射庆大霉素治疗。

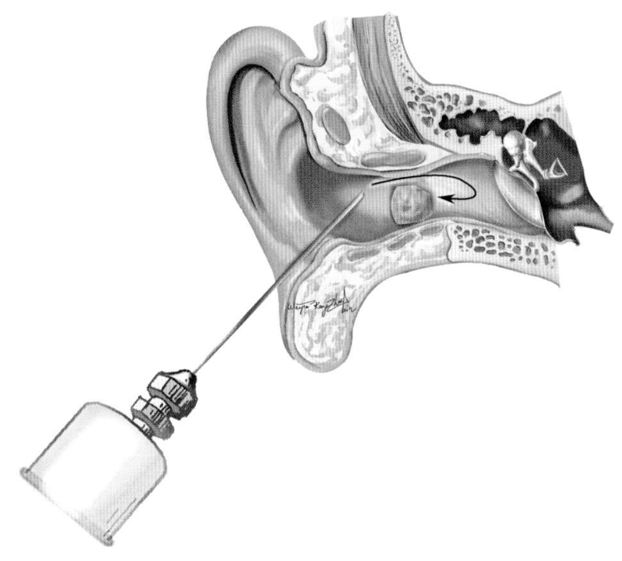

图 1-4-1　外耳道冲洗示意图

3. 突发性聋，鼓室内注射糖皮质激素。

【术前准备】

1. 向患者或家属做好解释工作，讲明鼓膜穿刺的目的和可能发生的问题，征得他们的同意和配合。

2. 备好无菌消毒的耳镜和穿刺针头，针头斜面部分要短，约 1mm，坡度要小。接 2ml 注射器。

3. 外耳道和鼓膜表面用 75% 酒精消毒。

【麻醉和体位】

1. 成人取正坐位；儿童最好采用卧位，也有取与检耳时相同的体位。

2. 麻醉　在鼓膜表面用浸有 2% 丁卡因液的棉片或用 Bonain 液（含等量的苯酚、可卡因结晶和薄荷脑晶体混合而成，近年有用丁卡因代替可卡因配成麻醉液）麻醉 10～15 分钟。

【手术步骤】

1. 用蘸 75% 酒精的卷棉子消毒外耳道和鼓膜。

2. 选用适当大小的耳镜显露鼓膜，并用一手的拇指和食指固定耳镜。另一手持穿刺针从鼓膜的后下或前下刺入鼓膜（图 1-4-2），进入鼓室，固定好，抽吸积液。

3. 取出穿刺针，用波氏球行咽鼓管吹张，以将鼓室内残留的液体吹出，用卷棉子将流入外耳

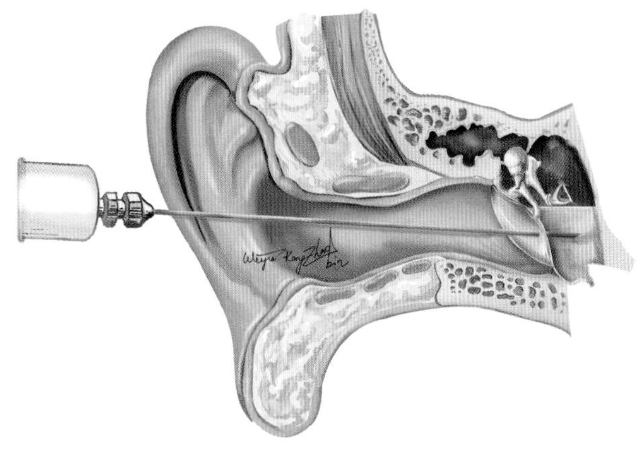

图 1-4-2　鼓膜穿刺术位置示意图

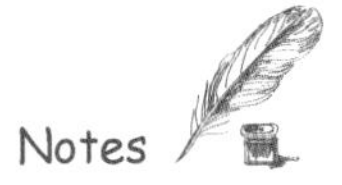

道内的液体拭净。

【术后处理】

1. 嘱患者鼻腔滴用减充血剂，行咽鼓管吹张，保持咽鼓管通畅，将新生成的液体吹出，并防止鼓膜粘连。

2. 保持外耳道清洁，预防感染。

【注意事项】

1. 急性卡他性中耳炎鼓室内也可有渗液，但经正确治疗后多可经咽鼓管引流或吸收，急性期不必穿刺，如经治疗，仍不能吸收或引流者，可行鼓膜穿刺术。

2. 记录液体总量和性状，必要时送实验室检查。

3. 术中严格遵循无菌操作原则。

4. 穿刺点不能超过后上象限和后下象限的交界处；针头要与鼓膜垂直，不能向后上倾斜，以防损伤听小骨、前庭窗或圆窗。

5. 穿刺前一定要固定好患者头部，防止进针时躲闪，针进入鼓室后一定要固定好针头，防止抽吸过程中将针头拉出。

6. 进针后如无液体抽出，可能液体太稠，这时可取出针头，用吸引器抽吸，将液体吸出。也可能进针位置不当，或针尖太长，斜面一部分在鼓膜外。

四、鼓膜切开术

【适应证】 鼓膜切开术（myringotomy）用于治疗下列中耳炎症：

1. 急性化脓性中耳炎鼓膜充血，向外膨隆，或有乳头状突出者，提示鼓室内脓液积聚，尚未穿破鼓膜。

2. 急性化脓性中耳炎，虽已穿孔，但穿孔很小，引流不畅，发热和局部疼痛等症状不缓解。

3. 可疑有并发症，但尚无须立即行乳突切除术者。

4. 急性卡他性中耳炎、航空性中耳炎和分泌性中耳炎，鼓膜穿刺治疗无效者。

【禁忌证】

1. 分泌性中耳炎，还未经过鼓膜穿刺治疗者。

2. 颈静脉球体瘤。

3. 严重心脏病和血液病患者。

【术前准备】

1. 向患者或家属做好解释工作，讲明鼓膜切开的目的和可能发生的问题，征得他们的同意和配合。

2. 备好无菌消毒的手术器械，包括耳镜、鼓膜切开刀、卷棉子和吸引管。

3. 外耳道和鼓膜表面用75%酒精消毒。

【麻醉和体位】

1. 成人取正坐位或卧位，儿童采用卧位，全麻取卧位，患耳向上。

2. 麻醉 成人在鼓膜表面用浸有2%丁卡因液的棉片或用 Bonain 液麻醉 10～15 分钟；小儿用全身麻醉。

【手术步骤】

1. 用75%酒精消毒外耳道和鼓膜。

2. 选用适当大小的耳镜显露鼓膜，并用一手的拇指和食指固定耳镜。

3. 另一手持鼓膜切开刀从鼓膜的后下象限向前下象限、或从前下象限向后下象限距鼓膜缘约2mm作弧形切口，或可在前下象限或后下象限做放射状切口（图1-4-3）。注意仅切开鼓膜，不可过深，以免损伤鼓室黏膜和听小骨等重要结构。切口不可过小，应为鼓膜周长的1/3～1/2，

Notes

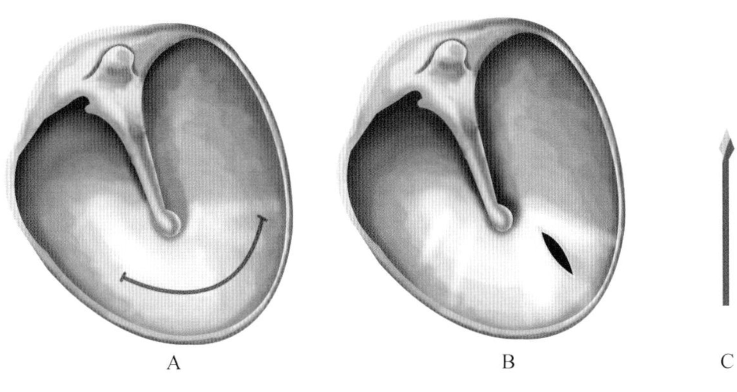

图 1-4-3　鼓膜切开术
A、B. 切口　C. 鼓膜切开刀

以保证引流通畅。

4. 切开后急性化脓性中耳炎有脓血性液体流出，要做细菌培养和药物敏感试验，然后用吸引器吸尽脓液，滴入抗生素或抗生素激素滴耳液。

【术后处理】　及时清除流入外耳道内的分泌物或脓液，保持引流通畅。

1. 局部滴用抗生素或抗生素激素滴耳液，注意不要用含耳毒性抗生素的滴耳液。

2. 中耳炎症消散后，切口将自行愈合，且多较平整。

【手术并发症】

1. **损伤听小骨**　切口后端位置过高，刀尖进入过深，损伤镫骨，致镫骨脱位，甚至损伤前庭窗引起外淋巴瘘。因此，切口后端不应超过后上象限和后下象限的交界处。

2. **损伤颈静脉球**　部分人解剖变异，颈静脉球凸入下鼓室，且骨壁缺如；或小儿中耳腔骨壁尚未发育完全，切开鼓膜时切口过靠下，有可能损伤颈静脉球，引起出血。如遇这种情况，需作耳道内填压，可以止血。

（倪道风）

第五章　先天性耳畸形

第一节　先天性耳前瘘管

先天性耳前瘘管(congenital preauricular fislula)为第一、二鳃弓的耳廓原基在发育过程中融合不全的遗迹,是一种临床上很常见的先天性外耳疾病。国内抽样调查,其发现率达1.2%,单侧与双侧发病比例为4:1,女性略多于男性,半数以上患者有家庭史,属多基因相关病。瘘管的开口很小,多位于耳轮脚前,少数可在耳廓之三角窝或耳甲腔部,平时多无症状,不以为疾,以至于感染,才引起注意并接受诊治。

【病理】 瘘管为一狭窄盲管,开口多在耳轮脚前方,若位置靠后者,瘘管可穿过耳轮脚或耳廓部软骨,深至耳道软骨部与骨部交界处或乳突骨面,部分有分支。管壁为复层鳞状上皮,皮下结缔组织中有毛囊、汗腺及皮脂腺,管腔内常有脱落上皮等混合而成之鳞屑,有臭味。管腔可膨大成囊状,感染时有脓液潴留,形成脓肿,管周有炎性浸润。

【临床表现】 一般无症状,偶尔局部发痒,检查时仅见外口为皮肤上一小凹,挤压可有少量白色皮脂样物,有微臭(图1-5-1)。感染时,局部红肿、疼痛、溢脓液,重者,周围组织肿胀,皮肤可以溃破成多个漏孔。排脓后,炎症消退,可暂时愈合,但常反复发作,形成瘢痕,多见于耳屏前上方发际附近,瘘管深长者,可影响耳道软骨部及耳廓,一般不波及耳后沟及耳道骨部。

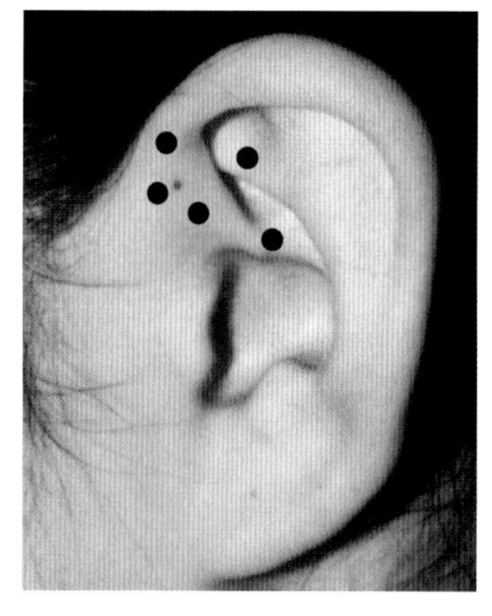

图1-5-1　耳前瘘管外口位置

【诊断】 根据病史与局部检查,容易确定诊断,按其瘘口位置与瘘管走向,要与第一鳃瘘相鉴别。急性感染及溃疡不愈时要与一般疖肿或一般淋巴结炎和淋巴结核溃疡相鉴别。

【治疗】 无症状者可不作处理。局部瘙痒、有分泌物溢出者,宜行手术切除。有感染者行局部抗炎症治疗,脓肿形成应切开引流,应在炎症消退后行瘘管切除术。

手术可在1%奴夫卡因局部浸润麻醉下进行,小儿可在基础麻醉加局部麻醉下进行。术中可用探针引导,或在术前用钝头针向瘘管内注入美蓝或甲紫液作为标志,采用此法时,注药不宜过多,注射后,稍加揉压,将多余染料擦净,以免污染手术创面。手术时可在瘘口处作梭形切口,顺耳轮脚方向延长,沿瘘管走行方向分离,直至显露各分支之末端。若有炎症肉芽组织可一并切除,术创应以碘酒涂布,皮肤缺损过大,可在刮除肉芽之后植皮或每天换药处理,创面二期愈合。

第二节　先天性耳廓畸形

先天性耳廓畸形(congenital malformation of auricula)是第一、二鳃弓发育畸形所致。胚胎第6周在第一鳃弓和第二鳃弓上形成的6个丘样结节,逐渐隆起,融合、卷曲至胚胎第三个月,合成耳廓雏形。其中第一结节发育为耳屏及耳垂的前部,第二、三结节成为耳轮脚,第四、五结节成为对耳轮与耳轮，第六结节成为对耳屏及耳垂的后部，第一、二鳃弓之间的鳃沟中央的上半部将形成耳甲、下半部成为屏间切迹，随胚胎发育，耳廓体积增大，至出生后九岁时可近成人状。在胚胎三个月内受遗传因素、药物损害或病毒感染，均可影响耳廓发育致出现畸形。畸形可表现为位置、形态及大小三类，可发生在单侧或双侧。

【分类】

1. **移位耳** 耳廓的位置向下颌角方向移位，其耳道口亦同时下移，且常伴有形态和大小变化。

2. **隐耳** 为耳廓部分或全部隐藏在颞侧皮下，不是正常45°角展开，表面皮肤可与正常相同，软骨支架可以触及，形态基本正常或略有异常。

3. **招风耳** 耳廓大小、形态正常或稍大，特征为立位，过分前倾，至颅耳角接近90°谓之招风耳(protruding ear)。

4. **猿耳** 人胚胎第5个月的一段时间内，在耳廓上缘与后部交界处有一向后外侧尖形突起，相当于猿耳(macacus ear)的耳尖部，一般至第6个月时已消失，若有明显遗留，属返祖现象，称猿耳；若仅有部分遗留称为达尔文结节。

5. **杯状耳** 杯状耳(cup ear)因对耳轮及三角窝深陷，耳轮明显卷成圆形，状似酒杯而得名，其体积一般较正常为小。

6. **巨耳** 巨耳(macrotia)多为耳廓的一部分或耳垂过大，耳部整体成比例增大者较少，可以呈单耳或双耳。

7. **副耳** 副耳(accessory auricle)是除正常耳廓外，在耳屏前方或在颊部、颈部又有皮肤色泽正常之皮赘突起，大小和数目、形态多样，内可触及软骨，部分形似小耳廓，属第一、二鳃弓发育异常所致，此类病例常伴有其他颌面畸形。

8. **小耳** 小耳(microtia)的耳廓形态、体积及位置均有不同程度的畸形，且常与耳道狭窄、闭锁及中耳畸形伴发。按畸形程度可分三级：

(1) 第一级：耳廓形体较小，但各部尚可分辨，位置正常，耳道正常或窄小，亦有完全闭锁者。

(2) 第二级：耳廓正常形态消失，仅呈条状隆起，可触及软骨块，但无结构特征，附着于颞颌关节后方或位置略偏下，无耳道，且常伴中耳畸形。

(3) 第三级：在原耳廓部位，只有零星不规则突起，部分可触及小块软骨，位置多前移及下移，无耳道，常伴有小颌畸形，中耳及面神经畸形，少数可伴有内耳畸形，此为早期发育障碍所致，如腭弓发育畸形综合征 Branchio-oto-Renal(BOR)，发病率较低，约为外耳畸形的2%左右。

【诊断】 应询问患者家庭中有无类似病例及母亲妊娠时有无染病或服药史。耳廓病变，根据视、触所见即可确诊，但应作全面检查，排除身体其他伴发畸形。为明确是否伴有中耳、面神经及内耳畸形，按需要行：

1. **听功能检查**

(1) 音叉：Weber 试验(Weber test)内耳正常偏患侧，不正常偏健侧。Rinne 试验(Rinne test)内耳正常阴性，不正常为阳性或假阴性。

(2) 电测听：纯音气、骨导测试，内耳功能正常者呈传导性听力障碍曲线，内耳功能不正常者呈感音神经性听力障碍曲线。

(3) 听性脑干电位(ABR)：可以帮助确定患耳听阈。

2. **影像检查** 耳部X线光和CT检查，可以确定骨性耳道，乳突气房、鼓室、听骨链及内耳结构是否存在、大小及形态是否正常。

【治疗】 因耳廓形态奇异，影响外观要求治疗者，可根据病情于6岁以后(最佳为15岁以后)安排行整形手术矫治之。双耳重度畸形伴耳道闭锁者，为改善听力，可在学龄前行内耳正常

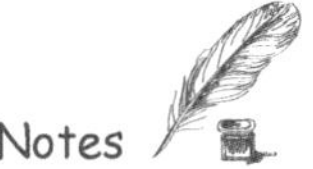

侧耳道及鼓室成形术治疗,或配用骨导助听器改善听力。

第三节 先天性外耳道闭锁与中耳畸形

先天性外耳道闭锁(congenital atresia of external acoustic meatus)是第一鳃沟发育障碍所致,单独出现者少,常与先天性耳廓畸形(congenital malformation of aulicula)及中耳畸形(congenital malformation of middle ear)相伴,发病率约为0.05‰~0.1‰,男女差别不大,单侧和双侧发病之比为4∶1。可因家族性显性遗传而发病,亦可因母体妊娠3~7个月期间染疾或用药不当,致耳道发育停顿而成(图1-5-2)。

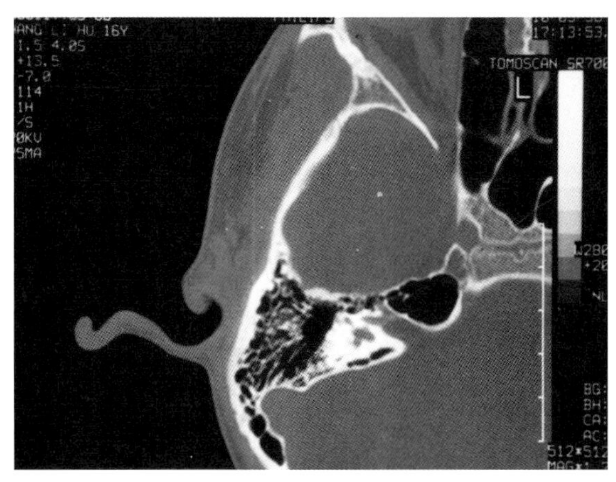

图1-5-2 先天性外耳道闭锁CT表现

先天性中耳畸形是第一咽囊发育障碍所致,可以与外耳畸形及内耳畸形相伴,亦可单独出现,表现为单侧或双侧传导性听力障碍。

【分型】

(一)先天性耳道闭锁

可伴发或不伴发中耳畸形,可根据病情不同,分为轻、中、重度,与耳廓畸形之1、2、3级大致对应。

轻度:耳廓有轻度畸形,耳道软骨段形态尚存,深部狭小或完全闭塞,骨段形态完全消失或有一软组织条索,鼓膜为骨板代替。鼓室腔接近正常,锤、砧骨常融合,镫骨发育多数正常,砧、镫关节完整。

中度:耳廓明显畸形,耳道软骨段与骨段完全闭锁,鼓窦及乳突气房清楚,鼓室腔狭窄,锤砧骨融合并与鼓室骨壁固定。砧骨长突可以缺如,与镫骨仅有软组织连接,镫骨足弓可有畸形或残缺。

重度:耳廓三级畸形,乳突气化欠佳,鼓窦及鼓室腔窄小,锤砧骨常残缺,融合及固定,镫骨足弓畸形,足板固定或环韧带未形成。此类病例常伴有颌面畸形及面神经畸形,部分病例有内耳发育不全。

(二)单纯中耳畸形

包括耳咽管、鼓室、乳突气房系统及面神经之鼓室部,可以合并出现,亦可以单独发生,其中,以鼓室畸形及面神经鼓室部畸形较为多见,分述如下:

1. 鼓室畸形 表现为鼓室腔周壁形态、容积的异常及鼓室内传音结构的畸形。

(1)鼓室壁的畸形:鼓室天盖不全,可有脑膜下垂。后下壁缺损可有颈静脉球异位,突入鼓室下部。鼓室内壁发育不良,可出现前庭窗及蜗窗封锁或裂开,前者仅有听力障碍,后者可出现

脑脊液漏和并发耳源性脑膜炎。

（2）鼓室内传音结构畸形：

1）听骨链畸形：听骨链完全缺如者很少，常见的畸形包括融合、部分缺如与不连接：①锤骨与砧骨融合：表现为锤骨及砧骨形态异常，关节面消失，融合成一块粗大骨质，并常与上鼓室骨壁有骨性连接。②砧骨长突缺如或（和）镫骨足弓缺如：单独发生或同时出现，有时可能被一软组织条索代替。③镫骨足弓畸形：足弓呈板状或一弓缺如，亦有足弓形态基本正常，但与足板不连接。

2）鼓室内肌畸形：表现为镫骨肌、鼓膜张肌腱附着点及走行方向异常、过粗大、异常骨化或阙如等。以镫骨肌腱畸形较多见。

3）异常骨桥及骨板：起自鼓室壁，伸向鼓室腔内与听小骨连接，致听骨链活动受制，常见发自上鼓室壁岩鳞缝骨质与锤骨头连接，形成"外固定"，亦有发自鼓室后壁与镫骨连接，至镫骨固定。

2. 耳咽管及气房系统畸形　表现为耳咽管异常宽大或管口闭塞，亦可有耳咽管憩室形成。鼓窦及乳突气房发育受耳咽管影响，气化程度变化较大，鼓窦的畸形主要表现在位置及体积变异两方面，深在、过小的鼓窦会造成手术困难。

3. 面神经鼓室部的畸形　包括骨管异常、形态及走行变异等。

（1）骨管异常：骨管缺损，致面神经水平段暴露比较多见，可以局部性或整段缺如。骨管发育狭小者，出生后可有不全面瘫。

（2）面神经形态异常：以面神经分叉为多见，可在鼓室部分成两支，一支走在鼓岬部，另一支在正常的位置。

（3）面神经走行异常：主要表现为面神经锥段（水平与垂直段交接处）的移位。向前下移位，可遮盖前庭窗或在鼓岬部经过；向后上移位，可走在水平半规管后上方的外侧。

【诊断】　通过局部检查，听功能和影像检查，了解骨性耳道是否存在，乳突气化程度，鼓窦及鼓室腔大小，听小骨畸形，面神经及内耳畸形状况，为治疗提供依据。

【治疗】

1. 目的　改善听力和（或）改善外观。

2. 方法　以手术治疗为主。单纯中耳畸形者，常可通过鼓室探查术，根据所发现畸形的特点进行适当处理，以建立正常的气房系统及传音结构。有外耳道闭锁者，需行外耳道及鼓室成形术，伴有外耳畸形者可同时或分别择期行耳廓整形或耳廓形成术。

3. 时机与术式

（1）时机：单侧病例，可在成年后进行，或不作治疗；双侧病例，宜在学龄前（4～6岁）治疗。

（2）术式：耳道成形与鼓室成形术可根据病情轻重及术者的习惯，选用经耳道径路或经鼓窦径路两种术式。

经耳道术式：可用于部分闭锁或有骨性耳道的软组织闭锁病例，在中、重度病例采用此法，容易发生面神经及鼓室结构损伤，应慎用。

经鼓窦术式：可用于中、重度病例。手术先找到鼓窦、开放上鼓室，显露听小骨的上部，然后切除鼓室外侧骨质，造就人工鼓膜的植床，并切除部分乳突气房，构成一个宽大的耳道。此法有利于避免术中面神经损伤，较安全、稳妥，可以减少术后耳道再次闭塞。

第四节　先天性内耳畸形

先天性内耳畸形（congenital malformation of inner ear）亦称先天性迷路畸形（congenital malformation of labyrinth），是胚胎发育早期（胚胎第3～23周）受遗传因素、病毒感染或药物及其他不

Notes 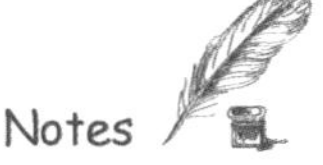

良理化因素影响，导致听泡发育障碍，是造成先天性听力障碍的重要原因，约占51.5%，其中又以遗传性听力障碍为多。先天性内耳畸形可以单独发生，亦可伴随外耳、中耳畸形，部分病例伴有颜面器官、眼、口、齿畸形及/或伴有肢体与内脏畸形，耳部畸形仅为综合征中的部分表征。

【分类与分型】

（一）按病因分类

1. 先天性遗传性内耳畸形 此类病例有家族史。

2. 先天性感染性畸形 此类是胚胎早期母体感染疾病所致，在胚胎1～3个月内，母体感染风疹者，有22%新生儿会出现先天性听力障碍，其中8%有严重畸形；感染巨细胞病毒麻疹、腮腺炎等病毒及弓形虫者亦可致胚胎受罹。

3. 理化因素损伤性畸形 曾在欧洲引起轩然大波的反应停（一种控制妊娠反应的神经安定剂），在妊娠45日内服用后可引起包括耳部畸形在内的多个器官及肢体的畸形，有报道认为甲丙氨酯、奎宁等亦有致畸形反应。X线及电磁波、微波的致畸作用受到广泛关注。围产医学家建议，孕前3个月夫妻双方、孕后3～6个月，母体应避免电离辐射伤害，但目前尚无公认的发病率报告。

（二）按畸形的范围和程度分类

1. 非综合征性（单纯性）耳畸形 为单纯的内耳发育障碍所致，不伴其他畸形，此类病例，在近亲婚配的后代中发生率较高。根据内耳畸形程度及残缺部位，可分为四型（Paparella & Capps，1973）。

（1）Alexander型：即蜗管型，主要表现为蜗管发育不良。可以只侵及耳蜗基底回，表现为高频听力损失，亦可侵及蜗管全长，表现为全聋，而前庭功能可能尚正常。

（2）Scheibe型：即耳蜗球囊型，此型病变较轻，骨性耳蜗及椭圆囊膜性半规管发育正常，畸形局限于蜗管及球囊，内耳部分功能存在，可以单耳或双耳发病。

（3）Mondini型：为耳蜗发育畸形，骨性耳蜗扁平，蜗管只有一周半或两周，Corti器及螺旋神经节发育不全，前庭亦有不同程度障碍。

（4）Michel型：为全内耳未发育型，呈共同腔状且常有镫骨及镫骨肌阙如易发生脑脊液漏，此种病例，听功能及前庭功能全无（图1-5-3）。

此外，Jackler（1987）、Sennaroglu（2002）各提出自己的分类法，与上述经典分类的区别是：①将蜗管发育细化为部分缺失和全部缺失；②增加了前庭水管与蜗水管及蜗神经管发育畸形；③注意到内听道发育过宽≥8mm或过窄≤2mm对听功能的影响。

2. 综合征性耳畸形 此类内耳畸形除伴发外耳、中耳畸形外，尚有头面部不同器官及肢体、内脏畸形相伴发生，组成不同综合征，种类甚多，仅列举如下：

（1）Usher syndrome：即视网膜色素变性、聋哑综合征，此型内耳病变可与Alexander型相似，但伴有视网膜色素沉着，视野进行性缩小，亦可伴发先天性白内障。

（2）Pendred syndrom：即甲状腺肿耳聋综合征，此型内耳病变可与Mondini型相似，常伴大前庭水管畸形，出生后即有耳聋，至青春期出现甲状腺肿大，成年后更加重，但甲状腺功能一般正常。

（3）Klippel-Feil syndrom：即克里波-费尔综合征，有颈椎畸形，颈短，呈蹼状，后发际低垂。内耳、内听道及中耳结构均可有不同程度畸形。

（4）Cerico-oculo-acoustic trias：亦称颈-眼-耳三联症，除Klippel-Feil's syndrome所具有的颈、内耳畸形外，尚有眼球运动障碍。

（5）Weardenburgs syndrome：即华登堡综合征，内耳发育不全，表现为中度或重度感音神经性聋，高频听力缺失，低频听力可能有残存。

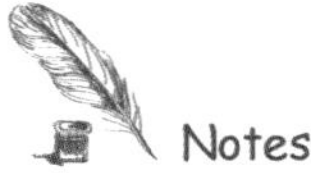
Notes

（6）Ven der Hoeve syndrome：亦称先天性成骨不全症，属于先天性骨质构造缺陷，表现为蓝

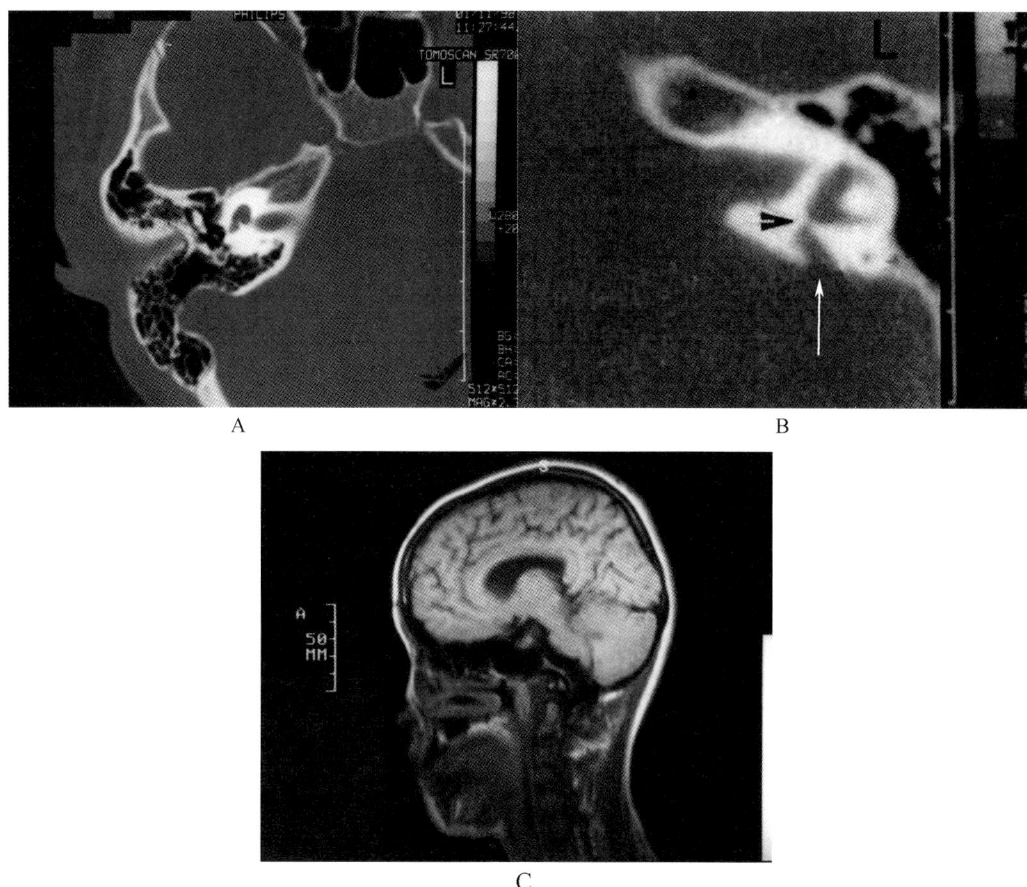

A　　B　　C

图 1-5-3　先天性内耳畸形

A. Mondini 型 CT 表现　B. 大前庭导水管 CT 表现　C. Klippel-Feil Syndrome 示颈枕畸形

色巩膜，听力损失表现为进行性传导性聋，罹及双耳。

【诊断】

1. 病史及家族史　注意询问：①双亲家系中有无类似耳聋患者；②母体妊娠早期有无病毒感染，服用致畸药物，频繁接触放射线及电磁波等物理因素；③围生期胎位及分娩经过是否顺利；④发现患者失聪的时间、其他疾病史及接受过何种治疗。

2. 进行全身体格检查及听功能检查。

3. 耳部 CT 检查，可以帮助确定内耳畸形的程度及类型。部分病例要行内耳及内听道 MRI 水成像检查，协助确定治疗方案。如 Mondini 畸形在 CT 扫描中的特点是耳蜗较小，呈扁平状，仅可见及底周或一周半。耳蜗畸形严重者耳蜗仅如一单曲小管或小囊。CT 扫描中还可观察前庭水管是否扩大。

4. 对有家族史者，可行染色体及基因检查，以确定其遗传特征。

【治疗】　根据耳聋的性质和程度，可分别采用下列方法：

1. 传导性聋者，Ven der Hoeve syndroms 致聋原因为镫骨底板固定，可以通过镫骨手术或内耳开窗术治疗，获得接近正常的听力。

2. 中、重度感音神经性聋，多为高频听力损失严重，低频听力有不同程度的残存，可选配合适的助听器，以补偿听力损失。

3. 重度及极重度感音神经性聋，听阈达 85～90dB 以上，用助听器无法补偿者，可进行鼓岬电极检查，了解螺旋神经功能状况，部分病例可建议行人工耳蜗植入治疗。

Notes 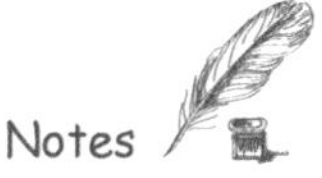

第五节 第一腮源性瘘管

第一腮源性瘘管(first branchial cleft fistula)是第一鳃裂发育异常所致,与外耳道关系密切,亦称先天性外耳道瘘。胚胎第四周第一鳃裂沟逐渐深陷,其背部成为原始外耳道,中部形成耳甲腔,腹侧端消失。若胚胎第2~4个月期间,第一鳃沟腹侧消失不全,即可形成与外耳道关系密切的外胚层组织残留。出现发育障碍的胎龄不同,变异可表现为囊肿、瘘管或窦道等多种形式,可能单独存在或伴有耳廓及耳道畸形,其病理特征与先天性耳前瘘管相同。

【临床表现】 由胎生而来,与外耳道关系密切,是第一腮源性瘘管的共同特征,按其表现形式不同,可分为下列几个类型:

1. **囊肿型** 表现为耳垂下方进行性增大之囊性包块,与表面皮肤无粘连,常在腮腺浅叶深面,部分包在腮腺内,与面神经颞骨外之干段相邻。有炎症时,可明显增大并有疼痛,炎症消退后包块可以缩小,但不消失。若炎症加重,形成脓肿,在耳后或耳下区皮肤溃破排脓形成久治不愈耳后瘘管。本病应与腮腺囊肿或耳下淋巴结炎、耳部结核鉴别。

2. **窦道型** 表现为耳后或耳垂下方包块与囊肿型相同,区别在于有窦道与外耳道相连,在外耳道软骨段与骨段之间在瘘口残存,形成由外耳道峡部伸向耳廓后方或下方之窦道。因窦道狭小,外胚层组织排出物积存,远端膨大而成囊状,若感染排脓,在耳后或耳下区溃破,可成为瘘管(图1-5-4)。

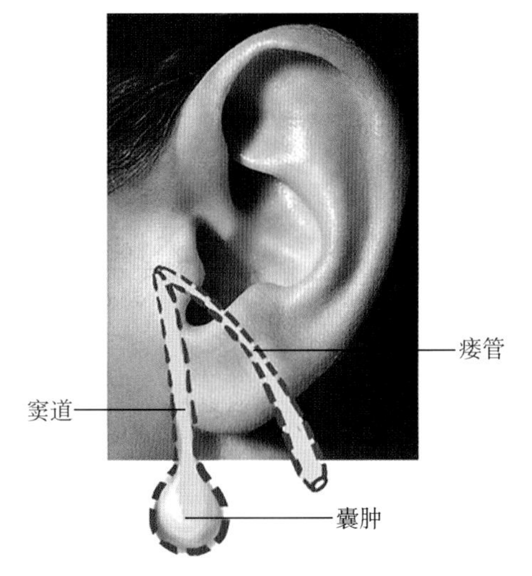

图1-5-4 第一鳃裂瘘位置

3. **瘘管型** 此种畸形,有内、外两个开口。外口在耳垂下方或胸锁乳突肌前与下颌角后方一线的某一部位,内口可因发育障碍胎龄不同而区别。因开口位置不同,可分两种类型:

(1)单纯瘘管型:由第一鳃裂发育异常形成,其内口在外耳道峡部(骨部与软骨部交界处)。

(2)复合瘘管型:发育障碍出现在闭锁膜形成之前,第一咽囊与第一鳃裂之间沟通,此型由外胚层组成之瘘管内口可追溯至由咽囊发育而成之鼓室腔或耳咽管。

【诊断】 囊性包块的性质和瘘口位置,是临床确诊与鉴别的依据,有瘘口者可以通过着色法和注入X线显影剂检查,了解其位置、走向及内口是否存在。应注意与腮腺囊肿、耳下淋巴结肿大及耳部结核相鉴别。

【治疗】 宜择期行手术切除。若有感染,需先行抗感染治疗,有脓肿形成者先切开引流,经局部换药,在急性炎症消退后行切除术。

1. **麻醉** 在局部麻醉下进行,个别不能配合者可用全身麻醉,注射麻醉药后,可能出现术侧面瘫,如术中无损伤,术后即可恢复。

2. **切口** 在耳后沟下部至下颌角上方一线,根据囊肿大小及瘘孔位置确定。

手术可在注射染料的指示或在探针的引导下进行,此瘘管或囊肿可在面神经周围,若有反复感染史者,常有粘连,在进行耳下区解剖时,必须注意保护面神经干段及其分支。术中应将上皮组织全部清除,切口可以一期缝合,有感染者宜放引流,24小时后拔除。

【预后】 不经治疗者,难免反复感染,严重者可损伤面神经,出现周围性面瘫。手术后切口不愈或复发,为囊壁或管壁上皮组织残留所致。术后面瘫可因术中麻醉或手术牵拉引起,为暂

Notes

时性，若误将面神经干或其分支（最常见为下颌缘支）损伤，可能出现永久性瘫痪，应及时探查及修复之。

思考题

耳的胚胎发育与耳部先天畸形形成的关系如何？

（杨伟炎）

第六章 耳 创 伤

耳创伤包括外耳、中耳及内耳创伤。较常见的代表性疾病有：耳廓创伤及创伤后引起的化脓性炎症，鼓膜创伤及颞骨骨折等。颞骨骨折时，因周围解剖关系复杂，除会引起外、中、内耳损伤外，还可伴有全身症状，包括颅内损伤等复杂表现。

第一节 耳 廓 创 伤

【病因】 耳廓创伤(injury of auricle)是外耳创伤中的常见病，因为耳廓暴露于头颅两侧，易遭各种外力撞击。原因有机械性挫伤(contusion)、锐器或钝器所致撕裂伤(laceration)、冻伤等，前两种多见。耳廓创伤可单独发生，也可伴发邻近组织的创伤，如累及外耳道可引起外耳道狭窄或闭锁。

因耳廓独特的组织结构和解剖形态，受伤后产生的症状和后果也有一定的特点。耳廓是由较薄的皮肤覆盖在凹凸不平的软骨上组成，耳廓前面皮肤较薄与软骨紧密相贴；耳廓后面皮肤较厚，与软骨粘贴较松。耳廓软骨薄而富有弹性，是整个耳廓的支架，耳廓软骨如因外伤、感染发生缺损或变形则可造成耳廓的畸形，影响外耳的功能和外观，且此种畸形的修复较困难，故对耳廓的外伤处理要给予重视。

【临床表现】 不同原因所致耳廓创伤在不同时期的症状亦不同。常见症状：早期有血肿、出血、耳廓撕裂，破损处感染；后期多为缺损或畸形。

出血多见于耳廓撕裂伤，大出血常见于耳廓前面的颞浅动脉和耳廓后面的耳后动脉受损。血肿常见于挫伤时出血积于皮下或软骨膜下呈紫红色半圆形隆起，面积视外力大小不同。因耳廓皮下组织少加之血液循环差，血肿不易吸收，处理不及时可形成机化致耳廓增厚。大面积血肿可导致感染、软骨坏死、耳廓畸形。

【治疗】 治疗原则：及时清创止血，控制感染，预防畸形。耳廓局部裂伤可最小限度切除挫灭创缘，皮肤和软骨膜对位缝合；耳廓完全离断如试行缝合存活希望不大时，可仅将耳廓软骨剥离并埋于皮下以备日后成形之用。当耳廓形成血肿时，应早期行抽吸治疗，大面积血肿应尽早手术切开清除积血，以免继发感染。血肿或开放性创口均易引发感染，多见绿脓假单胞菌和金黄色葡萄球菌感染，故应选用相应的敏感的抗生素，感染可造成软骨坏死液化，愈合后瘢痕挛缩出现耳廓畸形，再行手术矫正很难达到理想的成形。外耳道皮肤伴有裂伤时应同时清创，将皮肤和软骨对位并用抗生素软膏纱条压迫，以防继发瘢痕性狭窄或闭锁。

第二节 鼓 膜 创 伤

【病因】 鼓膜位于外耳道深处，在传音过程中起重要作用，鼓膜创伤(injury of tympanic membrane)常因直接外力或间接外力作用所致，如用各种棒状物挖耳、火星溅入、小虫飞入、烧伤、掌击、颞骨骨折、气压伤等。

【临床表现】

1. 耳痛、耳道出血、耳闷、听力减退、耳鸣。气压伤时，还常因气压作用使听骨强烈震动而致内耳受损，出现眩晕、恶心、混合性听力损伤。

2. 耳镜检查常见鼓膜呈裂隙状穿孔，穿孔边缘及耳道内有血迹或血痂（图 1-6-1），颞骨骨折伴脑脊液漏时，可见有清水样液渗出。听力检查为传导性或混合性听力损失。

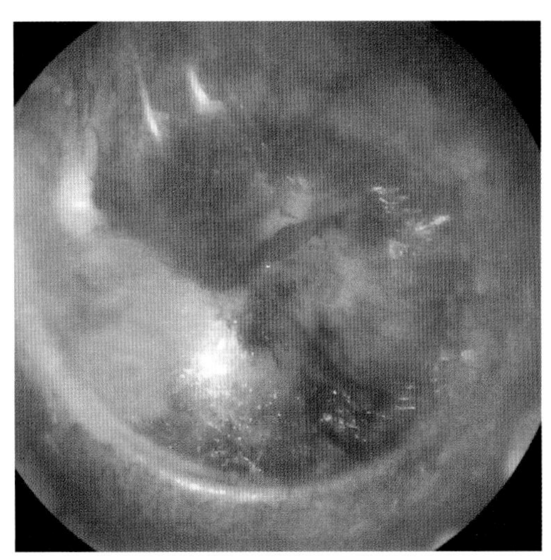

图 1-6-1 鼓膜穿孔

3. 鼓膜创伤有时可伴有听骨链中断，听力检查可表现为明显的传导性听力损失（如气骨听力损失达 40dB）。

【治疗】 应用抗生素预防感染，外耳道酒精擦拭消毒，耳道口放置消毒棉球，保持耳道内清洁干燥。预防上呼吸道感染，嘱患者勿用力擤鼻涕。如无继发感染，局部禁止滴入任何滴耳液。小的穿孔如无感染一般可自行愈合；较大穿孔可在显微镜下无菌操作将翻入鼓室内的鼓膜残缘复位，表面贴无菌纸片可促进鼓膜愈合。穿孔不愈合者可择期行鼓膜修补术。

【预防】 加强卫生宣传和自我保护。在强气压环境中工作者要戴防护耳塞。

第三节 颞骨骨折

颞骨骨折（fracture of temporal bone）是头部外伤的一部分，在颅底骨折中岩部骨折多见。

【病因】 主要因头部外伤所致，常见于交通肇事、坠落及各种头部撞击力作用于颈枕部时引起的颅底骨折。颞骨骨折可累及中耳、内耳及面神经（图 1-6-2）。

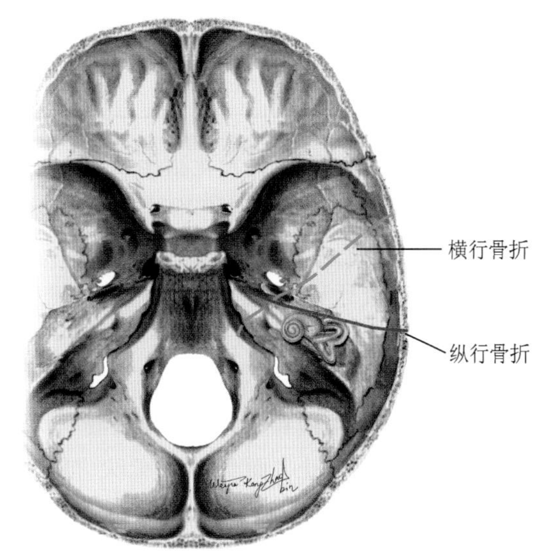

图 1-6-2 颞骨岩部骨折

【分类】 最早由 Uerich 提出颞骨骨折分为纵行骨折和横行骨折。1959 年由 Mchangh 提出分为三种类型：纵行、横行和混合型骨折。纵行骨折骨折线起自颞骨鳞部，通过外耳道后上壁、中耳顶部，沿颈动脉管，至颅中窝底的棘孔或破裂孔附近。横行骨折其骨折线常起自颅后窝的枕骨大孔，横过岩锥到颅中窝。有的经过舌下神经孔及岩部的管孔（如颈静脉孔），个别可经过内耳道和迷路到破裂孔或棘孔附近。不同类型的骨折临床症状和预后也不相

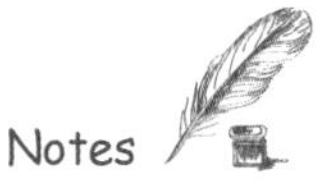
Notes

同,所以这种分型有重要的临床意义。

【临床表现】

1. **全身症状** 颞骨骨折常是颅底骨折的一部分,常首诊于神经内科或外科。此时全身症状明显,如外伤后头痛、昏迷、休克等。如因听力下降、耳闷就诊,应注意患者有无全身症状,应以抢救生命为主,因为有些患者的昏迷等症状在外伤数小时后才出现。

2. **出血** 颞骨纵行骨折波及中耳、外耳道可出现鼓膜破裂,血自外耳道溢出或自咽鼓管经鼻、咽溢出,据报道纵行骨折占颞骨骨折的70% ~80% 。有20%的纵行骨折可两侧同时发生。

3. **脑脊液漏** 三种类型骨折均可引起脑脊液漏,因纵行骨折同时可伴硬脑膜撕裂伤,脑脊液可经鼓室、鼓膜损伤处流出,形成耳漏、鼻漏。横行骨折时,脑桥侧和颅后窝蛛网膜下腔的脑脊液经骨折缝流入鼓室亦可形成耳漏、鼻漏。

4. **听力下降及耳鸣** 纵行骨折主要伤及中耳,故出现传导性听力损失和低频耳鸣。横行骨折易伤及内耳故多为感音性听力损伤,耳鸣多为高频性。如同时伤及中耳和内耳可出现混合性聋。

5. **眩晕** 横行骨折伤及迷路前庭,故常发生眩晕,自发性眼震症状持续时间视病情轻重而定。

6. **面瘫** 纵行骨折时面瘫的发生率为20%,多为面神经受压、水肿、血肿压迫面神经所致,预后较好;横行骨折中发生率为50%,多损伤面神经颅内段至内听道段,预后差,较难恢复。

7. **影像学检查** 横行或纵行骨折要通过影像学检查获取信息,高分辨率的CT扫描可反映出骨折线的走行轴向及颅内积血、积气等症状。

【治疗】 治疗原则:预防控制感染,一般禁止外耳道内填塞。首先治疗全身症状,然后再处理耳科情况,严重出血者请脑外科会诊共同抢救患者。有脑脊液漏者,严格按颅脑外伤处理。待病情稳定后可行手术探查。感音神经性聋及眩晕患者行相应治疗,具体方法参见有关章节。若出现面瘫,经2 ~6周保守治疗无效,全身情况允许可行面神经减压术。

第四节 脑脊液耳漏

脑脊液由外耳流出或积于中耳内为脑脊液耳漏。

【分类】

1. **外伤性脑脊液耳漏** 为头部外伤颅底骨折所致。

2. **先天性脑脊液耳漏** 先天性内耳畸形伴有先天性迷路瘘孔。瘘孔多发生在前庭窗。表现为镫骨缺如或镫骨足板有瘘孔。伴有先天性感音神经性聋,多因反复发作性化脓性脑膜炎方引起注意。

此外,医源性脑脊液耳漏及化脓性中耳炎所致脑脊液耳漏亦偶有发生。

【临床症状】 外伤性脑脊液耳漏多发生于颞骨骨折,鼓膜同时破裂时可出现液体由耳内流出。如果鼓膜完整则可引起鼓室积液,经由咽鼓管流出形成水样“鼻漏”。

先天性脑脊液耳漏鼓膜常完整。临床表现为反复性化脓性脑膜炎,伴一侧听力下降。化脓性脑膜炎多由上呼吸道感染致急性化脓性中耳炎逆行感染所致。

化脓性中耳炎所致脑脊液耳漏,在耳内长期流脓的情况下,忽感耳内有大量的清水样液体流出,其中混有少量血液和脓液。耳内溢液的量多少不等,如漏口被血块或膨出的脑组织所阻塞,耳溢液可减少或停止。而当咳嗽、低头、打喷嚏时耳内流水增多。

【诊断】

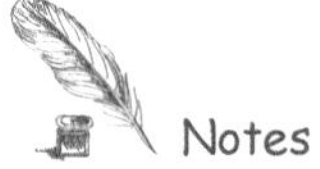
Notes

1. **病史体征** 头外伤病史,伴有鼓室积液或清水样耳漏、颅底骨折可以伴有重度感音神经性聋或轻度传导性聋。先天性脑脊液耳漏多表现为反复发作的化脓性脑膜炎伴一侧重度感音神经性聋。

2. 检查

（1）鼓膜像：外伤性脑脊液耳漏可见鼓膜穿孔及血性或水性分泌物。先天性脑脊液耳漏常鼓膜完整，根据不同发病时期可表现为正常鼓膜或鼓膜积液征象，如毛发线，气泡等。

（2）听力学检查：外伤性脑脊液耳漏可伴有重度感音神经性聋或传导性听力下降。先天性脑脊液耳漏为一侧重度感音神经性聋。鼓膜完整的脑脊液耳漏声导抗为 B 型曲线。

（3）影像学检查：可见颞骨骨折、内耳发育畸形、鼓室积液等改变。

（4）脑脊液定性检查：耳漏液或经咽鼓管流出的“鼻漏液”的糖含量>0.3g/L。

【治疗】

1. 外伤性脑脊液耳漏　因多为头外伤所致，发病初期多被严重的头部症状所掩盖，因此如伴有内耳损伤多在急性期失去手术探查治疗的机会。如无感音性听力下降，可先行保守治疗、观察。予抬高头位，必要时降颅压，预防感染等治疗。一般颅底骨折均可自愈。严重脑脊液耳漏保守治疗无效则需手术探查并修补裂孔。

2. 先天性脑脊液耳漏　确诊后应及时择期手术探查，并用筋膜等组织封闭瘘孔。

（姜学钧）

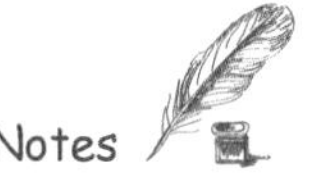

第七章　外耳道炎性疾病

本章主要介绍外耳道的炎症疾病，包括外耳湿疹、外耳道疖、外耳道炎、坏死性外耳道炎和外耳道真菌病。这些疾病具有炎性疾病的共同特征，又各有其特点。

第一节　外 耳 湿 疹

湿疹（eczema）是指由多种内外因素引起的变态反应性多形性皮炎。发生在外耳道内称外耳道湿疹（eczema of external acoustic meatus）。若不仅发生在外耳道，而且还包括耳廓和耳周皮肤则为外耳湿疹（eczema of external ear）。

【病因】　湿疹的病因和发病机制尚不清楚，多认为与变态反应有关，还可能和精神因素、神经功能障碍、内分泌功能失调、代谢障碍、消化不良等因素有关。引起变态反应的因素可为食物（如牛奶、鱼虾、海鲜等）、吸入物（如花粉、动物的皮毛、油漆、化学气体等）、接触物（如漆树、药物、化妆品、织物、肥皂、助听器外壳的化学物质等）及其他内在因素等。潮湿和高温常是诱因。

外耳道内湿疹常由接触过敏引起，Hillen 等人报告 145 例外耳道炎中三分之一是过敏性接触性皮炎。最重要的过敏原是局部用药，如硫酸新霉素、多粘菌素 B 和赋形剂。化脓性中耳炎脓性分泌物对外耳道皮肤的刺激，外伤后细菌或病毒感染等也可引起外耳道湿疹。

【分类】　对外耳道湿疹有不同的分类，有根据病程进行分类，分急性湿疹、亚急性湿疹和慢性湿疹。也有按有无外因分类，有外因者为湿疹样皮炎，无外因者为湿疹；前者又分为传染性和非传染性湿疹。后者则分为异位性皮炎（异位性湿疹）和脂溢性皮炎。

外耳的传染性湿疹多由中耳炎的脓液持续刺激引起，也可以是头颈和面部皮炎的蔓延。非传染性湿疹一般是物体（如助听器的塑料外壳、眼镜架、化学物质、药物、化妆品等）直接刺激皮肤引起的反应性皮炎，又称接触性皮炎。异位性皮炎是一种遗传性疾病，常见于婴儿，又称遗传性过敏性皮炎或婴儿湿疹。

【症状】　不同阶段湿疹的表现不同。

急性湿疹：患处奇痒，多伴烧灼感，挖耳后流出黄色水样分泌物，凝固后形成黄痂。有时分泌物流到何处就引起何处的病变。

亚急性湿疹：多由急性湿疹未经治疗、治疗不当或久治不愈迁延所致。局部仍瘙痒，渗液比急性湿疹少，但有结痂和脱屑。

慢性湿疹：急性和亚急性湿疹反复发作或久治不愈，就成为慢性湿疹，外耳道内剧痒，皮肤增厚，有脱屑。

外耳道湿疹可以反复发作。

【检查】　急性湿疹：患处红肿，散在红斑、粟粒状丘疹、小水泡；这些丘疹水泡破裂后，有淡黄色分泌物流出，皮肤为红色糜烂面，或有黄色结痂（图 1-7-1）。

亚急性湿疹：患处皮肤红肿较轻，渗液少而较稠，有鳞屑和结痂。

慢性湿疹：患处皮肤增厚，粗糙，皲裂，苔藓样变，有脱屑和色素沉着。

【诊断】　传染性湿疹：有化脓性中耳炎并有脓液流出，或有头颈和面部皮炎。非传染性湿疹有某种物质接触史，发病的部位一般在该物质接触的部位（图 1-7-2）；病变的轻重和机体变态

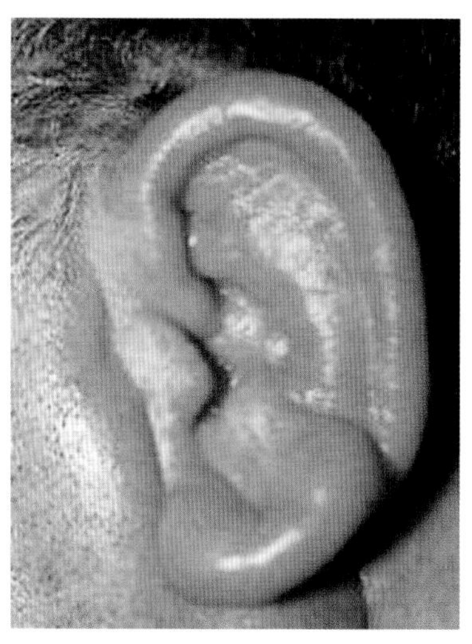

图 1-7-1　耳廓湿疹

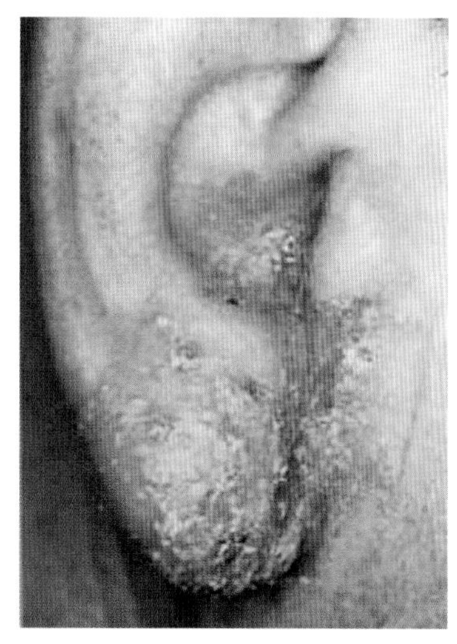

图 1-7-2　外耳接触性皮炎

反应的强度以及刺激物质的性质、浓度、接触的时间有关。

【治疗】　病因治疗：尽可能找出病因，去除过敏原。病因不明者，停食辛辣、刺激性或有较强变应原性食物。

告诉患者不要抓挠外耳道，不要随便用水清洗；如怀疑局部用药引起应停用这些药物；如由中耳脓液刺激引起者应用有效药物治疗中耳炎，同时要兼顾外耳道炎的治疗。

全身治疗：口服抗组胺药物，如氯雷他定、西替利嗪等。如继发感染，全身和局部加用抗生素。

局部治疗：有人提出"湿以湿治，干以干治"的原则。

急性湿疹渗液较多者，用炉甘石洗剂清洗渗液和痂皮后，用硼酸溶液或醋酸铝溶液湿敷。干燥后用氧化锌糊剂或硼酸氧化锌糊剂涂搽。局部紫外线照射等物理治疗也有帮助。

亚急性湿疹渗液不多时，局部涂搽2%甲紫溶液，但应注意外耳道内用甲紫可能影响局部检查；干燥后用氧化锌糊剂或硼酸氧化锌糊剂涂搽。

慢性湿疹，局部干燥者，局部涂搽氧化锌糊剂或硼酸氧化锌糊剂、10%氧化锌软膏、氯化氨基汞软膏、抗生素激素软膏等。干痂较多者先用过氧化氢溶液清洗局部后再用上述膏剂。皮肤增厚者可用3%水杨酸软膏。

【预防】　避免食用或接触变应原物质，及时治疗中耳炎及头部的湿疹，改掉挖耳等不良习惯。

第二节　外耳道疖

外耳道疖（furuncle of external acoustic meatus）是外耳道皮肤的局限性化脓性炎症。多发生在热带/亚热带地区或炎热潮湿的夏季，发病率与地区和季节有关，有报道占耳鼻咽喉病初诊患者的1.8%～2.3%。

【病因】　外耳道疖都发生在外耳道软骨部，因此处皮肤含毛囊、皮脂腺和耵聍腺，细菌侵入这些皮肤附件，感染而形成脓肿。外耳道疖的致病菌绝大多数是金黄色葡萄球菌，有时为白色葡萄球菌感染。

1. 挖耳引起外耳道皮肤损伤，细菌感染。
2. 游泳、洗头、洗澡时不洁的水进入外耳道，长时浸泡、细菌感染。
3. 化脓性中耳炎的脓液刺激外耳道软骨部的皮肤引起局部的感染。

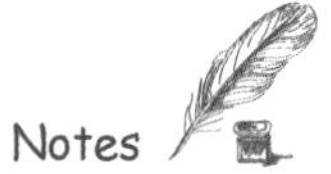

4. 全身性疾病使全身或局部抵抗力下降，是引起本病的诱因，如糖尿病，慢性肾炎，营养不良等。

【症状】

1. 疼痛剧烈，因外耳道皮下软组织少，皮肤和软骨膜紧贴，炎性肿胀刺激神经末梢。如疖在外耳道前壁，咀嚼或说话时，疼痛加重。

2. 疖破溃，有稠脓流出，可混有血液，但由于外耳道无黏液腺，脓中不含黏液。

3. 脓液污染刺激附近皮肤，可发生多发脓肿。

4. 疖部位不同可引起耳前或耳后淋巴结肿胀疼痛。

5. 疖如在外耳道后壁，皮肤肿胀水肿可蔓延到耳后，使耳后沟消失，耳廓耸立。

6. 严重者体温升高，全身不适。

【检查】 因外耳道疖，疼痛剧烈，检查者动作要轻柔；先不要置入耳镜，因疖肿在外耳道外段，置入耳镜很容易触碰到疖，引起患者剧烈疼痛。

1. 有明显的耳屏压痛和耳廓牵引痛。

2. 外耳道软骨部有局限性红肿隆起，或在肿胀的中央有白色脓头(图1-7-3)。

3. 疖形成后探针触之有波动感。

4. 如已流脓，脓液很稠。

5. 做白细胞检查可有白细胞升高。

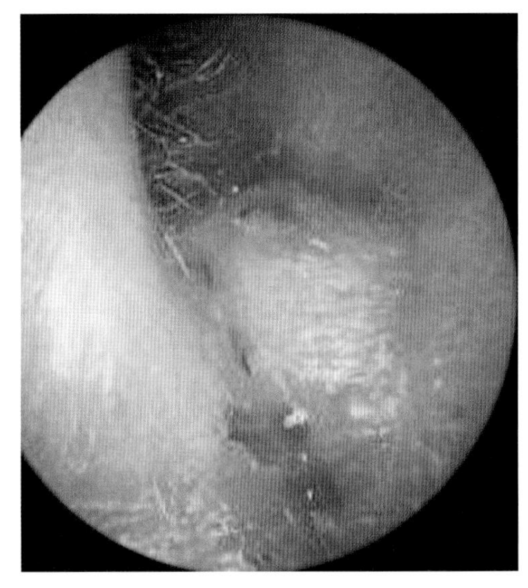

图1-7-3 外耳道疖

【诊断和鉴别诊断】 根据症状和检查所见，外耳道疖多不难诊断，但当肿胀波及耳后，使耳后沟消失，耳廓耸立，需与急性乳突炎和慢性化脓性中耳炎耳后骨膜下脓肿相鉴别。

1. 急性乳突炎和慢性化脓性中耳炎耳后骨膜下脓肿一般没有耳屏压痛和耳廓牵引痛。

2. 由于外耳道没有黏液腺，因此外耳道疖的脓液中不含黏液，脓液稠，有时含脓栓；而中耳乳突炎的脓液较稀，含有黏液。

3. 外耳道疖可有耳前淋巴结的肿大和压痛，而急性乳突炎和慢性化脓性中耳炎耳后骨膜下脓肿不会引起耳前淋巴结肿大。

4. 如疖不大，或已破溃，可擦干外耳道脓液，用耳镜观察鼓膜，如鼓膜完整，多提示中耳无感染。

5. 听力检查外耳道疖听力损失不如中耳乳突炎重。

6. 急性乳突炎和慢性化脓性中耳乳突炎耳后骨膜下脓肿的影像学检查可显示乳突内软组织影。

【治疗】 局部治疗：外耳道疖的局部治疗很重要，根据疖的不同阶段，采取不同的治疗方法。

疖的早期，局部局限性红肿疼痛，可用鱼石脂甘油纱条或紫色消肿膏纱条敷于红肿处，每日更换一次；也可局部物理治疗、微波治疗，促进炎症消散。

未成熟的疖禁忌切开，防止炎症扩散；如疖的尖端有白色脓头时，可轻轻刺破脓头，用棉棍轻轻将脓头压出；如疖较大，有明显的波动，应局麻下切开引流，注意切口应与外耳道纵轴平行，防止痊愈后外耳道形成瘢痕狭窄；为防止损伤外耳道软骨，刀尖不可切入太深。切开后用镊子将稠厚的脓栓取出，脓液应作细菌培养和药物敏感试验，脓腔置引流条。如疖已经破溃，用3%的过氧化氢溶液将脓液清洗干净，必要时也需在脓腔放置引流条，保持引流通畅。无论是切开

Notes

引流，还是自行破溃，都要根据病情逐日或隔日换药，直到痊愈。

全身治疗：严重的疖除局部治疗外，另需口服抗生素，因外耳道疖大多数是金黄色葡萄球菌感染，首选青霉素或大环内酯类抗生素。如已做细菌培养和药物敏感试验，则根据试验结果首选敏感的抗生素。

第三节　外耳道炎

外耳道炎(otitis externa)是外耳道皮肤或皮下组织的广泛的急、慢性炎症。这是耳鼻咽喉科门诊的常见病、多发病。由于在潮湿的热带地区发病率很高，因而又被称为"热带耳"。

【分类】　根据病程可将外耳道炎分为急性弥漫性外耳道炎和慢性外耳道炎。这里主要介绍急性弥漫性外耳道炎。

【病因】　正常的外耳道皮肤及其附属腺体的分泌对外耳道具有保护作用，当外耳道皮肤本身的抵抗力下降或遭损伤，微生物进入引起感染，发生急性弥漫性外耳道炎症。如患者有全身性慢性疾病，抵抗力差，或局部病因长期未予去除，炎症会迁延为慢性。这里主要列出引起急性外耳道炎的病因。

1. 温度升高，空气湿度过大，腺体分泌受到影响，甚至阻塞，降低了局部的防御能力。

2. 外耳道局部环境的改变：游泳、洗澡或洗头，水进入外耳道，浸泡皮肤，角质层被破坏，微生物得以侵入。另外，外耳道略偏酸性，各种因素改变了这种酸性环境，都会使外耳道的抵抗力下降。

3. 外伤　挖耳时不慎损伤外耳道皮肤，或异物擦伤皮肤，引起感染。

4. 中耳炎脓液流入外耳道，刺激、浸泡，使皮肤损伤感染。

5. 全身性疾病使身体抵抗力下降，外耳道也易感染，且不易治愈，如糖尿病、慢性肾炎、内分泌紊乱、贫血等。

外耳道的致病菌因地区不同而有差异，在温带地区以溶血性链球菌和金黄色葡萄球菌多见，而在热带地区，则以铜绿假单胞菌最多，还有变形杆菌和大肠埃希菌等感染。同一地区的致病菌种可因季节而不同。

【病理】　急性弥漫性外耳道炎病理表现为局部皮肤水肿和多核白细胞浸润，上皮细胞呈海绵样变或角化不全。早期皮脂腺分泌抑制。耵聍腺扩张，其内可充满脓液，周围有多核白细胞浸润。皮肤表面渗液、脱屑。

【症状】

1. 急性弥漫性外耳道炎

疼痛：发病初期耳内有灼热感，随着病情的发展，耳内胀痛，疼痛逐渐加剧，甚至坐卧不宁，咀嚼或说话时加重。

分泌物：随着病情的发展，外耳道有分泌物流出，并逐渐增多，初期是稀薄的分泌物，逐渐变稠成脓性。

2. 慢性外耳道炎　慢性外耳道炎常使患者感耳痒不适，不时有少量分泌物流出。如由于游泳、洗澡水进入外耳道，或挖耳损伤外耳道可转为急性感染，具有急性弥漫性外耳道炎的症状。

【检查】

1. 急性外耳道炎有耳屏压痛和耳廓牵引痛，因患者疼痛剧烈，检查者动作要轻柔。

2. 外耳道弥漫性充血，肿胀，潮湿(图1-7-4)，有时可见小脓疱。

3. 外耳道内有分泌物，早期是稀薄的浆液性分泌物，晚期变成稠或脓性。

4. 如外耳道肿胀不重，可用小耳镜看到鼓膜，鼓膜可呈粉红色，也可大致正常。如肿胀严重，看不到鼓膜，或不能窥其全貌。

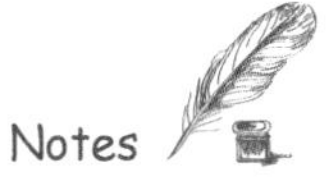

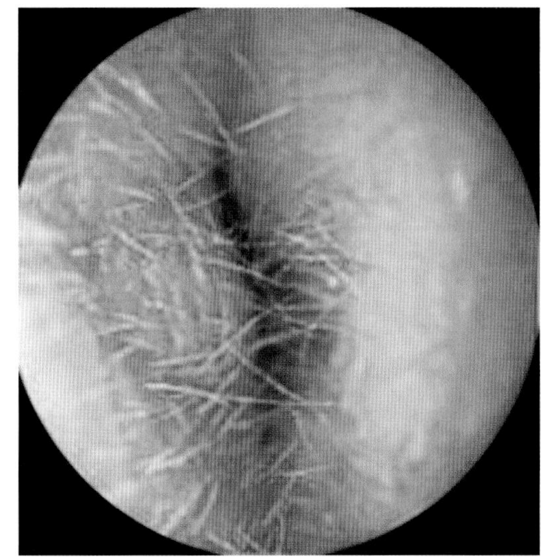

图 1-7-4 急性外耳道炎

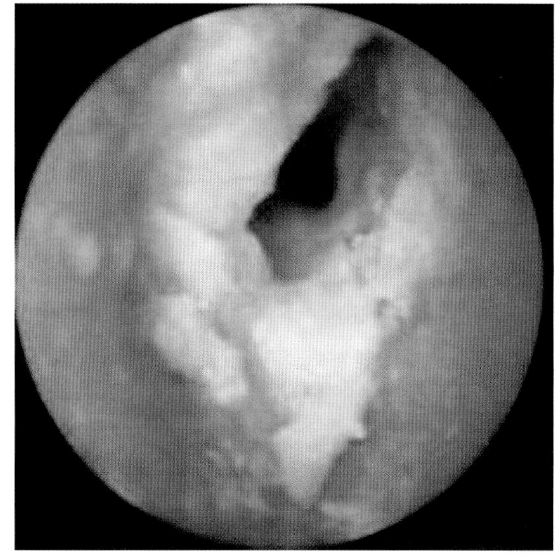

图 1-7-5 慢性外耳道炎

5. 如病情严重,耳廓周围可水肿,耳周淋巴结肿胀或压痛。

6. 将分泌物作细菌培养和药物敏感试验有助于了解感染的微生物种类和对其敏感的药物。

慢性外耳道炎外耳道皮肤多增厚,有痂皮附着,撕脱后外耳道皮肤呈渗血状。外耳道内可有少量稠厚的分泌物,或外耳道潮湿,有白色豆渣状分泌物堆积在外耳道深部(图 1-7-5)。

【诊断和鉴别诊断】 一般来说,急、慢性外耳道炎的诊断并不难,但有时需与下列疾病相鉴别:

1. 化脓性中耳炎 急性化脓性中耳炎听力减退明显,可有全身症状;早期有剧烈耳痛,流脓后耳痛缓解;检查可见鼓膜红肿或穿孔;脓液呈黏脓性。慢性化脓性中耳炎鼓膜穿孔,听力明显下降,流黏脓性脓液。当急、慢性化脓性中耳炎的脓液刺激引起急、慢性外耳道炎,慢性化脓性中耳炎松弛部穿孔被干痂覆盖时,或各自症状不典型,需将脓液或干痂清除干净。根据上述特点仔细检查,必要时暂时给予局部用药,告诉患者要随诊。

2. 急、慢性外耳道湿疹或急性药物性皮炎 大量水样分泌物和外耳道奇痒是急性湿疹和急性药物过敏的主要特征,一般无耳痛,检查时可见外耳道肿胀,可有丘疹或水疱。慢性外耳道湿疹局部奇痒并有脱屑,可有外耳道潮湿,清理后见鼓膜完整。

3. 外耳道疖肿 外耳道红肿或脓肿多较局限。

【治疗】

1. 清洁外耳道,保证局部清洁、干燥和引流通畅,保持外耳道处于酸化环境。

2. 取分泌物作细菌培养和药物敏感试验,选择敏感的抗生素。

3. 在尚未获得细菌培养结果时局部选择酸化的广谱抗生素滴耳液治疗,注意不要用有耳毒性的和接触过敏的药物。

4. 外耳道红肿时,局部敷用鱼石脂甘油或紫色消肿膏纱条,可起到消炎消肿的作用。如外耳道严重红肿影响引流,可向外耳道内放一纱条引流条,滴药后使药液沿引流条流入外耳道深处。

5. 近年的文献报道,用环丙沙星溶液滴耳治疗铜绿假单胞菌引起的外耳道炎效果较好。

6. 严重的外耳道炎需全身应用抗生素;耳痛剧烈者给止痛药和镇静剂。

7. 慢性外耳道炎保持局部清洁,局部用保持干燥的药物,可联合应用抗生素和可的松类药物。

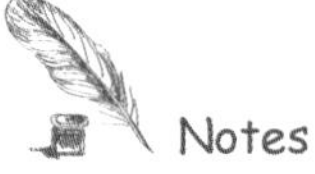
Notes

【预防】

1. 改掉不良的挖耳习惯。

2. 避免在脏水中游泳。

3. 游泳、洗头、洗澡时避免水进入外耳道内，如有水进入外耳道内，或用棉棍放在外耳道口将水吸出，或患耳向下蹦跳，让水流出后擦干。

第四节　坏死性外耳道炎

坏死性外耳道炎（necrotizing external otitis）又称恶性外耳道炎（malignant external otitis），是一种危及生命的外耳道、颅底及周围软组织的感染。以耳痛、流脓、外耳道蜂窝织炎和肉芽肿为特征，可累及面神经等多组脑神经。

1959 年 Meltzer 和 klemen 首先报道了这种疾病，认为是铜绿假单胞菌引起的颞骨骨髓炎，其后陆续有文献报道，1968 年 Chandler 称其为恶性外耳道炎，以反映其危及生命的特性。由于其有骨质坏死的特性也被称为坏死性外耳道炎。多发生在老年糖尿病患者中。

【病因】　恶性外耳道炎 50% 以上发生在老年、中年糖尿病患者中，近年陆续有文献报道发生在艾滋病、肾移植、骨髓移植和急性白血病患者中。

致病菌多是铜绿假单胞菌，约占 90%，其他有葡萄球菌、链球菌和真菌感染等。

【病理】　感染始于外耳道皮肤，破坏外耳道骨部和软骨部，向颅底扩散，引起颅底骨质的骨髓炎，破坏岩骨，进而向邻近的腮腺、血管和神经等软组织侵犯。有文献报道侵犯眶尖，可引起视神经炎，还可引起脑膜炎、脑脓肿、乙状窦栓塞等颅内并发症。

【症状】　起病急，耳痛，多是持续的，逐渐加剧；耳流脓，如外耳道有肉芽，分泌物可呈脓血性；如引起脑神经损害则有相应的脑神经症状，如面瘫，颈静脉孔综合征等。

【检查】

1. 外耳道有脓性或脓血性分泌物。

2. 外耳道肿胀、蜂窝织炎、有水肿的肉芽和坏死物（图 1-7-6），非铜绿假单胞菌感染的坏死性外耳道炎可无肉芽。

3. 可有耳周软组织肿胀。

4. CT 检查可见外耳道骨部和颅底有骨质破坏。

5. 病变侵犯脑神经可见相应的脑神经受损的改变。

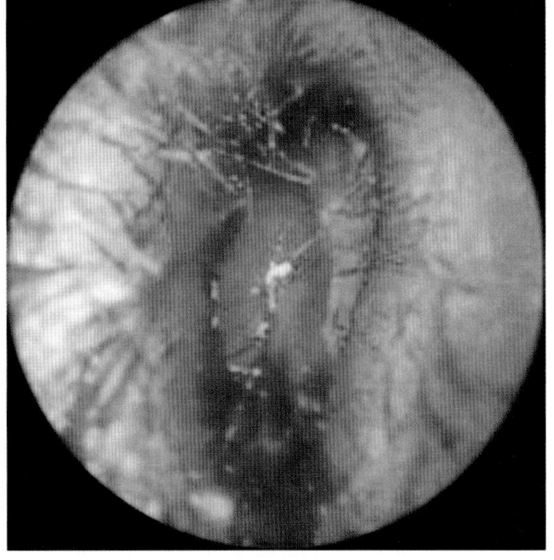

图 1-7-6　坏死性外耳道炎

【诊断和鉴别诊断】　具有上述症状，有糖尿病或上述疾病，对常规治疗无疗效要考虑坏死性外耳道炎。应和严重的外耳道炎或良性坏死性外耳道炎相鉴别。除上述典型症状和体征外，CT 检查可见骨皮质受侵，MRI 很好地看到颞骨下软组织异常，T_1、T_2均为低密度影，还可以看到脑膜的增强和骨髓腔的改变。闪烁显像技术也有助于鉴别坏死性外耳道炎和严重的外耳道炎，后者未侵入邻近的骨质。良性坏死性外耳道炎以骨板无血管坏死，且可再钙化是其特征。

【治疗】　坏死性外耳道炎是一种可致死性疾病，早期诊断和治疗非常重要。

1. 全身治疗，有糖尿病者应控制血糖，有免疫缺陷者应增强抵抗力并做相应的治疗。

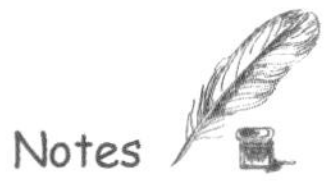

2. 做细菌培养和药物敏感试验选择敏感的抗生素。

3. 抗生素的选择文献报道有多种方案:氨基糖苷类抗生素和半合成青霉素联合静脉给药;头孢他啶静脉给药;环丙沙星口服。用药时间需数周。

4. 手术治疗,有人做根治性手术,有人仅清除病灶。也有人认为手术会引起炎症的扩散,只有保守治疗无效,迁延不愈才考虑手术治疗。

5. 有文献报道做辅助的高压氧治疗,解决组织缺氧,增强对病原菌的杀伤力,刺激新生微血管形成,增强抗生素的作用。

【预后】 由于致病菌毒力强,患者有全身疾病,抵抗力低,治疗难度大,可是致死性的。各家报道疗效不一,但一旦合并有脑神经损坏,预后多不佳,文献报道,伴面瘫者死亡率50%,多发脑神经损害则死亡率高达80%以上。

(倪道凤)

第五节 外耳道真菌病

外耳道真菌病(otomycosis)又叫真菌性外耳道炎(otitis externa mycotica),是真菌侵入外耳道或外耳道内的条件致病性真菌,在适宜的条件下繁殖,引起的外耳道的炎性病变。

【病因】 在自然界中存在种类繁多的真菌,尤其在温度高、湿度大的热带和亚热带地区,孳生繁殖更快。一些真菌侵犯人的外耳道,在下列情况下可以致病。

1. 正常人的外耳道处于略偏酸性的环境,如由于耳内进水或不适当地用药,改变了外耳道pH值,有利于真菌的孳生。

2. 游泳、挖耳等引起外耳道的炎症,中耳炎流出的脓液的浸泡,外耳道分泌物的堆积和刺激,真菌得以孳生繁殖。

3. 全身性慢性疾病,机体抵抗力下降,或全身长期大剂量应用抗生素,都为真菌的孳生提供了条件。

4. 近年来抗生素的不正确使用和滥用,也增加了真菌感染的机会。

外耳道真菌病常见的致病菌有酵母菌、念珠菌、芽生菌、曲霉菌、毛霉菌、放线菌、卵生菌、青霉菌等。来自CADIS一组资料报道,40例真菌性外耳道炎中,近平滑念珠菌占42.9%,黑曲菌为35.7%,40%的人发病前用过抗生素。

【病理】 感染的真菌种类不同,引起的局部组织病理学改变不同。如曲菌感染一般不侵犯骨质,无组织破坏。白色念珠菌感染早期以渗出为主,晚期为肉芽肿性炎症。芽生菌、放线菌是化脓和肉芽肿性改变。毛霉菌侵入血管,引起血栓,组织梗死,引起坏死和白细胞浸润。

【症状】 外耳道真菌感染可无症状,常见的症状有:

1. 外耳道不适,胀痛或奇痒。
2. 由于真菌大量繁殖,堆积形成团块可阻塞外耳道引起阻塞感。
3. 真菌团块刺激,外耳道可有少量分泌物,患者感外耳道潮湿。
4. 外耳道阻塞,鼓膜受侵,患者可有听觉障碍,耳鸣甚至眩晕。
5. 如病变损害范围较大或较深,可有局部疼痛。
6. 有些真菌引起的改变以化脓和肉芽肿为主。严重的可致面瘫。
7. 真菌可致坏死性外耳道炎。
8. 有些真菌感染可引起全身低到中等发热。

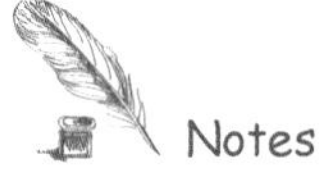

【检查】 感染的真菌种类不同,检查所见外耳道表现不同。

念珠菌感染外耳道皮肤潮红糜烂,界限清楚,表面覆白色或奶油样沉积物。

曲菌或酵母菌感染外耳道内有菌丝，菌丝的颜色可为白色、灰黄色、灰色或褐色等（图 1-7-7、图 1-7-8）。

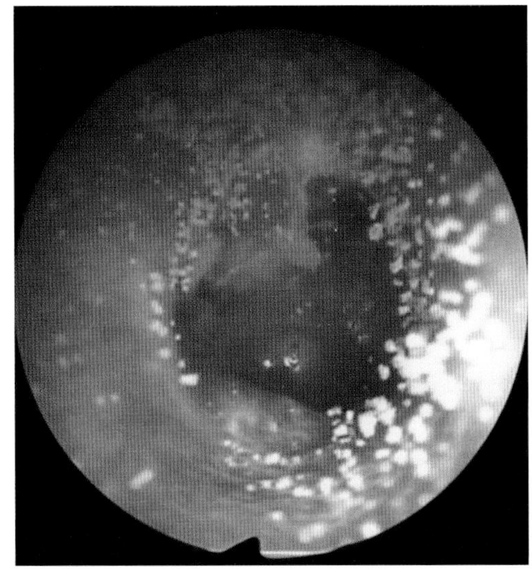
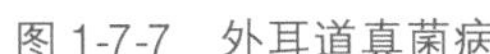
图 1-7-7　外耳道真菌病

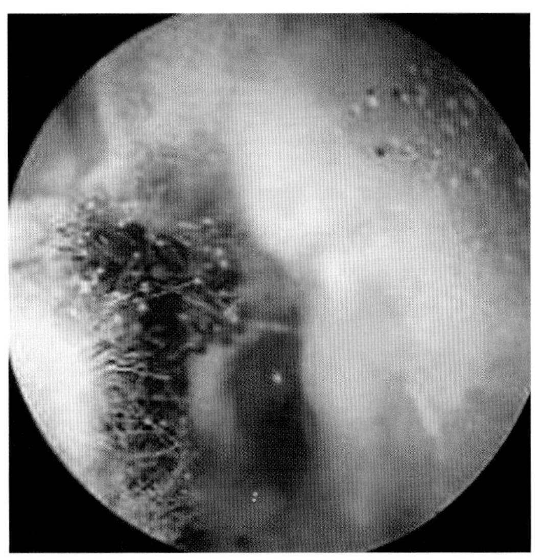
图 1-7-8　外耳道真菌病

芽生菌感染初期可见外耳道皮肤散在丘疹或小脓疱，其后发展成暗红色边缘不整的浅溃疡，有肉芽生长，表面有脓性分泌物。

毛霉菌感染耳流脓，如引起面瘫可见面瘫的各种表现。

分泌物涂片、真菌培养，可以帮助判断致病菌的种类，必要时需作活组织检查，有助于鉴别诊断和治疗。

听力检查可以得知其对听力的影响程度。

【诊断和鉴别诊断】　一些外耳道的真菌感染根据外耳道检查所见就可作出判断。要了解感染的真菌的种类应作真菌培养或涂片检查。有些要经过活组织检查才能作出诊断。需和普通的外耳道细菌感染、坏死性外耳道炎、外耳道新生物相鉴别。有时还要和中耳的感染相鉴别。

【治疗】　局部治疗：清除外耳道内的污物，保持外耳道干燥。局部应用广谱抗真菌药物，待获得真菌培养结果后应尽快选用敏感的抗真菌药物。

病情严重者要静脉给予抗真菌药物治疗。

【预防】　除预防急性外耳道炎的各项措施外，要正确使用抗生素和激素。

小　结

本章介绍的虽然都是外耳道的炎性疾病，各有其特征：外耳湿疹与变态反应性有关，无论如何分类，局部都有剧痒的症状。外耳道疖是外耳道皮肤的局限性化脓性炎症，有脓肿形成的过程，必要时需切开引流。外耳道炎是外耳道皮肤或皮下组织的广泛的急、慢性炎症，诊断时需与中耳炎相鉴别。坏死性外耳道炎是一种危及生命的外耳道、颅底及周围软组织的感染，以耳痛、流脓、外耳道蜂窝织炎和肉芽肿为特征，可累及面神经等多组脑神经，由于其恶性的生物学行为又称为恶性外耳道炎，处理时应给予足够的重视。

（倪道凤）

第八章　外耳其他疾病

本章主要介绍耳廓假性囊肿、耳廓化脓性软骨膜炎、外耳道耵聍栓塞、外耳道异物、外耳道胆脂瘤和大疱性鼓膜炎等疾病。这些都是耳科门诊的常见病和多发病，如不很好治疗或处理不当也会影响患者的生活质量。

第一节　耳廓假性囊肿

长期以来由于对耳廓假性囊肿(pseudocyst of auricle)的认识不同而命名各异，曾被称为耳廓非化脓性软骨膜炎(non-suppurative perichondritis of auricle)、耳廓浆液性软骨膜炎(serous perichondritis of auricle)、耳廓软骨间积液(intracartilage effusion of auricle)等，表现为耳廓外侧面囊肿样隆起。

【病因】 病因不明，目前认为与机械性刺激、挤压有关，造成局部微循环障碍，引起组织间的无菌性炎性渗出而发病。

【病理】 常见耳廓外侧面出现一个半球形的无痛囊性隆起，有张力，有透光性，穿刺抽取物常为淡黄色液体。囊肿可大可小，组织病理检查可见软骨层厚薄不一，囊大者软骨层薄，甚至不完整，间断处由纤维组织取代之；囊小者，软骨层完整，软骨层内面被覆一层浆液纤维素，其表面无上皮细胞结构，故为假性囊肿，实为耳廓软骨间积液。

【临床表现】

1. 耳廓外侧面出现局部性隆起，常因刺激后加速增大。
2. 有肿胀感，无疼痛，可有灼热和痒感。
3. 小囊肿仅为局部隆起，大时隆起明显，有波动感，无压痛，表面肤色基本正常。
4. 穿刺可抽出淡黄色液体，生化检查为丰富的蛋白质，细菌培养无细菌生长。

根据以上表现一般可明确诊断。

【治疗】 治疗目的主要为减少囊液继续渗出、促进囊液吸收、预防囊肿感染。治疗方法包括严格无菌操作下反复穿刺抽液，加压包扎或进行囊腔切开小窗引流并加压包扎，可以辅助理疗。如果局部出现胀痛应使用抗生素预防感染。

第二节　耳廓化脓性软骨膜炎

耳廓化脓性软骨膜炎(suppurative perichondritis of auricle)多因外伤感染，引起耳廓软骨膜的急性化脓性炎症，由于炎症渗出液压迫可使软骨缺血坏死。该病发展较快，可致耳廓畸形，不仅有碍外观还可影响外耳生理功能，应积极诊治。

【病因】 主要因细菌感染引发该病，常见细菌依次为铜绿假单胞菌、金黄色葡萄球菌、链球菌、大肠埃希菌等。造成感染的原因有创伤、烧伤、冻伤、手术切口、针刺、打耳环孔、蚊虫叮咬后抓挠等。

【临床表现】 耳廓感染后局部的病理过程为：皮肤及软骨膜紧贴，同时发生出血渗出，随之软骨膜下炎性渗出物积聚，软骨因血供障碍、细菌毒素侵入引起坏死，最终形成瘢痕挛缩、耳廓畸形。临床表现早期为局部烧灼感、红肿、疼痛，继之整个耳廓弥漫性肿大、疼痛加剧、体温升高。后期脓肿形成，触之有波动感，炎症后期软骨坏死，耳廓失去支架，挛缩形成菜花状畸形。

【鉴别诊断】 耳廓化脓性软骨膜炎需与以耳廓软骨炎为主要表现的复发性多软骨炎进行鉴别。复发性多软骨炎（RP）是一种累及全身多系统的免疫相关性疾病，可累及软骨和全身结缔组织，临床表现为耳、鼻、喉、气管等多部位软骨炎，并可伴有多器官和系统受累症状。其中耳廓软骨炎为最常见的症状，以耳廓突发红肿为典型特征，病变局限于软骨部分而不累及耳垂。炎症可自行消退或经治疗缓解。反复炎症发作亦可导致软骨坏死、耳廓塌陷而形成菜花耳。

【治疗】 早期应选用足量、广谱、敏感抗生素（抗菌谱要覆盖常见致病菌），热敷改善局部血液循环。

如果脓肿形成，应在局麻或全麻下行脓肿切开引流，彻底清除坏死组织，抗生素冲洗脓腔，并放置引流管，每日冲洗抗生素至无脓后再拔除。切口逐渐换药至皮肤愈合。病情反复者可能需要多次手术清创、换药至愈合。

如果耳廓软骨已失去支架作用或明显挛缩、外观畸形明显，可待病情稳定后考虑整形手术。

（高志强）

第三节 外耳道耵聍栓塞

在外耳道内耵聍（cerumen）聚积过多，形成较硬的团块，阻塞于外耳道内，称耵聍栓塞（impacted cerumen），可影响听力。

【病因】 在外耳道软骨部的皮肤内有耵聍腺，其分泌的分泌物称耵聍。在我国大部分人是干性耵聍，成片状，这种耵聍可随头位的改变或运动，以及下颌关节的活动向外脱落。另有部分人的耵聍黏稠，称油性耵聍，不易脱出。正常情况下，耵聍对外耳道和鼓膜有保护作用。如因下列原因，耵聍在外耳道内堆积，凝结成块，堵塞外耳道，就成为耵聍栓塞。

1. 尘土杂物进入外耳道构成耵聍的核心，逐渐堆积形成耵聍栓塞，致听力下降。
2. 外耳道因各种刺激导致耵聍分泌过多。
3. 外耳道畸形、狭窄、瘢痕、肿瘤、异物等妨碍耵聍向外脱落，而在外耳道内堆积。
4. 油性耵聍。
5. 耵聍变质。
6. 老年人肌肉松弛，下颌关节运动无力，外耳道口塌陷。老年男性外耳道外端的耳毛变得更粗更大，影响耵聍向外脱落；而且老年人耵聍腺萎缩，耵聍变干燥，不易脱落。
7. 有文献报道智力迟钝者也易患耵聍栓塞。

【症状】 外耳道未完全阻塞者多无症状，可有局部瘙痒感。耵聍完全堵塞外耳道时，耳闷胀不适，伴听力下降，有时可有与脉搏一致的搏动性耳鸣。可伴眩晕，下颌关节活动时可有耳痛。进水膨胀后有胀痛，伴感染则疼痛剧烈。

【检查】 耳镜检查外耳道内有棕黑色团块，触之很硬，与外耳道壁可无间隙。

听力检查为传导性听力损失。有文献报道，外耳道耵聍栓塞影响老年人的听力和认知状态。

如伴发感染外耳道皮肤红肿，可有脓液。

如伴有眩晕者可见自发性眼震。

【诊断和鉴别诊断】 外耳道耵聍通过耳镜检查一般不难诊断，但需与外耳道胆脂瘤和外耳道表皮栓相鉴别，其处理方法有明显的不同。

外耳道胆脂瘤是外耳道损伤后，或皮肤的炎症，使生发层的基底细胞生长旺盛，角化上皮细胞加速脱落，且排出受影响，在外耳道内堆积过多，形成胆脂瘤。

Notes

外耳道表皮栓是外耳道内阻塞性角化物的聚集。

亦有认为耵聍栓塞使外耳道皮肤充血，促进表皮脱落，又因耵聍栓塞，脱落上皮无法排出，在外耳道内堆积形成外耳道胆脂瘤。

【治疗】 外耳道耵聍唯一的治疗方法是取出之，但由于外耳道弯曲，皮下组织少，很容易引起患者的疼痛。因此，既要取出耵聍，又不损伤外耳道和鼓膜，还尽量不引起患者的疼痛，有时并非易事。常用的方法是：

1. **耵聍钩取出法** 将耵聍钩沿外耳道后上壁与耵聍之间轻轻插入到外耳道深部，注意不要过深，以防损伤鼓膜，然后轻轻转动耵聍钩钩住耵聍，一边松动，一边缓慢向外拉动，将其取出。也有人主张在耵聍与外耳道之间滴入油剂润滑，再用耵聍钩取出。如果此法不能取出，或患者不能配合，则可以采用第二种方法。

2. **外耳道冲洗法** 所谓外耳道冲洗是指先用滴耳剂完全软化耵聍后用水将耵聍冲出。常用的滴耳剂是3%～5%的碳酸氢钠溶液，每2小时滴一次，3天后用温水（水温与体温相近）将耵聍冲出（见第一篇第四章第二节）。现在耳鼻喉科检查台都附有加温水的装置和冲洗装置。

如有外耳道狭窄，或急慢性化脓性中耳炎，不能采用冲洗法。

3. **吸引法** 如遇不能用冲洗法取出耵聍的患者，可在用滴耳液软化耵聍后用吸引器慢慢将耵聍吸出。

要注意无论是用耵聍钩取出法，冲洗法，还是用吸引法，操作都要轻柔，不要损伤外耳道皮肤和鼓膜，如不慎损伤了外耳道皮肤，一定要预防感染。

第四节 外耳道异物

【病因】 外耳道异物（foreign bodies in external acoustic meatus）多见于儿童，他们在玩耍时将各种小玩具和植物的种子（如塑料球、小玻璃球、钢珠、石子、玉米粒、豌豆、黄豆等）塞入外耳道。

成人挖耳时将纸条、火柴棍、棉花球等不慎留在外耳道内。

飞蛾、蟑螂、牛虱、蚂蟥、蚊虫等误入外耳道耳内。

工作中意外事故发生，小石块、木屑、铁屑等飞入耳内；战争中，弹片等进入耳内，均为异物。

医生在处理外、中耳的病变时，偶有将棉片或纱条遗留在耳内。

【症状】 遇水不改变形状的异物停留在儿童外耳道内可无症状，或其刺激外耳道会有不适，儿童不会诉说，常以手抓挠患耳，若因感染引起疼痛，会伴哭闹。

遇水改变形状的异物停留在儿童外耳道内，如植物的种子，遇水体积膨胀，会很快引起患耳的胀痛或感染，外耳道疼痛会很剧烈，儿童哭闹不止，也会用手抓挠患耳。

活的昆虫进入外耳道，患者常奇痒难忍，可有疼痛和反射性咳嗽。有翅的昆虫不断扑动，引起耳内轰响，这种情况下患者多到急诊就诊。

有些异物存留在外耳道内，患者或家长并不知道，等到因感染流脓才来就诊；有的被耵聍包绕形成耵聍栓塞。

【检查】 外耳道异物一般用耳镜检查多能发现，但有时因异物刺激，患者本人或家长自己试图取异物损伤外耳道，导致外耳道肿胀，看不清异物。如有明显异物史，应仔细检查。

另外，在外耳道底壁和鼓膜下缘的交接处比较深陷隐蔽，细小的异物可在此存留并被隆起的外耳道底壁遮挡，检查时要格外小心。

【治疗】 外耳道异物必须去除，但有些异物的去除并不容易，如操作不当，有可能将异物推入外耳道深部，增加了去除的难度；或者损伤外耳道壁或鼓膜，引起外耳道或中耳的感染。因此，在去除异物之前，应了解异物的种类、形状和大小，异物在外耳道内的位置及外耳道有无肿

胀及弯曲情况，采用合适的器械和正确的去除方案。

光滑球形异物，如玻璃球、塑料球、豌豆和黄豆等，宜用细而头端带钩的异物钩，于外耳道与异物之间的缝隙伸到异物的内侧，一边松动一边轻轻将异物向外拨动，并根据情况移动异物钩，使其始终保持在异物内侧。因有时在取异物的过程中，不慎将异物钩拉出，而此时异物在外耳道内又嵌顿得很紧，再放入异物钩很困难。

如异物较软，可将异物钩刺入异物中将其拉出。

如有尖锐棱角的异物，在去除过程中，为防止刺伤外耳道，可用耵聍钩轻轻移动异物，使其尖部离开外耳道皮肤，再设法去除。

遇到在外耳道内爬动或扑动的昆虫，可先用无刺激的油类滴入外耳道，使其被黏附不动，再行取出。

如工作中意外事故，或战争中异物嵌入外耳道皮下甚至骨质中，如铁片、弹片等，有可能需在麻醉状态下做辅助切口后去除。

儿童在取异物时常不合作，而异物又比较难取，这种情况下需在全麻下取出。

如外耳道异物伴有急性炎症，这时根据异物的种类确定取异物的时机，如金属或石头等对外耳道刺激性小的异物，可先消炎后再去除；但有些异物直接刺激外耳道引起炎症，只有去除异物炎症才能消散；有些植物性异物，如局部滴用水剂，可致其膨胀，去除更困难。

异物取出后，如有外耳道炎症，或取出过程中损伤了外耳道皮肤，局部需用抗感染药物。

第五节　外耳道胆脂瘤

外耳道胆脂瘤（cholesteatoma of external acoustic meatus）很少见，病因不明，多见于30岁以上的成人。

【病因】 外耳道胆脂瘤的病因至今仍不清楚，一般认为外耳道损伤后，或皮肤的炎症，使生发层的基底细胞生长旺盛，角化上皮细胞加速脱落，且排出受影响，在外耳道内堆积过多，形成胆脂瘤。也有报道合并于骨瘤者。

【病理】 鳞状上皮侵入或侵蚀进骨性外耳道局部区域内，广泛的骨性外耳道被侵蚀，复以复层鳞状角化上皮，起于鼓膜外侧，多位于骨性外耳道下部。角化上皮脱落，在外耳道内堆积增多，且排出受阻，又形成了对外耳道持续的压力，加之其中含有溶胶原酶的物质，使外耳道壁内端不断扩大，外耳道腔呈外小内大的囊状或葫芦状，更增加脱落上皮排出的困难。角化上皮堆积越来越多，可向中耳和乳突扩展，甚至累及面神经引起面瘫。还可见有死骨。

这些脱落的上皮在外耳道内堆积，中央部分缺氧腐败分解，产生胆固醇结晶。呈与中耳乳突胆脂瘤相似的改变过程。除此以外，还有外耳道耵聍的脱落与堆积。

【症状】 外耳道胆脂瘤形成的初期可无症状，随其体积的增加，外耳道有堵塞感，单侧慢性耳痛。听力下降的程度取决于其堵塞的程度及对中耳影响的程度。

当有水进入栓塞的外耳道，或伴有感染时，患者感耳部胀痛或剧烈疼痛。化脓后有臭脓流出，成为慢性耳溢，如外耳道受刺激有肉芽形成，脓液中可有血。

【检查】 典型的外耳道胆脂瘤经耳镜检查可见外耳道内有白色胆脂瘤样物堵塞。但有时耳镜内看到的胆脂瘤表面呈棕黑色或黑褐色。清除后见外耳道皮肤糜烂、骨质暴露且有缺损，可有死骨形成；鼓膜多完整。当伴有感染时外耳道内有臭脓和（或）肉芽，局部有触痛。

影像学检查可见外耳道骨壁破坏和外耳道腔扩大（图1-8-1），还可见死骨。

【诊断和鉴别诊断】 典型的外耳道胆脂瘤经耳镜检查不难诊断，但当耳镜内看到的胆脂瘤表面呈棕黑色或黑褐色时，需与外耳道耵聍栓塞相鉴别，后者从内到外颜色一致，且较易和外耳道壁分离。而前者虽表面呈棕黑色或黑褐色，其内部仍是白色上皮脱屑的堆积。

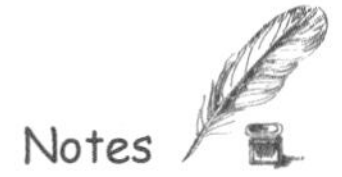

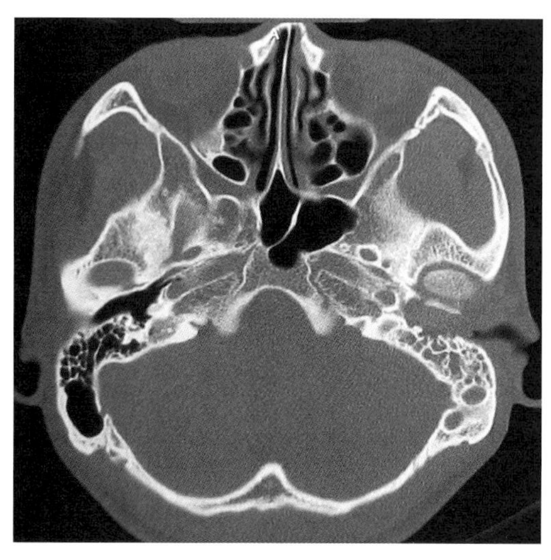
图 1-8-1 外耳道胆脂瘤 CT 表现

当伴有感染外耳道内有臭脓和(或)肉芽时,应与中耳胆脂瘤相鉴别,后者听力损失多较重,而且影像学检查前者改变在外耳道,后者在中耳乳突。

应与表皮栓相鉴别,外耳道表皮栓仅是阻塞性角化物在外耳道内的聚集,在外耳道深部形成角蛋白屑的致密的栓子,可合并上皮过度增生和皮下组织的慢性炎症,外耳道壁受压呈膨胀性改变,使外耳道增宽,但无骨质的侵蚀和坏死,与外耳道易分离。

【治疗】 外耳道胆脂瘤的唯一治疗方法是彻底清除之。有些胆脂瘤较易取出,呈蒜皮状,层层堆积。如胆脂瘤较大,与外耳道贴得很紧,或已引起外耳道的扩大,取出有时相当困难。此时不能用浸泡耵聍的滴耳液浸泡,那会增加取出的难度。可用一些消毒的油剂润滑,将耵聍钩插到胆脂瘤和外耳道壁之间轻轻松动后取出。有时需在麻醉情况下取出,或由于外耳道呈葫芦状,需麻醉后作辅助切口再取出。如外耳道胆脂瘤伴感染,应在控制感染后取出。若有死骨,应予以清除。

取出胆脂瘤过程中如损伤外耳道,应给抗生素预防感染。

【预防】 外耳道胆脂瘤可以复发。需告知患者定期复查,发现有上皮堆积应及时清理。另外,在取出胆脂瘤的过程中有可能损伤外耳道,要预防外耳道狭窄。

第六节 大疱性鼓膜炎

大疱性鼓膜炎(bullous myringitis)又称出血性大疱性鼓膜炎,是病毒感染引起的鼓膜和邻近鼓膜的外耳道皮肤的急性炎症。多发生在儿童和 30 岁以下的成人中。

【病因】 一般认为流感病毒是主要的致病原,常发生在流感之后,也可发生在其他上呼吸道感染或脊髓灰质炎之后,有报道少数病例由肺炎支原体引起。

【症状】 首要症状外耳道剧痛,是耳科急诊之一,可伴有听力损害,但发病初期多被疼痛遮盖。一般在流感发热消退后 2~3 日发病。随之,由于大疱破裂有稀薄血性分泌物自外耳道内流出,一些患者此时耳痛也减轻,但有些患者耳痛并不减轻;由于病变限于上皮下,故大疱破裂后无鼓膜穿孔。部分患者可有耳鸣或眩晕。

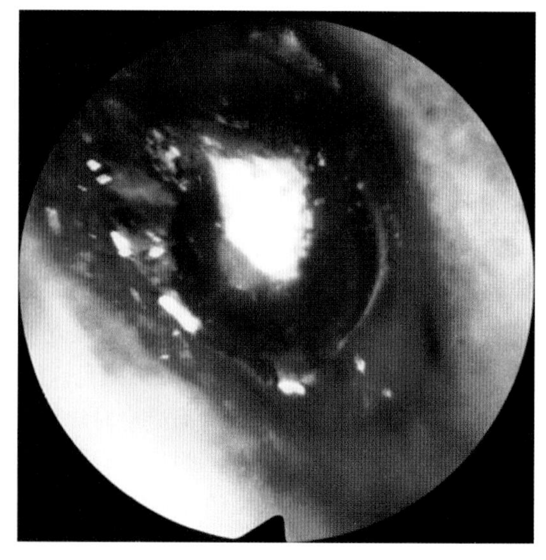
图 1-8-2 大疱性鼓膜炎

【检查】 大疱性鼓膜炎的耳镜检查可见鼓膜表面和(或)外耳道深部皮肤有一个或几个紫红色或红色的血疱(图 1-8-2),大小不等,大的可以覆盖整个鼓膜,鼓膜充血。如果血疱破裂,在外耳道内有浆液血性或浆液性液体。血疱破裂或自行吸收,在鼓膜表面可不留痕迹,或仅有鼓膜

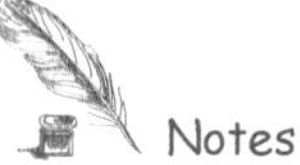
Notes

充血。

听力检查，既往认为大疱性鼓膜炎引起的是传导性听力损失，近年亦不断有报道大疱性鼓膜炎可引起内耳损害，多数为暂时性听力下降，受损部位在耳蜗。也有文献报道感音神经性听力损失可成永久性。

如伴眩晕，需作前庭功能检查，了解前庭损害程度。眩晕本身也证明了内耳的受累。

【诊断和鉴别诊断】 根据近日有感冒的病史、剧烈的耳痛等症状，加检查所见，不难诊断。当大疱性鼓膜炎的症状不明显时要与急性化脓性中耳炎和颈静脉球体瘤相鉴别。

急性化脓性中耳炎可有疼痛，但多不如大疱性鼓膜炎重；检查见鼓膜弥漫性充血；鼓膜穿孔后流脓性或黏脓性分泌物。

颈静脉球体瘤就诊时多无耳痛的主诉，肿物来自中耳腔，与大疱相比更具实体感，鼓膜向外膨隆。

【治疗】 由于大疱性鼓膜炎疼痛较重，要给予镇痛药物。其多为病毒感染，口服阿昔洛韦等抗病毒药物。

在大疱破裂前局部保持清洁，并用消炎镇痛的滴耳剂，如2%～3%酚甘油。局部物理治疗可促进炎症吸收。

大疱破裂后，拭干外耳道，保持清洁，不能再用2%～3%酚甘油，可用非氨基糖苷类抗生素滴耳液预防继发感染。

（倪道凤）

第九章　分泌性中耳炎

分泌性中耳炎(secretory otitis media)或渗出性中耳炎(otitis media with effusion)是以中耳(常含乳突腔)积液(包括浆液,黏液,浆-黏液,但并非血液或脑脊液),听力下降及鼓膜完整为主要特征的中耳非化脓性炎性疾病。本病很常见。小儿的发病率比成人高,是引起小儿听力下降的重要原因之一。但其病因复杂,目前有关病因学及发病机制的研究正在逐步深入。我国尚缺乏本病详细的、大样本的流行病学调查报告。

本病的同义词较多,如分泌性中耳炎,卡他性中耳炎,浆液性中耳炎,黏液性中耳炎(otitis media with effusion,catarrhal otitis media,serous otitis media,mucoid otitis media)等;中耳积液甚为黏稠者称胶耳(glue ear)。根据我国自然科学名词审定委员会意见(1991 年),本书称其为分泌性中耳炎。但目前国外文献中一般均称为"otitis media with effusion"。

按病程的长短不同,可将本病分为急性(3 周以内)、亚急性(3 周至 3 个月)和慢性(3 个月以上)三种,也有将本病分为急性和慢性两种的:凡病程长达 8 周以上者即为慢性。慢性分泌性中耳炎是因急性期未能得到及时与恰当的治疗,或由急性分泌性中耳炎反复发作、迁延、转化而来。由于急性分泌性中耳炎和慢性分泌性中耳炎的临床表现相似,治疗有连续性,故在此一并叙述。

【病因】 分泌性中耳炎的病因复杂,目前看来与多种因素有关:

1. 咽鼓管功能障碍 咽鼓管具有保持中耳内、外的气压平衡、清洁和防止逆行感染等功能(参见"咽鼓管的生理")。由各种原因引起的咽鼓管功能不良是酿成本病的重要原因之一。

(1) 咽鼓管阻塞:咽鼓管在一般状态下是关闭的,仅在吞咽、打呵欠等动作的一瞬间开放,以调节中耳内的气压,使之与外界的大气压及气体内容保持平衡。当咽鼓管受到机械性或非机械性的阻塞时,中耳腔逐渐形成负压,在鼓室内、外气压差为 2.0~4.0kPa 时,黏膜内的静脉即出现扩张,如压力差进一步增大,咽鼓管黏膜发生水肿,血管通透性增加,漏出的血清聚集于中耳,形成积液。

下列原因与咽鼓管阻塞有关:

1) 机械性阻塞:传统观念认为,咽鼓管咽口的机械性阻塞是本病的主要病因。随着病因学研究的不断深入,也有以 Salle 为代表的学者们却认为,咽鼓管的机械性阻塞作为分泌性中耳炎的主要病因可能性较小,其中还存在其他的发病机制。如:①腺样体肥大。腺样体肥大与本病的关系密切。过去曾认为此乃因肥大的腺样体堵塞咽鼓管咽口所致。但最近的研究提示,腺样体的病因作用还与其作为致病菌的潜藏处(即慢性腺样体炎)容易引起本病的反复感染有关。②慢性鼻窦炎。有调查发现,本病患者中的慢性鼻窦炎发病率较非本病患者高。以往仅将其归因于脓液堵塞咽鼓管咽口,及咽口周围的黏膜和淋巴组织因脓液的长期刺激而增生,导致咽口狭窄。新的研究还发现,此类患者鼻咽部 sIgA 活性较低,细菌得以在此繁殖亦为原因之一。③鼻咽癌。鼻咽癌患者在放疗前后常并发本病。尤其在我国南方,成年人的分泌性中耳炎中,由鼻咽癌引起的比率相当高。其原因除癌肿的机械性压迫外,还与腭帆张肌、腭帆提肌、咽鼓管软骨及管腔上皮遭肿瘤破坏或放射性损伤,以及咽口的瘢痕性狭窄等因素有关。

此外,鼻中隔偏曲,鼻咽部(特别是咽鼓管咽口周围)存在瘢痕、良性肿瘤,以及全身性疾病(如淀粉样瘤,甲状腺功能减退,结核性肉芽肿以及艾滋病等所致的在鼻咽部病损等)也可为病因之一。

2）非机械性阻塞：所谓非机械性阻塞即咽鼓管的功能性障碍，如①小儿的肌肉薄弱，软骨的弹性差，中耳容易产生负压；由于中耳负压的吸引，咽鼓管软骨段进一步向腔内下陷，管腔更为狭窄，甚者几近闭塞，如此形成了恶性循环。②由于细菌蛋白溶解酶的破坏，咽鼓管内表面活性物质减少，提高了管腔内的表面张力，影响了管腔的正常开放。

（2）咽鼓管的清洁和防御功能障碍：咽鼓管由假复层柱状纤毛上皮覆盖，纤毛细胞与其上方的黏液毯共同组成"黏液纤毛输送系统"，借此不断地向鼻咽部排出病原体及分泌物。细菌的外毒素或先天性纤毛运动不良综合征（immotile cilia syndrome）可致纤毛运动瘫痪；若以往曾患中耳炎，由此而滞留于中耳及咽鼓管内的分泌物也可能影响纤毛的输送功能。此外，因管壁周围组织的弹性降低等原因所导致的咽鼓管关闭不全，也给病原体循此侵入中耳以可乘之机。

2. 感染　自1958年Senturia等人在40%分泌性中耳炎的中耳积液中检出了致病菌以来，各家对致病菌的检出率为22%～52%。常见的致病菌为流感嗜血杆菌（haemophilus influenzae）和肺炎链球菌（pneumostreptococcus），其次为β-溶血性链球菌（β-haemolytic streptococcus），金黄色葡萄球菌（staphylococcus aureus）和卡他布兰汉球菌（Branhamella）等。致病菌的内毒素在发病机制中，特别是在病变迁延为慢性的过程中具有一定的作用。此外，急性化脓性中耳炎治疗不彻底，滥用抗生素，以及致病菌毒力较弱等，也可能与本病的非化脓性特点有关。国内尚未见大批量中耳内液体的细菌学检验报道。

应用PCR等现代检测技术发现中耳分泌物中细菌DNA的检出率可高达80%。近年来，激光共聚焦显微镜检发现，本病的中耳分泌物中也存在细菌生物膜。此外，慢性分泌性中耳炎的中耳积液中可检出如流感病毒（influenza virus）、呼吸道合孢病毒（respiratory syncytial virus）、腺病毒（adenovirus）等病毒，因此病毒也可能是本病的主要致病微生物。而衣原体的感染也有个别报道。

3. 免疫反应　中耳具有独立的免疫防御系统，出生后随着年龄的增长而逐渐发育成熟。由于中耳积液中的细菌检出率较高、炎性介质的存在，并检测到细菌的特异性抗体和免疫复合物及补体等，提示慢性分泌性中耳炎可能是一种由抗体介导的免疫复合物疾病，即Ⅲ型变态反应，抗原可能存在于腺样体或鼻咽部淋巴组织内。但也有学者认为它是由T细胞介导的迟发性变态反应（Ⅳ型变态反应）。

Ⅰ型变态反应与本病的关系尚不十分清楚。虽然患过敏性鼻炎的患者中，本病的发病率较对照组高，但一般认为吸入性变应原通常不能通过咽鼓管进入鼓室。但是由变应性鼻炎引发的咽鼓管咽口黏膜水肿等病变，与本病也有间接的关系。

除以上三大学说外，还有神经能性炎症机制学说，胃-食管反流学说（gastroesophageal reflux）等。牙错位咬合、裂腭等亦易引起本病。被动吸烟，居住环境不良，哺乳位置不当，乳突气化不良，家族中有中耳炎患者等均属患病的危险因素。

【病理】　早期中耳黏膜水肿，毛细血管增生，通透性增加。继之黏膜增厚，上皮化生，鼓室前部低矮的假复层柱状纤毛上皮变为增厚的分泌性上皮；鼓室后部的单层扁平上皮变为假复层柱状上皮，杯状细胞增多。上皮下有病理性腺体样组织形成，固有层有圆形细胞浸润。恢复期中，腺体退化，分泌物减少，黏膜逐渐恢复正常。如病变未能得到控制，晚期可出现积液机化，或形成包裹性积液，伴有肉芽组织生成等，从而发展为粘连性中耳炎，亦可后遗胆固醇肉芽肿，鼓室硬化及胆脂瘤等。

中耳积液为漏出液、渗出液和黏液的混合液体，早期主要为浆液，然后逐渐转变为浆-黏液，黏液。浆液性液体稀薄，如水样，呈深浅不同的黄色。黏液性液体黏稠，大多呈灰白色。胶耳液体如胶冻状。上述各种液体中细胞成分不多，除脱落上皮细胞外，尚有淋巴细胞，吞噬细胞，多形核白细胞，个别可见嗜酸性粒细胞。此外，尚可检出免疫球蛋白（sIgA、IgG、IgA等），前列腺素

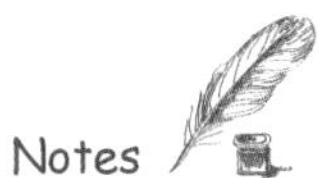

等炎性介质,氧化酶,水解酶,以及 IL-1,IL-6,TNF-α,IFN-γ。

【症状】

1. 耳痛　起病时可有耳痛。小儿常在夜间发作,哭闹不已,次晨耳痛减轻,一般持续 1 ~ 2 天,耳痛即消失。成人耳痛大都很轻,或无明显耳痛。慢性者耳痛不明显。

2. 听力下降　急性分泌性中耳炎病前大多有感冒史,以后听力逐渐下降,伴自听增强。当头位变动,如前倾或偏向患侧等,此时因积液离开蜗窗,听力可暂时改善。慢性者起病隐匿,患者常说不清发病时间。

小儿大多表现为对别人的呼唤声不予理睬,看电视时要调大声量,学习时精神不集中,学习成绩下降等。如小儿的另一耳正常,也可长期不被家长察觉。

3. 耳内闭塞感　耳内闭塞感或闷胀感是成人患者的常见主诉之一,按捺耳屏后该症状可暂时减轻。

4. 耳鸣　部分患者有耳鸣,多为间歇性,如"劈啪"声,或低音调"轰轰"声。当头部运动,打呵欠或擤鼻时,耳内可出现气过水声,但若液体黏稠,或液体已完全充满鼓室,此症状缺如。

【检查】

1. 鼓膜　急性期,鼓膜松弛部充血,或全鼓膜轻度弥漫性充血。鼓膜内陷,表现为光锥缩短,变形或消失,锤骨柄向后上移位,锤骨短突明显向外突起。鼓室积液时,鼓膜失去正常光泽,呈淡黄、橙红或琥珀色,慢性者可呈灰兰或乳白色,鼓膜紧张部有扩张的微血管。若液体不黏稠,且未充满鼓室,可透过鼓膜见到液气平面(图 1-9-1)。此液面形如弧形的发丝,凹面向上,请患者头前俯、后仰时,此平面与地面平行的关系不变。有时尚可透过鼓膜见到气泡影,作咽鼓管吹张后气泡可增多、移位。积液甚多时,鼓膜向外隆凸,用 Siegle 耳镜检查时,可见鼓膜活动受限。

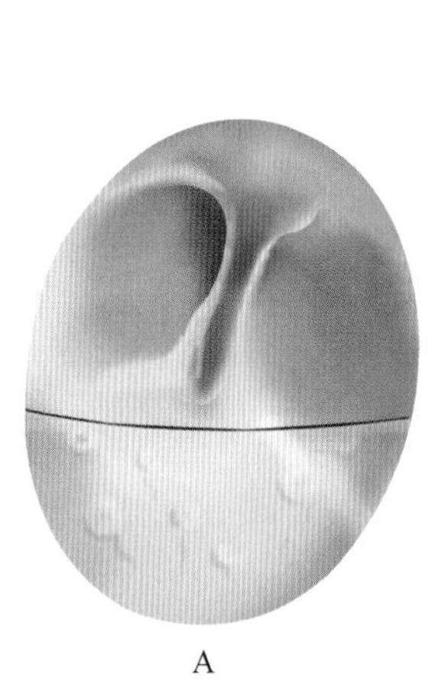

A

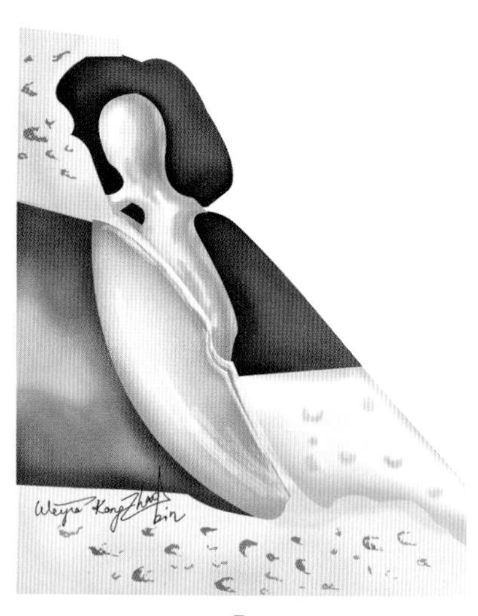

B

图 1-9-1　分泌性中耳炎

A. 透过鼓膜可见液平面与液中气泡　B. 鼓室剖面观示鼓室积液情况

2. 听力测试

(1) 音叉试验:Rinne test(-),Weber test 偏向患侧。

(2) 纯音听阈测试:示传导性听力损失。听力下降的程度不一,重者可达 40dB,轻者 15 ~ 20dB,甚至听阈无明显提高。听阈可随积液量的增减而波动。听力损失一般以低频为主,但由于中耳传音结构及两窗阻抗的变化,高频气导及骨导听力亦可下降。少数患者可出现感音神经性听力损失。原有感音神经性听损的患者,合并本病时,可因短期内听力明显下降而就诊,此时

Notes

听力曲线可变为混合性。

(3) 声导抗测试:声导抗图对诊断有重要价值。平坦型(B 型)是分泌性中耳炎的典型曲线,负压型(C 型)示鼓室负压,咽鼓管功能不良,其中部分有积液(图 1-9-1),有研究认为,若峰压点不超过-200daPa,镫骨肌反射(+),鼓室内可能无明显积液,而峰压点超过-200daPa,镫骨肌反射(-),示可能存在积液,但医师对每位病例均应结合鼓膜象及检查结果综合判断。若患者听力由 B 型变为 As 型,示病情好转。

3. 颞骨 CT 鼓室内有低密度影,乳突部分或全部气房内积液,有些气房内可见液气面。

4. 小儿可做 X 线头部侧位拍片 了解腺样体是否增生、肥大。

5. 成人做详细的鼻咽部检查 了解鼻咽部有无病变,特别注意排除鼻咽癌。

【诊断】 根据病史和临床表现,结合听力学检查结果,诊断一般不难。必要时可做颞骨 CT 扫描,或在无菌操作下做鼓膜穿刺术而确诊。但如积液甚为黏稠,也可能抽不出液体,但请该患者自做咽鼓管吹张时,可见黏稠液体从穿刺针眼被挤压出。

【鉴别诊断】

1. 鼻咽癌 因为本病可为鼻咽癌患者的首诊症状。故对成年患者,特别是一侧分泌性中耳炎,应警惕有鼻咽癌的可能。仔细做后鼻孔镜或电子鼻咽镜检查,血清中 EBV-VCA-IgA 的测定如为阳性,可在一定程度上作为鼻咽癌的诊断参考,而阴性者,却不能因此而否定诊断。

2. 脑脊液耳漏 颞骨骨折并脑脊液漏而鼓膜完整者,脑脊液聚集于鼓室内,可产生类似分泌性中耳炎的临床表现。根据头部外伤史,鼓室液体的实验室检查结果及颞骨 CT 或 X 线拍片可资鉴别。

3. 外淋巴瘘(漏) 为膜迷路与中耳腔的异常交通。不多见。多继发于镫骨手术后,或有气压损伤史。瘘孔好发于蜗窗及前庭窗,耳聋为感音神经性或混合性。

4. 胆固醇肉芽肿 亦称特发性血鼓室。病因不明,可为分泌性中耳炎晚期的并发症。中耳内有棕褐色液体,鼓室及乳突腔内有暗红色或棕褐色肉芽,内有含铁血黄素与胆固醇结晶溶解后形成的裂隙,伴有异物巨细胞反应。患者感听力下降,耳鸣,或有耳内流血。听力图示传导性或混合性听力损失。鼓膜呈蓝色或蓝黑色。鼓室导抗图为 B 型。颞骨 CT 片示鼓室及乳突内有软组织影,少数有骨质破坏。

5. 粘连性中耳炎 粘连性中耳炎是慢性分泌性中耳炎的后遗症。两病症状相似,但粘连性中耳炎的病程一般较长,咽鼓管吹张治疗无效或收效甚微;鼓膜紧张部与鼓室内壁及听骨链相互粘连,听力损失较重,声导抗图为“B”型、“C”型或“As”型。

【预后】 急性分泌性中耳炎预后一般良好。少数慢性分泌性中耳炎可后遗粘连性中耳炎,胆固醇肉芽肿,鼓室硬化,后天性原发性胆脂瘤等。

【治疗】 应采取综合治疗,包括清除中耳积液,控制感染,改善中耳通气、引流,以及治疗相关疾病等。

1. 非手术治疗

(1) 控制感染:急性分泌性中耳炎可选用红霉素(erythromycin),头孢呋辛(cefuroxine),头孢唑肟(ceftizoxime),头孢拉啶(cefradine)等口服或静滴。成人一般用 3~5 天,小儿可持续 1 周。

糖皮质激素:急性期可用糖皮质激素,如地塞米松(dexamethasone),或泼尼松(prednisone)等作短期治疗,一般用 3 天。

(2) 改善咽鼓管通气引流:

1) 咽鼓管吹张(可采用捏鼻鼓气法,小儿用波氏球法,成人用导管法),并可经导管向咽鼓管咽口吹入泼尼松龙(prednisolone)1ml,隔日 1 次,共 3~6 次。

2) 口服桃金娘油(Myrtol)胶囊,可以稀化黏液,增加咽鼓管黏膜中黏液纤毛输送系统的清

Notes

除功能，有利于分泌物经咽鼓管排出。

3）有鼻塞时，可用鼻腔减充血剂（如盐酸羟甲唑啉）喷鼻。

2. 手术治疗

（1）鼓膜穿刺术：鼓膜穿刺（auripuncture，tympanotomy），抽出积液，穿刺部位在鼓膜的前下方或正下方。必要时可重复穿刺。亦可于抽液后注入糖皮质激素，α-糜蛋白酶等药物。

（2）鼓膜切开术（myringotomy）：液体较黏稠，鼓膜穿刺时不能将其吸尽者；或经反复穿刺，积液在抽吸后又迅速生成、积聚时宜做鼓膜切开术。小儿与其在全麻下作鼓膜穿刺术，倒不如以鼓膜切开术取代之。

（3）鼓膜切开加置管术（myringotomy with grommet insertion）：凡病情迁延不愈，或反复发作的慢性分泌性中耳炎及胶耳等，可于鼓膜切开并将积液充分吸尽后，在切口处放置一通气管，以改善中耳的通气，有利液体的引流，促进咽鼓管功能的修复（图1-9-2）。通气管可选用纽扣式或Y形微管。通气管的留置时间长短不一，最长可达1～2年，一般不超过3年。咽鼓管功能恢复后，通气管大多可自行脱出。

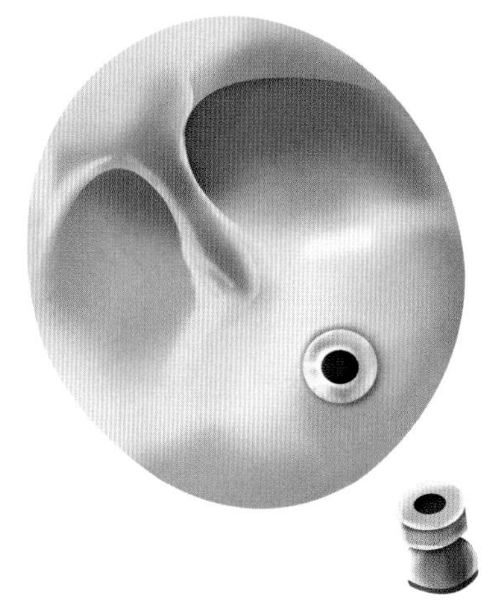

图1-9-2 鼓室置管

（4）慢性分泌性中耳炎，特别在成年人，经上述各种治疗无效，又未查出明显相关疾病时，宜做颞骨CT扫描，如发现鼓室或乳突内有软组织影或粘连时，应做鼓室探查术（exploratory tympanotomy）或单纯乳突开放术（simple mastoidectomy），彻底清除病变组织后，根据不同情况进行鼓室成形术。

近年来有作者尝试做咽鼓管扩张术，治疗成人咽鼓管狭窄者，疗效有待长期观察。

3. 相关疾病的治疗 积极治疗鼻咽或鼻-鼻窦疾病，如鼻-鼻窦炎、变应性鼻炎等。可根据具体病情行腺样体切除术、鼻息肉摘除术、下鼻甲部分切除术、功能性鼻窦内镜手术、鼻中隔黏膜下矫正术等。其中，腺样体切除术在儿童分泌性中耳炎的治疗中应受到足够的重视。

第十章 急性中耳炎

急性中耳炎(acute otitis media)是中耳黏膜的急性普通炎性疾病。多数由细菌的急性感染引起。小儿多发。急性中耳炎可分为急性非化脓性中耳炎(acute non-suppurative otitis media)和急性化脓性中耳炎(acute suppurative otitis media)两大类。其中急性非化脓性中耳炎又按其病因不同而分为急性分泌性中耳炎(acute otitis media with effusion)和气压损伤性中耳炎(barotraumatic otitis media)。气压损伤性中耳炎是因患者周围环境压力的急剧变化引起的中耳损伤,不在本章讨论之列。

儿童的急性和化脓性中耳炎、非化脓性中耳炎,两者在中耳积液的性质(脓性/非脓性)、临床表现、病程经过和治疗方法等方面虽然有所不同,但是它们中的绝大多数(约80%以上)均与细菌的感染有关,而且其致病菌种也有不少是相同的;在疾病的早期,两者的临床表现有不少相似之处;而由于抗生素的早期和广泛应用,少数以化脓开始的中耳炎经过短期的抗生素治疗以后,也可以转变为分泌性中耳炎。故目前有不少学者建议,将两者不加区别地统称为急性中耳炎。

第一节 急性化脓性中耳炎

急性化脓性中耳炎(acute suppurative otitis media)是细菌感染引起的中耳黏膜的急性化脓性炎症。病变主要位于鼓室,中耳的其他各部,如乳突的黏膜也有较轻微的炎症。本病多见于儿童。临床上以耳痛,耳内流脓,鼓膜充血、穿孔为特点。由于抗生素的普遍应用,目前发病率已有所下降。

【病因】 主要致病菌为肺炎链球菌,流感嗜血杆菌,乙型溶血性链球菌,葡萄球菌及铜绿假单胞菌(pseudomonas pyocyanea)等。中耳的原发性真菌感染较少见。致病菌可通过以下三条途径侵袭中耳,其中以咽鼓管途径最常见。

1. 咽鼓管途径

(1) 急性上呼吸道感染期间,潜藏于腺样体沟裂内或鼻咽其他部位的致病菌乘虚循此途径侵入鼓室。特别是小儿的咽鼓管具有短、平、宽和咽口的位置较低等特点,鼻咽部的病原体更易侵入中耳。

(2) 在不洁的水中游泳或跳水,病原体进入鼻腔或鼻咽部,通过擤鼻或咽鼓管吹张,将其吹入鼓室。

(3) 急性上呼吸道传染病时(如猩红热、麻疹、白喉、百日咳、流感等),一方面原发病的病原体可经咽鼓管侵袭中耳,迅速破坏中耳及其周围组织,导致急性坏死性中耳炎;另一方面也可以经该途径发生继发性细菌感染。小儿的全身及中耳局部的免疫功能较差,容易感染各种上呼吸道传染病,因此本病的发病率较成人高。

(4) 婴幼儿哺乳位置不当,卧位吮乳时乳汁易经咽鼓管反流入中耳。此乃因婴幼儿的咽鼓管较成年人短,管腔较宽且趋于水平位之故。

2. 外耳道-鼓膜途径　鼓膜原有穿孔时,致病菌可直接经穿孔侵入中耳。鼓膜穿刺或切开术中因器械消毒不严或操作不当,亦可导致中耳感染。

3. 血行感染 极少见。

【病理】 早期鼓室黏膜充血,水肿,血管扩张,红细胞、多形核白细胞等从毛细血管渗出,聚集于鼓室,并渐变成脓性。脓液增多后鼓膜因受压而缺血,并出现血栓性静脉炎,终致局部溃破,穿孔,脓液外泄。炎症得到控制后,鼓膜穿孔可自行修复,或遗留永久性穿孔。急性坏死性中耳炎可迁延为慢性。

【临床表现】 本病全身及局部症状较重。可有畏寒、发热,小儿常伴呕吐、腹泻等。耳痛剧烈,且持续时间较长。听力下降并可伴有耳鸣。一旦鼓膜发生穿孔,耳内脓液外泄,前述症状可得到缓解。详见表 1-10-1。

表 1-10-1 鼓膜穿孔前后之症状比较

	穿孔前	穿孔后
全身症状	畏寒,发热,怠倦,食欲减退,小儿前述症状较重,常伴呕吐,腹泻	明显减轻或消失
耳痛	耳深部痛(搏动性,刺痛),吞咽及咳嗽时加重,可向同侧头部或牙放射;耳痛逐渐加重后可致烦躁不安,夜不成眠。小儿表现为搔耳,摇头,哭闹不安	顿感减轻
听力减退	耳闷,听力下降	逐渐减轻
耳鸣	可有	若穿孔前有,则逐渐消失
耳溢液	无	有,初为血水样,以后变为黏液脓性

【检查】

1. 耳周检查 乳突尖及鼓窦区有轻微压痛。小儿乳突区皮肤可出现轻度红肿。

2. 耳镜检查 早期鼓膜松弛部充血,紧张部周边及锤骨柄区可见扩张的、呈放射状的血管。随着病情进一步发展,整个鼓膜弥漫性充血、肿胀,向外膨出,其正常标志不易辨识。鼓膜穿孔大多位于紧张部。穿孔前,局部先出现一小黄点。穿孔初始,电耳镜下所见穿孔处为一闪烁搏动之亮点,分泌物从该处涌出,待穿孔稍扩大后,方能清晰察见其边界。如穿孔甚小而不易窥清时,可用 Siegle 耳镜向外耳道内加压,其后即能显现穿孔之轮廓。婴幼儿的鼓膜较厚,富于弹性,不易发生穿孔,应警惕之。坏死性中耳炎可发生多个穿孔,并迅速融合,形成大穿孔。

3. 听力检查 呈传导性听力损失。

4. 血液分析 白细胞总数增多,多形核白细胞比率增加。穿孔后血象渐趋正常。

【预后】 预后一般良好。治疗不彻底者,可转变为分泌性中耳炎,或遗留鼓膜穿孔,隐性乳突炎等。

【治疗】 控制感染和通畅引流为本病的治疗原则。

1. 一般治疗

(1) 及早应用足量抗生素或其他抗菌药物控制感染,务求彻底治愈。鼓膜穿孔后,可取脓液做细菌培养及药敏试验,并参照结果调整用药。

(2) 减充血剂喷鼻,以利恢复咽鼓管功能。

(3) 注意休息,饮食宜清淡而易消化,便结者疏通大便。对全身症状较重者注意给予支持疗法。小儿呕吐,腹泻时应注意补液,并注意纠正电解质紊乱。

2. 局部治疗

(1) 鼓膜穿孔前:

1) 2% 苯酚甘油滴耳,可消炎止痛。然因该药遇脓液或血水后可释放苯酚,故鼓膜穿孔后应立即停止使用,以免腐蚀鼓室黏膜及鼓膜。

Notes

2）鼓膜切开术（tympanotomy）。当出现以下情况时，应做鼓膜切开术：①全身及局部症状较重，鼓膜膨出明显，经上述治疗后效果不明显；②鼓膜虽已穿孔，但穿孔太小，分泌物引流不畅；③疑有并发症可能，但尚无需立即行乳突开放术者（操作方法见相关章节）。

（2）鼓膜穿孔后：

1）先用3%过氧化氢溶液或硼酸水彻底清洗外耳道脓液，然后拭干。

2）滴入滴耳剂。滴耳剂应以无耳毒性之抗生素溶液为主，如0.3%氧氟沙星滴耳剂（ofloxacin otic solution，tarivid otic solution），利福平滴耳剂（rifampicin otic solution）等。

3）当脓液已减少，炎症逐渐消退时，可用甘油或酒精制剂滴耳，如3%硼酸甘油、3%硼酸酒精等。

4）炎症完全消退后，穿孔大都可以自行愈合。流脓已停止而鼓膜穿孔长期不愈合者，可行鼓室成形术。

第二节 急性乳突炎

急性乳突炎（acute mastoiditis）是乳突气房黏-骨膜、特别是乳突骨质的急性化脓性炎症，属急性化脓性中耳炎的并发症。就解剖关系而言，乳突是中耳的一部分，乳突炎应纳入中耳炎的范畴。但在临床上，急性化脓性中耳炎和急性乳突炎两者的主要病变部位，病理变化以及临床表现，预后和治疗方法等都不尽相同；而且鼓室还有狭义的中耳之称，故在中耳疾病的分类中，将两者列为互相联系而又相对独立的两个疾病实体。

急性乳突炎主要发生于气化型乳突。儿童比较多见。2～3岁以下的婴幼儿因乳突尚未发育，炎症仅发生于鼓窦，故称为鼓窦炎。

【病因】

1. 患者抵抗力差 如急性上呼吸道传染病（麻疹，猩红热等）或全身慢性病（糖尿病、慢性肾炎等）患者。

2. 致病菌毒力强、耐药、对常用抗生素不敏感 如肺炎球菌Ⅲ型（type Ⅲ pneumococcus），乙型溶血性链球菌（β-haemolytic streptococcus）等。

3. 中耳脓液引流不畅 如鼓膜穿孔太小或穿孔被脓液、异物等堵塞等。

【病理】 急性化脓性中耳炎时，若以鼓室为中心的化脓性炎症得不到控制而进一步向鼓窦和乳突发展、蔓延，乳突气房的黏-骨膜充血、肿胀、坏死、脱落，骨质发生脱钙，房隔破溃，气房内积脓。此时，如鼓窦入口被肿胀的黏膜或肉芽等所堵塞，气房内的脓液不能循鼓窦-鼓室经鼓膜穿孔和（或）咽鼓管向外通畅引流，房隔遭到广泛破坏，乳突融合为一个或数个大的空腔，腔内有大量脓液蓄积，称“急性融合性乳突炎”（acute coalescent mastoiditis）。若致病菌为溶血性链球菌或流感嗜血杆菌、乳突内充满血性渗出物者，称“出血性乳突炎”（haemorrhagic mastoiditis）。在松质型或混合型乳突，因乳突骨质内含骨髓，此时可表现为乳突骨髓炎。由于抗生素的广泛应用，某些急性乳突炎的全身和局部症状非常轻微，在未发生并发症以前常不易被发现，称“隐性乳突炎”（masked mastoiditis）。

急性乳突炎如继续发展，乳突骨壁穿破，可引起各种颅内、外并发症。

【临床表现】

1. 在急性化脓性中耳炎的恢复期中，在疾病的第3～4周，各种症状不继续减轻，反而加重时，应考虑有急性乳突炎的可能。如鼓膜穿孔后：①耳痛不减轻，或一度减轻后又逐日加重；②听力不提高反而下降；③耳流脓不渐减少却渐增加（脓液引流受阻时可突然减少）；④全身症状加重，体温再度升高。

儿童的全身症状比成年人更重，如：①体温可达40℃以上，速脉，嗜睡，甚至惊厥。②通常有

Notes 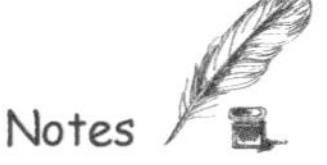

恶心、呕吐、腹泻等消化道症状。③由于小儿的岩鳞缝尚未闭合,且中耳黏膜与硬脑膜之间有丰富的血管及淋巴管联系,故中耳的急性化脓性炎症可影响邻近的硬脑膜而出现脑膜刺激征,但此时的脑脊液无典型的化脓性改变,称之为假性脑膜炎。④病情严重者可引起包括化脓性脑膜炎在内的颅内并发症(intracranial complications)。

2. 乳突皮肤肿胀,潮红,耳廓后沟可消失。鼓窦区及乳突尖区有明显压痛。

3. 骨性外耳道后上壁红肿、塌陷。鼓膜充血,松弛部可膨出;鼓膜穿孔一般较小,穿孔处有脓液搏动。

4. 颞骨 CT 扫描可见乳突含气量减少,房隔破坏,有时可见液气面。

5. 白细胞增多,多形核白细胞增加。

【鉴别诊断】 应注意和外耳道疖,隐性乳突炎鉴别。

1. 和外耳道疖的鉴别见表 1-10-2。

表 1-10-2 急性乳突炎与外耳道疖的鉴别要点

	急性乳突炎	外耳道疖
病史	有急性化脓性中耳炎病史	可有挖耳等外伤史
体温	一般均有发热,重者可高达 40℃	一般正常,可有低热
耳痛	耳深部痛,常伴同侧头痛	耳部疼痛,咀嚼或张口时加重
压痛	乳突尖及鼓窦区有压痛	耳廓有牵引痛,耳屏有压痛,乳突无压痛
听力	传导性听力损失	听力正常,或仅有轻度传导性听力损失
外耳道	正常	红、肿、触痛明显,疖肿破溃后或可有肉芽
耳流脓鼓膜	黏液脓,量多充血,穿孔	纯脓,量较少完整
颞骨 CT	乳突含气量减少,房隔可能有破坏,可见液气面	正常,外耳道有软组织阴影,鼓室及乳突正常

2. **隐性乳突炎** 隐性乳突炎(masked mastoiditis)是指乳突内存在不可逆的炎性病损、而患者无明显症状、鼓膜可完整的乳突炎。大多因急性化脓性中耳炎症状不典型,或治疗不充分引起较多见于 2 岁以上的儿童。可引起严重的颅内、外并发症。

其临床症状不明显。多数患者在急性化脓性中耳炎“治愈”后有后述表现:①患者有轻度的不适感,如耳内不适,轻微头痛,食欲不佳,或有低热;②听力不提高;③鼓膜可完整,或有增厚,松弛部充血或全鼓膜轻度充血;外耳道后上骨壁充血;④乳突可有轻压痛;⑤颞骨 CT 片上可见乳突气房模糊,房隔轮廓不清,重者房隔破坏。本病诊断一旦成立,应行单纯乳突开放术。

【治疗】 早期,全身及局部治疗同急性化脓性中耳炎,尤应参照细菌学检查结果及早应用大剂量适宜的抗生素,静脉给药;并注意改善局部引流,如鼓膜切开,清除穿孔处的堵塞物,忌用粉剂吹入耳内等。感染未能得到控制,或出现可疑并发症时,应立即作单纯乳突开放术(simple mastoidectomy)。

附:单纯乳突开放术

单纯乳突开放术(simple mastoidectomy)是通过磨/凿开鼓窦及乳突,清除鼓窦、鼓窦入口及乳突气房、甚至上鼓室内的病变组织,使中耳脓液得到充分引流,用于治疗以急性化脓性炎症为主的中耳疾患,防止并发症。由于本术式不触动鼓室及外耳道的正常解剖结构,故能保存或提高患者的听力。近年来,通过抗生素对中耳炎症的有效控制,单纯作本术者已渐减少。

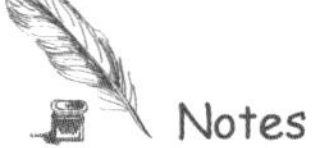

【适应证】

1. 急性融合性乳突炎,乳突蓄脓,已出现并发症,或有并发症可疑时,应急诊手术。

2. 隐性乳突炎。

3. 手术方法

耳后切口,小儿乳突尚处于发育阶段,面神经穿过茎乳孔的位置比较表浅,故切口不宜过低,以免损伤面神经。开放鼓窦及乳突,清除全部残留气房及病变组织,上鼓室如有肉芽或坏死组织,亦应仔细剔除,但应注意尽量不损伤砧骨等听骨链,鼓室黏膜等结构予以保留。然后以生理盐水冲洗术腔,碘仿纱条填塞之。注意纱条末端应置于切口下端之外方,以便引流及日后抽取。然后缝合切口。

(汪吉宝)

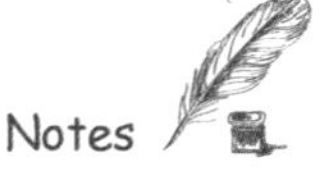

第十一章　慢性化脓性中耳炎

第一节　慢性化脓性中耳炎

慢性化脓性中耳炎（chronic suppurative otitis media）是中耳黏膜、骨膜或深达骨质的慢性化脓性炎症。病变不仅位于鼓室，还常侵犯鼓窦，乳突和咽鼓管。本病很常见。临床上以耳内长期间断或持续性流脓、鼓膜穿孔、伴有或不伴有听力下降为特点；在一定条件下，可以引起颅内、外并发症。

【病因】 ①急性化脓性中耳炎未获恰当而彻底的治疗，病程迁延长达8周以上；或急性坏死性中耳炎，病变深达骨质者。②鼻、咽部存在腺样体肥大，慢性扁桃体炎，慢性化脓性鼻窦炎等疾病，易致中耳炎反复发作，经久不愈。③全身或局部抵抗力下降，如营养不良，慢性贫血，糖尿病等。婴幼儿免疫功能低下，患急性中耳炎时较易演变为慢性。

【致病菌】 常见致病菌为金黄色葡萄球菌、铜绿假单胞菌以及变形杆菌（Proteus）、克雷白杆菌（Klebsiella）等。病程较长者，常出现两种以上细菌的混合感染，且菌种常有变化。由于细菌生物膜的存在，抗生素的治疗常难收效。需氧菌与无芽胞厌氧菌的混合感染也正在受到关注。目前发现，个别病例在原有细菌感染的基础上，可出现以真菌为主的混合感染。

【病理】 本病的主要病理变化为黏膜充血，增厚，有圆形细胞浸润，杯状细胞及腺体分泌活跃。病变可主要位于鼓室，亦可侵犯中耳的其他部位。如黏膜上皮遭破坏，炎症侵入其下方的骨质，如听小骨，鼓室内壁，鼓沟，鼓窦，乳突，甚至面神经骨管，可发生慢性骨炎（osteitis），或骨疡（erosion），局部有肉芽或息肉生成，少数有硬化灶或组织粘连并存。鼓膜边缘性穿孔或炎症持久不愈的大穿孔，黏膜破坏后可发生鳞状上皮化生或继发胆脂瘤。

【症状】

1. **耳溢液**　耳溢液为间断性，或长期持续，当上呼吸道感染或经外耳道再感染时，耳溢液发作或增多。分泌物为黏液脓，或稀薄或黏稠，有肉芽或息肉者，分泌物中偶可混有血液；分泌物之量多少不等。

2. **听力下降**　听力损失程度不等，轻者可不自觉，待听力损失严重时方觉听力下降。

3. **耳鸣**　部分患者可出现耳鸣。

【检查】

1. **鼓膜穿孔**　穿孔位于鼓膜紧张部，大小不等，可分为中央性和边缘性两种：若穿孔的四周均有残余鼓膜环绕，无论其位于鼓膜的中央或周边，皆称中央性穿孔；如穿孔的边缘有部分或全部已达鼓沟，该处无残余鼓膜，则名为边缘性穿孔（图1-11-1）。从穿孔处可见鼓室内壁黏膜充血，肿胀，或增厚、高低不平，或有肉芽、息肉，大的肉芽或息肉可循穿孔伸展于外耳道，穿孔被遮盖而不可见。外耳道、鼓室内或肉芽周围有脓性分泌物。

2. **听力检查**　纯音听力测试示传导性或混合性听力损失，程度轻重不一。少数可为重度感音性听力损失。

3. **颞骨高分辨率CT扫描**　炎症主要局限于鼓室黏膜者，乳突多为气化型，充气良好。若有骨疡，黏膜增厚或肉芽生长等病损时，则气房模糊，内有软组织影。此时乳突多为板障型或硬化型。

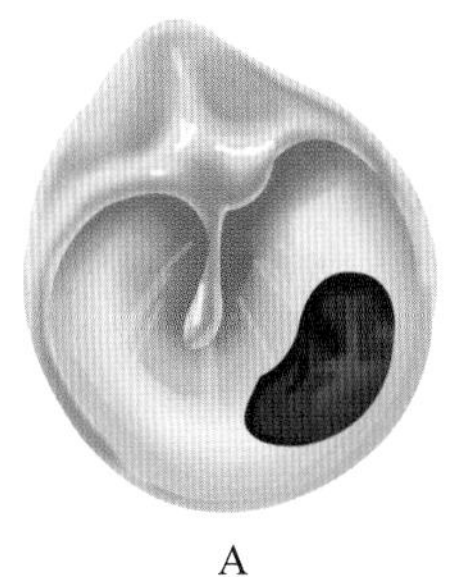
A

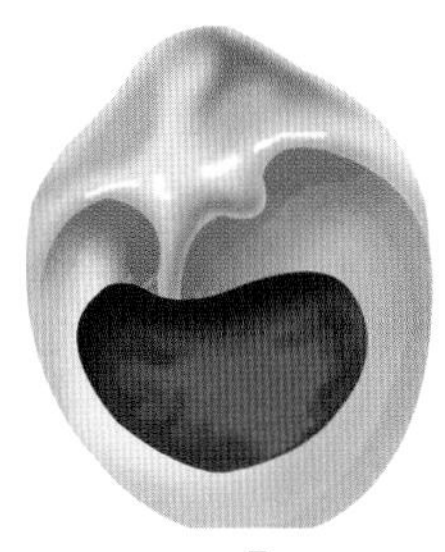
B

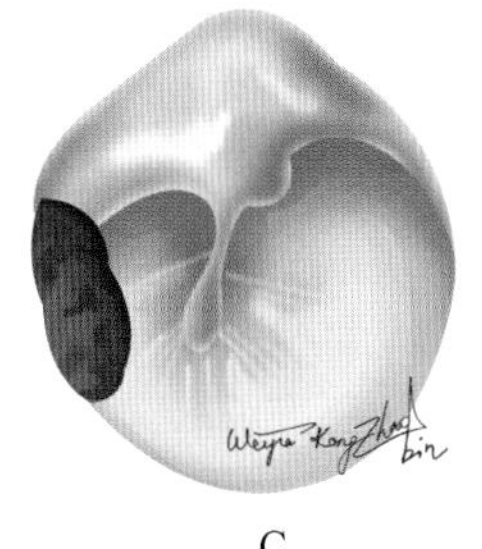
C

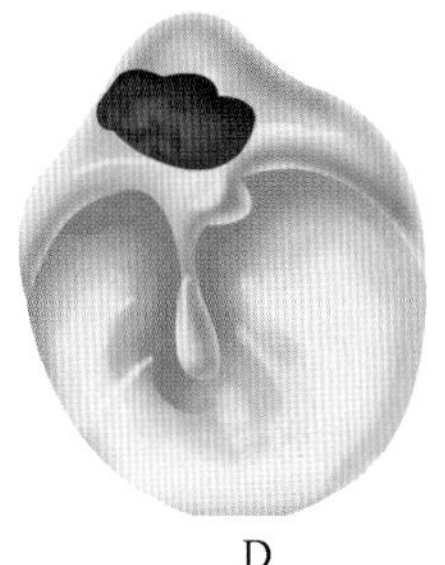
D

图 1-11-1　各种鼓膜穿孔
A. 紧张部前下方穿孔多示咽鼓管感染　B. 紧张部大穿孔锤骨部部分腐烂
C. 边缘性穿孔　D. 松弛部穿孔

【诊断】 根据病史及检查结果，诊断不难。应与以下疾病鉴别：

1. **慢性鼓膜炎**　耳内长期或间断流脓，鼓膜上有颗粒状肉芽，但无穿孔，颞骨 CT 示鼓室及乳突均正常。

2. **中耳癌**　好发于中年以上的患者。大多有患耳长期流脓史，近期耳内出血，伴耳痛，可有张口困难。检查时可见鼓室内有新生物，有接触性出血。早期即可出现面瘫，晚期可有第Ⅵ、Ⅸ、Ⅹ、Ⅺ、Ⅻ脑神经受损表现。颞骨 CT 示骨质破坏。新生物活检可确诊。

3. **结核性中耳炎**　起病隐匿，耳内脓液稀薄，听力损害明显，早期发生面瘫。鼓膜大穿孔，有苍白肉芽。颞骨 CT 示鼓室及乳突常有骨质破坏区及死骨。肺部或其他部位有结核病灶。肉芽病检可确诊。近期发现，本病的临床表现不典型，多在术后的病检结果中得到确诊。

【治疗】 治疗原则为控制感染，通畅引流，清除病灶，恢复听力，消除病因。

1. **药物治疗**　①引流通畅者，以局部用药为主，炎症急性发作时，宜全身应用抗生素。②有条件者，用药前先取脓液作细菌培养及药敏试验，以指导用药。

1）局部用药种类：①抗生素溶液，如 0.3% 氧氟沙星滴耳液（ofloxacin otic solution），利福平滴耳液（rifampicin otic solution），0.25% 氯霉素滴耳液（chloramphenicol otic solution）等。用于鼓室黏膜充血、水肿，分泌物较多时。②酒精或甘油制剂，如 3% ～4% 硼酸甘油（boric glycerin），3% ～4% 硼酸酒精（boric alcohol），2.5% ～5% 氯霉素甘油（chloramphenicol glycerin）等。适用于脓液少，鼓室潮湿时。

2）局部用药注意事项：①用药前用 3% 过氧化氢溶液或生理盐水彻底清洗外耳道及鼓室的脓液，并用棉签拭干，或吸引器吸尽，然后方可滴药；②忌用氨基糖苷类抗生素制剂（如新霉素，庆大霉素等）滴耳，以免耳中毒；③脓液多或穿孔小者，忌用粉剂，否则影响引流，甚至导致并发症；④忌用腐蚀剂，如酚甘油。

2. **手术治疗**

1）中耳有肉芽或息肉，或耳镜下虽未见明显肉芽或息肉，但鼓室黏膜明显肥厚，经正规药物治疗无效，CT 示乳突内有软组织影，病变已侵及骨质时，应作乳突开放+鼓室成形术。

2）中耳炎症已完全吸收，遗留鼓膜紧张部中央性穿孔者，可行鼓室成形术。

第二节　中耳胆脂瘤

中耳胆脂瘤（cholesteatoma）是一种位于中耳内的囊性结构，而非真性肿瘤。胆脂瘤可继发于慢性化脓性中耳炎，慢性化脓性中耳炎也常常继发于胆脂瘤的细菌感染，故本病又可称为“胆脂瘤伴慢性（化脓性）中耳炎”（chronic otitis media with cholesteatoma）。由于胆脂瘤可破坏周围骨质，出现严重的颅内、外并发症，应该重视。

Notes
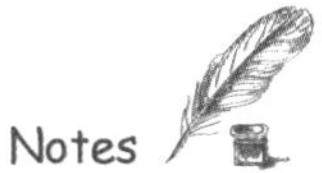

颞骨内的胆脂瘤可分为先天性和后天性两种。先天性胆脂瘤(congenital cholesteatoma)系胚胎期外胚层组织遗留或迷走于颅骨中发展而成,在颞骨可见于岩尖,鼓室或乳突。后天性胆脂瘤(acquired cholesteatoma)又分为原发性和继发性两种:后天性原发性胆脂瘤(primary acquired cholesteatoma)无化脓性中耳炎病史,胆脂瘤合并细菌感染后中耳可出现化脓性炎症;继发性胆脂瘤(secondary cholesteatoma)则继发于慢性化脓性中耳炎或慢性分泌性中耳炎。

【发病机制】

后天性胆脂瘤形成的确切机制尚不清楚,主要的学说有:

(1)袋状内陷学说:由于咽鼓管通气功能不良,中耳内长期处于负压状态;或咽鼓管功能虽然正常,而中耳长期受到慢性炎症的刺激,位于中、上鼓室间的鼓室隔处的黏膜、黏膜皱襞、韧带等组织出现肿胀、增厚,甚至发生粘连,鼓前峡和鼓后峡因此而全部或部分闭锁,上鼓室、鼓窦及乳突腔与中、下鼓室、咽鼓管之间因而形成两个互不相通、或不完全相通的系统。受上鼓室长期高负压的影响,鼓膜松弛部向鼓室内陷入,该处逐渐形成内陷囊袋(pocket retraction)。因囊袋的内壁系由鼓膜的表皮层组成,此表层上皮及角化物质可不断脱落;加之外耳道上皮因慢性炎症的影响而丧失其自洁能力,囊内角化物及上皮屑不能排出,随着这些上皮屑在囊内堆积数量的增加,囊腔的体积也渐扩大,最终形成胆脂瘤。即后天性原发性胆脂瘤(图 1-11-2)。这种胆脂瘤早期大多沿锤骨头、颈,砧骨之外侧发展。

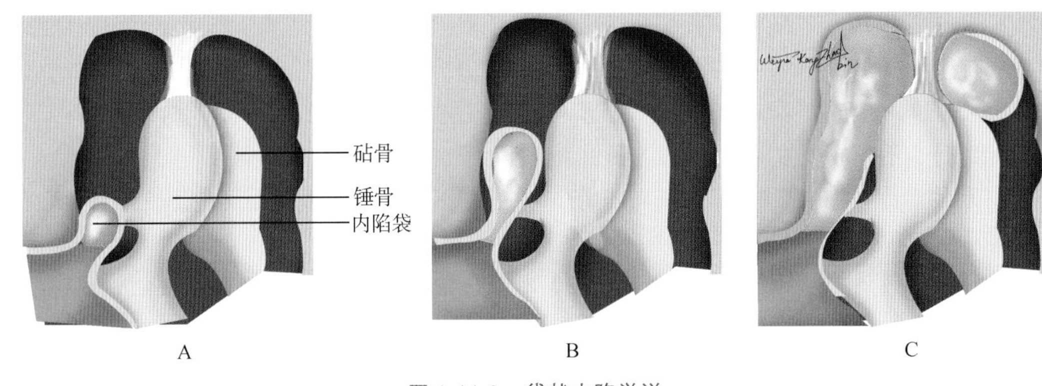

图 1-11-2 袋状内陷学说

A. 内陷袋形成 B. 囊袋内上皮脱落 C. 囊袋扩大,周围骨质破坏

(2)上皮移行学说:具有鼓膜边缘性穿孔或大穿孔的慢性化脓性中耳炎,其外耳道及鼓膜的上皮沿边缘性穿孔的骨面向鼓室内移行生长,并逐渐伸达鼓室窦、鼓窦及乳突区,其脱落上皮及角化物质堆积于该处而不能自洁,逐渐聚集成团,形成继发性胆脂瘤。

(3)鳞状上皮化生学说:该学说认为,中耳黏膜的上皮细胞受到炎症刺激后,可化生为角化性鳞状上皮,继而发生胆脂瘤。

(4)基底细胞增殖学说:该学说认为,鼓膜松弛部的上皮细胞能通过增殖而形成上皮小柱,后者破坏基底膜后伸入上皮下组织,在此基础上形成胆脂瘤,为原发性胆脂瘤。

【病理】 胆脂瘤是一种囊性结构,而非真性肿瘤。囊的内壁为复层鳞状上皮,囊内充满脱落的鳞状上皮和角化物质。无论原发性或继发性胆脂瘤,均可破坏周围的骨质,并向四周不断膨胀、扩大。这种骨质遭破坏的确切机制尚不清楚,早期有机械压迫学说,以后有酶(蛋白酶,胶原酶,酸性磷酸酶等)学说,或认为与前列腺素、肿瘤坏死因子、淋巴因子等有关。此外,胆脂瘤还经常合并骨炎,伴有肉芽生长或胆固醇肉芽肿等。

【症状】

1. 耳溢液 继发性胆脂瘤有耳内长期流脓,脓量多少不等,由于腐败菌的继发感染,脓液常有特殊的恶臭。后天原发性胆脂瘤早期无耳内流脓,待合并感染时方有耳溢液。

Notes

2. **听力下降**　原发性上鼓室内的早期局限性胆脂瘤可无任何症状，不引起明显的听力下降。如听骨链遭破坏，则可因听力下降而首诊。继发性胆脂瘤一般均有较重的传导性或混合性听力损失。由于胆脂瘤可作为缺损听骨间的传音桥梁，所以即使听骨已有部分破坏，听力损失也可不甚明显。

3. **耳鸣**　可有高音调或低音调耳鸣。早期多不出现耳鸣。

【检查】

1. **耳镜检查**　鼓膜松弛部穿孔或紧张部后上方边缘性穿孔，或鼓膜大穿孔，从穿孔处可见鼓室内有灰白色鳞片状或豆渣样无定形物质，奇臭。穿孔处可伴有肉芽组织。早期原发性胆脂瘤，松弛部可见明显的内陷袋，或穿孔可被一层痂皮覆盖，初学者不识，不除痂深究，常致漏诊。大的胆脂瘤可致上鼓室外侧骨壁或外耳道后上骨壁破坏，或可见外耳道后上壁塌陷（图 1-11-3）。

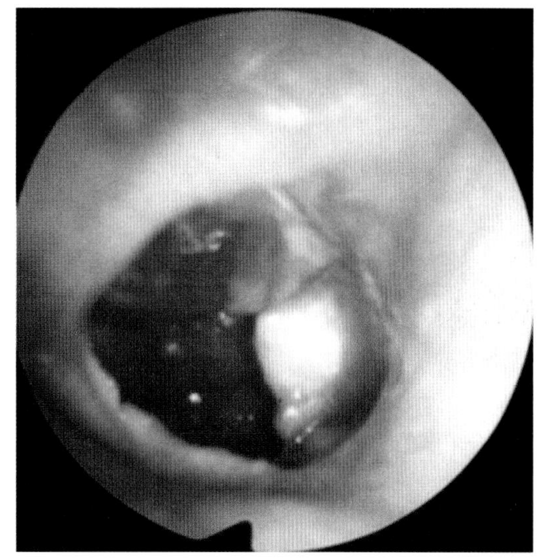

图 1-11-3　中耳胆脂瘤

2. **纯音测听**　听力损失可轻可重，可为传导性或混合性，少数为感音性聋。

3. **颞骨高分辨率 CT 扫描**　示上鼓室、鼓窦或乳突有骨质破坏区，其边缘浓密，整齐（图 1-11-4）。

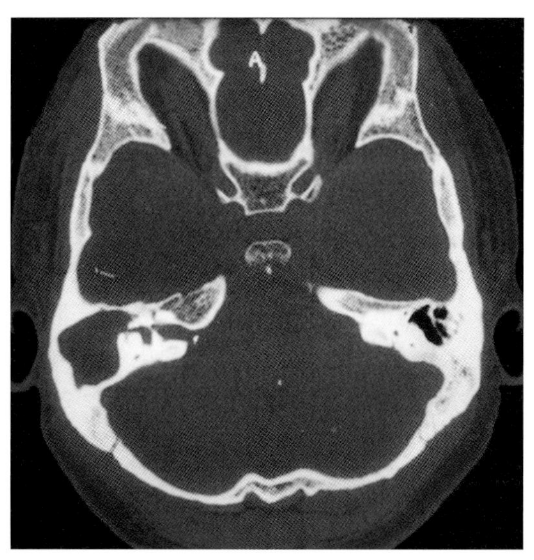

图 1-11-4　颞骨 CT 示右胆脂瘤型中耳炎并水平半规管瘘

【鉴别诊断】　应与不伴胆脂瘤的慢性化脓性中耳炎鉴别（表 1-11-1）

【治疗】　应及早手术。

手术治疗的目的：①彻底清除病变组织，预防并发症。对乳突和上、中、下、后鼓室、咽鼓管内的胆脂瘤、肉芽及病变骨质等，应完全、彻底地加以清除。②重建传音结构。在彻底清除病变组织的基础上，应尽可能地保留与传音结构有关的健康组织，如听小骨，残余鼓膜，咽鼓管黏膜，鼓室黏膜，乃至完整的外耳道及鼓沟等，并在此基础上同期或次期重建传音结构。③求得一干耳。

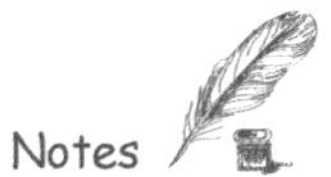

表 1-11-1 慢性化脓性中耳炎与中耳胆脂瘤鉴别诊断表

	慢性化脓性中耳炎	伴肉芽或息肉的慢性化脓性中耳炎	胆脂瘤伴慢性(化脓性)中耳炎
耳内流脓	多为间歇性	持续性	持续性;如穿孔被痂皮所堵则表现为间歇性,原发性者早期不流脓
分泌物性质	黏液脓,无臭	脓性或黏液脓性,间混血丝,或出血,臭	脓性或黏液脓性,可含"豆渣样物",奇臭
鼓膜及鼓室	紧张部中央性穿孔	紧张部大穿孔或边缘性穿孔,鼓室内有肉芽或息肉	松弛部穿孔或紧张部后上边缘性穿孔,少数为大穿孔,鼓室内有灰白色鳞片状或无定形物质,亦可伴有肉芽
听力	一般为轻度传导性听力损失	听力损失较重,为传导性,或为混合性	听力损失可轻可重,为传导性或混合性
颞骨 CT	正常	鼓室、鼓窦或乳突内有软组织影或骨质破坏	骨质破坏,边缘浓密,整齐
并发症	一般无	可有	常有

第三节 耳显微外科简介及化脓性中耳炎的手术治疗

一、耳显微外科简介

由于耳部解剖结构精细、复杂、深邃,凭借这些特殊的结构,维系着重要的生理功能,故在第二次世界大战前,耳科手术的开展一直受到很大的限制。20 世纪 40 年代初期,随着第一台手术显微镜的问世,耳科医师即将其应用于耳科手术中,从而开创了显微外科的先河,奠定了显微外科学的基础。同时,也由于手术显微镜的应用,使得位置深、结构精细的耳部解剖及病变情况能够充分地纳入术者的视野和精确的操作范围之中,耳科手术由此得到了迅速的发展,手术范围得到极大的扩展,聋耳复聪有了可能。如今,耳显微外科技术不仅应用于中耳的病灶清除术,鼓室成形术,而且还遍及其他的传导性聋、眩晕、面神经以及颅底外科和人工耳蜗植入等精细度要求极高的手术中。近年来,由于耳内镜在手术中的运用,更有利于隐蔽部位病灶的观察和清除。

耳显微外科的必备设置包括耳科手术显微镜,及耳科电钻,并有相应的耳显微手术器械,有条件时包括耳内镜。手术显微镜应具备以下基本条件:①焦距≥20cm,耳科用手术显微镜之焦距为 22.5~25cm;②物象可放大 6~40 倍;③术者和助手的视线需与照明光轴重合良好;④无论放大倍数和投射方向如何,物象始终清晰明亮;⑤机械构件性能良好,操作方便。耳科电钻基本可分为气动钻和电动钻两种。气动钻的转速可超过 20 000rpm。除动力系统外,电钻手柄和钻头有各种型号,供使用时选择。电钻一般均附有注水及吸水装置。手术者必须熟悉颞骨的详细解剖结构,具有双目手术显微镜下三维空间的定位能力,以及在显微镜下的狭小视野内熟练的操作技能等。

二、化脓性中耳炎的手术治疗

化脓性中耳炎的手术基本可分为两类。即以清除中耳病灶为目的的乳突手术和以重建中耳传音结构为目的的鼓室成形术。这两类手术可以相互结合,在一期或分期手术中并用,也可单独施行,例如,若中耳炎病变广泛,中耳传音结构已不能重建,或即使可能重建,但因患者合并重度感音神经性聋,术后也无望提高听力,则仅作乳突根治术。如乳突无病变,则完成鼓室成形术即可。如在彻底清除中耳病灶的基础上有条件重建传音结构时,则可两者并施。

Notes

1. 以清除中耳病灶为目的的各种乳突手术(mastoidectomy)。如上鼓室切开术,单纯乳突开放术,改良乳突根治术,乳突根治术等。

(1) 上鼓室切开术:上鼓室切开术(atticotomy)是磨开上鼓室外侧骨壁,必要时包括部分鼓窦外侧壁,暴露全部上鼓室及所含听小骨结构,如锤骨头、砧骨体、锤砧关节等,如有必要,可开放面隐窝,显露砧镫关节及前庭窗。清除病灶,重建听骨链,并用软骨或骨片重建上鼓室外侧壁(图1-11-5)。本术适用于原发性上鼓室微小胆脂瘤而乳突正常者。对鼓室硬化,外伤性听骨链中断及锥曲段面神经损伤等亦是可选择的进路。

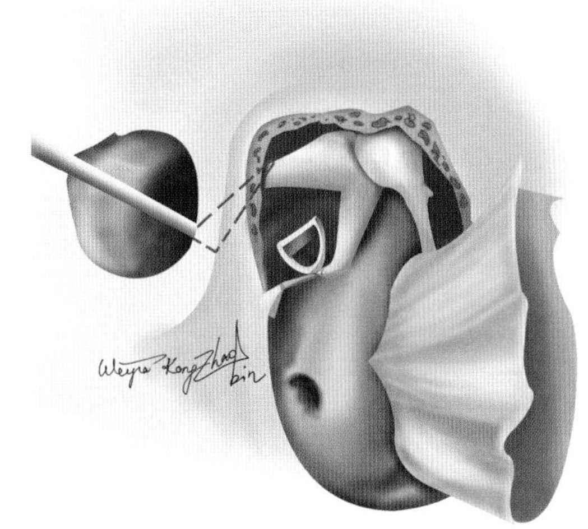

图1-11-5　探查上鼓室
磨开上鼓室外侧壁后,在鼓窦外侧壁开放一小孔,以直角探针探查之

(2) 乳突根治术:乳突根治术(radical mastoidectomy)是通过开放鼓窦及乳突,切除外耳道后上骨壁,彻底清除中耳各部的病变组织,使鼓室、鼓窦、乳突腔形成一个向外耳道永久开放的共同腔隙的手术(图1-11-6)。其适应证为:①合并全聋或接近全聋的中耳胆脂瘤,保守治疗无效的伴肉芽或息肉的慢性化脓性中耳炎。②上述两种疾病和结核性中耳炎,因病变广泛已无条件作鼓室成形术者。③慢性中耳炎引起颅内并发症者。④局限于中耳的早期恶性肿瘤和面神经瘤等良性肿瘤。

(3) 改良乳突根治术:改良乳突根治术(modified radical mastoidectomy)是一种经过改良的乳突根治术,术中既要彻底清除中耳各部的所有病灶,切除外耳道后上骨壁,使乳突腔、鼓窦向外耳道开放;同时又保留中耳的传声结构,并在此基础上做鼓室成形术。其适应证为:具备鼓室成形术条件的中耳胆脂瘤及伴肉芽或息肉的慢性化脓性中耳炎。

2. 以重建中耳传音结构为目的的鼓室成形术(tympanoplasty)。鼓室成形术包括鼓膜成形术和听骨链重建术:

(1) 鼓膜成形术:鼓膜成形术(myringoplasty)又称鼓膜修补术。该术式通过组织移植技术修复穿孔,达到恢复鼓膜的完整性,并提高听力的目的。是各种鼓室成形术的基本手术。修补

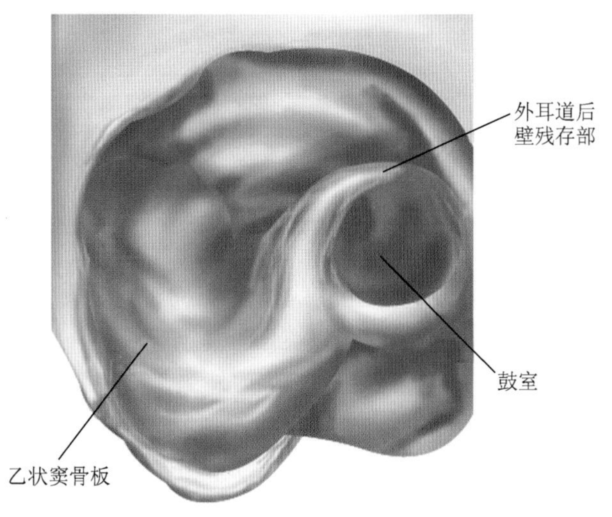

图1-11-6　完成的乳突根治术腔

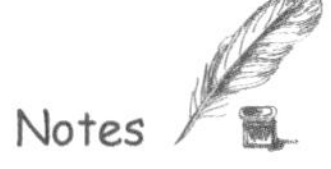

鼓膜的材料很多,归纳起来属于来自自体和同种异体的中胚层组织,常用的有筋膜(多采用颞肌筋膜),软骨膜,骨膜等。修补方法有内置法,夹层法,外置法等。

(2) 听骨链重建术:听骨链重建术(ossicular reconstruction)是恢复鼓膜和外淋巴液之间的稳定连接,达到恢复或改善中耳传声系统功能的手术。在鼓膜完整且两窗功能正常的条件下,听骨链中断在中频区造成的听力损失可达约60dB,由此可知听骨链重建术的重要性。听骨链的修复材料包括自体和同种异体骨(常用的有听小骨,乳突骨皮质等),以及异质材料如金属丝,金属(目前常用钛质)听小骨,多孔高分子聚乙烯或生物陶瓷听骨赝复物等)。听骨赝复物可分为全听骨赝复物(total ossicular replacement prosthesis,TORP)和部分听骨赝复物(partial ossicular replacement prosthesis,PORP)(图1-11-7)。术中根据听小骨的不同缺损情况进行重建,PORP用于部分听骨缺损,而镫骨完好且活动者;TORP用于听骨全部缺失,而镫骨足板完好并活动者。应用自体或异体骨进行重建时,可在术中视不同情况,对赝复骨研磨加工后应用之(图1-11-8)。

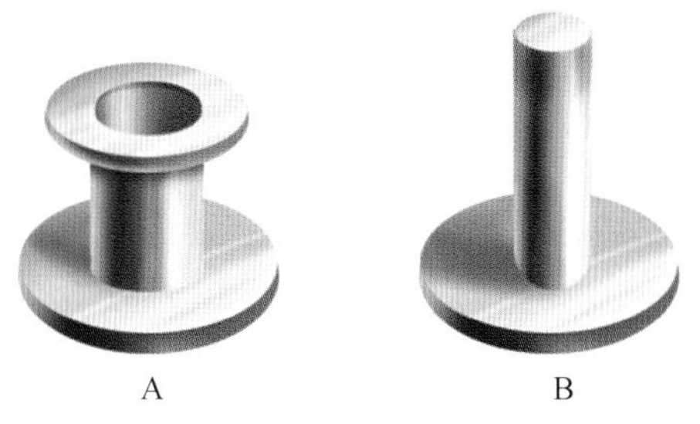

图1-11-7 生物陶瓷听骨赝复物
A. PORP B. TORP

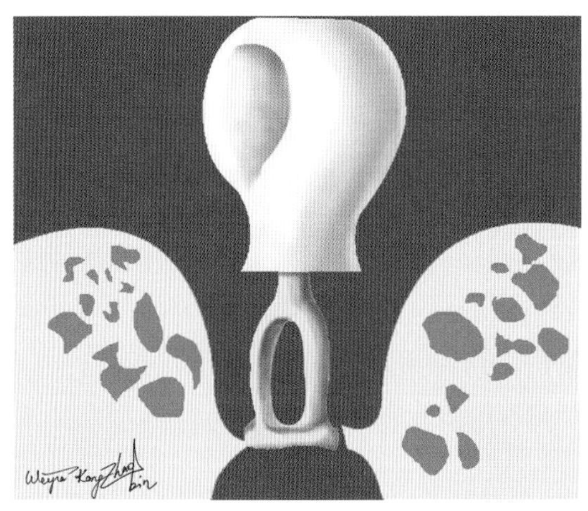

图1-11-8 听骨赝复物置于镫骨头与鼓膜之间

对每一位化脓性中耳炎患者手术方法的选择,均应根据其病变性质,病损范围,并发症的有无,乳突气化情况,咽鼓管功能状况,患耳及对侧耳的听力水平以及患者对手术的耐受能力和术者的操作技能等综合考虑来决定。

附:鼓室成形术

鼓室成形术(tympanoplasty)是基于20世纪40年代耳显微外科的创建,以及对圆窗膜在声能传导中生理作用的认识和不少耳科医师在听力重建术的尝试中积累的经验等,由Wustein和Zollner在第五届耳鼻咽喉科医师国际会议上正式宣读的,同时并对该手术进行了分类。在此基础上,以后出现了许多不同的分类方法,其中以美国耳鼻咽喉头颈外科学会(AAOO)(1995)和法国Portmann教授的分类方法具有代表性。目前国内外学者又进行了各种改良术式。

1. Wullstein分型法(图1-11-9):

Ⅰ型:鼓膜成形术(myringoplasty),适用于鼓膜紧张部中央性穿孔,听骨链及两窗功能正常,中耳炎症已得到控制,耳内干燥者。

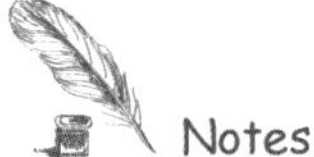

Ⅱ型:适应证基本同上,但合并锤骨柄坏死。术中将部分修补材料贴附于砧骨或锤骨头上。

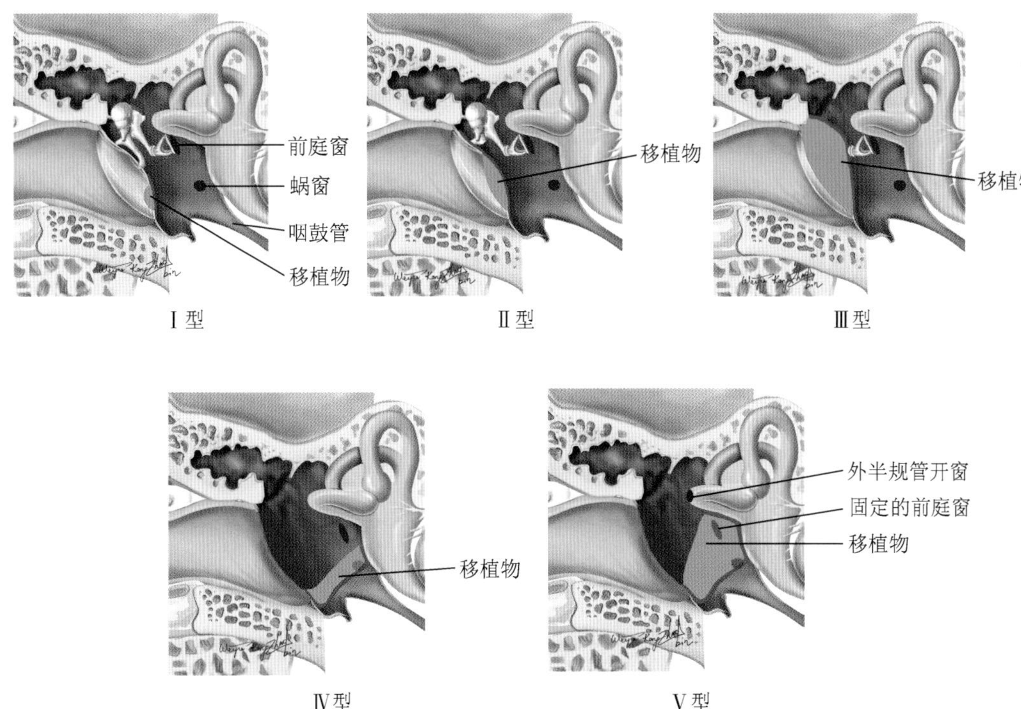

图 1-11-9　Wullstein 鼓室成形分型法

Ⅲ型：又称鸟式听骨型或小柱型（columella type）。用于锤骨、砧骨已破坏，而镫骨完整、活动，且圆窗功能正常者。术中将部分修补材料贴附于镫骨头上，如此形成的鼓室较浅。为改正此缺点，后继者在镫骨头上"戴帽"，为改良Ⅲ型。

Ⅳ型：适用于锤骨、砧骨及镫骨上结构皆已破坏，但镫骨足板尚活动，圆窗功能也正常者。此时将移植材料之上方贴于鼓岬上部，意在形成一个包括圆窗和咽鼓管在内、但不包括前庭窗的小鼓室。目前已很少采用。

Ⅴ型：即外半规管开窗术（fenestration of external semicircular canal），适应证基本同Ⅳ型，但足板已固定。晚近对有条件者，开窗部位已移至镫骨足板。

2. AAOO（1965 年）手术分型标准：

（1）鼓膜成形术：同 Wullstein 分型中之第一型。

（2）不伴乳突开放术的鼓室成形术（tympanoplasty without mastoidectomy）：术中仅清除鼓室内的病灶（包括肉芽组织，硬化灶，粘连带等），重建中耳传音结构，乳突及鼓窦无需开放及清理，伴或不伴鼓膜成形术。

（3）伴乳突开放术的鼓室成形术（tympanoplasty with mastoidectomy）：除修复中耳传音结构外，尚清除鼓室及中耳其他各部的病灶，伴或不伴鼓膜成形术。

3. Portmann 将鼓室成形术分为两型：

（1）单纯鼓室成形术（simple tympanoplasty）：包括修补鼓膜和重建听骨链。

（2）混合型鼓室成形术（mixed tympanoplasty）：包括：①乳突进路鼓室成形术（transmastoid approach tympanoplasty），即关闭式手术（closed technique）。要求在彻底清除中耳各部病变的同时，保留外耳道后壁及鼓沟的完整性，并在此基础上做鼓室成形术。②乳突根治术并鼓室成形术（mastoidectomy with tympanoplasty），即开放式手术（opened technique）。要求彻底清除病变组织，术中不保留外耳道后壁的完整性，在此基础上行鼓室成形术。目前，在开放式手术的基础上，又可进行各种外耳道后壁重建术。

（汪吉宝）

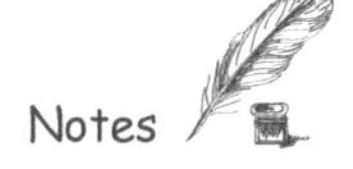

第十二章　化脓性中耳乳突炎并发症

由于中耳乳突的解剖毗邻关系复杂，化脓性中耳乳突炎是可以引起颅内和颅外发症。造成相应的解剖结构和功能损伤，甚至危及生命。

第一节　总　　论

化脓性中耳乳突炎所引起的颅内外并发症称为耳源性并发症。由于解剖位置特殊，这些并发症常常危及生命，是耳鼻咽喉科危急重症之一。

【发病的相关因素】

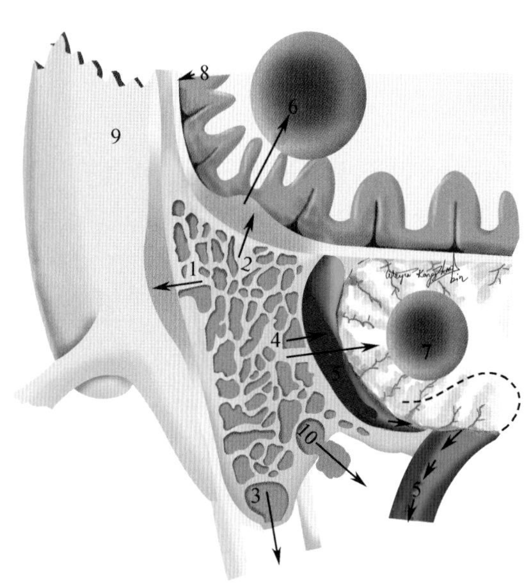

图 1-12-1　感染扩散示意图

1. 耳后骨膜下脓肿　2. 硬脑膜外脓肿　3. 颈深部脓肿　4. 横窦周围脓肿　5. 横窦血栓性静脉炎　6. 脑脓肿　7. 小脑脓肿　8. 颞叶硬脑膜　9. 骨膜　10. 颈深部脓肿

1. 炎症破坏骨壁途径　中耳乳突炎症时破坏周围骨质形成相邻结构破坏引起并发症（图 1-12-1）。

2. 血行途径。

3. 炎症可循前庭窗、蜗窗和小儿尚未闭合的骨缝直接传播形成颅内外并发症。

4. 急性或慢性化脓性中耳炎、乳突炎的患者抵抗力降低时，或同时患其他全身性疾病时，老年人、婴幼儿常引起中耳炎症扩散出现并发症。

5. 致病菌毒力强，如金黄色葡萄球菌、溶血性链球菌、肺炎球菌等及革兰阴性杆菌较多见。

6. 与中耳炎的类型有关　在急慢性中耳乳突炎的各种类型中，以中耳胆脂瘤最常出现颅内外并发症，其次为骨质破坏，肉芽形成引流不畅者。

7. 其他　中耳炎患者滥用抗生素，出现细菌耐药性；各种原因引起的耳道引流不畅。

【分类】　一般将耳源性并发症分为两类。即：颅外并发症和颅内并发症。前者包括颞骨内和颞骨外并发症。

1. 颅外并发症　包括颞骨内和颞骨外并发症。

（1）颞骨内并发症：迷路炎、岩部炎及周围性面瘫。

（2）颞骨外并发症：耳后骨膜下脓肿，颧突根部骨膜下脓肿、帽状腱膜下脓肿、Bezold 脓肿、Mouret 脓肿。当感染血栓进入血液到远隔脏器可形成相应部位脓肿。

2. 颅内并发症　硬脑膜外脓肿、硬脑膜下脓肿、乙状窦血栓性静脉炎、脑膜炎、脑脓肿、耳源性脑积水、脑疝。

【诊断】

1. **详细询问病史**　中耳炎患者出现头痛、发热、流脓突然停止或增加、神志改变、表情淡漠时应考虑并发症的可能。

2. **仔细行耳部检查**　清理外耳道分泌物，观察其颜色，有无臭味，有无血性分泌物；仔细观察鼓膜的穿孔部位，特别是有无边缘性穿孔、松弛部穿孔，或者小穿孔引流不畅者，有无肉芽及胆脂瘤，慢性中耳炎急性发作。

3. **颞骨和颅脑影像学检查**　可用CT、MRI等检查观察有无颞骨骨质破坏及颅内相应病变。

4. **眼底检查**　有助于了解有无颅内高压存在。

5. **脑脊液及血液的实验室检查**　对脑膜炎的诊断及鉴别诊断等有重要参考价值。

6. **细菌培养**　做脓液和脑脊液的细菌培养及药敏试验。

【治疗】　治疗原则：手术清除中耳乳突的病灶和处理相关的病变，通畅引流，应用足量广谱抗生素，颅内高压者首先以降颅压、抢救生命为主。

1. **手术治疗**　彻底清除中耳乳突的病变，探查天盖乙状窦板有无破坏，可疑者开放检查，达到去除病灶通畅引流的目的。处理脑脓肿，如有面瘫者需行面神经减压术等。

2. **足量广谱抗生素的应用**　未作药物敏感试验之前用广谱强力抗生素，同时加用抗厌氧菌的药物，因此类患者多合并厌氧菌感染。

3. **对症治疗**　如颅内压高时可用高渗糖和甘露醇交替使用，同时注意水电解质平衡，遇有颅内高压危象时，首先处理颅内高压而后手术，或同时进行。

4. **支持疗法**　补充水分和电解质，能量消耗大者可适当补血浆，氨基酸等。

第二节　颅外并发症

颅外并发症可分为颞骨内和颞骨外并发症，颞骨内并发症多见为迷路炎、岩部炎及周围性面瘫。颞骨外并发症多见为耳后骨膜下脓肿和瘘管、颈部脓肿等。

一、迷　路　炎

迷路炎(labyrinthitis)又称内耳炎，是化脓性中耳乳突炎较常见的并发症。中耳及乳突的内侧壁与内耳相毗邻，中耳乳突的内侧骨壁就是内耳的骨壁，故当中耳乳突有化脓性炎症时，特别是骨质破坏肉芽增生的中耳乳突炎时很容易通过被炎症侵蚀的内耳骨壁引起内耳炎症发生。迷路炎可分为局限性迷路炎(亦称迷路瘘管)，浆液性迷路炎和化脓性迷路炎3个类型(表1-12-1)。

表1-12-1　各型迷路炎鉴别表

	局限性迷路炎	浆液性迷路炎	化脓性迷路炎
病因	胆脂瘤或骨炎破坏迷路骨壁，形成瘘管，瘘管多位于水平半规管	感染或细菌毒素经瘘管或蜗窗、前庭窗侵入或刺激迷路	化脓菌经瘘管或两窗侵入迷路
病理	迷路骨壁局限性破坏，骨内膜完整或穿破，瘘管可为肉芽、胆脂瘤或结缔组织封闭	充血，毛细血管通透性增加，外淋巴腔内有浆液及浆液纤维素性渗出物，内耳终器无损害	化脓性炎症，内耳终器破坏
前庭症状	阵发性或激发性眩晕，恶心，症状一般较轻	眩晕较重，恶心，呕吐，平衡失调	严重的眩晕，恶心，呕吐及平衡失调
听力	听力减退与中耳炎病变程度一致	听力明显减退，但非全聋	全聋

续表

	局限性迷路炎	浆液性迷路炎	化脓性迷路炎
自发性眼震	一般无。发作时可见,水平-旋转性,快相向患侧	有。水平-旋转性,快相向患侧	有。水平-旋转性,快相向健侧
前庭功能检查	反应正常	反应减退	反应消失
瘘管试验结果	多为(+),可(-)	可为(+)	(-)
治疗	足量抗生素控制下行乳突手术	并发于慢性化脓性中耳乳突炎者,足量抗生素控制下行乳突手术,不切开迷路。并发于急性乳突炎者,用足量抗生素控制,必要时行单纯乳突切除术	大量抗生素控制感染,症状减轻后行乳突手术。疑有颅内并发症时,立即行乳突手术,并切开迷路

(一)局限性迷路炎

多为胆脂瘤或肉芽组织腐蚀骨迷路形成瘘管,故也称迷路瘘管。此型临床上较多见。多位于外半规管隆凸处,偶尔位于鼓岬处,发生于其他部位者更少见。

【临床表现】

1. 有长期慢性化脓性中耳炎病史。

2. **阵发性或激发性眩晕** 眩晕多在头位快速变动,耳内操作,压迫耳屏或擤鼻时发作,伴有恶心、呕吐,持续数分钟至半小时不等。

3. **自发性眼震** 因病变刺激半规管之壶腹嵴,迷路多呈兴奋状态,故眼震方向多表现向侧。若眼震方向指向健侧,提示病变较重,壶腹嵴之神经组织已遭破坏。

4. **听力减退** 性质和程度与中耳炎病变程度一致,一般仅有中度听力减退,有时瘘管位于鼓岬者可呈混合性聋。

5. **瘘管试验阳性** 向耳内加压时出现眩晕及眼震,但若瘘管为肉芽组织所堵塞可为阴性。

6. 前庭功能检查大多正常,或患耳迷路过敏表现为亢进。检查时避免用冷热水试验,以免炎症扩散。

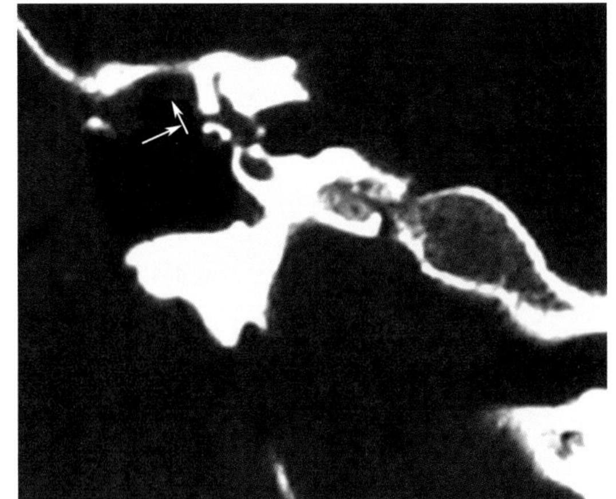

图 1-12-2 迷路炎 CT(示迷路瘘管形成)

【诊断】

1. 长期慢性化脓性中耳炎病史,尤其是胆脂瘤形成、骨质破坏和肉芽形成的中耳乳突炎的患者。

2. **症状与体征** 阵发性或激发性眩晕,伴有眼震。

3. **检查** 听力减退、瘘管试验一般阳性、前庭功能检查大多正常或亢进。

【治疗】

1. 发作时应卧床休息,对症治疗,给予镇静剂,呕吐较频者应适当输液并加用糖皮质激素药物,如地塞米松等,待症状平稳再行乳突手术。

2. **乳突手术** 为主要疗法,应彻底清除胆脂瘤,对瘘管附近的上皮进行处理时应谨慎,以免开放迷路引起化脓性迷路炎。若不慎将瘘管打开,或对较大的瘘管,在去除病灶后应用组织将其修补。

Notes

（二）浆液性迷路炎

浆液性迷路炎是以浆液或浆液纤维素渗出为主的内耳弥漫性非化脓性炎性疾病或炎性反应。化脓性中耳乳突炎急性发作时，细菌毒素或脓性分泌物经迷路瘘管、蜗窗、前庭窗或血行途径侵入或刺激内耳，产生弥漫性浆液性炎症。如治疗得当可恢复正常，若治疗不当则可发展成为化脓性迷路炎，将成为死迷路。

【临床表现】

1. 眩晕与平衡失调较局限性迷路炎明显，呈持续性。

2. 患耳听力迅速明显减退，及时消除病变，听力多可恢复正常。

3. 自发性眼震，早期眼震属兴奋型，即眼震快相向患侧，前庭功能亢进，该期持续时间短暂，随着病变发展患耳迷路功能由亢进转为抑制或消失，眼震表现为麻痹型，即眼震快相向健侧。待迷路内浆液渗出物吸收后，眼震及眩晕将逐渐消失。

4. 明显的恶心和呕吐。

【诊断】

1. **病史**　有化脓性中耳乳突炎病史。

2. **症状**　持续性眩晕与平衡失调、听力明显下降。

3. **体征**　自发性眼震，水平-旋转性。

【治疗】

1. 对症治疗，如地西泮、镇静。呕吐频繁时应适当输液，并用适量糖皮质激素。

2. 急性化脓性中耳炎所致者，应卧床休息，在足量应用抗生素的同时给予对症治疗，严密观察病情，注意听力变化，必要时行单纯性乳突切开术，胆脂瘤性中耳炎引起者，应在抗生素控制下行乳突根治术。

（三）化脓性迷路炎

化脓菌侵入内耳，引起内外淋巴间隙内的弥漫性化脓性炎症，称化脓性迷路炎。破坏正常组织，使内耳功能完全丧失。炎症感染可继续向颅内扩散，引起颅内并发症。化脓性迷路炎多因中耳感染扩散，从浆液性迷路炎发展而来；炎症消退后，内耳肉芽组织生成，继而结缔组织及新骨形成，成为“死迷路”。

【临床表现】　急性病程为1～2周。

1. 重度的眩晕、恶心、呕吐，自发性眼震。

2. 病初听力即完全丧失，常因其他症状显著，患者多不注意。

3. 患者冷热试验、瘘管试验均无反应，自发性眼震向健侧。前庭功能代偿大约需3～5周，此时除患者耳听力丧失外，无明显其他症状。

4. 急性前庭症状消退后，患者的前庭和耳蜗功能永不能恢复，成为“死迷路”。

5. 迷路感染可经内耳道、内淋巴囊、耳蜗水管或穿破后半规管骨壁而侵入颅内，发生脑膜炎、小脑脓肿、硬脑膜外脓肿及颅内静脉窦栓塞等并发症。凡脑脊液压力升高及其中淋巴细胞增加者应高度警惕。

【诊断】

1. **病史**　有化脓性中耳乳突炎病史。

2. **症状**　重度眩晕、听力丧失。

3. **体征**　自发性眼震。患耳冷热试验、瘘管试验均无反应。

【治疗】　大量抗生素控制下立即行乳突手术。疑有颅内并发性时，应急行乳突手术，并切开迷路，以利引流。补液，注意水电解质平衡。

二、岩　部　炎

岩部炎(petrositis)又称岩尖炎，岩锥炎，为颞骨岩部含气小房之化脓性感染，多发生于中年

Notes 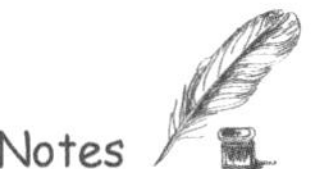

患者，常为急性。乳突气化良好者，颞骨岩部亦具含气小房，其中覆有较薄之黏膜，鼓室及乳突感染可蔓延至岩部迷路周围及前部之含气小房，发生岩部炎，多继急性乳突炎而发生。

【临床表现】

1. **头痛** 属神经性痛，因炎症刺激三叉神经眼支所致，患者觉患侧头前部疼痛，常感眼内及眼部四周疼痛，可放射到额、颞、颊、牙等部，疼痛如刺、钻，痛苦不堪。

2. **耳漏** 耳部脓液增加，如乳突手术后耳部已无脓液，而又突然流大量脓液，结合有三叉神经痛及体温升高，应考虑本病。

3. **体温** 体温升高，但极少超过39℃，为脓毒性低热型，晨起正常，午后上升，脉搏加快白细胞计数正常或稍高，可持续数周。

4. **岩尖综合征** 三叉神经半月神经节与展神经在岩骨尖部，岩尖炎时，50%以上患者发生第Ⅵ脑神经瘫痪，患者复视。凡有眼外直肌瘫痪，三叉神经分布区疼痛及局限性脑膜炎症状者，常称之为岩尖综合征，为局限性脑膜炎侵及第Ⅴ、Ⅵ脑神经所致。

5. **迷路刺激症状** 少数患者发生眩晕，恶心、呕吐、眼震等迷路周围炎症状，但内耳功能尚属正常。

6. **影像学检查** 颞骨CT、MRI检查病变初期气房模糊不清，阴影密度增高，至晚期小房骨隔吸收，可显现脓腔或其前侧之破坏区，如图1-12-3所示。

【诊断】

1. 急慢性中耳乳突炎病史，并出现岩尖综合征，须考虑此病，影像学检查可确诊。

2. 乳突根治术后干耳一段时间后，又出现耳内持续大量流脓，鼓窦或鼓室内壁有肉芽生长，并出现窦道，可排除迷路瘘管者，应考虑此病，影像学检查可确诊。

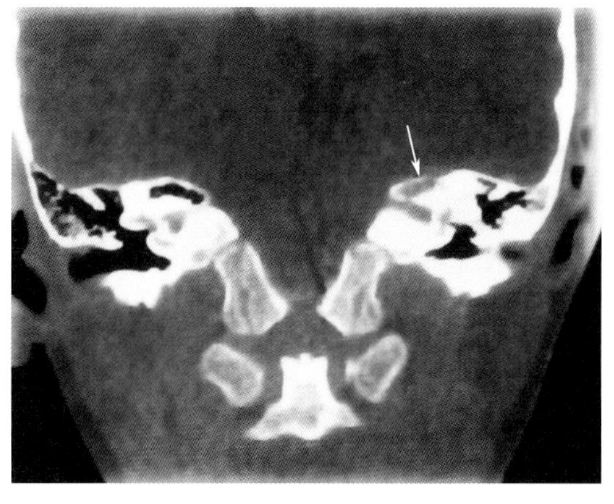

图1-12-3 岩尖炎CT

【治疗】

1. 多数病例经乳突根治术并给予足量抗生素即可治愈。

2. 少数病例虽然经抗感染及乳突手术治疗，仍不痊愈者，须施行岩尖部手术才能使岩锥病灶得到引流。岩尖部手术种类甚多，经迷路周围的不同方向，作一通道进入岩尖扩大引流。如岩尖部蓄脓，尤其是有多数脓腔不能治愈者，需行岩尖切除术。

三、周围性面瘫

急性化脓性中耳炎及乳突炎合并的面瘫(facial paralysis)一般为不完全面瘫，起病比缓慢。急性中耳炎早期出现的面瘫多因鼓室段面神经骨管先天性缺裂，面神经直接受炎症侵犯所致；或面神经骨管虽完整，但由于供应神经的血管受到炎症刺激后发生痉挛，以致神经水肿，出现面瘫。急性中耳炎晚期并发急性化脓性乳突炎时，因面神经骨管周围有骨质破坏，胆脂瘤压迫或气房蓄脓，亦可发生面瘫。

【临床表现】 面瘫的定性、定位及临床诊断详见本篇相关章节。

【治疗】 治疗原则：处理原发灶及面神经管周围病灶，抗感染。急性中耳炎早期合并的面瘫，应积极控制感染，处理面瘫，治疗中耳炎，面瘫均可在感染控制后迅速缓解。发生于慢性化脓性中耳炎，手术治疗的同时给予激素治疗。胆脂瘤型、骨质破坏面瘫时，应尽早行乳突手术，同时激素治疗，彻底清除病灶，探查面神经，根据神经病变情况进行处理。

Notes

四、耳后骨膜下脓肿和瘘管

化脓性中耳炎，特别是慢性化脓性中耳乳突炎急性发作期，炎症穿破鼓窦外侧骨壁或乳突尖部骨皮质，使乳突腔内蓄积的脓液经乳突外侧骨板破溃区流入并聚集于耳后乳突骨膜的下方，形成耳后骨膜下脓肿（postauricular subperiosteal abscess）（图 1-12-4）。脓肿穿破骨膜和耳后皮肤，则形成耳后瘘管。

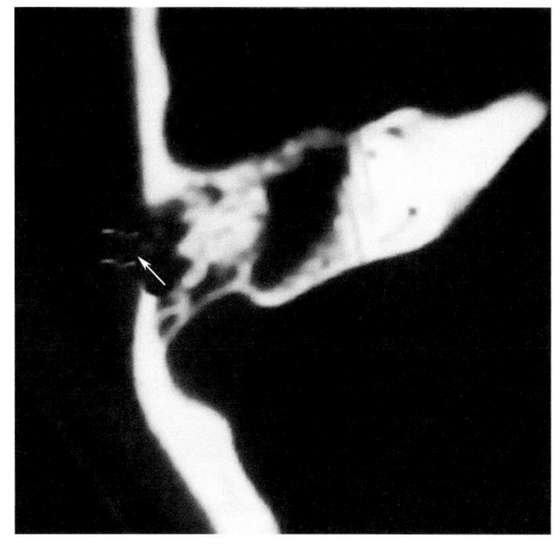

图 1-12-4　骨膜下脓肿 CT

【临床表现】

1. 耳内及耳后疼痛。可伴有同侧头痛，多有发热和全身不适等症状，儿童症状尤明显。患者过去有耳流脓史，发病前耳流脓增多或突然减少，或有急性化脓性中耳炎史。

2. 耳后红肿及压痛明显。骨膜已穿破者，触诊有明显的波动感，骨膜未穿破者，波动感不明显，肿胀位于耳后上方及乳突尖部，耳廓被推向前、外方。脓肿破溃者可遗留瘘管，反复发作者瘘管周围可见瘢痕。

3. 外耳道积脓，鼓膜紧张部大穿孔或后上方边缘性穿孔或松弛部穿孔。可见息肉、肉芽或胆脂瘤。或鼓膜急性充血、肿胀、隆起、脓液有搏动。

【诊断】

1. 详细询问病史，有慢性化脓性中耳炎急性发作，或儿童急性中耳炎病史。

2. 耳部检查见耳后红肿，早期耳后沟存在，晚期可消失，形成瘘管者有脓性分泌物由瘘口处溢出。

3. X 线片或颞骨 CT 示乳突气房模糊，有骨质破损。

【治疗】　治疗以消炎排脓和清除病灶为原则，全身治疗用抗生素类药物。外科治疗主要是乳突手术。并发于急性乳突炎者，行单纯乳突切除术；并发于慢性化脓性中耳乳突炎者，可根据其他并发症的有无以及鼓室传声结构破坏的情况行乳突根治术或改良乳突根治术；幼儿乳突尚未发育，只需行鼓窦开放术。手术时，如确可排除颅内并发症者，取耳内切口，可避免因耳后组织破溃而给创口缝合带来困难，使术后形成瘘口；耳后瘘管小的，通过手术即可得到愈合，较大的耳后瘘管，可用转移带蒂皮瓣来修补。

五、颈 部 脓 肿

耳源性颈部脓肿，有颈深部脓肿（Bezold 脓肿）、二腹肌下脓肿（Mouret 脓肿）及咽后壁脓肿等。这些病变多发生于乳突尖部气化良好的化脓性中耳炎患者。婴幼儿偶也发生。

（一）耳源性 Bezold 脓肿

在气化良好的乳突中，其乳突尖内骨壁较薄，而外骨壁较厚，且有胸锁乳突肌腱附着。当乳突内蓄脓时，乳突尖部骨壁破溃，脓液循破溃处流入胸锁乳突肌和颈深筋膜中层之间形成脓肿。

【临床表现】　患者高热，可有寒战；患侧颈深部疼痛较重，颈部运动受限，患者不敢转动颈部。检查时可见患者从乳突尖至下颌角的颈部脓肿，有明显压痛。因有胸锁乳突肌覆盖，局部无明显波动感。

【诊断】　患者有中耳炎病史，有高热、寒战、同侧颈部疼痛等症状；局部检查见相当于胸锁乳突肌上 1/3 的部位明显肿胀、压痛；乳突 X 线摄片或颞骨 CT 显示乳突病变。如局部穿刺抽出

脓液,则诊断更为明确。

【治疗方案及原则】 本病一经确诊,须做乳突手术,术中应磨除所有病变气房,特别是乳突尖部气房,使脓肿引流通畅。局部应行脓肿切开引流术,沿胸锁乳突肌前缘切开引流。全身应给予抗生素药物。

(二)耳源性 Mouret 脓肿

乳突尖的骨质破溃区位于二腹肌沟处,脓液在二腹肌沟处形成脓肿,先沿二腹肌后膜向前发展到颌下区,再顺颈部大血管鞘发展到咽侧隙,形成颈深部脓肿。

【临床表现】 有明显的高热中毒症状,头转动受限,吞咽疼痛和吞咽困难,较重者有张口困难。

因肿胀位置较深,故早期乳突尖及其下方可无明显异常,偶可见颈部颌下区肿胀,质硬,淋巴结肿大;随病变进一步发展,脓肿逐渐增大,颈部的肿胀上可达腮腺区,下可涉及整个颈侧,以至于咽侧壁向咽腔隆起,扁桃体被推向咽中线;如病变继续发展,颈深部脓肿可引起喉肿,有窒息的危险;脓肿沿颈动脉鞘向下蔓延,可引起纵隔炎,纵隔脓肿;感染颈部动脉,可致大出血死亡,向上蔓延则可引起海绵窦血栓或脑膜炎。尚有报道可并发咽后脓肿、背部脓肿等。

【诊断】 有中耳炎病史,结合上述症状和体征,局部 X 线摄片和 CT 扫描,提示中耳乳突有骨质破坏,本病较易诊断。

【治疗】

1. 全身应用足量有效的抗生素;输液、输血及补充能量等内科支持疗法。
2. 乳突手术,清除病灶,彻底引流。

Bezold 脓肿和 Mouret 脓肿的比较见表 1-12-2。

表 1-12-2 Bezold 脓肿和 Mouret 脓肿的比较

	发生部位	临床表现
Bezold	脓从乳突尖破溃至胸锁乳突肌内面,颈侧	高热、寒战,颈侧肿痛,颈运动受限
Mouret	脓从乳突尖破溃至二腹肌沟处向咽侧隙扩散形成	高热,头转动受限,吞咽疼痛,张口困难,少数颈及颌下肿胀,咽侧壁隆起,可引起喉水肿、窒息,向上引起海绵窦炎,向下纵隔脓肿

第三节 颅内并发症

一、乙状窦血栓性静脉炎

乙状窦血栓性静脉炎(thrombophlebitis of sigmoid sinus)是中耳乳突的炎症通过直接或间接途径造成乙状窦壁的炎症,在损伤区形成血栓。到这一阶段后,局部化脓可形成乙状窦脓肿,当带菌栓子脱落,可随血液循环流向全身,引起远隔脏器的化脓性疾病。

【临床表现】

1. 化脓性中耳乳突炎的患者,可有耳周淋巴结肿大,枕后或颈部疼痛,有时可触及患侧颈部有条索状肿块,压痛明显,如果波及颈交感干,可出现霍纳综合征。

2. **早期** 症状不典型,患者可有耳痛及剧烈头痛。

3. **脓毒血症** 当细菌侵入乙状窦内引起静脉系统感染,可出现寒战、高热(体温可达 39~40℃以上)、脉速、呼吸急促、重病容,体温呈弛张型,高热数小时后大汗淋漓,体温骤降,过数小时再高热,一日内可数次,当机体抵抗力很差时也可以无体温反应。小儿高热时常有抽搐。

4. **血栓扩展症状** 血栓形成可导致静脉回流受阻,多见有颅内压升高,表情淡漠,颈项强直。血栓向颈静脉孔方向扩展,可造成Ⅳ、Ⅹ、Ⅺ脑神经受压。

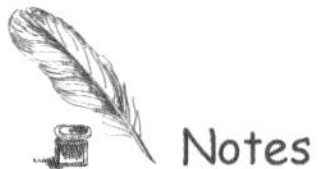
Notes

5. 辅助检查

(1) 血液检查:白细胞计数明显升高,多形核白细胞增加,红细胞及血红蛋白减少。

(2) 眼底检查:可出现视盘水肿,视网膜静脉扩张;压迫颈内静脉,眼底静脉无变化,表明颈内静脉有闭塞性血栓,此称为 Growe 试验阳性。

(3) Tobey-Ayer 试验(也称压颈试验):本试验设计的目的是了解乙状窦是否有栓塞存在。方法:在腰椎穿刺时测脑脊液压力时,压迫健侧颈内静脉,此时脑脊液压力迅速上升,超出原压力 1~2 倍,然后压迫患侧颈内静脉,若乙状窦有闭塞性血栓形成,脑脊液压力不升高或仅升高 0.098~0.196kPa(10~20mmH$_2$O),此现象称 Tobey-Ayer 试验阳性。阴性时不能排除有血栓,因为有窦内血流途径改变的可能。

【诊断】

1. 根据临床表现及辅助检查可作出诊断。

2. 在寒战、高热期如有中耳炎存在时首先应考虑此病,如果某些患者症状不典型时,应与疟疾、伤寒鉴别,主要依据血液检查。

3. CT、MRI 检查可协诊。

【治疗】 手术治疗彻底清除病灶,打开乙状窦至正常界限,血栓可不取出,远处的血栓可结扎颈静脉。通畅引流,应用强有力的抗生素,辅以支持疗法。

二、硬脑膜外脓肿

化脓性中耳乳突炎可侵入颅内,化脓性迷路炎、岩部炎亦可侵入颅内,在颅中窝或颅后窝之硬脑膜与骨板间形成脓肿,称硬脑膜外脓肿(extradural abscess),是常见的颅内并发症之一。

【临床表现】

1. 有明显的中耳乳突炎病史和症状,耳镜检查时常可见到有明显的搏动性脓液外溢。

2. 头痛 小的脓肿可无症状,有时有轻度的头痛;脓肿较大时有持续性头痛,头位变化时更明显;大脓肿可引起颅内压升高征象。当耳内流脓量增大时,头痛可减轻。

3. 影像学检查 颞骨和脑 CT、MRI 检查可见中耳乳突,硬脑膜区有阴影(图 1-12-5、图 1-12-6)。

【治疗】

1. 对患耳行乳突根治术,彻底清除病灶、找到与脓肿相通的骨质破坏区、扩大并彻底暴露硬脑膜,探查脓肿部位,通畅引流,将脓液尽量排尽,刮除肉芽组织,直至看到正常的硬脑膜为止,但术中应注意勿因刮除肉芽而损伤硬脑膜或乙状窦,刮除肉芽时动作要轻。

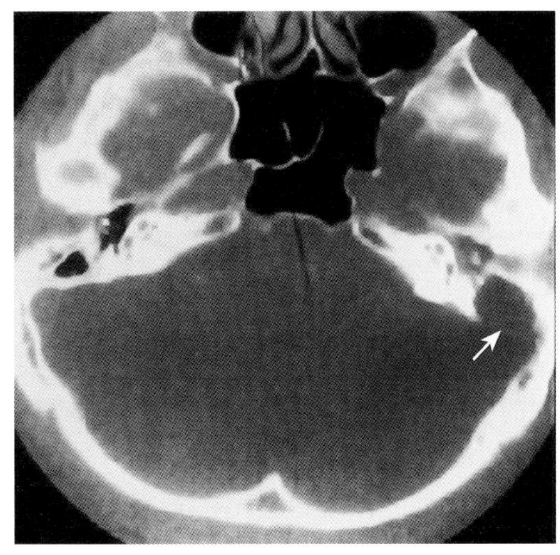

图 1-12-5 乙状窦脓肿 CT

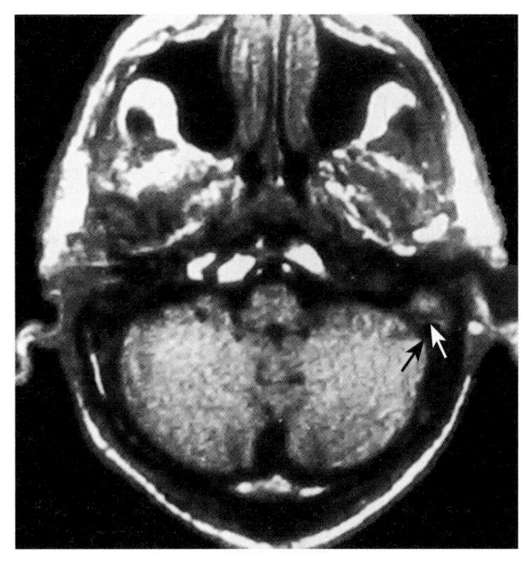

图 1-12-6 乙状窦脓肿 MRI

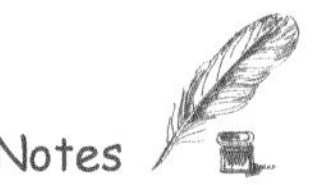

2. 大量有效的抗生素静脉滴注,可加适量的抗厌氧菌药物(如甲硝唑)和糖皮质激素(如地塞米松等)。

3. 注意全身情况,特别是颅内高压者。对脱水或营养不良者,注意全身支持疗法。

三、硬脑膜下脓肿

脓肿位于硬脑膜与蛛网膜或者蛛网膜与软脑膜之间者,称硬脑膜下脓肿(subdural abscess)。其好发于大脑镰旁、小脑幕上和弓下裂孔处。本病罕见,多发于全身衰弱、抵抗力极低的患者,病情险恶,化脓性炎症可向脑深部蔓延,不易彻底清除,故可反复发作,最终可引起死亡。但各种抗生素开发应用的今天,其预后已有了改善。

【临床表现】

1. **全身症状** 畏寒、高热、脉搏频数,一般情况差。

2. **脑膜刺激症状** 弥漫性全头痛,频繁呕吐,颈项强直,Kernig 征阳性,Brudzinski 征阳性。

3. **大脑或小脑局灶性症状** 如脓肿位于小脑幕上,枕叶中枢受到影响时,可发生偏盲。脑优势半球受罹,累及语言中枢时,则出现失语症。大脑镰旁的脓肿,影响其附近的皮质运动和感觉区时,出现对侧下肢无力、瘫痪或偏身感觉减退。发生在小脑时,表现为同侧肢体、肌张力减弱或消失,共济失调,指鼻试验阳性,轮替运动障碍,步态蹒跚,Romberg 征阳性及辨距不良等。

4. **颅内高压症状** 剧烈头痛、呕吐、视盘水肿,脉搏迟缓,神志异常等症状。

【诊断】

1. 化脓性中耳乳突炎患者出现上述症状及体征时应疑及本病。

2. 本病须与脑脓肿和脑膜炎鉴别。

3. CT 和 MRI 有助于明确诊断。

【治疗】 治疗原则为乳突开放术及抗生素的应用。术中注意仔细观察硬脑膜。若其色泽不正常,或表面有肉芽生长、以及张力大时,结合患者可疑症状和影像学结果,宜切开硬脑膜探查排脓。发现硬脑膜有瘘管时,从该处切开,彻底排脓。如窦脑膜角处有骨质破坏,应将此周围骨质磨去,充分暴露该处硬脑膜及小脑幕附着处。

四、耳源性脑膜炎

耳源性脑膜炎(otitis meningitis,otogenic meningitis)是急性或慢性化脓性中耳乳突炎所并发的软脑膜和蛛网膜的急性化脓性炎症。依患者的个体抵抗力的强弱,病菌毒力的大小可以形成局限性和弥漫性两类脑膜炎。局限性脑膜炎一般称之为硬脑膜下脓肿。弥漫性的脑膜炎即通常所说的耳源性脑膜炎。

【临床表现】

1. 首先有中耳乳突炎的急慢性病变,在出现以高热、头痛、呕吐为主要症状时要考虑并发脑膜炎的可能,起病时可有寒战、高热、体温高达40℃左右,晚期可达41℃。脉快,头痛剧烈,患者可因头痛惨叫不已,以枕后部头痛为重。呕吐呈喷射状。小儿还可出现腹泻、痉挛等。

2. **脑膜刺激征** 轻者有颈部抵抗,随着病情加重,出现颈项强直、甚至角弓反张。Kernig 征及 Brudzinski 征阳性。

3. **精神及神经症状** 此类患者处于躁动状态、烦躁不安,四肢抽搐;晚期患者有嗜睡、甚至昏迷。炎症累及脑部血管或脑实质时,可出现相应的中枢神经症状,甚至引起脑疝,呼吸循环衰竭而死亡。

4. **锥体束征** 当锥体束受累时,可出现浅反射如腹壁反射、提睾反射等减弱,深反射如膝反射、跟腱反射等亢进,并出现病理反射。

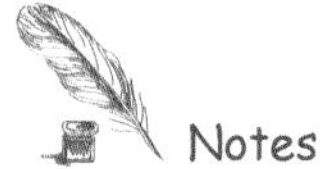

5. **实验室检查** 血常规显示白细胞总数升高,多形核粒细胞增加。

6. 腰椎穿刺 可测得脑脊液压力增高，脑脊液常规检查可示出细胞数增加，分类以多形核粒细胞为主。生化检查可见蛋白含量升高，糖含量降低，氯化物减少，脑脊液细菌培养可呈阳性。作腰穿时应注意颅压很高时，不要排放脑脊液太快，以免引起脑疝。

【诊断】 依据上述典型的临床表现及相关检查不难作出诊断，主要应与流行性脑膜炎及结核性脑膜炎、小儿假性脑膜炎相鉴别（表1-12-3）。

表1-12-3 耳源性脑膜炎、流脑与结核性脑膜炎的鉴别要点

		耳源性脑膜炎	流脑	结核性脑膜炎	脑脊液正常值
脑脊液检查	压力	明显升高	同耳源性脑膜炎	正常或升高	卧位：0.69～1.76kPa（40～50滴/分）儿童稍低。坐位约为卧位的1倍左右
	外观	轻度混浊或脓性		透明或呈毛玻璃状	透明
	凝聚力	轻度凝聚或凝成细柱状		放置6～24小时后，可凝聚成极柔细的蛛网状薄膜，以之涂片检查，可能找到嗜酸杆菌	不凝聚
	细胞	$(1000)\times10^6/L$以上，中性多形核白细胞为主	脑膜炎双球菌	$(200\sim1000)\times10^6/L$，淋巴细胞为主	$(0\sim8)\times10^6/L$，为淋巴细胞
	蛋白	+～++++		++++	阴性
	葡萄糖	减少或消失		明显减少	2.5～4.4mmol/L
	氯化物	轻度减少		明显减少	成人：119～129mmol/L 儿童：117～127mmol/L
	细菌	脑膜炎双球菌以外的化脓菌		结核分枝杆菌（多只能由培养或接种法查出）	无
症状	发病	与化脓性中耳炎有关	多在流脑的流行季节和流行地区	可伴有结核性中耳炎或身体他处（如肺、骨骼或泌尿系统）的结核病灶	
	体温与脉搏	高热，脉搏与之相呼应	高热，脉搏与之相呼应	低热或高热，脉搏细微不规则	
	头痛	部位不定，有时偏于患侧，发展快	弥漫性，发展快	弥漫性，前驱期头痛不剧，但强度渐增	
	衰竭、恶心、呕吐	早期不显著，晚期以谵妄为主	严重	严重	
	脑膜刺激征	阳性	强阳性	阳性	
	其他	可伴有其他耳源性颅外或颅内并发症	皮肤、黏膜上可能出现瘀斑瘀点，自瘀斑处穿刺或作刮片检菌（+）	多为儿童及青年，进展较慢。早期可有发热、盗汗、食欲减退、消瘦等结核病的一般中毒症状，眼底可能发现结核性脉络膜炎。X线胸片可能发现肺结核	

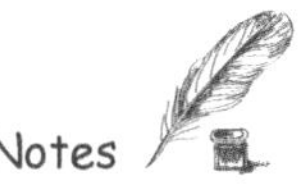

1. **流行性脑膜炎** 发生在流行季节，皮肤黏膜有瘀斑，脑脊液细胞培养多为脑膜炎双球菌，耳源性者多为其他致病菌。脑脊液常规及生化检查结果两者相同。

2. **结核性脑膜炎** 起病缓，病程长，有结核病史及其他组织器官有结核病表现。脑脊液检查耳源性者不同，多呈透明或毛玻璃状，以淋巴细胞为主，可培养出结核分枝杆菌。

3. **小儿假性脑膜炎** 小儿在急性化脓性中耳炎时，感染可经未闭合的骨缝侵入颅内，但并未出现软脑膜炎症，可有轻度脑膜刺激征，称为假性脑膜炎，脑脊液检查一般正常。

【治疗】

1. 应当尽早进行乳突根治术，彻底清除病灶，通畅引流，但必须注意当颅内压特别高时，首先预防脑疝形成，必要时应用降颅压药物，在降颅压的同时进行手术。

2. 应用足量有效的抗生素，可酌情同时应用糖皮质激素。

3. 支持疗法，同时注意水电解质平衡。

五、耳源性脑脓肿

耳源性脑脓肿(otogenic brain abscess)是化脓性中耳乳突炎最严重的颅内并发症，因其可能危及患者的生命。脓肿多位于大脑颞叶，其次为小脑。常为单发脓肿，当患者体质很差或感染细菌毒力强时，也可见到多发性脓肿。

【临床表现】 由于脑脓肿的病理过程有几个阶段，所以临床也可出现典型的四期：

1. **起病期** 出现体温升高，畏寒，头痛，呕吐及轻度脑膜刺激征等症状，即为局限性脑膜炎或脑膜炎所致，此期脑脊液中细胞数稍高，蛋白量增高，血中白细胞数增多，以嗜中性粒白细胞为主，历时数天。

2. **隐伏期** 该期多无明显症状，约为化脓期阶段，患者可有头痛、低热，纳差、便秘，有些年轻体壮的患者症状可不明显，但多有烦躁或抑郁少语，以及嗜睡等精神症状，该期可持续10天至数周不等。

3. **显症期** 该期也是脓肿形成期，包膜形成并可逐渐增大，可有以下多种症状。

(1) 中毒症状：多在午后有低热、高热或体温正常，甚至有人体温低于正常，视患者反应能力的高低而表现不同。患者舌苔增厚，食欲缺乏，也有人食欲明显亢进，比本人平时食量明显增大，贪食，并伴有便秘，因此形成肿胀的患者可显示消瘦、贫血、苍白、全身无力等。

(2) 颅内高压症状：最显著的表现是头痛，轻者为患侧痛，重者为持续性全头痛或枕后痛，夜间症状加重，患者常因剧痛而惨叫不止，这可作为诊断脑脓肿的标志性。颅内高压的另一典型症状是喷射状呕吐，与进食无关，其他症状常见的有表情淡漠，嗜睡甚至昏迷，体温高而脉迟缓，打哈欠，有许多无意识的动作，家属常反映患者性格及行为反常。

(3) 局灶性症状：视脓肿在脑部的位置不同可出现不同的定位症状(表1-12-4)。

表1-12-4 脑脓肿局灶定位体征

症状	颞叶脓肿	小脑脓肿
肢体偏瘫	对侧肢体偏瘫	
面瘫	对侧面瘫	
失语性质	额下回、中央前回下脓肿 运动失语，左颞叶脓肿 命名性失语，颞上回 感觉性失语	
中枢性眼震	(-)	(+)
共济失调	(-)	(+)

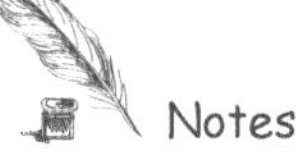

颞叶脓肿：对侧肢体偏瘫；对侧中枢性面瘫；失语症：在额下回和中央前回的下部有脓肿时，可出现运动性失语即口语运用障碍。惯用右手者，左侧颞叶后部或底回有脓肿时，可出现命名性失语，即对一物品，叫不出名称，但知道该物品的用途和特点。病变位于颞上回后部、出现感觉性失语，即不能听懂别人和自己的言语，并有言语错乱；对侧肢体强直性痉挛，同侧瞳孔扩大，有时出现对侧锥体束征。根据以上定位症状，我们常可判断脓肿在脑中的部位。

小脑脓肿：中枢性眼震；同侧肢体、肌张力减弱或消失；共济失调，指鼻试验阳性，轮替运动障碍，步态蹒跚，Romberg 征阳性；辨距不良。

4. 终期　可形成脑疝。经过及时治疗，大部分可治愈，但有些患者情况差，就诊晚者常因脑疝而导致突然死亡。

【诊断】

1. 化脓性中耳炎患者，久治不愈，在发病前一段时间耳流脓减少，且出现上述临床症状，在获取病史中要注意询问发病的时间，因为许多患者并非在起病期就来就诊，对患者就诊时的症状要作出正确判断，是属于临床的第几期，以便作出相应处理。

2. 血常规及生命体征的检查包括血压、脉搏、呼吸、体温，以及瞳孔大小等。

3. 眼底检查　可见有视盘水肿。

4. 腰椎穿刺　脑脊液的压力、脑脊液白细胞数及相关生化检查，可有利于诊断和治疗过程中对疾病的预后进行判断，且注意颅压很高时穿刺放脑脊液，会因颅内压骤降而形成脑疝。

目前认为耳源性脑脓肿在临床不同情况下腰椎穿刺可酌情进行。

（1）厚壁脓肿：如果脓肿较大引起颅内压增高时，不进行腰椎穿刺。

（2）薄壁脓肿：如果脓肿较大引起颅内压增高，可进行腰椎穿刺，但如脓壁很薄易破，则不进行穿刺。

（3）多发性的小脓肿或诊断不明确的脓肿，为明确诊断可进行腰椎穿刺。

总之，在进行腰椎穿刺时，警惕脑疝的发生。在诊断不清时，腰椎穿刺还是一种有价值的检查方法之一。

5. 颅脑 CT 或 MRI 扫描　可显示脓肿的位置、大小、脑室受压的情况，方便快捷，但应注意患者的情况，有脑疝危险时应当小心搬动患者，必要时使用降颅压药物后再作检查，避免突发脑疝造成死亡。见图 1-12-7。

【治疗】　手术治疗为主，控制感染和支持疗法为辅，术前应观察患者是否有颅内高压发生脑疝的危险，如有应先降颅压为主，甚至在用降颅压药物同时进行乳突根治术，切开脓肿穿刺抽脓。对这种患者应抢救为主（如使用脱水剂、人工呼吸、吸氧等），来不及进行常规检查暂不做，尽量少搬动患者，根据病史及形状立即进行诊断，在患者情况允许时，再作以上相关检查。

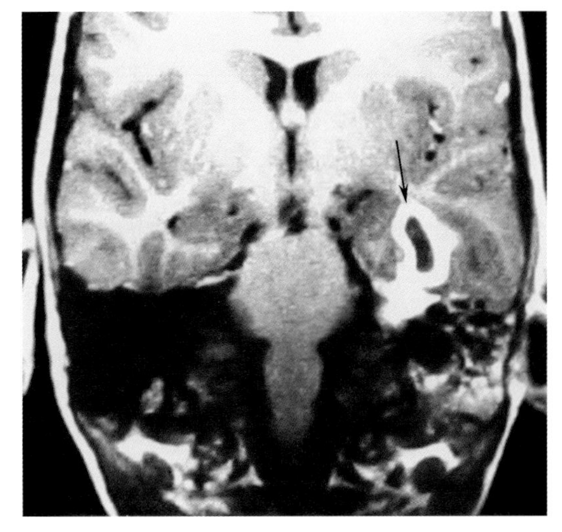

图 1-12-7　颞叶脓肿 MRI

1. 手术治疗　急行乳突探查术及脓肿穿刺，并进行乳突根治术。并发厚壁脓肿时，与神经外科医师共同处理。对于薄壁脓肿并与乳突腔邻近时，可在进行乳突手术时进行脓肿穿刺，并用抗生素灌洗，一般用万古霉素、美罗培南等，并参考脓肿的细菌培养结果。

2. 抗生素应用　应用大量广谱抗生素，同时用抗厌氧菌药物如甲硝唑等，待细

Notes

菌培养结果出来后,参照使用敏感的抗生素。

3. **降颅内压药物** 脱水剂为主,如50%葡萄糖及20%甘露醇交替使用,或30%尿素及25%山梨醇,糖皮质激素也可使用。

4. **支持疗法** 脑脓肿是消耗性疾病,并且呕吐及脱水降颅压治疗中均可出现水电解质紊乱,治疗中应常规查血电解质,及时补充液体,纠正酸、碱失衡,预防低钾、低钠综合征,对贫血者可输血浆或营养液。

5. **护理工作应紧密配合** 对这类患者应在一段时间内对生命体征进行严密观察,病重期每日间隔1~2小时进行五查(体温、脉搏、呼吸、血压、瞳孔大小)。

六、耳源性脑积水

耳源性脑积水(otogenic hydrocephalus)大多属交通性脑积水,主要病理变化为脑室-蛛网膜下腔通路内脑脊液增多。临床上以颅内压增高综合征为主要表现,预后一般良好。

【临床表现】 主要表现为颅内压增高的症状,如头痛、呕吐和视盘水肿。少数可出现头晕或眩晕,眼震,畏光,视力下降。复视,眼外展麻痹,轻度的脑膜刺激征和其他脑神经麻痹等。但患者的一般情况大都尚好。

【诊断】

1. 中耳乳突炎患者,一般情况好,单纯的颅内压增高症状,在排除了其他颅内并发症和颅内疾病以后,应疑及本病。

2. **颅脑CT** 交通性脑积水可无明显变化。阻塞性脑积水可见脑室系统扩大及脑脊液循环受阻征象。脑实质内无占位病变。

【治疗】 交通性脑积水在彻底清除中耳乳突病变组织,抗生素控制感染后,多有自愈倾向,如颅内压力甚高,应予脱水治疗,或排液治疗。

各种主要耳源性颅内并发症鉴别比较如表1-12-5:

表1-12-5 颅内并发症鉴别比较表

并发症	发生部位及病理	临床表现	检查	治疗原则
乙状窦血栓性静脉炎	乙状窦壁炎症造成损伤形成血栓	1. 中耳炎患者,耳周淋巴结大,枕后颈疼痛,有时有条状肿块,会有霍纳综合征; 2. 耳痛、头痛; 3. 脓毒血症、高热、呈弛张型; 4. 颅内高压。	1. 白细胞高,多核升高。 2. Tobey-Ayer试验阳性。 3. CT、MRI检查骨质破坏。	1. 手术彻底清除病灶。 2. 通畅引流。 3. 强力抗生素。 4. 支持疗法。
硬脑膜外脓肿	颅中窝或颅后窝的硬脑膜与骨板间形成脓肿	1. 中耳炎患者; 2. 头痛可持续性,头位变化时明显; 3. 颅内压升高。	1. 腰穿,颅压高。 2. CT、MRI检查骨质破坏,硬脑膜外有阴影。	1. 手术清除病灶。 2. 通畅引流。 3. 大量抗生素,糖皮质激素。 4. 支持疗法。

Notes

续表

并发症	发生部位及病理	临床表现	检查	治疗原则
硬脑膜下脓肿	硬脑膜与蛛网膜间或蛛网膜与软脑膜间脓肿	1. 高热畏寒,脉搏频数。 2. 脑膜刺激征。 3. 颅内高压、头痛、呕吐。	1. 血象高。 2. 腰穿,颅压高、白细胞高。 3. 大脑、小脑病灶性症状,检查有无偏盲、失语、偏瘫。 4. CT、MRI 检查。	1. 手术清除病灶。 2. 通畅引流,切开脓肿排脓。 3. 抗生素。 4. 支持疗法。
耳源性脑膜炎	软脑膜和蛛网膜的急性化脓性炎症,可局限性可弥漫性。	1. 中耳炎患者,高热、呕吐、头痛剧烈。 2. 脑膜刺激征。 3. 躁动或嗜睡、昏迷、死亡。	1. 锥体束症状,浅反射。 2. 白细胞高。 3. 腰穿,颅压升高,蛋白升高,糖降低。	1. 手术彻底清除病灶。 2. 通畅引流。 3. 强力抗生素,糖皮质激素,降颅压。 4. 支持疗法。
耳源性脑脓肿	大脑或小脑实质脓肿形成。	1. 起病期,发热、头痛、呕吐。 2. 潜伏期症状不明显。 3. 显症期,中毒症,颅内高压,嗜睡、昏迷、脉迟,行为异常,脑疝可致死亡。 4. 病灶性症状,详见另表。	1. 血象:早期高、晚期低。 2. 眼底检查,视盘水肿。 3. 腰穿,颅压高,白细胞升高。 4. CT、MRI 可显脑内脓肿位置。	1. 手术治疗。 2. 引流。 3. 降颅压、强力抗生素。 4. 支持疗法,纠正酸碱失衡。
耳源性脑积水	脑室-蛛网膜下腔通路内增多。	1. 中耳炎患者,头痛、呕吐。 2. 少数头晕,眼震畏光。 3. 脑膜刺激征。	1. 腰穿,颅压高。 2. 颅脑 CT、MRI 脑室扩大,脑脊液受阻。	1. 手术清除病灶。 2. 抗生素、激素。 3. 脱水治疗。

(董明敏)

第十三章　慢性中耳炎后遗疾病

本章主要介绍粘连性中耳炎及鼓室硬化。这两种疾病在耳聋患者中所占的比例较高，且病理改变具有重要临床意义，耳科医生应给予最高重视。

第一节　粘连性中耳炎

【定义】 粘连性中耳炎（adhesive otitis media）又称不张性中耳炎，是指各种原因导致的中耳传音结构之间及其与鼓室壁纤维化、粘连形成，从而引起中耳传音系统运动障碍，导致传导性聋。粘连性中耳炎强调鼓室内粘连形成，并引起传导性聋的结果。中耳声传导非关键部位的粘连，而未引起临床症状并不称为粘连性中耳炎。粘连性中耳炎可以与各型中耳炎并存，属于中耳炎发展的一个阶段，之所以将其单独列出，是因为它的病理改变具有重要临床意义。

【发病率】 粘连性中耳炎可见于任何年龄，多始发于儿童期。双侧发病约占2/3。丹麦哥本哈根35 000例听力损失患者的普查结果显示粘连性中耳炎约占传导性聋的10%。

【病因及病理】 粘连性中耳炎的病因不明，可能与下列因素有关：①咽鼓管狭窄、阻塞或功能障碍；②鼓峡阻塞；③中耳黏膜炎性反应；④鼓膜弹性丧失；⑤乳突气化不良；⑥外伤。

粘连性病变主要发生在听骨与鼓室骨壁、鼓膜与鼓岬之间，影响听力的主要因素为听骨链与两窗周围的病变。

鼓膜凹陷或内陷，比正常者更靠近鼓室内壁时称鼓室（中耳）萎陷症，其中按鼓膜内陷程度可分为四度：Ⅰ度：鼓膜内陷，但尚未与砧骨接触；Ⅱ度：鼓膜内陷与砧骨接触；Ⅲ度：鼓膜与鼓岬相贴但无粘连；Ⅳ度：鼓膜与鼓岬粘连。

纤维粘连性中耳炎按其炎症进程可分成两期：①纤维性炎症期：炎症明显，纤维组织增生，鼓室被分隔成多个含黏液的囊腔；②纤维粘连期：包括胆固醇肉芽组织型和致密纤维型，两型均可形成胆脂瘤。

【临床表现】 主要症状为听力减退，多为传导性，少数为混合性，甚至全聋。内耳损害主要原因为中耳炎性毒素透过圆窗膜进入内耳。患者常有耳鸣，偶有眩晕，后者可能与咽鼓管狭窄或阻塞有关。耳镜检查鼓膜完整，多有不同程度的增厚，混浊、萎缩、瘢痕或钙化斑等变化。松弛部常有袋状内陷，锤骨前后襞异常明显，锤骨短突突出（图1-13-1）。如紧张部内陷的鼓膜萎缩、透明，鼓室内结构清晰可见，常易误认为鼓膜穿孔，吹张时呈泡状膨出可资鉴别。鼓膜活动度常减弱或消失，光锥移位、变形或消失。咽鼓管功能多有障碍，咽鼓管吹张听力多无改善。音叉试验、纯音测听检查多呈传导性

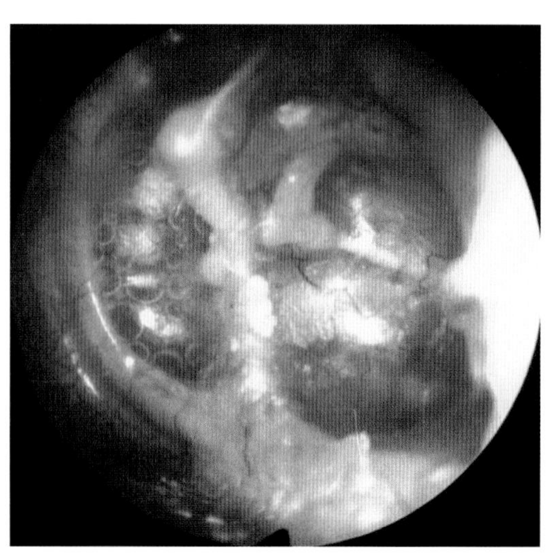

图1-13-1　粘连性中耳炎

聋，听力图多呈平坦型曲线，听骨链，特别是镫骨固定时骨导曲线呈谷形切迹；如炎症累及内耳或粘连涉及两窗时，可呈混合性聋。鼓室导抗图平坦，无明显峰顶，坡度略高处偏负压侧。

【鉴别诊断】 粘连性中耳炎有时需与闭合型鼓室硬化、耳硬化、鼓膜大穿孔鼓室内壁上皮化等鉴别，闭合型鼓室硬化有中耳炎病史，鼓膜表面可见钙化斑和(或)Ⅱ期鼓膜，颞骨 CT 示鼓膜位置正常，无内陷。耳硬化无中耳炎病史，早期为进行性传导性聋，纯音听力图示 2kHz 处骨导下降的 Carhart 切迹。鼓膜大穿孔鼓室内壁上皮化为鼓室黏膜化生变为鳞状上皮，仔细检查可发现鼓膜大穿孔。鼓室探查为诊断和鉴别诊断的有效手段。

【治疗】 由于发病机制尚不清楚，咽鼓管功能不良的处理尚无良策以及再粘连等因素的存在，粘连性中耳炎的治疗有一定困难。病程早期、病变活动期应积极处理，给予对因治疗，鼓室内注入空气、药物以及鼓膜置管。病程后期，病变静止期应根据不同的病因，听力状况，是否有其他病变分别加以处理。听力损失程度轻，不影响工作、生活的可不予处理；老年人及治疗困难的病例可配戴助听器；听力损失程度较重的年轻患者可采用手术治疗。得益于耳科技术的发展，手术治疗变得越来越重要。最近研究提示，使用软骨重建鼓膜可有效防止复发，且可获得较好的听力。

【预防】 婴幼儿与儿童中耳炎及时、恰当的治疗或可减少粘连性中耳炎的发生。

第二节　鼓室硬化

鼓室硬化(tympanosclerosis)是指中耳黏膜固有层发生的钙化病变，系中耳黏膜慢性感染或炎症的结果。Von Tröltsch(1873)将其描述为中耳黏膜最深层纤维组织的硬化。Zöllner 等人(1955—1962)使得鼓室硬化成为共识。Asiri 近期对 775 例慢性化脓性中耳炎患者的临床观察显示 11.6%(90/775)的患者患有鼓室硬化。

【组织病理学】 组织学上，鼓室硬化斑块为中耳黏膜固有层和鼓膜紧张部的玻璃样变的胶原和纤维组织。中耳黏膜玻璃样斑块位于骨壁和上皮层间，外观成白色、多层，可以达数个毫米。随后这些鼓室硬化斑块发生继发性骨化。透射电镜显示硬化斑块为伴有钙小体点缀的致密胶原纤维网络，钙小体为磷酸钙，直径 1～5μm。

【鼓室硬化的分类】 Gibb 按鼓膜是否完整将鼓室硬化分为开放型和闭合型两类。白秦生依据术中所见的硬化病变涉及部位将鼓室硬化分为锤砧固定型、单纯镫骨固定型和混合型三类。Tos 则将鼓室硬化分为组织学鼓室硬化、临床鼓室硬化及外科鼓室硬化三型。

【症状】 患者主诉多为进行性听力减退，部分患者伴有耳鸣，绝大多数患者均有慢性中耳炎病史。开放型耳镜检查可见鼓膜中央性穿孔，通常为干性穿孔(85.6%，Asiri)，残余鼓膜多有片状或岛状钙化斑沉着(图 1-13-2)。闭合型鼓膜无穿孔，鼓膜常呈萎缩性瘢痕愈合，增厚混浊，鼓膜上亦可见片状或岛状钙化斑沉着(图 1-13-3)。听力图多为传导性聋。鼓膜硬化症者气骨导差通常在 20～40dB，当硬化症累及鼓膜及中耳腔传音结构时气骨导差通常在 40dB 以上。部分患者可有骨导听力下降，有报道认为骨导听力下降与圆窗龛堵塞有关。乳突 X 线摄片、颞骨薄层 CT 检查通常显示硬化型或板障型乳突，上鼓室通常可见软组织影。咽鼓管功能多正常。

【诊断与鉴别诊断】 临床凡遇下列情况时应考虑鼓室硬化的诊断：

1. 有长期慢性化脓性中耳炎病史的患者发生缓慢进行性传导性聋；
2. 鼓膜中央性干穿孔，残余鼓膜混浊，贴补试验听力不能提高；
3. 鼓膜穿孔后瘢痕愈合，气导听力损失超过 30dB；
4. 鼓膜上有钙化斑；
5. 耳镜所见与纯音听力图不相符合。

本病多数是在手术中发现硬化灶而得到诊断，组织病理学检查可确诊。闭合型鼓室硬化应

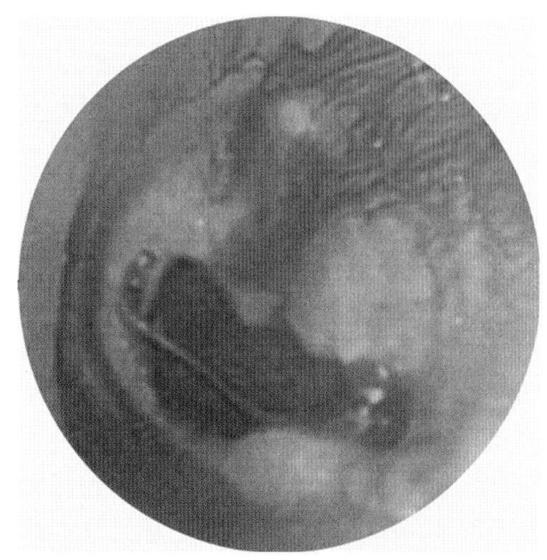
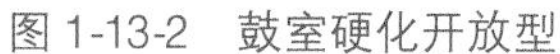
图 1-13-2 鼓室硬化开放型

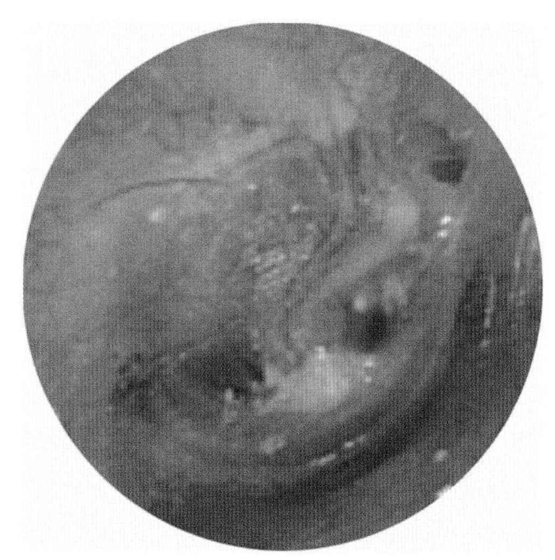
图 1-13-3 鼓室硬化闭合型

与耳硬化症、粘连性中耳炎相鉴别。

【治疗】 手术治疗是目前治疗鼓室硬化的主要措施，目的是清除影响听力的病灶，重建听力。术中仔细清除硬化病灶，按照病变的具体情况行鼓室成形术。值得注意的是鼓室硬化病灶往往无法彻底清除，大多数医生同意仅去除大块的、引起鼓膜或锤骨柄固定的硬化灶。目前为止，尚无可信的研究结果显示硬化灶全部去除是否优于保守切除。术中凡不影响传音功能的硬化灶可予保留，否则将很可能使鼓膜穿孔扩大，甚至成为完全性穿孔，并造成广泛的创面，导致术后瘢痕与粘连，影响术后听力，术后听骨链重新固定多由于鼓室粘连纤维化，而较少由鼓室硬化所致。清除听骨链，尤其是镫骨周围的硬化灶要小心细致以免造成内耳机械性损伤。

【预防】 慢性化脓性中耳炎及时行鼓膜或鼓室成形术或可减少因长期慢性感染而形成硬化病灶。分泌性中耳炎及时治疗，早期激光鼓膜造孔或置管或可减少硬化病灶的形成。

（殷善开）

Notes

第十四章　周围性面神经疾病

第一节　概　　论

面神经是在骨管内走行最长的脑神经，主要走行在颞骨内，故面神经疾病和耳鼻喉科疾病密切相关。面神经疾病中一类是主要表现为周围性面瘫(peripheral paralysis of the facial nerve)的疾病，如面神经炎性疾病、损伤和肿瘤，另一类是以面部抽搐为特征的面肌痉挛。

面神经核位于脑干内，发出面神经支配同侧面肌的运动。面神经核受上位中枢的支配，面神经核团的上半部分发出神经支配睑裂以上的面肌运动的部分，受双侧中枢的支配。而面神经核团的下半部分，即支配睑裂以下运动的部分，受对侧上位中枢的支配。

面神经核上半部分及上位中枢损伤导致的面瘫称为中枢性面瘫(核上性面瘫)，其主要表现是双侧上部面肌运动存在，即蹙额、闭眼、抬眉功能良好，而对侧下部面肌随意运动消失，呈痉挛性麻痹和口角歪斜。但是在感情激动时全部面肌仍有情感的自然表露。

面神经核及面神经核以下面神经的损害称为外周性面瘫，患侧面部上下的表情肌(不包括由动眼神经支配的提上睑肌)均瘫痪，属于弛缓性麻痹。典型的周围运动性面神经麻痹常为一侧性，并与病变所在部位同侧。外周性面瘫与中枢性面瘫的最明显的区别是不能抬眉、不能闭眼。

【病因】

1. 颅内病变　自桥小脑角下部的面神经运动神经核至内耳道之间的颅内疾患，如小脑桥角肿瘤(包括听神经瘤)、颅底脑膜炎、脑干脑炎、颅底骨折或出血等。

2. 颞骨内病变　颞骨面神经管内的面神经受侵犯是面神经麻痹多见原因。

(1) 特发性面神经麻痹(贝尔面瘫)：常无外伤或耳部疾病史，突然发生，多为面神经水肿，为在面神经管内受到剧烈压迫所致。

(2) 耳带状疱疹：有耳部疼痛和耳部疱疹出现。

(3) 耳源性感染：为急、慢性化脓性中耳炎、乳突炎、迷路炎等疾病侵及面神经所致。

(4) 外伤：较常见为乳突、中耳或内耳手术时损伤，其他如颞骨外伤或骨折等。

(5) 肿瘤：较常见为中耳癌，面神经瘤，其他如颞骨巨细胞瘤、颈静脉球体瘤及乳突骨瘤等。

(6) 面神经先天畸形，常伴有中耳、外耳畸形。

3. 颅外病变　主要有外伤，包括面部撕裂伤、钝器伤、穿通伤、下颌骨骨折、医源性损伤及新生儿产伤。其次为肿瘤，包括腮腺肿瘤、外耳肿瘤、面神经鞘瘤及转移瘤。

4. 各种传染性或中毒性疾病所致的面神经炎　如白喉、铅中毒、梅毒等。

【病理生理】　面神经损伤后可导致神经元胞体和轴突的联系中断，其神经元胞体、面神经和面部肌肉也将发生一系列变化。依其严重程度将神经损伤后病理变化分为(图 1-14-1、图 1-14-2)：

1. 神经失用　神经失用(neuropraxia)为轻度损伤引起的神经传导功能丧失。有髓鞘变性但无轴突变性，没有神经纤维的中断。去除病因后短期内能完全恢复。

2. 轴突断裂　轴突断裂(axonotmesis)时受损面神经远端的轴突主髓鞘变性而神经内膜小管完整。再生轴突可从近端沿神经内膜管再生，神经传导得以部分或全部恢复。

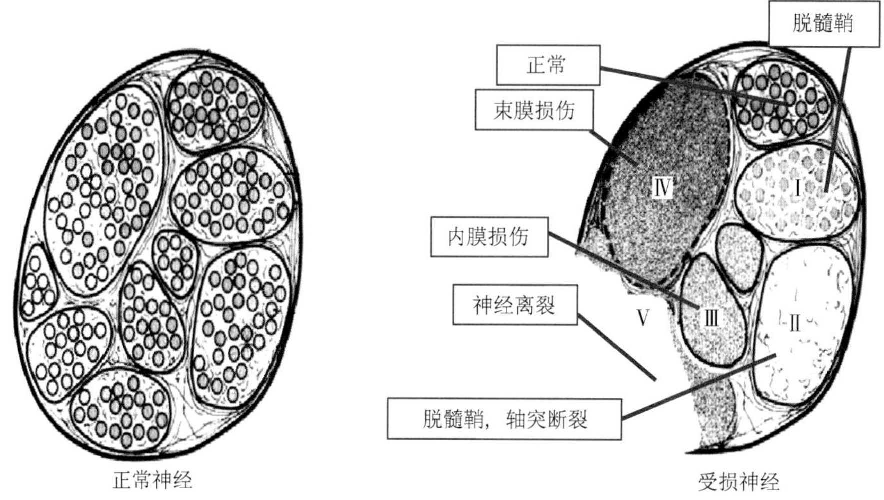

图 1-14-1　面神经损伤病理剖示图

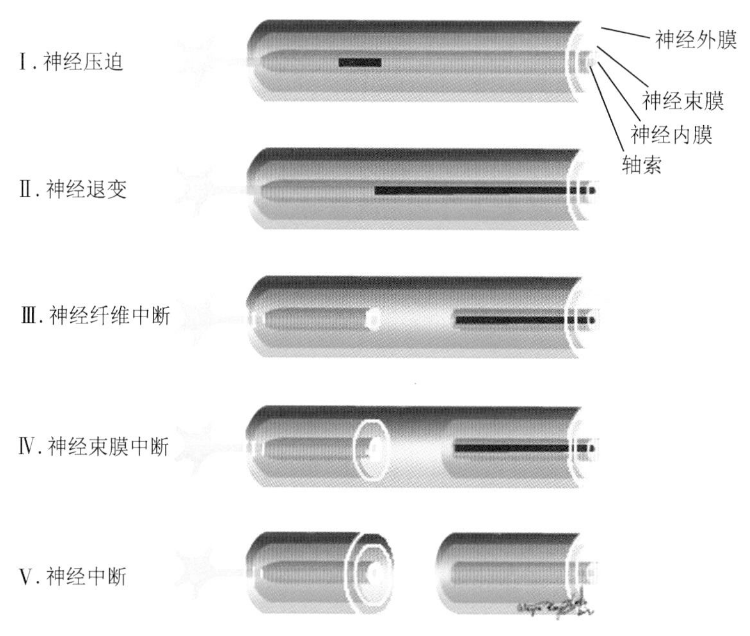

图 1-14-2　面神经损伤病理分级

3. **内膜性神经中断**　轴突、神经内膜均遭到破坏，但神经束膜完整，再生轴突部分被瘢痕组织阻挡，甚至可错向进入远侧部分其他神经内膜管，支配别的终器，造成联动(synkinesis)。

4. **束膜性神经中断**　只有神经外膜使神经保持连续性，膜内结构已损坏，如不做神经移植修复，只有很少轴突能成功再生，功能恢复不完全。

5. **神经全断**　神经全断(neurotmesis)时神经完全失去连续性，功能不能恢复。

瓦勒变性(Wallerian degeneration)是损伤点以下神经的病理过程，近侧端仅限于短距离1～2或3～4个郎飞结节的变性。瓦勒变性包括：轴突分解；髓鞘瓦解成脂肪小滴；巨噬细胞运走变性物，留下中空的由神经纤维鞘和神经内膜组成的小管。施万细胞(Schwann cell)在神经中断的两端增生，以弥合中断造成的空缺。近侧端的再生轴突以每天约0.25mm的速度再生，如能越过缺损进入神经远侧端的中空神经内膜管内，再生轴突的生长能力可增至每天3～4mm。若再生轴突未能穿越神经缺损区，再生轴突在近侧端缠结生长成为断端神经瘤。面神经再生的全过程常需要4～9个月，面神经损伤点越低，神经再生完成越快。

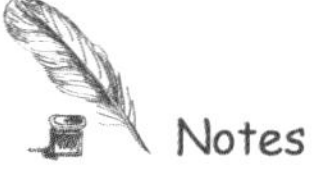
Notes

【周围性面瘫的临床表现】

1. 症状

（1）口角歪斜和闭眼障碍：炎性面神经疾病患者通常一侧面瘫，在短期内很快由轻而重，不能闭眼、口角歪斜。面神经肿瘤的面瘫是一个缓慢的逐渐加重的过程。而外伤性面瘫多数在头部外伤后立即出现。

（2）溢泪、鳄鱼泪和无泪：①溢泪：面神经损害在膝状神经节以下，泌泪功能正常，而由于面瘫使鼻泪管的运动受阻，眼泪不能通过鼻泪管流向鼻腔，故患者有不自主流泪现象。②鳄鱼泪：进食的同时伴有流泪现象，原因是分布于唾液腺的神经纤维再生后错位交叉生长，支配泪腺，多见于膝状神经节和膝状神经节上端的病变。③无泪：膝状神经节或以上部位病变时，岩浅大神经受累。患侧无泪，角膜干燥。

（3）味觉异常：当鼓索神经受累，患侧舌部味觉异常或消失，患者常述口中有甜味或辛味。

（4）听觉过敏：当镫骨肌受累，在强声刺激下镫骨肌保护性收缩消失，患者对突然出现的强声难以耐受，称为听觉过敏。

2. 体征

（1）静态表现：患侧额纹消失，患侧鼻唇沟浅或者消失，患侧睑裂大，长期面瘫者由于面肌萎缩松弛，患侧眉毛低于健侧。

（2）抬眉：检查者用手指引导患者两眼向上看时，患侧的眉毛不能上抬。

（3）闭眼：当闭眼时，受累侧的眼睑不能闭合，在做闭眼运动的同时，患侧眼球不自主向外上方运动，使角膜下巩膜外露，俗称“眼球露白”，此现象称为“贝尔现象”。

（4）笑或露齿：当患者作笑或者露齿的动作时，口角明显向健侧移动。

（5）鼓腮：让患者作鼓腮运动时，双唇难以闭紧，患侧漏气。

（6）张口：当患者作张口运动时，下颌偏向健侧（面神经下颌缘支受累）。

（7）联动：当患侧面部部分表情肌主动运动时，另一部分表情肌会出现被动运动，称为联动。如患侧作闭眼运动时，同侧口角会被动运动。联动的原因是在面神经纤维再生时，由于神经小管的破坏，神经纤维错向生长，不能准确到达应该支配的靶肌，而支配其他面部表情肌。当原靶肌运动时，出现非靶肌的被动运动。

3. 面神经损害部位的判断

（1）泪液分泌试验（Schirmer test）：用宽0.5cm，长5cm滤纸两条，将其一侧距离顶端5mm处折叠。吸干眼结膜的下穹隆内的泪液，将折叠好的滤纸置入5分钟后，对比双侧滤纸的泪液浸湿的长度。正常人两侧差别不超过30%，如果相差一倍可为异常，提示膝状神经节以上面神经受损。

（2）镫骨肌声反射：声阻抗测听计可测及反射情况，反射消失表明损害部位在面神经分出镫骨肌支处或更高水平（如面神经水平段、膝状神经节等部位）。镫骨肌反射属于锥体外束传导通路，面神经运动核又与三叉神经、视神经与听神经核有联系，故能使某些肌肉完成一定的反射性收缩。

（3）味觉试验：以棉签分别浸糖精、盐、奎宁以及食醋，比较两侧舌前2/3的甜、咸、苦及酸等味觉反应。直流电试验是比较双侧感觉到金属味时电流量的大小，电味觉仪可检测味觉阈值，患侧较健侧高50%者为异常。如味觉消失表示面神经损伤在鼓索支的水平或更上。

（4）CT和MRI检查：CT能显示颞骨骨折线，有助于了解面神经骨管损伤的部位，其定位准确率可达90%以上；MRI可以直接显示水肿变性的面神经。

综上所述，损害在膝状神经节以下者常无泪腺分泌障碍，若损害在面神经管的远端常无听觉过敏，若损害在鼓索支以下则无舌前2/3味觉障碍。但这只是一般规律，因临床病变常很复杂，其所见并不一定完全遵守此规律。

4. 面神经损害程度的判断

（1）神经电兴奋试验（nerve excitability test，NET）：取决于正常或失用纤维和变性纤维所占

的比例。受损的神经纤维发生病变常需1～3天，故本试验应在病变开始的3天后到3周之间进行。试验时将电极放在神经分支上，逐渐加大刺激强度，直至观察到最小肌肉收缩为止。3周10mA刺激无反应为失神经支配；两侧差大于3.5mA提示面神经不可逆变性。双侧差别大于2mA为神经变性，双侧差别小于3.5mA，提示面神经功能可以恢复。

（2）肌电图：通过插入肌肉内的电极，检测单个运动单位的电活动。肌电图记录不到任何电活动，表示面神经完全性麻痹。纤颤电位是面神经变性后出现的失神经电位，是判断完全性面瘫的一个重要客观标志。但是该电位一般出现在肌肉失去神经支配的2～3周后，因此不适合做早期预后判断。如面瘫时仍可测得接近正常的运动单元电位，说明损害不重，反之则自然恢复可能小。

（3）面神经电图（ENoG）：表面电极所记录的面肌复合动作电位的幅度与轴索冲动数和同步性直接有关。在茎乳孔外的面神经主干体表进行电刺激，口轮匝肌处记录。由于面神经纤维的变性程度同面肌纤维的失神经程度成正比，故面神经电图的振幅相当于面神经兴奋程度。

面神经变性的程度是以健侧面神经电图的振幅与患侧面神经电图的振幅的比例表示，计算公式是：变性百分比=（健侧振幅-患侧振幅）/健侧振幅。一般情况下，面神经变性百分比小于90%，提示神经的病变是可逆性的，而变性百分比90%～95%，提示神经变性为不可逆可能性大。面神经变性百分比在90%～95%，自然恢复或保守治疗恢复的可能性不到15%，因此需要进行面神经减压或者面神经移植。

在做面神经电图检测时，两侧的刺激量应该相同，最大刺激不能超过18mA。超过18mA的面神经刺激常常直接兴奋面肌，形成假阳性。面神经电图应该在面瘫后1周至1个月内进行，面瘫1周内由于病变未达到最大程度，面神经电图的振幅降低较少。在面瘫1个月后，即使面神经功能已经逐渐恢复，患侧面神经电图常常不能同步恢复，这是由于再生的面神经纤维神经兴奋性的同步性差，在同一瞬间记录到的不同步的神经纤维的正负相相互抵消，复合电位无反应。

【面瘫程度评价的主观指标】 临床上常用House-Brackmann分级和Fisch评分标准对面瘫的程度以及手术后恢复的程度进行评价。

1. House-Brackmann面神经评级系统（表1-14-1）

表1-14-1 House-Brackmann面神经评级系统

1. 正常　各区面部功能正常
2. 轻度功能异常　总体：仔细检查才可看到轻度的面肌无力，可能有非常轻度的联动
静态：双侧基本对称运动
抬眉：中等度至正常功能
闭眼：轻微用力即可完全闭合
口角：轻度不对称
3. 中度功能异常　总体：明显面瘫但不影响双侧对称，可见到不严重的联动、挛缩和（或）半面痉挛
静态：双侧基本对称运动
抬眉：有轻至中度的运动
闭眼：需要用力才能完全闭合
口角：用力后患侧轻度无力
4. 中重度功能异常　总体：明显的面肌无力和（或）不对称的面部变形（严重联动）
静态：双侧基本对称运动
抬眉：不能抬眉
闭眼：眼睑闭合不全
口角：用力仍患侧无力，双侧明显不对称
5. 重度功能异常　总体：仅存轻度的眼和口角运动
静态：明显不对称运动
抬眉：不能抬眉
闭眼：眼睑闭合不全
口角：仅存轻度的口角运动
6. 完全麻痹　患侧面肌无运动

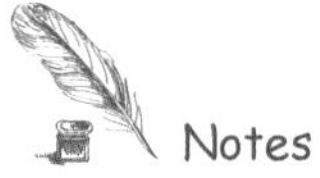

2. Fisch 评分指标　共有 5 项，满分为 100 分。其中静态占 20 分，抬眉占 10 分，闭眼占 30 分，笑或者露齿占 30 分，鼓腮占 10 分。每项分数又分为 4 档，分别是 0%、30%、70% 和 100%，5 项的实得分相加即为实际得分。例如某患者静态分数为 6 分（20 分×30%），抬眉 7 分（10 分×70%），闭眼 9 分（30 分×30%），笑 21 分（30 分×70%），鼓腮 0 分（10 分×0%），总分为 6+7+9+21+0=43 分。

第二节　贝尔面瘫

贝尔面瘫（Bell paralysis）指原因不明的单侧、周围性面神经麻痹。患者通常在很短的时间内出现逐渐加重的面瘫，不伴有其他疾病。

【病因】　推测可能和以下原因有关：①神经缺血学说，当疲劳或冷风刺激后面神经的营养血管痉挛，使面神经出现缺血性改变。②免疫学说，一种认为是机体免疫力降低引起，另一种观点是自体免疫学说。③病毒感染学说，有研究表明贝尔面瘫可能与单纯疱疹病毒（HSV）感染有关。

【诊断及治疗】　贝尔面瘫常为不完全性，有自然恢复倾向，预后好，多在 1～4 周恢复。有 15%～20% 的患者面神经功能完全丧失，面肌处于不可逆的失神经支配状态。因此对贝尔面瘫在 1 周到 1 个月内应及时作面神经兴奋和面神经电图检查。对于完全性面瘫、面神经兴奋试验和面神经电图提示不可逆损害者，可行面神经减压。

1. 非手术疗法　用于临床完全面瘫而面神经电图和面神经兴奋试验提示可逆性病变者和不完全面瘫。

（1）药物治疗：常用的药物有糖皮质激素类药物、抗病毒药物、血管扩张剂、脱水剂、维生素 B 族和 ATP 等。

（2）高压氧治疗：可以减轻面神经缺血、缺氧所造成的损害。

（3）物理疗法：红外线和按摩能增进局部血运，保持肌肉张力、防止肌肉萎缩，但并不能够促进面神经功能本身的恢复。

2. 手术治疗　手术指征为：①临床完全面瘫；②面神经电图和面神经兴奋试验提示不可逆性病变者。

第三节　Hunt 综合征

本病系 1910 年由 Ramsay Hunt 首次描述，故命名为 Hunt 综合征（Ramsay-Hunt syndrome）。认为系带状疱疹病毒感染所致，又名耳带状疱疹（herpes zoster oticus），占周围性面瘫的 12%。

【临床表现及诊断】　本病的特征为周围性面瘫伴耳部疱疹出现。带状疱疹病毒侵入膝状神经节。起病时常常先有剧烈耳痛，耳甲腔及其周围出现充血伴簇状疱疹，严重时疱疹破溃有黄色渗液，有时外耳道和鼓膜亦被侵及。在疱疹出现后不久，出现同侧周围性面瘫。初期常为非完全性面瘫，但数天至 3 周内逐渐加重而成完全性。有时侵犯到前庭神经和耳蜗神经和三叉神经，伴同侧剧痛、眩晕和耳聋；极少数患者还有第Ⅵ、Ⅸ、Ⅺ和Ⅻ脑神经瘫痪的症状和体征。带状疱疹引起的面瘫自愈率低，面瘫程度严重，常常为不可逆面瘫。本病预后较贝尔面瘫差，如不经治疗，在完全性面瘫患者中能完全恢复的不到 10%；在不完全面瘫中仅 66% 患者能完全恢复。

【治疗】　治疗原则：在确定病变程度后治疗方案同贝尔面瘫，可加用抗生素以防继发性感染。针对带状疱疹病毒可加用干扰素。如果面神经电图提示面神经变性>90%，应行面神经减压术，但面神经减压后面神经功能恢复的程度低于贝尔面瘫，术后恢复期面肌联动的发生率高。

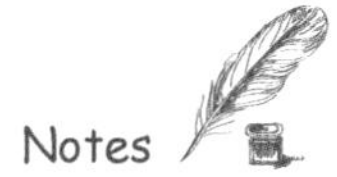

第四节 半 面 痉 挛

半面痉挛（hemifacial spasm）的特点是一侧面部肌肉出现阵发性的不自主抽搐，又称为特发性半面痉挛（idiopathetic hemifacial spasm）。

【病因及病理机制】 半面痉挛的病理机制是阵发性的面神经异常兴奋，其病因无明确定论。有学者认为微血管如小脑前下动脉及其分支压迫小脑脑桥角段面神经可造成神经鞘膜损伤，神经纤维互相接触后发生神经冲动“短路”，从而引起面肌痉挛。还有一种为面神经核病变学说，面神经运动核由于慢性炎症或压迫，逆向性引起神经节细胞兴奋性亢进，使核内“异常的突触开放”，神经冲动在核内扩散，引起局灶性癫痫现象。

【症状与体征】

1. 初起局限于眼睑，继则影响患侧面肌。
2. 病情轻者分散注意力可抑制发作，病重者则不受意识控制，疲劳、精神紧张可加重发作。
3. 有时伴发三叉神经痛。
4. 症状随发作频率的增加而逐渐加重。

【治疗】

1. **药物治疗** 卡马西平，苯妥英钠具有较好的解痉作用。卡马西平的常用剂量：10～20mg，每天3次，一般不超过两周，使用时要注意皮肤过敏和肝功能损害。

2. **面神经阻滞** 用80%乙醇0.5ml注入茎乳孔面神经主干处，可暂时阻断面神经的传导功能，解除痉挛发作，疗效可持续数月或2～3年，但有面瘫，恢复可能不完全。肉毒素（botulinum toxin）面肌局部注射可用于治疗半面痉挛。肉毒素作用于神经末梢的突触前，其作用是防止钙依赖性的乙酰胆碱释放，引起暂时性的神经麻痹，其作用通常维持3～6个月。注射的方法有两种，一种是分别注射在面神经的各个分支或口轮角和眼轮匝肌外缘，另一种方法是注射在面神经总干。常用的剂量为20单位，注射后会出现不同程度的面瘫，痉挛缓解或者消失，面瘫一般在3个月内恢复。肉毒素注射治疗面肌痉挛有复发倾向。

3. **手术治疗** 对药物和肉毒素治疗无效者，可考虑手术治疗。手术治疗主要有微血管神经减压术、面神经梳理术及选择性面神经部分切断术等。

第五节 面神经手术

（一）面神经麻痹的手术

对于按House-Brackmann（HB）分级，程度为Ⅴ或Ⅵ级的任何不可逆面瘫，病程3周内，ENoG检查示面神经变性≥90%，NET示健侧与患侧相差≥3.5mV，病程3周以上，结合EMG检查见纤颤电位，表明神经无恢复倾向，应进行面神经减压术。病因不同，手术时机也不同，不同的损伤程度和损伤部位，选择不同的手术时机和手术方式。主要手术径路有乳突径路、颅中窝径路和两者联合径路；面神经连续性中断时应作面神经端端吻合或者移植，移植神经常用耳大神经或腓肠神经。对面神经完全丧失传导功能者可采用其他神经与面神经吻合，如舌下神经-面神经交叉吻合术，可以改善面部肌肉的张力。两侧面神经交叉吻合术，又称对侧面神经吻合术，利用对侧的面神经冲动改善患侧的口角运动。对晚期面瘫患者，可采用面肌悬吊术改善静态面容和眼睑整形术保护角膜。

（二）面肌痉挛的手术

主要包括面神经梳理术、面神经绞扎术、微血管神经减压术、选择性面神经分支切断术和面神经切断术加面舌下神经吻合术。其中微血管神经减压术应用较多，效果也比较肯定。

思考题

1. 面瘫的定量及定位诊断是什么？神经兴奋试验、肌电图、面神经电图在面神经麻痹中的诊断和治疗意义有哪些？

2. 周围性面瘫常见病因及治疗策略是什么？

（迟放鲁）

第十五章 耳 硬 化

耳硬化(otosclerosis),又称耳硬化症,是以内耳骨迷路包囊之密质骨出现灶性疏松,呈海绵状变性为特征的颞骨岩部病变,其以病理学为依据之名称为耳海绵化(otospongiosis)。临床耳硬化发病率白种人高达0.5%,女性约为男性的2.5倍,我国发病较低,男女比例接近,以青壮年为主。临床以双耳不对称性进行性传导性听力损害为特征,晚期可发生感音神经性听力损害。

1735年,Valsalva发现骨迷路有一种局限性病灶,可以使镫骨足板与前庭窗连接固定,产生进行性听力下降。1893年Politzer经过16例患者系统的临床观察和尸体颞骨组织病理学检查,证实其为骨迷路包囊之原发性硬化病变,并称之为耳硬化。1894年Bezold与Siebenmann等人经过详细的组织病理学研究,证实了Politzer的发现,但指出,骨迷路包囊病变的特征是一种富于血管和细胞的海绵状骨代替了正常之致密骨质,虽有骨质再生表现但非硬化,认为正确命名应为耳海绵化症。但因原名已长时间沿用成习惯,至今未作变更,仍称为耳硬化。

【病因】 尚未明确,学者所见不同,说法不一,归纳有如下几种可能因素:

1. **遗传性因素** 耳硬化患者直系先辈后代中有相同病的较多,约54%有家族史,有人认为是常染色体显性或隐性遗传,半数以上病例可以发现异常基因。

2. **内分泌紊乱因素** 本病多见于青春发育期,以女性发病率高,且于妊娠、分娩与绝经期都可使病情进展加快,被认为与激素水平有关。

3. **骨迷路包囊发育因素** 人类出生时骨迷路包囊已发育完成,唯独在前庭窗前边缘的内生软骨层内遗留有一发育和骨化过程中的缺陷,称窗前裂(fissura ante-fenestram)。裂内有纤维结缔组织束及软骨组织,成年后可继续存在或发生骨化而产生耳硬化病灶,临床及颞骨病理所见之耳硬化症病灶,亦多由此处开始。

4. **自身免疫因素及其他** Arslan与Rieci(1963年)用组织化学染色法对耳硬化病灶进行研究,发现在活动性病灶中,有黏多糖聚合作用改变及组织纤维、胶原纤维减少、断裂现象,与类风湿性关节炎等病理变化相似,Chevence(1970年)用电子显微镜和细胞化学的方法再次证实,耳硬化症病灶属于结缔组织性疾病或间质性疾病。此外,还有人发现酶代谢紊乱,是使镫骨固定形成的原因。

5. **病毒感染** 电子显微镜观察发现耳硬化组织中有类似成骨细胞副黏液病毒(流感病毒、副流感病毒和腮腺炎病毒的通称)核壳的结构。Arnold等在耳硬化患者的外淋巴样本中亦查到麻疹病毒特异性抗体。形态学和生物化学研究也表明耳硬化可能与麻疹病毒感染有关。哈佛大学医学院的Mokenna等人证实,在活动性耳硬化患者中还存在风疹病毒。

【病理】 硬度仅次于牙釉质的骨迷路包囊由外骨衣骨层、内生软骨层和内骨衣骨层构成。耳硬化病灶始于中间的内生软骨层,70%~90%发生于窗前裂,侵犯环韧带及镫骨足板致声音传导障碍,表现为传导性聋。40%病例,在蜗窗或蜗管上有病灶,少数尚可见于内听道壁中。由于尚不清楚的原因,病变活动期骨迷路壁的中层骨质在溶酶素性水解酶的作用下,发生局部分解、吸收等破骨过程,同时出现局部充血及血管增生,代之以主要由黏多糖骨样沉积产生的、不成熟的嗜碱性海绵状疏松骨。在不规则的网状的骨性腔隙中,有大量破骨细胞与成骨细胞共存。病变由中层向四周扩展并侵及骨迷路全层,至病灶中血管腔隙变小,周围有大量纤维组织渐渐钙化,成骨活动增强,形成嗜酸性网状骨,再变成不规则的板状新骨,病变进入相对稳定期,成为与周围正常骨质有明显边界的不活动的硬化灶。姜泗长(1983)根据病灶中破骨与成骨细胞的增减,海绵状血管腔增多或缩窄,嗜碱性骨质向嗜酸性骨板转变的程度等标志,将耳硬化病灶的组织病理变化归纳为四种类型:活动型、中间型、静止型和混合型(图 1-15-1)。

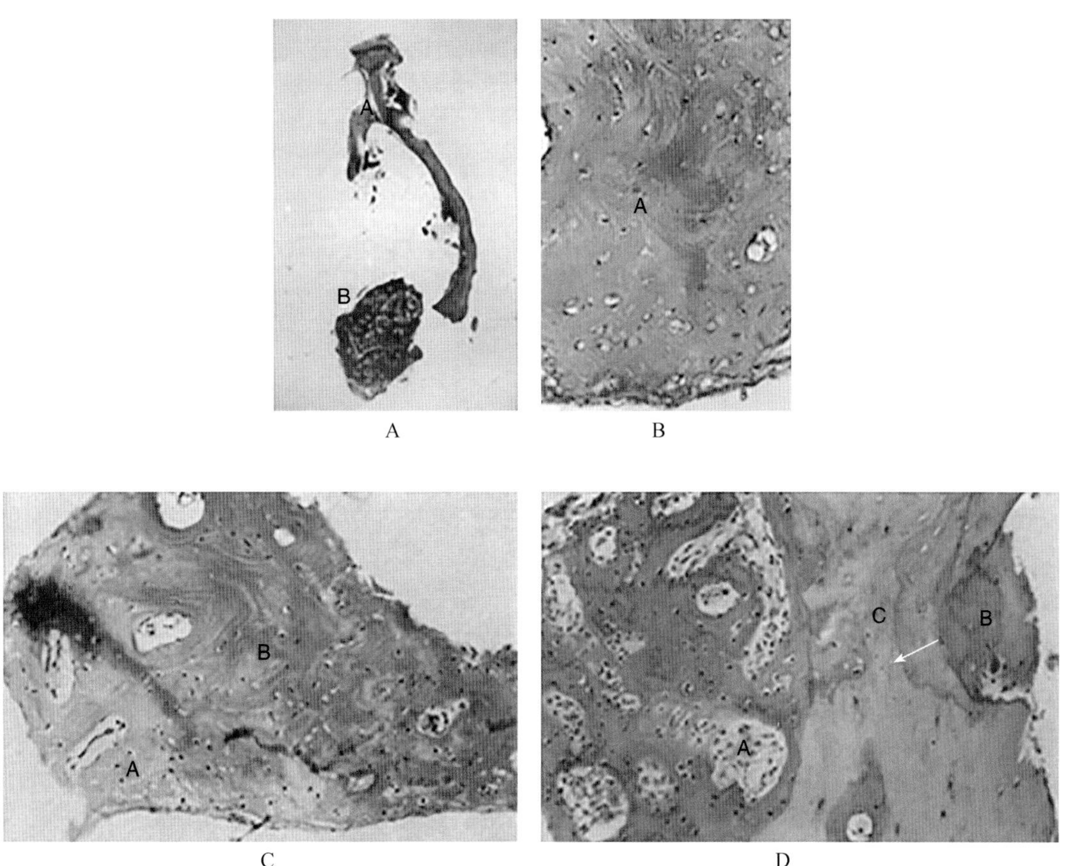

图 1-15-1 耳硬化病灶的组织病理分型
A. 活动型 B. 中间型 C. 静止型 D. 混合型

耳硬化病变呈局灶性,发展缓慢者多,亦有进展较快,多处病灶同时活跃或呈不同类型。病灶侵犯前庭窗龛,环韧带及镫骨者,使镫骨活动受限至消失,此为临床上最常见的镫骨性耳硬化(stapedial otosclerosis)。受侵犯之镫骨按病变形态不同,可分为:薄板型、增厚型和封闭型三种,此种直观形态特征与病理组织学分型无一一对应关系。若病灶发生在蜗窗、蜗管、半规管及内听道骨壁,病灶侵及内骨衣骨层,则可直接影响基底膜活动及内耳血液微循环,并可向外淋巴液释放细胞毒酶(cytotoxic enzyme)等有毒物质,损伤血管纹及感觉毛细胞,产生眩晕及感音性听力下降,称之为耳蜗性或迷路性耳硬化(cochlear or labyrinthine otosclerosis),由于病灶有多发之可能,镫骨性耳硬化症与迷路性耳硬化症可以同时存在。

【临床表现】 无诱因双耳同时或先后出现缓慢进行性听力减退及低调耳鸣,不伴耳闷、耳漏等其他耳部症状是共同特征,部分病例可有眩晕,女性患者在妊娠、分娩期,病程进展加快。患者自语声小,咬字吐词清晰,为自听增强现象。在嘈杂的环境中感觉听力改善,称为威利斯误听(Willis paracusis)。

【检查】

1. 耳镜检查 耳道清洁、较宽大皮肤薄而毛稀。鼓膜完整,位置及活动良好,光泽正常或略显菲薄,部分病例可见后上象限透红区,为鼓岬活动病灶区黏膜充血的反映,称为 Schwartze 征。

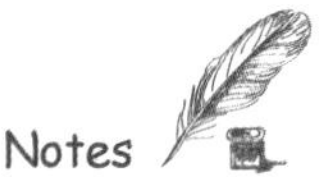

2. 听功能检查

(1) 音叉检查:Weber 试验偏向听力差侧,Rinne 试验阴性,Schwabach 试验示骨导延长,Gelle 试验阴性,阻塞试验无变化(阴性)。

(2) 纯音听阈检查　结果与镫骨固定程度及有无蜗性损害有关,可表现为单纯传导性聋或伴不同程度耳蜗功能损失之混合性聋。

早期:骨导正常,气导呈上升型曲线,气骨导差>30 ~ 45dB(图 1-15-2)。

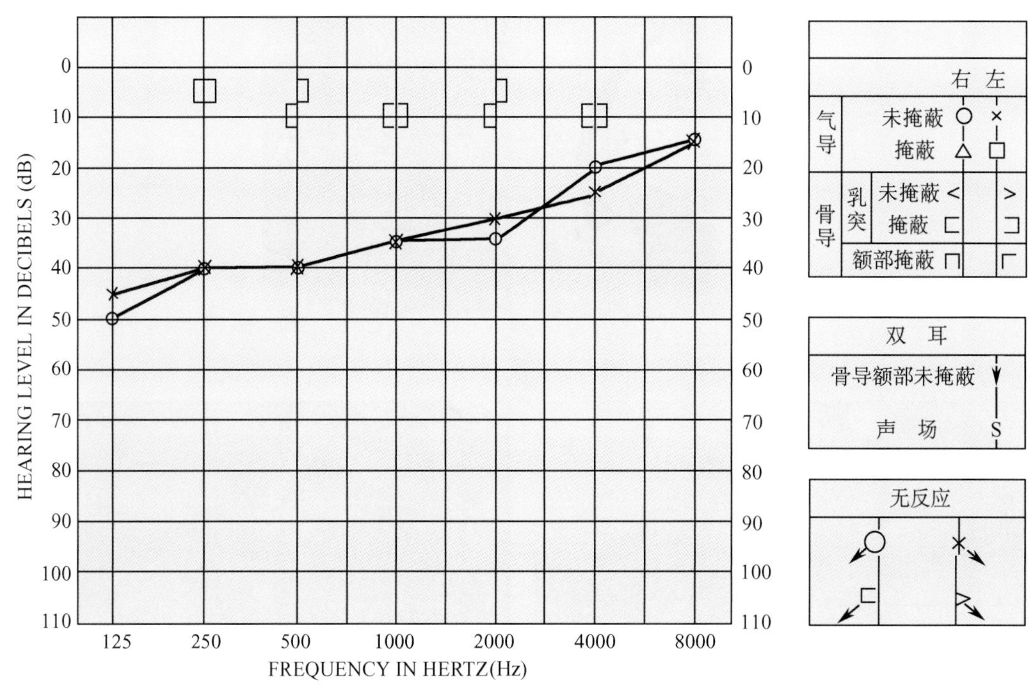

图 1-15-2　耳硬化早期听力图

中期:骨导基本正常,可表现为 0.5kHz 至 2kHz 不同程度下降,但 4kHz 接近正常,称为卡哈切迹(Carhart notch)。气导呈水平曲线。气骨导差>45dB(图 1-15-3)。

晚期:骨导与气导均呈下降曲线,低频气骨导差仍可存在,1kHz 以上可能消失(图 1-15-4)。

(3) 鼓室功能检查:用声导纳仪检查,鼓室曲线图,声顺值及镫骨肌反射,咽鼓管功能等检查。

鼓室图:为 A 型曲线,有鼓膜萎缩或增厚者可表现为 Ad 型曲线。

声顺值:正常。

镫骨肌反射:不能引出,早期病例,镫骨固定未牢,可呈"起止型"双曲线(on-off-type)。

咽鼓管功能:正常鼓室压曲线高峰值在+100mmH$_2$O ~ -100mmH$_2$O 之间。无鼓室积液及负压征。

(4) 影像检查:颞骨 X 线片:双耳乳突气化良好(有中耳炎病史者例外)。

螺旋 CT 检查:在 1mm 薄层扫描片上,可以观察乳突气房发育是否良好,鼓室腔听小骨及内耳发育有无畸形,重度耳硬化病例,可以看到镫骨板增厚,前庭窗、蜗窗及半规管可能有病灶,表现为迷路骨影欠规则。

【诊断与鉴别】 病史中确认双耳原属正常,无诱因出现两耳不对称的进行性传导性聋及低频耳鸣,鼓膜正常,咽鼓管功能良好,音叉检查有 Bezold 三征,Gelle 试验阴性,纯音骨导听力曲线可有 Carhart 切迹,鼓室导抗图 A 型或 As 型,可诊断为镫骨型耳硬化。

确诊时要与先天性中耳畸形,前庭窗闭锁、Van der Hoeve 综合征及分泌性中耳炎、粘连性中

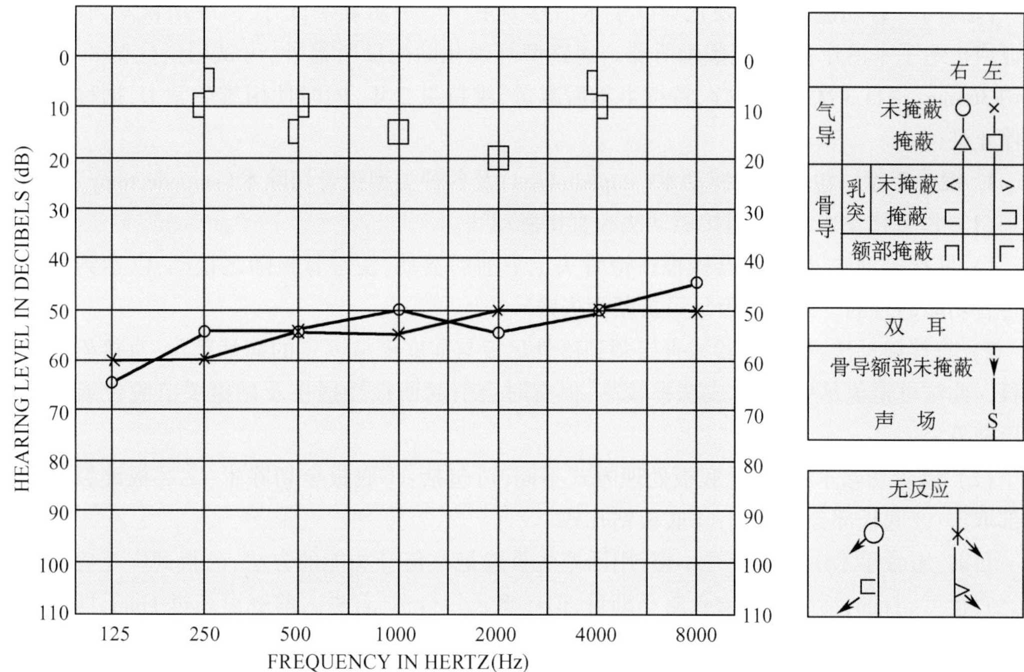

图 1-15-3　耳硬化中期听力图

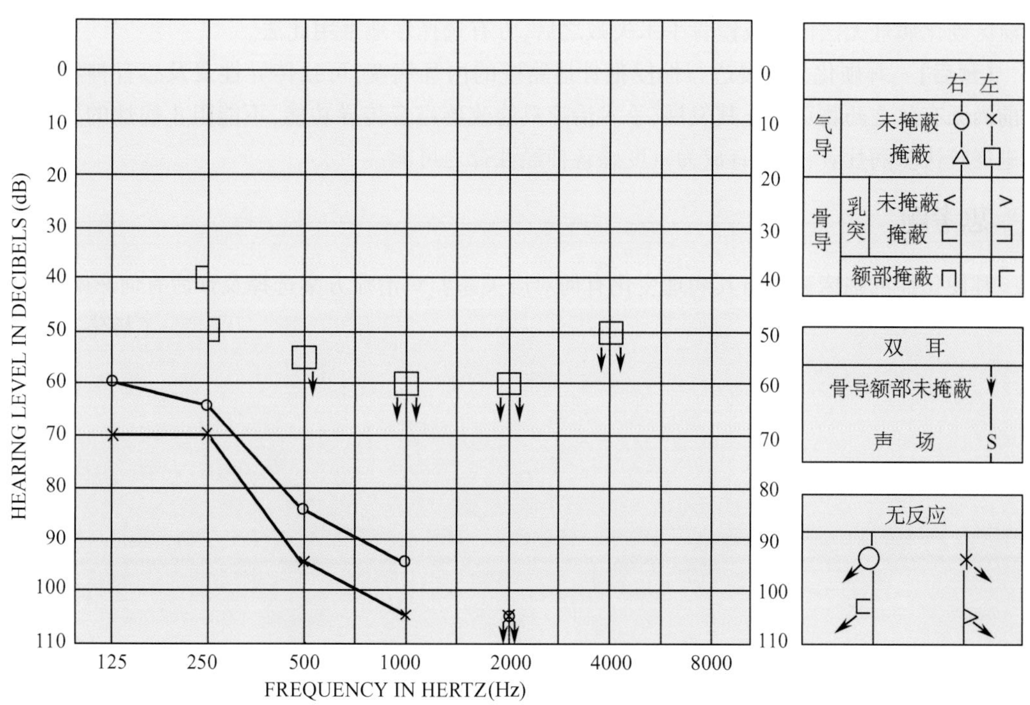

图 1-15-4　耳硬化晚期听力图

耳炎、鼓膜完整的鼓室硬化、后天原发性上鼓室胆脂瘤、Paget 氏病等作鉴别。

无明显原因出现与年龄不一致的双耳进行性感音神经性聋，鼓膜完整，有 Schwartze 征，听力图气、骨导均下降但部分频率（主要是低频）骨、气导听阈有 15～20dB 差距，鼓室导抗图 A 型或 As 型，有家族耳硬化病史者，应考虑为蜗性或晚期耳硬化，经影像检查，发现骨迷路或内听道骨壁有骨质不匀、骨腔变形等症候者，可确诊为迷路型耳硬化，但要注意与迟发的遗传性感音神经性聋、慢性耳中毒以及全身性疾病如糖尿病等因素所致之进行性聋病相鉴别。

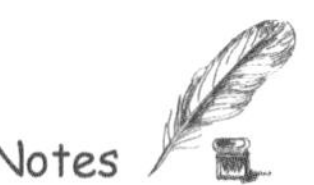

【治疗】 各期镫骨型耳硬化均以手术治疗为主，早、中期效果良好，但晚期较差，有手术禁忌证或拒绝手术治疗者，可配戴助听器。迷路型耳硬化除配助听器外，可试用氟化钠 8.3mg、碳酸钠 364mg，每日 3 次口服治疗，持续半年后减量，维持量 2 年，同时使用维生素 D，据称可使病变停止进行。

1. 镫骨手术 包括镫骨撼动术(stapediolysis)及各种类型镫骨切除术(stapedectomy)。

(1) 镫骨撼动术：包括间接撼动法和直接撼动法。

1) 间接撼动法：用针形器械抵住镫骨头上下前后摇动，使镫骨板随之松动，以达到恢复镫骨传音功能的目的。此法常因足弓折断而失败。

2) 直接撼动法：将微型器械直接刺到镫骨足板与前庭窗龛固定的病灶部位，直接松动镫骨足板。此法可避免足弓折断，成功率较高，但有时会引起面神经损伤及砧镫关节脱位或发生外淋巴液外溢。

(2) 镫骨切除术：按镫骨底板处理方式不同，可包括：①底板全切除术；②底板碎裂后分块全部取出；③底板部分切除式；④底板钻孔式。

目前，镫骨手术中在底板开小窗，用活塞法重建足弓传音功能的方法，已得到广泛应用。小窗之直径可<1mm，活塞棒比窗孔略小即可，但注意长短合适，若进入前庭窗超过 1mm，即有刺破内淋巴囊，引起头晕及感音神经性聋之可能。若过短，即有脱出之可能。活塞棒之长度一般应为 3.5～4mm 之间。

2. 内耳开窗术 内耳开窗术(fenestration of inner ear)需要切除乳突气房，摒弃中耳传音结构，手术创伤大，不能消灭骨气导差距。骨导听阈大于 30dB 者不宜选用。目前，仅在镫骨及前庭窗区硬化病灶无法清除或镫骨手术失败之后，方有选择性地采用此法。

【预后】 耳硬化为缓慢进行性侵犯骨迷路壁的内耳病变，可致传导性聋及感音神经性聋，目前尚无有效之药物可阻止其发展，手术治疗只能改善声音传导功能，不能阻止病灶的发展，部分进展较快多病灶者，最后有成为重度感音神经性聋之可能。

思考题

耳硬化症的临床表征与其病理变化有何对应关系？对治疗方案选择及预后有何影响？

（杨伟炎）

Notes

第十六章 常见感音神经性聋

第一节 遗传性聋

遗传性聋是指由于遗传物质改变(基因突变或染色体畸变)所致的耳聋,其病征可以在子代中重现,是最常见的遗传病之一。聋病患者中,约有50%与遗传因素有关,儿童期所占比例更大,平均每1000个新生儿中就有1至3名先天性耳聋患者。以耳聋为唯一症状的非综合征型耳聋占所有遗传性耳聋的70%,除耳聋外还合并外耳畸形或其他系统病变的综合征型耳聋占30%。耳聋具有高度的遗传异质性,引起耳聋的突变基因估计有几百个,而综合征性耳聋有400多种。

一、遗传性聋的基本概念

(一)非综合征型聋

临床上仅表现为听觉系统异常,不伴有其他器官和系统的病变。耳聋的遗传方式主要有五种:①常染色体显性及不完全显性遗传,占15%~20%;②常染色体隐性遗传,占80%;③X-连锁遗传;④Y-连锁遗传;⑤线粒体突变母系遗传,后三者不足1%。

1. 常染色体显性遗传　多为语后感音神经性聋(DFNA3、DFNA8、DFNA12和DFNA19例外),在家系中呈垂直遗传,每代均有患病个体,发病年龄可从几岁至五十几岁,大多数病例从高频听力开始下降,进行性加重累及多个频率,双耳同时发病。

2. 常染色体隐性遗传　引起耳聋的基因位于常染色体上,在杂合状态时不表现相应症状,只有在纯合状态下才发病,称为常染色体隐性遗传。非综合征型的遗传性耳聋中有80%为常染色体隐性遗传。多为先天性语前感音神经性聋(DFNB8例外,为发展迅速的语后聋),耳聋程度多为双侧重度或全聋;也可为迟发性。

3. 性染色体遗传　X-连锁遗传性耳聋的致病基因在X染色体上表征可为语前聋或语后聋,分为隐性和显性遗传两种。X-连锁隐性遗传的遗传特点表现为:①男性患者远多于女性患者;②男性患者的双亲都无病,其致病基因来自携带者母亲;③可见交叉遗传现象,即"父传女,母传子"的遗传现象;④由于男患者的子女都是正常的,所以代与代之间可见明显的不连续,即隔代遗传现象。X-连锁显性遗传的遗传特点表现为:①女性患者多于男性;②患者双亲之一必定是患者,女患者都是杂合子,她们的致病基因可传给儿子和女儿,但男患者的致病基因只传给女儿,因此系谱中男患者的女儿全部发病;③可看到连续两代以上都有患者。如果致病基因位于Y染色体上,随着Y染色体传递,只有男性才出现症状,这种遗传方式称为Y-连锁遗传(Y-linked inheritance)。由于这些基因控制的性状,只能在雄性个体中表现,这种现象又称为限雄性遗传(holandric inheritance)。

4. 母系遗传　母系遗传是指线粒体基因所控制的遗传现象,所有线粒体基因(mtDNA)突变所致疾病都有一个特殊的遗传规律,即均为母系遗传。mtDNA的突变可通过母亲传给后代,后代中女性可将突变的mtDNA继续传给下一代,而男性则不再下传。在遗传性耳聋中,线粒体突变母系遗传与氨基糖苷类耳毒性药物引起的耳聋及老年性耳聋相关。携带线粒体12S rRNA基因A1555G或C1494T点突变的个体对氨基糖苷类抗生素高度敏感,应用常规剂量或单次剂量的氨基糖苷类抗生素即可导致不可逆转的听力损失，此为常见的“一针致聋”现象，携带此类基因突变的个体应绝对避免接触氨基糖苷类抗生素。

（二）综合征型聋

耳聋患者伴有其他器官或系统的异常，如：皮肤异常角化、色素异常缺失或过度沉着；眼睛视网膜的色素沉着、高度近视、斜视、夜盲等；发育畸形，如颅面部畸形、脊柱四肢、手指、足趾的异常；患者或其家族中有人表现心脏的异常，泌尿系统的异常，或甲状腺的异常肿大等。临床上较为常见的常染色体显性遗传综合征型耳聋有 Mondini 畸形（骨及膜迷路的各种畸形）、Waardenburg 综合征和 Treacher-Collins 综合征等。较常见的常染色隐性遗传综合征型耳聋包括 Usher 综合征（耳聋视网膜色素变性综合征）、Pendred 综合征（先天性甲状腺肿耳聋综合征）和 Jervell-Lange-Nielsen 综合征（耳聋、心电图 Q-T 间期延长综合征）等。

二、遗传性聋研究方法及现状

耳聋的分子遗传学研究始于遗传性耳聋家系系统的病史收集。全部家系成员应填写详细的问卷式调查表、进行详细的全身检查和专科检查，含听力和前庭功能评估、影像学检查（颞骨 CT、颅脑 MRI）。签署知情同意书并抽取外周静脉血，提取 DNA，进行基因筛查、定位克隆。目前克隆耳聋基因的方法涉及耳聋家系连锁分析、候选基因筛查及动物模型的选择等方法。连锁分析是目前进行遗传性聋致病基因的定位和克隆的常用方法。动物模型可以控制暴露因素，容易获得大量有用信息的后代，常用的动物模型有聋鼠模型和斑马鱼模型等。

目前已有近 200 个非综合征型耳聋基因位点定位在除 20 号染色体外的 21 对常染色体和 X 及 Y 性染色体上。截至 2014 年 5 月，已克隆的非综合征型耳聋基因 84 个，其中常染色体显性遗传性聋 30 个，常染色体隐性遗传性聋 59 个，既显性又为隐性遗传性聋 9 个，X-连锁遗传性聋 8 个，线粒体遗传性药物敏感致聋基因 1 个。目前已发现的遗传性聋致病基因，属于功能各异的基因家族，包括转录因子、细胞外分子、细胞支架成分、离子通道等。大量散在的听力减退基因位点和不同的耳聋基因反映了耳聋遗传的异质性和各基因间作用的复杂性。

三、聋病分子遗传学研究的成果应用及展望

在基因诊断时代到来之前，临床医生仅靠患者表征进行家系连分析，很难提供准确的信息进行遗传咨询。耳聋基因诊断的临床应用可以为部分耳聋患者揭示其发病原因，清楚地描述整个耳聋家族各成员致病基因携带状况，为临床咨询和产前诊断防止聋儿再出生提供准确的诊断依据。耳聋的产前诊断首先需要在怀孕前或妊娠早期明确耳聋先证者的耳聋基因突变情况和父母的携带者状态，在孕 10 周以后可以通过取绒毛膜组织、羊水、脐带血后培养或直接提取 DNA 后进行胚胎的相应耳聋基因检测，为父母提供新生儿出生前诊断和预警。目前临床上广泛开展的耳聋基因诊断项目包括：GJB2（DFNB1，DFNA3），GJB3，SLC26A4（DFNB4），线粒体 12S rRNA 基因 A1555G 或 C1494T 基因 15 个突变位点检测。约 20% 的儿童期耳聋患者可发现 GJB2 基因突变，对此基因检测不仅对遗传性听力损害临床诊断和遗传咨询有重要帮助，还可对听力康复措施的选择有指导作用。有资料表明，GJB2 基因突变阳性的耳聋患者电子耳蜗移植后听力康复效果较阴性者更好。约 15% 的儿童期耳聋患者与 SLC26A4 基因突变有关，对于临床上颞骨 CT 提示前庭导水管扩大或 Mondini 畸形的耳聋患者应进行 SLC26A4 基因突变检测，在此类患者中，约 95% 可找到明确的致病突变。导致药物性耳聋的线粒体 12S rRNA 基因 A1555G 和 C1494T 点突变在中国聋人群体的检出率共约 4.4%，此突变检测在对患者明确病因的基础上，可对其他未患病的母系成员起到警示及预防的作用。其他基因突变检测还未能进入临床应用阶段的原因是：①基因多且无突变热点；②发病率太低。近几年遗传性聋分子遗传学取得迅速发展，但是耳聋人群的遗传学研究仍然相对匮乏。一方面，仍有大量的耳聋基因未被发现和克

隆,多数耳聋致病基因的机理仍未阐明;另一方面,由于检测技术的局限,目前的研究成果无法最大程度的应用到临床检测中。随着功能基因组计划和蛋白质组计划的实施,基因芯片技术的成熟和广泛应用,目前国内已有几家基因研究机构推出筛查诊断用芯片,临床学家、遗传学家、生物信息学专家等多学科、多领域的全球化合作,遗传性聋的症状前诊断、遗传咨询和早期干预,以及耳聋的基因治疗都将成为现实。

(杨伟炎)

四、大前庭水管综合征

前庭水管(vestibular aqueduct,VA)扩大,且伴有感音神经性听力损失等症状,而无内耳其他畸形者,称大前庭水管综合征(large vestibular aqueduct syndrome,LVAS)。本病是内耳的先天性畸形疾病。随着影像学的进步,人工耳蜗植入术开展以来内耳影像学检查数量的增加,本病的检出率也明显上升。

最新研究发现,本病患者的PDS(SLC26A4)基因突变率甚高。目前大多认为,本病属常染色体隐性遗传。

【前庭水管的解剖】 vestibular aqueduct曾被译为前庭导水管,前庭小管,现统称为前庭水管。前庭水管是一微小骨管,位于颞骨岩部骨质中。分为近侧段和远侧段两部,两段之间的交汇处称峡部,呈90°~130°的交角。近侧段较短,开口于前庭的内侧壁;远侧段较长,末端开口于岩锥后面的内淋巴囊裂之底部,称外口。前庭水管内有内淋巴管(endolymphatic duct,ED)和小部分内淋巴囊(endolymphatic sac,EC)行走。内淋巴管从膜迷路的椭圆囊开始分出后即走行于前庭水管内,末段逐渐膨大成囊状,称内淋巴囊,囊的皱褶部(rugosa)仍位于骨管内,其余大部则伸出外口居于内淋巴囊裂内。

前庭水管于胚胎第4周从听(耳)囊发生,约在胚胎第5周达到最大径,至3~4岁时发育成熟。可因胚胎早期的发育受阻,或于胚胎晚期至出生后的一段时期内发育出现障碍所致。1997年Usami将本病的致病基因定位于7q31,与Pendred综合征的致病基因同为PDS(SLC26A4)基因。国内戴朴等报道(2005),SLC26A4 IVS7-2A>G突变是我国本病患者中绝对高发的基因突变。前庭水管引起感音神经性听力损失的原因至今尚未阐明。

【命名】 LVAS于1978年由Valvassori和Climls首先报道,以后,由于在颞骨的放射学检查中发现,前庭水管扩大常合并耳蜗和(或)半规管畸形,如Mondini畸形,前庭池扩大,半规管壶腹扩大等,因此曾认为,大前庭水管只是Mondini畸形的一种变异,并未将其列为一独立的疾病。直至1989年,Jackler和Dela Cruz根据放射学检查,结合临床和听力学测试结果进行分析后方才提出:若前庭水管扩大且合并耳蜗的其他畸形,应统一列为耳蜗先天畸形的类别中;当大前庭水管不合并内耳其他畸形而单独存在并有听力障碍时,应称为LVAS。1995年,Okumura等将LVAS分为两个亚型,即合并耳蜗畸形的LVAS和不合并耳蜗畸形的LVAS。近数年来通过MR观察到,大前庭水管常合并内淋巴管内的淋巴囊扩大,有建议将本病称之为“大内淋巴管内淋巴囊综合征”(Large endolymphatic duct and sac syndrome)。但目前仍统一称为“大前庭水管综合征”。

【临床表现】

1. 耳聋 本病的主要症状为感音神经性聋。女性发病率较高。双耳受累较多见,单侧发病者约占6%~40%。耳聋可从出生后至青春期这一年龄段内任何时期开始起病,发病突然或隐匿,听力下降呈进行性或波动性。听力受损以高频为主,听力曲线大多为下降型,少数为平坦型。首诊时可为重度至极重度聋,轻至中度听力损失者较少见。少数病例的纯音曲线中可出现气-骨导差,但各项检查证实,患者中耳不存在任何病变,可能原因是,在内耳形成了除蜗窗和前庭窗以外的第三窗(即扩大的前庭水管),导致内耳在声能传导中的阻抗降低所致。

2. 突发性耳聋 突发性耳聋是本病的临床表现之一,既可作为感音神经性聋的开始,也可

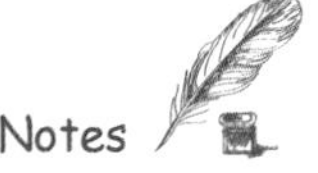

在原有的感音神经性聋的基础上突然出现听力的明显下降。这种突发的耳聋是不少患儿就诊的原因。诱发本症状的诱因可以是上呼吸道感染、头部轻微的外伤，或周围环境压力的急剧变化，如乘坐飞行器、潜水、用力吹奏乐器、屏气（如举重，大便）、感冒或用力擤鼻等。出现突发性耳聋的原因尚未阐明，可能因外界压力增大导致脑脊液压力波动，内淋巴囊收压后，囊内淋巴液逆向流入耳蜗所致。

3. 眩晕 少数可出现发作性眩晕或平衡障碍、共济失调等。前庭功能检查可提示前庭功能低下。在强声刺激下可引起眩晕、眼震和头位倾斜（Tullio 现象）。

4. 部分患者在 ABR 检查中可出现短潜伏期负反应，即在 100dB nHL 声刺激下，于 3ms 左右出现一个负波。

有不少一家姐妹或兄弟数人同患本病的报道。

【放射学检查】 放射学检查包括颞骨高分辨率或螺旋 CT 扫描，内耳 MRI；内耳影像三维重建在诊断中可能有良好的应用前景。

颞骨 CT 应取轴位，层厚及层间距为 1～1.5mm。正常情况下，在水平半规管层面或其相邻的上、下层面中隐约可见前庭水管外口，它位于岩骨后缘，仅为一浅而小的骨性切迹。前庭水管扩大时：在半规管总脚至前庭水管外口的 1/2 处，其内径≥1.5mm。大前庭水管的 CT 特点为：岩骨后缘的前庭水管外口扩大，如一深大的三角形缺损区，其边缘清晰、锐利，向内多与前庭或总脚"直接相通"，前庭水管中最大径>1.5mm（图 1-16-1）。MRI 可清晰显示扩大的内淋巴管和内淋巴囊。

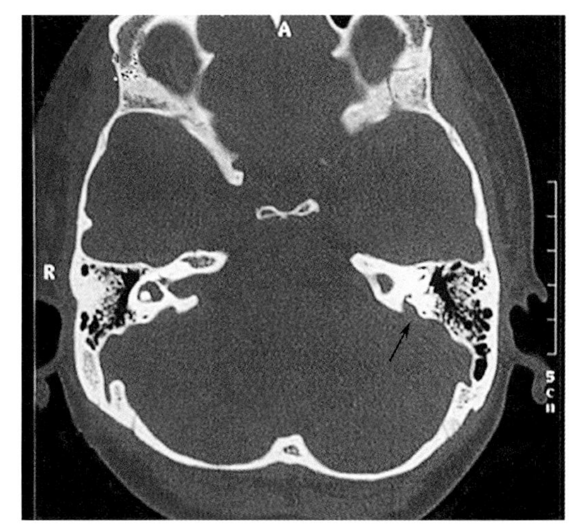

图 1-16-1 大前庭水管综合征 CT

【诊断】 有以下症状者，应考虑有 LVAS 的可能，并行放射学检查：

1. 儿童时期开始发生、不明原因的听力下降，听力学测试结果为感音神经性聋，其中特别是以高频听力下降为主者。

2. 不明原因的感音神经性聋患者，听力有明显的波动。

3. 儿童或青少年突发性耳聋患者，无论是否已患有感音神经性聋。特别是已经佩戴助听器的患儿，突然出现单耳（很少为双耳）听力明显下降时，在排除了分泌性中耳炎和助听器故障后，应首先考虑为本病。

如放射学检查发现前庭水管扩大，诊断即可成立。并应作耳聋相关基因检查。患者父母亲也应作 PDS 基因检测。

【处理】 目前对 LVAS 尚无有效的治疗方法。以下几点值得注意：

1. 本病的诊断一旦确立，即应明确告知患者及其家长，须尽一切可能预防患耳的听力突然下降，如避免头部外伤，包括对头部的轻微碰撞或拍打；不宜参加竞技性体育运动，或用力吹奏乐器、举重、潜水、用力擤鼻等，并应防止情绪的过分激动。

2. 发生突发性耳聋时，治疗方法与特发性突聋相同。

3. 关于手术治疗问题，目前的看法尚不完全一致。曾有内淋巴囊-蛛网膜下腔、内淋巴囊-乳突腔分流术的报道，但疗效不一，理想的不多。

4. 大前庭水管不是人工耳蜗植入术的禁忌证，但应警惕术中可能出现"井喷"。

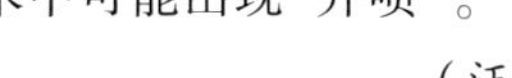

（汪吉宝）

第二节 药物中毒性聋

某些药物对听觉感受器或听觉神经通路有毒性作用或者长期接触某些化学物质所致的听力损伤称药物中毒性耳聋(ototoxic deafness)。这些对听觉系统有毒的药物和化学物质超过一定的累积剂量时常常引起内耳和听觉系统中毒,但是也有一些个体,对这些药物和物质很敏感,尽管在安全范围之内也会造成听觉损伤。

目前已知的耳毒性药物有近百余种,常见的有氨基糖苷类抗生素(链霉素、卡那霉素、新霉素、庆大霉素、沙加霉素、阿霉素等);抗疟药(奎宁、卡伯、氯喹);抗肿瘤制剂(长春新碱、硝基咪唑、顺氯胺铂等);水杨酸盐类的止痛药;伴利尿剂(依他尼酸、呋塞米);重金属类制剂;化学物质(铅、磷、砷、苯、一氧化碳、四氯化碳);酒精、烟等。

【发病机制】

1. 药物及化学物质可通过全身用药,体腔体表局部经体循环进入内耳引起中毒,或使听觉通路中毒,也可椎管用药经脑脊液或鼓室用药窗膜途径进入内耳,孕妇用药还可经胎盘进入胎儿体内造成听觉受损。

耳毒性药物和物质均从肾脏排出,且均对肾脏也有毒性作用,故肾脏功能不良时更容易造成药物排出慢。

氨基糖苷类抗生素有它独有的特点,因为该类药物在体内药代动力学呈二房性,常常在体循环内的药物已排完,而内耳中的药物浓度却仍很高,排出很慢,造成内耳液中药物蓄积,可导致停药后一段时间听觉毛细胞一直在受损状态,听力一直处于下降趋势,这一特点应引起重视。

2. 损伤机制 不同的药物和化学物质进入内耳后损伤的部位不同,氨基糖苷类抗生素中有的药物对内耳听觉感受器,有的对前庭感受器作用明显,损伤部位是毛细胞,近三十年来国内外学者对此药物的中毒机制研究甚多。一般认为是该类药物直接作用于毛细胞的膜性结构,与膜上的膜蛋白相结合,破坏了膜的通透性,钠离子内流。且破坏了线粒体的结构,使糖代谢紊乱,导致细胞变性,坏死。目前研究进展认为氨基糖苷类抗生素引起的中毒性耳聋与线粒体 DNA 的突变有关,特别是 125rRNA 基因第 1555 位 A→G 的点突变,这些个体对氨基糖苷类抗生素有结合位点导致对此类药物敏感而致聋,并且属于母系遗传,后代中女性可将突变的 mtDNA 继续传给下一代,这一特点也成功为预防 mtDNAA1555G 突变携带者发生药物性耳聋的关键。故对一些接受了常规剂量或极少剂量的氨基糖苷类抗生素即致聋者应考虑到有母系成员携带此突变基因的可能。其他类的药物也有直接损伤毛细胞的,也有的破坏内耳血管纹造成内外淋巴液生化成分改变,引起毛细胞受损。

化学物质中毒致聋机制各有不同。受损部位多引起听觉神经系统损伤。

目前还有人认为是有害物质可诱发毛细胞凋亡致聋,也有人认为可因有害物质造成内耳局部损伤后导致自身免疫病致聋等,说法不一,机制尚不十分清楚。孕妇用药可经胎盘引起胎儿中毒。老年人、儿童、肾功能不良及噪声环境中工作的个体,其内耳易受损(图 1-16-2、图 1-16-3)。

【临床表现】 药物中毒性聋有以下临床特点:

1. 全身用药常出现听觉损伤为双耳受损。
2. 高频损伤在先且重,故早期听力曲线为下降型,之后为平坦型,有重振现象。
3. 可有耳鸣,前庭功能下降,眩晕,步态不稳。
4. 发病有延迟性,主要指氨基糖苷类抗生素引起的耳聋。
5. 前庭受损的症状多逐渐被代偿而缓解,耳聋耳鸣在早期治疗多可恢复,晚期多难恢复。

【治疗】 预防为主,用药时注意观察,一旦发病应早期诊断,早期治疗,早停药(除非抢救生

Notes 

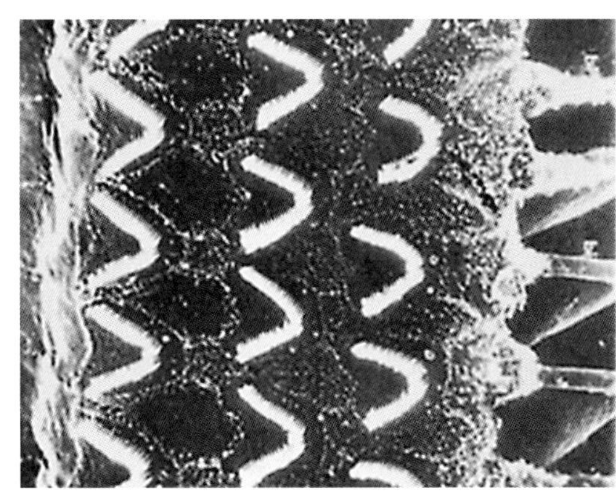
图 1-16-2 正常毛细胞

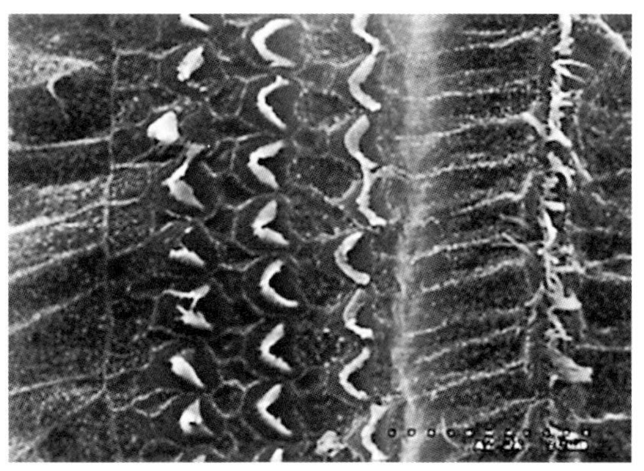
图 1-16-3 中毒毛细胞

命必须用时），对孕妇、婴幼儿、肾病患者、噪声工作环境的人慎用一切耳毒性药物。

治疗原则：促进药物从内耳排出，用营养神经及毛细胞的药物，目前研究较多的是中药，对毛细胞的保护作用；改善微循环的药物、钙剂、神经营养因子、维生素、微量元素及糖皮质激素类药物等早期均有一定疗效，如耳聋不能恢复者可选配助听器或人工耳蜗植入。

（董明敏）

第三节 感染性聋

本节所述之感染性聋仅限于传染性疾病致聋（infected deafness），是指听觉神经系统受细菌、病毒、立克次氏体、原虫等病原微生物侵袭，结构与功能遭到损害所致的听力下降，急慢性中耳炎、继发之迷路炎，属非传染性病变，不在此内。感染性聋，由于病原种属不同，致病机制、侵袭定位、临床症状及预后可有明显差异。随着人民生活水平提高，医疗卫生状况日渐改善，抗生素及疫苗的普遍应用，此类耳聋发生率在我国已有明显下降，但病后难免出现极难康复听力障碍，因而依然是防聋治聋的一个重要课题。

本组疾病，可按感染发病时间不同为先天性与后天性两类，或按病原微生物种类分为细菌性、病毒性、立克次氏体等，还可以按病情轻重分为不同程度聋，为讲述治疗、预防方便，现按病原微生物分述如下：

一、风疹

为风疹病毒感染所致，在我国发病率不高，但在西方国家，风疹为最常见的妊娠期致聋原因。据报道风疹病毒感染发生在妊娠3个月内，新生儿听力障碍的发生率高达68%，感染发生在4～6个月，发病率亦近40%。病毒经胎盘侵犯胎儿内耳的内淋巴系统，引起膜迷路退行性变、粘连、呈现Scheibe型内耳畸形，双耳重度感音神经性聋。部分病例可同时以引起眼、心脏、头颅发育畸形及痴呆等病。

此病防治关键在于预防孕期感染，若有病史，应加强围产期检查，及早发现畸形胎儿，以减少残疾儿出生率。

二、流行性脑脊膜炎

流行性脑脊膜炎又称流行性化脓性脑脊膜炎，是脑膜炎球菌经呼吸道传染所致，可罹及儿童及成年人。此类耳聋约占感染中毒性聋的24.9%。脑膜炎球菌有嗜神经特性，可直接侵犯神经干引起神经炎，亦可经内听道的神经血管周围间隙、耳蜗导水管，或由血行传播，经血管纹进

Notes

入内耳，引起外淋巴系统细胞浸润，浆液纤维素浸出，Corti器、螺旋神经节细胞变性崩解，感染后2～4周，外淋巴间隙有肉芽组织生长，数月后逐渐纤维化及新骨形成致蜗管完全阻塞。流脑并发耳聋常在起病后数日内急性出现，多为双侧性，前庭功能常同时受累，但多数能完全代偿，部分极重度患者，可遗有Dandy征。

磺胺嘧啶和青霉素是脑膜炎球菌的敏感药，长期以来，是治疗本病的传统高效药物，收到良好效果，目前，各种抗生素很多，增加了选择的余地。由于多年来重视预防工作，疫苗和抗生素的应用，流脑发病率已明显下降，流脑性耳聋病例已不多，但是一旦发生，康复十分困难，蜗管骨化常使人工耳蜗植入手术都无法进行。

三、流行性腮腺炎

为腮腺炎病毒引起之呼吸道传染病，是儿童时期发病的后天性聋的重要原因，耳聋进展快，可在流行性腮腺炎发病之后的早期、中期或晚期出现。但亦有部分病例腮腺并无明显肿大而听力急剧下降。多表现为单侧性、永久性重度感音神经性聋，很少有无耳鸣。前庭受累者可有眩晕、恶心、呕吐等症状，无眩晕的病例及儿童期发病，有时会被忽略。

腮腺炎病毒有强嗜神经性，对内、外淋巴液亦有较大亲和力，感染早期可出现在脑脊液及血液中，进入内耳后，可致耳蜗血管纹、Corti器萎缩变性、螺旋神经纤维及神经节细胞减少，亦可同时出现前庭斑及壶腹结构的破坏，产生不可逆的病理变化。

早期注射腮腺炎疫苗是最有效的预防方法，发病后治疗难以收效。

四、麻　疹

为麻疹病毒引起之呼吸道传染病，过去发病率很高，据国内外统计，麻疹耳聋约占后天聋的10%，麻疹聋为病毒经血液或脑脊液进入内耳，产生与腮腺炎病毒相似的病理过程所致，亦可继发于化脓性中耳炎迷路炎。本病常侵犯双耳，轻重可不一致，轻者表现为高频听力下降，重者可以全频下降，严重影响语言交流。推行幼儿疫苗接种是最有效的预防方法。发生麻疹后，要注意防止和及时处理中耳炎，行抗感染治疗和保持分泌物引流通畅。避免并发迷路炎。

五、梅　毒

为梅毒螺旋体所致的性传播疾病，母体感染后经胎传之。先天性梅毒早、晚期及后天性二、三期梅毒，均可侵犯内耳致感音神经性聋。血清学检查可协助诊断，青霉素等敏感药物治疗，可以阻止病情的进展，但需按抗梅毒治疗之规范进行。

六、伤　寒

为消化道传染病，伤寒杆菌经消化道入人体，先在肠系膜淋巴组织结内繁殖，继而进入血流扩散至全身网状内皮组织较多的器官中。在发病的第二周以后，大量细菌毒素可引起明显的神经系统症状，表现为表情淡漠反应迟钝。细菌毒素可引起听神经及其末梢炎症，亦可侵犯神经节细胞及中枢引起双耳听力下降，其中较轻者在病情好转后可以恢复，但亦有不能恢复或继续加重以致全聋者。

在发病时及时给予支持治疗，大量补充水分和足量维生素类药物，帮助清除毒素及保护神经组织，同时给特效治疗。氯霉素及其他大环内酯类抗生素对伤寒杆菌有良好的抗菌作用，氯霉素每日每公斤体重20mg，分两次给药，神经系统症状重者加用适量皮质激素，可以减轻中毒症状，提高疗效，对听神经功能的恢复，很有裨益。

七、疟　疾

为感染疟原虫所致之传染病，由按蚊传播，亦有输入含疟原虫滋养体的血液而染病。疟原

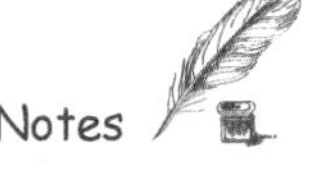

虫侵入红细胞内繁殖，产生疟疾色素，引起网状内皮组织增生，堵塞脏器中之毛细血管，形成散发灶性坏死，堵塞内耳血管，引起浆液纤维素性炎症，致神经上皮萎缩，感觉神经细胞及神经元变性。一般疟疾所致耳聋常为双侧性，病情发作期加重，间歇期缓解，治愈后多能恢复，少数遗留高频听力下降，一般不发生全聋。少数恶性疟疾病例发作后可产生永久性聋，且常伴有其他脑神经（Ⅴ、Ⅵ、Ⅶ、Ⅺ）损伤。

治疗疟疾常用之特效药物奎宁，具有明显的耳毒性，可以引起耳鸣及耳聋，以高频损害为主，应引起注意。目前常用之青蒿素，耳毒作用较奎宁轻，可为奎宁之替代药物。

八、流行性感冒

流感病毒除可引起大疱性鼓膜炎及中耳炎造成传导性聋外，尚可使内耳及听神经发生充血渗出、出血等病理变化而导致感音神经性聋。发病突然，但一般较轻，多可有不同程度恢复或完全恢复。在临床上，常定为病毒感染之突发性聋，治疗以对症处理及预防并发症为主，可给抗病毒药物、血管扩张药、神经营养药及适量皮质激素治疗。

九、其　他

巨细胞病毒（CMV）感染在人群中较为广泛存在，此病毒可以通过受感染的孕妇胎盘进入胚胎，影响胎儿发育，引起先天畸形和智力障碍、耳聋等神经系统损害，病毒还可以经产道和母乳感染新生儿，致后天性神经功能损害。

弓形虫病是一种人畜共患性寄生虫病，猫科动物是其终宿主和中间宿主，受感染的人和动物是感染源。感染途径：①食用带弓形虫滋养体的未煮熟食品：肉、奶、蛋等；②与感染动物密切接触，带有弓形虫虫体、卵囊的灰尘，可经吸入或破损皮肤、黏膜感染；③通过输血、器官移植等途径；④经胎盘垂直传播。

猩红热的病原菌乙型链球菌、白喉的病原菌白喉杆菌，慢性布鲁氏杆菌病的病原菌布鲁氏杆菌及其他可产生较强外或内毒素的细菌，在致病过程中都可能同时损害听神经及内耳毛细胞和神经元，造成感音神经性聋。

回归热的病原螺旋体，斑疹伤寒的病原立克次氏体以及引起水痘和带状疱疹的病毒均可侵犯听神经引起神经间质及神经实质性炎症，造成听力下降，但多数为轻中度损伤，只要采取适当的治疗或对症处理，在本病治愈后，听力可获得不同程度或完全的恢复。

（杨伟炎）

第四节　突发性聋与特发性突聋

一、突 发 性 聋

突发性聋（sudden deafness）指突然发生的非波动性感音神经性听力损失，故又称突发性感音神经性聋（sudden sensorineural hearing loss，SSNHL）。至今，对 SSNHL 尚无统一的定义，近年有人认为 SSNHL 是一个综合征，许多疾病都可以引起 SSNHL。约 80% ISSNHL 患者伴有耳鸣、耳闷胀感，约 30% 患者伴有眩晕，部分患者有自愈倾向。

【流行病学】 SSNHL 临床并不少见，发病率约为 5～20/10（万·年）。任何年龄都可能患病，但患病的高峰年龄为 50～60 岁，近年来有发病年龄向年轻偏移的趋势。发病无明显性别差异。双侧发病率低。

【病因】 SSNHL 可为多种不同病因所引起，但大多数患者之病因不详。

1. 感染

（1）病毒感染：病毒性神经炎或耳蜗炎（cochleitis）被认为是 SSNHL 最常见的原因。

（2）脑膜炎。

（3）梅毒：约2‰的梅毒患者伴有SSNHL，单耳或双耳受累。

（4）AIDS：文献报道AIDS患者可发生SSNHL，其中部分病因可能为巨细胞病毒感染。

2. 肿瘤或瘤样病变约10.2%的听神经瘤患者以SSNHL为首发症状。

3. 颅脑外伤及窗膜破裂。

4. 药物中毒除一些已知耳毒性药物外，亦有丙氧芬、吡罗昔康、以及甲氧萘丙酸引起SSNHL的报道。

5. 许多患自身免疫病如Cogan综合征、系统性红斑狼疮、颞动脉炎以及多发性结节动脉炎患者伴感音神经性聋。提示自身免疫反应因素可能参与SSNHL。

6. 内耳供血障碍因小脑前下动脉或后下动脉远端栓塞导致小脑微小栓塞灶，可出现类似迷路炎的症状。

7. 先天性发育异常如大前庭水管综合征可引起感音神经性聋。

8. 特发性疾病、部分梅尼埃病、多发性硬化以及结节病患者可表现有SSNHL。

9. 精神心理因素。

10. 窗膜破裂。

【诊断】 根据SSNHL的定义，对SSNHL作出诊断并不困难，但应仔细收集SSNHL患者病史和发病情况，并进行全面的耳科学、神经耳科学、听力学、前庭功能、影像和实验室检查，以期找到可能的病因。

【治疗】

1. **病因治疗** 针对所查到的不同病因，进行相应的治疗。如感染性病因者用抗感染治疗，肿瘤患者采取手术或其他相应治疗，药物中毒者停用耳毒性药物，并采用营养神经、改善微循环、激素等治疗。

2. **经验疗法** 由于多数SSNHL患者病因不明，属于特发性突聋，其治疗可参见本节有关内容。

二、特发性突聋

特发性突聋（idiopathic sudden deafness）指病因不明的突发性感音神经性聋，故又称特发性突发性感音神经性聋（idiopathic sudden sensorineural hearing loss，ISSNHL），属于SSNHL中的亚群，其临床症状与SSNHL类似。中华耳鼻咽喉头颈外科杂志编辑委员会中华医学会耳鼻咽喉头颈外科学分会2005年制定的《突发性聋的诊断和治疗指南》：突然发生的，可在数分钟、数小时或3天以内，原因不明的感音神经性听力损失，至少在相连的2个频率听力下降20dB以上。美国耳鼻咽喉头颈外科学会2012年颁布的《突发性聋的诊断和治疗指南》：快速起病，在72小时内患者一侧或双侧耳发生的主观感受得到的听力障碍；至少连续3个频率听力下降≥30dB。

【病因及发病机制】 病因未明，主要学说有：

1. **病毒感染学说** 临床上观察到，约28%的ISSNHL患者约在发病1个月前有上呼吸道病毒感染样的症状。其血清学检查常示抗病毒抗体滴度增高。Cumming等（1990）报道，西非流行的拉沙热病常伴SSNHL，而其临床表现与ISSNHL非常类似（Liao，et al. 1992）。有直接证据表明某些病毒可引起ISSNHL。

2. **内耳供血障碍学说** 由于内耳迷路动脉为终末动脉，而且ISSNHL表现为突然发生的感音神经性听力损失，故内耳血供障碍（vascular occlusion）学说受到重视。Wilson等人（1982）报道，糖尿病患者发生ISSNHL后，其高频听力损失不易恢复。Jaffee和Penner（1968）报道6例ISSNHL患者中，有5例表现高凝血性。Ciuffetti等人（1991）报道一组ISSNHL患者之全血滤过率和红细胞滤过率受损。Lin等人（2008）报道突聋患者发生卒中的可能性比正常人群高。然而

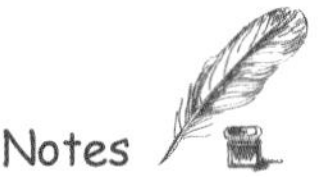

内耳血供障碍学说至今尚有争议。

3. **免疫学因素** Cadoni 等人(2002)、Garcia Berrocal 等人(2002)及 Suslu 等人(2009)曾报道突聋患者血清中抗体如类风湿因子、抗心磷脂抗体、HSP-70(热休克蛋白)抗体、抗磷脂酰丝氨酸抗体及抗内皮细胞抗体等水平升高,而 TNF-α、T 辅助细胞亚群水平下降,提示免疫学因素可能参与导致突发性耳聋的发生。但仍旧缺乏特异性的针对内耳免疫学检查指标,相应的尚未得到直接证据。

【诊断依据】 根据 2005 年中华耳鼻咽喉头颈外科杂志编辑委员会,中华医学会耳鼻咽喉头颈外科学分会制定《突发性聋的诊断和治疗指南》,ISSNHL 诊断依据包括:

1. 突然发生的,可在数分钟、数小时或 3 天以内。
2. 非波动性感音神经性听力损失,可为轻、中或重度,甚至全聋。至少相连的 2 个频率听力下降 20dB 以上。多为单侧,偶有双侧同时或先后发生。
3. 病因不明(未发现明确原因,包括全身或局部因素)。
4. 可伴耳鸣、耳堵塞感。
5. 可伴眩晕、恶心、呕吐,但不反复发作。
6. 除第八脑神经外,无其他脑神经受损症状。

2002 年德国科学医学专业学会颁布的突聋诊疗指南中依据听力受损频率及受损程度进行了分型。

【鉴别诊断】 特发性突聋最重要的鉴别诊断是首先要除外一些危及生命的疾病,如听神经瘤、鼻咽癌、脑血管意外等;其次需要除外一些常见的局部或全身疾病,如中耳炎、化脓性迷路炎、梅尼埃病、免疫性疾病、内分泌疾病、颅内病变、多发性硬化、血液系统病变、遗传性疾病(如大前庭水管综合征)、药物中毒、噪声性聋、流行性腮腺炎及耳带状疱疹等疾病。

【检查】 依据临床表现及鉴别诊断做相应的检查。

【治疗】

由于病因未明,ISSNHL 的治疗乃综合疗法。

1. **一般治疗** 注意休息,适当镇静,眩晕急性发作期,应对症治疗。积极治疗原发疾病,如高血压、糖尿病等。

2. **糖皮质激素** 可用泼尼松冲击治疗,成人 1mg/(kg·d),7 天后逐渐减量,一般 15 天为一疗程。注意全身应用激素治疗的禁忌证。通过鼓室给药(地塞米松或者甲泼尼龙注射液)与其他方法联合,适用于有口服激素禁忌证的患者;也可作为挽救治疗,用于突聋常规治疗后无效或未完全恢复者。美国耳鼻咽喉头颈外科学会 2012 年颁布的《突发性聋的诊断和治疗指南》中作为一线治疗。

3. **改善血液流变学、扩管以及纤溶治疗** 2002 年德国科学医学专业学会颁布的突聋诊疗指南中作为一线治疗。

(1) 10% 低分子右旋糖酐(dextran)500ml,静脉滴注,3 ~ 5 天

(2) 抗血栓形成剂和促血栓降解剂:应住院用药,动态监测患者凝血功能状态。

(3) 组胺衍生物:倍他司汀 6 ~ 12mg,3 次/天。

(4) 钙离子通道拮抗剂:如尼莫地平 30mg,2 ~ 3 次/天;氟桂利嗪 5mg,1 次/天。

(5) 活血化瘀中草药。

4. 抗病毒治疗在有直接病毒感染证据时可采用。
5. 低钠饮食有利于减轻可能的膜迷路积水。
6. 混合氧或高压氧舱治疗临床观察到有一定疗效,但尚有争议。
7. 其他营养神经药物、银杏叶提取物、抗氧化剂,镁剂、锌剂以及改善内耳能量代谢的药物等。

附：突发性聋疗效分级(突发性聋的诊断和治疗指南,中华医学会耳鼻咽喉头颈外科学分会/中华耳鼻咽喉头颈外科杂志编委会,2005 年)

1. **痊愈**　受损频率听阈恢复至正常或达健耳水平或达此次患病前水平。
2. **显效**　受损频率平均听力提高 30dB 以上。
3. **有效**　受损频率平均听力提高 15～30dB。
4. **无效**　受损频率平均听力改善不足 15dB。

(孔维佳)

第五节　内耳的自身免疫性疾病

内耳的自身免疫性疾病可分为两大类:即全身性自身免疫病在内耳的表现和自身免疫性内耳病。自身免疫性内耳病是临床上未查明原因的、对免疫抑制剂治疗有效的感音神经性听力障碍。目前,内耳特异性抗原的分离和纯化尚未完成,其发病机制和可靠的确诊方法亦在研究中。

一、全身性自身免疫病在内耳的表现

内耳作为其他器官特异性自身免疫病的靶器官之一,可以发生免疫性损害。如 Cogan 综合征(Cogan syndrome),系统性红斑狼疮(systemic lupus erythematosus),类风湿性关节炎(rheumatoid arthritis),Wegener 肉芽肿(Wegener granulomatosis),结节性多动脉炎(polyarteritis nodosa),复发性多软骨炎(relapsing polychondritis),亚急性甲状腺炎(桥本氏病),进行性系统性硬化(progresive systemic sclerosis),溃疡性结肠炎(ulcerative colitis)等。倘若前述的这些疾病累及内耳,则可出现感音神经性听力损失,少数还伴有眩晕等前庭症状。其临床表现与自身免疫性内耳病相同。

二、自身免疫性内耳病

1958 年 Lehnhardt 推测,双耳特发性突聋的病因可能是一种免疫反应。1979 年 Mc Cabe 基于对 18 例进行性感音神经性聋患者的临床观察和实验室检查,首次提出了“自身免疫性感音神经性听力损失”(autoimmune sensorineural hearing loss)的新概念,认为它是一种临床疾病实体。以后考虑到这种损害不仅累及耳蜗和听神经,也可波及前庭,故又称为“自身免疫性内耳病”(autoimmune inner ear disease)。Veldmann(1991)则称之为“免疫介导的感音神经性听力损失”(immune-mediated sensorineural hearing loss)。为了验证本病作为一个独立存在的疾病实体,国内外学者对其发病机制,病理特点,诊断方法等进行了系统研究。

【自身免疫性内耳病的发病机制】

1. **内耳的免疫功能**　过去由于血-迷路屏障(blood-labyrinth barrier)的存在,曾一度认为,内耳是一个与全身免疫系统无任何联系的部位。随着免疫学的迅速发展,内耳免疫学的研究也日臻深入。目前已经证实,内耳并非“免疫豁免器官”(immunoprivileged organ),内耳中的内淋巴囊(endolymphatic sac,ES)不仅能吸收和清洁内淋巴液,而且还具有重要的免疫功能。因为 ES 内有 sIgA、IgG、IgA、IgM,上皮内、上皮下及囊腔内有多种淋巴细胞,而 ES 的毛细血管又属于有窗型,故认为,ES 的组织和功能结构类似于“黏膜相关淋巴系统”(mucosa-associated lymphatic system)的效应器官。当内耳受到抗原刺激时,外周的淋巴细胞可以通过“归巢”机制,经螺旋轴静脉(spiral modiolus vein)及其汇集静脉,通过黏附分子-1 的介导,进入 ES。此外,ES 的淋巴细胞还可以在局部增殖。所以,ES 是内耳处理抗原并产生免疫应答的主要部位,当内耳遭到抗原刺

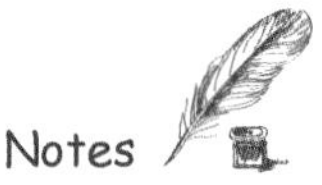

激后,它能聚集必需的淋巴细胞以处理抗原,并能在局部产生抗体。

2. **内耳特异性抗原的分离和纯化** 为了验证自身免疫性内耳病存在的客观性,国内外曾先后用同种或异种动物的膜迷路提出液作为粗制抗原以免疫动物,结果在部分动物初步建立了近似本病的动物模型。病理检查发现,有些动物出现了不同程度的内淋巴水肿,蜗轴血管炎,蜗轴血管周围有淋巴细胞和浆细胞浸润,耳蜗螺旋神经节细胞空胞变性等改变。但由于内耳的蛋白成分复杂,其特异性抗原至今尚未成功分离。早期曾有Ⅱ型胶原之说。1990 年 Harris 等用牛的膜迷路粗制抗原免疫豚鼠后,在豚鼠血清中检测到 68KD 蛋白的抗体;该作者还以牛的膜迷路蛋白作抗原,用 Western blotting 技术检测不明原因感音神经性听力损失患者的血清,发现 35% 的样本出现抗 68KD 蛋白的抗体。Billings(1995)发现,用离子交换和三磷酸腺苷纯化的 68KD 蛋白抗原可以和抗热休克蛋白-70(heat shock protein-70)单抗特异性结合,而且凝胶电泳分析发现,两者的迁移率和等电点相似,从而将两者联系起来,认为 68KD 蛋白就是热休克蛋白-70。但是后继的各家实验结果均未支持这一观点。目前,内耳特异性抗原的分离和纯化工作尚在深入研究中。

【临床表现】

1. 快速进行性、波动性、感音神经性听力损失,可累及单耳或双耳,如为双耳,则两耳的听力损失程度常不一致;

2. 可伴耳鸣,眩晕和耳内压迫感;

3. 病程可达数周、数月甚至数年;

4. 可以排除由其他原因引起的感音神经性听力损失,如特发性突聋,外伤,感染,药物中毒,全身其他疾病引起的耳聋,老年性听力损失,遗传性聋,小脑脑桥占位病变及多发性硬化等。

目前有不少学者认为,梅尼埃病,特发性突聋也是一种免疫介导的内耳病。

【实验室检查】

1. **一般项目** 血沉,免疫球蛋白,补体,循环免疫复合物(CIC),C-反应蛋白(CRP)等。

2. **非内耳特异性自身抗体** 如抗核抗体(ANA),抗线粒体抗体(AMA),抗内质网抗体(AERA),抗层粘素抗体(ALA),抗内膜抗体(ASA),抗血管内皮抗体(AEA),抗平滑肌抗体(ASMA)等。

3. **抗内耳组织抗体**

(1) 免疫荧光法和免疫酶法:用实验动物(如豚鼠,大鼠等)的内耳组织作底物片,检测可疑患者血清中抗内耳组织的抗体。

(2) 免疫转印法:免疫转印(immunoblotting,Western blot)法是首先采取动物的膜迷路组织,进行免疫转印后,用抗原抗体反应,检测患者血清中抗膜迷路蛋白抗体。亦可用一种内耳膜迷路蛋白作抗原,通过免疫印迹法(Western Blot)检测可疑患者血清中是否存在相应蛋白的抗体。

但是上述方法常出现假阳性或假阴性结果,故试验结果仅能供临床参考。

【诊断】 由于内耳无法活检,无从提供自身免疫性内耳病病理变化的确切证据;加之内耳特异性抗原的分离和纯化远未完成,缺乏敏感而又可靠的实验室诊断方法等,故目前自身免疫性内耳病的临床诊断仅能依据症状、实验室检查和治疗反应等结果综合判断,若试验治疗有效,可支持诊断。

身体其他器官、系统的自身免疫性疾病,若合并感音神经性听力损失,在排除了外伤,感染,药物中毒,遗传,衰老等致聋原因后,即可诊断。

【治疗】 免疫抑制剂是本病的基本治疗药物,包括糖皮质激素和细胞毒性药。临床上首选泼尼松(prednisone),开始用 60mg/d【儿童 1mg/(kg · d)】口服 4 周,若听力确有提高,可在 1 个月后逐渐减量治疗,直至维持量(约 10mg/d)。若在减量过程中病情出现反复,可重复前述大剂量治疗。如病情多次反复,则联合应用细胞毒性药,如环磷酰胺【1 ~ 2mg/(kg · d)】或甲氨蝶呤

(methotrexate, MTX) 7.5 ~ 20mg/w 加叶酸口服等。长期用药时宜密切观察药物反应,如血、尿常规,肝肾功能等,确保用药安全。为减少药物的全身毒副作用,可选择局部(鼓室)给药。

此外,尚可考虑血浆置换疗法等。双耳极重度耳聋的患者可考虑人工耳蜗植入术。

(汪吉宝)

第六节 老 年 性 聋

老年性聋(presbycusis)是用于年龄相关的听力损失的术语,是伴随人体老化过程在听觉系统的表现,最关键的危险因素是年龄,遗传易感性和噪声暴露也起一定作用。

老年性聋是老年人群中第三个最常见的慢性病,其发病率的估计不尽相同,有报道随年龄增加发病率呈指数增长,65 岁以上发病率 25%,75 岁以上为 75%,100 岁以上 99%。唐云青等对老年人听力调查显示 60 岁以上老人中 55.85% 患老年性聋。北京市 1996 年抽样调查发现,北京市区老年人的耳聋患病率 41.84% 左右。国外纵向和横向研究的资料证实男女均存在年龄相关的听力损失的危险。听力损失的发生率几乎每 10 年成 2 倍增加,从小于 60 岁者 10.5% 升至 80 岁以上者 80%。随年龄增长听力水平逐渐下降,并随年龄累进;听力较好耳每 10 年听力减退率为 5.5 ~ 8dB,较差耳比好耳减退更快(Divenyi et al, 2005)。听力下降率及下降发生率有性别差异,在男性中听力损失更常见;到 80 ~ 90 岁时二者相当(Gates et al, 1990)。

老年性聋影响约 40% 以上的老年人群,引起交流障碍,感觉剥夺随之可引起认知改变、性格改变、脱离社会等不良影响。

【病因】 老年性聋是多因素的过程,每一种因素的表达个体差异较大,随时间过程损害听觉系统。50 岁以后除年龄外,噪声暴露、心血管疾病、糖尿病和抽烟也是老年性聋的危险因素。

关于老年性聋的病因,可能和下列因素有关。

1. 内环境的改变

(1) 血液流变学:在老年过程中,血液黏滞性、红细胞僵硬度和红细胞滤过能力的改变与老年感音神经性聋有关。

(2) 血管病变:人体衰老的基本表现之一动脉硬化也会影响听觉系统的血管,影响其氧的交换,引起代谢障碍。有学者用老化的 C57BL/6J 鼠动物模型研究血管内皮生长因子(VEGF)在内耳的受体表达,提供了 VEGF 和老年性聋之间相互作用的证据,提示血管异常在年龄有关的听力损失中起重要作用。

(3) 神经递质和神经活性物质的改变:谷氨酸盐是中枢神经系统兴奋性突触递质,其兴奋毒性(excitotoxic)用于解释老化过程中低氧和局部缺血有关的脑损伤,谷氨酸盐过度释放可能直接或间接作用于突触后神经元受体,引起离子涌入,并带入大量水,导致树突的急性水肿;且钙离子的涌入,还导致钙离子内环境稳定性失调,可能导致细胞死亡。谷氨酸盐也是耳蜗内毛细胞和听神经树突之间的神经递质,因此这种毒性损伤也发生在耳蜗 Corti 器的急性损伤中,引起放射状神经纤维的水肿和 Ⅰ 型神经元缺失。

GABA(γ-氨基丁酸)的改变:下丘和耳蜗核内 GABA 的研究发现老年性聋动物模型 GABA 免疫反应神经元减少 36%,GABA 基础水平降低,GABA 合成和释放减少,谷氨酸脱羧酶活性降低,GABA 结合的受体减少,突触前终端数减少,GABA 受体结合改变。由于 GABA 介导的抑制下降或丧失而发生老年性感音神经性聋。

(4) 间质改变:老年沙鼠中观察到:Laminin 沉积在耳蜗血管纹毛细血管基底膜上,可能促使毛细血管阻塞,最终引起血管纹萎缩。

(5) Na^+-K^+-ATP 酶活性改变导致耳蜗内电位下降。

(6) 内源性噪声等的影响:老年鼠听觉中枢神经系统神经元自发活动增加,意味着神经噪

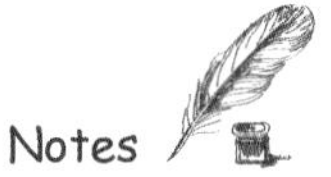

声增加,生理性信/噪比下降。

2. 听觉系统的变性改变 对老年性痴呆患者听觉系统变性过程的观察发现老年斑(SP)和神经原纤维残迹(NFT)分布在整个内侧膝状体、下丘中央核、原始皮层和联合皮层,这些改变可引起全频听力损失。

3. 耳蜗线粒体DNA突变 老年鼠和老年人的耳蜗线粒体DNA研究发现:老年鼠4834bp mtDNA缺失,老年性聋人4977bp mt DNA缺失,引起线粒体氧化磷酸化作用下降,影响了听神经系统的功能。一些线粒体突变的临床表达取决于环境的暴露。

4. 机械性原因 听骨链变性,基底膜僵硬,螺旋孔骨质肥大,耳蜗导水管阻塞。

5. 老年人听力损失的医学原因 老年人听力损失最基础的原因是因内耳和听觉通路的细胞老化,但在老年人中常表现有其他条件也引起感音神经性听力损失,这包括耳毒性因素、噪声暴露、代谢情况、血管病变。

耳毒性因素:老年人每天消费若干药物,药物暴露会合并有不良反应和药物相互作用。老年人最常用的有心血管、高血压、糖尿病、胃肠、中枢神经系统药物和止痛剂(Guay,2010)。根据肝脏代谢、肾脏代谢、药物吸收分布和清除,老年人的生理改变常会影响他们的药物反应,可能有危险的不良反应;老年人中治疗这些疾病的处方药物剂量可能有些偏高;药代动力学方面的改变使他们可能易受某些药物的毒性作用;老年人混杂(过多)给药,耳毒性有害反应可能来自药物-疾病的相互作用,或药物-药物的相互作用(Guay,2010)。这些可诱导药物引起的感音神经性聋。

噪声暴露:老年性聋也可能有噪声暴露和噪声与年龄的相互作用。Agrawal等发现噪声暴露和心血管病史有协同作用,引起听阈升高。一些学者认为有切迹的听力图与噪声暴露有关,并认为噪声暴露停止以后,噪声对纯音阈的影响还可能继续。噪声暴露加速年龄有关的听力损失。

心血管疾病(CVD):心血管疾病影响包括耳蜗在内的全身器官的血液供应,动脉硬化在CVD中起主要作用,耳蜗内血管纹有丰富的血管。一些研究显示听力损失和CVD是相关的。有学者报道,有冠心病发作史者听力损失是没有CVD史者的2倍。一些资料显示收缩压和感音神经性听力损害之间有意义的关系,收缩压140mmHg的边缘性高血压男性发生感音神经性听力损失的危险比正常男性大32%,收缩压160mmHg的男性比边缘组大74%。

代谢性疾病:包括葡萄糖代谢受损、某些肾脏疾病、高脂血症(高血清胆固醇和甘油三酯导致动脉粥样硬化)、某些甲状腺问题(可能干扰甲状腺素的产生)。

糖尿病:主要特征是葡萄糖代谢异常,合并有脂和蛋白质代谢异常。糖尿病患者有大血管和小血管变化、微血管并发症和认知功能下降(Halten,2011);糖尿病还影响体内神经化学平衡,引起感音神经性听力损失(Groher,1988)。

肾脏疾病:随年龄肾脏经历了解剖学、组织学和功能改变,肾脏的这些年龄有关的改变引起盐、水和钾代谢紊乱,导致液体和电解质代谢的改变。血管纹有高水平的代谢活动和高度的血管分布,容易受年龄相关的肾功能下降出现的钠、水和钾代谢损害的影响。

遗传因素:年龄相关的听力损失遗传因素估计为25%~75%。Zhu M等报道了美国四个家系常染色体显性遗传性进行性感音神经性听力损失γ-肌动蛋白基因(ACTG1)突变。明尼苏达大学Raynor等人认为遗传因素参与了老化过程中的听力损失,其中家族聚集性女性比男性更强。

老年痴呆:痴呆是一种综合征,描述由不同的脑病引起的不同症状模式。AD是最常见的老年痴呆。一些研究发现听力损伤和认知状态之间存在强的正相关(Gates et al,1996),推测听力损失和认知功能下降作为年龄的影响共存。

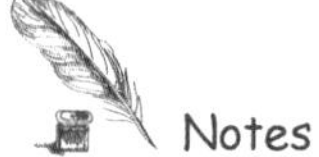

一些研究者主张老年性聋是多因素的过程,每一种因素的表达从一个到另一个个体差异较

大，随时间过程损害听觉系统总的因素是：年龄相关的变性、环境噪声的作用、听觉系统的病变，加其他内源性因素（如遗传和饮食等）。

【病理生理】 老化过程影响到耳的各个部分。最大的临床损害是耳蜗和前庭。

1. **外耳** 耳廓常受光化学损害，发生基底细胞癌和鳞状细胞癌。随年龄增长，耵聍腺发生退行性改变，逐渐萎缩，耵聍变干，减少了对皮肤的保护作用，容易形成耵聍栓塞；局部皮肤变粗糙、脱屑，软骨弹性降低，有助于耵聍栓塞的形成；耵聍栓塞可引起 10～15dB 的听力损失。皮肤萎缩可引起瘙痒，容易受损伤，外耳道感染的发生率增加。

2. **中耳** 老化过程中，中耳最常受累的部位是听骨链，关节囊内炎性改变逐渐加重，导致关节腔（砧锤关节和砧镫关节）的狭窄。严重的骨质疏松可导致关节囊钙化，关节软骨和关节盘弥漫性钙化，关节腔融合或消失，70 岁以上几乎每人都有中到重度的关节改变，砧锤关节最重。其次，中耳内结缔组织退行性改变，还可引起肌肉萎缩，韧带弹性减退，影响听骨链的活动和对声音的传递，老化引起的中耳改变可致传导性听力损失。

3. **内耳** 老化累及所有主要的耳蜗结构，血管纹老化萎缩引起能量转导减少；基底膜增厚、钙化、透明变性；内、外毛细胞萎缩，支持细胞减少；螺旋韧带萎缩；螺旋神经节细胞退变，耳蜗神经纤维变性。

Corti 器的变性：年龄相关的结构和化学变化可发生在整个外周到中枢听觉系统，其中 Corti 器是最易发生年龄相关的组织病理学变化的结构。内耳和神经通路的细胞是高度分化的细胞，一旦确立了它们的功能不会再生。迄今在耳蜗老化方面的知识主要基于人的颞骨组织病理学研究和晚近各种动物模型的研究。

Corti 器主要组织病理学研究显示，随着支持细胞丧失后感觉细胞变性，毛细胞（HC）变性一般从极基底端开始，此处最严重，首先是外毛细胞（OHC）变性，外排 OHC 变性最重。70 岁以上的人 OHC 丧失更重、更明显；而且内毛细胞（IHC）和 OHC 的变性是独立的。从基底转延伸 10mm 及以上严重的 HC 损失就会引起高频区较严重的听力下降。现在的意见是 OHC 变性大部分是由噪声损伤所致。

螺旋神经节细胞的变性：一系列研究已证明了年龄与螺旋神经节细胞损失之间的关系，年轻人螺旋神经节细胞 30 000 到 40 000 个，81 到 90 岁之间降到 2 万以下；大约每 10 年进行性损失 2000 个神经元。螺旋神经节细胞年龄相关的损失接近耳蜗基底转最重；还同时有耳蜗神经神经纤维数减少，神经纤维数损失也在耳蜗基底转 10mm 内最大。组织病理学研究已揭示 IHC 损失总是合并有螺旋神经节细胞的损失。但是，传入神经纤维及其胞体的萎缩，即使在 IHC 存在的情况下，也会随老化发生。螺旋神经节细胞丧失的老人显示言语识别率得分差。

近来还证明随年龄增加神经元还有几种变化：神经同步性变差；神经抑制降低；神经恢复时间延长；IHC 与听神经突触发生改变；在抑制神经递质水平发生年龄相关的改变；最终影响在老年人的中枢听觉系统声音的呈现，声学神经活动随年龄增长而减少，许多老年人发生了听觉处理方面的改变。现在已经证实外周听觉系统改变影响整个听觉系统，包括耳蜗核（CN）、下丘（IC）和初级听皮层。

脑干和皮层区域年龄相关的改变：在老化过程中听觉中枢通路和核团也发生改变，如细胞萎缩、减少，核团体积减小等。有报道 70 岁以上的老年性聋者的交流障碍主要由中枢性成分所致。

在耳蜗核内进行信号的时间、频率、强度和持续时间的特征分析并传递给上橄榄复合体（SOC），所有传入听觉通路在下丘形成突触，下丘负责脑干核团听觉信息的综合，经内侧膝状体传递到听皮层。在 CN、SOC、IC 和初级听皮层存在与年龄相关的突触前、突触后改变和功能改变，主要包括：神经元数量、体积及密度减少，色素沉着增加；老年人腹侧耳蜗核（VCN）内好的髓鞘纤维数减少；随年龄增加单位面积内小血管和毛细血管数减少；脂褐质聚集增加。还发现在

Notes
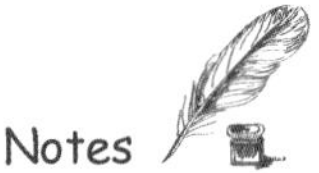

CN 内一些神经元随年龄变性;年龄相关的听神经活动下降导致 CN 内甘氨酸能(glycinergic)系统功能下调(Caspay et al,2005),神经同步丧失引起大部分言语理解困难,特别是在噪声环境下。

神经元年龄相关的改变特征是:神经元丧失,神经元大小改变(收缩);细胞体和核仁(大小)减小;树突分支减少或树突消失或树突延长。听神经系统的其他功能改变包括树突形态变化、神经递质受体和电生理特征改变(Shankar,2010)。自发的兴奋性突触后电流降低,参与信息处理的神经元放电模式特征受干扰(Shankar,2010)。根据 Gates & Mills 的意见,随老化多种因素引起听神经活动不同步;年龄相关的听神经活动不同步联合年龄相关的中枢听觉神经系统的改变解释了老年人普遍存在的时域处理能力下降,言语理解困难,特别是在噪声环境下。

听皮层主要从内侧膝状体接受传入投射,胼胝体是左右半球功能联系区,半球间的传递者,随年龄其传递听觉信息的效率发生改变。在中枢听觉神经系统内老化过程的损害:随年龄大脑容积和重量下降,容积减少在脑白质内相对弥散均匀(2010)。前额皮层受影响最大,随年龄相对萎缩,侧前额皮层萎缩最多,这些改变牵涉到言语理解。另外,在随年龄抑制神经递质减少引起中枢感觉处理缺陷。Brody(1955)发现上颞回(听皮层)细胞损失幅度最大,细胞损失和年龄几乎是一对一的对应关系;还注意到随年龄增加上颞回厚度变薄,这种现象未出现在其他皮层区。其后(1975)其他学者观察到在老年人上颞皮层树突损失和细胞死亡。中枢听觉系统的组织学研究显示,人脑皮层功能年龄相关的改变是组织学改变的结果。这些改变导致老年人言语感受能力下降。迄今的研究显示沿中枢听觉通路年龄相关的改变是高度变异的。

【关于老年性聋分型】 Schuknecht(1964)根据发病的机制不同将老年性聋分为四型,随着技术进步和研究的不断深入,一些学者提出了不同的意见;1993 年 chuknecht 和 Gacek 研究了 21 例人的颞骨,除验证原有分型外,又增加了两个亚型,这样将老年性聋分为六型:①感音型:以 Corti 器外毛细胞损失为主。前面已经述及,现在的意见是感觉型老年性聋的 OHC 损失大部分是由长期的噪声暴露和其他环境毒性所致。②神经型:耳蜗神经通路及听觉系统神经元变性。③血管纹型(代谢型):以血管纹萎缩为主,引起内淋巴代谢和生化特性紊乱。④机械型(耳蜗传导型):基底膜物理结构和特性改变。有学者认为这种亚型只是理论上的,从组织学的目的分出来的,事实上很少有 Corti 器机械结构随年龄僵硬的证据;有学者认为机械型老年性聋仅是代谢型老年性聋的极端个例。⑤混合型老年性聋是以多于一个耳蜗结构有意义的病理改变为特征的,累及上述四种经典分型的两个以上。⑥中间型老年性聋是以缺乏光镜下的病理改变但存在耳蜗亚显微结构改变为特征,包括损伤细胞代谢的细胞器的改变,HC 突触数减少和内淋巴的化学改变。后两型是 1993 年 chuknecht 和 Gacek 增加的两个亚型。

老年性聋临床表现形式多变,不必用单一形式表示。对老年人听力损失的估计必须是全面和个体化的,以保证干预策略有效。

【症状】

1. 听力下降 隐袭性、缓慢进行性双侧感音神经性听力下降,多以高频首先受累,言语识别能力明显降低。

2. 耳鸣 多数人有高调耳鸣,有些人是搏动性耳鸣,可间歇性,也有持续性的。

【检查】

1. 耳镜检查 鼓膜无特征性改变,可内陷、萎缩、有钙化斑。

2. 纯音测听 纯音测听为感音神经性听力损失,多先有高频听力下降,纯音听力图多为高频缓降型、高频陡降型或平坦型。双耳听阈不完全对称,根据 Gates 和 Cooper(1991)研究结果左耳多比右耳差,外周听敏度有右耳优势。纯音听阈个体差异较大。

3. 扩展高频测听 由于老年性聋多先由高频开始,所以扩展高频测听可能发现听觉老化的早期改变。

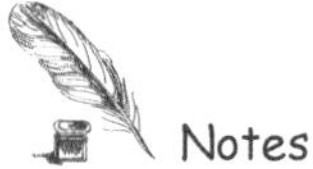
Notes

4. 常规导抗测试 年龄对声导抗测试影响较小。

5. 阈上功能测试 主要用双耳交替响度平衡试验和短增量敏感试验来判断有无重振现象，了解耳蜗和蜗后病变所占的成分，耳蜗性听力损失这些试验的结果呈阳性，提示有重振现象。

6. 耳声发射 可以早期发现老化过程中耳蜗的损害，也有助于鉴别耳蜗性和蜗后性老年性聋。可用耳声发射筛查和监测老化过程中的耳蜗状态。

7. 言语测听 老年性聋言语识别率和言语清晰度指数多降低；特别在噪声下言语测试得分更低。近有文献报道，用词识别得分和清晰度指数检测年龄相关的听神经病变。

8. DPOAEs 可以测试 OHC 功能，联合 ABR 测试了解 IHC 细胞和听神经功能。根据 Tremblay & Burkard(2007)的意见 ABR 峰振幅、潜伏期和波间期年龄相关的改变，对年龄引起的外周的敏感性和中枢处理的有效性的差异是敏感的。

9. 中枢听觉功能测试在了解中枢听觉系统老化方面可提供有价值的信息。如双耳聆听测试和 ABR 测试。

【诊断和鉴别诊断】 60 岁以上的老年人双耳渐进性听力损失，在排除了噪声性、药物中毒性、梅尼埃病、耳蜗性耳硬化症、听神经瘤和自身免疫性等耳聋后，应考虑为老年性聋。噪声性聋最常见，也最难和老年性聋鉴别，病史的询问很重要；内淋巴积水和其他内耳病常为低频感音神经性听力损失；有眩晕发作或共济失调需除外梅尼埃病和自身免疫性内耳病；进展迅速的听力损失要排除耳毒性药物性聋、自身免疫性内耳病和罕见的系统性疾病，如 Lyme 病和梅毒等。有传导性成分时应排除外耳和中耳的问题。诊断时要结合全身其他器官老化情况进行综合分析。

【治疗】 老化是一个自然规律，迄今尚无法使其逆转，对于老年性聋，一是加强科普教育，提醒人们从早期开始，在生命过程中避免对听器的损害，如避免噪声暴露，控制血压、血脂和血糖，避免用耳毒性药物，正确使用心血管、高血压、糖尿病、胃肠、中枢神经系统疾病药物和止痛剂等。二是给予营养神经和改善循环等药物，试图延缓听器衰老的进程。三是老年性聋者应适时配戴助听器，合适的病例可选择植入人工耳蜗、骨锚助听器和听觉辅助技术，并给予听觉康复的指导和服务。为听觉系统提供声信息，帮助老年人改善交流能力，提高生活质量，并有可能提高耳鸣的察觉阈。四是老年性聋的防治应重视中枢听觉处理障碍、老年性聋和认知障碍相关性研究。

随着进入老龄化社会，老年性聋的预防、早期发现和早期干预受到国际社会广泛关注，在一些发达国家及我国一些听力学工作者已开展了成人听力筛查工作，特别是老年人的听力筛查。

未来希望用抗氧化剂或限制热量以预防或减少氧化产生的损伤；通过腺病毒介导的基因转导技术、毛细胞再生和干细胞研究干预老化进程，预防和治疗老年性聋。

（倪道凤）

第七节 听 神 经 病

听神经病(auditory neuropathy，AN)是近年来随着临床听力学的发展而逐渐认识、并正在深入探讨的一种感音神经性聋。其临床特点为双耳(极少数为单耳)不明原因的、以低频听力下降为主的听力障碍，言语辨别能力更差，与纯音听力水平不一致；听性脑干反应(auditory brainstem response，ABR)引不出或严重异常，而耳蜗微音电位(cochlear microphonics，CM)和诱发性耳声发射(evoked otoacoustic emission，EOAE)正常，影像学未见明显病变。本病多见于小儿及青少年。目前无特效治疗方法，助听器及/或人工耳蜗植入术的疗效正在观察中。目前国内外在本病的命名、病因和病变部位还存在争议。

【命名学】 由于对本病病因和病变部位存在不同认识，因此曾出现了各种不同的命名，如

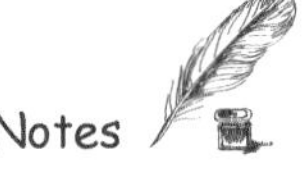

“Ⅰ型传入神经元病”,“脑干病变综合征”,“中枢性听功能障碍”等。直至1996年,Starr等将其命名为听神经病。又基于部分病例合并遗传性运动感觉神经病(hereditary motor and sensory neuropathy),Fredreich共济失调,Leber遗传性视神经病(Leber's hereditary optic neuropathy)等,故又有学者主张将本病分为“综合征性听神经病”和“非综合征性听神经病”两种;也有学者将不明原因的听神经病称为“特发性(idiopathic)听神经病”。目前许多学者倾向于认同本病的神经病理生理学机制为听神经的同步化放电失常或非同步放电(auditory dys-synchron,AD),所以目前文献中又称本病为AN/AD,即听神经病/听同步不良。当前鉴于本病的病损部位不仅仅限于听神经,还涉及内毛细胞及其与传入神经树突之间的突触(synapse),因此,在2008年召开的国际新生儿听力筛查会议中又将本病命名为“听神经病谱系障碍”(auditory neuropathy spectrum disorder,ANSD)。不过,目前国内文献中仍简称之为“听神经病”。

虽然本病患者大多没有眩晕、平衡失调等前庭症状,但在前庭功能检查中却发现有前庭功能障碍的病例不在少数。所以,又有学者提出了“前庭神经病”的概念。而Skegholeslami(2000)也认为,第Ⅷ脑神经的前庭支未受波及者,则可称为“耳蜗神经病”(cochlear neuropathy),但该学说均未得到公认。

【病因及病变部位】 病因未明。有关学说有:

1. 新生儿高胆红素血症、早产、缺O_2窒息等。其中新生儿高胆红素血症尤为重要。因为新生儿血清中的胆红素(主要是未结合胆红素)过高,达到≥307.8~342μmol/L时,这种具有亲神经毒素的胆红素除了损伤其他中枢神经系统外,还可选择性破坏下丘、蜗核、听神经耳蜗支、耳蜗螺旋神经节等。在新生儿听力筛查中也发现,婴幼儿中的听神经病患者不少有高胆红素血症病史。

2. 听神经脱髓鞘病变。

3. 听系的自身免疫性疾病。

4. **遗传** 前已述及,综合征性听神经病可伴发遗传性运动感觉神经病,Fredreich共济失调,Leber遗传性视神经病等。而国外也有在非综合征性听神经病病例中检出OtoF,PJVK等基因突变的报道。

5. 线粒体病。

6. 高歇病(Gaucher disease)。

7. 特发性。

由于本病的确切病变部位尚无定论,推测可能位于螺旋神经节细胞、内毛细胞,内毛细胞与传入神经元树突末梢形成的突触(synapse)、耳蜗神经耳蜗支、蜗核及其在脑干的听觉通路。有人认为,这病变部位可能是一处,也可能是数处,并可能从一个部位延及另一个部位。

【临床表现】 本病不常见。多发生于青少年及婴幼儿。

1. **病史**

(1)感双耳或单耳听力下降,特别不能辨别对方的言语内容,即只闻其声,不辨其意,该现象在嘈杂的环境中尤为突出。可以伴有耳鸣,少数患者以耳鸣为主诉。

(2)病因不明。无耳毒性药物摄入史,无高热、头部外伤、长期噪声接触史。少数病例伴周围神经病、视神经病。

(3)可以有家族史,如亲兄妹,亲姐弟同时患病、或有其他外周神经病史。

2. **听力学检查** 系统的听力学检查对本病诊断尤其具有重要的意义。

(1)纯音听力图:大多为轻度至中度的听力下降,气导和骨导听阈一致性提高;两耳的听力损失程度基本相同。听力曲线以低频下降的上升型居多;其次为鞍型,即除0.25kHz、0.5kHz外,4.0kHz、8.0kHz的听力也下降;此外尚可见平坦型曲线;个别可为高频下降型。两侧的曲线类型可以相同,亦可相异。

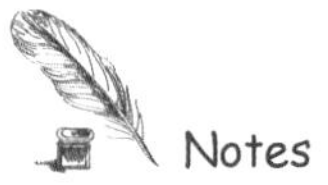

(2) 言语测听：言语识别率很低，与患者的纯音听力下降程度不成比例。

(3) 声导抗测试：在中耳功能正常的情况下（鼓室导抗图呈 A 型），引不出声（镫骨肌）反射，或仅有部分频率出现反射，但反射阈明显提高，超过正常值。

(4) ABR：ABR 引不出或严重异常。

(5) 诱发性耳声发射（EOAE）和对侧抑制试验：无论是 TEOAE 或 DPOAE，在本病多为正常。即使是重度听力下降者，TEOAE 和 DPOAE 仍可出现。这是本病的另一重要特征。此外，正常情况下，在测试 EOAE 时，给对侧耳加一定强度的白噪声，EOAE 会受到抑制，主要表现为振幅下降，这种现象称为对侧抑制。听神经病患者的对侧抑制现象消失。但是近数年来发现，部分患者的诱发性耳声发射也有引不出的现象。

(6) 耳蜗电图：耳蜗微音电位（CM）正常。即使 EOAE 引不出者，其 CM 也正常。SP/AP 大多>1。

3. **前庭功能检查**　部分病例前庭功能不良。

4. **影像学检查**　脑部 CT 和 MRI（含听神经 MRI）无异常发现。

【诊断及鉴别诊断】

1. 凡双耳（或单耳）听力下降、特别是言语分辨能力很差的患者，在常规的纯音听阈和声导抗测试中，如显示为低至中度的感音神经性听力损失，引不出声（镫骨肌）反射，或仅有部分频率可引出声反射，但反射阈比纯音听阈>60dB 时，则应进一步作 ABR、EOAE 和对侧抑制试验，其中 ABR 引不出或严重异常是本病的重要听力学特征之一。如 EOAE 异常，有条件时应作 CM。总之听力学检查结果提示为蜗后性听力损失而又能排除各种其他疾病者，方可诊断为本病。若同时存在其他周围神经病，本病应视为全身性神经病的一部分。

2. 本病应与听神经瘤、多发性硬化及脑外伤后遗症等颅脑疾病鉴别。听神经瘤多为单耳受累，且以高频听力损失为主，影像学检查可见占位病变。多发性硬化除听力下降外，尚可有眩晕、其他脑神经及精神、皮层功能受损的表现，且症状可有缓解期，脑部 MRI 可见病损。听神经未发育或发育不全也可引起与本病相同的听力学表现，特别是在婴幼儿应注意鉴别，内耳道 CT 和听神经 MRI 检查在此有重要意义。内耳道狭窄（直径≤2mm），但不一定都合并蜗神经未育。蜗神经 MRI 则可明确显示蜗神经的发育状况。

3. 本病尚应注意和药物中毒性、噪声性、感染性以及遗传性低频下降型等耳蜗性聋鉴别。

4. 由于本病的病因，病变部位及病理改变等诸多问题尚待探索，故即便在诊断成立后，亦应对病例进行长期的随诊观察。

【治疗】　本病尚无特效治疗方法。助听器的效果存在争议。近年来有人工耳蜗植入术取得较好疗效的初步报道，认为电刺激听神经可使神经纤维兴奋性的同步增强。

（汪吉宝）

Notes 

第十七章 眩 晕

前庭系统及平衡相关系统(包括本体感觉系统和视觉系统)在其与中枢联系通路中的任何部位受到生理性刺激或病理性因素的影响,其结果在客观上将表现为平衡障碍,主观感觉则为眩晕。眩晕是临床常见的症状,70 岁以上的男性及女性老人眩晕的发病率分别达 47% 和 61%。本章在对眩晕的分类、眩晕的诊断与鉴别诊断原则进行扼要介绍的基础上,主要讲解梅尼埃病、前庭神经炎以及良性阵发性位置性眩晕等耳源性眩晕疾病。眩晕的鉴别诊断以及梅尼埃病的发病机制、临床表现和诊断方法是本章的学习重点。

第一节 概 述

眩晕(vertigo)是因机体对空间定位障碍而产生的一种运动性或位置性错觉。眩晕为临床常见的症状之一,眩晕疾病的发病率较高。

人体的平衡是由前庭系统、本体感觉系统(包括皮肤浅感受器和颈、躯体的深部感受器)和视觉系统这三个系统互相作用,以及周围与中枢神经系统之间的复杂联系和整合而维持的。前庭系统在维持机体平衡中起主导作用。在静止状态下,两侧前庭感受器不断地向同侧的前庭神经核对称地发送等值的神经冲动,通过一连串复杂的姿势反射,维持人体的平衡。前庭系统及其与中枢联系过程中的任何部位受生理性刺激或病理性因素的影响,都可能使这种信息发送的两侧对称性或均衡性遭到破坏,其结果在客观上将表现为平衡障碍,主观感觉则为眩晕。因此,除耳鼻咽喉科疾病可致眩晕外,其与内科、神经内科、神经外科、骨科、眼科、妇产科及精神病科的关系都极为密切。

【分类】 眩晕的分类至今尚不统一。传统的分类包括耳源性与非耳源性眩晕;真性(旋转性)与假性(非旋转性)眩晕;外周性眩晕与中枢性眩晕等。下面介绍按病变部位及发病原因的眩晕分类法。

(一)前庭性眩晕

1. 前庭外周性眩晕

(1)耳蜗前庭疾患:包括:①迷路内:如梅尼埃病等;②迷路内外:如氨基糖苷类耳中毒。

(2)前庭疾患:包括:①迷路内:如良性阵发性位置性眩晕;②迷路外:如前庭神经元炎。

2. 前庭中枢性眩晕 包括:①血管性;②肿瘤;③外伤;④变性疾患。

(二)非前庭性眩晕

包括:①眼性眩晕;②颈性眩晕;③循环系统疾病;④血液病;⑤内分泌及代谢性疾病;⑥精神性眩晕。

此外,某些外耳和中耳疾病尚可引起眩晕症状。

【检查】 应进行下列各项检查,以便明确眩晕的病因及病变部位。

1. 全身一般检查。

2. 耳鼻咽喉科专科检查。

3. **神经系统检查** 包括:①脑神经功能检查;②感觉系统检查;③运动系统检查;④过度换气试验。

4. **精神心理状态评估** 应包括精神状态及心理应激状态的评估。

5. **听力学检查** 可协助对眩晕进行定位诊断及定性诊断。

6. **前庭与平衡功能检查** 平衡试验、协调试验、眼动检查、瘘管试验、甘油试验等，可参见有关章节。

7. **眼科检查** 有助于判断是否为眼性眩晕。

8. **颈部检查** 对疑为颈性眩晕者，应进行颈部检查。

9. **影像学检查** 有助于了解中耳、内耳道及颅内情况，作 X 线、CT、MRI、TCD、SPECT 等检查。

10. 脑电图检查。

11. 实验室检查。

【诊断】 眩晕的诊断应做到定位、定性、定因和定态，方可有利于指导治疗。

(一) 病史的采集与分析

应特别注意以下 7 个方面的内容：

1. **眩晕发作的形式** 眩晕发作的形式可有：

(1) 运动错觉性眩晕：包括：①旋转性眩晕(rotatory vertigo)；②直线眩晕或称移位性眩晕(translational vertigo)。

(2) 平衡失调、失平衡或平衡障碍：表现为姿势及步态平衡障碍，患者站立或行走时向一侧倾斜或偏倒感，不稳感，行走时蹒跚或酩酊感。

(3) 头晕、头昏：患者常无法明确表示其不适感觉，如头昏、头重脚轻、头内麻木感、空虚感、头紧箍、头沉重压迫感、眼前发黑等。多为中枢性前庭疾患如脑血管缺血性脑病所致，或为过度换气综合征，全身性疾患累及前庭系等所致。但也不能排除前庭系病变，有可能为前庭病变处于前庭代偿阶段的表现。

2. **眩晕发作的时间特征** 如发作性、迁延性，起病的速度、持续的时间。

3. **眩晕发作的次数与发作频率**

(1) 眩晕持续数分钟至数小时

1) 特发性膜迷路积水：梅尼埃病

2) 继发性膜迷路积水：如耳梅毒、迟发性膜迷路积水、Cogan 综合征(Cogan 病)。

(2) 眩晕持续数秒钟至数十秒

见于良性阵发性位置性眩晕(Benign paroxysmal positional vertigo，BPPV)。

(3) 眩晕持续数十分钟至数小时：如梅尼埃病

(4) 眩晕持续数天至数周：如前庭神经炎

(5) 眩晕病程不定

1) 迷路瘘管

2) 内耳损伤：非穿透性内耳损伤 如迷路震荡(labyrinthine concussion)；穿透性内耳损伤 如颞骨横行骨折波及内耳；内耳气压伤

3) 家族性前庭病

4) 双侧前庭缺损

不同前庭外周性眩晕疾病具有不同的眩晕病程，故按眩晕发作病程分类者，有利于外周性眩晕的鉴别诊断。

4. **眩晕发作时情况** 眩晕在何种情况下，如何种体位、强声刺激、外界压力变化下发生极为重要。

5. **眩晕的伴发症状** 如耳蜗症状、神经系统症状、自主神经症状，尤其注意有无意识障碍。

6. **发病前的诱因** 应了解眩晕发作前一天或数天内有无上感史，情绪激动史及重体力活

Notes 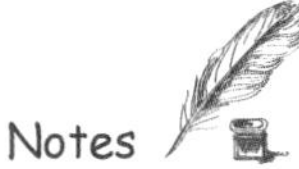

动史。

7. 既往史 包括各系统病史。

(二) 眩晕患者的精神心理学评价

利于分析症状及制订治疗方案。

(三) 眩晕的临床检查评价

需对上述各种临床检查结果进行全面综合分析,作出诊断。外周性眩晕与中枢性眩晕的一般特性如下:

1. 外周性眩晕的一般特征

(1) 眩晕为突发性旋转性,持续时间短暂,可自然缓解或恢复,但可反复发作。

(2) 眩晕程度较剧烈,伴波动性的耳鸣、听力下降,以及恶心、呕吐、面色苍白、出冷汗、血压下降等自主神经症状,而无意识障碍和其他神经系统症状。

(3) 自发性眼震为水平性或水平旋转性,Ⅰ~Ⅱ度,发病初期眼震向患侧,稍后转向健侧。各项前庭反应协调,眼震与眩晕的方向一致,倾倒与自示偏斜方向一致,前、后两者方向相反。自发反应与诱发反应以及自主神经反应的程度大体相仿。

(4) 变温试验可出现前庭重振现象(一侧前庭功能减弱,增强刺激则反应正常),很少有优势偏向。

2. 中枢性眩晕的一般特征

(1) 眩晕可为旋转性或非旋转性,持续时间较长(数天、数周或数月),程度不定,一般较轻,有时可进行性加重,与头和身体的位置变动无关。

(2) 可无耳部症状,前庭其他症状也不一定齐全。自主神经反应的程度与眩晕不相协调。

(3) 多伴有其他脑神经、大脑或小脑症状。眩晕发作时可有意识丧失。

(4) 自发性眼震粗大,为垂直性或斜行性,也可为无快慢相的摆动性,持续久,程度不一,方向多变,甚至呈双相性。

(5) 各种前庭反应有分离现象,自发与诱发反应不一致,可出现前庭减振现象(弱刺激引起强反应,强刺激引起的反应反而弱)。

(6) 变温试验结果冷热反应分离,有向患侧的优势偏向。

附:眩晕的鉴别诊断

1. 根据外周性眩晕与中枢性眩晕的一般特征鉴别(表 1-17-1)

表 1-17-1 外周性眩晕与中枢性眩晕的一般特征

鉴别点	外周性眩晕	中枢性眩晕
眩晕类型	突发性旋转性	旋转或非旋转性
眩晕程度	较剧烈	程度不定
伴发耳部症状	伴耳胀满感、耳鸣、耳聋	多无耳部症状
伴发前庭神经症状	常前庭反应协调	常前庭反应分离
体位及头位影响	头位或体位变动时眩晕加重	与变动体位或头位无关
发作持续时间	持续数小时到数天,可自然缓解或恢复	持续时间长,数天到数月
意识状态	无意识障碍	可有意识丧失
中枢神经系统症状	无	常有
自发性眼震	水平旋转或旋转性与眩晕方向一致	粗大,垂直或斜行,方向多变
冷热试验	可出现前庭重振现象	可出现前庭减振或反应分离

Notes

2. 根据眩晕发作特征与病程鉴别(表 1-17-2):

表 1-17-2 眩晕疾病发作特征与病程鉴别诊断

眩晕发作	前庭外周疾病	中枢疾病	非前庭疾病
单次发作	迷路炎	多发性硬化	
持续存在	前庭功能丧失	神经系统疾病	精神性疾病
多次发作			
数秒钟	良性阵发性位置性眩晕	椎基底动脉功能不全癫痫	心律失常
数小时	梅尼埃病	偏头痛	
数天	失代偿迷路炎		

3. 根据伴发症状鉴别(表 1-17-3):

表 1-17-3 眩晕发作伴发症状鉴别诊断

伴发症状	眩晕疾病
耳聋和/或耳鸣	耳蜗和/或第八脑神经疾病
脑干、小脑、基底神经节症状	中枢神经系统疾病
焦虑、胃肠症状、心悸、呼吸急促、心绞痛	贫血、心血管疾病、甲状腺疾病、糖尿病

【治疗】 除不同的病因治疗外,可参见本章第二节梅尼埃病的治疗。近年来,前庭康复治疗已成为治疗眩晕的重要方法。

第二节 梅 尼 埃 病

法国医师 Prosper Ménière 于 1861 年首次报道该病。本病可影响世界范围内大量人群的健康。本病的特点是发作性眩晕、波动性听力下降,耳鸣和耳胀满感。迄今为止,该病病因不明。尽管目前尚不能完全治愈该病,约 85% 的患者可通过以下治疗改善:生活习惯的改变、药物治疗、中耳压力治疗、中耳给药治疗、手术治疗等。梅尼埃病(Ménière disease)是一种以特发性膜迷路积水为病理特征的内耳病,临床表现为反复发作的旋转性眩晕,波动性感音神经性听力损失,耳鸣和(或)耳胀满感。

【流行病学】 文献报道该病发病率差异较大,约为 7.5～157/10 万。发病年龄 4～90 岁,多发于青壮年,发病高峰为 40～60 岁。男女发病率约 1～1.31。一般单耳发病,随着病程延长,可出现双耳受累,Kitahara 报道,首发症状 20 年后,约 41.5% 的患者双耳受累。

【病因】 迄今不明。因其主要病理表现是膜迷路积水,而且内淋巴由耳蜗血管纹及前庭暗细胞产生后,通过局部环流(radial circulation)及纵流(longitudinal flow)方式达内淋巴囊而被吸收,借以维持其容量的恒定。故梅尼埃病发生机制主要是内淋巴产生和吸收失衡。主要学说如下:

1. **内淋巴管机械阻塞与内淋巴吸收障碍** 在内淋巴纵流中任何部位的狭窄或梗阻,如先天性狭窄、内淋巴囊发育不良、炎性纤维变性增厚等,都可能引起内淋巴管机械性阻塞或内淋巴吸收障碍,是膜迷路积水的主要原因,该学说已为动物实验所证实(Kimura,1967)。

2. **免疫反应学说** 近年来大量研究证实内耳确能接受抗原刺激并产生免疫应答,以不同方式进入内耳或由其本身所产生的抗原,能刺激聚集在血管、内淋巴管和内淋巴囊周围的免疫活性细胞产生抗体。抗原抗体反应导致内耳毛细血管扩张,通透性增加,体液渗入膜迷路,加上血

Notes 

管纹等结构分泌亢进,特别是内淋巴囊因抗原抗体复合物沉积而吸收功能障碍,可引起膜迷路积水。

3. 内耳缺血学说 自主神经功能紊乱、内耳小血管痉挛可导致内耳及内淋巴囊微循环障碍,引起组织缺氧、代谢紊乱、内淋巴理化特性改变,渗透压增高,外淋巴及血液中的液体移入,形成膜迷路积水。

4. 其他学说

(1) 内淋巴囊功能紊乱学说:内淋巴囊功能紊乱(functional disorder of the sac)可引起糖蛋白分泌或产生异常,导致内淋巴环境异常。

(2) 病毒感染学说:认为病毒感染可能破坏内淋巴管和内淋巴囊。

(3) 遗传学说:部分患者有家族史,但其遗传方式有多变性。

(4) 多因素学说:由于多种因素如自身免疫病、病毒感染,缺血或供血不足等皆可能与之有关。有可能梅尼埃病为多因性,或者为多种病因诱发的表现相同的内耳病。

【病理】 基本病理表现为膜迷路积水膨大,膜蜗管和球囊较椭圆囊和壶腹明显。膜半规管与内淋巴囊不膨大。膜蜗管膨大,前庭膜被推向前庭阶,重者可贴近骨壁而阻断外淋巴流动。前庭膜内皮细胞可增生。球囊膨大,充满前庭,向外抵达镫骨足板,向后上压挤椭圆囊使之扭曲移位。椭圆囊膨胀可使壶腹发生类似改变。内淋巴压力极高时可使前庭膜破裂,内外淋巴混合。裂孔小者多能自愈,亦可反复破裂。裂孔大者可形成永久性窦道。

内淋巴囊虽不膨大,但其上皮皱褶可因长期受压而变浅或消失,上皮细胞亦可由柱状、立方变扁平,甚或部分脱落,上皮下纤维组织增生,毛细血管减少。

积水持久,尤当膜迷路反复破裂或长期不愈时,血管纹、盖膜、耳蜗毛细胞及其支持细胞、传入神经纤维及其螺旋神经节细胞均可退变。而前庭终器病变常较耳蜗为轻。

内、外淋巴交混而导致离子平衡破坏,生化紊乱,是梅尼埃病临床发病的病理生理基础,膜迷路扩张与变形亦为其发病机制之一。

【临床表现】

1. 典型症状表现 典型的梅尼埃病症状包括发作性眩晕(recurring attacks of vertigo),波动性、渐进性听力下降(fluctuating and progressive hearing loss),耳鸣(tinnitus)以及耳胀满感(aural fullness)。

(1) 眩晕:多呈突发旋转性,患者感到自身或周围物体沿一定的方向与平面旋转,或感摇晃、升降或漂浮。眩晕均伴有恶心、呕吐、面色苍白、出冷汗、脉搏迟缓、血压下降等自主神经反射症状。上述症状在睁眼转头时加剧,闭目静卧时减轻。患者神志清醒,眩晕持续短暂,多数十分钟或数小时,通常 2～3 小时转入缓解期,眩晕持续超过 24 小时者较少见。在缓解期可有不平衡或不稳感,可持续数天。眩晕常反复发作,复发次数越多,持续越长、间歇越短。有报道在发病的最初 20 年内,一般平均发作 6～11 次/年,20 年后常为 3～4 次/年。

(2) 听力下降:患病初期可无自觉听力下降,多次发作后始感明显。一般为单侧,发作期加重,间歇期减轻,呈明显波动性听力下降。听力丧失轻微或极度严重时无波动。听力丧失的程度随发作次数的增加而每况愈下,但极少全聋。

患者听高频强声时常感刺耳难忍。有时健患两耳能将同一纯音听成音调与音色截然不同的两个声音,临床称为复听(diplacusis)。

(3) 耳鸣:多出现在眩晕发作之前。初为持续性低音调吹风声或流水声,后转为高音调蝉鸣声、哨声或汽笛声。耳鸣在眩晕发作时加剧,间歇期自然缓解,但常不消失。

(4) 耳胀满感:发作期患侧耳内或头部有胀满、沉重或压迫感,有时感耳周灼痛。

2. 梅尼埃病的特殊临床表现形式

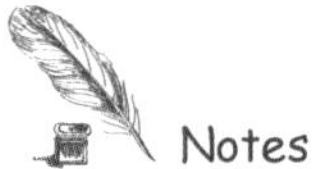

(1) Tumarkin 耳石危象:Tumarkin 耳石危象(Tumarkin otolithic crises)指患者突然倾倒而神

志清楚,偶伴眩晕,又称发作性倾倒(drop attacks)。发生率2% ~6% 。

(2) Lermoyez 发作:Lermoyez 发作(Lermoyez attack)表现为患者先出现耳鸣及听力下降,而在一次眩晕发作之后,耳鸣和眩晕自行缓解消失。又称 Lermoyez 综合征,发生率极低。

【检查】

1. **耳镜检查鼓膜正常** 声导抗测试鼓室导抗图正常。咽鼓管功能良好。

2. **前庭功能检查** 发作期可观察到或用眼震电图描记到节律整齐、强度不同、初向患侧继而转向健侧的水平或旋转水平性自发性眼震和位置性眼震,在恢复期眼震转向患侧。动静平衡功能检查结果异常。间歇期自发性眼震和各种诱发试验结果可能正常,多次复发者耳前庭功能可能减退或丧失。冷热试验有优势偏向。镫骨足板与膨胀的球囊粘连时,增减外耳道气压时诱发眩晕与眼震,称 Hennebert 征(Hennebert Sign)阳性。

3. **听力学检查** 呈感音性聋,多年长期发作者可能呈感音神经性聋表现。纯音听力图早期为上升型或峰型(低、高频两端下降型,峰值常位于 2KHz 处)、晚期可呈平坦型或下降型。阈上功能检查有重振现象,音衰试验正常。耳蜗电图的-SP 增大、SP-AP 复合波增宽,-SP/AP 比值增加(-SP/AP>0.4),AP 的振幅-声强函数曲线异常陡峭。长期发作患者的平均言语识别率约为53%,平均听阈提高 50%。

4. **脱水剂试验** 目的是通过减少异常增加的内淋巴而检测听觉功能的变化,协助诊断。临床常用甘油试验(glycerol test):按 1.2 ~1.5g/kg 的甘油加等量生理盐水或果汁空腹饮下,服用前与服用后 3 小时内,每隔 1 小时做 1 次纯音测听。若患耳在服甘油后平均听阈(见诊断依据)提高 15dB 或以上、或言语识别率提高 16% 以上者为阳性。本病患者常为阳性,但在间歇期、脱水等药物治疗期为阴性。而听力损害轻微或重度无波动者,结果也可能为阴性,服用甘油后耳蜗电图中-SP 幅值减小、耳声发射由无到有,均可作为阳性结果的客观依据。

5. **颞骨 CT** 偶显前庭导水管周围气化差,导水管短而直。

6. **内耳 MRI 成像** 部分患者可显示前庭导水管变直变细。近年来,应用造影剂钆(Gd)鼓室给药后进行膜迷路积水评价,该技术可以较为直观检查膜迷路积水程度。

【诊断与鉴别诊断】 梅尼埃病的诊断主要依靠翔实的病史、全面的检查和仔细的鉴别诊断,在排除其他可引起眩晕的疾病后,可作出临床诊断,而甘油试验阳性有助于对本病的诊断。美国耳鼻咽喉头颈外科学会听力平衡委员会 1995 年制定了梅尼埃病的诊断标准。中华医学会耳鼻咽喉科学分会及中华耳鼻咽喉头颈外科杂志编委会 2006 年贵阳会议亦修订了梅尼埃病的诊断依据。

1. **梅尼埃病诊断依据**

(1) 发作性旋转性眩晕 2 次或 2 次以上,每次持续 20 分钟至数小时。常伴自主神经功能紊乱和平衡障碍。无意识障碍。

(2) 波动性听力损失,早期多为低频听力损失,随病情进展听力损失逐渐加重。至少 1 次纯音测听为感音神经性听力损失,可出现听觉重振现象。

(3) 伴有耳鸣和(或)耳胀满感。

(4) 排除其他疾病引起的眩晕,如良性阵发性位置性眩晕、迷路炎、前庭神经元炎、药物中毒性眩晕、突发性聋、椎基底动脉供血不足和颅内占位性病变等。

2. **梅尼埃病可疑诊断(梅尼埃病待诊)**

(1) 仅有一次眩晕发作,纯音测听为感音神经性听力损失,伴耳鸣和耳胀满感。

(2) 发作性眩晕 2 次或 2 次以上,每次持续 20 分钟至数小时。听力正常,不伴耳鸣和耳胀满感。

(3) 波动性低频感音神经性听力损失。可出现重振现象。无明显眩晕发作。

符合以上任何一条为可疑诊断。对于可疑诊断者根据条件可进一步行甘油试验、耳蜗电

Notes 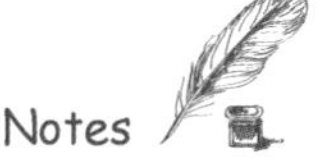

图、耳声发射及前庭功能检查。

3. 常见外周性眩晕疾病鉴别诊断：

(1) 良性阵发性位置性眩晕：良性阵发性位置性眩晕(benign paroxysmal positional vertigo，BPPV)系特定头位诱发的短暂(数秒钟)阵发性眩晕，伴有眼震，由于不具耳蜗症状而易与梅尼埃病相鉴别。

(2) 前庭神经炎：前庭神经炎(vestibular neuritis)可能因病毒感染所致。临床上以突发眩晕，向健侧的自发性眼震，恶心、呕吐为特征。前庭功能减弱而无耳鸣和耳聋。数天后症状逐渐缓解，但可转变为持续数月的位置性眩晕。痊愈后极少复发。该病无耳蜗症状是与梅尼埃病的主要鉴别点。

(3) 前庭药物中毒：有应用耳毒性药物的病史，眩晕起病慢，程度轻，持续时间长，非发作性，可因逐渐被代偿而缓解，伴耳聋和耳鸣。

(4) 迷路炎：迷路炎(labyrinthitis)有化脓性中耳炎及中耳手术病史(参见本篇相关章节)。

(5) 突发性聋：约半数突发性聋(sudden deafness)患者伴眩晕，但极少反复发作。听力损失快而重，以高频为主，无波动(参见本篇相关章节)。

(6) Hunt 综合征：Hunt 综合征(Rumsay-Hunt syndrome)可伴轻度眩晕、耳鸣和听力障碍，耳廓或其周围皮肤的带状疱疹及周围性面瘫有助于鉴别。

(7) Cogan 综合征：Cogan 综合征(Cogan syndrome)除眩晕及双侧耳鸣、耳聋外，非梅毒性角膜实质炎与脉管炎为其特点，糖皮质激素治疗效果显著，可资区别。

(8) 前庭型偏头痛：该病具有与某些类似梅尼埃病临床症状，但其诊断标准包括：至少五次中到重度眩晕症状发作，持续 5 分钟到 72 小时；按照“国际头痛疾病分类”(ICHD)，有或前期有伴或不伴先兆的偏头痛发作史；或具有一个或多个偏头痛特征：伴随至少两个下列特征的头痛：一侧、搏动性、中到重度疼痛，可以被日常活动加剧；畏光、畏声；视觉先兆。前庭型偏头痛可与梅尼埃病伴发。详细病史是主要鉴别点。

(9) 迟发性膜迷路积水：迟发性膜迷路积水(delayed endolymphatic hydrops)先出现单耳或双耳听力下降，一至数年后出现发作性眩晕。可分为同侧型和对侧型。该病病因未明，同侧型可能与病毒感染有关，而对侧型可能与免疫反应有关。

(10) 外淋巴瘘：蜗窗或前庭窗自发性或(继手术、外伤等之后的)继发性外淋巴瘘(perilymph fistula)，除波动性听力减退外，可合并眩晕及平衡障碍。可疑者宜行窗膜探查证实并修补之。

(11) 损伤：头部外伤(trauma)可引起眩晕，包括颈部外伤、中枢神经系统外伤、前庭外周部损伤等皆可引起前庭症状。如颞骨横行骨折常有严重眩晕、自发眼震、耳鸣、耳聋与面瘫。2～3 周后可缓解而遗留位置性眼震与位置性眩晕。

(12) 听神经瘤：参见本篇相关章节。

(13) 前半规管裂隙综合征：上半规管裂隙综合征的发作性眩晕常有强声或外耳道压力变化引起。高分辨率 CT 有助于鉴别。

【治疗】 由于病因及发病机制不明，目前多采用以调节自主神经功能、改善内耳微循环，以及解除迷路积水为主的药物综合治疗或手术治疗。

1. 药物治疗

(1) 一般治疗：发作期应卧床休息，选用低盐饮食。避免含咖啡因饮料、烟、酒等。症状缓解后宜尽早逐渐下床活动。避免劳累及不良精神心理状态。对久病、频繁发作、伴神经衰弱者要多作耐心解释，消除其思想负担。饮食调节及精神状态治疗的作用不容忽视。

(2) 对症治疗药物：

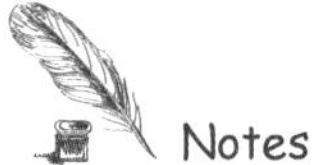

1) 前庭神经抑制剂：常用者有地西泮、苯海拉明(theohydramine)、地芬尼多(diphenidol)等，

仅在急性发作期使用。

2）抗胆碱能药：如山莨菪碱（anisodamine）和东莨菪碱（scopolamine）。

3）血管扩张药及钙离子拮抗剂：常用者有桂利嗪（cinnarizine）、氟桂利嗪（flunarizine）即西比灵、倍他司汀（betahistine）、尼莫地平（nimodipine）等。

4）利尿脱水药：常用者有氯噻酮（chlorthalidone）、70%二硝酸异山梨醇（isosorbid）等。依他尼酸和呋塞米等因有耳毒性而不宜采用。

（3）中耳给药治疗：利用圆窗膜的半渗透作用原理，鼓室注射的药物可通过渗透作用进入内耳达到治疗目的。目前常用的两类鼓室注射药物是庆大霉素和地塞米松。前者通过化学迷路切除作用达到治疗梅尼埃病，后者的作用原理与免疫调节有关。循证医学证据表明，鼓室注射庆大霉素及地塞米松具有良好的眩晕控制率。

2. 中耳压力治疗　常用的方法有 Meniett 低压脉冲治疗，可短期或较长时间控制眩晕症状。

3. 手术治疗　凡眩晕发作频繁、剧烈，长期保守治疗无效，耳鸣且耳聋严重者可考虑手术治疗。手术方法较多，宜先选用破坏性较小又能保存听力的术式。

（1）听力保存手术：可按是否保存前庭功能而分两个亚类：

1）前庭功能保存类：包括：①颈交感神经节普鲁卡因封闭术；用含甘露醇的高渗溶液经圆窗做鼓阶耳蜗透析术；②内淋巴囊减压术；③内淋巴分流术等。

2）前庭功能破坏类：①经物理方法破坏前庭或半规管的膜迷路；②化学药物前庭破坏术；③各种进路的前庭神经截除术等。

近年来，半规管阻塞术逐渐应用于梅尼埃病的治疗。该手术最早应用于难治性良性阵发性位置性眩晕的治疗，近来有国内学者应用该手术治疗听力欠佳的梅尼埃病，眩晕的控制率高（100%），术后前庭代偿时间较前庭神经截断术明显缩短，但有约1/3的患者会听力减退。

（2）非听力保存手术：即迷路切除术。

4. 前庭康复治疗　由于梅尼埃病的反复发作性眩晕特点，传统上本病并不适用前庭康复治疗。但对于已经经化学或手术迷路切除的梅尼埃病患者，则是进行前庭康复治疗的良好适应证。

本病间歇期时程变化较大，且有自愈倾向，故评价治疗效果的客观标准争论颇多。美国耳鼻咽喉头颈外科学会听力与平衡委员会1995年提出梅尼埃病的疗效评价标准，我国亦于2006年修订的梅尼埃病疗效分级标准（中华医学会耳鼻咽喉科学分会及中华耳鼻咽喉头颈外科杂志编委会）如下：

1. 眩晕评定　采用治疗后18～24个月之间眩晕发作次数与治疗前6个月眩晕发作次数进行比较，按分值计：

所得分值=（治疗后18～24个月间发作次数）/（治疗前6个月发作次数）×100

眩晕程度分为5级：

A级：0（完全控制，不能理解为"治愈"）

B级：1～40（基本控制）

C级：41～80（部分控制）

D级：81～120（未控制）

E级：>120（加重）

2. 听力评定　以治疗前6个月最差一次0.25kHz、0.5kHz、1kHz、2kHz和3kHz听阈（听力级）平均值减去治疗后18～24个月最差的一次相应频率听阈平均值进行评定。

A级：改善>30dB，各频率听阈<20dB HL

B级：改善15～30dB

C级：改善0～14dB（无效）

Notes 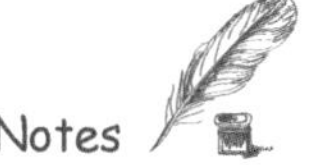

D 级:改善<0(恶化)

如果诊断为双侧梅尼埃病,应分别评定。

3. 活动能力评定 采用治疗后 18 ~ 24 个月之间活动受限日与治疗前 6 个月活动受限日进行比较,按分值计:

所得分值=(治疗后 18 ~ 24 个月间活动受限日)/(治疗前 6 个月活动受限日)×100

活动能力分为 5 级:

A 级:0(完全改善)

B 级:1 ~ 40(基本改善)

C 级:41 ~ 80(部分改善)

D 级:81 ~ 120(未改善)

E 级:>120(加重)

附:活动受限日是指当日活动评分为 3、4 分的天数。

活动评分:①0 分:任何活动不受影响;②1 分:轻度活动受影响;③2 分:活动中度受影响;④3 分:活动受限,无法工作,必须在家中休息;⑤4 分:活动严重受限,整日卧床或绝大多数活动不能。

第三节 良性阵发性位置性眩晕

良性阵发性位置性眩晕是最常见的眩晕疾病,表现为与特定头动变化有关的短暂眩晕、眼震及自主神经症状。近年来,由于治疗手段的进步,本病逐渐受到临床医师的高度重视,诊疗水平得以提高。耳石复位是治疗该病的有效方法。

良性阵发性位置性眩晕(benign paroxysmal positional vertigo,BPPV)是头部运动到某一特定位置时诱发的短暂眩晕,是一种自限性外周前庭疾病。临床上表现为头部运动在某一特定头位时诱发短暂的眩晕伴眼球震颤。Barany(1921)首次报道了本病,Dix 和 Hallpike 建立了 Dix-Hallpike 变位试验检查法,Schuknecht(1969)提出本病的半规管壶腹嵴顶结石学说,Hall 等人(1979)提出半规管结石学说。本病为最常见的外周性眩晕疾病。

【流行病学】 良性阵发性位置性眩晕的发病率在前庭外周性疾病中列为首位。粗略估计其发病率在日本为 10.7 ~ 17.3/10 万(Mizukoshi 等,1988),在美国约为 64/10 万(Froehling 等,1991)。发病率在中老年中逐步上升,发病年龄与病因有一定的关系。

【病因】 约半数患者的病因仍不明确(特发性 BPPV),半数患者的病因与下列疾病有关,或继发于下列疾病(继发性 BPPV)。

1. 头部外伤头部外伤、特别是多发于轻度头颅外伤后数日及数周,或乘车时突然加速,减速运动致颈部“挥鞭伤”等。

2. 病毒性神经炎

3. 椎-基底动脉短暂缺血性眩晕,内耳血液循环障碍。

4. 耳部其他疾病,如中耳及乳突炎,耳部手术后,药物性耳中毒等;或其他内耳疾病,如梅尼埃病、特发性突聋等。

5. 全身钙离子代谢异常可能和本病发生有关。

【发病机制】

1. 嵴顶结石病(cupulolithiasis)学说 Schuknecht(1962,1969)提出,变性的耳石从椭圆囊斑处脱落,此种碱性颗粒沉积于后半规管的嵴顶,引起的内淋巴与嵴顶处密度不同,从而使比重发生差异(正常情况下,两处重力作用相同),导致对重力作用的异常感知。根据半规管生理学

Notes

原则，当激发的头位不变时，由于重力作用所引起的嵴顶也偏斜不变，故引起的眩晕及眼震应持续存在。但是，实际情况是：此种眩晕或眼震仅持续数秒钟而停止，显然，眩晕及眼震并非由于重力直接作用于嵴顶所致。另外，根据解剖位置分析，当头位处于悬垂位时，后半规管嵴顶接近于中间位置，故不可能产生重力的矢量。但乙醇性位置性眩晕的临床表现，支持了此学说。

2. 半规管结石病(canalithiasis)学说 Hall，Ruby 和 Muclure(1979)提出，由于各种原因致耳石脱落或变性的耳石聚集于后半规管近壶腹处，当头位移动至激发位置(悬头位)时，半规管成为垂直方向，管石开始受到重力的作用，向离开壶腹的方向移动而牵引内淋巴。为了克服嵴顶的弹性以及半规管内内淋巴的惯性，需经数秒钟后，内淋巴及嵴顶才产生移位，此即为产生眩晕及眼震的潜伏期。眼震的快相朝向位置在下的耳。当管石移动至半规管近水平的位置时，对内淋巴的牵引力减少或停止，弹性使嵴顶回至中间位，故眩晕及眼震停止。头位回复至直立位置时，管石的重力作用与悬头位方向相反，故眼震的方向与悬头位相反。当反复进行激发头位时，管石散开，在管内往返移动的次数减少，从而使眩晕感或眼震减弱或不发生。良性阵发性位置性眩晕最常发生于后半规管，但外半规管和前半规管亦可受累。

【临床表现】

1. 症状发病突然，患者在头位变化时出现强烈旋转性眩晕，常持续于 60 秒之内，伴眼震，恶心及呕吐。症状常发生于坐位躺下、或从躺卧位至坐位时、或出现于在床上翻身时，患者常可察觉在向某一头位侧身时出现眩晕，常于睡眠中因眩晕发作而惊醒。眩晕的程度变化较大，严重者于头部轻微活动时即出现，眩晕发作后可有较长时间的头重脚轻，漂浮感及不稳感。整个发作的病程可为数小时至数日，个别可达数月或数年。本病症状的出现，可呈现周期性加剧或自发缓解。间歇期长短不一，有时可 1 年或数年不发病，甚至可长达 10～20 年不发病者。

2. 检查

(1) Dix-Hallpike 试验：为后半规管和前半规管 BPPV 重要的常规检查方法(图 1-17-1)：①患者坐于检查床上，头向右侧转 45°；②检查者位于患者侧方，双手持头，迅速移动受检者至仰卧侧悬头位，头应保持与矢状面成 45°。观察 30 秒或至眼震停止后，头部和上身恢复至端坐位，然后，进行向对侧的侧悬头位检查。检查眼震电图应采用水平及垂直双导联记录，可记录在何种头位时出现眼震，并能准确了解潜伏期及持续时间，眼震渐强渐弱情况，以及反复激发后的衰减情况。旋转性眼震可采用 Frenzel 眼镜或红外视眼震仪直接观察。

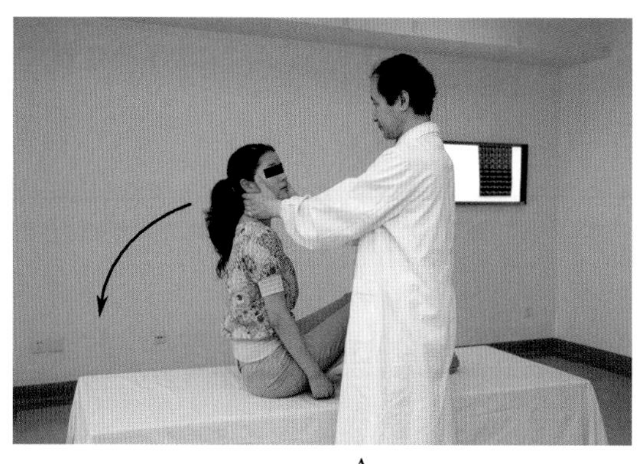
A

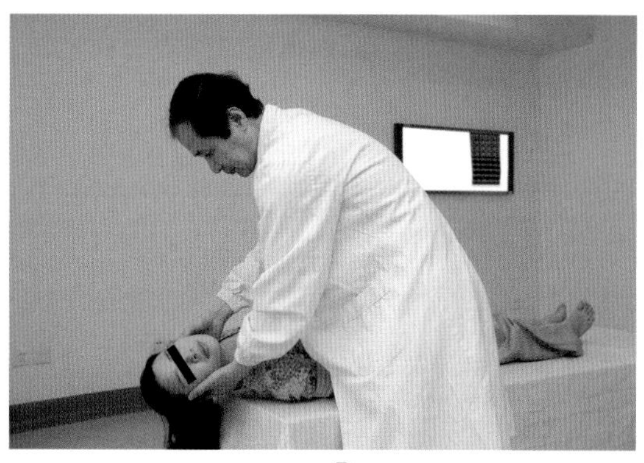
B

图 1-17-1 Dix-Hallpike 变位性眼震试验

后半规管 BPPV 的眼震有下列特征：①患耳向地时出现以眼球上极为标志的垂直扭转性眼震(垂直成分向眼球上极，扭转成分向地)；②有潜伏期，约为 2～10 秒；③持续时间短，管结石症眼震持续时间<1 分钟；嵴顶结石症眼震持续时间≥1 分钟；④易疲劳性；⑤眼震迅速增强而后逐渐减弱；⑥从悬头位恢复至坐位时，可出现逆向低速的极短暂眼震。

Notes

前半规管BPPV的眼震有下列特征:①患耳向地时出现以眼球上极为标志的垂直扭转性眼震(垂直成分向眼球下极,扭转成分向地,但部分患者眼震的扭转成分可能不明显);②管结石症眼震持续时间<1分钟;嵴顶结石症眼震持续时间≥1分钟;③有潜伏期;④易疲劳性;⑤回到坐位时眼震方向逆转。

前半规管BPPV检查法请参见有关书籍。

(2) 滚转试验(Roll test)为外半规管BPPV的检常规查方法:受试者平卧,头垫高30°,检查者双手持头,迅速向左或右侧转头45°,观察1分钟或至眼震停止。同样观察对侧眼震情况。

外半规管BPPV的眼震特征:管结石症在双侧变位检查均可诱发向地性或背地性水平眼震,眼震持续时间<1分钟;嵴顶结石症在双侧变位检查可诱发背地性水平眼震,眼震持续时间≥1分钟。

(3) 听力学检查:一般无听力学异常改变,但半规管结石症如继发于某些耳源性疾病,则可出现患耳听力异常。

(4) 其他前庭功能检查:可选择冷热试验、旋转试验、甩头试验、前庭肌源性诱发电位和姿势描记检查,主要用于判断前庭功能障碍的部位、性质、程度以及中枢代偿情况。

(5) 影像学检查:颞骨CT、内耳及桥小脑角高分辨率MRI不作为常规检查项目,但可为部分不典型或难治性的位置性眩晕提供诊断线索。

【诊断与鉴别诊断】 病史的特征性极为重要,间歇期无异常发现。结合病史、变位试验可确诊,但变位性眼震检查最好在发作期进行。应与中枢性位置性眼震、前庭神经炎、梅尼埃病、脑血管病变等导致的眩晕相鉴别。部分患者在发病前已存在后循环缺血性疾病,迷路也存在缺血性改变,从而使诊断更为复杂。应根据不同变位试验明确受累半规管及其侧别,以及是半规管结石还是嵴顶结石。中华医学会耳鼻咽喉科学分会及中华耳鼻咽喉头颈外科杂志编委会2006年贵阳会议制订了BPPV的诊断依据如下:

1. 诊断BPPV的变位试验

(1) Dix-Hallpike试验:是确定后或前半规管BPPV的常用方法。

(2) 滚转试验(roll maneuver):是确定外半规管BPPV的最常用的方法。

2. BPPV变位检查的眼震特点

(1) 后半规管BPPV的眼震特点:患者头向患侧转45°后快速卧倒,使头悬至床下,与床平面成20°~30°夹角,患耳向地时出现以眼球上极为标志的垂直扭转性眼震(垂直成分向眼球上极,扭转成分向地);回到坐位时眼震方向逆转。管结石症眼震持续时间<1分钟;嵴顶结石症眼震持续时间≥1分钟。

(2) 前半规管BPPV的眼震特点:患者头向患侧转45°后快速卧倒,使头悬至床下,与床平面成20°~30°夹角,患耳向地时出现以眼球上极为标志的垂直扭转性眼震(垂直成分向眼球下极,扭转成分向地,但部分患者眼震的扭转成分可能不明显);回到坐位时眼震方向逆转。管结石症眼震持续时间<1分钟;嵴顶结石症眼震持续时间≥1分钟。

(3) 外半规管BPPV的眼震特点:管结石症在双侧变位检查均可诱发向地性或背地性水平眼震,眼震持续时间<1分钟;嵴顶结石症在双侧变位检查可诱发背地性水平眼震,眼震持续时间≥1分钟。

3. 诊断依据

(1) 头部运动到某一特定位置出现短暂眩晕的病史;

(2) 变位试验显示上述眼震特点,且具有短潜伏期和疲劳性。

【治疗】 虽然BPPV是一种有自愈倾向的疾病,但其自愈的时间有时可达数月或数年,严重的可致工作能力丧失,故应尽可能地进行治疗。

Notes

1. 抗眩晕药 如异丙嗪(非那根)、倍他司汀等有一定的效果,但临床中并不推荐使用中枢抑制剂。

2. **管石复位法** 近年来，因复位治疗操作简便，可徒手或借助仪器完成，且有较好效果而得到广泛的重视。常根据 BPPV 的不同类型选择相应的方法。

（1）后半规管 BPPV：常选择 Epley 耳石复位治疗或 Semont 手法治疗。

（2）水平半规管 BPPV：①水平向地性眼震：常选择 Barbecue 法、Gufoni 法或强迫侧卧体位疗法（forced prolonged positioning）；②水平背地性眼震：可采用 Gufoni 法或强迫侧卧体位疗法。部分患者可能转换为水平向地性眼震，即按前述方法治疗。

（3）前半规管 BPPV：可采用反向 Epley 复位法或改良 Epley 复位法。

有学者认为，乳突部振荡可能对上述手法复位效果有提高作用，但该观点尚有争议。

3. 其他前庭康复治疗训练，如习服治疗方法：Brandt-Daroff 治疗；此外，平衡功能训练可提高部分耳石复位后患者的姿势稳定性。

4. 手术疗法如上述疗法无效，且影响生活质量者，可行半规管阻塞术或后壶腹神经切断术，但近年来后者的应用越来越少。

第四节 前庭神经炎

前庭神经炎是一种常见的眩晕疾病，其确切的病因不明，病理学证据和流行病学特点支持其为病毒感染所致，这一点与 Bell 面瘫和特发性突聋类似。本病的临床表现以持续的眩晕为特点，不影响听力。可通过药物和前庭康复治疗获得良好预后。

前庭神经炎（vestibular neuritis）又称为流行性眩晕（epidemic vertigo），现认为是由病毒感染所致的前庭神经疾病。其临床表现以突发性单侧前庭功能减退或前庭功能丧失为特征。Rattin（1909）和 Nylen（1924）最早描述该病症。Hallpike（1949）以及 Dix 和 Hallpike（1952）称之为前庭神经元炎（vestibular neuronitis），因病理发现该病主要表现为前庭神经病变，故应称之为前庭神经炎。

【病因与病理】 该病的病因尚未完全阐明，多年来，有两种主要学说：

1. **前庭神经病毒感染学说** 患者颞骨病理研究发现该疾病的主要病理改变为前庭神经退变（Friedman & House，1980；Schuknecht & Ruby，1981）。Schuknecht 和 Kitamura（1981）提出，本病为病毒感染所致。临床观察到，约 23% ~100% 的前庭神经炎患者发病前有上呼吸道前驱感染病史。患者血清中疱疹病毒抗体滴度增加、部分患者伴有皮肤带状疱疹。病毒感染学说为目前多数学者所接受。

2. **前庭血供障碍学说** 部分学者曾提出，前庭迷路缺血（Lindsay & Hemenway，1956）或感染引起的迷路微循环障碍（Meran & Pfaltz，1975）可能为本病的病因。

【临床表现】

1. **症状** 突然发生的旋转性眩晕、自发性眼震及平衡障碍，伴恶心、呕吐等自主神经症状。眩晕常持续数天，一般 3 ~5 天后逐渐减轻。发病 1 ~6 周后，大多数患者感觉眩晕症状基本消失。极少数患者在发病后数年内有复发现象，但眩晕程度减轻。无主观听觉障碍或中枢神经病变表现。

2. 检查；包括全身物理检查、耳科学检查、神经系统检查、听力学检查、前庭功能检查及必要的影像学和实验室检查（主要阳性体征见诊断依据）。冷热试验是确定患耳的主要检查方法。

【诊断】 前庭神经炎尚无特异性的诊断标准或方法，结合鉴别诊断，如下内容可作为诊断依据。

1. 前驱性上感病史；

2. 突然发作性旋转性眩晕，伴恶心、呕吐，眩晕常持续数天。

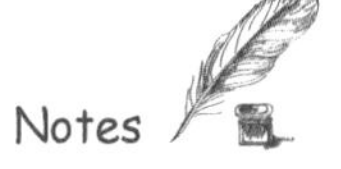

3. 自发性眼震，呈水平旋转性，快相向健侧；
4. 平衡障碍，Romberg 试验向患侧倾倒；
5. 冷热试验患侧前庭功能明显减退或丧失；
6. 无耳蜗功能障碍；
7. 无其他神经系统病变表现；
8. 血清疱疹病毒抗体滴度增加有助于支持本病的诊断。

【治疗】

1. **支持疗法** 发病初期眩晕及恶心、呕吐症状严重者，可适当输液，纠正酸碱平衡失调。

2. **对症疗法** 病初当恶心症状严重时，可适当给予抗组胺药或抗胆碱药。由于该类药物不利于前庭中枢代偿的形成，故一旦恶心症状减轻(24～72 小时后)应立即停药。

3. **糖皮质激素治疗** 如泼尼松。

4. **抗病毒药物** 如阿昔洛韦。

5. **前庭康复训练** 前庭中枢抑制剂停用后即可进行前庭康复治疗，愈早康复治疗恢复愈快，方法有一般康复和个体化康复方法等，目的是提高凝视稳定和姿势平衡。

(孔维佳)

第十八章　听力障碍及其防治

第一节　听力障碍概论

标准的正常人耳，能听到频率为 20～20 000Hz，声强为 0dB HL 的声音。人类言语频率通常在 250～4000Hz 之间。由于环境和体内的原因，人的听觉功能容易受到损害。耳聋为人耳听觉功能损失的总称。

人体听觉系统中的传音、感音或分析综合部位的任何结构或功能障碍，都可表现为听力不同程度减退（hearing loss），人们习惯把轻者称为重听（hypoacusis，hard of hearing），把重者称为聋（deafness）。在临床上统称为聋病。

双耳为人体接受声音信号的唯一器官，人类凭听觉感受周围环境及自身发出的一切声音刺激，认知彼此道出的言语，并在此基础上，建立人类独有言语交谈和文字记录形式。文字是记录语音的符号，在拼音文字中尤其如此。言语和文字共同构成了现代人类交流感情、积累知识和经验的工具；同时，也是人类进行思考、推理和记忆的工具，是抽象思维活动的载体。

听觉在言语形成中起着接受语声刺激，进行模仿以及监测和校正自身发声的双重作用。听觉障碍者在不同程度上失去接受声音信号的能力或只能获得畸变的声音信号，也丧失相应的自我监测和自我校正的能力，以至于不同程度地阻碍言语功能的建立和完善。重度先天性聋或婴幼儿期失去听力者，称为语前聋（prelingual deafness），无从接受言语信号，更无自身言语反馈，如无特殊训练，终将成为聋哑（deafmutism）；在言语形成之后失去听力者，称为语后聋（postlingual deafness），因为失去听觉反馈能力，对自己发出声音不能正确地监测和校正，表现为发声失准，言语清晰度下降，语音单调且常常不自觉地提高自己的嗓音，与环境需求不协调。

听觉丧失这种生理缺陷，阻隔了学习和社交的正常途径，给患者带来的不只是生活、学习和工作上的困难，同时还伴有精神心理创伤。因此，聋病，不能只理解为一个感官功能的缺陷，必须注意言语接受与表达障碍，除影响学习与社交活动之外，还对人的思维方式、智能结构、精神心理活动产生深刻的影响。防聋和治聋问题，必须从社会心理医学的高度来认识，遵照循证医学的方法，动员科学技术及社会组织的能力去解决。

【发病率】　长久以来，人们对聋病的认识和重视程度不足，其实聋病的发病率很高。据人口调查统计，每 1000 名新生儿中就有 1 名先天性聋儿；有不同程度听力下降者在人群中的比例，青年期 1%，45～64 岁为 14%，65～75 岁为 30%，75 岁以上者为 50%。全球约有 7 亿人口听力损失在中等程度以上（听阈>55dB）。我国有听力言语残疾者达 2700 万人，其中聋哑人 200 多万，并以每年 3 万多的数量在增长。聋病给个人、家庭及社会带来巨大的痛苦和沉重负担。如何降低聋病的发病率和及时发现、早期治疗，成为全社会的共同责任。

【耳聋分类】　按病变性质和部位分类，可分为器质性聋（organic deafness）和功能性聋（functional deafness）两大类。器质性聋可按病变部位分为传导性聋（conductive deafness）、感音神经性聋（sensorineural deafness）和混合性聋（mixed deafness）三种。感音神经性聋可细分为感音性聋（sensory deafness），其病变部位在耳蜗，又称为耳蜗性聋（cochlear deafness）；以及神经性聋（nervous deafness），因病变部位在耳蜗以后的诸部位，又称为蜗后聋（retrocochlear deafness）。功能性聋因无明显器质性变化，又称精神性聋（psychogenic deafness）或癔症性聋（hysterical deafness）。

按发病时间分类，可以出生前后划分为先天性聋（congenital deafness）和后天性聋。以语言功能发育程度划分为语前聋（prelingual deafness）和语后聋。先天性聋按病因不同可分为遗传性聋（hereditary deafness）和非遗传性聋两类。

按病因分类：遗传性，疾病外伤因素，环境、药物因素。

【耳聋分级与评残标准】 临床上常以纯音测听所得言语频率听阈的平均值为标准。言语频率听阈平均值各国计算方法不完全一致。我国法定为以500Hz、1000Hz、2000Hz三个频率为准（见：GB/T 16180—1996 《职工工伤与职业病致残程度鉴定》），WHO1997年日内瓦会议对听力残疾定义和听力损失分级将3000Hz或4000Hz列入计算范围。

耳聋分级，以单耳听力损失为准，分为五级（表1-18-1）：①轻度聋，听低声谈话有困难，语频平均听阈26～40dB；②中度聋，听一般谈话有困难，语频听阈在41～55dB；③中重度聋：要大声说话才能听清，语频听阈56～70dB；④重度聋：需要耳旁大声说话才能听到，听阈在71～90dB之间；⑤极重度聋：耳旁大声呼唤都听不清，听阈>90dB（表1-18-1）。

表1-18-1 听力障碍分级

分级	0.5，1.0，2.0kHz
轻度聋	26～40dB
中度聋	41～55dB
中重度聋	56～70dB
重度聋	71～90dB
极重度聋	>91dB

听力残障评定评残以双耳听力损失加成计算，详见第九篇第四章“内耳声损伤噪声性聋”。

一、传导性聋

大气中的声波进入外耳道，引起鼓膜振动和听骨链活动，使内耳淋巴液产生液波的过程，为声音或声能在人体内传导的正常途径称气传导；大气中的声波直接经颅骨振荡传入内耳的途径，称为骨传导。在声音传导径路上任何结构与功能障碍，都会导致进入内耳的声能减弱，所造成的听力下降为传导性听力损失，称为传导性聋。听力损失的程度，可因病变部位和程度不同而有差别，最严重者，气传导功能完全丧失，听阈可上升至60dB。

【病变部位】

1. 单纯耳廓畸形 不管是先天性畸形或是后天因素所致的残缺，对听力影响轻微，因为耳廓的集声功能仅在3dB以内。

2. 外耳道堵塞、狭窄或闭锁 可见于先天性外耳道畸形或炎症、肿瘤、外伤等所致之耳道狭窄、闭塞，外耳道异物、耵聍栓及耳道胆脂瘤等原因。外耳道完全堵塞，可致听阈上升45～60dB。

3. 鼓膜病变 鼓膜炎症、增厚瘢痕、粘连或穿孔，使其受声波刺激后之振动面积与振幅下降，致声能损失，听阈可上升30dB左右，若鼓膜紧张部大穿孔，失去对圆窗的屏蔽功能，听阈可上升至45dB左右。

4. 听骨链病变 包括先天性缺如、固定或畸形和后天炎症、外伤、肿瘤所致的粘连、残缺、中断、固定等因素，致听骨链失去完整性或灵活性，造成声能传导障碍，在耳科临床中最为常见，因为此类病变，常使听力损失超过50dB，严重损害患者的社交能力。

5. 咽鼓管及气房系统病变 咽鼓管功能正常，鼓室、鼓窦、乳突气房的容积及压力正常，是鼓膜、听骨链及圆窗膜随声波活动的重要条件。由于炎症、肿瘤或外伤等因素所致的咽鼓管阻

Notes

塞,都可以造成鼓室气房系统气压下降,鼓膜内陷、鼓室及气房系统黏膜渗出积液,使听力下降,若继发感染或机化粘连,影响圆窗膜运动,可造成超过60dB的听力损失和十分难矫治的病理改变。

6. **内耳淋巴液波传导障碍** 可因鼓阶及前庭阶外淋巴液质量改变或液波传导受阻所致,见于内耳免疫病、迷路积水、浆液性迷路炎以及各种原因造成的蜗窗闭塞。内耳液波传导障碍除表现为气传导下降外,还可伴有骨导下降,常呈现混合性聋的特征。

【诊断】

1. **病史及专科检查** 可以了解病变的原因、部位、损害的范围和轻重程度。

2. **听功能检查**

(1) 音叉检查:Rinne试验阴性,Weber试验偏患侧,Schwabach试验延长是传导性聋的重要特征。

(2) 纯音测听:骨导听阈基本正常,气导听阈>25~60dB。

(3) 声导抗检查:用于耳道和鼓膜完整的病例。检查鼓室图及声反射,可以帮助判断鼓室气压功能及听骨链的完整性。

3. **影像检查** 可以根据上述检查结果选定,首选颞骨高分辨率CT检查,可以协助确定病变的部位、范围及程度。

【治疗】 应根据病因、病变的部位、性质和范围确定不同的治疗方法,具体可见疾病的各章节。在确定咽鼓管功能及耳蜗功能正常后,大多数传导性聋,可以经过耳显微外科手术重建听力。因各种原因不能接受手术或手术治疗无效者,可配戴助听器。

二、感音神经性聋

由于Corti器毛细胞、听神经、听觉传导径路或各级神经元受损害,致声音的感受与神经冲动传递障碍以及皮层功能阙如者,称感音性、神经性或中枢性聋。临床上用常规测听法未能将其区分时可统称感音神经性聋。

【病因及临床特征】

1. **先天性聋** 先天性聋(congenital deafness)系出生时就已存在的听力障碍。其病因可分为遗传性聋(hereditary deafness)及非遗传性聋两大类:

(1) 遗传性聋:指由基因或染色体异常所致的感音神经性聋。详见本篇第十六章第一节。

(2) 非遗传性聋:妊娠早期母亲患风疹、腮腺炎、流感等病毒感染性疾患,或梅毒、糖尿病、肾炎、败血症、克汀病等全身疾病,或大量应用耳毒性药物均可使胎儿耳聋。母子血液Rh因子相忌,分娩时产程过长、难产、产伤致胎儿缺氧窒息也可致聋。

2. **老年性聋** 老年性聋(presbycusis)是人体老化过程在听觉器官中的表现。详见本篇第十六章第六节。

3. **传染病源性聋** 传染病源性聋(deafness due to infective disease)又称感染性聋,系指由各种急、慢性传染病产生或并发的感音神经性聋。详见本篇第十六章第三节。

4. **全身系统性疾病引起的耳聋** 常见者首推高血压与动脉硬化,临床表现为双侧对称性高频感音性聋伴持续性高调耳鸣。糖尿病性微血管病变可涉及耳蜗血管,使其管腔狭窄而致供血障碍,一般以蜗后性聋或耳蜗性与蜗后性聋并存的形式出现。肾小管袢与耳蜗血管纹在超微结构、泵样离子交换功能,对药物的毒性反应等方面颇多相似。两者尚有共同的抗原性和致病原因。临床上不仅遗传性肾炎,而且各类肾衰、透析与肾移植患者均可合并或产生听力障碍,听力学表现为双侧对称性高频感音性听力损害。甲状腺功能低下,特别是地方性克汀病者几乎都有耳聋,临床上呈不同程度的混合性听力损害,伴智力低下与言语障碍。

除此之外,白血病、红细胞增多症、镰状细胞贫血、巨球蛋白血症、结节病、组织细胞X病、多

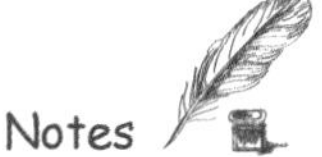

发性结节性动脉炎等多种疾病都可致聋。

5. 耳毒性聋 耳毒性聋(ototoxic deafness)又称药物中毒性聋,指误用某些药物或长期接触某些化学制品所致的耳听力损失。详见本篇第十六章第二节。

6. 创伤性聋(traumatic deafness) 指因各种机械、气压、声波等导致的听力障碍。详见本篇第六章及第九篇第三、四章。

7. 特发性突聋 特发性突聋(idiopathic sudden deafness),指无明显原因短时间突然发生的重度感音性聋。详见本篇第十六章第四节。

8. 听神经病 听神经病(auditory neuropathy,AN)是一种(或一组)病因、病位及病理生理尚未明了的感音神经性听力损害。其临床特征为:纯音听力损失以低频障碍为主,言语识别率明显下降与纯音听阈分离,声导抗检查鼓室功能正常而声反射引不出,听性脑干反应(ABR)引不出或严重异常等。详见本篇第十六章第七节。

9. 自身免疫性聋 自身免疫性聋(autoimmune deafness)为多发于青壮年的双侧同时或先后出现的、非对称性、波动性进行性感音神经性聋。详见本篇第十六章第五节。

10. 其他 能引起感音神经性耳聋的疾病尚有很多,较常见者如中耳炎并发症、梅尼埃病、耳蜗性耳硬化、小脑脑桥角占位性疾病、多发性硬化症等。

【诊断和鉴别诊断】 全面系统地收集病史,详尽的耳鼻部检查,严格的听功能、前庭功能和咽鼓管功能检测,必要的影像学和全身检查等是诊断和鉴别诊断的基础。客观的综合分析则是其前提。

【治疗】 感音神经性聋的治疗原则是恢复或部分恢复已丧失的听力,尽量保存并利用残余的听力。具体方法如下:

1. 药物治疗 因致聋原因很多,发病机制和病理改变复杂,且不尽相同,故迄今尚无一个简单有效且适用于任何情况的药物或疗法。目前多在排除或治疗原因疾病的同时,尽早选用可扩张内耳血管的药物、降低血液黏稠度和溶解小血栓的药物、维生素 B 族药物、能量制剂,必要时还可应用抗细菌、抗病毒及类固醇激素类药物。

2. 助听器 助听器(hearing aid)是一种帮助聋人听取声音的扩音装置。它主要由微型传声器、放大器、耳机、耳模和电源等组成。具体选配方法详见本章第三节。

3. 耳蜗植入器 耳蜗植入器(cochlear implant)又称电子耳蜗(electrical cochlea)或人工耳蜗,是精密的电子仪器,包括植入体及言语处理器两部分,是当前帮助极重度聋人获得听力、获得或保持言语功能的良好工具。详见本章第三节。

4. 听觉和言语训练 听觉训练(auditory training)是借助听器利用听障的残余听力或植入人工耳蜗后获得听力,通过长期有计划的声响刺激,逐步培养其聆听习惯,提高听觉察觉、听觉注意、听觉定位及识别、记忆等方面之能力。言语训练(speech training)是依据听觉、视觉与触觉等之互补功能,借助适当的仪器(音频指示器、语图仪等),以科学的教学法训练聋儿发声、读唇、进而理解并积累词汇,掌握语法规则,灵活准确表达思想感情。发声训练包括呼吸方法、唇舌运动、嗓音运用,以及音素、音调、语调等项目的训练。听觉和言语训练相互补充,相互促进,不能偏废,应尽早开始,穿插施行。若家属与教员能密切配合,持之以恒,定能使残余听功能或人工听功能得到充分发挥作用,达到聋而不哑之目的。

【预防】

1. 广泛宣传杜绝近亲结婚,开展聋病婚前咨询,积极防治妊娠期疾病,加强围生期管理,减少产伤。大力推广新生儿听力筛查,努力做到早期发现婴幼儿耳聋,尽早治疗或尽早做听觉言语训练。

2. 建议对疑为遗传因素致聋者及其家系成员进行聋病基因筛查,并用以指导婚育,避免聋儿出生。

3. 提高生活水平，防治传染病，锻炼身体，保证身心健康，延缓老化过程。

4. 严格掌握应用耳毒性药物的适应证，尽可能减少用量及疗程，特别对有家族药物中毒史者、肾功能不全、孕妇、婴幼儿和已有耳聋者更应慎重。用药期间要随时了解并检查听力，发现有中毒征兆者尽快停药治疗。

5. 避免颅脑损伤，尽量减少与强噪声等有害物理因素及化学物质接触，戒除烟酒嗜好。除努力减少噪声及有害理化因素、改善劳动条件和环境等社会行为外，加强个体防护观念及措施，实属必要。

三、混合性聋

耳传音与感音系统同时受累所致的耳聋称混合性聋。两部分受损的原因既可相同，也可各异。前者如晚期耳硬化耳蜗功能受到不同程度损害，又如在化脓性中耳炎所致传导性聋的基础上，因合并迷路炎或因细菌毒素，耳毒药物等经蜗窗膜渗入内耳，引起淋巴液理化特性与血管纹、Corti 器等的结构改变而继发感音性聋。两部分损害原因不同所致的混合性聋常见者如慢性中耳炎伴老年性聋、噪声聋或全身疾病所引起的听力损失。混合性聋的听力改变特征是既有气导损害，又有骨导损害，曲线呈缓降型，低频区有气骨导间距而高频区不明显。

混合性聋的治疗方法，应根据不同病因及病情综合分析选定，语频区骨导听阈<45dB，气骨导差>25dB 的晚期耳硬化症及慢性中耳炎静止期、耳咽管功能正常者，可以考虑手术治疗；慢性中耳炎伴有糖尿病致混合性聋者，应注意控制血糖和治疗中耳炎症。听力损失可用助听器补偿治疗。

四、功能性聋

本病又称精神性聋或癔症性聋，属非器质性耳聋。常由精神心理受创伤引起，表现为单侧或双侧听力突然严重丧失，无耳鸣和眩晕。说话的音调与强弱和发病前相同，但多有缄默、四肢震颤麻木、过度凝视等癔症症状。反复测听结果变异较大，无响度重振，言语接受阈和识别率较低。自描测听曲线为Ⅴ型，镫骨肌声反射和听性脑干诱发电位正常。前庭功能无改变。患者可突然自愈或经各种暗示治疗而快速恢复。助听器常有奇效。治愈后有复发倾向。

五、伪　聋

本病又称诈聋，指听觉系统无病而自称失去听觉，对声音不作答理者的表现，严格地说，不能称为疾病。另一类是听力仅有轻微损害，有意识地夸大其听力缺损程度者，可称为夸大性聋(exaggerated hearing loss)。装聋的动机很复杂，表现的形式亦多样，多诡称单侧重度聋，因双侧伪聋易被识破。伪聋者多很机警，有的还很熟悉常规的测听方法，即便应用一些特殊的测听方法也难肯定诊断。自从声导抗、听性诱发电位和耳声发射测听法问世以来，伪聋的准确识别多已不成问题，但确诊前必要注意慎重地与功能性聋鉴别。

思考题

简述聋病的分类及听力学鉴别诊断方法。

（杨伟炎）

第二节　听力筛查

听力障碍是常见致残性疾病之一，已成为全球关注的重大公共卫生问题。正常新生儿中，双侧先天性听力障碍的发病率约为3‰，远远高于苯丙酮尿症、甲状腺功能低下等的发病率，居

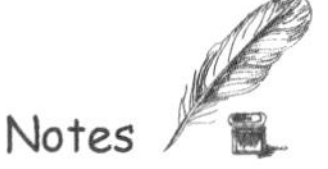

目前可筛查的出生缺陷疾病之首。在我国如按每年出生1900万人口计算，平均每年大约要新增5万先天性听力损失的患儿。此外，在儿童成长的过程中还有约3‰为迟发性永久性听力损失，加上继发性的听力损失，调查资料显示听力损失在学龄儿童的发生率为5.4%～14.9%。如果不能早期发现这些听力损失的儿童，就不可能对其提供早期诊断和早期干预的服务，他们就可能因听力损失致残。因此，儿童的听力问题备受关注，国内外已有的实践证明，新生儿听力筛查使发现婴幼儿耳聋平均确诊年龄大幅度地下降，被认为是降低先天性耳聋致残的最有效措施。而学龄前儿童听力筛查是避免儿童因耳聋致残的关键。老年性耳聋是全球常见的老年疾病之一，65岁以上的人中约有25%～40%的人存在听力损害，其发病率随着世界老年人口比例的增加而呈上升趋势，危害性大，表现为“一聋三痴”，轻者可影响社交和感情交流，重者可导致孤独、情绪低落，大大增加老年痴呆症的风险。如能早期发现，正确和规范干预，有效率在80%以上。然而老年性聋发病为渐进性，较隐匿，人们通常会在出现较重的听力障碍时才会就医，早期发现才能早期干预。因此，对老年人进行听力筛查十分重要。

听力筛查目前包括三大部分：①出生时的新生儿听力普遍筛查；②儿童听力筛查(包括入托前的儿童保健听力筛查和学龄前的周期性听力筛查)；③老年人听力筛查。

(一) 新生儿听力筛查

新生儿听力筛查原始的概念是采用电生理技术将有可能存在听力障碍的新生儿在出生后一周内筛选出来。目前所指的含义是指以新生儿听力筛查为基本的系统工程项目，由筛查前的科普宣教和筛查告知、筛查环节(含初筛和复筛)、筛查结果告知和解释及其随后的听力测试、诊断评估、干预康复和随访等诸多环节组成(图1-18-1，新生儿听力筛查技术流程)。卫生计生委颁发了“新生儿疾病筛查技术规范(2010年版)”，规范要求，新生儿听力筛查规范应该做到：①出生后48小时至出院前完成听力初筛，42天前完成听力复筛；②3个月前完成听力诊断；③6个月前完成听力干预；对于听力诊断和干预提倡时间上越早越好(图1-18-1)。

社区康复在整个项目实施的过程中可以起着重要的桥梁作用，如建立好新生儿听力筛查的社区档案，敦促初筛未通过者按时复筛，对复筛未通过者及早进行听力诊断，确诊有听力损失的儿童做好干预的康复指导工作。对社区内儿童定期进行听力问卷调查和随访工作。目前国际上，尤其是国内部分区域也已开始倡导听力及基因联合筛查模式。

(二) 幼儿及儿童听力筛查

儿童听力筛查是对儿童听力追踪的最有效途径，可及时发现儿童听力的异常表现。

1. **问卷调查** 设计一份有关不同年龄儿童在日常生活中的听力行为的言语发育水平的问卷，发放给家长，从中了解儿童的听力问题。一般可以筛查出50%以上的儿童听力问题。

2. **筛查型耳声发射** 适用于出生至3岁的婴幼儿，技术性强，且会漏掉神经性耳聋的儿童。

3. **发声玩具** 适用于3个月至3岁的婴幼儿。选择3～4个发不同声音(低中高频声，如响板、木鱼、三角铁等)的玩具，发生时放在离小儿耳朵50cm处，看小儿是否转头，大点的儿童可问他有无声音等，以粗略判断听力是否通过筛查。

4. **儿童筛查式听力计** 适用于3岁至6岁的儿童。能够发出3～4个发不同声音(低中高频声，如0.5kHz、1kHz、2kHz和4kHz等)的一种手持设备，发生时放在离小儿耳朵50cm处，看小儿是否转头，大点的儿童可问他有无声音等，以粗略判断听力是否通过筛查。

(三) 老年人听力筛查

老年性耳聋的常见的筛查方法主要有：

1. 自我听力筛查(self-reported hearing loss screening question)

2. 老年人听力障碍的筛查表(hearing handicap inventory for elderly-screening，HHIE-S)

3. 电话听力筛查方式

4. 便捷式听力筛查仪器

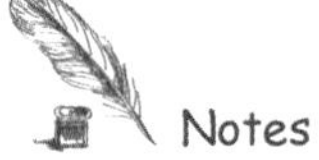

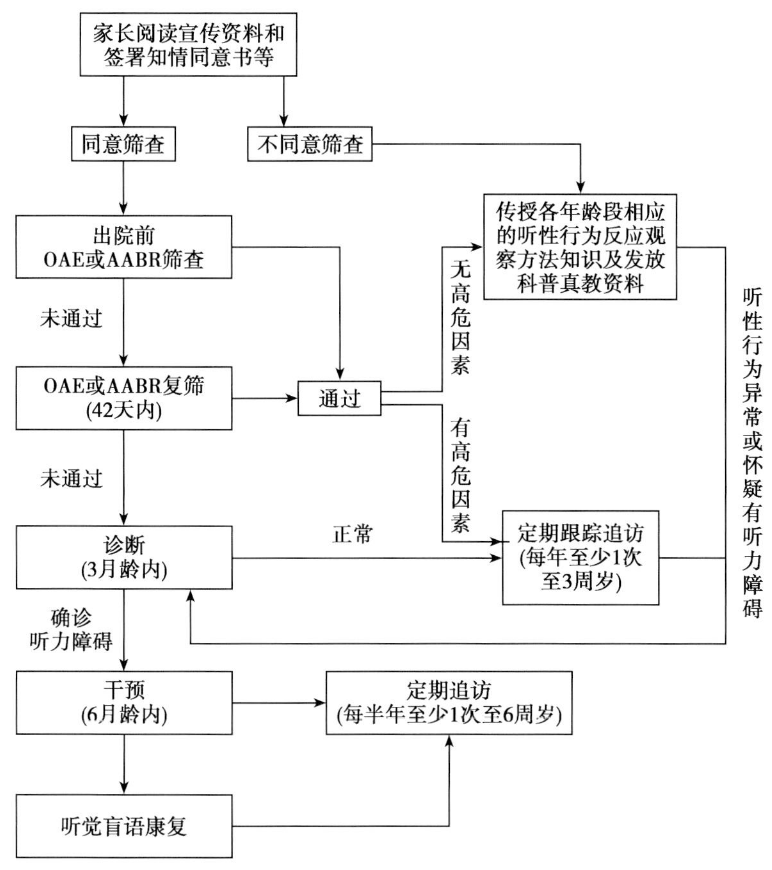

图 1-18-1　新生儿听力筛查技术流程图

老年人听力筛查可立足于社区，不同社区可以根据自身的条件选择适合本社区的方法进行，可同时选择多种形式。

（吴　皓）

第三节　人工听觉技术

一、助　听　器

助听器（hearing aid）是一种有助于听力障碍患者改善听觉交流能力的声音放大的工具、装置和仪器等。狭义上讲助听器就是一个电声放大器，通过它将声音放大使患者听到了原来听不清楚，听不到的声音，这种电子装置就是助听器。它主要由微型传声器、放大器及数字信号处理器、耳机、耳模和电源等组成。助听器种类很多，有气导和骨导两种给声方式，通常所指助听器为气导助听器，从佩戴位置及外形的角度助听器可分为盒式、眼镜式、耳背式、耳内式、耳道式、完全耳道式、100% 隐形助听器等（图 1-18-2）。近十年来数字技术的发展，目前市场主要销售产品都是全数字助听器。

助听器验配需要经过耳科医生或听力学家详细检查诊断后才能进行，专业的助听器验配常规应该包括以下几方面的内容：验配的前期准备工作、精确的听力学评估（获得准确的听力曲线）、助听器的预选、助听器的验证（verification）以及验配后的效果评估与随访。

研究表明，绝大多数双耳听力损失的患者都可得益于个性化的助听器使用，通常认为语频平均听力损失 25～90dB 者均可使用；听力损失小于 80dB HL 效果最好，对成人来说言语识别率越高效果越好。单侧耳聋一般认为不需配用助听器，双侧耳聋者强烈建议双侧验配，尤其是婴

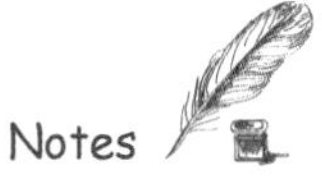

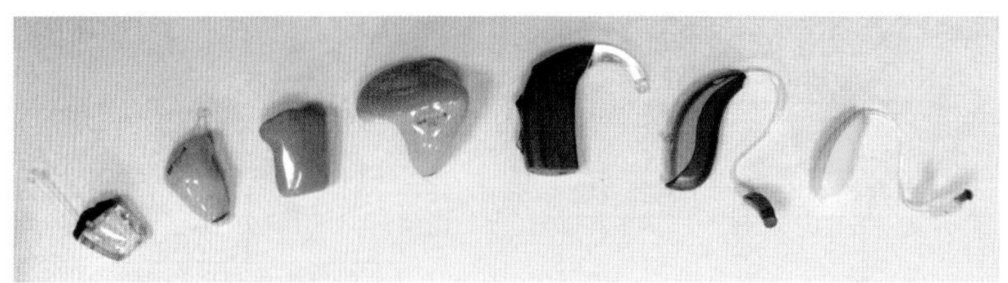

图 1-18-2 助听器示意图

幼儿童和老人。此外，耳模是助听器不可分割的重要组成部分，注意耳模对助听器声学特性的影响，婴幼儿尽可能采用软耳模，并嘱患儿父母随时观察有无反馈啸叫，为保证耳模具有良好的密闭性，要做到定期更换耳模。

应该将听力损失确认与助听器验配之间的时间延误降低到最小程度，原则上要求在诊断为永久性听力损失的一个月之内为患者验配助听器（尤其是婴幼儿和老人）。对婴幼儿当然越早越好，此时助听器验配的目的是使配戴助听器的婴幼儿最大可能地获得言语声的刺激，而且其听到的言语声强度应当在安全舒适的可听范围之内；也就是说，经过放大后的言语声强度应该在婴幼儿的感觉阈以上，但是又要低于双耳全部言语频率范围的不适阈。

附：儿童助听器验配原则

1. 确切的听力学和医学诊断：听力学和医学诊断一定要明确（包括中耳、内耳和听神经、耳蜗结构的完整性；听神经病、大前庭导水管综合征及其他代谢和遗传性疾病综合征等。

2. 获得准确及全频段（至少应包括 0.5k、1k、2k 和 4kHz 点）的听力损失程度值（切记千万不要直接使用多频稳态的结果），即获得双耳精确的可用于助听器验配的预估听力曲线图。

3. **医学专业验配** 助听器验配除了涉及助听器和听力学专业相关问题，还涉及宝宝的综合医学评估问题，如发育迟缓的诊断、舌系带、大前庭导水管综合征、听神经病及脑瘫和智力、巨细胞病毒感染、小儿的听觉发育及心智发育等。

4. 双侧听力损失一定要双侧验配助听器。

5. **避免不干预和干预不足** 当听力学主客观检查均未引出反应者，往往认为没有残余听力，其实大多数都有些残余听力，因此早期（小于 1 岁）不应放弃验配助听器。

6. **避免过度干预** 诊断轻中度听力损失婴儿，建议不要在小于 6 个月龄前验配助听器。

7. **尽可能选择性能高的助听器** 性能高的助听器拥有扩大的声音保真度高，音域宽以及处理声音快和能力强等优点。

8. 助听器验配一定要早，同时坚持家庭为主体的听觉和言语康复训练。

9. 助听器验配后的验证和效果评估，没有验证和效果评估的助听器验配是危险的。

10. 助听器和耳模的正确使用维护及定期随访。

（吴 皓）

二、骨锚式助听器

现代助听器（hearing aid）是一种利用电频振动放大原理扩大声音响度以补偿听力损失的电声转换器具。形式多样，但就其将声波传入人体的方式不同，可以分为气导助听器与骨导助听器两大类。前者声音是以空气声波振动鼓膜，经听骨链传导至内耳产生听觉；后者是声波转化为机械振动形式，经颞骨传至内耳产生听觉。骨导助听器现有传统的接触式和骨锚式两种。接触式骨导助听器是将声频振荡器压迫接触颅骨使振动传至内耳，由于重压会引起不适感，又有皮肤、皮下组织阻隔至能量有较大衰减，影响效果。骨锚式助听器（bone anchored hearing aid，BAHA）是用铆钉将声频振荡器直接固定在颅骨上的一种部分植入式骨导助听装置，目前在部分国家进入临床使用。

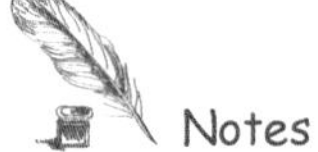

（一）骨锚式助听器的工作原理与构件

BAHA 是基于直接骨导原理。将系统的微音器、声处理器、传声器固定在颅骨上，将信号直接传到颅骨、振动耳蜗产生听觉，如同音叉接触牙齿那样。

BAHA 是部分植入式助听装置，由钛质螺钉、桥基和声音处理器三部分组成（图 1-18-3）：①钛质螺钉铆在乳突部颅骨上的全植入部；②桥基如同螺栓，穿过皮肤与固定在骨内之螺钉相接；③体外部分声音处理器是微音器言语信号处理电路。振荡器和电池的集成体，以旋转轴方式与桥基相接，将声振动直接传至颅骨，传至耳蜗，引起内耳淋巴液振动（图 1-18-4）。

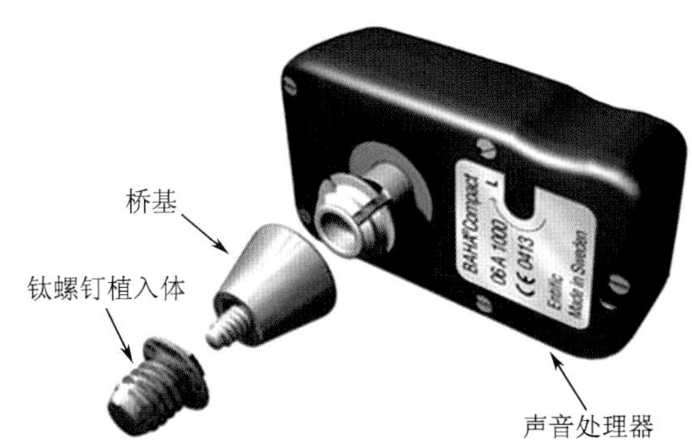

图 1-18-3　BAHA 的组成部分

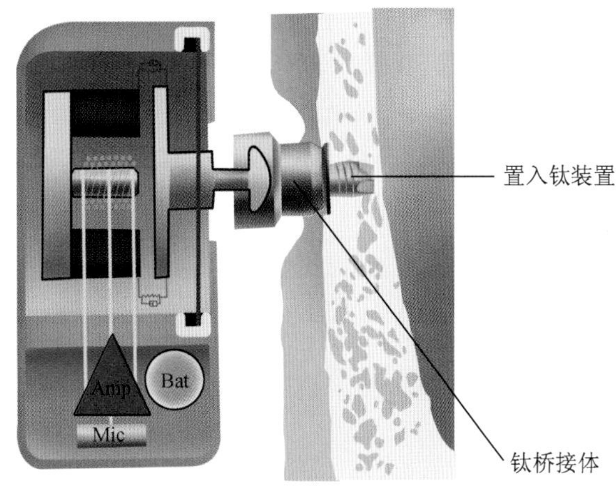

图 1-18-4　BAHA 工作示意图

（二）骨锚式助听器的适应证

主要是用于不宜配戴气导助听器的传导性聋、混合性聋及中度以下骨导损失的感音神经性聋者。

1. 外耳道狭窄、闭锁或中耳、耳道炎症、流水长期不能控制的重听患者；
2. 由于堵耳不适或啸叫难忍不能耐受气导助听器的中、重度听力损失者；
3. 单耳完全失聪，要求获得双耳听觉效应者；
4. 最适宜病例，纯音骨导听阈平均值（PTAbc）≤45dB HL，最大言语识别率（SRSmax）≥80%；PTAbc≥70dB HL，SRSmax≤60% 者视为不宜病例。

（三）骨锚式助听器的植入方式及使用

植入手术可分二期或一期完成。成人一般局麻、儿童及不能配合者可在全麻下完成。在耳后乳突区选择合适部位，切开皮肤及皮下组织，显露乳突骨面，在距耳道口后上方 5～6cm 处，以电钻打一深约 3～4mm 的骨孔，将钛螺钉缓慢旋入，使牢牢铆在乳突骨质上，皮肤复位、缝合、加压包扎。3～4 个月后，钛螺钉将与骨质严实铆定，此时可行二期手术，让桥基穿过皮肤与螺钉旋

接,将螺钉周围皮下组织切除,使能与乳突骨面直接接合,术后局部加压包扎。随诊1~2个月,切口愈合,桥基周围皮肤无炎症反应,即可将声音处理器旋接至桥基上开机试用(图1-18-5、图1-18-6)。由于桥基跨皮肤露在体外,声音处理器的重力和振动等因素,容易致周围皮肤感染及钛螺钉松动,在使用中要注意清洁,防止外伤,时时小心维护。

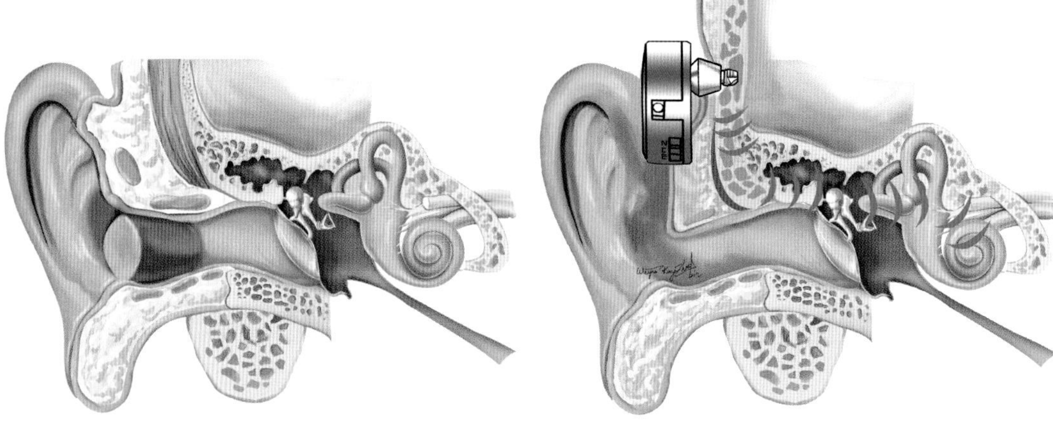

图1-18-5 传统助听器的工作模式　　图1-18-6 骨锚式骨导助听器示意图

(四)骨锚式助听器的效果与并发症

BAHA具有颅骨直接振动,声音衰减接近零和失真度极少的优势,使术后听敏度、言语分辨率及声源定向能力都获得明显改善。有统计78%~89%术后患者长期每日配戴使用,效果满意。

BAHA为部分植入式助听器,桥基部跨越皮肤,容易引起不适和炎症,声音处理器固定在体外,亦易受碰撞引起的不适和需安装取下不便等缺点,成为人们研制完全植入式器具的动力所在。

思考题

骨锚式助听器的工作原理与适应证的关系是什么?

(杨伟炎)

三、人工中耳

世界卫生组织估计在全世界有3.5亿人有听力障碍。每年约有6000万人需要选配助听器(hearing aid)。传统助听器给许多患者带来了帮助,但也有缺点:对高频信号放大差;常有闭塞感;易出现共振及声反馈现象等。

植入性助听器(implantable hearing device)的定义及优点:

植入性助听器又称人工中耳,其工作原理是用一个电机械转换器替代了传统助听器的放大器。经转换器处理后的声信号以机械振动的形式传递给听觉系统。转换器可连接在鼓膜、听骨链、外淋巴液或颅骨上。其优点是:音色音质更好,对高频信号放大好;没有耳模,外耳道是开放的;没有反馈现象;一般不影响外观。

【组成】 一般由4个部分组成:麦克风;电调控器及放大器;电转换器(振动器);电源(电池)。

下面介绍几种常见的植入性助听器:

1. 骨锚式助听器(bone anchored hearing aid,BAHA) 可治疗听力损失达60dB的传导性聋及混合性聋。详见本节骨锚式助听器相关内容。

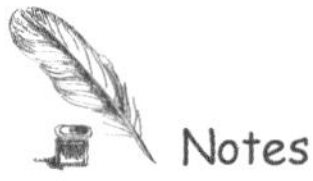
Notes

2. 振动声桥(vibrant sound bridge)是目前市场上唯一既有美国也有欧洲FDA认可的中耳植入性助听器(图1-18-7)。主要用于中至重度感音性聋,也可用于传导性聋。适应证是全频听力下降,高频比低频重。其有效的上限可达80～85dB。特别适用于1kHz听阈相对较低的患者以及高频下降为主的患者。也可用于手术疗效欠佳的耳硬化症和慢性化脓性中耳炎(含中耳胆脂瘤);及先天性外耳道闭锁等传导性聋。振动器既可固定在听骨链上,也可固定在圆窗。振动声桥的适应证:①中重度感应神经性聋;②患者对助听器不满意或无法佩戴助听器;③传导性聋和混合性聋;④鼓室压图正常;⑤中耳解剖正常;⑥65dB语言识别率>50%。

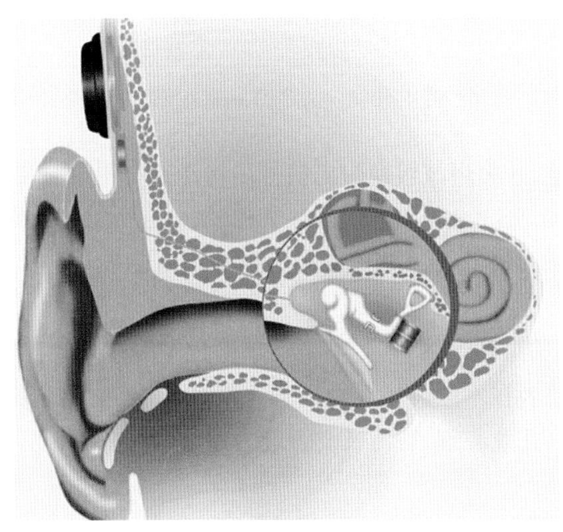

图1-18-7　部分植入性助听器Sound bridge工作示意图

3. 骨桥(bone bridge)　BAHA的缺点是有裸露伤口。对于严重的中耳发育畸形,振动声桥手术风险大。骨桥的优点是:没有裸露伤口,而且手术简单。其适应证是:①传导性聋或混合性聋,骨导听阈≤45dB HL;②单侧耳聋,对侧耳听阈不大于20dB HL。

(余力生)

四、耳蜗植入

20世纪50年代末至60年代初以来,国际上开始在临床上探索应用电刺激听神经或耳蜗的方法,来帮助重度及极重度耳聋患者恢复听觉。至今,人工耳蜗植入已成为帮助重度及极重度耳聋患者重获听力的一个有价值的方法。据统计,至今全球已有超过30万名人工耳蜗使用者。我国自1995年引进国外多通道人工耳蜗以来,已经约有30 000多名聋哑儿童和语后聋成人安装了人工耳蜗。目前在临床广泛运用的人工耳蜗产品有澳大利亚Cochlear公司Nucleus系列产品、奥地利Medical Electronics(MED-EL)公司的MED-EL系列产品和美国Advanced Bionics公司的Clarion系列产品。目前国内诺尔康公司等推出人工耳蜗产品,获得国家食品药品监督管理局批准应用于临床。

【人工耳蜗基本部件及工作原理】　人工耳蜗(cochlear implant)实质上是一种特殊的声-电转换电子装置,其工作原理是:将环境中的机械声信号转换为电信号,并将该电信号通过电极传入患者耳蜗,刺激患耳残存的听神经而使患者产生听觉。目前世界上人工耳蜗的种类很多,但其基本组成部分相同,部件由以下四部分组成(图1-18-8):

1. 拾音器(microphone);
2. 言语信号处理器(speech processor);
3. 传递-接收/刺激器(transmitter-receiver/stimulator);
4. 电极(electrodes)。

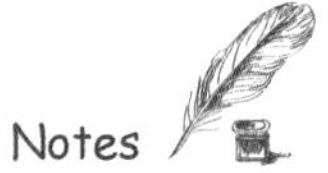

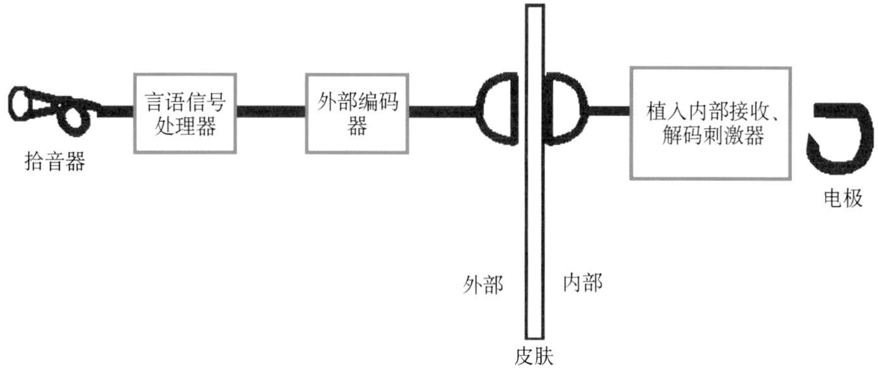

图 1-18-8 人工耳蜗基本部件

拾音器感受环境声波，并将声波转换为电信号后输送给言语处理器。言语处理器将经拾音器送来的电信号进行处理，变成可刺激耳蜗残存听神经、引起听觉的特殊电信号。传递-接收/刺激器将由言语刺激器送来的信号经颞部头皮传输至耳蜗内电极。电极传导电信号刺激耳蜗残存听神经。

【人工耳蜗植入术前检查和评估】

人工耳蜗植入候选患者在术前需接受全面而系统的检查，主要包括医疗常规检查、听力学检查、言语语言能力评估、儿童心理、智力及学习能力评估、家庭和康复条件评估等。

1. 医疗常规检查：

（1）耳科病史：包括详细的耳聋病史、病因学分析。

（2）耳科常规检查。

（3）影像学检查：除了解中耳乳突气房发育情况外，重点了解耳蜗有无畸形、有无骨化及骨化的程度、听神经的完整性以及排除内耳道占位性病变。

（4）全身状况检查：包括患者心、肺、肝、肾功能检查和术前常规化验检查。患者的健康状况应能耐受手术。

2. 听力学检查 旨在对患者双耳听功能状况做出全面评价，包括助听前后的听阈检测（包括声场测听、行为测听、纯音测听等）、听性诱发反应和言语测听以及必要的电诱发电位（如电刺激试验）。

3. 言语、语言能力评估

4. 儿童心理、智力及学习能力评估

5. 家庭和康复条件评估

【人工耳蜗植入患者的选择】

世界各人工耳蜗植入小组都有本单位选择患者的标准，其选择患者的基本原则是相同的。90 年代以来，随着人工耳蜗装置的不断改进，以及临床应用的不断探索，对人工耳蜗植入患者的选择标准有了改变。这些改变主要表现在如下几个方面：

1. 患者年龄 在初期，人工耳蜗植入患者年龄标准是≥18 岁。现在≥1 岁的儿童都可作为人工耳蜗植入的候选人。研究表明，在语言形成的早期阶段接受人工耳蜗植入有利于帮助深度聋或全聋儿童恢复言语能力。

2. 听力损失程度 语前聋患者主观听力学评估，行为测听裸耳平均阈值>80dB HL；助听听阈 2kHz 以上频率>50dB HL；助听后言语识别率（闭合式双音节词）得分≤70%，对于不能配合言语测听者，经行为观察确认其不能从助听器中获益。语后聋患者双耳纯音气导平均听阈>80dB HL 的极重度听力损失；助听后听力较佳耳的开放短句识别率<70% 的重度听力损失。

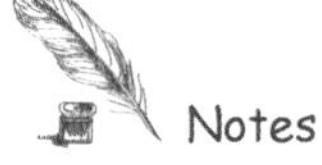

3. 耳蜗的发育和骨化情况

4. 患者耳聋的性质　在早期,仅语后聋患者被作为人工耳蜗植入的对象,现将语前聋以及部分先天性聋也列为人工耳蜗植入的适应证。但须评估听神经的完整性,避免对先天性听神经缺如的患耳作人工耳蜗植入(孔维佳等,2003,2009)。

5. 患者自身其他条件　患者全身健康状态可耐受手术、精神与智力正常、有要求和耐心能完成术后的康复训练,也是选择患者的基本要求之一。

【手术禁忌证】

1. 绝对禁忌证　内耳严重畸形,例如 Michel 畸形;听神经缺如或中断;中耳乳突急性化脓性炎症。

2. 相对禁忌证　癫痫频繁发作不能控制;严重精神、智力、行为及心理障碍,无法配合听觉言语训练。

【人工耳蜗植入手术解剖】

目前经面隐窝径路行人工耳蜗植入术是临床应用最广的人工耳蜗植入手术径路,本文以面隐窝径路为例介绍人工耳蜗植入手术的相关解剖(图 1-18-9)。

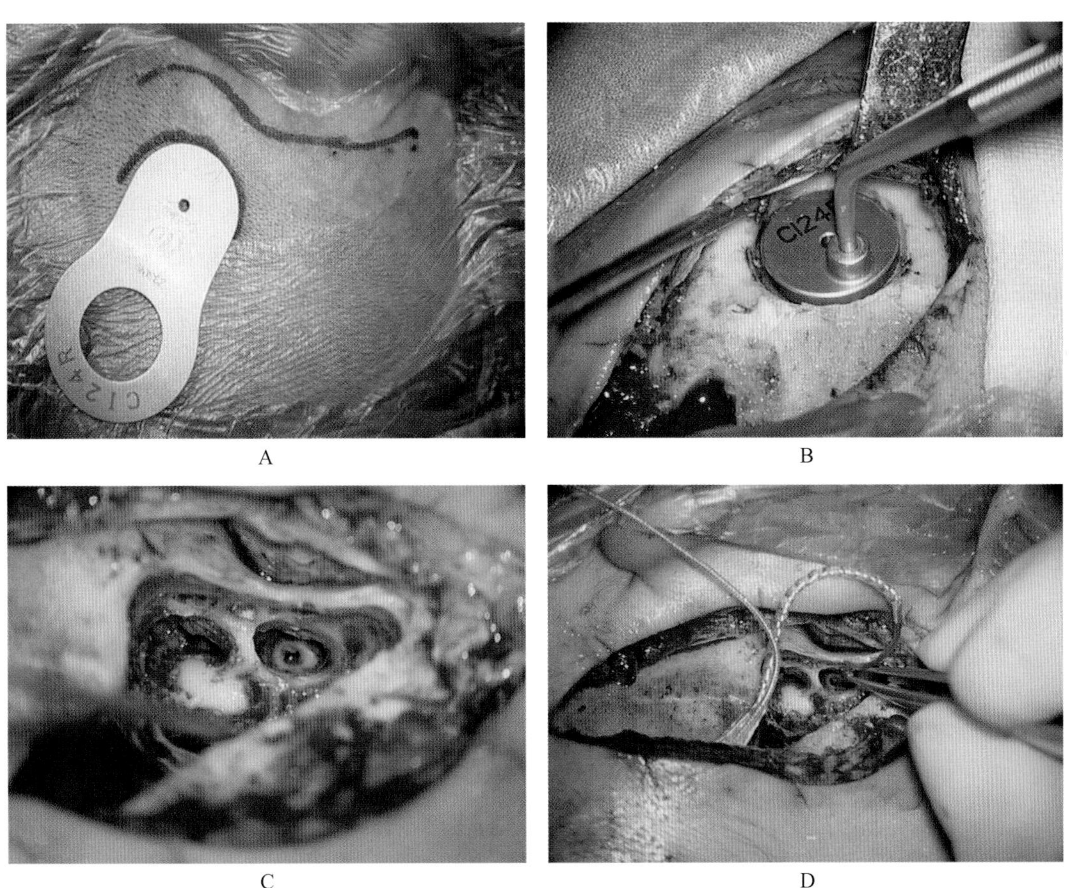

A　B　C　D

图 1-18-9　经乳突面隐窝径路人工耳蜗植入

A. 切口　B. 乳突皮质切口,磨移植床　C. 耳蜗底周开口　D. 放植入体并植入电极

1. 面神经隐窝区　面神经隐窝外界为深部外耳道后壁与鼓索神经,内侧为面神经垂直段,其顶为砧骨窝。经面神经隐窝可以直接看清圆窗龛及其前方的鼓岬。在该区域可准确地在耳蜗底周的鼓阶区钻孔,直视下植入电极。人工耳蜗植入手术时用电钻磨除乳突表面的骨皮质,磨薄外耳道后壁并保留外耳道骨壁的完整。在充分冲洗和吸引下,以与面神经走向平行的方向磨出面神经垂直段的轮廓。以砧骨短突为标志,确定面神经隐窝的位置,在面神经垂直段起始

部外侧、砧骨窝下方、鼓索神经内侧磨除骨壁，经面神经隐窝进入后鼓室。

2. 圆窗区 圆窗面积约 $2mm^2$，在鼓岬后下方的小凹内，此窗为圆窗膜所封闭。向内通耳蜗鼓阶的起始部。圆窗膜往往为圆窗龛所遮蔽，不易看到。目前多在圆窗前方磨开鼓岬，开放耳蜗底周，将电极植入到鼓阶。亦有经圆窗径路人工耳蜗植入，方法为钻磨圆窗龛，暴露圆窗膜，经圆窗将电极插入至鼓阶。近年来，有研究认为经圆窗径路可提高残余听力保存率。

3. 面神经 面神经垂直段位于鼓室后壁，圆窗龛的后外方，由外上向内下行走。面神经垂直段解剖变异有两种：①位置的变化，如前置、外置和后置；②面神经干分支，神经可分成两支或三支。面神经外置虽不影响圆窗龛暴露，但面神经至圆窗龛距离变深，导致后鼓室在术野中呈深井状，耳蜗开窗后电极进入的方向与耳蜗外侧壁形成一角度，对电极插入鼓阶的操作有一定的影响。另外面神经外置时使面神经垂直段至乳突皮质距离变短，在开放后鼓室时易损伤面神经。面神经垂直段前置将影响圆窗龛的暴露。

4. 耳蜗 耳蜗由中央的蜗轴和周围的骨蜗管组成。一般在圆窗龛前作耳蜗开窗，植入电极至鼓阶内，如鼓阶完全封闭电极亦可植入至前庭阶内。

【人工耳蜗植入手术径路】 人工耳蜗植入手术按手术径路可分为经乳突-面神经隐窝径路、外耳道后壁径路、耳道上径路及中颅窝径路等术式。目前多数人工耳蜗植入手术都应用面神经隐窝径路达圆窗区，此径路主要步骤包括耳后皮肤切口，乳突皮质切除术，后鼓室(面隐窝)开放术及耳蜗底周开放。

【人工耳蜗言语处理器的调试编程】 人工耳蜗植入术后，人工耳蜗装置的言语处理器需进行调试编程(fitting programming)，以保证人工耳蜗言语处理系统达到与患者患耳相适应的最佳工作状态。一般在术后 10 天 ~4 周进行言语处理器的调试编程。人工耳蜗言语处理器调试编程的基本项目包括：检测各通道电流强度、测定反应阈、测定舒适水平、确定电听觉动态范围、测定音调感觉、选择刺激通道以及调整输出信号范围等。

【人工耳蜗植入患者的听觉言语康复】 听觉言语康复训练有两个目的：一是重建或增进人工耳蜗植入患者的听觉能力；二是重建或改善患者的言语能力。

中华医学会耳鼻咽喉科学分会、中华耳鼻咽喉科杂志编辑委员会 2003 年长沙会议制定了《人工耳蜗植入工作指南》，2013 年对 2003 年制定的指南作出了修订。

(孔维佳)

第十九章　耳　鸣

耳鸣乃耳科临床常见三大难题之一，其发病率较高。耳鸣的发生机制尚未完全阐明。本章主要讲解耳鸣的病因及分类、耳鸣的病理生理机制、耳鸣的主要检查方法以及耳鸣的诊断和治疗原则。近年来耳鸣研究领域的主要进展是 Jastreboff 创立的耳鸣神经生理学模式及根据该学说而建立的耳鸣再训练疗法。

耳鸣（tinnitus）一词源于拉丁词 tinnere，原意为耳部响铃样声音，现指主观上感觉耳内或头部有声音，但外界并无相应声源存在。耳鸣是耳科临床最常见的症状之一。耳鸣发病率随着年龄增长而增加，一般人群中 17% 有不同程度耳鸣，老年人耳鸣发生率可达 33%。

【分类】 耳鸣的分类方法较多，但目前尚无一种分类法可满意地对各种耳鸣进行归类。较实用的方法是根据耳鸣发生的可能部位及其病因进行分类。

（一）根据产生耳鸣的部位分类

1. 耳源性耳鸣指产生耳鸣的病变部位位于听觉系统内。大多指感音神经性耳鸣或主观性耳鸣。

（1）外耳病变：耳廓、外耳道软骨部或骨部的病变阻塞外耳道时皆可引起耳鸣。此乃外耳道阻塞而妨碍声波传入中耳，由于环境噪声也受到隔绝，其对体内生理性杂音的掩蔽作用减弱，使体内产生的微弱声音相对增强而造成耳鸣。

（2）中耳病变：中耳的病变常引起不同程度的传导性聋，同样使环境噪声对体内生理性杂音的掩蔽作用减弱。

另外，鼓室内病变如颈静脉体瘤等可引起搏动性耳鸣。

（3）耳蜗病变：耳蜗病变所致耳鸣的机制尚不清楚，大多数学者认为这种耳鸣是病变部位的自发性放电活动所致。损伤的毛细胞可产生持久的去极化状态，引起神经元的兴奋，产生异常信号（Dallos，1968；Durrant，1981）。上述异常自发性放电活动也与中枢对末梢的抑制作用减弱或消失有关。

（4）蜗后病变：蜗后病变包括内耳道和小脑脑桥角病变，如听神经瘤、脑膜瘤、胆脂瘤、炎症或血管异常等。该部位的任何病变压迫听神经所造成的机械性刺激，可产生异常的神经冲动而导致耳鸣。

（5）中枢听觉径路病变：中枢听觉径路病变包括脑干和听觉皮层的病变，如多发性硬化、肿瘤、血管病变、感染病灶累及蜗核与听皮层间的传入或传出神经纤维等，皆能对听觉传导径路反射弧造成干扰，同样导致耳鸣。上述耳鸣称为中枢性耳鸣。

2. 非耳源性耳鸣指起源于听觉系统以外部位的耳鸣，多指体声。

（1）血管源性耳鸣：颈动脉或椎动脉系统的血管病变，包括颅内和颅外的血管病变皆可引起耳鸣。如动-静脉瘘、动脉瘤和乙状窦憩室等，常产生与脉搏同步的搏动性或吹风样杂音。

（2）肌源性：腭肌阵挛是客观性耳鸣最常见的原因。腭肌阵挛多由精神因素所引起，也可由神经系统病变，如小脑或脑干损害所引起。患者一耳或双耳可听到不规则的咯咯声，耳鸣的节律与软腭痉挛性收缩同步。此外，中耳肌包括镫骨肌或鼓膜张肌痉挛性收缩亦可产生典型节律的咔嗒声。用声导抗仪进行检查可发现耳鸣的发生与声导抗的改变是同步的。

（3）咽鼓管病变（咽鼓管异常开放）：咽鼓管周围脂肪组织消失或其他原因可导致其异常

开放,使患者听到与呼吸节律同步的耳鸣声。

(4) 颞颌关节病:牙齿咬合不平衡或颞颌关节炎可引起耳鸣。当患者张口或闭口时,患者本人和旁人可在外耳道附近听到咔嗒声。

(二) 根据产生耳鸣的病因分类

许多耳鸣患者常未能发现明显的病因,故病因分类法亦难完全满足临床需要。大多数已知的耳鸣病因在前面已有叙述,其他可能的病因尚包括:

1. 疾病性耳鸣 某些疾患可导致耳鸣,如甲状腺功能异常、糖尿病、颈椎病、多发性硬化、Paget 病、碘或锌缺乏、贫血、偏头痛、高血压、高血脂、肾病、自身免疫性疾病等。

2. 精神心理性耳鸣

(1) 幻听:耳鸣声呈语言样,如听见被指责或被骂声,为精神病的一种症状,应做精神病治疗。

(2) 听像:听像(auditory imagery)是由心理学原因引起的耳鸣声中最常见的为乐声或歌声,它可能是平常的耳鸣声而被想象转换为愉快的乐声。也可能为轻型精神病或精神紊乱而同时伴有耳鸣者。如无其他严重精神病的表现可不用治疗,但若严重影响工作、学习及生活者应适当治疗。

(三) 根据 Jastreboff 耳鸣神经生理学模式分类

Jastreboff(1990)提出,耳鸣产生于皮质下听觉中枢对末梢微弱的神经活动的信号处理过程,最后被大脑颞叶皮质觉察而表现为耳鸣。在听觉传导通路各级皮质下中枢对该信号进行处理的过程中,焦虑、恐惧等因素可通过边缘系统增强自主神系统对耳鸣觉察的反应,通过正反馈而加重耳鸣。耳鸣的神经生理学分类见图 1-19-1。

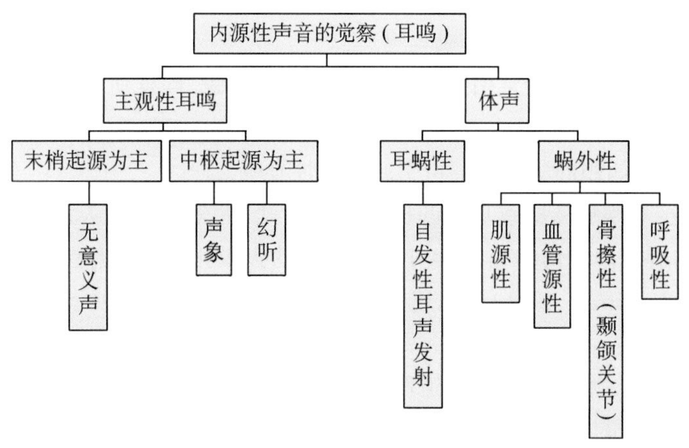

图 1-19-1 耳鸣的神经生理学分类

【病理生理机制】 耳鸣的机制尚未完全阐明,传统的耳鸣机制主要围绕耳蜗的功能,乃因临床上观察到耳蜗病变者常可发生耳鸣。但许多试验研究和临床观察发现,切断听神经后常不能消除耳鸣,部分耳鸣尚发生在听神经切断术后。现一般认为,耳鸣的产生与神经的异常兴奋性有关,产生耳鸣的可能机制有二:

1. 相邻神经元之间兴奋性同步排放 受影响神经元产生与兴奋性神经元神经兴奋性同步排放(synchronization of discharges),此假说可解释听神经患者的耳鸣机制。

2. 毛细胞超量阳离子内流 感觉毛细胞自发性的过量钾离子和钙离子内流,引起其全部突触同步释放神经递质。此假说可解释噪声性聋及药物中毒性耳聋人的耳鸣机制。

Jastreboff(1990)提出,耳鸣产生于听觉皮层下中枢对神经末梢的微弱信号的觉察和处理过程中。与自主神经系统(autonomic nerve system)和边缘系统(limbic system)密切相关。在耳鸣产

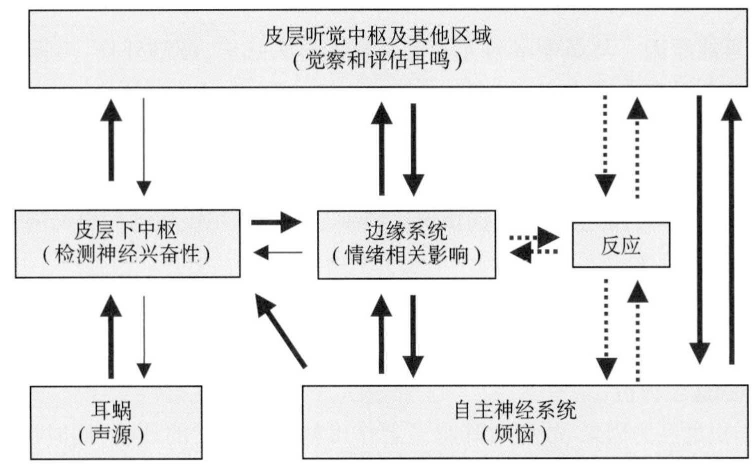

图 1-19-2 耳鸣神经生理学机制示意图

生机制中，耳蜗、听皮层下核团、自主神经系统、边缘系统以及皮层区相互作用见图 1-19-2。

【检查】

1. **一般全身检查**

2. **神经系统检查** 可协助中枢及其他周围神经系统病变的诊断及定位。

3. **耳鼻咽喉科物理检查** 除常规检查外，应作颈部检查和颞颌关节功能检查。如为搏动性耳鸣，应作头、颈侧及耳的听诊，以了解有无血管搏动声、颈转动及压迫颈动、静脉对耳鸣的影响等。

4. **听功能检查** 通常应包括全部听功能检测。对于未发现听阈改变的被检者，扩展纯音听阈测试有时可有异常发现而有助于诊断。

5. **前庭功能检查** 前庭功能检查应包括平衡功能、协调试验及眼动检查。

6. **耳鸣的测试** 包括耳鸣音调的频率或频谱匹配（pitch-match frequency）、耳鸣响度匹配（loudness matching）、耳鸣可掩蔽性测定（最小掩蔽级，minimal masking level，MML）以及耳鸣的残留抑制（resudual inhibition）测定等。

7. **影像学检查** 包括颅底区、颈部及颅内的 CT 或 MRI 检查等。

【诊断】 耳鸣的诊断是治疗的基础。但耳鸣的诊断极为困难，乃因耳鸣是许多全身疾病及局部疾病的一种症状，促发及影响的因素又极多，且与患者的心理状态又有密切关系之故。耳鸣的诊断目标应力求达到①定性：主观性耳鸣还是客观性耳鸣；②定位：病变部位诊断；③定因：病因诊断；④定量：分级诊断。

（一）病史的采集

病史采集极为重要，是耳鸣诊断的关键，病史应包括：

1. **耳鸣是否合并有其他耳部症状** 如耳聋及眩晕，三者之间出现时间之先后关系。

2. **耳鸣发生情况及病程** 包括耳鸣出现时间，持续时间，变化的过程，诊断及治疗过程，目前现状等。

3. **耳鸣的特征** 包括部位及耳别，持续性或间断性，有无波动性。如为间断性，应描述发生及间断的时间以及有无规律性变化。

4. **耳鸣音调的性质** 是高调，还是中调、低调；耳鸣声的具体描述，如蝉鸣、哨音、汽笛声、隆隆声、咔嗒声等；是搏动性还是非搏动性，搏动性是否与心跳或脉搏同步，是否与呼吸有关；音调性质有否变化等。

5. **耳鸣响度** 可与环境声或生活声比较，记录响度指数。

6. **耳鸣对生活工作影响的严重性** 根据耳鸣对情绪及生活、工作的影响，使患者感到烦恼

Notes 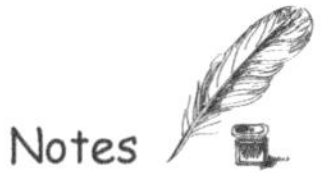

的程度，可分轻、中、重三级。

7. **耳鸣的可能原因** 耳鼻咽喉科尤其是耳科的过去病史，颅脑外伤、声损伤、耳毒性药物史、心脑血管疾病史及变态反应疾病史等。

8. **耳鸣的触发或加剧等影响因素** 与听力损失的关系，环境声对耳鸣的影响，失眠、疲劳、过累的影响，头位及体位的变化有无影响，心理状态的影响等。

9. **耳病及与耳病有关的全身性疾病情况** 特别是神经系统疾病的病史询问，以便确定耳鸣是否与神经系统疾病有关。

10. **患者自身控制耳鸣的方法** 如听音乐、散步、旅游等。

11. **家族史** 特别是与耳鸣有关的疾病史。

（二）精神心理学评价

由于耳鸣与焦虑互为因果，故应对耳鸣患者作出精神心理学的评价，同时也应对耳鸣患者的性格进行了解。

（三）耳鸣的医学评价

耳鸣的医学评价项目包括：①一般医学检查评价；②神经耳科学检查评价；③耳蜗及前庭功能检查评价；④耳鸣检查评价。

【治疗】 由于耳鸣的发生机制尚未完全阐明，耳鸣的治疗目前仍是一个临床研究热点。

（一）病因治疗

若能找到原发病变，并采取特殊治疗，则不论主观性或客观性耳鸣，均能获得较好的效果。如病因无法确定，或是病因虽能确定但却无法治疗，则病因治疗较为困难。

（二）药物治疗

至今，尚未发现可彻底治愈耳鸣的药物，但某些药物对耳鸣有短期疗效。

1. **改善耳蜗血供应用血管扩张剂** 可改善内耳血液循环，以达到治疗内耳疾病、消除或减轻耳鸣的目的。扩管药如β-histin、前列腺素E2，钙离子拮抗剂类如氟桂利嗪、尼莫地平等。

2. **改善内耳组织的能量代谢** 三磷酸腺苷和辅酶A等有助于细胞能量代谢及呼吸链功能，改善微循环，对早期耳蜗病变所致耳鸣可以选用。

3. **利多卡因以及其他抗惊厥药** 普鲁卡因、利多卡因等局部麻醉剂对神经轴突的接合处有阻滞作用，使听觉传导径路的异常节律过度活动得到控制，达到治疗耳蜗或蜗后病变所致的外周性或中枢性耳鸣。一般认为有60%～80%的短期或近期疗效。

常用治疗耳鸣的口服抗惊厥药有酰胺咪嗪（卡马西平，carbamazepine），去氧苯比妥（扑痫酮，mysoline），盐酸妥卡因酸（tocoinide）和氯硝西泮（clonazepam）。

4. **麦奥那** 麦奥那（eperijone hydrochloride，亦称 myonol）是一种肌肉松弛剂，150mg/d，口服2周对耳鸣有明显疗效。

5. **抗焦虑、抗抑郁药** 均有不同程度的副作用，甚至有些药物可加重耳鸣，故用药时应该慎重，且不能过量，可选用药物如多塞平（doxipinum）和艾司唑仑（estazolam）等。

6. **其他药物** 如银杏制剂（ginkgo biloba）等，但其疗效尚待证实。

（三）掩蔽疗法

Vernon（1977）最早将掩蔽疗法（masking therapy）应用于临床。掩蔽器具的种类很多，为了达到有效的耳鸣掩蔽，应选择合适而又简单的掩蔽器具。然而，近年来研究发现，耳鸣掩蔽乃一错误概念，亦称之为耳鸣抑制（tinnitus suppression）更妥。

（四）声治疗

声治疗（sound therapy）原理是通过背景声音避免患者处于“安静”的环境。通常采用低强度的声信号或自然声音掩蔽部分耳鸣声，分散注意力，减轻精神压力等。用于声治疗的声音多样，如流水声、海浪声、鸟鸣声、音乐、广播和电视节目等，原则是不能引起任何不适感，其响度应小

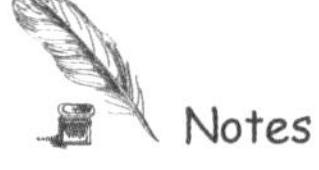

于耳鸣声,只能部分掩蔽耳鸣声。用于承载声音素材的设备多样,可以是CD碟片,磁带,MP3,收音机等最近研究发现声治疗对于慢性耳鸣的治疗有明显的作用,适用于各种类型的耳鸣患者。

(五)耳鸣再训练疗法

耳鸣再训练疗法(tinnitus retraining therapy,TRT)或称为耳鸣习服疗法,是根据Jastreboff的耳鸣神经生理学学说而设计的一种治疗耳鸣的新方法。通过改变与产生耳鸣有关的中枢神经网络的可塑性(plasticity),降低机体对耳鸣的异常反应,包括皮层中枢对耳鸣的觉察、自主神经系统对耳鸣的反应以及边缘系统(情绪相关)对耳鸣的反应,从而达到机体对耳鸣的习服(habituation)。耳鸣再训练主要方法包括指导性咨询和声治疗,应注意TRT声治疗的原理和方法与声抑制疗法有异。近年来,耳鸣再训练疗法在世界上许多国家得到较广泛的认可。

(六)生物反馈疗法

耳鸣是一类与紧张状态相关的病症(stress-related disorder)(Kitazima,1988)。生物反馈疗法(biofeedback)是利用不同的生物反馈信号训练患者进入松弛状态。其治疗原则是教患者有意识地控制身体对耳鸣感受,使患者通过学习改变自己身体的反应。如控制肌张力和血流量等,可使患者进入松弛状态,恢复体内的相对平衡,以达到治疗耳鸣的目的。

(七)电刺激疗法

电刺激疗法(electrical stimulation therapy)是指利用电流直接刺激听觉系统来达到抑制耳鸣的方法。根据刺激电极置放部位电刺激疗法分为外刺激(颅或外耳)及内刺激(中耳及内耳)两类。治疗对象主要为耳蜗性病变之耳鸣患者。

(八)经颅磁刺激

经颅磁刺激(transcranial magnetic stimulation,TMS)是应用体外磁刺激脑特定部位的技术。原理为将一绝缘线圈放在特定部位头皮,线圈中强烈电流通过产生磁场,进入皮质表层数毫米处产生感应电流,抑制(低频刺激)或促进(高频刺激)神经细胞功能。有研究表明其对耳鸣有一定疗效,但尚需在临床与神经生理学等方面进一步深入研究。

(九)手术治疗

体声的某些病因可通过手术进行根治。感音神经性耳鸣尚无肯定的疗效。若原发耳病本身有手术指征,则可行手术治疗。例如梅尼埃病引起的耳鸣,可根据不同情况施行内淋巴囊减压或分流术、交感神经节切除或前庭神经切除等手术。

由于耳鸣的发生机制不明,目前尚没有完全消除耳鸣的治疗方法。但是有很多方法可以帮助患者有效地适应耳鸣,从而回归正常生活。但是这些方法并不是单一的,只有结合患者个体情况综合应用各种治疗方法,如将耳鸣再训练疗法与认知-行为疗法等相结合,实现对耳鸣患者的个体化综合治疗。此外,亟须建立有效的耳鸣治疗评估系统,以指导个体化综合治疗。

(孔维佳)

Notes 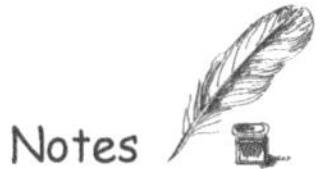

第二十章　耳 部 肿 瘤

第一节　外耳良性肿瘤

一、外耳道乳头状瘤

【临床表现】 外耳道乳头状瘤(papilloma of external canal)好发于男性，是反复挖耳造成的乳头状瘤病毒感染。早期症状为挖耳时易出血，当肿瘤充满外耳道时有阻塞感或听力减退。耳道有多发或单发、带蒂或无蒂、大小不等棕褐色桑葚样肿物，触之较硬。血供差时可部分自行脱落。

【治疗】

1. **手术治疗**　切除的范围应包括肿瘤边缘正常皮肤1mm以上，切除肿瘤所在部位的骨膜，可以防止肿瘤的复发，切除肿瘤后耳道内缺损皮肤过多可以植皮。

2. **其他**　冷冻治疗或激光治疗，有助于减少复发。

二、耳廓和外耳道血管瘤

【临床表现】 主要位于耳廓，少见于耳道，位于耳道可引起阻塞感、耳鸣、听力减退，甚至耳痛。常见有三种：以毛细血管瘤和海绵状血管瘤多见。毛细血管瘤(capillary hemangioma)：系毛细血管网组成，扁平，色如红葡萄酒，或似蜘蛛痣状，皮温高。海绵状血管瘤(cavernous hemangioma)：是含血内皮腔隆起肿物，毛细血管排列紊乱。又名草莓瘤，表面呈结节状，微红或紫红色，有搏动。蔓状血管瘤(arterial racemosum hemangioma)：使耳廓变形增大，局部温度高，有搏动，可延及头皮。

【治疗】

1. **非手术治疗**　冷冻、放射、激光、局部注射(硬化剂，如5%鱼肝油酸钠、无水酒精或平阳霉素等)。

2. **手术治疗**　对于局限性的血管瘤，局部切除并植皮。对有动-静脉瘘的血管瘤，先将瘤体外围作环形缝扎，阻断血供，同时分段环形缝扎，分区切除。

三、耵 聍 腺 瘤

【临床表现】 耵聍腺瘤(ceruminoma)好发于外耳道软骨部后下部的耵聍腺分布区，常见的为腺瘤和混合瘤。耵聍腺瘤发病缓慢，肿瘤较大时阻塞外耳道，可引起听力障碍。耳部检查见外耳道后下方局限性的隆起，约为黄豆大小，表面皮肤正常，无压痛，质韧。X线检查外耳道骨质无破坏。

【治疗】 易恶变，应做手术彻底摘除。切除范围包括肿瘤周边至少0.5cm，切除肿瘤区的骨膜，并予植皮。

四、外耳道骨瘤

【临床表现】 外耳道骨瘤(exostosis)早期无症状，但肿瘤体积增大时可出现耳闷，听力下降等。耳镜检查可见外耳道骨性段有球形的隆起,正常皮肤,触之质硬。影像学检查可见外耳道骨性段有骨样密度的半球状隆起,乳突正常。

【治疗】 无明显症状者可暂时不予处理,嘱患者忌挖耳。对于有症状者,应行手术治疗。

第二节 外耳恶性肿瘤

外耳恶性肿瘤以低度恶性的腺样囊性癌常见,腺癌和恶性耵聍腺瘤均少见。

一、耵聍腺恶性肿瘤

【临床表现】 反复挖耳等刺激情况下,耵聍腺瘤容易恶变。耵聍腺癌的主要临床表现是无痛性外耳道少量出血或者挖耳易出血。有时耳部有疼痛。外耳道肿块呈肉芽型,红色,由于肿块突破皮肤,表面粗糙不平。耵聍腺癌突破外耳道软骨部侵犯到腮腺,引起耳垂周围腮腺区肿块;有时向前侵犯到颞颌关节,出现张口困难。影像学检查 CT 可显示外耳道或者乳突部的骨性损害,MRI 可显示肿块向腮腺侵犯。

该病特点是发病缓慢,经常在发病数年后才有症状。无论是手术还是放射治疗,均容易复发,其复发率达到 40% ~70%,有报道同一患者复发多达 12 次。

【治疗】 手术切除为主,辅以放疗。肿瘤侵犯腮腺较大者,应做腮腺浅叶或者全腮腺切除,术中应保护面神经。术后放疗可以减少肿瘤的复发率。

二、色素痣和恶性黑色素瘤

【临床表现】 色素痣(pigmented mole),又称痣(naevus)。常常出现在外耳道,为半圆形隆起的黑褐色新生物,表面为丘疹状,质软,早期无症状。在机械性刺激如长期挖耳的作用下,容易出现破溃或疼痛,肿块可迅速增大,局部溃烂渗血,变成恶性黑色素瘤(malignant melanoma)。

【治疗】 对于色素痣或恶性黑色素瘤,应手术彻底切除。术前不宜活检,防止加速肿瘤的生长和转移。如果肿瘤范围较大,应行外耳道切除、乳突切除,必要时作腮腺切除或者颞骨次全切除、颈淋巴结廓清术。

三、腺样囊性癌

【临床表现】 腺样囊性癌(adenoid cystic carcinoma,AAC)是一种低度恶性肿瘤,原发于外耳道很罕见,该肿瘤既有圆柱瘤特性又有侵犯神经和沿神经分布的特点,生长缓慢,症状不典型且持续多年,易复发。主要症状为耳痛和耳道肿块,其他伴随症状如听力下降,耳鸣,耳流脓水及耳痒等。表现为耳道皮下隆起,与周围组织界限不清,质地较硬,触痛明显,也可表现为息肉、溃疡及肉芽。

【治疗】 手术彻底切除为主,可以辅以放疗等综合治疗,应采用扩大根治性手术,如扩大根治性颞骨全切除或次全切除或部分切除以及下颌关节、髁状突及腮腺部分切除术等。

第三节 中耳恶性肿瘤

中耳癌(carcinoma of middle ear)占全身癌的 0.06%,占耳部肿瘤的 1.5%。中耳癌以鳞状上皮癌最多见,40 ~60 岁为好发年龄。性别与发病率无显著差别。

【病因】 约 80% 的中耳癌患者有慢性化脓性中耳炎病史,中耳炎的病程一般在 10 年以上,故认为其发生可能与炎症有关。另外与电离辐射等理化刺激因素也有关,中耳乳头状瘤亦可发生癌变。外耳道癌可以侵犯至中耳乳突腔,临床上常常无法分辨原发部位。

【临床表现】

1. 耳道无痛性出血 外耳道自发性出血或挖耳后耳道出血;慢性化脓性中耳炎有血性分泌物时,应考虑中耳癌的可能性。

2. 耳部疼痛 早期无明显疼痛。病情重者可出现明显耳痛,以夜间疼痛为主,表现为耳部的刺痛或者跳痛,可向耳后及咽部放射。

3. 同侧周围性面瘫 肿瘤侵犯面神经可出现周围性面瘫。

4. 听力障碍 多数患者表现为传导性耳聋。

5. 张口困难 晚期中耳癌侵犯到颞颌关节或翼肌,造成张口困难。

6. 眩晕 内耳受到侵犯时可出现眩晕。

7. 外耳道或者中耳腔新生物 多数患者有鼓膜穿孔,通过穿孔可见中耳腔红色肉芽,触之易出血。当肿瘤破坏骨性外耳道,在耳道内也可以看到肉芽组织,红色质软脆,易出血。

【诊断】

1. 影像学检查

(1) CT:表现为中耳腔或者乳突有不规则的软组织病灶,中耳乳突有不规则的大面积的骨质破坏,边缘不整,无良性病变常见的“多灶性”表现,尤其当中耳炎伴外耳道骨壁的破坏,骨质破坏区边缘模糊、不规则,无边缘“骨质硬化带”表现,形成外耳道软组织肿块,要高度怀疑中耳癌(图 1-20-1)。肿瘤可累及颅中窝,颅后窝、乙状窦、颈静脉球窝,颈动脉管,内耳迷路及颞颌关节。CT 表现应与胆脂瘤型中耳乳突炎、单纯型及肉芽肿型中耳炎鉴别,中耳炎一般无团块状软组织影,多数为黏膜增厚,呈索条状、网状、片状弥散分布。

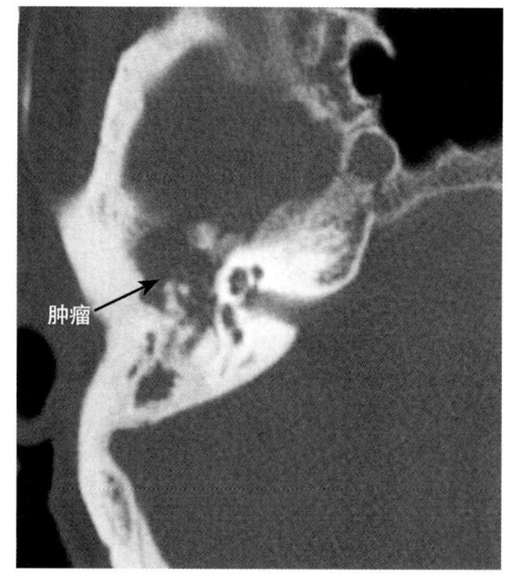

图 1-20-1 中耳癌水平位 CT

(2) MRI:中耳癌的组织含水量与脑组织相仿,其信号与脑组织近似。增强后病灶有强化表现。MRI 可显示肿瘤向颅内或者腮腺侵犯。

2. 病理检查 中耳腔肉芽或者外耳道肉芽摘除后做病理检查可以明确诊断。大多为鳞癌,腺癌和肉瘤较少。取材时尽量不要牵拉中耳腔肉芽,防止误伤面神经。

【中耳癌临床分期】 UICC 对于中耳癌并无明确的分期标准。目前临床采用的是 Stell (1985)制订的初步方案:

T_1:肿瘤局限于中耳乳突腔,无面神经麻痹及骨质破坏。

T_2:肿瘤局限于中耳乳突,有面神经麻痹和骨质破坏。

T_3:肿瘤超出颞骨范围,侵犯周围结构,如硬脑膜、腮腺、颞颌关节等。

T_x:无法进行分期。

【治疗原则】 早期患者多采用先手术后放疗,对晚期患者则采用先放疗缩小病灶,再进行手术切除等综合治疗。

1. 手术治疗

(1) 乳突切除术:适用于病灶局限在中耳腔,或者乳突腔,无面神经管、内耳、颞骨外侵犯。

(2) 颞骨次全切除术:切除范围包括外耳道、乳突、部分颞颌关节、颞骨鳞部及岩骨外 1/2 ~ 1/3,仅保留部分内耳道、部分颈内动脉管和颈内动脉管之内的岩尖部分。

(3) 颞骨全切除术:切除范围包括颞骨鳞部,乳突及全部岩骨。

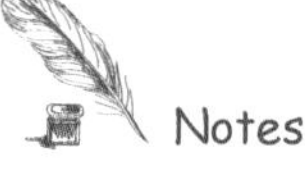
Notes

2. 放射治疗　由于中耳肿瘤被颞骨包裹,放疗难以彻底根治,因此手术加放疗可以明显提高疗效。对肿瘤侵犯到颈动脉管,无法清除时,可考虑先行放疗,缩小肿瘤范围,再行手术治疗。

第四节　鼓室体瘤

【病因病理】　鼓室体瘤(tympanic body tumor)是局限于鼓室内的起源于鼓室的舌咽神经鼓室支(Jacobson's nerve)及迷走神经耳支(Arnold's nerve)的化学感受器瘤,起源于副神经节,也称为鼓室副神经节瘤,早期主要在鼓室内生长。

【临床表现及诊断】

1. 波动性耳鸣。
2. 耳闷感,有轻度传导性耳聋。
3. 局部检查,透过鼓膜可见鼓岬表面红色肿块(图1-20-2)。

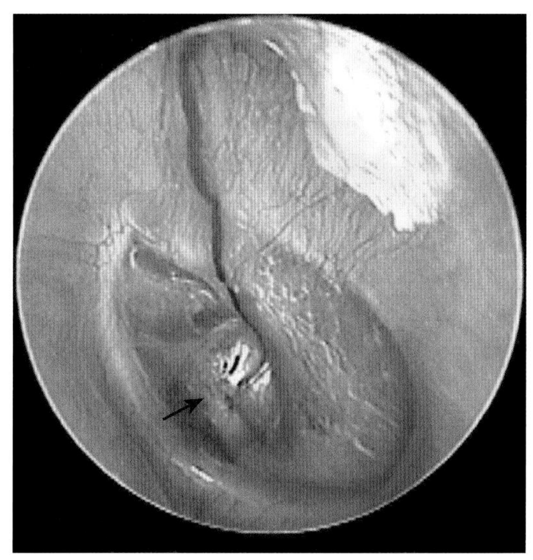

图1-20-2　耳镜示透过鼓膜见鼓岬表面红色肿块

4. 影像学检查　中耳冠状位和水平位CT显示鼓岬处有边缘光滑的软组织占位改变,乳突无破坏(图1-20-3)。

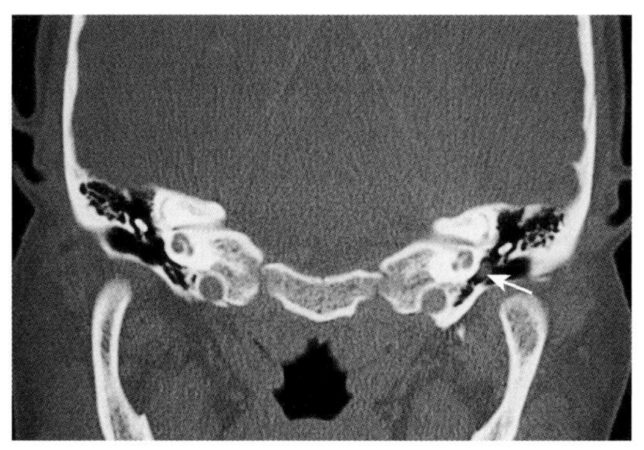

图1-20-3　冠状CT示鼓室内孤立的鼓室体瘤

【治疗】　手术摘除。

1. 耳道进路　局限于鼓室内的肿瘤可做鼓耳道皮瓣,向前掀起鼓膜进入鼓室。

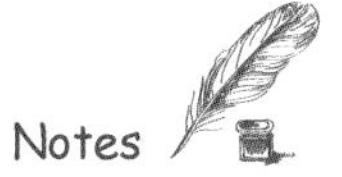

2. 后鼓室进路 如果耳道小,鼓室不能充分暴露,可在保留外耳道后壁的情况下,进入后鼓室。

3. 开放式乳突切除进路 肿瘤大时则行去除外耳道后壁的乳突切开术。显示肿瘤后,可在控制性降压的情况下切除肿瘤,彻底止血。

思考题

简述中耳癌的临床表现,诊断,分期与相应治疗。

(迟放鲁)

第一篇主要参考文献

1. Gu FM,Chi FL,Dai CF,et al. Surgical outcomes of 43 cases with adenoid cystic carcinoma of the external auditory canal. Am J Otolaryngol,2013,34(5):394-398
2. Chi FL,Gu FM,Dai CF,et al. Survival outcomes in surgical treatment of 72 cases of squamous cell carcinoma of the temporal bone. Otol Neurotol,2011,32(4):665-669
3. Bayo M,Agut MA. Infectious external otitis:etiology in the terrassa region,culture methods,and considerations on otomycosis. Microgiologia,1994,10:279-284
4. Bernstein JM,Shanahan TC,Schaffer FM. Further observations on the role of the MHC genes and certain hearing disorders. Acta Otolaryngol(Stockh),1996,116 (5):666-671
5. Charles WC,John MF,Lee AH,et al. Otolaryngology Head & Neck Surgery. 3rd ed. Vol 4. Missouri:Mosby-Year book,Inc. ,1998,2561-2867,3197-3221
6. Dai CF,Kanoh N,Wang ZM,et al. Study on facial motoneuronal death after proximal or distal facial nerve transection. Am J Otol,2000,21:115
7. Engstrom M,Abdsaleh S,Ahlstrom H,et al. Serial Gadolinium enhanced magnetic resonance imaging and assessment of facial nerve function in Bell's palsy. Otolaryngol Head Neck Surg,1997,117:559
8. Frisina DR;Frisina RD. Speech recognition in noise and presbycusis:relations to possible neural mechanisms. Hear Res,1997,106(1-2):95-104
9. Gantz BJ,Rubinstein JT,Gidley P,et al. Surgical management of Bell's palsy. Laryngoscope,1999,109:1177
10. Garcia-Martos P,Delgado D,Marin P,et al. Analysis of 40 cases of otomycosis. Enfermedades Infecciosasy Microbiologia Clinica,1993,11:487-489
11. Gehanno P. Ciprofloxacin in the treatment of malignant external otitis. Chemotherapy,1994,1:35-40
12. Gordon G,Giddings NA. Invasive otitis externa due to Aspergillus species:case report and review. Clin Infect Dis,1994,19:866-870
13. Hariri MA. Sensorineural hearing loss in bullous myringitis. A prospective study of eighteen patients. Clinical Otolaryngology & Allied Sciences,1990,15:351-353
14. Hern JD,Almeyda J,Thomas DM,et al. Malignant otitis externa in HIV and AIDS. (review)The Journal of Laryngology & Otology,1996,110:770-775
15. Kerr AG,Groves J. Scott Brown's Otolaryngology. Vol 6. 5th ed. London:Butterworths,1987
16. Kong WJ,Cheng HM,Wang YJ,et al. Integrated profile to assess auditory nerve-auditory pathway integrity. ORL J Otorhinolaryngol Relat Spec,2009,71 (4):196-208
17. Kong WJ,Egg G,Hussl B,et al. A study of neurotransmitters in human inner ear. Preservation of human temporal bone and value of organ donation for inner ear research. Acta Otolaryngol,1994,114(3):245-253
18. Kong WJ,Egg G,Hussl B,et al. Localization of chat-like immunoreactivity in the vestibular endorgans of the rat. Hear Res,1994,75(1-2):191-200
19. Kong WJ, Hussl B, Thumfart WF, et al. Ultrastructural localization of GABA-like immunoreactivity in the human utricular macula. Hear Res,1998,119(1-2):96-103,104-112
20. Kong WJ,Hussl B,Thumfart WF,et al. Ultrastructural localization of GABA-like immunoreactivity in the vestibular periphery of the rat. Acta Otolaryngol,1998,118(1):90-95
21. Kong WJ,Ren T,Nuttall AL. Electrophysiological and morphological evaluation of the acute ototoxicity of sodium nitroprusside. Hear Res,1996,99(1-2):22-30

Notes

22. L. Carter Computed tomography of the head and neck. Vol 5. New York: Churchill Livingstone, 1985
23. Larsson C, Bernstrom-Lundberg C, Edstrom S, et al. Tumor necrosis factor-a response and herpesvirus infection in Bell's palsy. Laryngoscope, 1998, 108: 1171
24. Naiberg J, Berger G, Hawke M. The pathologic features of keratosis obturans and cholesteatoma of the external auditory canal. Arch of Otolaryngology, 1984, 110: 690-693
25. Nuttall AL, LawrenceM. Intracellular potential changes of Corti's organ with anoxia. ArchOtolaryngol, 1979, 105(10): 574-578
26. Piepergerdes MC, Kramer BM, Behnke EE. Keratosis obturans and external auditory canal cholesteatoma. Laryngoscope, 1980, 90: 383-391
27. Roeser RJ, Ballachanda BB. Physiology, pathophysiology, and anthropology/epidemiology of huan canal secretions. J AmAcadAudiol, 1997, 8: 391-400
28. Sapci T, Ugur G, KaravusA, et al. Giant cholesteatoma of the external auditory canal. Annals of Otology, Rhinology & Laryngology, 1997, 106: 471-473
29. Schrott-Fischer A, Egg G, Kong WJ, et al. Immunocytochemical detection of choline acetyltransferase in the human organ of Corti. Hear Res, 1994, 78(2): 149-157
30. Seidman MD, Khan MJ, Dolan DF, et al. Age-related differences in cochlear microcirculation and auditory brain stem response. Arch Otolaryngol Head Neck Surg, 1996, 122(11): 1221-1226
31. Shire JR, Donegan JO. Cholesteatoma of the external auditory canal and keratosis obturans. Am J of Otology, 1986, 7: 361-364
32. Slattery WH 3rd, Brackmann DE. Skull base osteomyelitis. Malignant external otitis. Otolaryngol Clin North Am, 1996, 29: 795-806
33. Walter B, Hans HN, Carl RP. Ear Nose and Throat Disease (second revised edition). NewYork: Georg Thieme Verlay Thieme Medical Publishers. Inc. Stuttgart. 1994
34. 卜国弦,樊忠. 耳鼻喉神经外科学. 长春:吉林科学技术出版社,1992
35. 董民声. 实用耳科学. 北京:华夏人民出版社,1994
36. 韩萍,熊茵. CT 扫描分册. 武汉:湖北科技出版社,2000
37. 何望春. 五官及颈部影像诊断学. 天津:天津科学出版社,1998
38. 何永照,姜泗长. 耳科学. 上海:上海科学技术出版社,1983
39. 黄选兆,汪吉宝. 实用耳鼻咽喉科学. 北京:人民卫生出版社,1998
40. 黄选兆. 耳鼻咽喉科学. 第 4 版. 北京:人民卫生出版社,1995
41. 黄选兆. 耳鼻咽喉科学. 第 3 版. 北京:人民卫生出版社,1990
42. 孔维佳,乐建新,熊新高,等. 听神经-听觉通路完整性综合评估法. 临床耳鼻咽喉科杂志,2003,12:705-708
43. 孔维佳,许由,乐建新,等. 人工耳蜗植入术前听神经完整性的评估. 中华耳科学杂志,2003,2:26-30
44. 马廉亭. 微侵袭神经外科学. 北京:人民卫生出版社,1999
45. 汪吉宝,刘世英,王丽雅. 中耳乳突 CT 扫描的临床应用. 临床耳鼻咽喉科杂志,1987,1:133
46. 汪吉宝,刘世英. 分泌性中耳炎误诊漏诊分析. 中华耳鼻咽喉科杂志,1994,29:201
47. 汪吉宝. 自身免疫性内耳病的研究现状. 中华耳鼻咽喉科杂志,1995,30:60
48. 王杰,戴春富,黄新生,等. 缺血性面瘫动物模型的建立. 临床耳鼻咽喉科杂志,1999,13(10):464
49. 王荣光. 临床耳科学. 石家庄:河北科学技术出版社,1990
50. 王正敏. 耳鼻喉科学. 上海:上海科学技术出版社,1988
51. 王正敏. 耳鼻咽喉科学. 第 2 版. 上海:上海科学技术出版社,1991
52. 王正敏. 临床耳鼻咽喉科学. 上海:上海医科大学出版社,1996
53. 王正敏. 颅底外科学. 上海:上海科学技术出版社,1995
54. 中华医学会耳鼻咽喉科学分会,中华医学会耳鼻咽喉科杂志编辑委员会. 突发性聋的诊断和治疗指南(2005 年,济南). 中华耳鼻咽喉头颈外科杂志,2006,5:324
55. 中华医学会耳鼻咽喉科学分会,中华医学会耳鼻咽喉科杂志编辑委员会. 人工耳蜗植入工作指南(2003 年,长沙). 中华耳鼻咽喉科杂志,2004,2:66-67

Notes 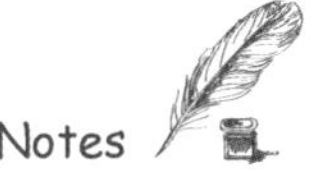

第二篇　鼻科学及颅面疾病

概　述

鼻位于颅面正中部，是人体的感觉器官、呼吸道的门户，也是重要的颜面美容结构，承担着重要的生理功能。人类采用科学方法对鼻-鼻窦进行的研究始于15世纪初期，玻利维亚人Carpi GB首次对额窦进行了解剖学观察，在以后的300年时间里Haller A(法国)，Onodi A(匈牙利)，Killian G(德国)等科学家从各个角度对鼻-鼻窦进行了解剖学研究。18世纪中期，第一本《鼻和鼻窦解剖学》出版，作者是匈牙利人Mihalkovics VG，由此奠定了鼻科学的发展基础。随着1871年达尔文《人类起源和性选择》论文的发表，人们对鼻-鼻窦的组织发生学、比较解剖学也有了较深的了解。这些知识的原始积累一直成为当代鼻科学(特别是鼻外科)的重要指引。

我国的鼻科学研究与发展始于20世纪50年代，在老一辈专家如张庆松、卜国铉等教授的引导下进行了中国鼻科学开创性的工作，于1978年出版发行了我国首部《鼻科学》专著，并在2000年再版，为鼻科学在中国的发展起到引领的作用。20世纪80年代，随着欧美内镜外科技术在鼻科应用的兴起，由许庚教授、韩德民教授等人为代表的中国医生积极地将该技术进行临床应用，并加以系统的研究和推广，于1996年出版了中国首部内镜技术专著《鼻内镜外科学》。在随后的20多年中鼻内镜外科技术成为耳鼻咽喉科界发展的新的和强力的发展引擎。

人体鼻部的解剖结构状况是动物物种长期进化的结果，并且与其生理功能是密切相关的，经过上百年的研究，鼻腔鼻窦的解剖与鼻腔鼻窦相邻的颅底等组织及器官的解剖基本明确。与解剖学比较而言，鼻-鼻窦生理学的研究进展比较缓慢。19世纪末期确定了鼻的三大功能：呼吸、嗅觉、空气滤过与加温加湿作用，20世纪进一步阐明了鼻腔阻力、气体流动、鼻肺反射、纤毛输送系统、免疫反应以及对下呼吸道的影响等一系列功能，但是直到今天我们仍然不能准确、全面地描述上述功能的作用原理与相互间的调节。例如三个鼻甲各自在鼻腔内的位置、形状、组织学结构都是不同的，其生理功能究竟有何不同，一旦缺失会对鼻腔产生什么影响？人类的鼻窦除了减轻头部重量和协助发声，是否还有其他功能？鼻黏膜特异性和非特异性保护功能是如何进行自身调节的？哪些因素(神经因素、化学因素)通过何种途径参与着血管、腺体的活动和炎细胞的趋化等。对鼻-鼻窦的生理学研究滞后的主要原因是缺乏精确的研究手段，例如直到今天人们还不能对嗅觉进行准确的定量检测。因此鼻-鼻窦的生理学研究仍然值得学者们继续探索。

鼻是人体一较为特殊的器官，鼻部的疾病种类与人体的其他器官组织相比，有其共性点和关联点，临床以炎症性疾病、出血性疾病、肿瘤、外伤四个主要类别为主，但从病理机制、检查手段、诊断方法与治疗方法上鼻也有其独特性：

首先鼻是颌面部重要的美容结构，尤其外鼻的大小、形状、位置等，不但因美容的要求与颌面整体的协调性有关，而且对于外伤的处理、鼻部肿瘤的手术入路的设计等都有密切的相关性。

其次鼻部是人体呼吸道的门户，是上呼吸道最为重要的一部分，由于呼吸道主要是通过鼻与外环境相通，因此各种炎症性疾病是鼻科的常见病与多发病，包括感染性炎症和变应性炎症等。与传染性疾病、代谢性疾病、遗传性疾病所不同的是，社会工业化、现代化进程的加快和物质生活水平的提高，非但未使鼻部炎症性疾病的发病率下降，反而促其逐年上升。空气污染、有害物质颗粒、病毒与细菌、人工合成化学物质成为鼻部炎症的主要致病因素。人的一生中几乎没有人未患过鼻部疾病(如急性鼻炎)，鼻变态反应的发病率可高达10%～35%，鼻窦炎的发病率约为8%～15%，慢性鼻炎的发病率就更高。鼻部炎性疾病与下呼吸道的炎症性疾病从病因、病理等方面均有很强的关联性，因此在它们相互之间的诊断和治疗方面应该加以关注。

最后鼻是人体的重要感觉器官，除嗅觉外，尚有敏感的触觉、痛觉等，且其组织结构中含有丰富的自主神经末梢。多数鼻病患者的症状为主观症状，如鼻塞、头昏、鼻痒等，这一特点是鼻

部疾病的患者较多出现心理障碍的病理生理学基础，目前尚无检查手段能够对于这些症状进行客观的检查和评估；再加上多数鼻部疾病的治疗时间长、对疗效的影响因素众多和鼻与头部相邻容易引起其他症状等因素，这些均会导致鼻病患者心理问题，严重者出现精神心理障碍性疾病。这些应该为鼻科医师高度关注，避免患者误会而引发纠纷。

鼻的解剖结构复杂、解剖位置深在且与颅底、眼眶及颌面密切相关，因此鼻部的疾病包括炎症性和肿瘤均有机会侵及到相邻组织或器官。临床上部分真菌性鼻窦炎、急性化脓性鼻窦炎可能影响到眼部或颅内，而鼻窦肿瘤更是多见侵及到眶内、颅内和颅底诸如海绵窦、翼腭窝、颞下窝等，尤其是鼻部的恶性肿瘤，其病理类型繁多、早期发现困难，明确诊断时很多情况下已是中晚期，病变范围广，突破至鼻窦邻近组织及器官，如何面对这些疾病进行诊断与治疗，并不是单一的耳鼻咽喉科或鼻科医师所能完成的，往往需要多学科如神经内外科、呼吸科、眼科、颌面外科、放射科及放射介入科等学科的共同会诊、配合才能为患者提供较为合理和更为有效的方案。另一方面，许多全身系统性疾病如白血病、免疫性疾病、心血管性疾病和神经科疾病的等部分病种的首发症状可能表现在鼻部，需要耳鼻咽喉科医师综合判断、鉴别诊断与处理。

鼻科及颌面疾病的诊断与治疗手段的进步得益于其他相关学科和科技水平的发展，尤其是影像学、内镜技术、介入及病理技术等；目前及今后的一段时间内对于鼻科疾病的发病机制、病因等基础研究主要集中在上呼吸道黏膜炎症机制、肿瘤的生物学特性和鼻鼻窦及鼻颅底解剖学研究等领域，诸如人体嗅觉研究，慢性鼻窦炎的病因因素的研究，包括超级金黄色葡萄球菌内毒素、真菌变应性因素、细菌生物膜等；特别在变应性鼻炎的发病机制与治疗方面也是国际研究的热点之一。随着影像诊断技术的发展和电子内镜科技的进步，近年来3D内镜、3D打印科技和信息互联网高科技的飞速发展，未来鼻科领域将会以令人难以想象的场景展现在从业医生的面前，如诊断的精度、治疗的手段、机器人手术和远程会诊与手术治疗等，而这一切不断地推动着鼻-颌面科学的整体发展与进步，最终都将惠及到广大的鼻部疾病患者。

（文卫平）

Notes 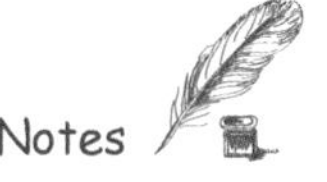

第一章　鼻应用解剖学及生理学

鼻是人体重要的呼吸、嗅觉器官，分成外鼻、鼻腔和鼻窦三部分。对鼻解剖学的了解，主要从鼻的骨和软骨结构、神经和血管分布、毗邻的结构入手，重点了解这些解剖结构对临床的指导意义。包括下列方面：外鼻支架的构成、固有鼻腔的四壁、前后鼻孔的构成、鼻黏膜的组织学特点、鼻腔的神经及血管分布、鼻窦的位置形态特征及其毗邻、解剖特点、鼻和鼻窦的生理。

第一节　鼻应用解剖学

鼻分为外鼻、鼻腔和鼻窦三部分。外鼻位于面部正中间，鼻腔被鼻中隔分为左右两个，鼻腔的前上部、两侧和后部和共有4对鼻窦，分别为额窦、筛窦、上颌窦和蝶窦。

一、外　　鼻

外鼻(external nose)由骨和软骨构成支架，外覆以软组织和皮肤。

(一) 外鼻形状

外鼻形似一个基底向下的三棱锥体，上窄下宽(图2-1-1)。前棱上端位于两眶之间，与额部相连，称为鼻根(nasal root)；向下为鼻梁(nasal bridge)；前棱的下端为鼻尖(nasal apex)；鼻梁的两侧为鼻背(nasal dorsum)；鼻尖两侧的半圆形隆起称为鼻翼(alae nasi)；三棱锥体的底部为鼻底(basis nasi)；鼻底被鼻中隔的前下缘及大翼软骨的内侧脚构成的鼻小柱(columella nasi)分成左右两个前鼻孔(anterior nares)。鼻翼向外侧与面颊交界处有一浅沟称为鼻唇沟(nasolabial fold)。

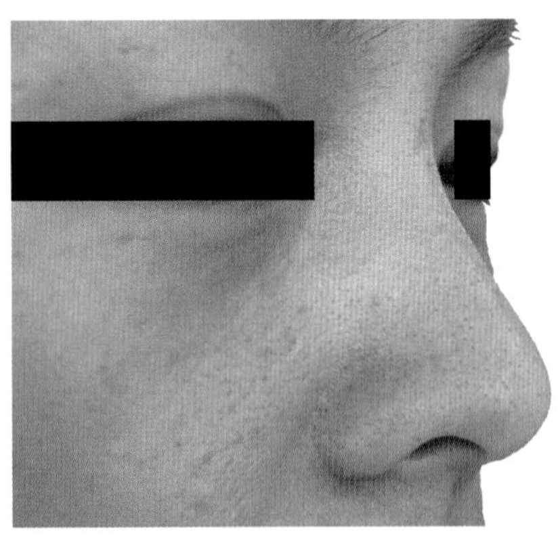

图2-1-1　外鼻形态

(二) 外鼻骨性支架

骨部支架上方为额骨的鼻部——鼻骨(nasal bone)，两侧为上颌骨额突。额骨的鼻骨切迹与鼻骨相连，成为鼻骨的坚强支撑点。

鼻骨成对，其上缘、外侧缘和下缘分别与额骨、上颌骨额突、鼻外侧软骨上缘连接，鼻骨后面的鼻骨嵴与额嵴、筛骨垂直板和鼻中隔软骨连接。鼻骨上端窄而厚，下端宽而薄，在外力作用于鼻根部时，容易发生鼻骨骨折，故临床上的鼻骨骨折多数发生在下2/3处，如鼻骨下端发生内沉，可造成鞍鼻。

鼻骨下缘、上颌骨额突内缘和上颌骨腭突游离缘共同围成梨状孔(pyriform aperture)，鼻骨下缘为梨状孔的最高点，如果此处特别高耸，则称为驼峰鼻。

(三) 外鼻软骨支架

外鼻软骨支架主要由鼻外侧软骨(隔背软骨)和大翼软骨组成，另有数目不等的小软骨，如籽状软骨的小翼软骨参与，借助于致密的结缔组织附着在梨状孔边缘，各软骨之间也通过结缔组织连接,故该支架弹性很大,在一般外力作用下,变形后可以恢复原形,不易导致局部畸形。由于其形状、大小和结构的不同,故构成了人类各家族和种族的鼻型特点(图 2-1-2)。

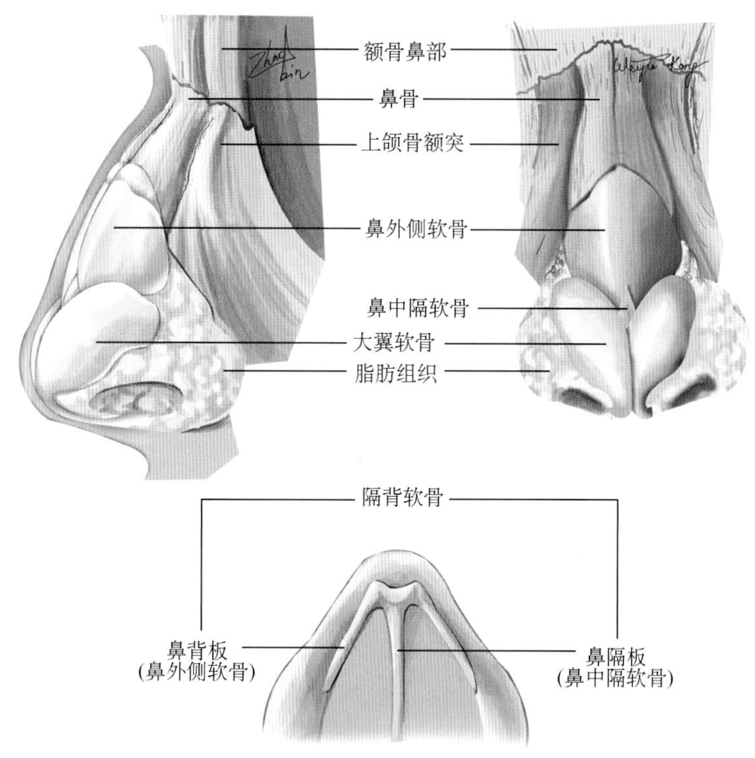

图 2-1-2　外鼻的软骨支架,侧、前、底面观

鼻外侧软骨(lateral nasal cartilage)又名隔背软骨鼻背板(dorsal nasal plate of septodorsal cartilage),位于鼻梁与鼻背的侧面,上方连接鼻骨下缘和上颌骨额突,两侧鼻外侧软骨的内侧缘,在鼻中线会合并连接鼻中隔软骨的前上缘。隔背软骨(septodorsal cartilage)的底面观呈"↑",两侧翼为鼻外侧软骨,中间为鼻隔板(septal nasal plate),即鼻中隔软骨(septal cartilage)。大翼软骨(greater alar cartilage)又名下侧鼻软骨(lower lateral nasal cartilage),呈马蹄形,外侧脚构成鼻翼支架,左右内侧脚夹住鼻中隔软骨前下缘构成鼻小柱支架。小翼软骨(lesser alar cartilage)和籽状软骨(sesamoid cartilage),统称为鼻副软骨(nasal accessory cartilage),充填于鼻外侧软骨和大翼软骨之间。

(四) 外鼻皮肤

外鼻部皮肤厚薄不一,鼻根、鼻梁及其侧面皮肤较薄,皮下组织较疏松,可以出现皱纹。鼻尖、鼻翼和鼻前庭皮肤较厚,与下方的纤维组织和软骨膜连接紧密,炎症时皮肤肿胀压迫神经末梢,引起比较剧烈的疼痛。外鼻部皮肤含有较多汗腺和皮脂腺,上部皮肤含汗腺较多,下部含皮脂腺较多,以鼻尖和鼻翼最明显,是粉刺、痤疮、疖肿及酒渣鼻的好发部位。

(五) 外鼻神经

有感觉神经和运动神经。感觉神经为三叉神经眼神经的末梢神经鼻睫神经和上颌神经的分支眶下神经所支配,以上颌神经为主。运动神经主要为面神经颊支,支配鼻部运动。

(六) 外鼻血管及淋巴

动脉:外鼻的动脉主要来自鼻背动脉、筛前动脉、额动脉、面动脉、上唇动脉、眶下动脉的分支。

静脉:外鼻的静脉分别经内眦静脉(angular vein)、面前静脉(facial vein)汇入颈内静脉。但内眦静脉可经眼上、下静脉与海绵窦相通,面部静脉管内无瓣膜,血液可上下流通,故当鼻面部

Notes
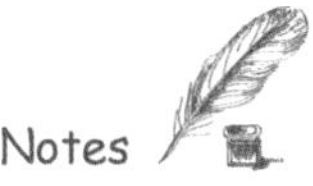

感染或疖肿时,若治疗不当或用力挤压,则可引起海绵窦血栓性静脉炎或其他颅内并发症。

淋巴:外鼻的淋巴管汇集于下颌下淋巴结、耳前淋巴结和腮腺淋巴结。

二、鼻 腔

鼻腔(nasal cavity)由鼻中隔分为左右各一,每侧鼻腔分为鼻前庭和固有鼻腔两部分。每侧鼻腔为一前后开放的狭长腔隙,冠状切面呈三角形,顶部较窄,底部较宽,前起于前鼻孔,后止于后鼻孔。

(一) 鼻前庭

鼻前庭(nasal vestibule)为介于前鼻孔和固有鼻腔之间的空腔,位于鼻腔最前段,起于鼻缘,止于鼻内孔(鼻阈 limen nasi),鼻大翼软骨的弧形隆起为鼻前庭的支架。鼻内孔较前鼻孔狭小,为鼻腔最狭窄处,对鼻的呼吸功能有重要影响。

鼻前庭被覆皮肤,富于粗硬的鼻毛,并富有皮脂腺和汗腺,在男性尤为丰富,鼻前庭较易发生疖肿,且疼痛剧烈。前鼻孔由鼻翼的游离缘、鼻小柱和上唇围绕而成。

(二) 固有鼻腔

简称为鼻腔,前界为鼻内孔,后界为后鼻孔,由内、外、顶、底四壁组成。

1. 鼻腔内侧壁 为鼻中隔(nasal septum),有骨部和软骨部两部分。骨部为筛骨垂直板(lamina plate of ethmoid bone)和犁骨(vomer),软骨部为鼻中隔软骨和下侧鼻软骨内侧脚。软骨膜和骨膜外面覆盖有黏膜(图 2-1-3)。鼻中隔常有轻度偏曲、嵴突和距状突,在不伴有症状时可以不进行处理。

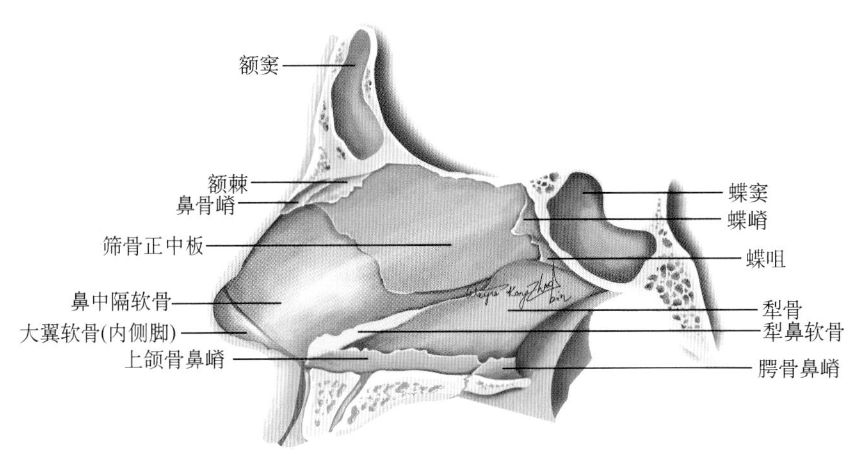

图 2-1-3 鼻中隔的组成

利氏动脉区(利特尔区,little area):由颈内动脉和颈外动脉系统的分支在鼻中隔最前下部分黏膜内血管汇集成丛,称为利特尔区,此处黏膜常发生上皮化生,并呈现小血管扩张和表皮脱落,因此最易出血,大多数鼻出血皆源于此,故亦称鼻中隔易出血区。

2. 外侧壁 是鼻解剖结构中最为复杂的区域,也和鼻窦炎的发病有密切关系,分别由上颌骨、泪骨、下鼻甲骨、筛骨、腭骨垂直板及蝶骨翼突构成。外侧壁上有突出于鼻腔中的三个呈阶梯状排列的骨性组织,游离缘皆向内下方悬垂,分别为上鼻甲、中鼻甲、下鼻甲。下鼻甲为独立的骨质,中、上鼻甲为筛骨的一部分。下、中、上鼻甲大小皆递次缩小 1/3,前端的位置又依次后退 1/3。各鼻甲的外下方均有一裂隙样空间,称为鼻道,故有上、中、下三鼻道,各鼻甲与鼻中隔之间的共同狭窄腔称总鼻道(图 2-1-4、图 2-1-5、图 2-1-6)。

由于鼻甲及鼻道的形成,缩小了鼻腔空间,增加了鼻腔黏膜的表面面积,在鼻腔的生理功能上有着非常重要的意义。

Notes

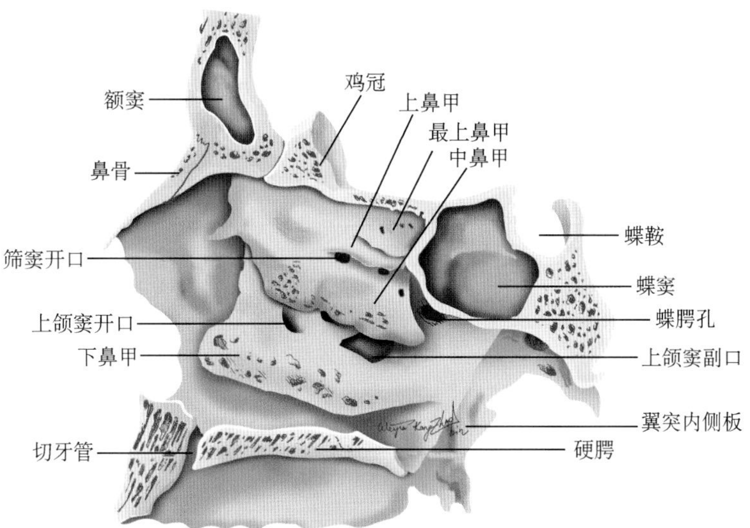

图 2-1-4 鼻腔外侧壁的骨性组成

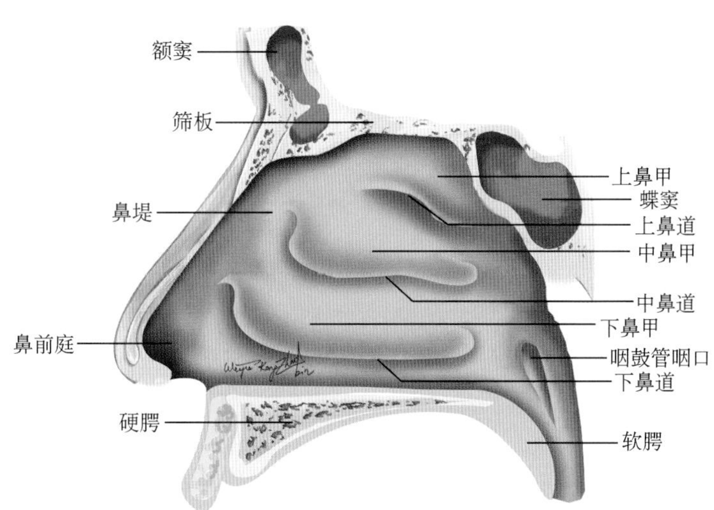

图 2-1-5 鼻腔外侧壁的黏膜结构

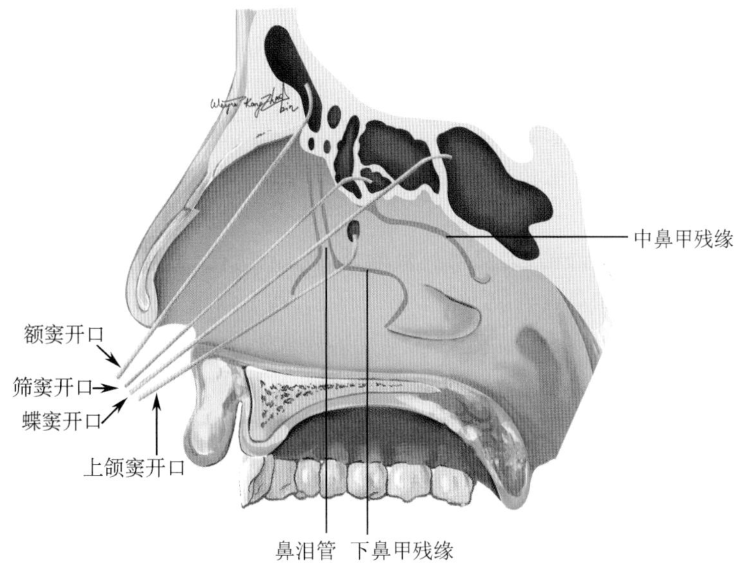

图 2-1-6 鼻腔外侧壁切除鼻甲之后各窦开口

（1）上鼻甲(superior turbinate)及上鼻道(superior meatus)：上鼻甲属于筛骨的一部分，位于鼻腔外侧壁后上方，为各鼻甲中最小，有时仅为一黏膜皱襞。后组筛窦开口于上鼻道。上鼻甲内后上方有一凹陷称蝶筛隐窝(sphenoethmoidal recess)，为蝶窦的开口处。

（2）中鼻甲(middle turbinate)及中鼻道(middle meatus)(图2-1-7)：中鼻甲亦属筛骨的一部分，分成前后两部分，分别为垂直部及水平部，中鼻甲前端附着于筛窦顶壁和筛骨水平板(horizontal plate of ethmoid bone)连接处的前颅底，下端游离垂直向下，是气流进入鼻腔后首先冲击的部位；中鼻甲后端延续到筛窦之下方，与颅底无直接的骨性连接。中鼻甲后部在向后延伸中，逐渐向外侧转向，附着在纸样板后部，并向上连接于前颅底，称为中鼻甲基板(lamella of middle turbinate)，是支撑和固定中鼻甲的一个重要结构。中鼻甲基板将筛窦分成前组筛窦和后组筛窦，其生理作用是能减少前组鼻窦的炎症向后组鼻窦扩散。

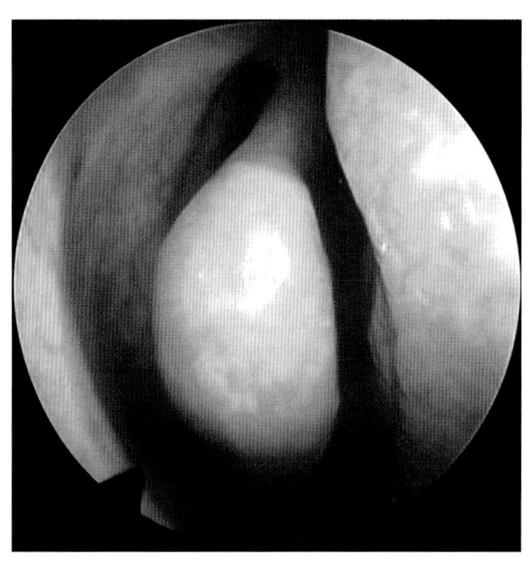

图2-1-7 中鼻甲

中鼻甲是重要的手术解剖标志，手术操作应严格保持在中鼻甲的外侧进行，其内侧为筛板，筛板的损伤可导致脑脊液鼻漏，是鼻腔手术的一个严重并发症。中鼻甲后端附着处的后上方，离后鼻孔上缘的上、后方约12mm处为蝶腭孔所在，有蝶腭动脉和蝶腭神经通过。局麻下鼻内镜手术时阻滞该处神经和血管，能有效减少出血和缓解疼痛。

中鼻甲的解剖变异较多，有中鼻甲气化或筛窦气房发育延伸到中鼻甲内形成筛甲气房，造成中鼻甲前端过度膨大；中鼻甲反向弯曲，即中鼻甲呈弧形突向中鼻道；中鼻甲前端骨质增生。中鼻甲的气化和曲线异常是常见的中鼻道解剖畸形，可导致中鼻道的狭窄和阻塞，影响中鼻道正常的黏液纤毛传输功能，妨碍鼻窦的通气和引流，成为鼻窦阻塞性炎症的重要因素。

中鼻道位于中鼻甲之下外侧，为前组鼻窦的开口引流所在，也是鼻内镜手术进路中最重要的区域，其解剖结构复杂，中鼻道外侧壁上有两个隆起，前下隆起为钩突(uncinate process)；后上隆起为筛泡(ethmoid bulla)，在两个隆起之间有一半月状裂隙，称为半月裂(semilunar hiatus)，半月裂向前下和后上扩大呈漏斗状，名筛漏斗(ethmoidal infundibulum)，筛漏斗以钩突为内界，筛泡为外界，向内经半月裂、中鼻道与鼻腔相通，前界为盲端，前上端为额隐窝(frontal recess)，额窦引流口开放于此，其后为前组筛窦开口，最后为上颌窦开口(图2-1-8)。

窦口鼻道复合体(ostiomeatal complex，OMC)：中鼻甲、中鼻道及其附近的区域解剖结构的异常和病理改变与鼻窦炎的发病最为密切，这一区域称为窦口鼻道复合体。它是以筛漏斗为中心的附近区域，包括：筛漏斗、钩突、筛泡、半月裂、中鼻道、中鼻甲、前组筛房、额窦口及上颌窦自然

Notes

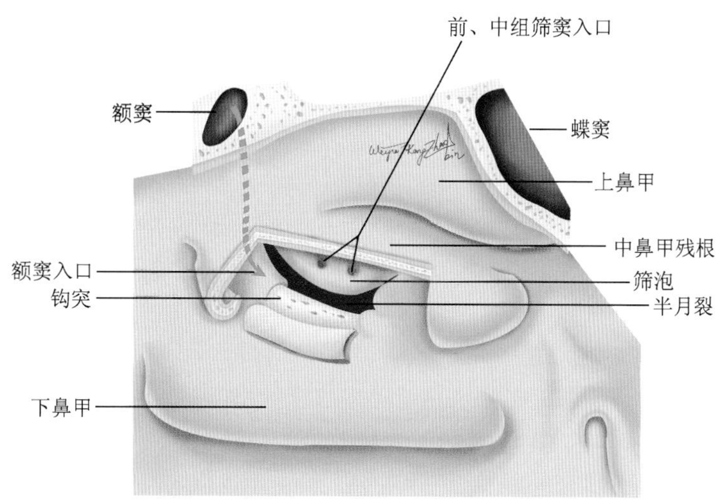

图 2-1-8 中鼻道外侧壁

开口等一系列结构。这一区域的解剖发生异常,如钩突肥大,中鼻甲肥大,泡性中鼻甲,中鼻甲反向弯曲,筛泡肥大等,均会影响前组鼻窦的通气和引流,导致鼻窦炎的发生(图 2-1-9)。

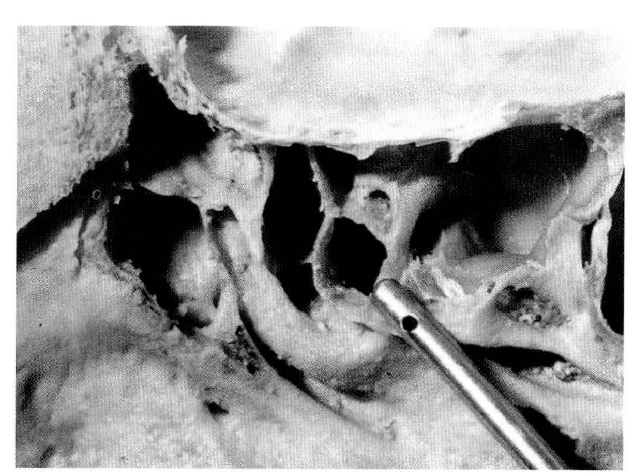

图 2-1-9 窦口鼻道复合体

(3) 下鼻甲(inferior turbinate)及下鼻道(inferior meatus):下鼻甲骨为独立呈水平状卷曲的薄骨,附着于上颌骨内侧壁和腭骨垂直板,其上缘中部的泪突与泪骨相连,并与上颌骨腭突后面的骨槽共同形成鼻泪管。上缘后部的筛突连接中鼻道钩突的尾端,共同参与上颌窦自然口和鼻囟门的构成。

下鼻甲后端距咽鼓管咽口约 1~1.5cm,故下鼻甲肿胀或肥大时,病变的下鼻甲可影响咽鼓管鼻咽开口,导致咽鼓管功能障碍。

下鼻甲之外侧、附着部和鼻腔外侧壁之间为下鼻道,是各鼻道中最宽长者,其外侧壁常向上颌窦内膨降。下鼻道呈穹隆状,其顶端有鼻泪管(nasolacrimal duct)开口,距前鼻孔 3~3.5cm。在下鼻道上颌窦开窗时,应控制进针部位,不要损伤鼻泪管鼻道开口。距离下鼻甲前端 1~2cm 的下鼻甲外侧壁骨质较薄,是上颌窦穿刺的最佳进针位置。

3. 顶壁 呈穹隆状,甚为狭小,分为三段:前段倾斜上升,为额骨鼻部及鼻骨的背侧面;中段呈水平状,为分隔颅前窝与鼻腔的筛骨水平板,又称筛板(cribriform plate),筛板薄而脆,为嗅区黏膜的嗅丝通过,在外伤或手术时易发生损伤,导致脑脊液鼻漏;后段倾斜向下,由蝶窦前壁构成。

4. 底壁 即硬腭的鼻腔面,与口腔相隔。前 3/4 由上颌骨腭突(palatine process of maxilla),

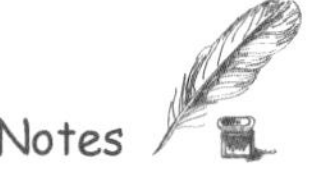
Notes

后 1/4 由腭骨水平部(horizontal process of palate bone)组成。

5. 后鼻孔(posterior nares 或 choanae) 是鼻腔与鼻咽部的通道,左右各一,被鼻中隔分隔,由蝶骨体下部(上)、蝶骨翼突内侧板(外)、腭骨水平部后缘(下)和犁骨后缘(内)构成,上覆黏膜,在成人呈椭圆形,高 25mm,宽 12.5mm,双侧后鼻孔经鼻咽部交通。

(三) 鼻腔黏膜

前起鼻前庭内鳞状上皮和柱状上皮的过渡区,向鼻腔内延伸,广泛分布于鼻腔各壁和鼻道,与鼻咽部、鼻窦和鼻泪管黏膜连续,按各部位组织学构造和生理功能不同,分为嗅区黏膜和呼吸区黏膜两部分。

1. 嗅区(olfactory region)黏膜 分布在鼻腔顶中部,向下至鼻中隔上部和鼻腔外侧壁上部等嗅裂区域。为假复层无纤毛柱状上皮,由支持细胞、基底细胞和嗅细胞组成。嗅细胞为具有嗅毛的双极神经细胞,顶部的树突呈棒状伸向细胞表面,末端膨大呈球状(嗅泡),并发出 10～30 根纤毛,感受嗅觉。基部伸出细长轴突,形成无髓鞘神经纤维,通过筛骨水平板进入颅内,止于嗅球(图 2-1-10)。

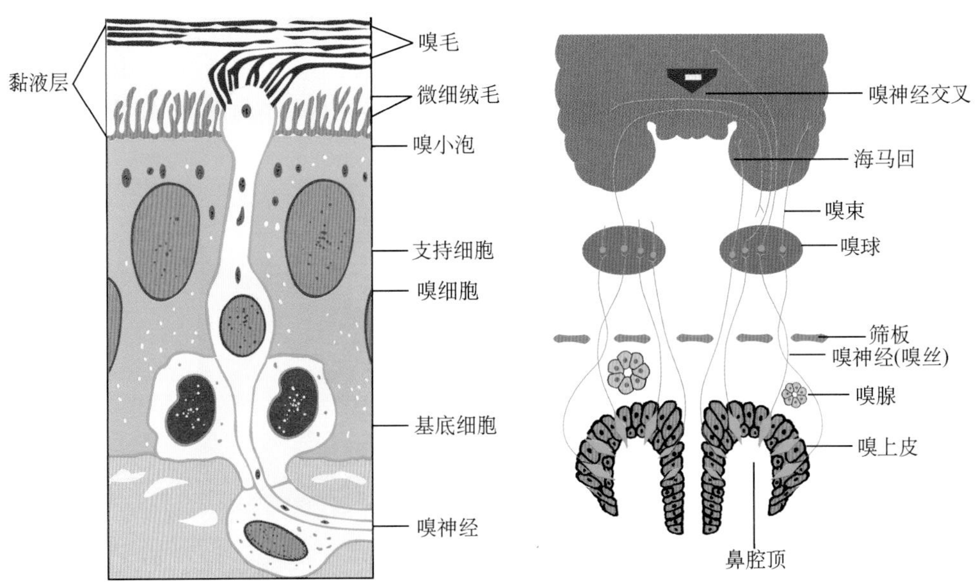

图 2-1-10 嗅黏膜显微解剖模式图

2. 呼吸区(respiratory region)黏膜 鼻腔前 1/3 自前向后的黏膜上皮为鳞状上皮、移行上皮、假复层柱状上皮,鼻腔后 2/3 为假复层纤毛柱状上皮,由纤毛细胞、柱状细胞、杯状细胞、基底细胞组成(图 2-1-11)。

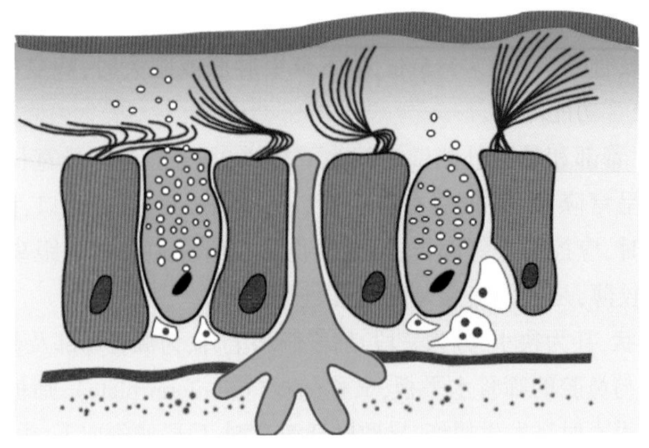

图 2-1-11 呼吸区黏膜

Notes

鼻黏膜呼吸区上皮的纤毛细胞分布以鼻底最为密集，越向鼻腔上部分布越稀少。每个纤毛细胞表面有200根左右纤毛。鼻腔黏膜的纤毛向鼻咽部摆动，鼻窦内的纤毛向鼻窦开口自然摆动。这种方向一致的整体运动可以将进入鼻腔鼻窦的细菌、病毒、灰尘、污染颗粒等有害物质以及鼻腔鼻窦的分泌物运送到咽部咽下或吐出，是鼻腔非特异性保护功能的重要功能单位。

鼻腔黏膜下层具有丰富的杯状细胞、黏液腺和浆液腺，为鼻分泌物的主要来源之一，鼻分泌物在黏膜表面形成随纤毛运动而向后移动的黏液毯（mucosa blanket），黏液毯由外层的黏蛋白和内层供纤毛运动的水样层构成。黏液毯是鼻黏膜重要的保护机制之一。鼻分泌物同样是鼻腔特异性与非特异性化学保护物质的主要来源，如免疫球蛋白、溶菌酶等。

三、鼻腔的血管、淋巴和神经

（一）动脉

主要来自颈内动脉的分支眼动脉和颈外动脉的分支上颌动脉（图2-1-12、图2-1-13）。

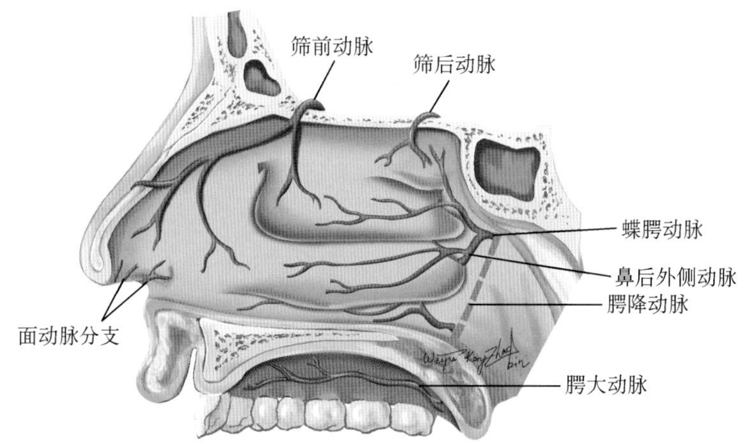

图2-1-12　鼻腔外侧壁动脉

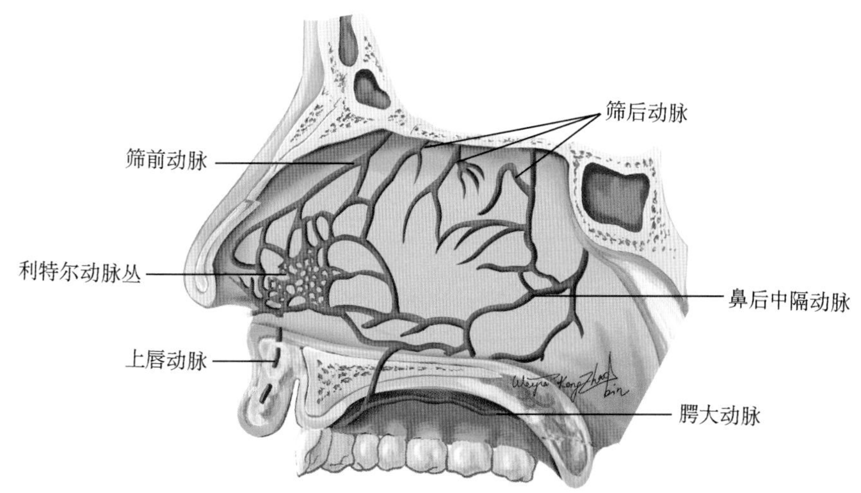

图2-1-13　鼻中隔动脉

1. 眼动脉　自视神经管颅口前5mm从颈内动脉分出，走行在视神经管的下外方，入眶后，分出筛前动脉（anterior ethmoid artery）和筛后动脉（posterior ethmoid artery），分别穿过相应的筛前孔和筛后孔进入筛窦，紧贴在筛窦顶壁的骨冠内，在筛窦内侧进入前颅窝，并在鸡冠旁骨缝中

进入鼻腔。筛前动脉供应前组筛窦、额窦、鼻腔外侧壁和鼻中隔前上部,筛前动脉颅底附着处为额隐窝的后界,是鼻内镜额窦手术的重要解剖标志。筛后动脉供应后筛、鼻腔外侧壁和鼻中隔的后上部。

2. 上颌动脉　在翼腭窝内分出蝶腭动脉(sphenopalatine artery)、眶下动脉(infraorbital artery)和腭大动脉(greater palatine artery)供应鼻腔。其中蝶腭动脉是鼻腔的主要供血动脉。蝶腭动脉经蝶腭孔进入鼻腔,分成内侧支和外侧支。外侧支分成鼻后外侧动脉(lateral posterior-nasal arteries),进而分成下鼻甲支、中鼻甲支和上鼻甲支,供应鼻腔外侧壁后部、下部和鼻腔底。内侧支(鼻腭动脉 nasopalatine artery),经蝶窦开口的前下方分成鼻后中隔动脉(posterior nasal septal arteries),分布于鼻中隔后部和下部。在鼻内镜手术中,在中鼻甲后端附着处的外上方行神经、血管阻滞,可达到有效地减少出血和麻醉的作用。鼻腭动脉、筛前动脉、筛后动脉、上唇动脉和腭大动脉在鼻中隔前下部黏膜下相互吻合,形成动脉丛,称为利特尔动脉丛(Little plexus),是鼻出血的最常见部位。

(二) 静脉

鼻腔前部、后部和下部的静脉汇入颈内、外静脉,鼻腔上部静脉经眼静脉汇入海绵窦。鼻中隔前下部的静脉构成静脉丛,称为克氏静脉丛(Kiesselbach plexus),为鼻部常见出血部位。在老年人下鼻道外侧壁后部近鼻咽部有扩张的鼻后侧静脉丛,称为鼻咽静脉丛(Woodruff's plexus),是鼻腔后部出血的重要来源。

(三) 淋巴

鼻腔前1/3的淋巴管与外鼻淋巴管相连,汇入耳前淋巴结(anterior auricular lymph nodes),腮腺淋巴结(parotid lymph nodes)及颌下淋巴结(submandibular lymph nodes)。鼻腔后2/3的淋巴汇入咽后淋巴结(retropharyngeal lymph nodes)和颈深淋巴结上群。鼻部恶性肿瘤可循上述途径发生淋巴结转移。

(四) 神经

鼻腔的神经包括三类,分别为嗅神经、感觉神经和自主神经(图2-1-14、图2-1-15)。

1. 嗅神经(olfactory nerve)　分布于嗅区黏膜,嗅神经中枢突汇集成嗅丝,经筛孔到达嗅球。

2. 感觉神经　为三叉神经之眼神经和上颌神经的分支。

(1) 眼神经(ophthalmic nerve):眼神经分出鼻睫神经(nasociliary nerve),分成筛前神经(anterior ethmoidal nerve)和筛后神经(posterior ethmoidal nerve),与同名动脉伴行,进入鼻腔分布于鼻中隔和鼻腔外侧壁前、上部。

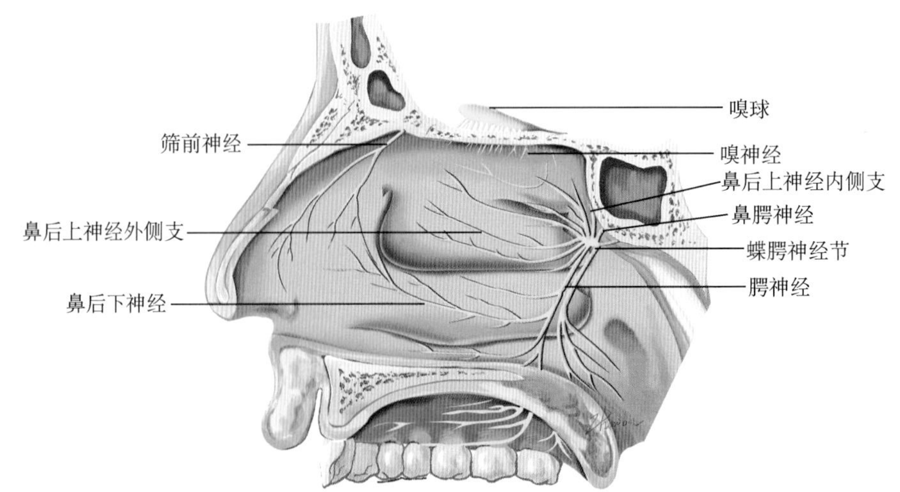

图2-1-14　鼻腔外侧壁的神经

Notes

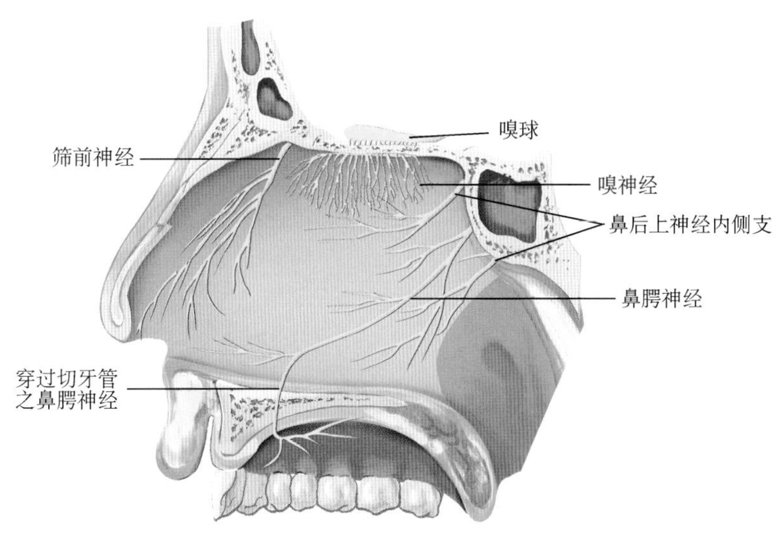

图 2-1-15　鼻中隔的神经

（2）上颌神经（maxillary nerve）：穿过或绕过蝶腭神经节后分出蝶腭神经，经蝶腭孔进入鼻腔分成鼻后上外侧支和鼻后上内侧支，分布于鼻腔外侧壁后部、鼻腔顶和鼻中隔。鼻后上内侧支有一较大的分支称为鼻腭神经，斜行分布于鼻中隔上。

（3）自主神经：自主神经主管鼻黏膜血管的舒缩，有交感神经和副交感神经。交感神经来自颈内动脉交感神经丛组成的岩深神经（deep petrosal nerve），副交感神经来自面神经分出的岩浅大神经（greater superficial petrosal nerve），其在翼管内组成翼管神经（viding nerve），经蝶腭神经节后进入鼻腔。交感神经主管鼻黏膜血管收缩；副交感神经主管鼻黏膜血管扩张和腺体分泌。

四、鼻　　窦

鼻窦（nasal sinuses）是鼻腔周围颅面骨中的一些含气空腔，左右成对，共有 4 对，依其所在颅骨命名，称为上颌窦、筛窦、额窦和蝶窦，依照窦口引流的位置、方向和鼻窦的位置，又将鼻窦分为前组鼻窦和后组鼻窦。前组鼻窦包括上颌窦、前组筛窦、额窦，窦内引流至中鼻道，后组鼻窦包括后组筛窦和蝶窦，后组筛窦引流至上鼻道，蝶窦引流至蝶筛隐窝（图 2-1-16、图 2-1-17、图 2-1-18）。

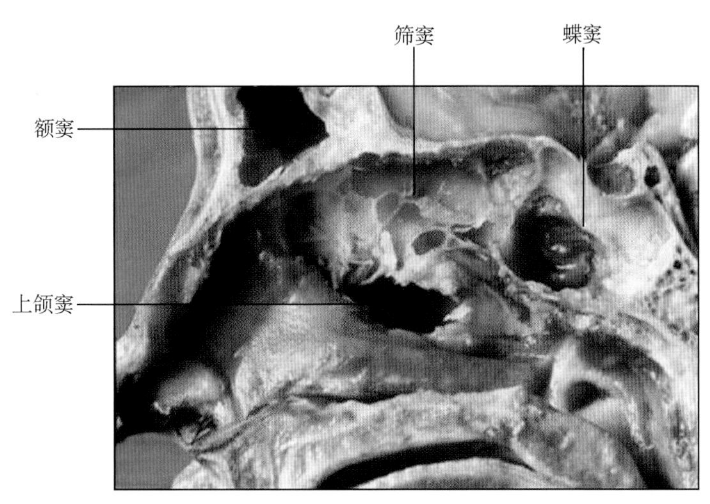

图 2-1-16　鼻窦矢状位

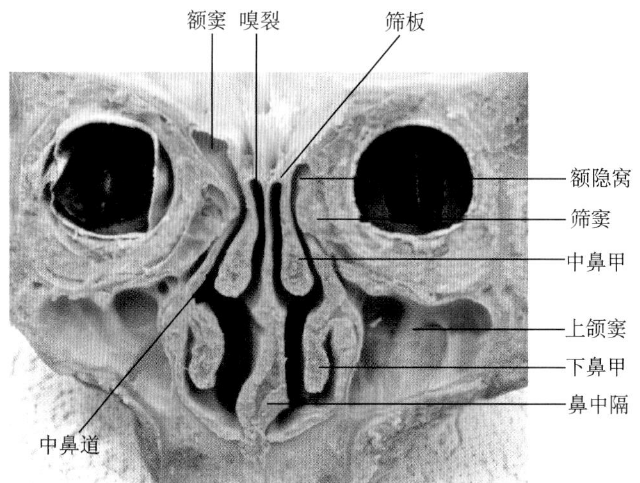

图 2-1-17 鼻腔、鼻甲、鼻窦冠状位位置

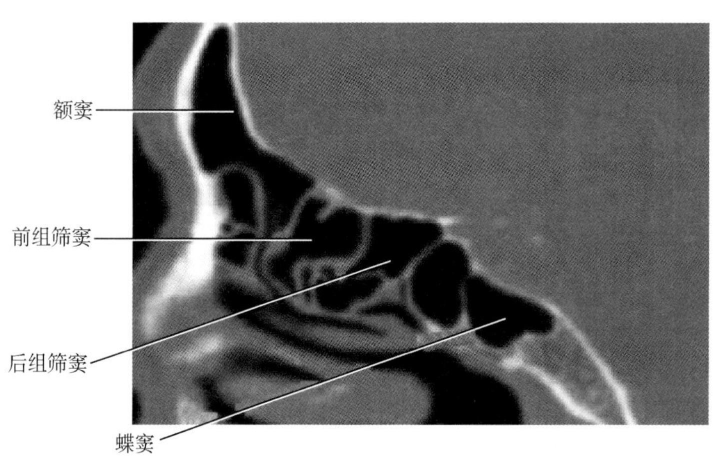

图 2-1-18 额窦、筛窦、蝶窦的 CT 投影位置

(一) 上颌窦(maxillary sinus)

为 4 对鼻窦中最大者,平均容积约 13ml,有 5 个壁。

1. 前壁 中央薄而凹陷,称为尖牙窝(canine fossa),行上颌窦 Caldwell-Luc 手术时经此进入上颌窦腔。在尖牙窝上方,眶下缘之下 12mm,正对瞳孔有一骨孔称眶下孔,眶下神经和同名血管从此分出。

2. 后外壁 与翼腭窝及颞下窝毗邻,上颌窦肿瘤破坏此壁时,可侵犯翼内肌,导致张口受限。在严重鼻出血时,可经此壁结扎上颌动脉。

3. 内壁 为中鼻道和下鼻道外侧壁的大部分,在接近鼻腔底部处骨质较厚,愈向上愈薄,在下鼻甲附着处最薄,是经下鼻道上颌窦穿刺的最佳部位。内壁的后上方邻接后组筛窦,称为筛上颌窦板,为经上颌窦途径行筛窦开放术(Lima 手术)的手术进路。上颌窦自然开口位于上颌窦内侧壁前上方。

上颌窦内侧壁有一骨性裂孔,前界为下鼻甲的泪突和泪骨下端,后界为腭骨垂直板,上界是与筛窦连接的上颌窦顶壁,下界为下鼻甲附着处。此骨性窦口被钩突和下鼻甲的筛突呈十字形的连接分割成四个象限。其中前上象限是真正的上颌窦自然开口,其余三个象限被双层黏膜和致密结缔组织封闭,称为鼻囟门。上颌窦自然开口直径大小不一,平均 2.8mm。经鼻内镜上颌窦自然口扩大时,可通过寻找钩突尾部的后上方,或者下鼻甲中部上缘上方的后囟门来定位、扩大上颌窦口。

4. 上壁 为眼眶的底部，外伤引起的眶底爆折，常常导致眶内容下垂到上颌窦内，引起眼球活动障碍、复视、眼球内陷。

5. 底壁 相当于上颌牙槽突，常低于鼻腔底部，为上颌突各骨壁中骨质最厚者，与上列第二尖牙及第一、二磨牙根部有密切关系，其牙根常与上颌窦腔仅由一层菲薄骨质相隔，有时直接埋藏于窦内黏膜之下，故牙根尖感染容易侵入窦内，引起牙源性上颌窦炎。

（二）额窦(frontal sinus)

额窦位于额骨的内、外两层骨板之间，在筛窦的前上方，左右各一，有大约2%的额窦未发育。额窦在出生时还未形成，6个月至2岁开始向额骨中气化，4岁有豌豆大小，6～7岁额窦向上发展更快，10～12岁具有临床重要性，20岁发展至成人形态。额窦通过额窦口与额隐窝相通，额隐窝的前界为鼻丘气房的后壁，后界为筛泡和泡上气房的前界，根据钩突上端的附着位置不同，其内界和外侧界的构成不同，如钩突附着在纸样板，则钩突上端和部分纸样板成为额隐窝的外侧界，如附着在颅底、中鼻甲和钩突上端分茬，则钩突上端和部分中鼻甲的上端组成额隐窝的内侧界。由此可见，钩突上端的附着方式决定了额隐窝的引流状态，通过判断钩突上端的附着方式便于寻找额窦口的位置。

（三）筛窦(ethmoid sinus)

位于鼻腔外上方筛骨内，是鼻腔外侧壁上部与眼眶之间、蝶窦之前、前颅底之下的蜂窝状气房结构，为4对鼻窦中解剖关系最复杂、变异最多、与毗邻器官联系最密切的解剖结构。

筛窦气房根据其发育不同，气房数量可为4～17个到8～30个不等，筛窦被中鼻甲基板分出成前组筛房与后组筛房。前组筛窦开口于中鼻道，后组筛窦开口于上鼻道。

1. 外侧壁 筛窦的外侧壁为眼眶的内侧壁，由泪骨和纸样板(lamina papyracea)组成。鼻内镜手术时，如果损伤纸样板，容易导致眶筋膜破裂和眶脂肪脱出于筛窦内，术后眼眶青紫，严重时有损伤眼内直肌导致眼球活动障碍和复视，视神经损伤导致严重视力下降和失明。纸样板上缘与额骨连接处为额筛缝，相当于筛顶水平，从前向后依次为Dacron点、筛前动脉孔和筛后动脉孔。

2. 内侧壁 筛窦内侧壁为鼻腔外侧壁之上部，附有上鼻甲和中鼻甲。

3. 顶壁 内侧与筛骨水平板连接，外侧与眶顶延续，筛顶上方为前颅窝。筛顶与筛板的连接有水平型(即筛顶与筛板是延续的)，高台型(筛顶与筛板之间形成一高度差)，倾斜型等方式。在外伤和手术时，这一位置很容易造成损伤，引起脑脊液鼻漏。筛板和筛顶连接处的下方为中鼻甲的颅底附着处。在鼻手术时，如果用钳夹住中鼻甲反复摇动，也很容易损伤筛板(图2-1-19、图2-1-20、图2-1-21)。

4. 下壁 为中鼻道上部结构，如筛泡、钩突、鼻丘气房等。

5. 前壁 由额骨筛切迹、鼻骨迹和上颌骨额突组成。

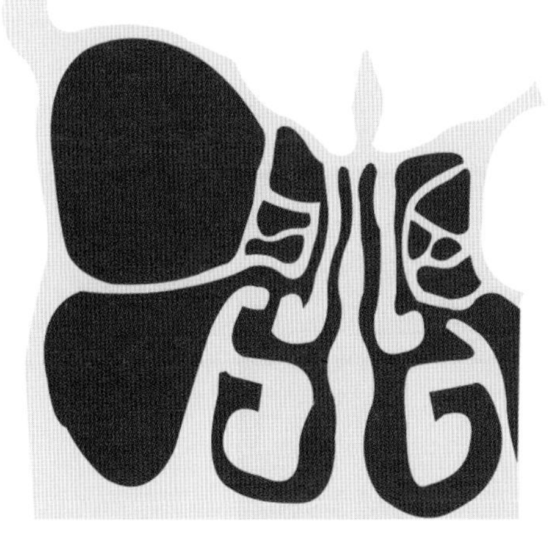

图2-1-19 筛顶与筛板的连接方式——水平型

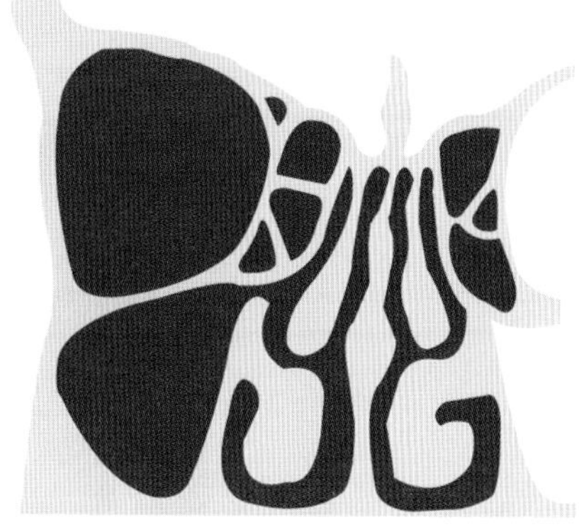

图2-1-20 筛顶与筛板的连接方式——倾斜型

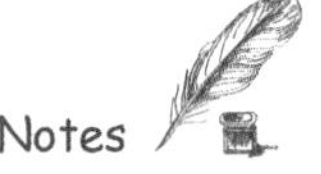

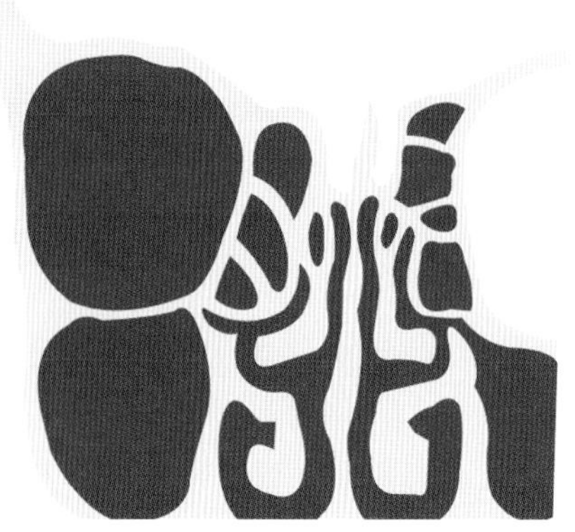
图 2-1-21 筛顶与筛板的连接方式——高台型

6. 后壁 与蝶窦毗邻，后组筛窦变异极大，如果最后组筛窦气化到蝶窦上方，称为蝶上筛房。如果视神经管隆突在最后组筛窦的外侧壁形成突向窦内的隆起，称为视神经隆突，具有该结节的最后筛房，称为 Onodi 气房。

（四）蝶窦（sphenoid sinus）

位于蝶骨体内，居鼻腔最上后方（图 2-1-22）。由于气化程度不一，大小和形态极不规则。蝶窦在 3 岁开始发育，6 岁大部分已发育。成人蝶窦的平均大小为：高 20mm，宽 18mm，前后长 12mm，容积 7.5ml。Van Alyea（1951）将蝶窦分成 4 型：甲介型（5.0%）、鞍前型（4.5%）、鞍基底型（23.5%）和枕鞍型（67.0%）。卜国铉（1965 年）将蝶窦分成 8 型：未发育型、甲介型、鞍前型、半鞍型、全鞍型鞍枕型、额面分隔型和冠面分隔型。蝶窦分型的临床意义在于可以指导经蝶窦垂体瘤手术的术式选择。甲介型和鞍前型或需在手术导航仪的引导下经蝶窦垂体瘤切除术。

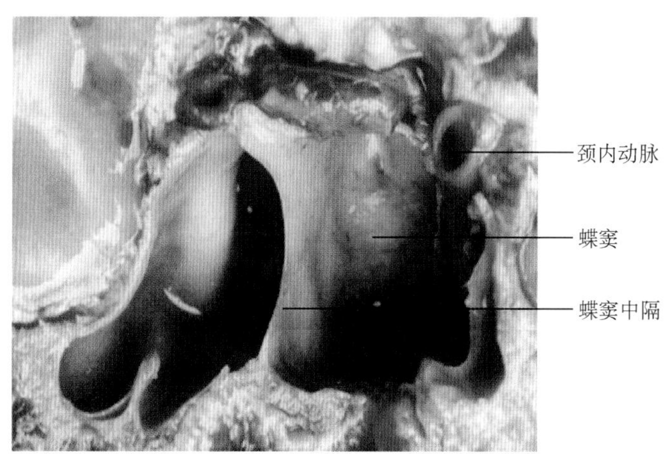

图 2-1-22 蝶窦

蝶窦各壁的毗邻：蝶窦外侧壁结构复杂，与海绵窦、视神经管、颈内动脉毗邻（图 2-1-23）。在气化良好的蝶窦，视神经管和颈内动脉在外侧壁上形成隆起，骨壁菲薄甚至缺如，鼻内镜手术

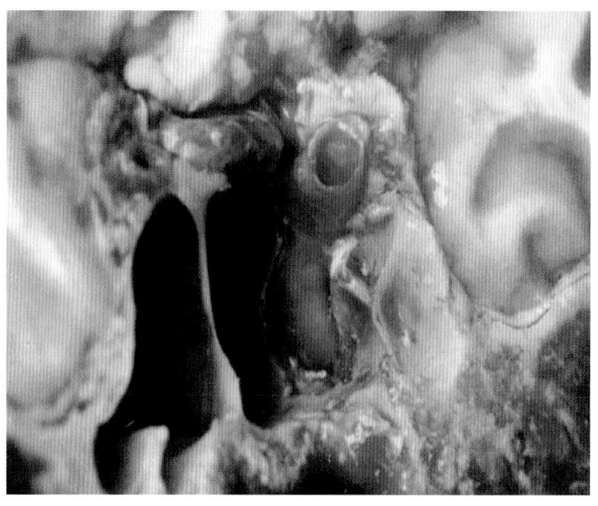
图 2-1-23 颈内动脉在蝶窦外侧壁的位置和走行

Notes

容易导致视力损害和大出血。顶壁上方为颅中窝的底壁，呈鞍型，称为蝶鞍。蝶鞍上方为脑垂体。前壁参与构成鼻腔顶壁的后份和筛窦的后壁，上方有蝶窦开口开放到蝶筛隐窝，前壁的前方有中鼻甲的后端附着。后壁骨质甚厚，毗邻枕骨斜坡。下壁为后鼻孔上缘和鼻咽顶，翼管神经位于下壁外侧的翼突根部。

第二节　鼻颅相关解剖学

鼻腔顶部的筛骨水平板（筛板），额窦后壁、筛窦顶壁以及蝶窦的上、后、侧壁均与颅相毗邻，通常我们将此区域颅底称为鼻颅底。由于这一解剖关系的确立，临床上对于一些源于鼻腔鼻窦疾病侵及颅，或颅鼻沟通性疾病，或靠近鼻的颅内疾病，可经鼻-鼻窦进路进行外科处理，在取得好的疗效同时，又能达到微创的目的。

一、鼻前颅底

额窦的后壁即为颅前窝前壁的一部分，当额窦气化好扩展到颞骨前缘时，颅前窝前壁的大部分均可为额窦的后壁，有时过度气化的额窦可侵及眶上，可占据额骨大部。额窦的后壁一般较薄，额窦黏膜与硬脑膜之间仅有极薄的骨板相隔，其黏膜静脉与硬脑膜和蛛网膜的静脉相通。额窦板障层的 Breschet 静脉向内走行汇入上矢状窦。并有可能存在骨裂隙，额窦的感染可因此侵入颅内。

鼻腔顶壁的筛板和筛窦的顶壁（筛顶）共同组成前颅底的中央部分。筛窦静脉可流入眼静脉而汇入海绵窦。

筛板（cribriform plate）也称为筛骨水平板，筛板薄、有多个小孔，即筛孔，嗅神经穿过筛孔进入颅内。筛板的宽度约为 1.0～4.3mm，其中前段较窄，中段最宽。筛板外侧和筛顶相连，由中鼻甲附着处将它们分界。

筛顶（cribriform roof），为筛窦的顶壁，额骨眶板的内侧部分。其内侧与筛板相连接，外侧延续额骨眶板的外侧部分，即眶顶壁。筛顶与筛板的连接关系，对于经鼻颅底手术有着重要的意义，一般有几种方式：①高台式：筛顶以台阶式与筛板相连接。②倾斜式：筛顶由外向内逐渐倾斜至筛板并相连接。③不规则型：由前向后，筛顶与筛板的连接关系出现变化，或前为高台式，中、后为倾斜式，反之也可。④双侧不平衡式或有称为混合式：一侧为高台式，另一侧为倾斜式。其中以高台式和倾斜式最为常见（图 2-1-24）。

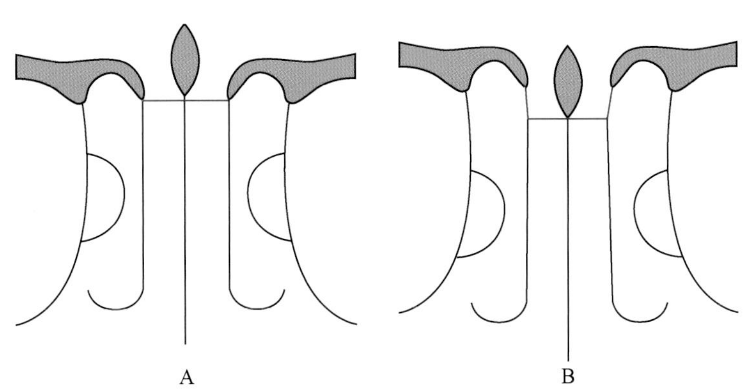

图 2-1-24　筛板与筛顶连接关系示意图
A. 倾斜式　B. 高台式

二、鼻中颅底

鼻中颅底区域主要是蝶窦区域的毗邻，蝶窦居颅底深部，与中颅窝的蝶鞍，颈内动脉、海绵窦、视神经管、视交叉，以及Ⅲ、Ⅳ、Ⅴ、Ⅵ脑神经等重要结构的关系极为密切。蝶窦黏膜静脉一部分流入眼静脉，另一部分汇入海绵窦。由于蝶窦本身的气化变异及其与后组筛窦解剖关系的多变异性，使之与上述多种重要结构的毗邻也相应变化。

蝶窦顶壁：气化良好的蝶窦，其顶壁与整个蝶鞍底部毗邻，即为鞍底。蝶鞍内容脑垂体。蝶鞍前方有鞍结节，其后方突起为前床突。前床突的正前方是视交叉，两侧紧邻视神经的颅内口。蝶鞍后部为鞍背，其两角圆球状突起是后床突。鞍背与枕骨基底部即为蝶窦的后壁，共同构成斜坡，上接脑桥，下接延髓。蝶鞍两侧为海绵窦。

蝶窦外侧壁：此壁外侧毗邻的重要结构由上而下分别是：视神经、颈内动脉和海绵窦。当蝶窦过度气化时，外侧壁骨质菲薄甚至缺如，上述重要结构可以仅于蝶窦黏膜下凸入窦腔内，是发生失明、大出血等重大外科并发症的最危险的解剖变异。

蝶窦的解剖变异需注意三点：①依蝶窦的气化程度，其与蝶鞍的位置关系有所变化，气化类型有（Hammer 和 Radberg，1961）：甲介型（6%），鞍前型（36%），鞍型（48%）；②蝶窦内隔的变化较大，不宜将蝶窦中隔作为蝶窦中线位置。但与鼻中隔后缘相接的蝶骨咀或称蝶骨嵴则可作为判断蝶窦的中线位置；③后组筛窦与蝶窦的关系变异，当后组筛窦气化较好时，可发展成蝶窦上筛房，此时蝶窦外侧壁外的重要颅底结构与蝶窦的位置关系可发生相应变化。

三、鼻侧颅底（鼻与翼腭窝）

翼腭窝（fossa pterygopalatina）位于上颌骨（或者说是上颌窦后壁）与翼突之间，为一狭窄的骨性间隙，其前界为上颌骨，后界为翼突及蝶骨大翼之前面，顶为蝶骨体下面，内侧壁为腭骨的垂直部。此窝上部较宽，向下渐窄，窝内容有颌内动脉、上颌神经及蝶腭神经节。

翼腭窝后上经圆孔与颅腔交通，其内上经蝶腭孔与鼻腔交通，其下方接翼腭管，与鼻腔外侧壁毗邻。临床上将上颌窦后壁打开即可进入到翼腭窝。

（文卫平）

第三节 鼻眼相关解剖学

眼眶（orbit）为一四边锥形的骨性结构，容纳眼球及眶内容物，底边朝前为眶口，眶口约 35.4mm×38.1mm，眶深约 40～50mm，容积约 25～28ml。眼眶有 4 个壁：上壁、下壁、内侧壁和外侧壁。鼻腔、鼻窦与眼的关系非常密切，许多结构为鼻眼所共有。眼眶的前上方为额窦，眼眶内侧的前部为前组筛窦，后部为后组筛窦，视神经与蝶窦毗邻；下壁为上颌窦的顶壁。

一、鼻窦与视神经管

视神经管（optic canal）由蝶骨小翼和蝶骨体构成，位于蝶窦外、上侧壁的圆形骨性管道，但在某些情况下可位于后组筛窦的外侧壁。内侧壁平均长度约 10mm，直径 4～6mm，管内有视神经、眼动脉和交感神经纤维通过。视神经管分颅口和眶口，由于视神经管与后组筛窦和蝶窦的紧密关系，为经鼻内镜视神经减压术提供了良好的解剖学依据和通道。同时，在慢性鼻窦炎、特别是后组筛窦和蝶窦感染时容易引起视神经炎。

视神经管在鼻窦外侧壁形成的隆起称为视神经结节，具有视神经结节的最后组筛房称为 Onodi 气房。视神经结节的形态变异较大，可以分成三种类型（图 2-1-25、图 2-1-26）：

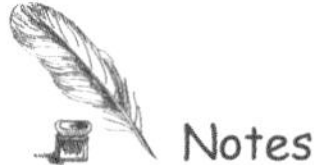

1. 管型 视神经管有 1/3 以上的管周突出于窦腔内，出现率约 30%。

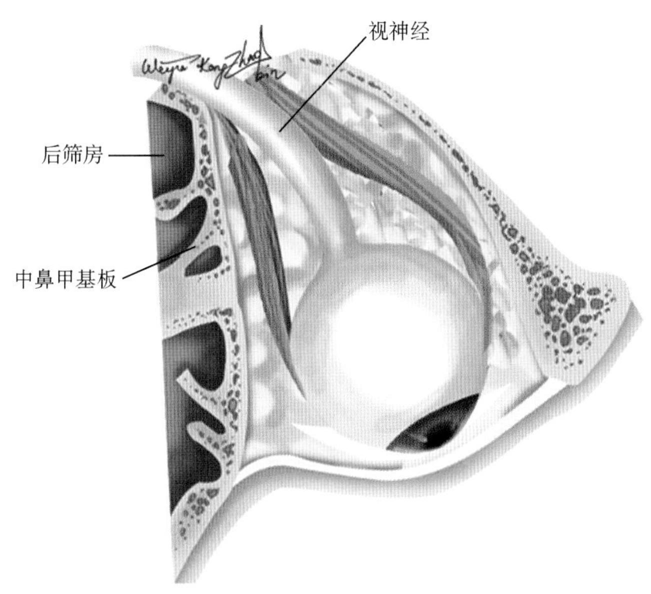

图 2-1-25　视神经管与鼻窦的毗邻关系

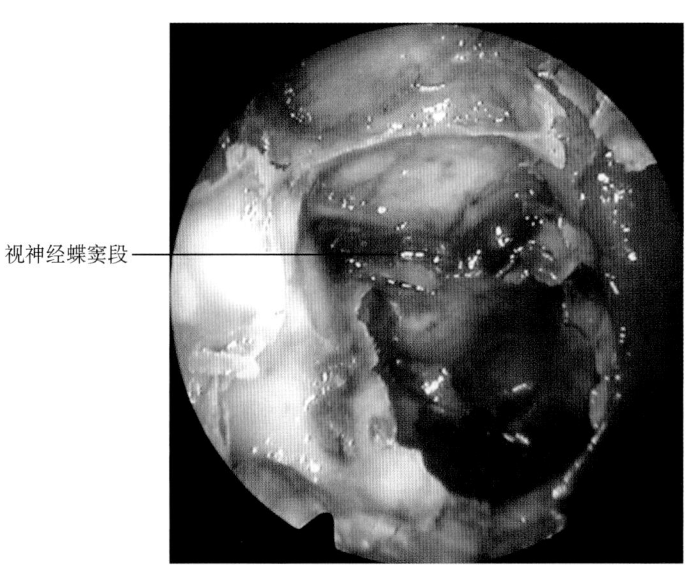

图 2-1-26　蝶窦内视神经管隆起

2. **半管型**　视神经管有 1/3 以下出现在窦腔内，出现率约 20%。上述两种情况在行经鼻内镜鼻窦手术时容易造成视神经损伤。

3. **压迹型**　视神经管在窦内略为隆起，出现率约为 50%。

二、鼻窦与眶内侧壁

筛窦与眶之间由一层薄骨板相隔，其骨性部从前向后依次为：上颌骨额突、额骨、鼻突、泪骨、筛骨纸样板和蝶骨，上方以额筛缝与额骨眶板连接，在额筛缝内自前向后有 Dacryon 点、筛前动脉孔、筛后动脉孔。下界以颌筛缝与上颌骨眶壁连接。纸样板非常菲薄，在鼻窦手术时很容易损伤，导致眶内脂肪脱出、内直肌损伤、眶内出血和血肿。

三、鼻腔与泪囊

泪道包括泪小点、泪小管、泪总管、泪囊和鼻泪管，其中泪囊和鼻泪管与鼻腔的关系最密切。

泪囊位于前后泪嵴之间的泪囊窝内，由上颌骨额突和泪骨组成，前泪嵴属于上颌骨额突，位于泪囊前方；后泪嵴属于泪骨，较薄。泪囊的后内侧以泪骨为界与鼻丘气房和前筛房毗邻，泪囊长约12～15mm，宽4～7mm，上端为盲端，在内眦上3～5mm，下端逐渐变窄，移行于鼻泪管。泪囊的后壁相当于钩突上端前部附着缘的前方，上界相当于中鼻甲前端附着处。泪囊内侧壁与鼻腔之间有两层结构：鼻腔黏骨膜、上颌骨额突和泪骨。

鼻泪管（nasolacrimal canal）延续泪囊向下，开口于下鼻道顶端，总长15～20mm，直径3～7mm。

第四节 鼻生理学

一、外鼻的生理

外鼻位于颅面的中央，其形状随着人种或种族的不同而有一定的差异。外鼻的外形和轮廓高低的均衡及其与面部各结构或器官之间的匀称关系，对人的容貌有着十分重要的影响，鼻翼的活动有助于面部表情和鼻阻力的调整。

二、鼻腔的生理

鼻腔主要有呼吸、嗅觉功能，另外还有共鸣、反射、吸收和排泄泪液等功能。外界空气经过鼻腔处理后，才适合人体的生理需求，否则易引起呼吸道不适。

（一）呼吸功能

主要有以下几个方面：

鼻腔为呼吸道的首要门户，在机体与外界环境的接触中起着重要的作用。

（1）鼻腔吸入的空气在鼻内孔处受到阻力后便分为两股气流，即层流（laminar flow）和紊流（turbulent flow）。层流从鼻内孔朝后上方向弧形流向后鼻孔再散开，为鼻腔气流的大部分，与通气量关系甚大，亦是肺部进行气体交换的主要部分。层流与鼻腔黏膜接触面积最广，可以充分发挥鼻腔调节湿度和温度的作用。紊流形成于鼻内孔的后方，系呈旋涡状而又不规则的气流，为吸入空气的小部分，有利于气体充分汇合，增加气体与鼻腔黏膜之间的相互接触，可使鼻腔更有效地发挥对气体的引流作用。

（2）鼻阻力的产生和生理意义：阻力是维持正常鼻通气的重要前提，鼻阻力由鼻瓣区（nasal valve area）的多个结构形成。鼻瓣区包括鼻中隔软骨前下端、鼻外侧软骨前端和鼻腔最前端的梨状孔底部。同时，鼻阻力与下鼻甲的大小也有很大的关系。鼻内或鼻瓣区产生的鼻阻力约为全部呼吸道阻力的40%～50%，其有助于吸气时形成胸腔气压，使肺泡扩张以增加气体交换面积，同时也使呼气时气体在肺泡内停留的时间延长，以留有足够的气体交换时间。因此，正常鼻阻力的存在对充分保护肺泡气体交换过程的完成是重要的。如果鼻腔阻力降低（如萎缩性鼻炎、下鼻甲过度切除），可出现肺功能下降；鼻阻力过大（如肥厚性鼻炎），也会造成鼻腔通气不足，影响呼吸和循环功能。

（3）鼻周期或称生理性鼻甲周期：正常人两侧下鼻甲黏膜内的容量血管呈交替性和规律性的收缩与扩张，表现为两侧鼻甲大小和鼻腔阻力呈相应的交替性改变，但左右两侧的鼻总阻力仍保持相对的恒定，2～7小时出现一个周期，称为生理性鼻甲周期（physiologic turbinal cycle）或鼻周期（nasal cycle）。鼻周期对呼吸无明显影响，所以正常人常不自觉，但如果两侧鼻腔不对称（如鼻中隔偏曲），两侧在周期收缩阶段的最小阻力不相等，总阻力发生显著变化，出现周期性明显鼻塞。生理性鼻甲周期的生理意义在于促使睡眠时反复翻身，有助于解除睡眠的疲劳。

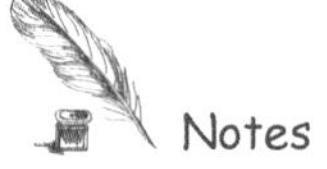
Notes

(4) 温度调节作用:人体的温度与外界的温度不同,当吸入的气体温度太低,会对下呼吸道的黏膜造成大的伤害,鼻腔的作用就是将吸入鼻腔的外界空气调节到近似正常体温,以保护下呼吸道黏膜不受损害,这一功能多依赖于鼻腔广大而迂曲的黏膜和丰富的血液供应所维持。

(5) 湿度调节作用:鼻黏膜中含有大量的腺体,在 24 小时呼吸期间分泌约 1000ml 液体,其中 70% 用以提高吸入空气的湿度,少部分向后流入咽部。常用口呼吸者,会出现口干舌燥。

(6) 过滤及清洁作用:鼻前庭的鼻毛由四周伸向前鼻孔中央,对空气中较粗大的粉尘颗粒及细菌有阻挡和过滤作用。较小的尘埃颗粒吸入鼻腔后可随气流的紊流部分沉降,或随层流散落在鼻黏膜表面的黏液毯中,不能溶解的尘埃和细菌随鼻黏膜的纤毛摆动到达后鼻孔,进入咽腔,被吐出或咽下。

(7) 黏膜纤毛系统的作用:人类鼻腔、鼻窦黏膜大部分为假复层柱状黏膜上皮,每个柱状上皮细胞约有 250~300 根纤毛,长度 5~7μm,平均直径 0.3μm,每根纤毛朝鼻咽部方向摆动的频率大约 1000 次/分。在纤毛的表面覆盖了一层黏液毯,其主要成分为无机盐、黏多糖、黏蛋白、溶菌酶,95% 为水,黏液毯以每分钟 5mm 的速率形成自前向后的黏液波,这一现象对维持鼻腔正常清洁功能起到重要的作用。

空气中含有灰尘、细菌和真菌等,但吸入空气达到鼻腔后部时,几乎无细菌存在,说明鼻腔黏膜对吸入空气的清洁、防御作用非常重要。较粗颗粒被鼻毛阻挡,吸入鼻腔后也可被喷嚏反射所清除。较细的尘粒和细菌附着在黏液毯上,借助于上皮纤毛运动,向后排至鼻咽部,为鼻腔的第一道防御线。鼻黏液中含有“溶菌酶”,具有抑菌和溶解细菌的作用,加上白细胞的噬菌作用,称为鼻腔的第二道防御线。鼻腔的 pH 值能影响溶菌酶的作用和纤毛运动,正常鼻分泌物的 pH 值为 5.6~6.5,溶菌酶在酸性环境中能保持最有效功能,这与鼻腔内细菌的存在与否有一定的关系。文献认为,鼻分泌物的 pH 值在 6.5 以下者,鼻腔细菌培养为阴性,若酸碱度为碱性,鼻腔可出现细菌。

(二) 嗅觉功能

主要依赖于鼻腔嗅区黏膜和嗅细胞,嗅觉起到识别、报警、增加食欲和影响情绪的作用。

(三) 发声共鸣功能

鼻腔在发声时起共鸣作用,使得声音悦耳动听,鼻腔阻塞出现鼻塞性鼻音,腭裂出现开放性鼻音,鼻音为语音形成的重要部分。

(四) 鼻的反射功能

鼻腔内神经分布丰富,当鼻黏膜遭受到机械性、物理性或化学性刺激时,可引起广泛的呼吸和循环方面的反应。反应的程度取决于刺激的强度,强度从打喷嚏到呼吸心跳停止。鼻腔最重要的反射有鼻肺反射(nasopulmonary reflex)和喷嚏反射(sneeze reflex)。鼻肺反射以鼻黏膜三叉神经为传入支,广泛分布于支气管平滑肌的迷走神经为传出支,以三叉神经核和迷走神经核为中枢核,形成反射弧。鼻肺反射是鼻部疾病引起支气管病变的原因之一。喷嚏反射的传入支为三叉神经,当鼻黏膜三叉神经末梢受到刺激时,发生一系列的反射动作,如深吸气,悬雍垂下降,舌根上抬,腹肌和膈肌剧烈收缩,声门突然开放,气体从鼻腔急速喷出,借以清除鼻腔中的异物和刺激物。

(五) 鼻黏膜的其他功能

1. 免疫功能　鼻黏膜是局部黏膜免疫系统的重要组成部分,黏膜内的免疫活性成分在上呼吸道黏膜防御方面起着重要的作用。鼻黏膜的上皮细胞(杯状细胞)、黏膜下腺体(浆液腺细胞、黏液腺细胞),分泌性细胞(浆细胞)不仅产生分泌物,且可由血管渗出血浆蛋白、或由细胞合成和分泌免疫物质,这些成为鼻黏膜免疫系统构成的基础。

来源于鼻黏膜的各种具有免疫防御功能的物质可分为非特异性与特异性两大类,前者为天然免疫物质主要为溶菌酶、乳铁蛋白,后者则是在抗原的刺激下产生如免疫球蛋白 A 和 G(IgA、

IgG)。二者共同构成鼻黏膜的免疫屏障。

2. 人类鼻腔黏膜表面积约150cm^2,呼吸区黏膜表层上皮细胞约有许多微绒毛,可增加吸收的有效面积,鼻黏膜上皮下层有丰富毛细血管、静脉窦、动-静脉吻合支,以及毛细淋巴管交织成网,使吸收的药物可迅速进入血液循环。

3. 排泄泪液功能 泪液通过泪小点、泪小管、泪总管、泪囊和鼻泪管到达下鼻道的顶部。

三、鼻窦的生理

目前对鼻窦生理学的了解还不十分透彻,相关研究资料也不多,按照经典的观点认为鼻窦具有下述四项生理功能:

1. 增加呼吸区黏膜面积,促进对吸入空气的加温加湿作用。
2. 对声音的共鸣作用。
3. 减轻头颅重量。
4. 缓冲冲撞力,保护重要器官。

(文卫平)

第二章　鼻的症状学

鼻病可有各种症状,但有时发生某一鼻部症状,不一定就是鼻病。如因环境温度突变、灰尘或异味刺激,或情绪波动,可诱发暂时性鼻塞、流涕或喷嚏,属机体一种正常生理反应。只有症状每天发作累及1小时以上、每周超过4天、病程超过1周才能视为病理表现。鼻部疾病严重时可引起邻近区域和全身症状,鼻邻近部位或其他系统疾病也可出现鼻部症状。应仔细询问病史,分析症状特点以获得可靠诊断依据。

一、鼻塞(nasal obstruction)

鼻塞即经鼻通气不畅,是鼻病最常见的主诉症状。可表现为间歇性、持续性、左右交替性或进行性加重。间歇性、交替性鼻塞多见于鼻黏膜炎性或血管神经性反应,如感染、变态反应、自主神经紊乱、药物、内分泌失调等,此类鼻塞多为双侧。持续性鼻塞若为双侧常由慢性炎症引起的黏膜增生性病变所致,如慢性鼻-鼻窦炎、鼻息肉。此外,鼻内结构异常,如先天性后鼻孔闭锁、鼻中隔偏曲、过度气化的中鼻甲、增厚内移的上颌骨额突以及先天性梨状孔狭窄等视其阻塞部位可引起单侧或双侧持续性鼻塞。单侧鼻塞进行性加重与鼻内或邻近部位新生物有关,如鼻及鼻窦肿瘤、鼻咽部肿瘤以及先天性脑膜脑膨出等。此外,少部分患者也可由于鼻黏膜萎缩表面感觉减退或鼻腔过于宽大而感受不到吸入气体的刺激所而产生"鼻塞"感或鼻内胀满感。

新生儿鼻塞表现为间断性吮乳,睡眠紊乱,应考虑先天性后鼻孔单/或双侧鼻塞。婴幼儿鼻塞或睡眠张口呼吸、打鼾与鼻咽部腺样体增大有关,如单侧持续性鼻塞并伴有呼气臭味脓血涕者多为鼻腔异物引起。

对于主诉鼻塞的患者,应详细询问病史,鼻塞程度(轻度——仅在有意识吸气时感到呼吸不畅;中度——感觉明显有时需张口呼吸配合,鼻音较重;重度——完全需张口呼吸)表现特点及病程时间、伴随症状、近日用药史等。长期鼻塞由于影响正常的经鼻呼吸,可引起各种不良后果;如婴幼儿的营养不良、颌面发育畸形、咽鼓管功能不良导致的听力下降。长期经口呼吸导致的慢性咽喉炎、睡眠时导致鼻源性鼾症,严重者发生睡眠呼吸紊乱综合征(sleep breath-disordered syndrome),使患者产生头晕、困乏、记忆力下降等神经症状,久之影响心肺功能。

二、鼻溢(rhinorrhea)

鼻分泌物过多由黏膜炎症导致。病理情况下鼻溢液大多来自鼻黏膜腺体的分泌和血管渗出,此即鼻分泌物(鼻涕)。另有少数情况为鼻部浆液性囊肿破裂流出的内容物以及经鼻-颅交界处先天或外伤性瘘孔流出的脑脊液。以上通称鼻溢液。鼻溢液性质有以下几种:

1. **水样鼻溢**　鼻溢液稀薄如水并略有黏性,多为鼻黏膜血管渗出液与腺体分泌物的混合,常见于变态反应性鼻炎、急性鼻炎早期。若颅脑外伤或剧烈活动后出现鼻溢液,清亮、透明呈水样,无黏性,久置后不自行凝结应考虑脑脊液鼻漏。此时应对鼻溢液行葡萄糖定量分析,如在1.7mmol/L或30mg/dl以上可定为脑脊液。若液体呈淡黄色透明,呈单侧间歇性流出,见于鼻窦囊肿破裂。

2. **黏液性鼻溢**　主要为黏膜腺体分泌物。呈半透明状,因含有多量黏蛋白(mucin)故较为黏稠,常见于非变应性鼻炎、慢性鼻-鼻窦炎,后者常经后鼻孔流下。

3. 黏液脓性鼻溢 为黏液和脓的混合液，由细菌混合感染引起。呈白黄色，较浑浊。见于慢性鼻-鼻窦炎继发细菌感染或急性鼻炎恢复期。随着病情好转，脓性成分减少，黏液成分增多。若鼻溢液为黄绿色，混浊且有臭味，常见于牙源性上颌窦炎、鼻腔异物。若是带有大块痂皮的脓性鼻涕，见于萎缩性鼻炎。

4. 血性鼻溢 鼻溢液混有血液，若仅有数日后即消失，常为鼻黏膜的急性炎症。若涕中带血超过两周，可见于鼻腔异物、鼻真菌感染、鼻及鼻窦或鼻咽部肿瘤，此种情况多为单侧。

对主诉鼻溢患者，应询问发生时间及诱因，鼻溢量，发作次数及病程时间，鼻溢液性质及伴随症状，依此进行必要的检查。

三、喷嚏(sneezing)

喷嚏本为正常的鼻内保护性反射，系鼻内三叉神经末梢受到如粉尘、异味、冷气等刺激时，通过神经反射，先发生明显的吸气相，然后产生强大、突发气流将刺激物喷出。如果喷嚏每日发生、每次连续3～5个甚至更多，病程连续4天以上，则应视为异常。可见于急性鼻炎、变态反应性鼻炎、血管运动性鼻炎，并伴有鼻塞、涕多等症状。此外，较为罕见的顽固性发作性喷嚏(intractable paroxysmal sneezing)可见于年轻患者，且以女性居多，多由焦虑、压抑等精神障碍引起，此类喷嚏多无明显或无吸气相。遇有喷嚏为主诉的患者，应询问喷嚏发作的时间、频率、程度，发作诱因、伴有的其他鼻部症状，以及月经前期、妊娠期的有关鼻症状。

四、鼻出血(epistaxis)

鼻出血多首先从出血侧的前鼻孔流出。当出血量大或出血部位邻近鼻腔后部时，可向后流至后鼻孔，或再经对侧鼻腔流出，或经鼻咽部流至口腔吐出或咽下。如鼻出血行鼻填塞不完全时，血液也可经鼻泪管由内眼角泪小点处流出。鼻出血可表现为涕中带血、滴血、流血、血流如柱。出血程度一般与原因和部位有关。鼻出血既可为鼻腔局部疾病所致，如鼻中隔偏曲、外伤、黏膜炎症、糜烂、肿瘤，也可为全身疾病在鼻部的表现，如肝功能异常、血液病、高血压病、动脉硬化等。由偏食等不良饮食习惯导致的营养摄入不全常是儿童鼻出血的原因。

对主诉鼻出血的患者，应询问其首先出血侧，判断出血部位，寻找出血点，估计出血量。询问伴发症状，既往鼻病史，饮食习惯和全身相关疾病。若成人反复单侧出血应考虑鼻中隔偏曲、鼻部真菌感染或鼻、鼻咽部新生物。女性患者应注意与月经周期的关系。对中老年人鼻出血应考虑高血压、动脉硬化、肺心病等。应注意患者全身状态、有无贫血、休克等急症。

五、鼻痛及鼻源性头痛(rhinogenic headache)

鼻部疼痛可由外伤、鼻疖、鼻前庭发炎、急性鼻窦炎引起，疼痛部位视发病部位而有所不同。由鼻病引起的头痛称为鼻源性头痛，一般有两类：感染性和非感染性。感染性鼻源性头痛往往伴有鼻及鼻窦的急性感染，且疼痛有一定部位和时间。如疼痛位于前额部、眼眶内上方或全头痛，见于急性额窦炎。如上午轻、下午重，见于急性上颌窦炎；早晨重，下午缓解，晚间消失，见于急性额窦炎。非感染性鼻源性头痛见于鼻中隔偏曲，鼻及鼻窦肿瘤等。对头痛为主诉的患者，判断其头痛是否为鼻源性，主要是根据疼痛的部位、发生的时间、鼻部症状以及必要的鼻科检查。以黏膜表面麻醉剂分别麻醉中鼻甲后端外方和中鼻甲前端的前方，若头疼很快减轻，甚至消失，是诊断鼻源性头痛的简便方法。因上述两个麻醉点分别为支配鼻部感觉的三叉神经第二支的蝶腭神经节和第一支的鼻睫神经。变态反应性鼻炎和慢性鼻鼻窦炎往往可引起头晕、胀满感。

六、嗅觉障碍(olfactory dysfunction)

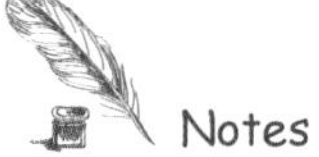

嗅觉障碍在临床上以嗅觉减退(hyposmia)和嗅觉丧失(anosmia)为常见，而嗅觉过敏(hyperosmia)、嗅觉倒错(parosmia)和幻嗅(olfactory hallucination)则较为少见。嗅觉减退或丧失易发生在鼻塞为主诉的疾病,如急性鼻炎、慢性鼻窦炎鼻或并发鼻息肉、鼻内肿瘤等,因这类疾病使含有气味的气流不能到达嗅区黏膜,引起所谓呼吸性嗅觉减退或丧失;或者鼻黏膜慢性炎症导致嗅区黏膜化生导致渐进性嗅觉减退如萎缩性鼻炎等。此外,颅底骨折、化学气体损伤、嗅神经炎、阿尔茨海默病(Alzheimer disease)以及中枢神经系统疾病等可产生感觉性嗅觉减退或丧失。

嗅觉过敏是指患者对气味的敏感性增强,轻微的气味即感觉极为强烈。嗅觉过敏一般是暂时性的,往往发生于嗅神经炎恢复期、鼻部炎症,妊娠、月经期和更年期等,颅内压增高也可有嗅觉过敏。嗅觉倒错系指患者感受到的气味与正常人相反。幻嗅则是患者的嗅幻觉,闻到恶臭或奇香。常见于癫痫、精神分裂症等。

对于主诉嗅觉障碍的患者,应注意询问嗅觉障碍发生的时间、诱因,是突发抑或渐进性,发生前病史、伴有的鼻腔局部症状和全身症状,并进行必要的鼻科和其他全身检查。

七、共鸣障碍(resonance dysfunction)

上呼吸道参加发声共鸣作用,如有解剖或病理性变异,可产生共鸣障碍,表现为鼻塞性鼻音(rhinolalia clausa)和开放性鼻音(rhinolalia aperta)。前者系喉音不能有效地进入鼻腔影响共鸣,发生于鼻炎、鼻内阻塞性疾病、后者则为喉音进入与口腔开放的鼻腔使共鸣减弱,见于腭裂、腭麻痹、腭关闭不全。

(董 震)

第三章 鼻的检查法

鼻部检查的目的是研究患者症状出现的原因，进而为鼻病的诊断提供依据。因此鼻部检查既要重视局部，也要注意邻近部位及全身状况。根据诊断需要，采用相应方法，由外及里、循序渐进，进行详细检查。同时，也要注意防止“过度检查”，以减轻患者经济负担和节约医疗资源。

第一节 外鼻及鼻腔的一般检查法

根据病情、合作程度和检查治疗的需要，患者可采取坐位或半卧位。通常受检者面对检查者端坐，上身稍前倾，颈部放松以便头位随检查者需要作适当调整。不合作的小儿需由家长抱着固定位置，姿势如图 2-3-1。调整额镜使光焦点集中在受检部位。边询问病史，边注意听其发音是开放性还是闭塞性鼻音，其呼气有否臭味。呼气臭味见于萎缩性鼻炎、牙源性上颌窦炎、长时间的鼻腔异物和鼻腔内死骨及鼻石。

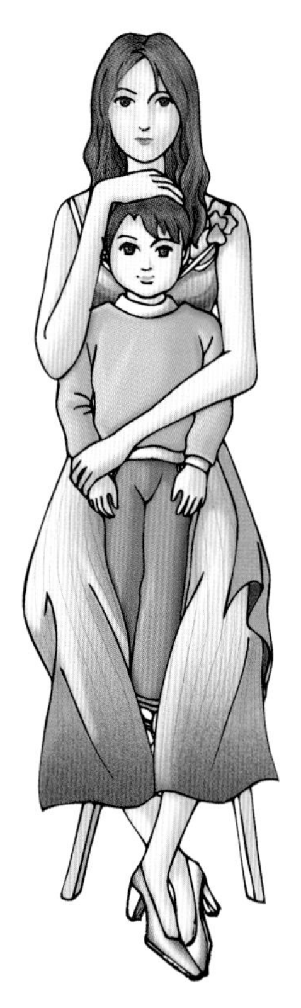

图 2-3-1 检查小儿体位

一、外鼻的检查

观察外鼻及邻近部位有否畸形、缺损、肿胀或异常隆起。鼻梁歪斜、单侧鼻背塌陷可见于鼻骨骨折。鼻梁低凹（鞍型鼻）可由于鼻中隔软骨受损所致，如萎缩性鼻炎、鼻中隔外伤或手术不当、鼻淋巴瘤、鼻梅毒等。

鼻尖或鼻翼有显著触痛，提示有急性鼻前庭炎或鼻疖。鼻梁触痛可见于鼻中隔脓肿，鼻背触诊可知两侧鼻骨位置是否对称，骨折时一侧塌陷并有触痛及骨擦感。

二、鼻腔的一般检查法

一般检查需使用前鼻镜（anterior rhinoscope），以便从前鼻孔观察鼻内变化。检查者左手执前鼻镜（图 2-3-2），右手扶持受检者的额部，调节受检者的头位，或手持枪状镊做必要的检查操作，如向鼻腔填入麻黄碱棉片收缩鼻甲。

（一）鼻前庭检查

观察鼻前庭皮肤有无红肿、糜烂、皲裂、结痂，以及鼻毛脱落情况。皮肤皲裂、结痂、鼻毛减少，轻度充血见于鼻前庭炎。局限性隆起，触痛明显或隆起顶端有脓点为鼻前庭疖肿，隆起位于鼻前庭外下壁，无触痛见于鼻前庭囊肿。此外还应注意鼻前庭有无赘生物、乳头状瘤等。

（二）鼻腔检查

检查者持大小合适的鼻镜，镜唇前端勿超过鼻内孔以防损伤鼻黏膜。轻轻张开鼻镜镜唇，观察鼻内孔形态。鼻内孔狭细如缝，见于鼻翼塌陷或先天性梨状孔狭窄。右手扶持受检者额部，随检查需要变换如下体位（表 2-3-1，图 2-3-3）：

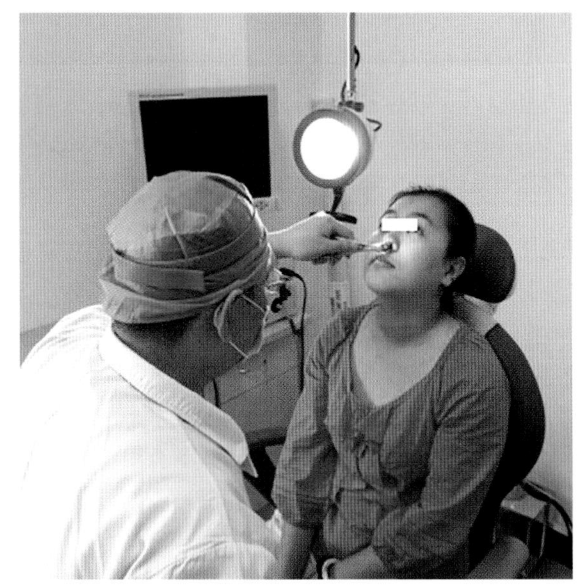

图 2-3-2　手持前鼻镜的方法

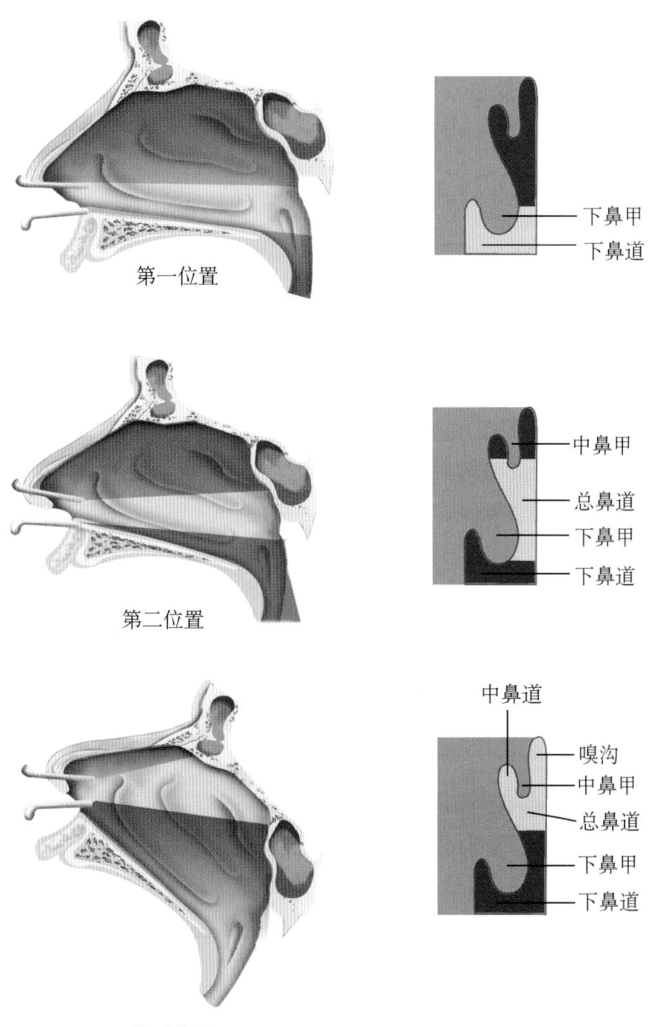

图 2-3-3　前鼻镜检查的三种位置

表 2-3-1 前鼻镜检查头位及检查目标

	第一位置	第二位置	第三位置
受检者头位	稍向前倾	头后仰约 30°	头再后仰 30°
检查目标	下鼻甲、下鼻道、总鼻道下部、鼻中隔前下区和鼻腔底部，有时可看到鼻咽部及软腭的运动	中鼻甲、部分中鼻道、鼻中隔和总鼻道中部及嗅裂一部分	中鼻甲前端、鼻丘、嗅裂后部和鼻中隔上部

前鼻镜检查不能窥见上鼻甲及上鼻道。如鼻腔分泌物较多，可嘱患者擤出或用吸引器吸出。若下鼻甲黏膜肿胀妨碍观察，可先将 1% 麻黄碱生理盐水棉片置于下鼻甲与鼻中隔之间，3 分钟后取出。或用 1% 麻黄碱生理盐水鼻内喷雾 1～2 次，待黏膜收缩后再行检查。

正常的鼻腔，其黏膜呈淡红色，光滑、湿润，探针触之柔软、有弹性。各鼻道无分泌物积聚。下鼻甲与鼻底、鼻中隔并不相贴，约有 2～3mm 宽的缝隙。判断下鼻甲大小时应注意和患者的主诉及症状结合。鼻甲肿大时以 1% 麻黄碱收缩鼻黏膜，如下鼻甲体积无明显变化，提示为慢性肥厚性鼻炎或药物性鼻炎。正常中鼻甲比下鼻甲小，黏膜颜色略淡。中鼻甲黏膜肿胀、肥大或息肉样改变可使中鼻道缝隙消失。

正常的鼻中隔完全垂直者少见，只有引起临床症状者方为病理性鼻中隔偏曲。

鼻腔内新生物较易发现。应仔细观察肿物位置、表面形状，探查其硬度、活动度及表面是否易出血。

后鼻镜检查法详见后相关章节中间接鼻咽镜检查。

第二节 鼻窦一般检查法

（一）望诊和触诊

由于鼻窦位于鼻腔周围的颅面骨内，只有鼻窦病变严重后才能引起相对应的面部皮肤有不同程度的改变。如肿胀、压痛多见于鼻窦感染性炎性病变。急性上颌窦炎肿胀部位在同侧面颊部，急性筛窦炎的红肿部位在鼻根两侧内眦部，急性额窦炎的红肿部位在眼眶内上角近眉根部。鼻窦感染若向眼眶扩散，可引起眼睑肿胀、结膜充血、眼球突出或移位等。鼻窦肿瘤若累及面部可有鼻窦的面部相应部位隆起，或向皮肤表面破溃，触诊质地硬韧感。上颌窦的后外壁为颞下窝和翼腭窝的前壁，上颌窦癌破坏此壁，可引起患侧颞下窝和翼腭窝饱满，并有张口困难。鼻窦囊肿引起窦腔扩大，窦壁变薄，也可使相应部位膨隆，触诊有乒乓球感。肿瘤或囊肿若侵入眼眶可引起眼球突出或移位。

（二）前鼻镜检查

主要观察有否阻塞中鼻道引流的病变如鼻中隔高位偏曲和黏膜结节，以及中鼻甲肿大或息肉样变。若嗅裂和中鼻道有异常分泌物则表明鼻窦有化脓性感染。异常分泌物在中鼻道前端出现，多为额窦炎症；若在中部，多为前组筛窦感染；在中部稍后，多为上颌窦炎；在嗅裂部出现，则考虑后组筛窦或蝶窦的炎症。鼻窦肿物或使鼻腔外侧壁内移，或破坏窦壁突入鼻腔，后者表面触之极易出血。

临床上疑有鼻窦炎的存在，但鼻镜检查未发现中鼻道有异常分泌物，可行体位引流。

方法：首先用 1% 麻黄碱生理盐水棉片置入鼻腔，收缩肿大的下鼻甲。然后再将棉片置入中鼻道，收缩中鼻道黏膜，促使窦口开放。疑为上颌窦积脓时，侧卧头低位，患侧在上；如疑为额窦或筛窦积脓，则取正坐位，10～15 分钟后取出棉片，再行鼻镜检查，观察鼻道内有否脓液。

（三）口腔检查

上颌窦底壁为上颌骨牙槽突，第二前磨牙和第一、二磨牙牙根感染常引起厌氧菌性上颌窦炎。故行鼻窦检查时应同时检查口腔，注意观察上列磨牙牙龈有否充血，有否病牙，必要时请口腔科医师会诊。不明原因的牙痛、牙齿松动甚至脱落，是上颌窦癌侵犯牙槽的表现。此时可见上列牙槽突宽粗，后期可有硬腭破溃。

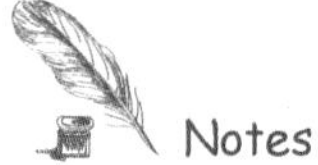

（四）上颌窦穿刺冲洗

上颌窦穿刺冲洗兼有诊断和治疗作用，是诊断和治疗上颌窦病变的常用方法之一。通过上颌窦穿刺，可将冲洗液或抽吸物进行实验室和病理检查，以明确窦内病变性质和确定治疗方针。上颌窦穿刺具体方法见第四章第一节。

第三节　鼻内镜检查法

随着鼻内镜（nasal endoscope）的辅助诊断和治疗技术的推广，鼻内镜检查已逐渐成为一项鼻科常规的诊疗方法。它对于鼻腔和鼻咽部疾病的诊断以及相关手术后的随访都起着重要的作用。鼻内镜以其多角度、视野广的特点，可完成对鼻腔内各个部分及鼻咽部的检查。此外，还可通过鼻内镜的引导取活体组织病理检查、发现鼻出血部位行电凝固或激光止血等。

鼻内镜包括0°和30°、70°、120°等多种视角镜，镜长18cm，外径4mm，一般常配备有照相、显示和录像装置。通常使用左手把持0°或30°鼻内镜对患者进行检查。使用时先用1%麻黄碱地卡因生理盐水棉片收缩及表面麻醉鼻黏膜，为防鼻内镜进入鼻腔因温差镜面有雾形成，可嘱患者用口呼吸以及检查前将内镜置入热水中片刻，即适当加温后再进行检查。

鼻内镜自前鼻孔进入鼻腔，首先检查下鼻甲前端（图2-3-4A），并沿鼻底向后和自下而上，观察

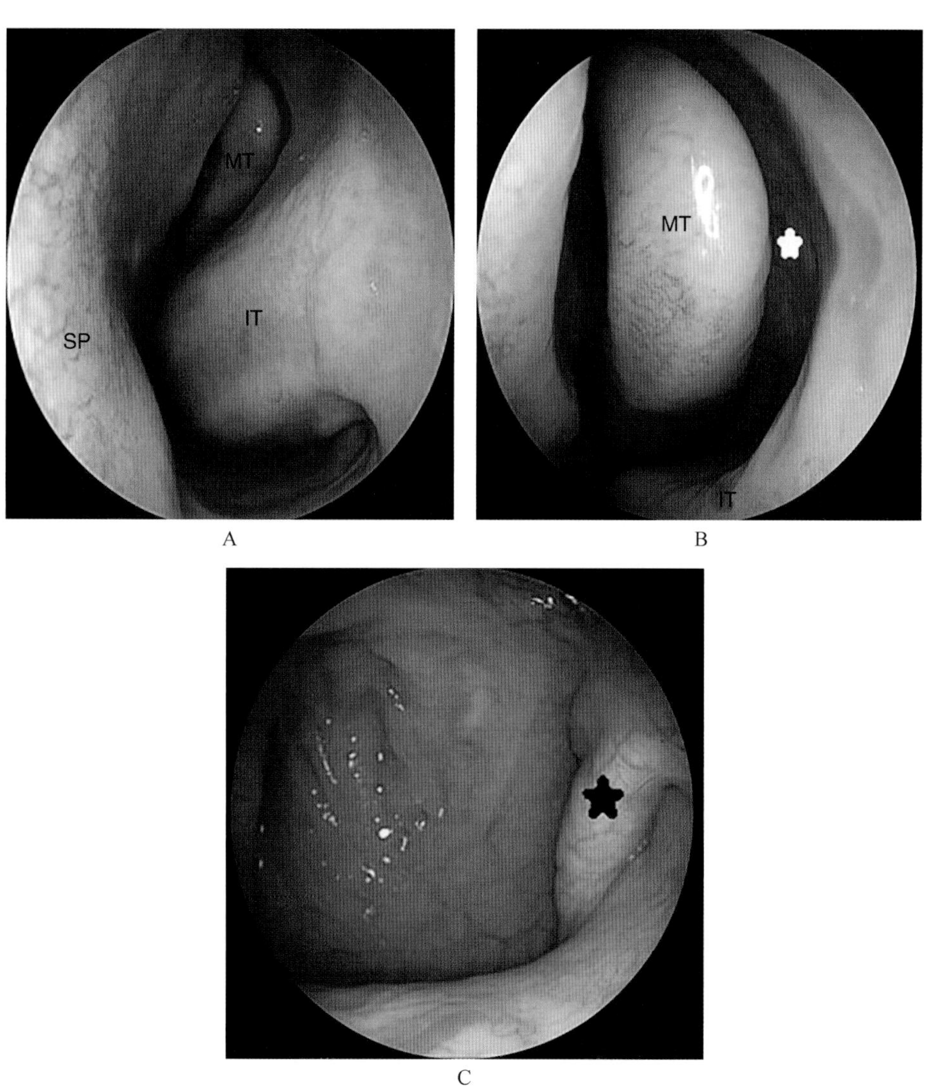

图2-3-4　0度鼻内镜下左侧鼻腔所见

A. 进入前鼻孔后所见　B. 向后向上可见中鼻道　C. 鼻咽部所见

鼻腔内诸结构,注意鼻腔黏膜色泽和形态,有否糜烂、血管扩张,是否有新生物及其形态特征,有无分泌物及其定位、颜色和性质等。部分患者可经下鼻道观察到鼻泪管开口,对正确实施下鼻道上颌窦开窗术有重要意义。下鼻道后部侧底壁可见较粗的静脉丛,是老年人鼻出血的好发部位。中鼻道是鼻内镜检查的最重要部分(图2-3-4B),包括了具有重要病理生理学意义的窦口鼻道复合体的结构和相邻鼻窦开口。依次观察中鼻甲、钩突、筛泡、筛漏斗、半月裂、上颌窦开口及鼻丘和额隐窝的形态等。必要时使用70°鼻内镜观察中鼻道鼻腔外侧壁及相应的鼻窦开口。鼻腔后部检查重点是蝶筛隐窝、上鼻道和嗅裂,应观察蝶筛隐窝、蝶窦开口和后组鼻窦开口的形态、有无分泌物等。鼻咽部检查重点观察后鼻孔、咽鼓管圆枕及开口、鼻咽顶及咽隐窝等(图2-3-4C)。

第四节 鼻功能检查法

(一) 鼻通气功能检查法(patency test in nasal airway)

鼻通气功能的检查目的主要是判定鼻通气程度、鼻气道阻力大小、鼻气道狭窄部位、鼻气道有效横断面积等,通过这些指标的测定,对判定病情、确定治疗方针均有重要价值。

1. 鼻测压法(rhinomanometer) 鼻阻力是经鼻压力和鼻气流之间的比值,鼻测压计用于测定呼气相及吸气相时气流在鼻腔的阻力。可通过三种方法测量经鼻压力:前鼻测压法(图2-3-5)、经口测压法、经鼻后测压法,得到标准压力-气流曲线;而四相鼻测压法描记的压力流量曲线更接近于呼吸的生理过程(图2-3-6)。鼻阻力在客观评估鼻腔阻塞性疾病的严重程度中具有重要意义。如手术前后的鼻通气功能改变(图2-3-7)。

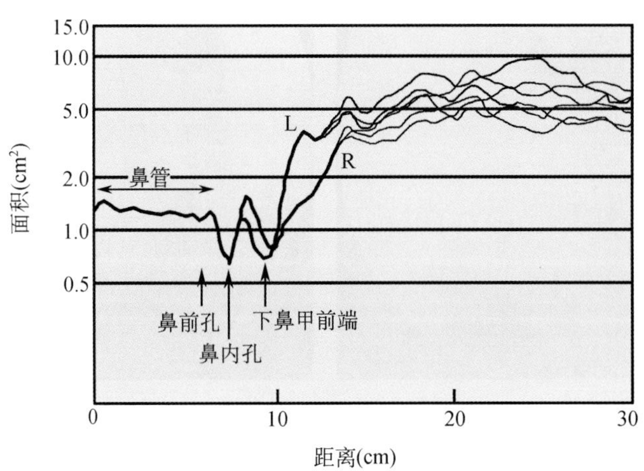

图2-3-5 正常声反射鼻测量曲线

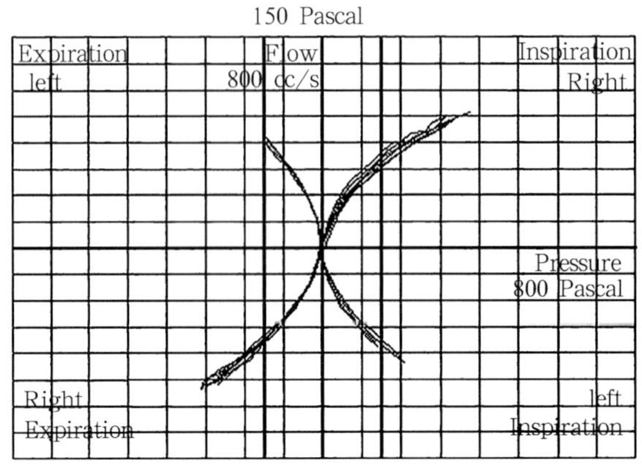

图2-3-6 四相鼻测压法描记的压力流量曲线

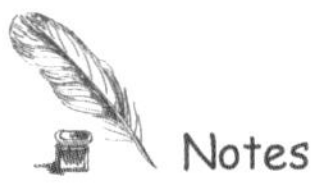

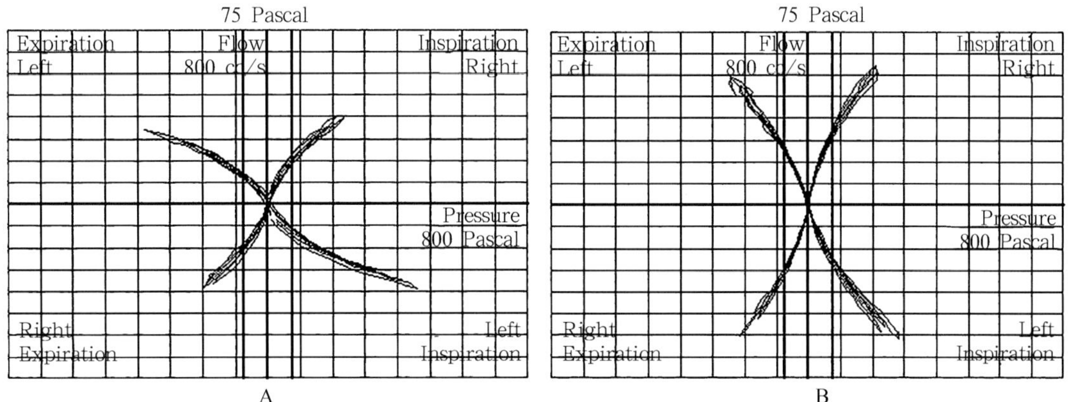

图 2-3-7 鼻息肉患者术前术后鼻阻力

A. 术前 B. 术后

2. 鼻声反射测量法(acoustic rhinometry) 通过声反射测量鼻腔容积及鼻腔横截面积，描记为面积-距离曲线图。该方法可以客观判断鼻阻塞的原因来自于结构因素、黏膜因素或者二者兼有，并可通过正常值了解阻塞的严重程度。根据 2005 年欧洲鼻科学学会成立专门委员会规定，正常声反射鼻测量曲线可见有三个“谷”或“切迹”，多数研究认为，三个“切迹”分别对应鼻阈、下鼻甲和(或)中鼻甲前端、中鼻甲中部。健康人鼻腔最小横截面积位于鼻腔前部，曲线从前向后呈渐增高趋势(图 2-3-8)。

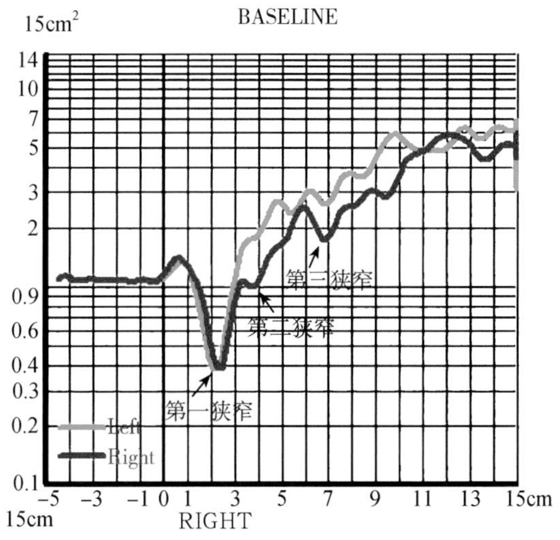

图 2-3-8 正常鼻声反射测量曲线

根据鼻声反射提供的鼻腔“二维地形图”，有助于了解鼻瓣区狭窄部位及鼻甲肥大部位，判断鼻中隔偏曲的特征及位置，应用于鼻腔相关手术前后效果的比较，辅助睡眠呼吸暂停的诊断和治疗；鼻声反射可预测睡眠呼吸暂停患者经鼻持续气道正压辅助通气治疗的耐受程度；鼻内镜手术后应用鼻声反射测量鼻腔容积及最小横截面积，需要结合鼻内镜手术切除范围及鼻内镜下表现综合判断。

(二) 鼻黏液纤毛清除功能检查法(nasal mucociliary clearance test)

鼻腔假复层柱状上皮的纤毛摆动特性、频率、有效性以及其与周围黏液的协调性均与黏膜的清除功能有关。鼻黏液纤毛清除功能检查可以综合评估纤毛的功能，常用的有应用可溶性微粒如糖精、不可溶性微粒如活性炭，或者放射性同位素来测定。其中糖精试验是应用最广泛的测定方法。测试之前先让患者擤净鼻涕，取直径 0.5mm 的糖精颗粒，置于下鼻甲上表面距鼻甲

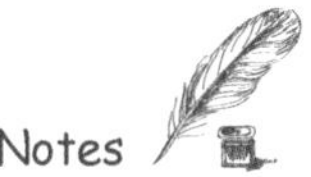

前端0.7cm处。嘱受检者每15秒吞咽一次，当其感到咽部有甜味时立即报告，记录从放置糖精颗粒到感到咽部有甜味时的时间即为糖精受黏液纤毛推动由前向后的移行时间。以细卷棉子由前鼻孔插至咽后壁，测量糖精放置处至咽后壁的距离，以此距离除以移行时间所得之商即为鼻黏液纤毛传输速度。近年国内外常以糖精试验结果作为鼻-鼻窦疾病治疗效果、各种鼻部药物筛选的指标之一。同法可用于其他微粒如活性炭的测定；同位素标记法多用于科学研究。

（三）嗅觉功能检查法（olfactory test）

1. 嗅瓶试验（smell bottles test） 将含有常见5种不同气味的溶液（如蒜、醋、香精、酒精、煤油等）分别装于形状相同的5种瓶盖不同的褐色小瓶中，每种气味根据浓度不同又分为0～4级，让受检者辨别各瓶的气味。根据感知阈及识别阈判断患者嗅觉丧失情况，分为0～5六个级别，能嗅出全部气味者为嗅觉存在。只辨出2种以下者为嗅觉减退。

2. 嗅阈检查（smell threshold test） 以多数人可嗅到的最低嗅剂浓度为一个嗅觉单位，将该嗅剂按1～10嗅觉单位配成10瓶，选出7种嗅剂，共配成大小相同的70个褐色瓶。让受检者依次嗅出各瓶气味，测出其最低辨别阈。也可以7×10小方格绘出嗅谱图，使结果更为直观。

3. 嗅觉诱发电位（olfactory evoked potentials，OEP） 前述方法为受试者的主观感觉，而OEP则是通过气味剂（odorant）或电脉冲对嗅黏膜刺激后经计算机叠加技术在头皮特定位置记录到的电位，由气味剂测得的诱发电位又称嗅性相关电位（olfactory event-related potentials，OERP）。作为一项客观而灵敏的电生理指标，对于嗅觉系统及其相关疾病的诊断具有重要的临床应用价值。

（1）嗅觉障碍：可诊断嗅觉减退、嗅觉倒错和对婴幼儿或脑损伤患者嗅觉水平的判断。

（2）手术检测：嗅觉系统邻近区域的手术，尤其是前颅窝和某些涉及筛顶的鼻部手术，容易伤及嗅觉传导通路，引起嗅觉功能障碍。应用OEP在术中实时检测可降低手术并发症发生率，术后可客观评价手术对嗅功能的改善效果。

（3）某些疾病的辅助诊断：嗅神经母细胞瘤、帕金森病、阿尔茨海默病、多发性硬化、颞叶癫痫等神经系统疾病早期往往伴有嗅觉水平的下降，OEP可作为这些疾病诊断的参考。

（四）鼻免疫功能检查

通过在鼻黏膜上刮取、刷取或鼻腔灌洗的方式获取分泌物，经过涂片、染色，镜下观察细胞学特征，谓之鼻细胞学检查。该检查简单、易行，且有较好的临床指导意义。健康人的鼻分泌物涂片中以上皮细胞为主，少见炎症细胞。若中性粒细胞增多时提示为感染性炎症，抗生素治疗为首选；若嗜酸性粒细胞增多时提示变应性鼻炎或嗜酸粒细胞增多性非变应性鼻炎（nonallergic rhinitis with eosinophilia syndrome，NARES）（图2-3-9），鼻喷糖皮质激素治疗为首选。当鼻分泌物

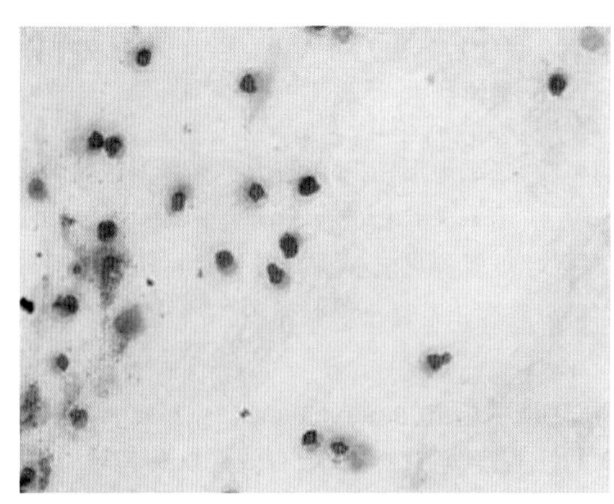

图2-3-9 鼻分泌物涂片后低倍镜下观察

鼻分泌物涂片后低倍镜下观察，可见较多嗜酸性粒细胞，考虑该病例为变应性鼻炎或嗜酸粒细胞增多性非变应性鼻炎

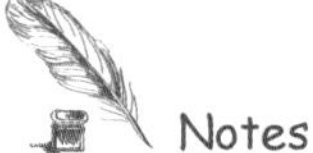

细胞学检查无法明确诊断时,亦可采取鼻黏膜活检的方式来明确诊断。该方法能最真实地反映疾病性质,但其缺点为有创,患者不易接受。往往在鼻腔长有息肉或其他占位性病变考虑肿瘤时才会应用(图 2-3-10)。

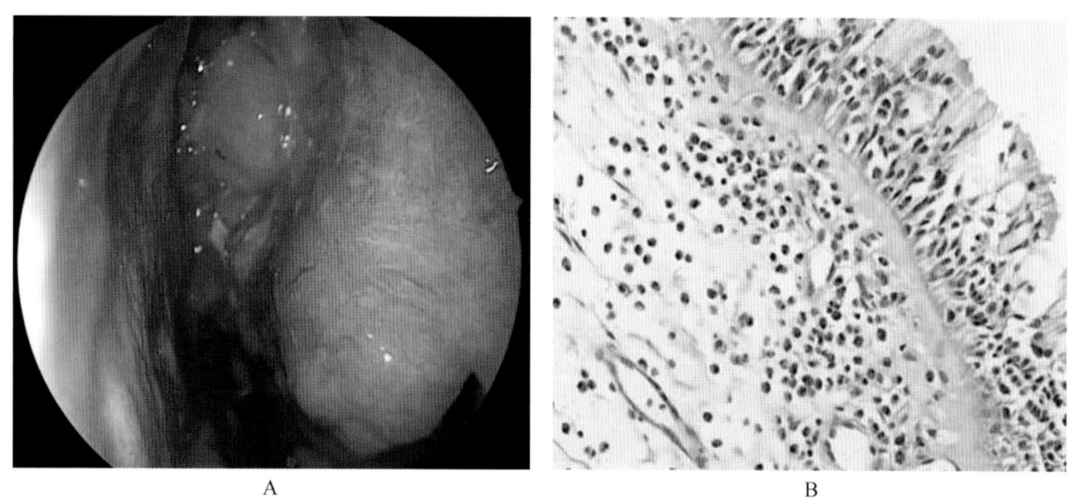

图 2-3-10　反复复发鼻息肉

A. 内镜图　B. 组织切片 HE 染色

左图:反复复发鼻息肉。右图:鼻黏膜活检后石蜡切片,HE 染色。镜下见大量嗜酸性粒细胞浸润。提示该病例为嗜酸性粒细胞型息肉,术后需长期糖皮质激素治疗

第五节　鼻及颅面影像学检查法

(一) X 线普通检查

根据检查目的受检者须采取不同体位摄取平片。

1. 鼻骨　鼻骨侧位片可观察到鼻骨骨折线的水平位置,轴位可判断骨折是哪侧。

2. 鼻窦　鼻颏位又称华特位(Water position)主要用于检查上颌窦,也可显示筛窦、额窦、鼻腔和眼眶(图 2-3-11)。鼻额位又称柯德威尔位(Caldwell position),主要用于检查额窦和筛窦,也可显示上颌窦、鼻腔和眼眶(图 2-3-12)。从平片上可了解窦腔形态、占位性病变、窦壁完整与否。对判定窦内囊肿、新生物、外伤以及受累的邻近器官(眼眶、颅内)病变程度有一定参考价值,但对病变程度和范围的判定不如 X 线计算机断层扫描。

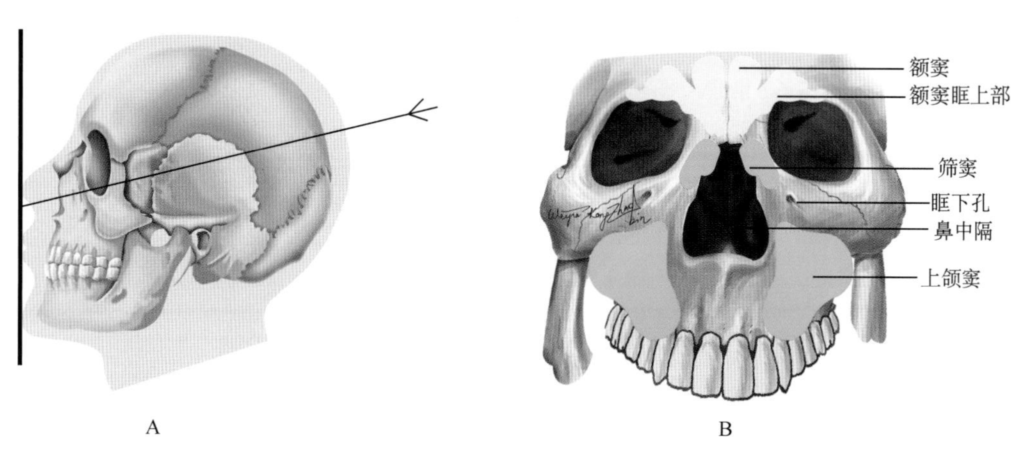

图 2-3-11　鼻颏位

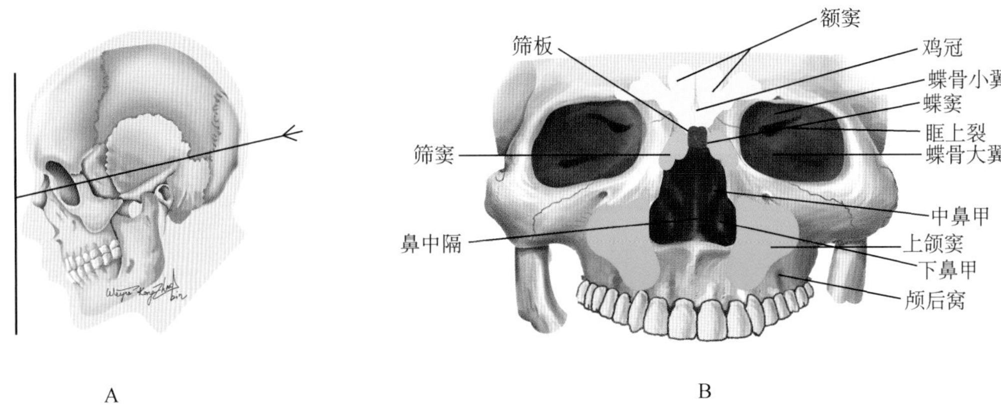

图 2-3-12 鼻额位

(二) X 线计算机断层摄影(computed tomography,CT)

能详尽的显示鼻、鼻窦及邻近部位(眼眶、颅底、翼腭窝及鼻咽部)等处解剖影像及其变异,对窦口鼻道复合体及鼻窦炎症范围、外伤损伤程度、肿物扩展范围、骨质破坏情况等可提供可靠信息,对制订手术方案有重要指导意义。

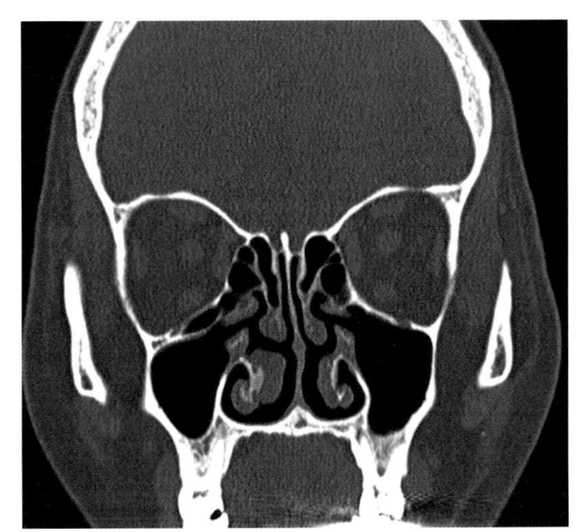
图 2-3-13 冠状位鼻窦 CT 所见

CT 扫描分为冠状位和水平位。冠状位是从前向后,可显示出鼻窦与周围结构上下左右的关系,并可清楚显示多个鼻窦和窦口鼻道复合体形态(图 2-3-13)。水平位可从横断面上多层次观察筛窦、蝶窦与眼眶的关系以及上颌窦周围及颅底结构的变化等,多用于观察外伤、肿瘤及鼻窦邻近部位的改变(图 2-3-14)。矢状位用于观察额窦及额隐窝结构、蝶窦及鞍上形态(脑垂体),斜坡占位性病变上下范围等(图 2-3-15)。

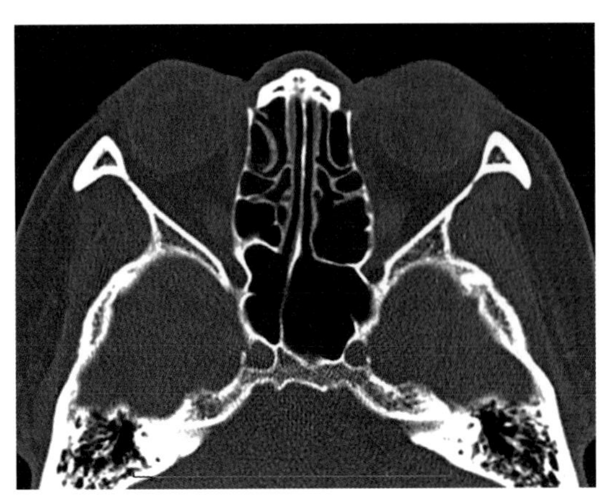
图 2-3-14 水平位鼻窦 CT 所见

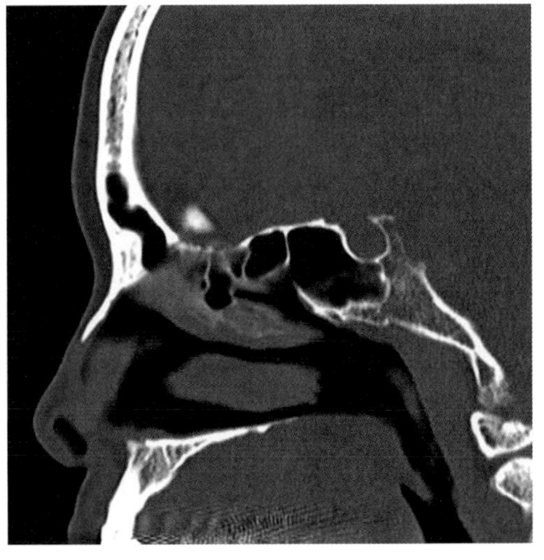
图 2-3-15 矢状位鼻窦 CT 所见

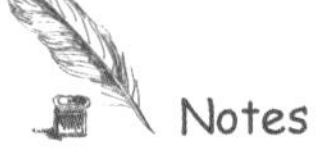

(三) 磁共振成像(magnetic resonance imaging,MRI)

磁共振成像不受骨影干扰,对软组织辨认能力高于 CT,能准确判定鼻、鼻窦肿瘤的位置、大小及浸润程度,并能详细观察肿瘤与周围软组织、淋巴结的解剖关系,由于血管内流动的血液使磁共振信号丢失所产生的“流空效应”,使得磁共振能准确反映出肿瘤与血管的关系。

(张　罗)

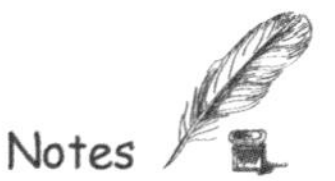

第四章　鼻部疾病常用治疗方法

鼻腔与外界相通，故鼻及鼻窦的某些疾病，如出血、炎症，可通过鼻腔进行治疗，治疗方法包括鼻腔填塞、鼻窦负压置换疗法、鼻腔冲洗、上颌窦穿刺以及下鼻甲等离子消融治疗术等。这些治疗方法是鼻科门诊的常规方法。

第一节　鼻部常用局部治疗方法

一、鼻出血止血方法

(见鼻出血章节)

二、鼻窦负压置换疗法

鼻窦负压置换法(displacement method)指用吸引器具使鼻窦形成负压，吸出鼻窦分泌物并使药液进入鼻窦内而达到治疗目的的方法。常用于治疗鼻窦炎，尤其是儿童慢性鼻窦炎。具体方法如下：①先用1%麻黄碱(儿童用0.5%麻黄碱)收缩鼻黏膜，使窦口开放，擤尽鼻涕。②取仰卧位，垫肩、伸颈，使颏部与外耳道口连线与水平线(即床平面)垂直。③用滴管自前鼻孔徐徐注入2～3ml含抗生素及糖皮质激素的麻黄碱液于鼻腔。④操作者将与吸引器(负压不超过24kPa)相连的橄榄头塞于患侧的前鼻孔，对侧前鼻孔用另一手指压鼻翼封闭，嘱患者均匀地发出“开-开-开”之声，使软腭断续上提，间断关闭鼻咽腔，同步开动吸引器负压吸引1～2秒，使鼻腔形成短暂负压，利于鼻窦脓液排出和药液进入。上述操作重复6～8次，达到充分置换目的。若患儿年幼不能合作时，可让其尽量张大口，则软腭亦可将鼻咽封闭。⑤同法治疗对侧；操作完毕让患者坐起，吐出口内和鼻腔内药液及分泌物，部分药液将仍留于鼻腔内，15分钟内勿擤鼻及弯腰。⑥此法隔天一次，4～5次不见效，应考虑改用其他疗法(图2-4-1)。

三、鼻腔冲洗

鼻腔冲洗法(nasal irrigation)指通过一定压力的水流将鼻腔分泌物清洗出来的一种治疗方法。主要用于治疗萎缩性鼻炎、干酪性鼻炎、鼻腔真菌感染以及鼻、鼻窦手术后、鼻和鼻咽肿瘤放疗后鼻腔清洗。具体方法如下：①将盛有灭菌温灌洗液(如生理盐水或其他消毒剂)的容器(如灌肠器)悬挂使其底部与患者头顶等高。②患者直坐，头稍向前俯，一手捧弯盘，张口自然呼吸。另一手持接有橄榄头的橡皮管，将橄榄头塞于一侧鼻孔中。③打开流水阀，使药液缓缓流入一侧鼻腔，继而流入鼻咽部，再由对侧鼻腔流出或经口流出(图2-4-2)。鼻腔冲洗也可用专用冲洗器实施，其原理是将冲洗液经负压吸入橡皮球中，然后，通过挤压橡皮球，将冲洗液以一定压力注入鼻腔，达到冲洗目的。

四、鼻腔等离子消融治疗术

等离子消融治疗术指利用低温等离子射频技术，以较低的温度(40～70℃)对病变组织进行消融的一种治疗方法，具有安全、无痛、微创等优点。治疗时，先以1%丁卡因、必要时局部注射

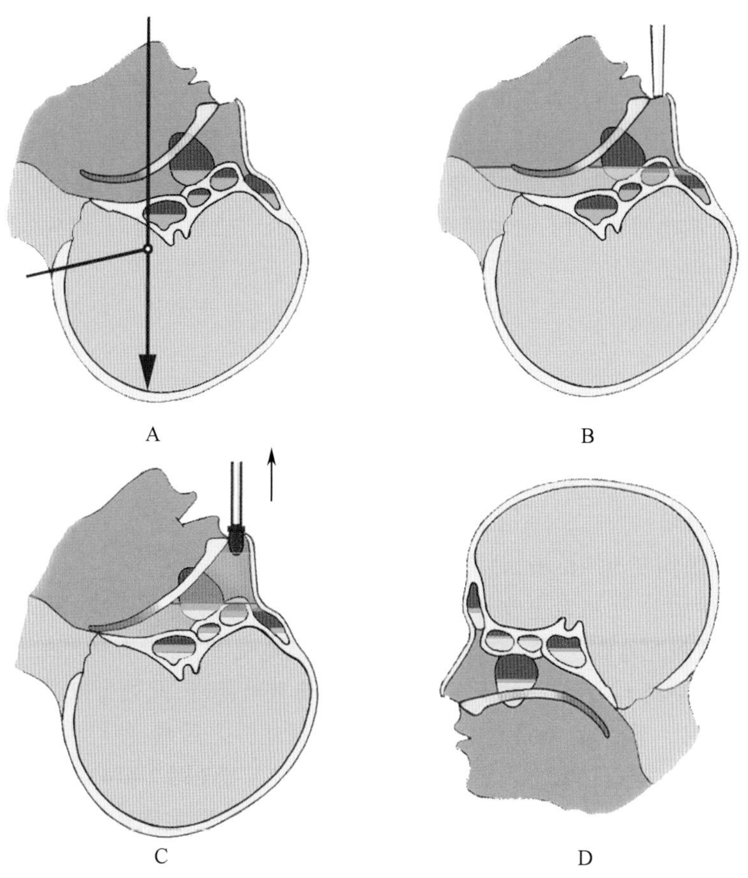

图 2-4-1　负压置换法

A. 头向后仰，额部向上，与外耳道入口成一垂直线　B. 将药液滴入鼻腔　C. 发“开”音，使软腭封闭，以吸引器吸引使鼻腔产生负压　D. 头部直立，药液留在鼻窦内

1% 利多卡因充分麻醉后，将治疗探针刺入肥大的下鼻甲黏膜下，使鼻甲缩小，用于治疗慢性肥厚性鼻炎、严重的慢性单纯性鼻炎等(图 2-4-3)。在下鼻甲低温等离子消融治疗时，应尽可能在黏膜下进行，防止黏膜损伤过多，影响鼻腔功能。

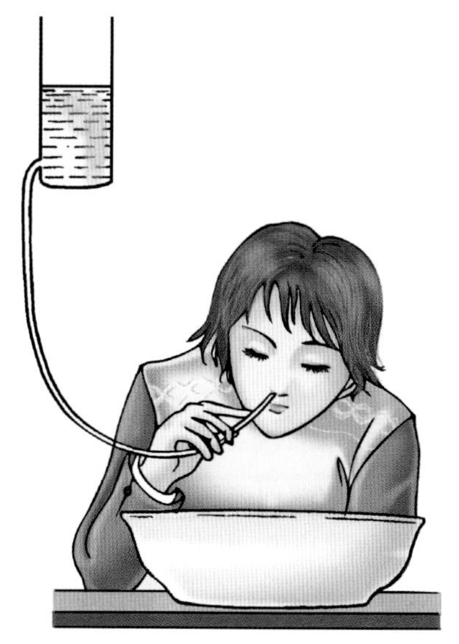

图 2-4-2　鼻腔冲洗法

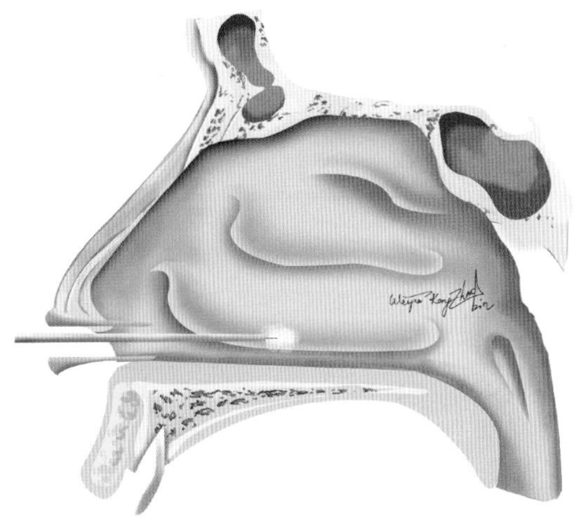

图 2-4-3　下鼻甲微波治疗

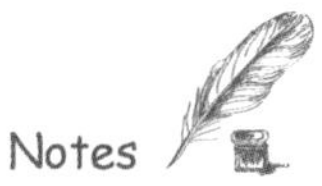

五、鼻腔与鼻窦活组织检查术

鼻腔、鼻窦内的肿瘤、特异性感染等疾病,常需行活组织检查以求明确诊断。在对鼻腔或突入鼻腔的鼻窦病变组织进行活检时,应先用1%丁卡因表面麻醉,并用1%麻黄碱充分收缩鼻腔,清理鼻腔分泌物或坏死组织,在看清病变组织后,用活检钳咬取1~2小块,送病理检查。鼻腔活检时要注意:①活检钳要锐利,避免挤压组织;②取材时应达病变组织,避免只采取坏死组织;③鼻腔血管丰富,应妥善止血;④如怀疑为脑膜脑膨出、鼻咽纤维血管瘤,应慎活检。鼻窦病变组织需要开放窦腔进行活检。上颌窦内新生物也可用上颌窦穿刺针或特制内镜上颌窦穿刺针进行活检。

六、上颌窦穿刺术

上颌窦穿刺术(maxillary antral puncture)指经鼻腔外侧骨壁(上颌窦内侧壁)用穿刺针穿入上颌窦腔内,进行抽吸、冲洗等治疗的一种方法。多用于诊断、治疗急性或急性复发性上颌窦炎,也可用于上颌窦病变组织活检,是临床常用的诊疗技术之一。

具体操作方法如下:①患者坐位,1%麻黄碱收缩下鼻甲和中鼻道黏膜,用浸湿有1%丁卡因液棉签置入下鼻道鼻腔外侧壁,表面麻醉。②在前鼻镜窥视下,将带有针芯的上颌窦穿刺针尖端引入距下鼻甲前端约1~1.5cm的下鼻甲附着处的鼻腔外侧壁,此处骨壁最薄,易于穿透。一手固定患者头部,另一手拇指、食指和中指持针,掌心顶住针之后端,使针尖朝向同侧外眦外侧方向,稍用力钻动即可穿通骨壁进入窦内,此时有一"落空"感(图2-4-4),表明针已进入窦腔。③拔出针芯,接上注射器回抽无血而有空气或脓液回流,证实针尖确在窦内;撤下注射器,用一橡皮管连接于穿刺针和注射器之间,让患者手托弯盘并放于颏下,张口自然呼吸,徐徐注入温生理盐水冲洗,即可将脓液冲出,直至洗净为止。冲洗时可让患者改变头部位置,冲洗完毕后如有必要可注入抗生素及糖皮质激素。④旋转退出穿刺针,穿刺部位用棉片压迫止血。⑤必要时可每周冲洗1次。

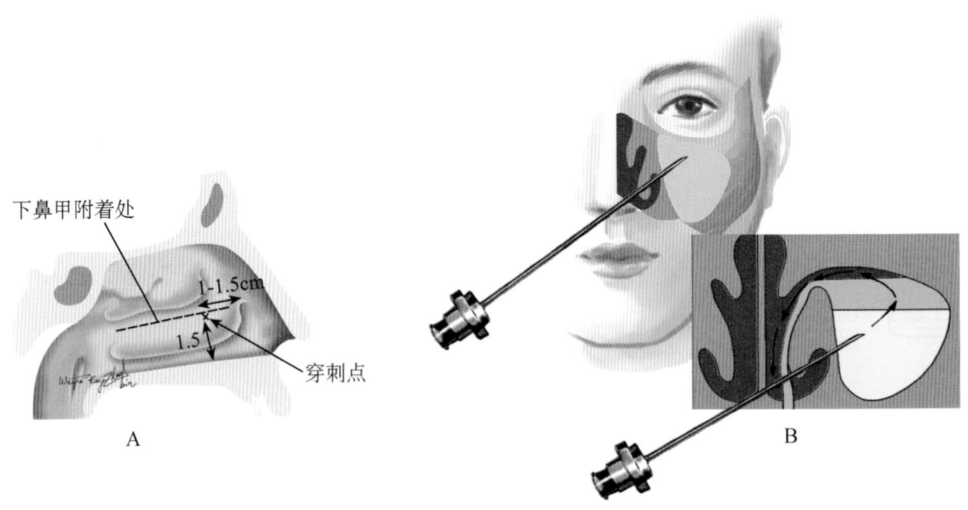

图2-4-4 上颌窦穿刺术

注意事项:①进针部位、方向要正确,用力要适中,一旦有"落空"感即停。否则,可由于穿刺部位不准或用力过大,针刺入面颊部软组织可致面颊部皮下气肿或感染,用力过猛致针穿通上颌窦壁刺入眶内或翼腭窝,导致眶内、翼腭窝气肿或感染。②切忌注入空气,以免引起气栓,若怀疑发生气栓,应急置患者头低位和左则卧位(以免气栓进入颅内血管和动脉系统、冠状动脉),应立即给氧及其他急救措施。③注入生理盐水时,如遇阻力,则说明针尖可能不在窦内,或在窦

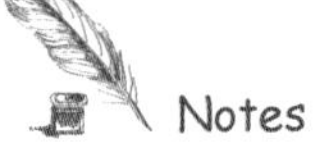
Notes

壁黏膜中;此时应调整针尖位置和深度,再行试冲;如仍有较大阻力,则应停止冲洗;有时因窦口阻塞亦可产生冲洗阻力,如能判断针尖确在窦内,稍稍加力即可冲出。④冲洗时应密切观察患者眼球和面颊部,如患者诉有眶内胀痛或眼球有被挤压出的感觉时应立即停止冲洗;如发现面颊部逐渐隆起亦应停止冲洗。⑤穿刺过程中患者如出现晕厥等意外,应即刻停止冲洗,拔除穿刺针,让患者平卧,密切观察并给予必要处理。⑥拔除穿刺针后如遇出血不止,须做止血处理。

第二节　鼻腔物理治疗方法

鼻腔物理治疗历史悠久,随着现代科技的发展,物理治疗的种类和方法越来越多,临床应用范围更为广泛,因其基本没有不良反应和痛苦,所以是一种非损伤性的生理学治疗方法。鼻部常用的物理治疗有透热疗法、超短波电疗法、红外线疗法、超声波疗法、离子导入法、频谱疗法等,这些治疗方法通过物理因子的作用,可使局部组织充血、加热、消炎、解痉等,达到治疗鼻部炎症的目的。

应用理疗方法治疗鼻部疾病应了解各种物理因子的生物物理特征、生理作用和治疗作用、应用方法以及适应证和禁忌证,同时要能确切掌握疾病的发病机制及其不同病期的特点,使两者能有机的结合,才能达到更好的效果。

（唐安洲）

第五章　鼻及颅面先天性疾病

在胚胎发育早期，头部腹前两侧外胚层增生为嗅基板，该板又逐渐被周围增殖的外胚层间质组织包绕，中央陷入成为嗅凹，两嗅凹之间为额鼻突。胚胎第5周时，两嗅凹外侧形成鼻内突和鼻外突。此时第一鳃弓分别由两侧向中间延伸接合形成下颌突，第6周在下颌突外侧缘突起形成上颌突，并向中线伸展，分别和鼻内突、鼻外突接连融合。在上述发育过程中，嗅凹与口凹之间的沟封闭成管状，即原始鼻腔。嗅凹继续向后伸展，在胚胎第7周时，原始鼻腔后方有上皮细胞组成的颊鼻膜自行吸收破裂，成为原始后鼻孔。此外，鼻外突将发育成鼻翼和鼻外侧壁，额鼻突将成为鼻梁和鼻尖。在胚胎发育过程中，由于遗传或非遗传因素，头部原基发育不良、各胚胎突起接合或凹沟封闭不全，皆可形成各种鼻和颅面畸形。

第一节　外鼻先天性畸形

外鼻先天性畸形（congenital malformation of external nose）是由于遗传或非遗传因素，使得在胚胎期颜面原基发育不良或颜面各隆突融合不全，产生各种外鼻先天性畸形。

1. **外鼻缺损**　胚胎期鼻额突和嗅凹不发育或发育不良造成无鼻（arhinia）或半鼻（half-nose）。

2. **鼻裂（cleft nose）**　胚胎期两侧嗅凹向中线靠拢的过程中，嗅凹之间的间质组织发育障碍，在鼻中线处形成裂沟，严重时可伴有唇裂。裂沟常沿鼻中线纵行，鼻背加宽，两眼间距也较常人宽。

3. **皮样囊肿（nasal dermoid cyst）**　胚胎期硬脑膜通过额骨后方的盲孔经鼻前间隙与外鼻皮肤接触。随胚胎发育，硬脑膜回缩，盲孔闭锁。若硬脑膜在回缩过程中与皮肤分离不彻底，可将部分外皮层成分携带至硬脑膜回缩的路径上，形成窦道或囊肿，并可在鼻中线部位形成原发性皮肤瘘管。囊肿可发生于沿鼻梁中线任何部位。本病须与先天性脑膜脑膨出、鼻神经胶质瘤相鉴别。脑膜脑膨出患者佛思腾博格试验（Fürstenberg test）呈阳性，神经胶质瘤则质地较硬。

4. **先天性鼻赘（congenital rhinophyma）**　外鼻发生过程中如有原始胚胎组织存留，可出现外鼻赘生畸形，表面覆有皮肤及细毛。

5. **鼻侧喙（proboscis lateralis）**　一般认为系胚胎期额鼻隆突发育障碍形成。多在一侧鼻根部形成管状物，又称管状鼻。

【治疗】　根据外鼻畸形程度进行修复或重建外鼻。

第二节　先天性后鼻孔闭锁

先天性后鼻孔闭锁（congenital atresia of posterior nares）系胚胎发育过程中鼻颊膜或颊咽膜遗留，后鼻孔被上皮栓块堵塞，可为单侧性或双侧性。双侧后鼻孔闭锁者出生后即出现阵发性发绀，吮奶时呼吸困难，憋气促使患儿张口啼哭，借助换气使空气得以经口腔进入呼吸道，症状得以缓解。待呼吸转平静后患儿又企图经鼻呼吸，发绀、呼吸困难重新出现。由于新生儿不会经口呼吸，故有窒息的危险。生后3～4周，患儿习惯用口呼吸，症状才有所好转。但患儿吮奶时不得不与张口呼吸交替进行。闭塞性鼻音随着年龄愈来愈明显，鼻内有涕但不易擤出。常有鼻前庭炎。单侧闭锁症状较轻，患侧鼻塞明显，鼻腔内常积有黏性分泌物。

【诊断】 凡新生儿出现呼吸困难，哭时症状减轻，吮奶有间断性，应考虑先天性后鼻孔闭锁的可能。可用小号导尿管自前鼻孔试通入鼻咽部。如深入不到32mm即有障碍，则多有闭锁。也可用亚甲蓝滴入鼻腔，观察咽部是否着色。对较大儿童或成人可用后鼻镜或内镜检查闭锁情况。CT水平位扫描可明确诊断。

【治疗】 双侧后鼻孔闭锁的新生儿应紧急处理，帮助患儿及早用口呼吸。

简易方法是将橡胶奶头的顶端剪去，放在患儿口内，用系带固定于头部。2岁以后可经鼻或经腭手术，切除闭锁部组织。

第三节　脑膜脑膨出

脑膜和脑组织通过先天性颅骨缺损疝至颅外，称为脑膜脑膨出(meningoencephalocele)。根据疝出内容不同可分为脑膜膨出(meningocele)、脑膜脑膨出和积水性脑膜脑膨出(encephalomeningocystocele)三种。膨出物来自颅前窝者最多，常侵入鼻根、鼻腔、眶内；颅中窝者很少，常侵入鼻咽部；颅后窝者极少，侵入鼻咽或口咽部。

【临床表现及诊断】 根据膨出物不同位置可分为鼻外型和鼻内型。

1. **鼻外型**　在新生儿即可发现鼻根部或眼眶内侧有圆形肿物，触之柔软，表面光滑，透光试验阳性。肿物如蒂部宽大，患儿哭闹或压迫颈静脉时，肿物体积增大或张力增高(Fürstenberg test阳性)。肿物随年龄逐渐增大，并常有眼距增宽。

2. **鼻内型**　婴幼儿如有鼻塞、哺乳困难，鼻腔或鼻咽部可见表面光滑的圆形肿物，触之柔软，有时可见搏动。无论Fürstenberg试验是否阳性，应首先考虑鼻内型脑膜脑膨出。检查时不可对包块贸然试行穿刺或取活检，因可造成脑脊液鼻漏或颅内感染(图2-5-1)。

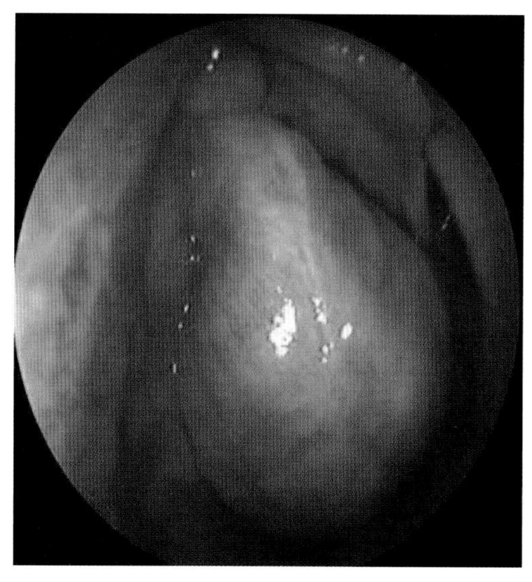

图2-5-1　鼻内型脑膜脑膨出

轻压前囟门，鼻部肿块可稍有增大；若压迫鼻部肿物，肿物可回缩，且前囟门稍向外突。这些体征表示肿物与颅内相通。鼻颏位X线拍片，可见颅前窝骨质缺损或筛骨鸡冠消失。

【治疗】 除膨出部皮肤菲薄有破裂倾向者须急行手术外，一般以2～3岁手术为宜。若手术过晚，膨出物随颅底骨质缺损增大而增大，引起的颅面畸形则难以矫正。手术原则是切除膨出物，缝合硬脑膜，修补骨质缺损。

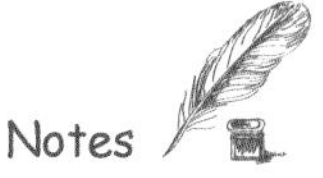

第四节 颅面囊肿

颅面囊肿(cranio-facial cyst)系胚胎发生过程中,颅面部各突彼此接合或融合之处,上皮组织残留形成的囊肿。囊肿可发生于鼻腔各壁、鼻颅交界处、或鼻周软组织内。这些囊肿多根据发生部位命名,如发生在鼻前庭的鼻前庭囊肿(nasal vestibular cyst),上颌正中缝上的正中囊肿(middle cyst),发生于鼻泪沟的鼻筛面裂囊肿(naso-ethmoidal facial cleft cyst)。此外,有唇腭裂囊肿(lip-palate cleft cyst)、鼻腭囊肿 naso-palatine cyst)、切牙孔囊肿(cyst of incisive foramen)等。这些囊肿早期多无症状,但以后随囊肿体积增大,可侵入鼻腔、上颌窦、眼眶甚至颅内,引起受压部位的临床表现,如面部畸形、鼻塞、酸胀、疼痛,功能障碍等。治疗原则是如有明显畸形、不适或功能障碍,或常有继发感染时,应手术切除。

(董 震)

Notes

第六章　鼻及颅面骨外伤

鼻处于颜面部较突出部位，较易受外伤累及。本章重点介绍鼻骨骨折及鼻窦、颌面复合外伤的诊断及治疗。鼻窦骨折可发生于单个或多个鼻窦，常同时伴有眼眶、颅底或脑的损伤。严重颅脑外伤、颅底和筛窦、蝶窦骨折并发视神经管骨折，造成视力严重减退或失明。眼球受钝性外力作用，可致眼眶内压骤然升高，导致眼眶击出性骨折。面中部区域骨折，可出现面部骨折移位和明显面部变形，同时可出现眼部症状和口腔咬合关系错乱。鼻颅面复合外伤通常病情复杂，应注意生命体征和维持气道通畅，依轻重缓急循序处理。及时准确的诊断和治疗对鼻部结构、功能及美学方面都具有重大的意义。

第一节　鼻 骨 骨 折

鼻骨位于中线两侧，突出于面部中央，易遭受外伤发生鼻骨骨折(fracture of nasal bone)。鼻骨由于上部窄厚，下部宽薄，下方为鼻中隔和鼻腔，支撑薄弱，因而鼻骨骨折多累及鼻骨下部，并向下方塌陷。由于左右鼻骨在中线融合紧密，骨折时多同时受累。鼻骨骨折多单独发生，亦可是颌面骨折的一部分。

儿童鼻骨骨折由于其外鼻或鼻骨细小，且常伴有血肿瘀斑和肿胀，诊断较成人困难。由于儿童鼻骨支架大部由软骨构成，仅部分骨化，外伤多造成不完全骨折或青枝骨折(greenstick fracture)，可不伴有移位。X线检查易误诊。

【病因】 鼻骨骨折是人体中最为常见的骨折，导致骨折发生的常见原因有鼻部遭受拳击、运动外伤，个人意外撞击和道路交通事故等。

【临床表现】

1. 依损伤程度和部位，可出现相应症状。局部疼痛和鼻腔黏膜撕裂所致鼻出血最为常见。鼻中隔撕裂或脱位可出现鼻中隔血肿。皮下出血可发生瘀斑或血肿。鼻梁可出现歪斜、鼻背塌陷和畸形。鼻中隔明显偏曲移位或血肿形成，可造成一侧或双侧鼻塞。擤鼻时气体经撕裂的鼻腔黏膜进入眼及颊部皮下组织，可出现皮下气肿等。

2. 鼻局部触痛，触之可感鼻骨塌陷和骨擦音，皮下气肿可触之有捻发音。鼻畸形常被肿胀所掩盖。可嘱患者一周后复诊，待肿胀消退后观察外鼻畸形情况。若有中隔血肿，可见中隔黏膜向一侧或两侧膨隆。

3. 辅助检查

(1) X线：鼻骨侧位片可显示鼻骨骨折线，上下有无移位情况，鼻颏位可显示鼻背有无塌陷。

(2) CT：能准确判断有无鼻骨骨折和骨折的位置、部位、类型、有无合并邻近组织损伤，特别是鼻及颅面区复合骨折，使诊断率明显提高。(图2-6-1、图2-6-2)。

(3) 其他：有文献报道高频灰阶超声可以显示鼻骨0.1mm的骨折线。

【诊断】 依据外伤史、鼻部畸形、鼻腔通气度和鼻中隔的检查、触诊以及影像学检查等可明确诊断，交通事故等高速撞击所致鼻骨骨折，应除外合并的其他颌面或颅底骨折。

【治疗】 治疗原则为矫正鼻部畸形和恢复鼻腔通气功能。

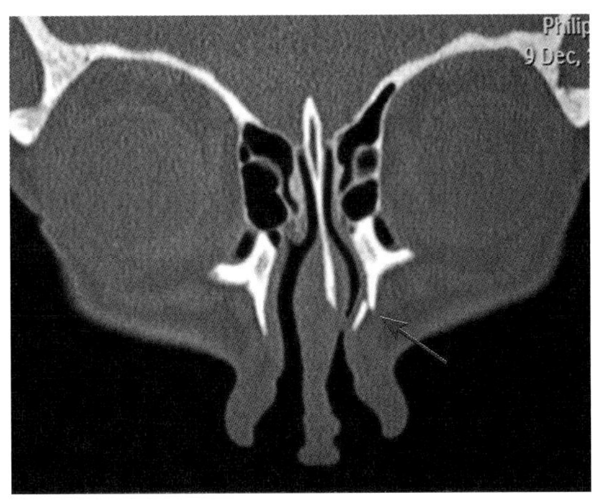

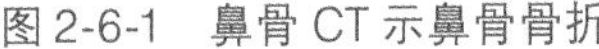

图 2-6-1　鼻骨 CT 示鼻骨骨折

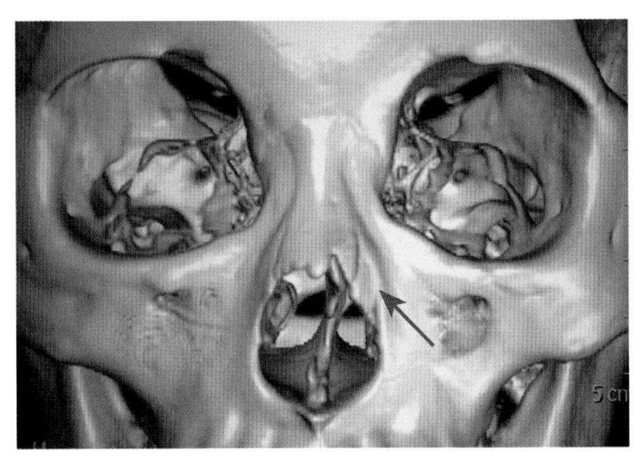

图 2-6-2　鼻骨三维重建 CT 示鼻骨骨折

1. **鼻骨骨折复位术**(reduction of fracture of nasal bone)　刚发生的闭合性鼻骨骨折,伴有明显鼻畸形,在充分检查和评估后,应即刻行鼻骨复位术。若伤后来诊时鼻部已明显肿胀,为不影响复位效果,可嘱患者于外伤后 1 周左右,肿胀消退后复诊手术,不宜超过 2 周。超过 2 周由于骨痂的形成,增加了整复难度。

复位方法:小儿全麻、成人局部麻醉或全麻下手术。单侧鼻骨骨折伴塌陷时,先在鼻外沿鼻侧用鼻骨整复钳或骨剥离子量出鼻翼至双内眦连线的长度,并以拇指标示。然后将剥离子伸入塌陷的鼻骨下方,将其抬起复位,对侧拇指仔细向对侧上抬的鼻骨施加向下的压力,鼻骨复位时常能感到或听到骨擦音。双侧骨折时,用鼻骨复位钳伸入两侧鼻腔至骨折部位的下后方,向前上轻轻用力抬起鼻骨,用另一只手在鼻外协助复位。复位后仔细观察和触摸,确保鼻骨完全复位(图 2-6-3)。

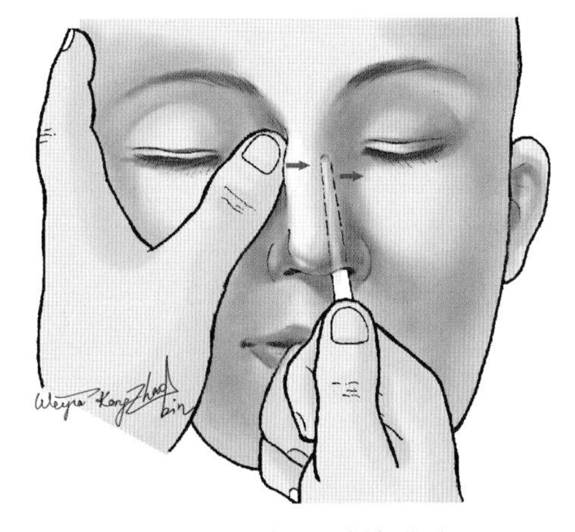

图 2-6-3　鼻骨骨折复位法

2. **鼻中隔血肿和脓肿手术**　鼻中隔血肿宜尽早手术清除,以避免发生软骨坏死和继发感染。血肿切开可放置引流并行鼻腔填塞,脓肿切开引流后无需填塞,应用足量敏感抗生素控制感染,避免发生软骨坏死、穿孔、鞍鼻畸形等并发症。

3. **开放鼻骨复位术和鼻中隔手术**　外伤后数周或更长,鼻骨骨折端骨痂形成,鼻内复位困难,此时施行开放鼻骨复位及整形术。对于伴有明显鼻中隔偏曲,影响鼻腔通气者,可施行鼻中隔偏曲矫正术。

第二节　鼻 窦 外 伤

一、额 窦 骨 折

额窦骨折(fracture of frontal sinus)多为直接暴力所致,根据其骨折部位可分为额窦前壁骨折、后壁骨折和底部骨折,前壁骨折较为多见。根据骨折类型可分为线型骨折、凹陷型骨折和粉碎型骨折。Luce 将额窦骨折分为:前壁骨折、前基部骨折、额颅骨折波及额窦。Tiwari 等人将额窦骨折分为:单纯的前壁骨折、前及后壁联合骨折、额窦引流通道损伤的骨折、合并硬脑膜或大脑损伤的骨折。额窦骨折常与眶、筛、鼻骨骨折同时发生。

【临床表现】 额窦骨折典型的临床表现有眉间和眶上缘软组织裂伤、前额部凹陷、眶周淤血、结膜下出血、眶上和滑车上神经分布区域皮肤麻木或感觉异常等。

前壁线型骨折,症状较轻,可仅表现为鼻出血、软组织肿胀和压痛。凹陷型骨折急性期额部肿胀,肿胀消退后则显现前额凹陷。粉碎型骨折可有眶上区肿胀、皮下积气、眶上缘后移、眼球向下移位。后壁骨折伴脑膜撕裂可出现脑脊液鼻漏、颅内出血、颅前窝气肿、可继发严重颅内感染。

【诊断】 根据颅面部外伤史和临床表现,辅以鼻额位和侧位 X 线片,可显示骨折部位。前壁的凹陷型骨折有时显示不明显,易忽略。CT 扫描可明确骨折部位和范围,亦可显示前颅底或眶内积气、眶内血肿等(图 2-6-4)。MRI 对急性额窦骨折无实际诊断价值,但对额窦骨折并发症,如颅内出血、颅内感染及额窦黏液囊肿,诊断效果较好。

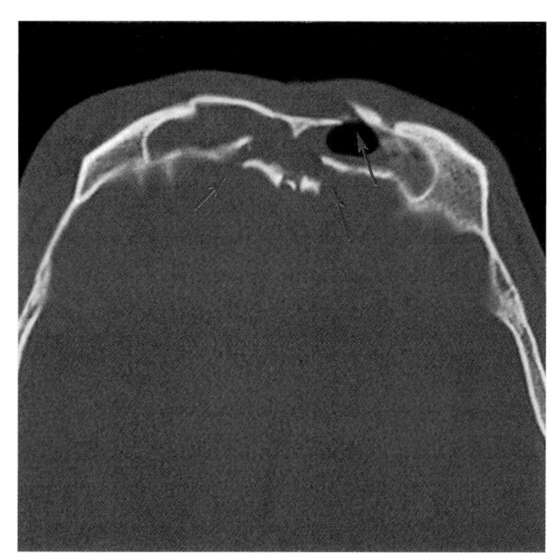

图 2-6-4　轴位鼻窦 CT 显示额窦前后壁骨折

【治疗】 额窦骨折的治疗原则为整复骨折、恢复外形和功能,避免并发症。

1. 前壁线型骨折由于皮肤无裂开,无变形,一般无需特殊处理,以预防感染为主,应用鼻减充血剂,收缩鼻腔黏膜,保持鼻腔、鼻窦引流通畅,可自愈。

2. 前壁凹陷型或粉碎型骨折一经确诊,应及时手术。局部软组织有开放性伤口,应常规清创处理,清除异物和碎骨片、血块,充分止血。无开放性伤口者,自眉弓切口,直达骨壁,用剥离子或弯止血钳伸入额窦,挑起凹陷的骨折片使其复位。此方法适用于整块骨折片的复位。若复位困难,可自额窦底部钻孔或凿开,伸入器械进行复位。

3. 后壁骨折应明确有无脑膜撕裂、脑脊液鼻漏、颅内血肿或脑组织挫伤。密切观察病情变化,若出现颅内并发症,及时请神经外科协助处理。脑脊液鼻漏可经额前壁用筋膜或肌肉修复,合并颅内并发症,可经额开颅修复,同时处理颅内病变。

4. **额窦、额隐窝、鼻额管的处理** 额窦黏膜大部分完好,鼻额管引流通畅,额窦可不予处理。轻度鼻额管狭窄,可放置 T 形扩张管,若额窦底部骨折、额隐窝、鼻额管严重受损,则需刮除额窦全部黏膜,常用自体脂肪行额窦填塞术。

5. **功能性内镜外科在额窦骨折治疗中的作用** 随着鼻内镜外科的发展,内镜辅助治疗额窦骨折,保留额窦及引流系统的正常解剖结构,重建额窦的通气和引流功能,损伤小,效果良好。

二、筛窦骨折

筛窦位于筛骨内,上方的筛板和筛顶构成颅前窝的底,筛骨隔板菲薄,有若干细孔,其内有嗅神经和血管穿过,结构脆弱易骨折。筛窦外侧以纸样板为界,与眼眶毗邻。筛窦骨折(fracture of ethmoidal sinus)可累及前颅底,出现脑脊液鼻漏,或累及紧贴筛顶行走的筛前动脉,可出现难以控制的鼻出血和眶内血肿。累及眼眶和眶尖,可出现眼球移位、视力障碍等。单纯筛窦骨折少见,多同时伴有鼻骨和眼眶损伤,即鼻-眶-筛骨折(naso-orbital-ethmoidal fracture,NOEF)。

【临床表现】 单纯筛骨骨折可仅表现为鼻出血,而复合型骨折 NOEF 的典型临床表现可有内眦间距增宽、内眦角圆钝、鼻梁塌陷、鼻尖上翘、复视、视力下降或失明、患侧瞳孔散大、直接对光反射消失,但间接对光反射存在(又称 Marcus-Gunn 瞳孔)。

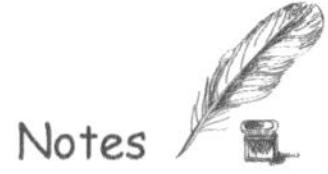

【诊断】 常规鼻额部X线摄片,对出现视力障碍者行视神经管位摄片,可显示筛窦气房模糊,筛窦骨折和视神经管骨折,鼻窦CT可明确诊断(图2-6-5、图2-6-6、图2-6-7)。

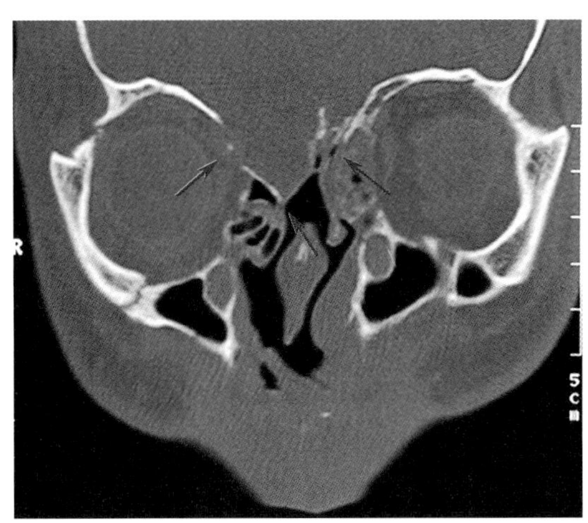

图2-6-5 冠位鼻窦CT显示筛窦、颅底复合骨折

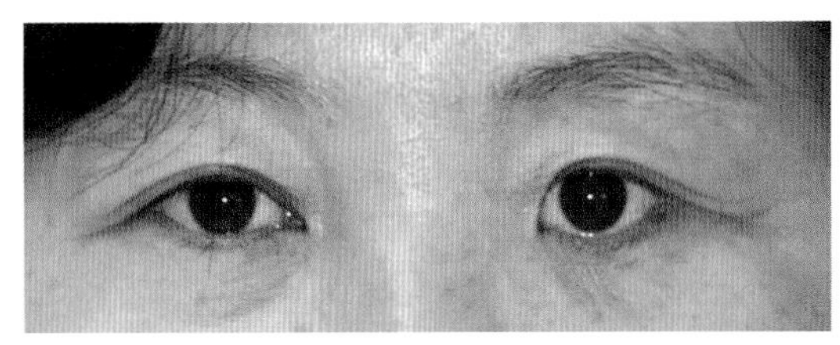

图2-6-6 内眦增宽

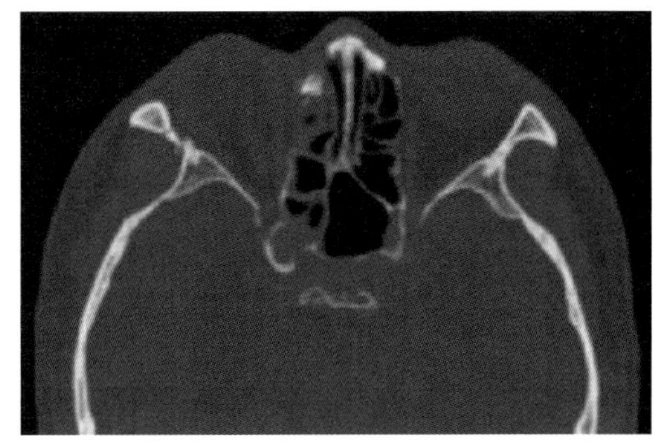

图2-6-7 轴位鼻窦CT显示鼻眶筛骨折

【治疗】 单纯筛窦骨折一般无需处理。严重鼻出血,填塞法无效,可行鼻外筛前动脉结扎术。合并有其他部位的骨折,进行相应治疗。NOEF的治疗应注意以下几个方面:充分暴露骨折、确定内眦韧带的损伤情况、骨折复位和固定、眶壁缺损重建。还应关注泪道系统和额窦骨折的情况,必要时予以相应处理。对于伤后迅速出现的视力严重减退,应尽早施行视神经管减压术(decompression of optic canal),以提高视力恢复几率。迟发或进行性视力减退也是手术适应证。此手术可经鼻腔在鼻内镜下完成,或行鼻外筛窦入路手术。

三、上颌窦骨折

上颌窦骨折(fracture of maxillary sinus)以发生于前壁的凹陷型骨折多见,多集中在上颌骨额突和眶下孔周围。上颌窦骨折常为颌面复合骨折的一部分,可有复合骨折特点,最常见颧-上颌-眼眶复合体(zygomatic-maxilla-orbital complex,ZMOC)骨折,其常累及上颌骨和上颌窦。

【临床表现】 上颌窦骨折常为外力直接撞击所致。可表现为局部肿胀、塌陷畸形、左右两侧颌面部不对称。肿胀消退后畸形更为明显,影响患者面容美观及相关功能运动。骨折涉及眶下孔时压迫眶下神经,常出现眶下区及上唇麻木。上颌窦上壁即眶底骨折时,可引起眼球内陷、眼球运动障碍、复视等。

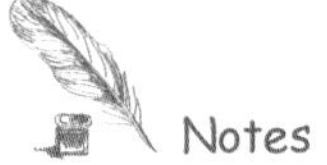

Notes

【诊断】 外伤史、颌面部出现畸形、左右不对称、触诊可及凹陷、眶下区及上唇麻木。CT可明确骨折部位,螺旋CT三维重建可直观显示其立体解剖关系。

【治疗】 前壁凹陷性骨折可经口内上颌前庭沟入路进行骨折复位，复位后用微型钛板行坚固内固定。上颌窦上壁即眶底骨折可经睑缘下或下睑结膜入路使用人工材料或自体骨重建。精细准确的颧骨、眼眶及上颌骨复位和眶下壁复位是ZMOC骨折早期修复手术的关键。

四、蝶窦骨折

蝶窦位于颅底中央的蝶骨体内，上承垂体窝，外侧与视神经管、颈内动脉关系密切。蝶窦骨折(fracture of sphenoidal sinus)很少单独发生，常为颅底骨折的一部分。颞骨纵形骨折线可横穿蝶窦。蝶窦骨折累及视神经管或颈内动脉可出现视力减退、失明或致死性大出血。若为颞骨骨折的一部分，可出现脑脊液耳漏或脑脊液鼻漏。单纯蝶窦骨折无合并症，无需治疗(图2-6-8)。

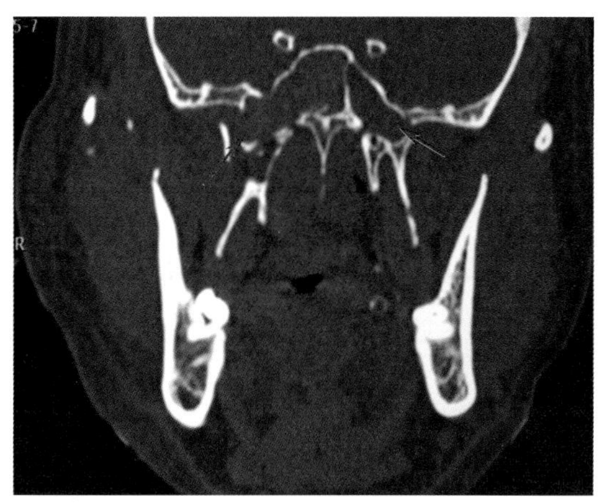

图2-6-8　冠状位鼻窦CT显示蝶窦骨折

第三节　视神经管骨折

视神经管骨折(fracture of optic canal)系严重颅底骨折，额叶区及额颞区颅脑外伤、尤其是眉弓外侧挫伤时常同时伴发视神经管骨折，造成视神经管骨折的原因多为车祸伤、坠落伤及击打伤等额眶部创伤导致眶顶或蝶骨小翼骨折波及视神经管所致，单纯性骨折少见，且多数视神经管骨折伴有邻近结构骨折。该损伤占颅脑损伤0.8%～5.2%。视神经管内有视神经和眼动脉，视神经全长40mm；分为颅内段，管段和眶内三段；颅脑外伤最常损伤管段。外伤后视神经损伤可分为原发性损伤和继发性损伤两种。原发性损伤发生在头部钝挫伤的同时，包括视神经实质内和鞘膜出血，视神经纤维撕裂和挫伤性坏死；继发性损伤可在外伤后迅速产生，主要为血液循环障碍所致，如神经水肿和缺血性坏死。

【临床表现】 外伤后出现视力障碍，表现为失明或视力下降。多为外伤后即刻出现，少数为外伤几小时后发生。眼球常完好无损，眼底可正常或出现视神经乳头苍白。患者由于额眶部受伤，多有眼睑青紫肿胀，眼球突出，体检可见Marcus-Gunn瞳孔。此类患者常合并有颅脑及全身器官严重损伤，往往由于为挽救患者生命而忽略了患者的眼部检查，或患者眼睑睁开困难影响相关检查，都给视神经管骨折的及时诊断和治疗带来困难。

【诊断】 外伤史和伤后视力严重减退或丧失，有Marcus-Gunn瞳孔征即可考虑视神经管骨折，高分辨率CT薄层扫描可确诊。鞍区眶尖部位的CT扫描可清晰显示视神经管骨折的部位及程度。MRI可早期发现视神经挫伤、水肿等情况，有助于及早治疗，改善患者视力。

【治疗】 按急症及早行视神经管减压术。首选鼻内镜下经筛或经蝶进路直接暴露视神经管实施减压，清除骨折碎片，切除至少1/2视神经骨管以充分减压。其次可考虑鼻外筛窦开放术进路。手术前后给予足量的糖皮质激素以减轻视神经水肿。

Notes
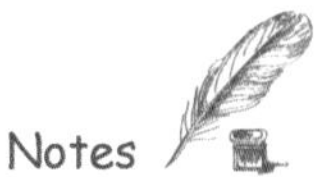

第四节 颅面骨骨折

一、颧骨及颧弓骨折

颧骨及颧弓骨折(Fracture of zygomatic bone)多在颧额、颧上颌、颧颞三个骨缝处,易形成以颧骨为中心的邻近多骨骨折,称颧骨复合体骨折(zygomatic complex fractures,ZCF)。常伤及邻近骨部。一般分为颧骨骨折,颧弓骨折,颧骨、颧弓联合骨折和颧-上颌复合骨折等。平时以交通事故及工伤为主,而战时以枪弹及弹片伤多见。

【临床表现】 颧骨眶壁有闭合性骨折时,眶周皮下、眼睑和结膜下可有出血性瘀斑。颧骨、颧弓骨折后骨折块移位方向主要取决于外力作用方向,多发生内陷移位、面部塌陷。由于骨折块发生内陷移位,下颌骨喙突、颞肌和咬肌受压,导致张口疼痛和受限。颧骨骨折移位后,因眼球移位、外展肌和下斜肌受累致眼球运动受限而出现复视(diplopia)。若颧骨骨折损伤眶下神经,可致该神经支配区域有麻木感。如损伤面神经颧支,则发生眼睑闭合不全。颧骨骨折时常可合并上颌窦外侧壁损伤,窦内出血常从鼻腔流出。

【诊断】 据病史和面部畸形,触诊可感知眶下缘、眶外缘或颧弓处有断裂。鼻颏位 X 线片、CT 扫描可协助了解骨折情况,以及上颌窦外侧壁、眶底壁有无合并伤(图 2-6-9)。

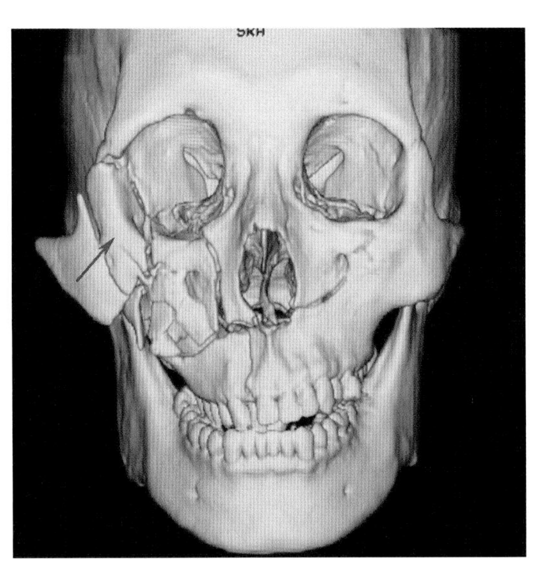

图 2-6-9 三维重建 CT 显示颧骨颧弓骨折

【治疗】 颧骨、颧弓骨折复位的目的是恢复面部美观、咬合功能及矫正眼球功能障碍。

1. 宜及早复位,以免发生面部畸形和功能障碍。颧骨及颧弓骨折无明显移位,可采用保守治疗,不需要复位固定。

2. 单纯颧弓骨折以 M 形内陷型移位最为常见,复位方法有:单齿钩复位法、口内喙突外侧复位法、颞部切开复位法等。手术成功的关键在于尽早手术,复位着力点准确放置。颧弓 M 形骨折一旦恢复拱形结构,自身便可获得较好的稳定性,无需特别固定,但术后应予以保护,避免骨折移位。对于复杂颧弓骨折则需冠状瓣切开复位固定。

3. 颧骨骨折一般采用口内切口和面部小切口入路,根据骨折移位类型施行坚固内固定。陈旧性颧骨骨折和复杂颧骨颧弓骨折需要经冠状瓣切开复位固定。

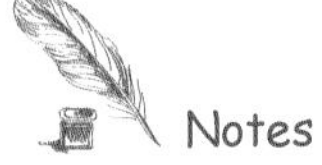
Notes

二、眼眶骨折

眼眶骨折按照骨折发生机制可分为爆裂性骨折(blow-out fracture)和非爆裂性骨折。

(一) 眼眶爆裂性骨折

眼眶爆裂性骨折(blow-out fracture)是指当眼部受钝性外伤时,眶内压力剧增,致使眶下壁或内壁薄弱处发生爆裂性骨折。骨折片和眶内容物如脂肪、肌肉陷入上颌窦和筛窦内。由于外力主要作用于眶内而非眶缘,通常不伴有眶缘骨折。眼眶爆裂性骨折多发生于眶下壁和眶内壁,部分同时发生于眶下壁和眶内壁。

【临床表现】 眼睑皮下淤血、气肿。由于眶内容物疝出、嵌顿,眼外肌受损,可出现眼球运动受限、复视和眼球内陷和下陷。眼球和视神经损伤可引起视力下降或失明。由于眶下神经自紧贴眶下缘的眶下神经管穿出,损伤可出现支配区域的麻木感。

【诊断】 根据临床表现和CT扫描,可明确骨折位置和眶内容物嵌入上颌窦或筛窦腔的程度(图2-6-10)。

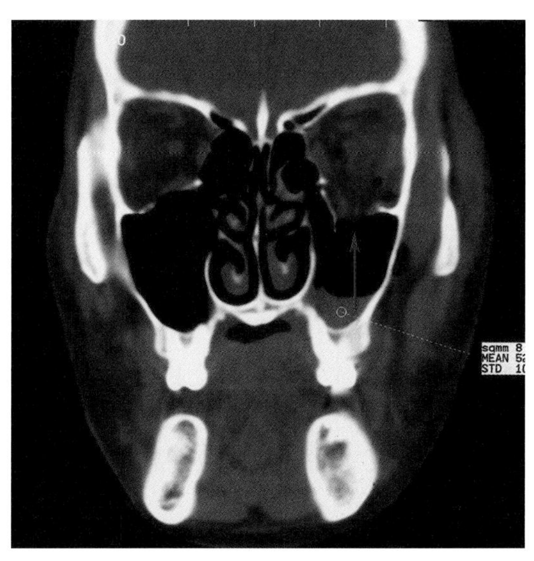

图2-6-10　冠状位鼻窦CT显示眶部击出性骨折

【治疗】 如怀疑或已确定有击出性骨折时,应禁止擤鼻,鼻腔的细菌或分泌物可经外伤的裂隙进入眶内,导致眶内感染或脓肿形成。应尽早手术将陷入上颌窦或筛窦的眶内容物回纳到眶内,因眶壁菲薄,无法进行复位固定,一般使用人工材料或自体骨片重建眶壁。手术应在2周内进行,如为眼内肌嵌顿,则应尽早手术,否则有可能发生不可逆的缺血损伤。手术时间过晚,则可由于骨折部位错位愈合,骨痂形成,疝入或嵌顿眶内容物纤维化,瘢痕形成,影响复位效果。手术进路可经睑缘下、内眦皮肤切口或睑结膜入路、上颌窦或鼻内镜下或鼻外开筛窦等。眶内容物回纳后的骨性缺损处可植入人工材料(包括钛网、Medpor、羟基磷灰石补片)或自体骨片,也可使用上颌窦内球囊扩张技术予以支撑,防止眶内容物再度疝出。复杂的眶-面复合体骨折采用手术导航骨折复位具有一定的技术优势,对于避免视神经等重要结构损伤具有指导意义。

(二) 眼眶非爆裂性骨折

眼眶非爆裂性骨折一般指眶缘和眶壁的联合骨折,是相对爆裂性骨折而言的。这种骨折多由颧骨和上颌骨骨折伴发所致,常发生眶缘连带眶壁的移位,眶壁可呈粉碎性骨折或局部缺损。

【临床表现】 骨折急性期可出现眶周水肿、眶内出血和眶周瘀斑。当骨折波及眶下孔时,眶下神经受损,可引起眶下区麻木。伴随构成眼眶的上颌骨、颧骨等骨段移位,可出现眼球位置的相应移位,眼外肌损伤可出现相应的眼球运动障碍以及复视。

Notes 

【诊断】 根据外伤史、临床表现、眶缘局部触诊有阶梯样感，CT 扫描可确诊（图 2-6-11）。

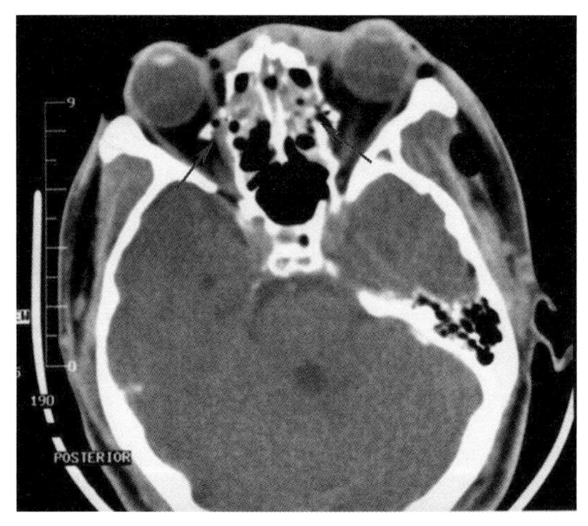

图 2-6-11 轴位鼻窦 CT 显示眶部击入性骨折

【治疗】 手术治疗可分为两个部分。首先经口内入路或面部小切口入路复位固定构成眶缘的移位骨块。然后按照爆裂性骨折的手术治疗方式进行相应眶壁的重建。根据骨折部位，亦可采用睑缘或结膜内切口同时进行眶缘和眶壁重建。近年来，采用数字化外科技术进行眼眶精确重建技术已逐渐推广。

三、面中部骨折

面中部骨折（midface fracture）是面部中段颅面骨骨折。上颌骨分别与额骨、颧骨、鼻骨、犁骨、筛骨、泪骨、蝶骨和腭骨等骨相连，形成一个垂直支柱式结构，所受外力被各骨连结处和窦腔骨壁分散、减弱，对于来自垂直方向的外力有较强抵抗力，不易发生骨折。而前额、颧弓、上颌骨形成水平支柱，对来自横向的外力则抵抗力较弱，对较强的外力撞击，不仅上颌骨会发生骨折，可同时伴发鼻骨、颧骨等相连诸骨的鼻颌面复合骨折。各骨相邻的骨缝和上颌骨内外腔、窦腔比较薄弱，容易发生折裂。

【临床分类】

1. 传统的 Le Fort 骨折分型　通过大量尸体标本的实验研究，Le Fort 于 1901 年发表了上颌骨骨折分类（图 2-6-12）。

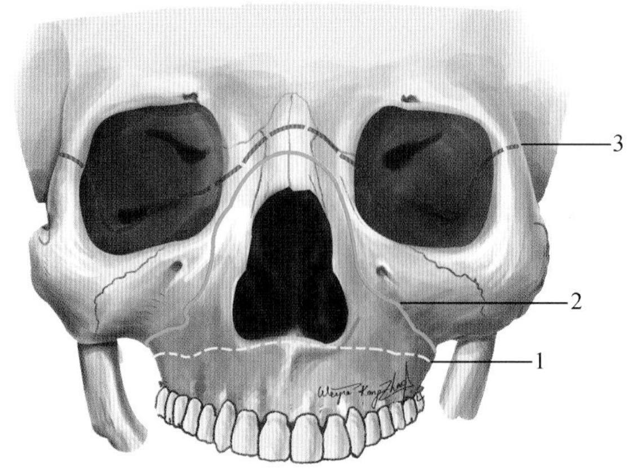

图 2-6-12 面中部骨折的分类

1. 低位水平骨折（Le Fort Ⅰ型） 2. 锥形骨折（Le Fort Ⅱ型）

3. 颅面分离骨折（Le Fort Ⅲ型）

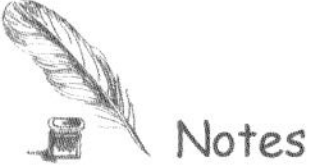
Notes

（1）Le Fort Ⅰ型骨折：又称上颌骨横行骨折，此型骨折最为常见。外力作用于上颌骨体下部。骨折线经过鼻腔底上方、鼻中隔、上颌骨的下1/3，腭及翼突的翼内、外侧板的下部。

（2）Le Fort Ⅱ型骨折：又称锥形骨折，为上颌骨中部遭受撞击所致。骨折线横过鼻骨、上颌骨额突、泪骨、眶底至颧上颌缝，再沿两侧上颌骨侧壁达翼突和翼腭窝。常累及眶下神经。

（3）Le Fort Ⅲ型骨折：又称颅面分离骨折，为外力撞击上颌骨体最上方的薄弱线。骨折线起始于鼻额缝，横穿眶内壁至眶下裂、颧额缝及颧弓，向后达翼突，使面中部1/3与颅底完全分离。此类型损伤最重，病情复杂，常合并颅底、颅脑损伤。

临床上典型的Le Fort分型的骨折并不多见，多为混合骨折或联合骨折。两侧骨折线常不在同一平面或不属于同一类型，也可发生单侧骨折。尚有多个部位的粉碎性骨折无法分类。因而Marciani 1993年提出了新的改良上颌骨骨折分型分类方法。

2. 改良上颌骨骨折分型

（1）Le Fort Ⅰ型：上颌骨低位骨折，Ⅰa上颌骨低位多发性骨折。

（2）Le Fort Ⅱ型：上颌骨中位骨折，Ⅱa合并鼻骨骨折，Ⅱb合并鼻眶筛复合体骨折。

（3）Le Fort Ⅲ型：上颌骨高位骨折，Ⅲa合并鼻骨骨折，Ⅲb合并鼻眶筛骨折。

（4）Le Fort Ⅳ型：Le Fort Ⅱ型或Ⅲ型合并颅底骨折。Le Fort Ⅳa是Le Fort Ⅳ型骨折合并眶上缘骨折，Ⅳb是Le Fort Ⅳ型骨折合并眶上缘骨折加颅前窝骨折，Ⅳc是Le Fort Ⅳ型骨折加眶壁骨折和颅前窝骨折。

【临床表现】

1. **骨折段移位和面形改变**　上颌骨骨折移位取决于外力的大小、方向、颌骨附着肌肉的牵拉和骨折类型等。上颌骨前部附着的肌肉多为细小的表情肌，止于皮肤，对骨折段移位作用不大。上颌骨后部及蝶骨翼板上附着的翼内外肌可将骨折段向后、向下牵拉，使得后牙早接触、前牙开合，同时面中部1/3变长，呈现"马脸样"畸形。上颌骨向后移位，则出现面中部凹陷、后缩，呈现"蝶形"面畸形。

2. **眼部症状**　由于眼睑和眶周组织疏松，骨折后组织内出血淤积，出现眼镜状瘀斑。骨折波及眶底，可损伤眼球、视神经、动眼神经和展神经等，呈现复视、视觉障碍甚至失明。

3. **口腔症状**　可因骨折合并黏膜撕裂可有口腔出血，上颌骨骨折移位可有上下牙列咬合错乱。

4. **耳、鼻部症状**　骨折合并鼻腔、鼻窦黏膜撕裂可出现鼻出血。合并鼻骨骨折或鼻中隔骨折移位可出现相应症状。骨折线经过额窦、筛窦或蝶窦时，可造成硬脑膜撕裂，出现脑脊液鼻漏，若合并颞骨岩部骨折，亦可出现脑脊液耳漏。

【诊断】　依据外伤史、面部外形变化、触诊、临床表现，辅以X线、CT检查，可以明确骨折的部位和类型（图2-6-13、图2-6-14、图2-6-15）。

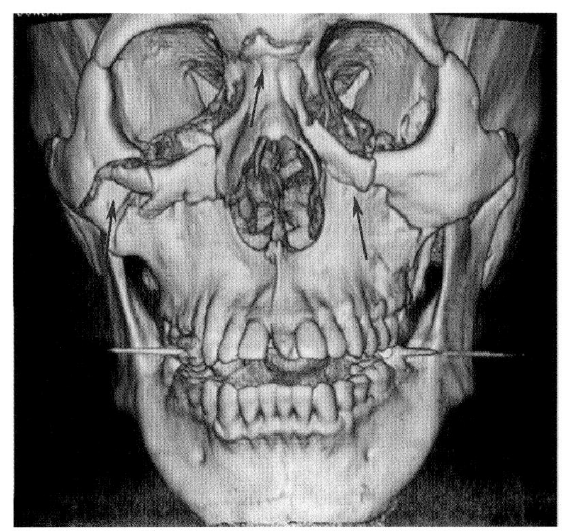

图2-6-13　三维重建CT显示Le Fort Ⅱ型、Ⅲ型骨折

【治疗】

1. 早期处理

（1）确保呼吸道通畅：上颌骨骨折向下后方移位，软腭下移，可引起口咽部阻塞。骨折移位及碎片、出血均可阻塞呼吸道，引起呼吸道梗阻。及时清除阻塞因素，必要时行气管插管或气管切开术。

（2）及时止血：头面部血管丰富，骨折易造成不同程度的出血。鼻腔的出血可在鼻

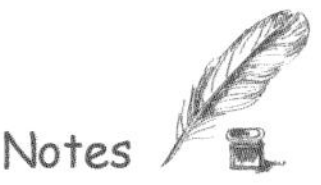

Notes

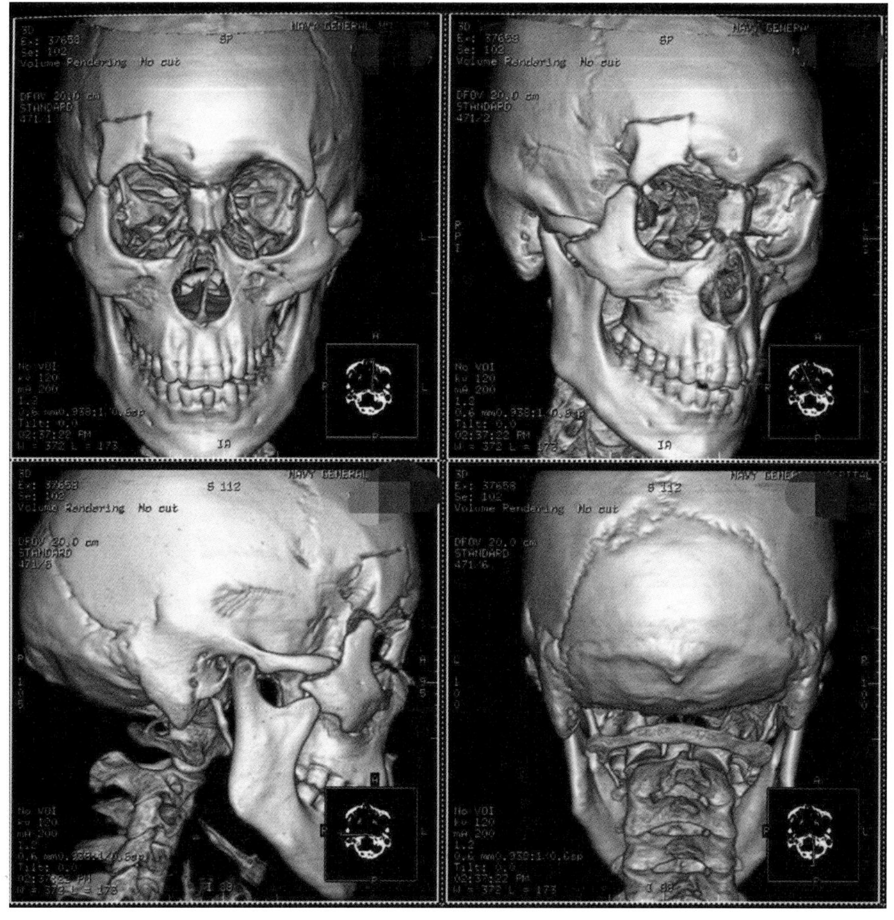

图 2-6-14 三维 CT 显示 Le FortⅢ型骨折

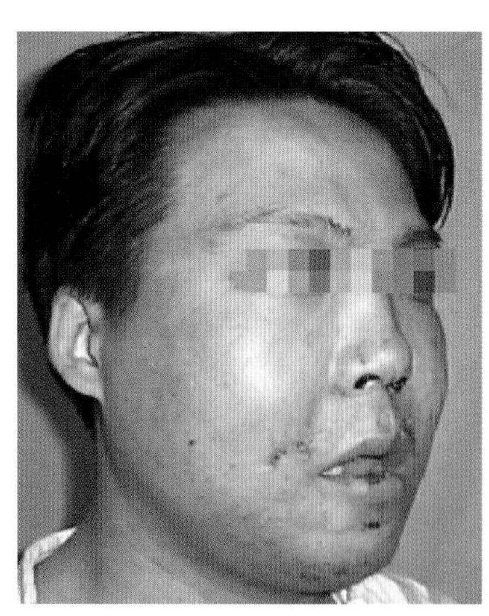

图 2-6-15 上颌骨骨折面形

内镜下寻找出血点，电凝止血，或行鼻腔填塞。较大动脉的出血可行颌内动脉或颈外动脉结扎。

（3）颅脑、胸、腹复合伤的急救处理：有严重合并伤者，以处理合并伤为主，抢救生命。对上颌骨的创伤可作简单应急处理以稳定骨折段，减轻症状，待病情稳定后再行复位与固定。

2. 复位与固定　使错位的骨折段复位，恢复上下颌牙正常的咬合关系，矫正面部畸形。复位方法通常有手法复位、牵引复位和手术复位。前两种方法难以复位时采用手术复位。陈旧性骨折常需截骨复位。固定方法以往有颅颌固定、金属丝组织内悬吊、颌间固定法等。自 20 世纪 80 年代开始应用微型钛钢板坚固定技术，即经上颌口腔黏膜前庭沟入路或面部皮肤小切口入路，分离显露至骨折处，将骨折段复位，在骨折线两侧骨面上钻孔，利用微型钛板拧入钛钉予以坚固内固定的方法。坚固内固定技术不断改善，已逐渐取代了传统的固定方法。近年来，数字化手术导航系统已开始在国内少部分医院应用于治疗复杂性面中部骨折，是一种较理想的治疗方法，但其手术设备要求较高，目前仍受到一定的限制。

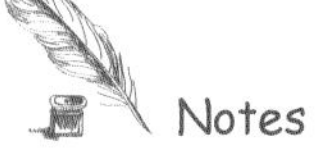

第五节　脑脊液鼻漏

脑脊液自破裂或缺损的蛛网膜、硬脑膜和颅底骨流入鼻腔或鼻窦，再自前、后鼻孔或鼻咽部流出，称之为脑脊液鼻漏（cerebrospinal rhinorrhea）。脑脊液鼻漏可分为创伤性和非创伤性两大类。创伤性脑脊液鼻漏的病因主要为外伤及颅底和鼻窦手术创伤，两者占90%以上。其中外伤性占绝大多数。颅底以筛顶和筛板最为薄弱，且脑膜连接紧密，故以筛窦骨折脑脊液鼻漏发生率最高。非创伤性原因多为颅内肿瘤或脑水肿所致颅内高压，少数为先天性缺损所致（图2-6-16）。

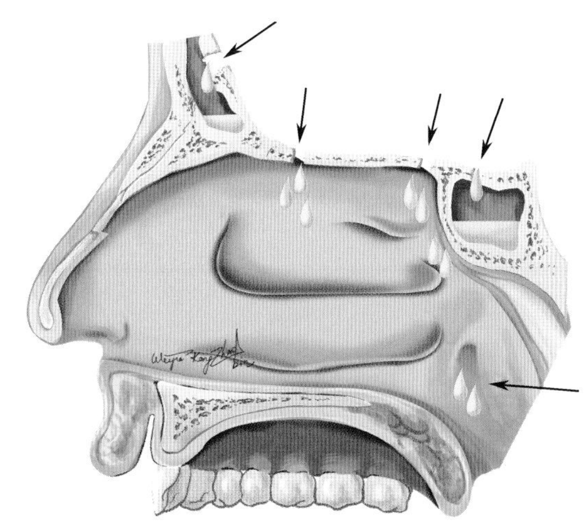

图2-6-16　脑脊液鼻漏的易发部位

【临床表现】　自鼻腔间断或持续流出清亮水样液体，多为单侧。增加颅内压可使流出液增多，如低头、压迫双侧颈内静脉。脑脊液鼻漏多在伤后即发生，48小时以内发生超过50%，1周内发生70%。少数患者迟发性脑脊液鼻漏可在伤后数周或数年后发生。多数患者同时出现嗅觉减退或失嗅。有约1/5患者以反复发生化脓性脑膜炎为主要表现。

【诊断】

1. 持续量多的脑脊液鼻漏诊断较易。间断或少量的漏出应与变应性鼻炎或血管运动性鼻炎相鉴别。

2. 确诊依据为鼻流出液葡萄糖定量检查，其含量超过1.65mmol/L（30mg/dl）为阳性标准，应排除泪液和血液的污染，以免出现假阳性。β_2转铁蛋白的检测阳性有较高的特异性。

3. 鼻内镜检查常用于脑脊液鼻漏的定位诊断，持续量多的脑脊液鼻漏可观察到清亮液体自某一位置流出或呈搏动性溢出，按压同侧颈内静脉或椎管内注入荧光染料或有色染料有助于脑脊液鼻漏的定位诊断。

4. 影像学方法如高分辨率薄层CT扫描或MRI脑池造影等方法均可用于漏孔的定位诊断（图2-6-17）。

【治疗】　外伤性脑脊液鼻漏多可经保守治疗治愈，而迟发性和手术创伤性脑脊液鼻漏常需要手术治疗。手术指征为经保守治疗2～4周未愈或者反复发作颅内感染者。手术的目的是闭合漏口，颅底缺损范围大者需颅底重建来防止反复脑脊液漏、脑膜膨出等并发症。

1. **保守治疗**　半坐位卧床，限制水、钠摄入量，脱水剂降颅压，避免增加颅内压的动作，如咳嗽、擤鼻、打喷嚏，防止便秘等。

2. 手术治疗分为颅内法和颅外法。由于颅外法疗效与颅内法基本相同，但手术死亡率和感

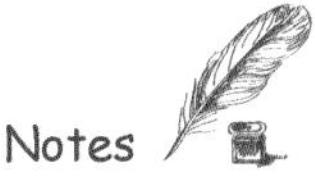

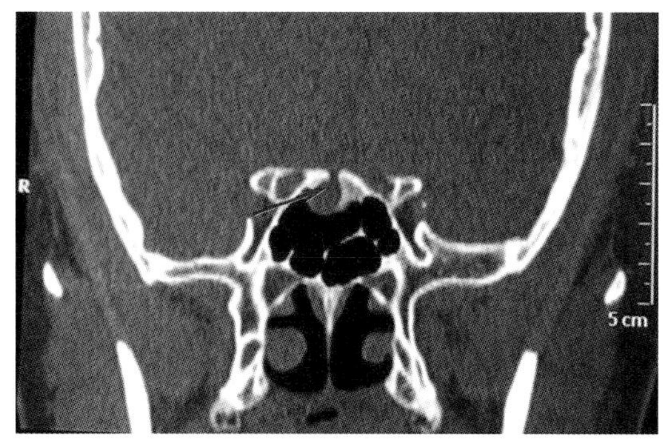

图 2-6-17 冠状位鼻窦 CT 显示蝶窦顶骨质缺损

染风险明显较颅内法为低,颅外法已逐渐取代颅内法成为主要的治疗选择。内镜技术的发展,使得筛顶、筛板和蝶窦的脑脊液鼻漏治疗成功率明显提高,已超过 90%,已逐渐取代传统的颅内法。主要手术步骤是内镜下定位瘘孔,瘘孔周围刮出创缘,利用带蒂鼻中隔黏膜、或游离鼻甲黏膜、或颞肌筋膜、肌肉、脂肪填补瘘孔处,外覆以生物胶,再用碘仿纱条填塞,10 天后抽出填塞物。部分漏口位于额窦的病例,由于单纯鼻内镜法暴露欠佳,可采用鼻内镜配合鼻外进路修复。此方法操作简单,疗效确切。

(肖水芳)

第七章　外鼻及鼻前庭炎症性疾病

外鼻及鼻前庭炎性疾病通常为感染性和变应性等病因引起，是鼻科的常见疾病，治疗主要采用局部用药；鼻部的疖肿挤压可导致严重并发症。伴有严重的并发症时，应及时使用抗生素。

第一节　鼻前庭炎

鼻前庭炎（nasal vestibulitis）是鼻前庭皮肤的弥漫性炎症，可分为急性和慢性两种。

【病因】 最常见的鼻分泌物增多，如急慢性鼻炎、鼻窦炎、变应性鼻炎、鼻腔及鼻窦特异性感染、鼻腔异物感染等，反复刺激鼻前庭皮肤引起炎症。肿瘤坏死可以并发鼻前庭炎。长期有害粉尘刺激，挖鼻或摩擦鼻前庭等不良习惯也是常见病因。

【临床表现】 急性期，鼻前庭处疼痛明显，检查见鼻前庭内及其与上唇交界处皮肤弥漫性红肿，或有皲裂及浅表糜烂，鼻毛上附有粘脓痂块。前鼻镜检查时患者感鼻前庭处疼痛而畏惧检查。慢性期，感鼻前庭发热、干痒等不适，检查见鼻前庭鼻毛稀少，局部皮肤增厚，可有痂皮形成。

【诊断与鉴别诊断】 根据临床表现，诊断不困难。临床上常需与鼻前庭湿疹鉴别，后者多为全身湿疹的局部表现，瘙痒较剧烈，常见于易感或过敏体质儿童。

【治疗】

1. 去除病因，治疗鼻腔及鼻窦疾病，避免有害粉尘的刺激，改正不良挖鼻习惯。
2. 急性者可用抗生素软膏外涂，可以考虑局部湿热敷和局部理疗，酌情全身应用抗生素。
3. 慢性者可先用生理盐水清洗，除去结痂，局部涂抗生素软膏。皮肤糜烂和皲裂处先用10% ~20% 硝酸银烧灼，再涂以抗生素软膏。

第二节　鼻　疖

鼻疖（furuncle of nose）是鼻前庭、鼻尖和鼻翼的毛囊、皮脂腺或汗腺的局限性急性化脓性炎症，以鼻前庭最为常见。

【病因】 拔鼻毛或外伤、挖鼻致鼻前庭或外鼻皮肤附属器损伤，继发细菌感染，最常见的致病菌是金黄色葡萄球菌。全身抵抗力下降者（糖尿病、放化疗患者）、鼻疖常常继发于慢性鼻前庭炎。

【临床表现】 表现为鼻前庭、鼻尖或鼻翼处红、肿、热、痛等化脓性炎症，一般局限在一侧，可伴有低热和全身不适。随着病情发展，出现自发性疼痛，日益加重。检查时见一侧鼻前庭内有隆起，周围浸润明显，伴有红、肿、热、痛的红色硬结。疖肿成熟后，顶部出现黄色脓点，溃破则流出脓液（偶可见多个脓头）。炎症可逐渐消退结痂而愈。病重者可引起鼻翼或鼻尖部软骨炎，上唇及颊部蜂窝织炎。由于面部静脉无瓣膜，血液可双向流动。鼻疖如被挤压，感染可由小静脉、面静脉、眼上、眼下静脉逆行向上直达海绵窦（图 2-7-1），形成海绵窦血栓性静脉炎（thrombophlebitis of the cavernous sinus），其临床表现为寒战、高热、头痛剧烈、患侧眼睑及结膜水肿、眼球突出固定、视盘水肿甚至失明，严重者危及生命。另外，还可并发眼眶蜂窝织炎、颅内感染。

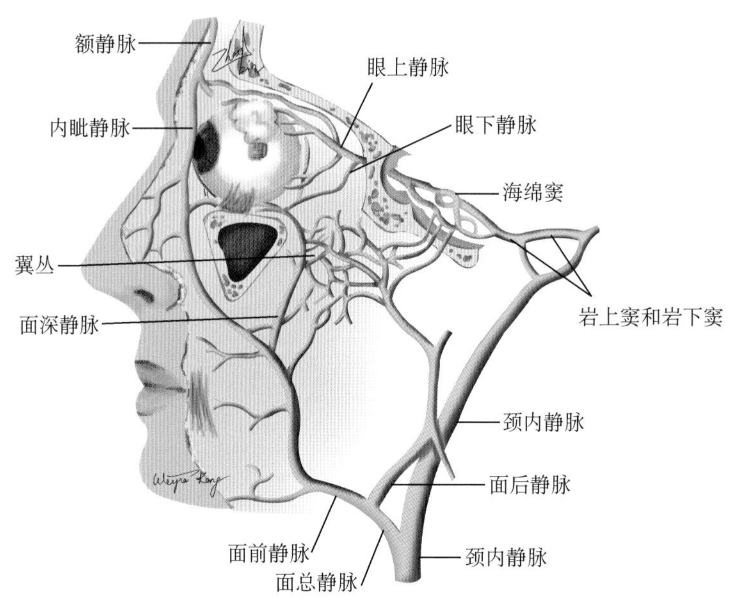

图 2-7-1 外鼻静脉与海绵窦的关系

【诊断和鉴别诊断】 可以根据临床表现诊断。临床上须与鼻部丹毒鉴别。丹毒造成的皮肤红肿斑片,扩延迅速,与邻近正常皮肤之间的界限十分清楚,是其特征性的表现。致病菌为乙型溶血性链球菌。当外鼻面颊部受挤时,则呈典型的蝴蝶状外观。鼻部丹毒患者一般常无鼻内症状,临床上不难识别。

【治疗】

1. **治疗原则** 严禁挤压,控制感染,预防并发症。

2. **局部治疗** ①疖未成熟者:以消炎止痛为主,局部热敷、超短波、红外线照射,患处涂以抗生素软膏或10%鱼石脂软膏;②疖已成熟者:可待自然穿破或促其破溃排脓,可用碘酊消毒后以锋利尖刀将脓头表面轻轻挑破,可吸出脓液,脓液送细菌培养与药敏试验。切开时不可切及周围浸润部分,严禁挤压;③疖破溃者:局部消毒清洁,促进引流,使用抗生素软膏保护伤口不使其结痂。

3. **全身治疗** 适当注意休息,多饮水,通大便。包括酌情使用抗生素,适当的镇痛剂。慢性病例和屡发者应排除糖尿病,并加强营养和锻炼。放化疗导致白细胞减少者,可以应用升高白细胞药物。中医中药治疗以消炎、解毒、消肿为主,可用五味消毒饮等清热解毒剂。

4. 并发海绵窦血栓性静脉炎时,必须住院,给予足量、有效抗生素治疗。

第三节 鼻前庭湿疹

鼻前庭湿疹(eczema of nasal vestibule)是发生在鼻前庭的一种皮肤损害,可蔓延至鼻翼、鼻尖及上唇等处皮肤表现为皮肤粗糙、鳞屑、干痂,瘙痒较剧,多见于儿童,可分为急性和慢性两类。

【病因】 湿疹病因复杂,一般认为与变态反应有关。慢性感染灶如慢性鼻炎、慢性鼻窦炎、变态反应性鼻炎、内分泌及代谢失调、神经精神因素、遗传因素、食物、吸入物、多种化学物质都可能与鼻前庭湿疹发病有关。鼻前庭湿疹可由面部湿疹蔓延而来或是全身湿疹的局部表现。变态反应体质的儿童,可因进食某种食物或乳品而诱发本病。

【临床表现】

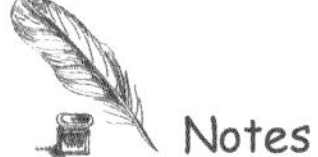
Notes

1. 急性湿疹以局部渗液、瘙痒及烧灼感为主要症状,合并感染时炎症明显,可有脓液渗出或脓疱形成。

2. 慢性湿疹表现为明显鼻瘙痒，患儿经常以手挖鼻。检查见鼻前庭皮肤增厚、浸润或皲裂，表面粗糙，覆以少许糠秕鳞屑，或因抓破而结痂，境界一般清楚，病变大多局限。

【诊断】 主要根据病史、皮疹形态及病程。应注意与鼻前庭炎相鉴别。急性鼻前庭炎以局部红肿、疼痛为主要表现，瘙痒症状较轻，但湿疹合并有炎症时不易鉴别。

【治疗】

1. **全身治疗** 尽可能找到病因，如有相关的全身或局部变态反应疾病应及时治疗。抗组胺药物，尽可能疾病初期使用效果好。目前以苯海拉明、氯苯那敏等为代表的因具有中枢神经抑制作用而逐渐被无镇静作用的新一代抗组胺药物所取代。常用药物是氯雷他定、西替利嗪，具有抗炎及抗过敏双重作用的地氯雷他定、左旋西替利嗪效果更好。也可使用10%葡萄糖酸钙10ml缓慢静脉注射，每日1次。

2. **局部治疗** 急性湿疹有渗出者，以3%硼酸或0.1%乳酸依沙吖啶溶液冷湿敷，鼻用糖皮质激素和鼻内局部用的抗组胺药物亦可使用；无明显渗出者，可选用炉甘石洗剂或氧化锌油外涂。慢性湿疹，以含有糖皮质激素的软膏剂型为主。皮损肥厚时用曲安西龙尿素霜。当湿疹继发感染时，选用含抗细菌、抗真菌药及糖皮质激素的混合霜（膏）剂外用，必要时选用有效抗生素全身应用。

第四节　酒　渣　鼻

酒渣鼻（rosacea）该病是一种发生在颜面中部以外鼻为中心的慢性皮肤损害，表现皮肤潮红、毛细血管扩张及丘疹、脓疱鼻赘。多见于中年人。

【病因】 病因不十分明确，毛囊蠕形螨感染是引起本病的病因之一。皮脂增生，内分泌紊乱，毛细血管扩张，便秘，饮酒，消化功能紊乱等也是其重要诱发原因。近年认为幽门螺杆菌在酒渣鼻的发病机制中扮演了重要角色，其伴随产生的细胞毒素和细胞因子在酒渣鼻的发生和发展中起着重要作用，通过根除幽门螺杆菌感染可减轻或治愈酒渣鼻患者。

【临床表现】 临床上分为三期，各期之间界限不明显。

1. **红斑期** 颜面中部（眉间、鼻部、两颊、颜面）皮肤潮红、皮脂腺开口扩大，分泌物增加，使皮肤呈油光状（图2-7-2），进食辛辣食物或情绪激动后红斑尤为明显。

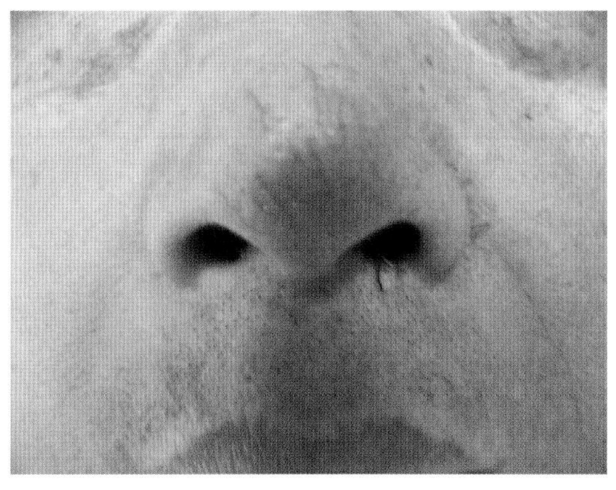

图2-7-2　红斑期

2. **丘疹脓疱期** 红斑基础上成批出现痤疮样丘疹，脓疮，但无粉刺形成。毛细血管扩张明显，纵横交错（图2-7-3），日久皮肤渐增厚呈橘皮样。

3. **鼻赘期** 鼻部皮脂腺增大、结缔组织增生使鼻尖肥大，形成大小不等的结节状隆起，称之

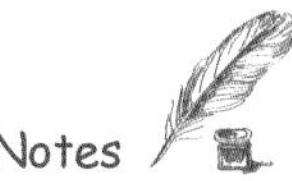
Notes

鼻赘(rhinophyma)。其表面凹凸不平,挤压有白色黏稠皮脂腺分泌物溢出,毛细血管明显扩张(图2-7-4)。

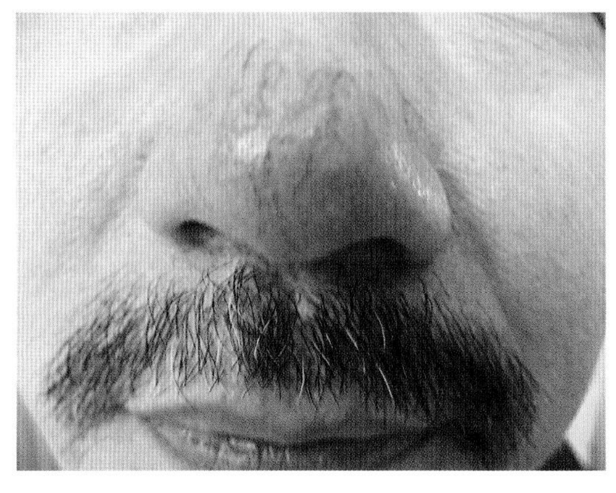

图2-7-3 丘疹脓疱期

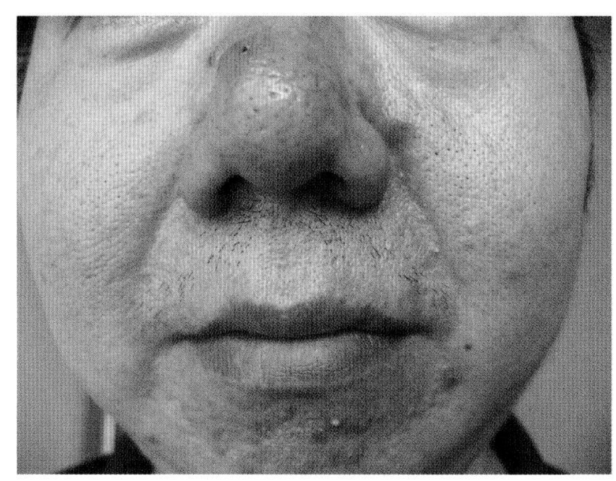

图2-7-4 鼻赘期

【诊断】 根据典型临床表现诊断不难。需与寻常痤疮,面部长期使用含氟糖皮质激素导致的毛细血管扩张及口周皮炎鉴别。

【治疗】

1. 去除病因,避免各种刺激、忌饮酒及辛辣食物;注意纠正胃肠功能、调整内分泌。

2. 外用药物治疗 局部外用1%甲硝唑霜、抗生素制剂、复方硫黄洗剂或5%硫黄霜。

3. 内用药物治疗 甲硝唑或替硝唑可用于患者,同时对HP感染者有效;炎症明显或丘疹、脓疱较多者可用四环素或红霉素。中医疗法宜清热凉血、活血化瘀。

4. 物理治疗 红斑期可用固体脉冲激光照射,丘疹脓疱期可做紫外线照射,对毛细血管扩张者激光治疗效果好。

5. 手术治疗 对鼻赘期可行酒渣鼻鼻赘美容切割术。

(张 榕)

Notes

第八章　鼻腔炎症性疾病

本章讨论的是非变应性鼻炎(nonallergic rhinitis),是一组鼻部炎症性疾病的总称,主要症状包括鼻塞、流涕、鼻后滴漏等。由于患者的临床症状的多变及非特异性,目前仍然缺乏具体的诊断和排除标准,除变应性鼻炎外各类型鼻炎均可纳入 NAR 范畴,主要分为感染性鼻炎,特发性鼻炎,非变应性鼻炎伴嗜酸性粒细胞增多综合征,药物性鼻炎,激素性鼻炎,味觉性鼻炎,职业性鼻炎,干燥性鼻炎,萎缩性鼻炎等。

国际上关于慢性鼻炎的概念并不明确,常和慢性鼻窦炎一起讨论。我国一直把急性鼻炎列入鼻炎中,且长期使用慢性鼻炎的概念,根据此实际情况,将急性鼻炎和慢性鼻炎列入本章节,而根据特发性鼻炎,非变应性鼻炎伴嗜酸性粒细胞增多综合征的临床特点,把二者列入高反应性鼻病章节。

第一节　急性鼻炎

急性鼻炎(acute rhinitis)俗称"伤风"、"感冒"。但感冒有别于流感,故又称为普通感冒。系由病毒感染引起急性鼻黏膜炎症,常波及鼻窦或咽喉部,传染性强。多发于冬秋季及季节交替时。各年龄组均可发生,尤以幼儿最为好发。

【病因】 各种上呼吸道病毒均可引起本病,最常见的有鼻病毒、腺病毒、冠状病毒、流感病毒和副流感病毒等。主要传播途径是飞沫直接吸入,被污染食品或物体也可从鼻腔或咽部进入体内致病。可继发细菌感染。由于各种病毒的特点不一样,因此发病常无一定规律,且临床表现程度也有所不同。

常见诱因有:

1. **全身因素** 受凉,疲劳,营养不良,维生素缺乏,各种全身慢性疾病均可使机体免疫功能和抵抗力下降,诱发本病。

2. **局部因素** 鼻腔及邻近部位慢性病变,如慢性鼻-鼻窦炎、腺样体肥大和慢性扁桃体炎等,均可影响鼻腔功能和通气引流,鼻腔黏膜纤毛运动发生障碍,病原体易于局部存留。

【病理】 病变初期,血管收缩,局部缺血,分泌减少。继之血管扩张,分泌增加,造成黏膜水肿使鼻腔黏膜纤毛运动功能发生障碍,病原体易于存留,出现炎性反应,初为单核白细胞及少量吞噬细胞,继而多形白细胞渐增多。分泌物由初期水样,变成黏液性,如合并细菌感染,渐变成脓性。

【临床表现】 潜伏期 1～4 天,不同病毒有所不同。鼻病毒的潜伏期较短,腺病毒、副流感病毒较长。早期症状多为鼻腔和鼻咽部出现鼻痒、刺激感、异物感或烧灼感(急性鼻交感刺激综合征),自觉鼻腔干燥。有时出现结膜瘙痒刺激感(如腺病毒感染)。然后出现疲劳、头痛、畏寒、食欲缺乏等全身症状。继之出现逐渐加重的鼻塞,夜间较为明显,打喷嚏,头痛。鼻涕增多,初为水样,后变为黏脓性。说话有闭塞性鼻音。儿童还可发生鼻出血。此时全身症状最重。多在 1～2 周内,各种症状渐减轻,消失。如合并细菌感染,则出现脓涕,病情延期不愈。

检查可见:初期鼻黏膜广泛充血、干燥,以后鼻黏膜肿胀,总鼻道或鼻底有水样、黏液样或黏脓性分泌物,咽部黏膜亦常有充血。

【诊断】 根据病史及鼻部检查,确诊不难,应与急性传染病的前驱症状相鉴别。

【鉴别诊断】 急性传染病如流感、麻疹等,常有症状性急性鼻炎的表现。鉴别诊断主要根据病史及全身情况。

1. **流感** 全身症状重,常有高热、全身不适,易发生衰竭。

2. **麻疹** 同时有眼红、流泪、全身发疹等伴随症状。

【并发症】 急性鼻炎可因感染直接蔓延,或因不适当的擤鼻,使感染向邻近器官扩散,产生多种并发症:①急性鼻窦炎,以筛窦炎和上颌窦炎多见。②中耳炎。③鼻咽炎、咽炎、喉炎、气管及支气管炎、肺炎。

【治疗】 病毒感染尚无简单有效的治疗方法。但呼吸道病毒感染常有自限性,病毒感染引起的急性鼻炎,主要是对症处理及预防并发症。应多饮热水,清淡饮食,注意休息。

1. **抗病毒药物** 早期应用,常用的有:利巴韦林,吗啉胍,金刚烷胺等。

2. 减轻发热、头痛等全身症状,可用:①复方阿司匹林 1~2 片,3 次/日;阿司匹林 0.3~0.5g,3 次/日。②清热解毒冲剂 1~2 包,3 次/日;板蓝根冲剂 1~2 包,3 次/日。

3. **局部治疗** ①血管收缩剂滴鼻,如 1% 麻黄碱液或 0.05% 羟甲唑啉,0.05~0.1% 丁苄唑啉滴鼻液以利鼻腔通气引流。后者作用时间较长,可达 7~8 小时。小儿宜用 0.5% 麻黄碱液。使用减充血滴鼻液的时间不宜超过 10 天,以免形成药物性鼻炎。②皮质类固醇激素鼻喷剂,如布地奈德等,有助于减轻鼻腔黏膜水肿,改善鼻腔、鼻窦引流。

第二节 慢性鼻炎

慢性鼻炎(chronic rhinitis)是鼻黏膜及黏膜下层的慢性炎症。主要特点是鼻腔黏膜肿胀,分泌物增加。病程持续数月以上或反复发作,迁延不愈,常无明确的致病微生物感染。一般分为慢性单纯性鼻炎(chronic simple rhinitis)和慢性肥厚性鼻炎(chronic hypertrophic rhinitis)。二者病因基本相同,后者多由前者发展而来,组织病理学上无绝对区分,常有过渡型存在。但临床表现及治疗方法有所不同。慢性鼻炎患者常伴有不同程度的鼻窦炎。

【病因】 致病因素主要有全身因素、局部因素和职业及环境因素等。

1. **全身因素**

(1) 慢性鼻炎常为一些全身疾病的局部表现,如贫血、结核、糖尿病、风湿病以及慢性心肝肾疾病等,均可引起鼻黏膜长期淤血或反射性充血。

(2) 营养不良,维生素 A、维生素 C 缺乏,烟酒过度等,可使鼻黏膜血管舒缩功能发生障碍,或黏膜肥厚,腺体萎缩。

(3) 内分泌失调,如甲状腺功能低下可引起鼻黏膜水肿;青春期、月经期和妊娠期鼻黏膜可发生充血、肿胀,少数可引起鼻黏膜肥厚。

(4) 免疫功能障碍:全身免疫功能障碍可为先天性如 γ-球蛋白缺乏;也可为后天性如艾滋病、器官移植或肿瘤患者长期使用免疫抑制剂。局部免疫功能障碍如缺乏分泌性 IgA 可引起上呼吸道反复感染。

2. **局部因素**

(1) 急性鼻炎反复发作或治疗不彻底,变为慢性鼻炎。

(2) 鼻腔鼻窦慢性炎症可使鼻黏膜长期受到脓性分泌物刺激,引起慢性鼻炎。

(3) 鼻中隔偏曲、鼻腔狭窄、异物、肿瘤妨碍鼻腔通气引流,使病原体易局部存留,反复发生炎症。

(4) 长期滴用血管收缩剂引起黏膜舒缩功能障碍,血管扩张,黏膜肿胀。丁卡因,利多卡因等局麻药,也可损害鼻黏膜纤毛的传输功能。

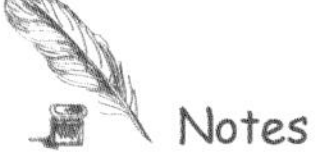
Notes

（5）黏膜纤毛功能、结构异常或出现分泌功能障碍如囊性纤维化也容易发生慢性鼻炎。

3. 职业和环境因素　长期吸入各种粉尘，如煤、岩石、水泥、面粉、石灰等可损伤鼻黏膜纤毛功能。各种化学物质及刺激性气体（如二氧化硫、甲醛及酒精等）均可引起慢性鼻炎。环境温度和湿度的急剧变化也可导致本病。

一、慢性单纯性鼻炎

慢性单纯性鼻炎（chronic simple rhinitis）是一种以鼻黏膜肿胀、分泌物增多为主要症状的鼻腔慢性炎症。

【病理】　鼻腔、鼻窦的组织病理学检查有其不同于其他部位的特殊之处。①年龄因素影响：新生儿没有淋巴细胞；随年龄增长肥大细胞逐渐减少。②鼻腔、鼻窦不同部位组织结构不同，神经、血管、腺体的密度各不相同。

由于神经血管功能紊乱，鼻黏膜深层动、静脉慢性扩张，鼻甲出现肿胀。但浅层血管无明显扩张，因此鼻黏膜充血可不明显。血管和腺体周围有淋巴细胞与浆细胞浸润，黏液腺功能活跃，分泌物增多，但黏膜组织无明显增生。

【临床表现】　鼻塞、鼻涕增多为主要症状，还可伴有嗅觉减退、闭塞性鼻音、鼻后滴漏、鼻根部不适，头痛等症状。

鼻塞特点是间歇性和交替性。间歇性：白天、温暖、劳动和运动时鼻塞减轻，睡眠、寒冷、静坐时加重。运动时全身自主神经兴奋，鼻黏膜血管收缩，鼻塞减轻。交替性：平卧时鼻塞较重，侧卧时上侧通气较好，下侧较重。可能与平卧时颈内静脉压升高有关。侧卧后下侧鼻腔出现鼻塞，可能与肩臂自主神经反射有关。鼻分泌物主要为黏膜腺体分泌物，因含有多量黏蛋白（mucin）多为黏液性，继发感染后可为粘脓性或脓性。鼻涕可向后经后鼻孔流到咽喉部，引起咽喉部不适，出现多“痰”及咳嗽。小儿鼻涕长期刺激可引起鼻前庭炎、湿疹等。

检查可见双侧下鼻甲肿胀，不能看清鼻腔内其他结构。鼻黏膜呈淡红色，可无明显充血。下鼻甲表面光滑，湿润，黏膜柔软而富有弹性，用探针轻压呈凹陷，移开后立即恢复。鼻黏膜对血管收缩剂敏感，滴用后下鼻甲肿胀迅速消退。鼻底、下鼻道或总鼻道内有黏稠的黏液性鼻涕聚集，总鼻道内常有黏液丝牵挂。

【治疗】

1. 消除致病因素是关键。积极治疗全身疾病；矫正鼻腔畸形，如鼻中隔偏曲，结构性鼻炎等；加强身体锻炼，提高机体免疫力；注意培养良好卫生习惯，避免过度疲劳。有免疫缺陷或长期使用免疫抑制剂者，避免出入人群密集场所，并注意戴口罩。

2. 局部治疗

（1）血管收缩剂滴鼻：0.5%～1%麻黄碱液，3次/日或0.05%羟甲唑啉，0.1%～0.05%丁苄唑啉滴鼻液1～2次/日。注意此类药物长期使用可引起药物性鼻炎，一般不宜超过7天。儿童不宜使用，可短期使用浓度较低的此类药物。

（2）皮质类固醇激素鼻喷剂：如布地奈德、丙酸氟替卡松鼻喷雾剂等。可用于儿童。

（3）鼻冲洗：用专用的鼻腔冲洗液冲洗鼻腔可以改善鼻部症状。

（4）微波或超短波可改善鼻腔血液循环，改善症状。

（5）中药治疗。

二、慢性肥厚性鼻炎

慢性肥厚性鼻炎（chronic hypertrophic rhinitis）是以黏膜、黏膜下，甚至骨质局限性或弥漫性增生肥厚为特点的鼻腔慢性炎症。

【病理】　早期表现为黏膜固有层动静脉扩张，静脉及淋巴管周围淋巴细胞及浆细胞浸润。

Notes 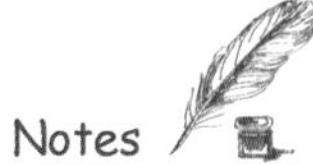

静脉和淋巴管回流受阻，通透性增高，黏膜固有层水肿，继而纤维组织增生，黏膜肥厚病变累及骨膜可发生下鼻甲骨质增殖肥大。病变持续发展，纤维组织增生压迫，引起血液循环障碍，形成局限性水肿，息肉样变。黏膜上皮纤毛脱落，变成假复层立方上皮。鼻腔不同的部位，黏膜增厚的程度不同，通常下鼻甲最重。中鼻甲前端和鼻中隔也可出现类似变化。

【临床表现】主要有以下症状：

1. 鼻塞 较重，多为持续性。出现闭塞性鼻音，嗅觉减退。鼻涕不多，为黏液性或粘脓性。

2. 如下鼻甲后端肥大压迫咽鼓管咽口，可有耳鸣、听力减退。下鼻甲前端肥大，可阻塞鼻泪管开口，引起溢泪。

3. 长期张口呼吸以及鼻腔分泌物的刺激，易引起慢性咽喉炎。

4. 头痛、头昏、失眠、精神萎靡等。如中鼻甲肥大压迫鼻中隔，可刺激筛前神经（三叉神经的分支），引起三叉神经痛。用2%丁卡因麻醉嗅裂黏膜后，疼痛可缓解，称为"筛前神经综合征"（Charlin syndrome）。需行中隔纠正术或中鼻甲部分切除术。

鼻腔检查可见鼻黏膜增生，肥厚，呈暗红和淡紫红色。下鼻甲肿大，堵塞鼻腔，表面不平，呈结节状和桑葚状。触诊有硬实感，不易出现凹陷，或出现凹陷不易恢复。对1%麻黄碱的收缩反应差。鼻底或下鼻道内可见黏涕或黏脓涕。

【诊断】 根据症状、鼻镜检查及鼻黏膜对麻黄碱等药物反应不良，诊断多无困难。但应注意与结构性鼻炎（structural rhinitis）的鉴别。结构性鼻炎即鼻腔存在一种或几种鼻腔结构的形态或解剖异常，如鼻中隔偏曲，中鼻甲反向弯曲及下鼻甲内展等结构异常，引起鼻腔通气及功能异常。临床常可看到鼻中隔一侧明显偏曲，另一侧下鼻甲出现代偿性肥大；下鼻甲萎缩，常可见中鼻甲代偿性肥大等情况。

【治疗】 早期肥厚性鼻炎治疗方法同慢性单纯性鼻炎。药物及其他治疗无效者可手术治疗，原则是去除部分下鼻甲组织，改善通气，但切忌切除过多下鼻甲。

（1）下鼻甲黏膜下低温等离子射频消融术：主要用于下甲黏膜增生肥厚患者。

（2）下鼻甲黏膜下部分骨质切除术：主要用于下甲骨质增生的患者

（3）中鼻甲部分切除术：如中鼻甲肥大影响呼吸、嗅觉、鼻窦引流或头痛，可切除部分中鼻甲。

第三节 药物性鼻炎

全身或局部使用药物引起鼻塞症状，称为药物性鼻炎（rhinitis medicamentosa，drug induced rhinitis）。后者更为常见。临床上药物性鼻炎多指局部用药引起的鼻炎。部分患者不经专科医生检查诊治，自行购药治疗，以致滥用滴鼻药造成药物性鼻炎。

【病因】 全身用药引起鼻塞的药物主要有：①抗高血压药物：如α-肾上腺素阻滞剂（利血平、甲基多巴胺等）；②抗交感神经药物；③抗乙酰胆碱酯酶药物：如新斯的明、硫酸甲基噻嗪、羟苯乙胺等可引起鼻黏膜干燥；④避孕药物或使用雌激素替代疗法可引起鼻塞。

局部用药主要是长期使用减充血剂。减充血剂可分为两类：交感胺类（如：麻黄碱、伪麻黄碱、去氧肾上腺素）和咪唑啉类（如：奈甲唑林类即盐酸萘甲唑啉滴鼻液、羟甲唑啉、赛洛唑啉）。交感胺类刺激α和β肾上腺素受体，刺激α受体引起血管收缩作用强，而刺激β受体引起血管舒张作用弱，但药物对α受体的刺激时间比对β受体刺激时间长，所以血管收缩作用停止后血管舒张作用仍起效一段时间，患者出现"反跳性鼻塞"（rebound congestion）。长期使用咪唑啉类药物则会因为负反馈机制导致突触前合成内源性去甲肾上腺素减少，停药后，出现反跳性鼻塞。长期使用减充血剂还可导致α受体快速耐受，需要更大剂量才可达到同样减充血效果。

【病理】 使用血管收缩剂后鼻黏膜小动脉立即收缩，如长期使用，血管长期收缩可导致缺

氧,引起反应性血管扩张,腺体分泌增加,鼻黏膜上皮纤毛功能障碍,甚至脱落。黏膜下毛细血管通透性增加,血浆渗出水肿,日久可有淋巴细胞浸润。上述病理改变可于停药后逐渐恢复。镜下可见鼻腔黏膜纤毛脱落,排列紊乱。上皮下层毛细血管增生,血管扩张。有大量炎性细胞浸润。

【临床表现】 长期使用血管收缩剂滴鼻后,药物疗效越来越差,鼻腔通畅时间越来越短,鼻塞症状越来越重。患者常自行增加滴药次数,从而发生恶性循环,称之为多用减效现象。一般认为连续滴药超过10天后症状明显出现。表现为双侧持续性鼻塞,嗅觉减退,鼻腔分泌物增加,并由清涕转为脓涕。常伴有头痛、头晕等症状。检查可见鼻黏膜充血肿胀肥厚,桑葚样变。触之有实质感。对麻黄碱的收缩反应性明显降低。鼻道狭窄,有大量分泌物。婴幼儿使用萘甲唑林(盐酸萘甲唑啉滴鼻液)可引起面色苍白、血压下降、心动过缓、昏迷不醒甚至呼吸困难等中毒现象。

【诊断及鉴别诊断】 临床表现与肥厚性鼻炎相似。要仔细询问全身及局部用药史及使用时间。

【治疗】

1. 确诊后逐渐停用血管收缩剂,可改用生理盐水滴鼻。
2. 局部用皮质类固醇鼻喷剂:如布地奈德、丙酸氟替卡松等。
3. 部分患者黏膜水肿明显,鼻塞症状重,可短期口服皮质类固醇激素。
4. 经保守治疗三个月后仍有不可逆的鼻甲肥大者,治疗同肥厚性鼻炎。

【预防】 尽量少用或不用鼻腔血管收缩剂。如必须使用,使用时间最好不要超过7天。用药期内大量服用维生素C。婴幼儿、新生儿应禁用此类药物。

第四节　萎缩性鼻炎

萎缩性鼻炎(atrophic rhinitis)是一种缓慢发生的弥漫性、进行性鼻腔萎缩性病变。鼻腔黏膜,包括黏膜下血管、腺体、骨质,特别是鼻甲会出现萎缩。黏膜萎缩性病变可发展至咽部、喉部,引起萎缩性咽炎、萎缩性喉炎。女性多见,男女比约为1∶3。

【病因】 本病可分为原发性与继发性。前者无明显外因,多于青春期发病,女性多见。后者常继发于长期鼻炎、与鼻腔手术中切除的组织过多有关。

1. **原发性**　病因不明。多认为是多种内、外因素协同作用的结果。

(1) 营养学说:我国50～60年代发病率较高,80年代后发病率逐渐降低。发达国家少见,发展中国家发病率较高,说明此病可能与营养条件、生活环境有关。

(2) 此病有明显遗传倾向。目前多认为此病是多基因遗传病。可能与人种有关。黄种人和南欧较常见,非洲人罕见。

(3) 职业和环境因素:鼻黏膜长期受有害粉尘、气体刺激,或长期处于干燥高热环境中会造成鼻腔黏膜损害。

(4) 内分泌功能紊乱:此病女性多见,月经期间症状加重,30岁后逐渐减轻,因此可能与性内分泌紊乱有关。

(5) 自身免疫性疾病:近年免疫学研究发现,多数患者免疫功能紊乱,可能是一种自身免疫性疾病。

2. **继发性**

(1) 感染:慢性鼻炎鼻窦炎鼻黏膜长期受脓性分泌物刺激,或结缔组织过度增生压迫,造成血液循环发生障碍,引起鼻黏膜萎缩。

(2) 医源性:鼻腔组织特别是下鼻甲切除过多,导致鼻腔过分宽大,通气过度,发生萎缩性

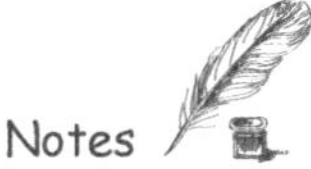

鼻炎，是成年患者的主要病因之一。

(3) 特殊传染病(如结核、梅毒、麻风等)损害鼻黏膜后，后遗萎缩性改变。

【病理】 初期可出现轻度上皮增生、黏膜水肿，然后鼻黏膜上皮变性，进行性萎缩。黏膜纤毛脱落，纤毛柱状上皮变成鳞状上皮。腺体减少，分泌物干燥形成痂皮，上皮下有大量炎性细胞浸润(常为大量肥大细胞)，黏膜和骨质血管发生动脉内膜炎和周围炎，血管腔狭窄和闭塞。黏膜供血不足，导致黏膜、腺体、骨质萎缩，鼻甲骨质吸收。常伴有额窦和上颌窦发育不全。

【临床表现】

1. **鼻及鼻咽部干燥** 鼻腔过度通气，鼻黏膜腺体萎缩，分泌减少，鼻内常有结痂，有时带血，甚至鼻出血。

2. **鼻塞和嗅觉减退或失嗅** 因鼻内痂皮阻塞鼻腔；或因鼻黏膜萎缩，神经感觉迟钝，不能察觉气流通过。嗅区黏膜萎缩或被痂皮堵塞导致嗅觉减退甚至消失。

3. **头痛、头昏** 头痛多位于前额、颞侧或后枕部。因鼻黏膜萎缩，鼻腔过度通气，鼻腔保温调湿功能减退，大量冷空气刺激所致；或因鼻内脓痂压迫鼻黏膜之故。

4. **恶臭** 多见于病情严重和晚期患者。呼气有特殊臭味，但由于嗅觉减退或丧失，患者自己不能闻到。恶臭系因变形杆菌使鼻腔内脓性分泌物和痂皮内的蛋白质分解产生吲哚所致，故又称臭鼻症(ozena)。

5. **耳鸣、听力下降** 病变波及咽鼓管引起咽鼓管功能障碍，出现分泌性中耳炎症状。

6. **咽干、声嘶以及刺激性干咳**，病变累及咽喉所致。

【检查】 可见鼻腔宽大，从前鼻孔可直视鼻咽部。鼻黏膜明显干燥，鼻腔内有结痂，除去痂皮可有出血。痂皮为黄绿色或灰绿色，有恶臭味。鼻甲萎缩，明显缩小，有时甚至无法辨认下鼻甲。有时中鼻甲出现代偿性肥大。严重者鼻外形有变化，如鼻梁平宽，鼻孔扁平，鼻翼掀起，状似鞍鼻。

【诊断】 根据症状及检查，不难作出诊断，有时需与以下疾病鉴别：

1. **鼻硬结症(rhinoscleroma)** 此病无臭味，鼻分泌物或组织可培养出鼻硬结杆菌组织病理检查有泡沫细胞和品红小体(Russel 小体)的特征性改变。

2. **鼻部特殊感染**，如梅毒、麻风、结核等应予除外。

【治疗】 目前尚无特效治疗。

1. **全身治疗** 改善营养，改进生活条件。

(1) 维生素疗法：维生素 A、B_2、C、E 对此病有一定疗效。

(2) 微量元素疗法：适当补充铁、锌等微量元素。

(3) 桃金娘油 0.3g，2 次/日。能稀释黏液，促进腺体分泌，刺激黏膜纤毛运动，并有一定抗菌作用。

2. **局部治疗**

(1) 鼻腔冲洗：用生理盐水每天行鼻腔冲洗，去除痂皮及臭味，清洁鼻腔，可刺激鼻黏膜增生。

(2) 复方薄荷滴鼻剂、植物油、鱼肝油、液状石蜡等滴鼻，滑润黏膜，软化干痂，便于清除痂皮，改善鼻干症状。

(3) 1%～3%链霉素液滴鼻，抑制细菌生长，减少黏膜糜烂，帮助黏膜生长。

(4) 复方雌二醇滴鼻剂，25%葡萄糖甘油滴鼻，有抑制鼻分泌物分解作用。

(5) 50%葡萄糖滴鼻，可促进黏膜腺体分泌。

(6) 1%新斯的明涂抹鼻腔，促进黏膜血管扩张。

(7) 金霉素或红霉素软膏涂鼻，可保护鼻腔黏膜，抑制细菌生长。

3. **手术治疗** 病变较重，保守治疗效果不佳者可行手术治疗。目的是缩小鼻腔，减少鼻腔

通气量,减少水分蒸发,减轻鼻腔干燥和结痂。主要方法有:

(1) 鼻腔粘-骨膜下埋藏术:常用材料有人工生物陶瓷,硅胶,自体骨、软骨及组织块或带蒂组织瓣和其他非生物性物质,如聚乙烯、丙烯酸酯、塑料制品等。同种异体骨、软骨及组织,经处理除去抗原性后埋藏,虽术后可能逐渐吸收,但临床症状改善较非生物材料好。

(2) 前鼻孔闭合术:可分为前鼻孔部分闭合术和完全闭合术。双侧可同期和分期进行。

(3) 鼻腔外侧壁内移加固定术,手术破坏大,目前已较少采用。

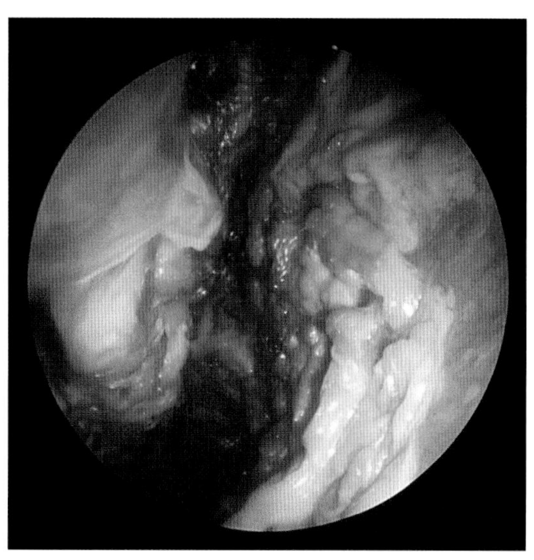

图 2-8-1　萎缩性鼻炎

第五节　干燥性鼻炎

干燥性鼻炎(rhinitis sicca)以鼻黏膜干燥,分泌物减少,但无鼻黏膜和鼻甲萎缩为特征的慢性鼻病。有学者认为干燥性鼻炎是萎缩性鼻炎早期表现,但多数学者认为二者虽临床表现相似,但属不同疾病,干燥性鼻炎多不会发展为萎缩性鼻炎。

【病因】 不明,可能与全身状况、外界气候、环境状况等有关。

1. 气候干燥、高温或寒冷,温差大的地区,易发生干燥性鼻炎,如我国北方,特别是西北地区,气候十分干燥,风沙和扬尘频繁,人群发病率很高。

2. 工作及生活环境污染严重,如环境空气中含有较多粉尘,长期持续高温环境下工作,好发本病。大量吸烟也易发病。

3. 全身慢性病患者易患此病,如消化不良、贫血、肾炎、便秘等。维生素缺乏:如维生素 A 缺乏,黏膜上皮发生退行性病变、腺体分泌减少。

4. 维生素 B_2缺乏可导致上皮细胞新陈代谢障碍,黏膜抵抗力减弱,易诱发本病。

【病理】 鼻腔前段黏膜干燥变薄,上皮细胞纤毛脱落消失,甚至退化变性由假复层柱状纤毛上皮变成立方或鳞状上皮。基底膜变厚,含有大量胶质,黏膜固有层内纤维组织增生,并有炎性细胞浸润。腺体及杯形细胞退化萎缩。黏膜表层可有溃疡形成,大小、深度可不一。但鼻腔后部的黏膜及鼻甲不萎缩。

【临床表现】 中青年多见,无明显性别差异。

1. 鼻干燥感　为本病主要症状。涕少,黏稠不易排出,形成痂块或血痂。少数患者可出现鼻咽部和咽部干燥感。

2. 鼻出血　由于鼻黏膜干燥,黏膜毛细血管脆裂,极小的损伤也可引起鼻出血,如擤鼻、咳

嗽、打喷嚏等。

3. **鼻腔刺痒感** 患者常喜揉鼻、挖鼻、擤鼻以去除鼻内的干痂。

【检查】 鼻黏膜干燥、充血，呈灰白色或暗红色，失去正常光泽。其上常有干燥、黏稠的分泌物、痂皮或血痂。有时黏膜表面糜烂，出现溃疡，黏膜病变以鼻腔前段最为明显。少数溃疡深，累及软骨，可发生鼻中隔穿孔。

【诊断及鉴别诊断】 诊断不难，根据症状和鼻腔检查可明确，但需与萎缩性鼻炎、干燥综合征等鉴别。

1. 萎缩性鼻炎以鼻黏膜及鼻甲的萎缩为病变特征，鼻腔宽大，下鼻甲萎缩。晚期鼻内痂块极多，可呈筒状，味臭。嗅觉障碍常见。本病仅为鼻黏膜干燥而无鼻黏膜和鼻甲的萎缩，无嗅觉减退。

2. 干燥综合征除鼻干外，其他有黏膜的地方也会出现干燥感，如眼干、咽干、阴道分泌物减少。同时伴有腮腺肿大，关节肿痛等症状。免疫学检查可确诊。

3. 出现鼻中隔穿孔时，应除外鼻梅毒。鉴别要点：①鼻梅毒患者有梅毒病史或其他梅毒症状；②梅毒侵及骨质，穿孔部位常在鼻中隔骨部，本病鼻中隔穿孔多在软骨部；③梅毒螺旋体血清试验：包括荧光螺旋体抗体吸收试验（FTA-ABS）、梅毒螺旋体微量血凝试验（MHA-TP）等。试验以梅毒螺旋体表面特异性抗原为抗原，直接测定血清中的抗螺旋体抗体。

【治疗】

1. 根据病因彻底改善工作、生活环境，加强防护。
2. 适当补充各种维生素，如维生素 A、维生素 B、维生素 C 等。
3. 鼻腔滴用复方薄荷滴鼻剂，液体石蜡、植物油等。
4. 鼻腔涂抹金霉素或红霉素软膏。
5. 每天用生理盐水进行鼻腔冲洗。
6. 桃金娘油 0.3g，2 次/日。稀释黏液，促进分泌刺激黏膜纤毛运动。

第六节 职业性鼻炎

职业性鼻炎（occupational rhinitis，work-related rhinitis）是指由于接触出现在工作环境中的气传颗粒而导致的鼻炎，可为变态反应或理化刺激引起高敏反应。在特定的工作环境下出现的间断或者持续的鼻部症状（如鼻塞、打喷嚏、流鼻涕、鼻痒）和（或）鼻部气流受限及鼻分泌物增多，脱离工作环境则不会被激发。根据与工作的关系可分为两种，一种是完全由特定的工作环境引起，第二种是既往就有鼻炎，在工作环境下症状加重。职业性鼻炎患者会发展为哮喘的比例尚不明确，但职业性鼻炎的患者出现职业性哮喘的危险性明显增加。

【病因】 病因可包括实验室动物（大鼠、小鼠、豚鼠）、木屑（特别是硬木如：桃花心木、西部红松）、螨虫、乳胶、酶、谷类，以及化学试剂如无水物、胶水、溶剂等

【临床表现】

1. **病史** 病史包括患者有典型的鼻炎症状（如鼻塞、打喷嚏、流鼻涕、鼻痒），与非职业性鼻炎症状类似，IgE 介导的职业性鼻炎患者结膜炎症状更明显。症状与工作密切相关，患者在从事目前工作尚未发病时间（潜伏阶段）；可能接触的引起或者加重症状的试剂，离开工作后症状缓解的时间（如：周末或假期）。

2. **查体** 用前鼻镜或者鼻内镜检查鼻黏膜，排除其他类型鼻炎或者加重鼻塞的疾病（如：鼻中隔偏曲、鼻息肉）。

3. **鼻塞的评估** 用鼻阻力测量、鼻声反射、峰流速仪等客观方法评估鼻塞程度，缺点是个体差异大，不能完全依赖检测数据，但在鼻激发后测量数据更有意义。

4. **鼻腔炎症的检测**　鼻分泌物检测炎症细胞和介质,鼻腔盥洗和活检的方法并不实用。

非特异性鼻反射检测:用组胺、乙酰胆碱或者冷空气等进行激发试验来检测。

5. **免疫学检测**　IgE 介导的职业性鼻炎,可用皮肤点刺试验和血清特异性 IgE 检测,但其敏感性和特异性比鼻激发试验差,无症状的暴露个体可出现阳性结果,如变应原选择合适,阴性结果可除外职业性鼻炎。

6. **鼻激发试验**　目前该方法被认为是诊断职业性鼻炎的金标准,鼻激发试验可在实验室进行,也可在工作环境进行,该方法被 EAACI(欧洲变态反应和免疫协会)推荐使用,该方法的主要局限性是阳性标准未统一。

【诊断及鉴别诊断】　诊断包括评估患者是否有鼻炎症状,及鼻炎症状同工作的关系,需要通过客观方法来证实,因为误诊可能会导致严重的社会和经济问题,诊断步骤包括病史、鼻腔检查、免疫学检查和鼻激发试验,另外关于患者是否累及下呼吸道则需要通过调查问卷、峰流速仪、非特异性的气道反应监测来明确。

【治疗】　治疗目的:减少鼻部症状对患者生活质量的影响及防止发展为哮喘。

1. **环境干预**　减少接触致病试剂,是最有效办法,但这往往意味着更换工作从而产生实际的社会经济问题。

2. **药物治疗**　与非职业性变应性鼻炎治疗方法相似,但与避开或者减少接触致敏试剂相比,后者更合适。

3. **免疫治疗**　有报道用啮鼠动物蛋白、面粉和乳胶等进行免疫治疗控制职业性鼻炎,但其效果仍需更多的研究资料证实。

4. **预防**　一级预防就是控制工作环境,防止暴露于易致敏的试剂环境,这是防止发展成为职业性鼻炎最有效的方法,二级预防是早期发现职业性鼻炎患者,采取有效措施控制鼻炎的持续时间和严重程度。三级预防仅适用于已确诊患者,因为职业性鼻炎是发展成为职业性哮喘的危险因素,故预防职业性鼻炎也预防了职业性哮喘。

(余力生)

第九章　鼻-鼻窦炎

鼻窦炎(sinusitis)是鼻窦黏膜的炎症性疾病,多与鼻炎同时存在,所以也称为鼻-鼻窦炎(rhinosinusitis)。按照鼻窦炎发生的范围分为单鼻窦炎、多鼻窦炎、全鼻窦炎。按照症状体征的发生和持续时间分为急性鼻-鼻窦炎(acute rhinosinisitis,ARS)和慢性鼻-鼻窦炎(chronic rhinosinusitis,CRS)。2012年欧洲鼻-鼻窦炎临床诊疗指南(EPOS—2012)的分类方法,症状在12周以内的为急性鼻-鼻窦炎,超过12周为慢性鼻-鼻窦炎。

第一节　急性鼻-鼻窦炎

急性鼻-鼻窦炎的患病率为6%～15%,冬春季多发。根据症状持续时间,进一步分为普通感冒/急性病毒性鼻-鼻窦炎(症状持续时间不超过10天)、急性病毒后鼻-鼻窦炎(症状在5天后加重或者症状持续超过10天但少于12周)以及急性细菌性鼻-鼻窦炎。

【发病相关因素】　在上呼吸道感染的基础上伴发的鼻窦黏膜感染,多为病毒或细菌直接造成的感染性炎症。

1. **病毒感染**　病毒感染可引起普通感冒/急性病毒性鼻-鼻窦炎。最常见的致病病毒是鼻病毒和冠状病毒,鼻病毒约占50%,其他病毒包括流感病毒、副流感病毒、腺病毒、呼吸道合胞病毒及肠病毒。

2. **细菌感染**　引发上呼吸道感染的致病菌均可以导致细菌性鼻窦炎发生,最常见的致病菌有肺炎链球菌、流感嗜血杆菌、卡他莫拉菌和金黄色葡萄球菌,以及其他种类的链球菌和厌氧菌;混合性感染远多于单一细菌感染。

3. **解剖因素**　Haller气房、泡状中鼻甲、鼻中隔偏曲、后鼻孔闭锁、鼻息肉以及鼻窦发育不良与急性鼻-鼻窦炎发病相关。

4. **变态反应**　有研究认为变应性鼻炎可能和急性鼻-鼻窦炎有一定相关性。

5. **纤毛系统损伤**　病毒和细菌感染、吸烟以及变态反应可以导致纤毛系统损伤,可能对急性鼻-鼻窦炎发病有一定作用。

6. **其他因素**　如牙源性上颌窦炎、腺样体肥大、鼻外伤、鼻窦气压伤及异物残留等均可以直接或间接地诱发鼻窦急性炎症。

【免疫病理学】　急性鼻-鼻窦炎的病理学变化与致病微生物的种类、毒力强弱、抗生素耐药性有密切关系,如肺炎链球菌多引起卡他性炎症、不易化脓、不侵及骨壁、较易治疗。而葡萄球菌引起的鼻窦炎多引起化脓性炎症,治疗比较困难。病毒感染可以上调α干扰素(interferon,IFN)、IFN-γ、白细胞介素(interleukin,IL)-1β、IL-6、IL-8、IL-10和肿瘤坏死因子α(tumor necrosis factor-α,TNF-α)等细胞因子表达,引起炎症细胞浸润,加之过敏反应和其他因素,导致鼻黏膜上皮屏障破坏,杯状细胞增生以及黏液清除功能减退,鼻窦黏膜肿胀,有利于细菌定植和生长。细菌又可以进一步刺激IL-2、IL-4、IL-10、IL-12、IL-13、TNF-α以及IFN-γ表达上调。

【临床表现】　全身症状与局部症状持续存在12周以内。

1. **全身症状**　急性鼻窦炎者可伴有烦躁不适、畏寒、发热、头痛、精神萎靡及嗜睡等症状。

2. 局部症状

(1) 鼻塞:最常见症状之一,主要因黏膜急性充血、肿胀,分泌物蓄积到鼻腔引起。

(2) 流涕:鼻分泌物多呈黏脓性从中鼻道向前后鼻孔引流(图 2-9-1),牙源性上颌窦炎时,脓涕多带腐臭味。

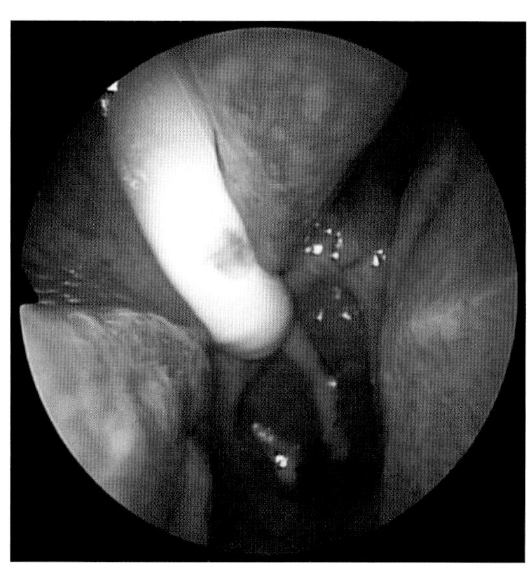

图 2-9-1 急性鼻窦炎中鼻道脓性分泌物向鼻咽部引流

(3) 嗅觉障碍:多为暂时性,主要原因是分泌物积蓄于嗅裂或刺激作用导致嗅区黏膜炎症性水肿或嗅区因黏膜肿胀气流不能到达引起。

(4) 头痛或压迫感:头痛或面部压迫感常有时间性或固定部位,多为白天重、夜间轻,且常为一侧。前组鼻窦炎者多在前额部痛,后组鼻窦炎者多在枕部痛。休息、滴鼻药、蒸汽吸入或引流改善、鼻腔通气后头痛减轻。咳嗽、低头位或用力时因头部静脉压升高而使头痛加重。吸烟、饮酒和情绪激动时头痛亦加重。

(5) 其他症状:如发热、咽痛、咳嗽、声音嘶哑及倦怠等全身和相邻器官症状。

【体征】 前鼻镜检查或鼻内镜检查常见到如下病变:①鼻黏膜肿胀:鼻黏膜急性充血、肿胀、中鼻道变窄。②黏脓性鼻涕:分泌物积聚于中鼻道、鼻底、蝶筛隐窝与嗅裂区域。③局部压痛和叩痛:受累鼻窦窦壁处明显。

【诊断】 主要依靠典型症状和体征以及病程特点可以作出诊断,要注意区分病毒性鼻-鼻窦炎和细菌性鼻-鼻窦炎,当分泌物转变为带有颜色的脓性分泌物并且局部疼痛加重伴有发热(超过38℃)提示急性细菌性鼻-鼻窦炎。对于较重的病例必要时可以结合鼻窦 CT 检查,以及中鼻道分泌物微生物培养。可以使用视觉模拟评分(visual analogue scale,VAS)评价症状严重程度,以便采取针对性治疗。

【治疗】 急性鼻-鼻窦炎主要采用药物治疗。当发生眶、颅并发症时会适时采用手术治疗(图 2-9-2)。

1. 抗生素 用于急性细菌性鼻-鼻窦炎,急性病毒性性鼻-鼻窦炎和急性病毒后鼻-鼻窦炎不推荐使用抗生素。针对上呼吸道常见致病细菌,美国疾病控制中心推荐的首选药物为全身使用阿莫西林+克拉维酸钾、二代头孢菌素类抗生素。使用时间为 7 ~ 14 天。局部使用抗生素冲洗没有治疗作用。

2. 局部糖皮质激素 最重要的局部抗炎药物,近年研究表明,无论是控制整体症状还是鼻局部症状,单独使用局部糖皮质激素的效果均优于单独使用阿莫西林。二者联合使用可以提高疗效、缩短病程。使用时间为 12 周以内。

Notes 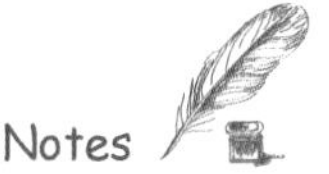

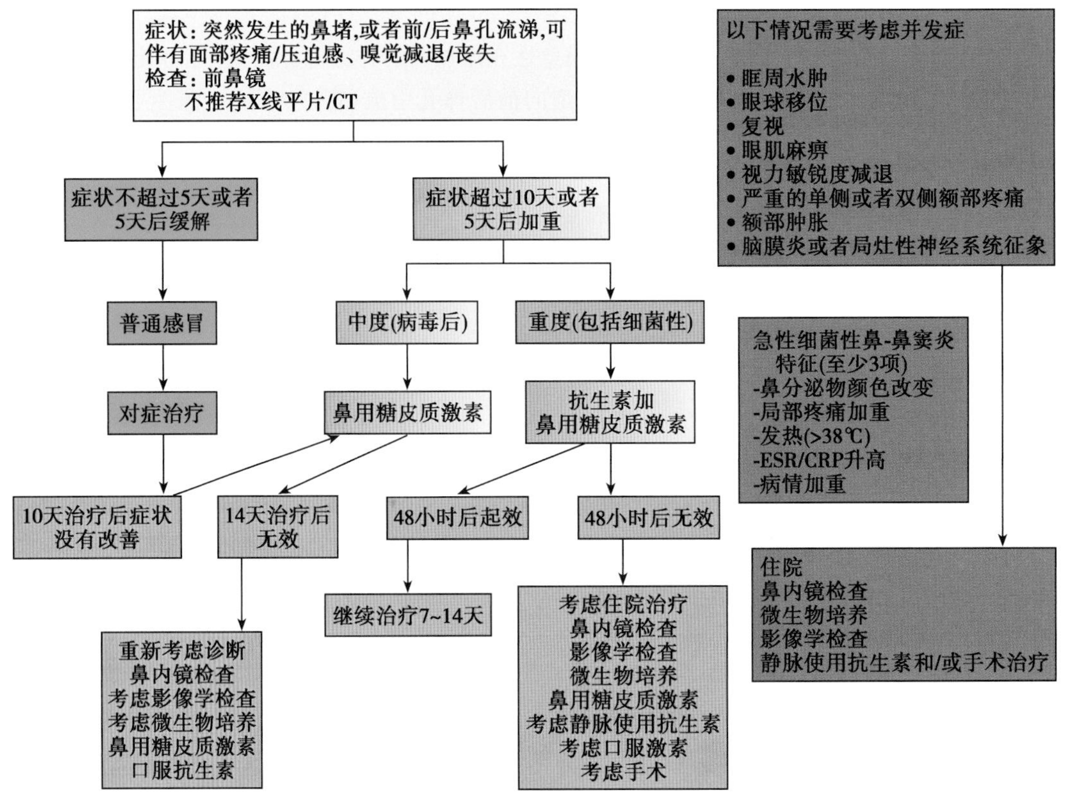

图 2-9-2 急性鼻-鼻窦炎诊治流程

3. 其他药物 病毒性或病毒后鼻-鼻窦炎可以使用阿司匹林/非甾体抗炎药、减充血剂和抗组胺药的复合制剂，中草药。鼻塞严重时可以短期（不超过 7 天）使用减充血剂，有关黏液溶解剂目前并无足够临床研究，可以酌情使用。

4. 鼻腔冲洗 使用生理盐水或高渗盐水冲洗鼻腔可以减轻黏膜水肿。

第二节 不合并鼻息肉的慢性鼻-鼻窦炎

按照欧洲鼻-鼻窦炎和鼻息肉临床指南（EPOS—2012）以及中国慢性鼻窦炎临床诊疗指南（CPOS—2008）的分类方法，慢性鼻-鼻窦炎分为慢性鼻-鼻窦炎不伴有鼻息肉（chronic rhinosinusitis without nasal polyps，CRSsNP）和慢性鼻-鼻窦炎伴鼻息肉（chronic rhinosinusitis with nasal polyps，CRSwNP）两种亚型。

【发病机制】 慢性鼻-鼻窦炎的发病机制非常复杂，传统的观点认为感染、变态反应、鼻腔鼻窦解剖学异常是三大主要致病因素，这些致病因素经常交叉在一起。同时环境因素、遗传因素、骨炎、胃食管反流、呼吸道纤毛系统疾病、全身免疫学功能低下等也可成为诱因。随着近些年来对鼻腔鼻窦黏膜炎症研究的进展，对慢性鼻-鼻窦炎的病因和发病机制和治疗理念有了新的认识。

1. 感染因素

（1）细菌：对细菌在慢性鼻-鼻窦炎发病中的作用机制和认识比较复杂，20 世纪 80～90 年代认为主要有金黄色葡萄球菌、凝固酶阴性葡萄球菌、肺炎链球菌、流感嗜血杆菌、卡他莫拉菌等。进入 21 世纪后，一些随机双盲对照研究表明，慢性鼻-鼻窦炎患者与正常对照组鼻腔、鼻咽部细菌培养结果没有显著差异，同时患者也没有急性细菌感染所具备的系列症状和体征如：发热、血液中白细胞增高、黏膜急性充血等，头痛症状也不明显。为此更多的学者认为慢性鼻窦炎与细菌感染没有直接关联，而是一种多因素导致的非感染性黏膜炎症过程，为此使用抗生素治

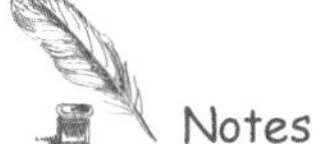

疗慢性鼻窦炎也受到了质疑。

（2）多因素导致的非感染性黏膜炎症：

1）变态反应：呼吸道变态反应是鼻-鼻窦炎的重要致病因素多年前已经被公认，其中多数与 IgE 介导的Ⅰ型变态反应以及由嗜酸性粒细胞释放的各种细胞因子有关，炎症反应的特点是树突状细胞吞噬变应原后递呈给 T 淋巴细胞，导致 Th1 与 Th2 比例失衡，引发嗜酸性粒细胞浸润和 IL-4、IL-5、IL-13 表达增强。参与的主要炎性物质还有嗜酸性粒细胞阳离子蛋白（ECP），嗜酸性粒细胞趋化因子（eotaxin），粒细胞巨噬细胞集落刺激因子（GM-CSF）等。但是目前认为变应性鼻炎在慢性鼻-鼻窦炎发病中不起主要作用。

2）真菌感染：从 20 世纪 80 年代开始，鼻窦真菌感染的发生率显著增高，由于真菌感染不仅仅是一个单纯的感染性炎症，更重要的是真菌引发或同时伴有的变应性炎症机制的作用，因此其发病机制更加复杂。从慢性鼻窦炎致病机制方面来看待真菌的作用，是从变应性机制的角度来认识的，而我们在临床上称之为真菌性鼻窦炎的情况（分成非侵袭性和侵袭性两种）一般不列在慢性鼻窦炎范畴内，而是作为一种相对独立的鼻窦感染单独论述。

据美国 Kern 和 Ponicaul 的研究，真菌被吸入鼻腔后，作为一种抗原递呈给 T 细胞，导致 IL-5、13 表达增强，介导 VCAM-1 表达。VCAM-1 能够促使血管中嗜酸性粒细胞渗透进入组织并与 T 细胞融合后被激活，然后渗透到鼻腔黏液中包裹真菌导致嗜酸性粒细胞脱颗粒，主要碱性蛋白（MBP）释放，造成上皮破坏，细菌定植。为此真菌引起的炎症反应属于免疫学的炎症反应过程（图 2-9-3）。但是由于有随机双盲安慰剂对照研究并未证实两性霉素 B 冲洗鼻腔对慢性鼻-鼻窦炎有治疗作用，因此目前并不支持真菌假说。

3）细菌超抗原（bacterial superantigen）：是指部分细菌、病毒和真菌所产生的 20～30KD 蛋白质的外毒素（有时亦称之肠毒素），不需要抗原提呈细胞（APC）处理，与 APC 上的 MHC Ⅱ类分子 α 片段和 T 细胞上的 T 细胞受体（TCR）β 易变区（Variable beta，Vβ）同时结合，从而激活 T 淋巴细胞。一般抗原只能激活<0.01% 的淋巴细胞，而超抗原可以激活 30% 以上的 T 淋巴细胞，因其激活淋巴细胞的能力非常之强大因而称为超抗原，这一激活是忽略了经典的抗原特异性而引起 APC 诱导的 T 细胞活化的途径。同时超抗原也可以作为经典抗原而产生抗体，亦能激活 B 淋巴细胞产生 IgE 抗体。常见的细菌超抗原包括金黄色葡萄球菌肠毒素（*Staphylococcal* enterotoxins，SEs），如 SEA、SEB、毒性休克综合征毒素 1（toxic shock syndrome toxin 1，TSST1）。有研究报道，金黄色葡萄球菌是鼻腔中常见的菌群，其所产生的外毒素在某些条件下可穿过鼻黏膜的屏障而作用于 T、B 淋巴细胞，鼻息肉中存在金黄色葡萄球菌，而且细菌可产生 SEA、TSST-1 或 SEB 等超抗原，Schubert 等的研究提出细菌超抗原是引起变应性真菌性鼻窦炎及其他嗜酸性粒细胞性鼻-鼻窦炎和哮喘发生的原因，同时认为可以用超抗原假说来解释慢性鼻-鼻窦炎、变应性真菌性鼻窦炎及其他嗜酸性粒细胞-淋巴细胞疾病（如变应性支气管肺炎，慢性重度哮喘）发生机制。Bachert 等人在 2001 年研究发现，50% 患者的鼻息肉匀浆中含有金黄色葡萄球菌外毒素特异性 IgE，首先提出金黄色葡萄球菌产生的超抗原可能与鼻息肉的发病机制有关。金黄色葡萄球菌通过产生的 SEs 激活淋巴细胞释放促炎细胞因子，导致鼻腔侧壁黏膜的早期损伤，这种损伤可能最终成为形成慢性鼻-鼻窦炎、鼻息肉的发病，发展的病理基础（图 2-9-4）。

4）细菌生物膜（bacterial biofilm）：Costerton（1999）等人提出，细菌生物膜是体内慢性持续性感染的重要原因。细菌生物膜产生的生物学效应也是免疫反应。细菌生物膜是指细菌在不利于其生长的环境下（如营养物质缺乏，特别是铁离子等金属离子缺乏）通过产生胞外多糖被膜多聚物，使其相互粘连形成的细菌群落，其具有特殊的功能：细菌之间通过群体感应的化学信号相互沟通，通过横向生长和纵向生长的方式迅速生长和形成。生物膜一旦形成，就会对宿主自身防御系统和抗生素治疗都产生天然抵抗性（图 2-9-5）。细菌从生物膜中持续释放，成为体内急性感染发病的“细菌孵化所”，其内细菌产生的超抗原可刺激淋巴细胞（T 细胞和 B 细胞）和促

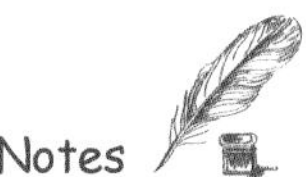

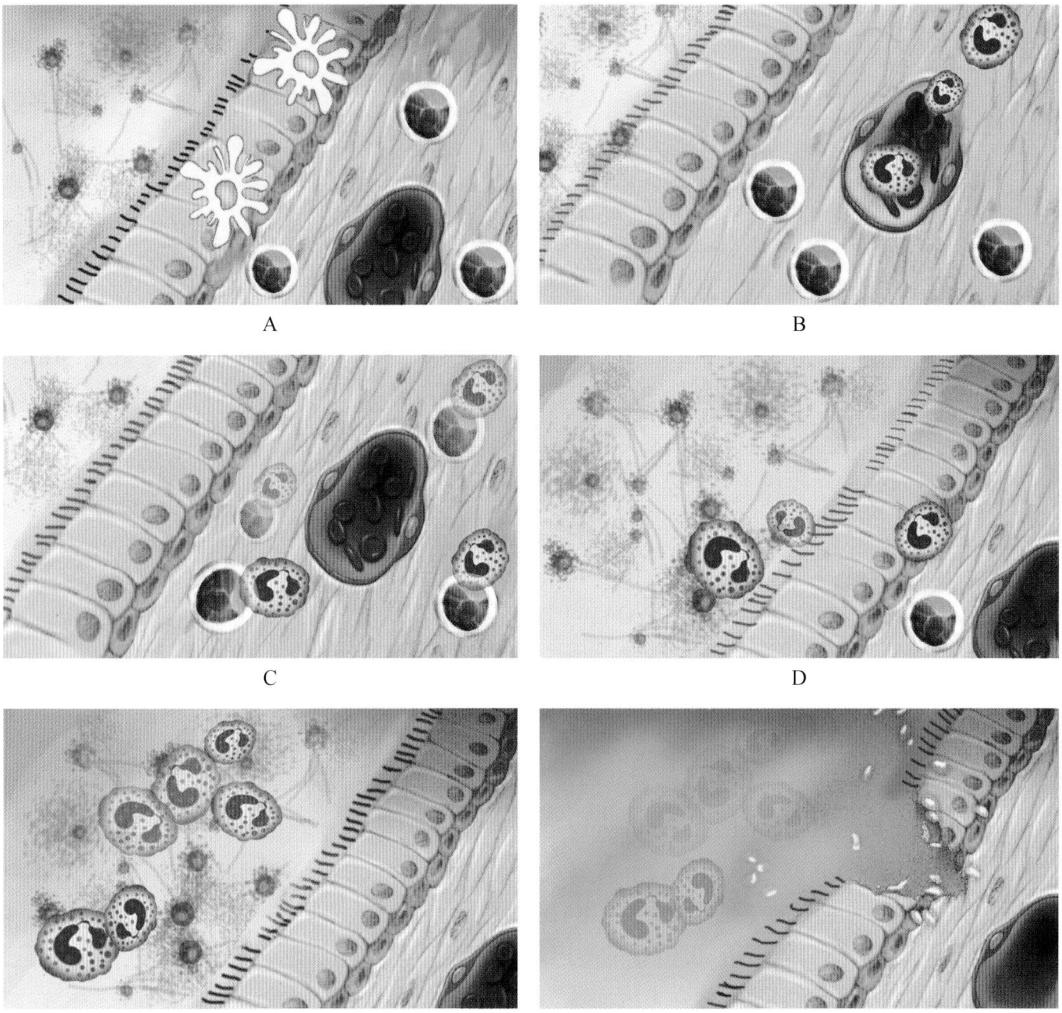

A

B

C

D

E

F

图 2-9-3 真菌导致的上皮损伤过程

A. 抗原提呈细胞将真菌抗原呈递给 T 细胞 B. VCAM-1 介导嗜酸性粒细胞至局部组织中 C. 嗜酸性粒细胞激活 D. 嗜酸性粒细胞通过上皮游离至黏液中 E. 嗜酸性粒细胞降解脱颗粒 F. 局部细菌通过破损上皮侵入组织中

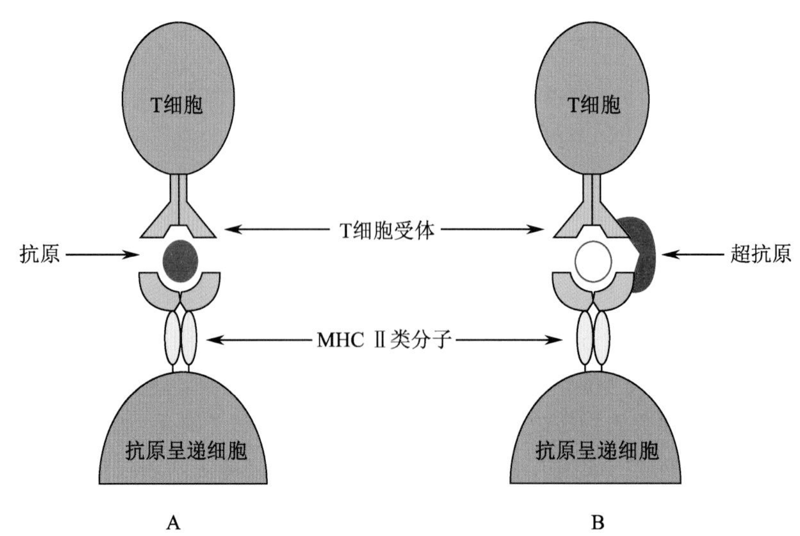

图 2-9-4 细菌超抗原致病机制

A. 普通抗原呈递 B. 超抗原作用

炎细胞(嗜酸性粒细胞和巨噬细胞等)释放多种炎性介质。由于浮游细菌不断释放并定植其他部位,导致黏膜上皮的反复损伤及损伤范围不断扩大,而且随着疾病的慢性化,出现杯状细胞、腺体细胞增生,基底膜增厚以及基质胶原沉积等组织重塑(tissue remodelling),导致黏膜局部的慢性、持续炎症反应。

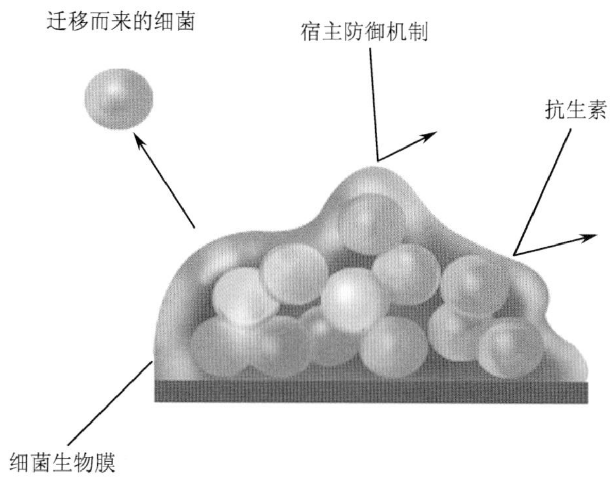

图 2-9-5　细菌生物膜生成之后,对机体自身防御机制和抗生素产生抵抗作用

5）病毒:病毒可以破坏上气道黏膜上皮屏障,在慢性鼻-鼻窦炎发病中可能发挥一定作用。

（3）其他因素

1）纤毛系统功能异常:在临床上最常见的纤毛系统形态与损伤是由于长期使用萘唑啉或麻黄碱类鼻腔减充血剂(尤其在儿童时期使用)导致的药物性鼻炎,这种鼻窦炎的治疗相当困难。先天性纤毛不动综合征在黄种人中比较罕见。

2）哮喘:一些慢性鼻窦炎患者同时罹患有哮喘。绝大多数激素依赖型哮喘患者可以在鼻窦 CT 中看到鼻窦黏膜的病变。

3）免疫缺陷:部分难治性鼻窦炎患者存在先天或获得性免疫缺陷,如:选择性 IgA 缺乏、HIV 感染等。

4）遗传因素:尽管慢性鼻窦炎的基因学研究还不完善,但有证据表明囊性纤维化及原发性纤毛不动患者存在家族性基因缺陷。

5）妊娠状态:尽管妊娠妇女患有慢性鼻窦炎的比例不大,但妊娠期间雌激素等激素水平的上升会直接对鼻腔黏膜造成影响,此外,鼻黏膜血管也会有继发改变,从而导致鼻塞等症状的发生。

6）环境及社会因素:在欧美发达国家,慢性鼻窦炎的发病与吸烟有明显相关性。此外,低收入人群、长期暴露于职业性粉尘的人慢性鼻窦炎发病率明显偏高。

7）医源性因素:鼻内镜手术失败也是慢性鼻窦炎发病的重要因素,手术失败所导致的鼻腔粘连及过多囊泡形成,容易使疾病复发。

8）胃食管反流:多发生在婴幼儿。

9）骨炎因素:很多慢性鼻窦炎患者在 CT 上表现为明显骨质增生。虽然骨炎的机制尚不清楚,但纤维化、骨重塑及编制骨形成等可能是某些难治性鼻窦炎的成因。

【病理学】　约半数慢性鼻窦炎患者病变黏膜固有层有显著的腺体增生(腺体型),小部分患者表现为固有层纤维组织增生(纤维型)及显著水肿(水肿型),其余患者表现为腺体增生、纤维组织增生及水肿同时存在(混合型)。CRSsNP 患者没有显著嗜酸性粒细胞浸润,而大多数为中性粒细胞浸润,同时伴有上皮细胞杯状细胞增生、基底膜增厚以及鳞状上皮化生。

【诊断】　根据 EPOS-2012 和 CPOS-2008 的建议,诊断慢性鼻窦炎包括症状、体征和辅助影

Notes 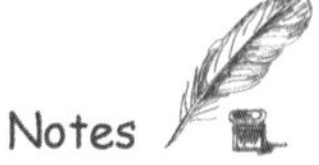

像学检查三个方面。

1. 持续超过 12 周的四种症状：主要症状：鼻塞，黏脓性鼻涕。次要症状：嗅觉减退，头面部闷胀沉重感。四种症状中必须有两种以上，其中主要症状必居其一。

2. **体征** 使用前鼻镜或鼻内镜检查可见中鼻道或嗅裂有脓性分泌物(图 2-9-6)。

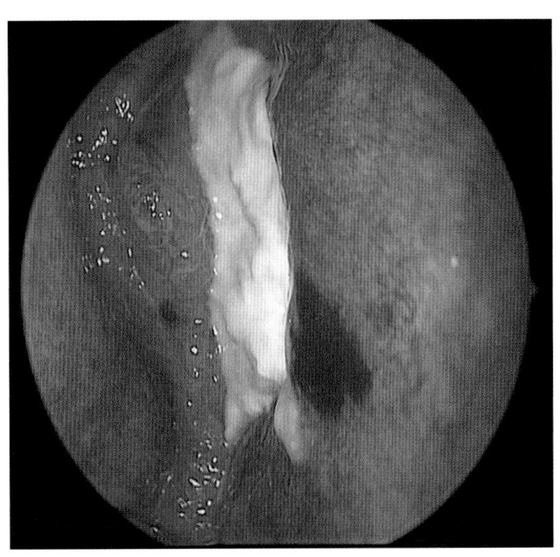

图 2-9-6 中鼻道、嗅裂黏脓性分泌物

3. **影像学检查** 一般情况下可以采用鼻窦 X 线检查，X 线平片可见窦腔形态变化及窦内黏膜不同程度的增厚、窦腔密度增高，或息肉影，如窦内积聚脓性分泌物，则可见液平。CPOS-2008 认为只有在持续治疗 3 个月以上症状不改善，或者准备手术治疗的时候才采用鼻窦 CT 扫描检查。为此 CT 扫描不作为诊断的必备条件。CT 检查是诊断鼻窦炎最直接和准确的方法，可以显示病变鼻窦的位置、范围、解剖学致病因素、鼻腔鼻窦黏膜病变程度(图 2-9-7)，还可根据某些 CT 特征对鼻窦炎性质进行确定，例如在密度增高的窦腔内出现钙化斑就是真菌性鼻窦炎的特征(图 2-9-8)。MRI 检查能准确地观察鼻窦内软组织占位性病变的范围、程度及与周围肌肉、血管等组织的解剖关系，而且能反映窦腔中黏液的成分、性质，从而为鉴别诊断提供依据，在未来鼻窦炎的诊断中必将发挥更重要的作用(图 2-9-9)。

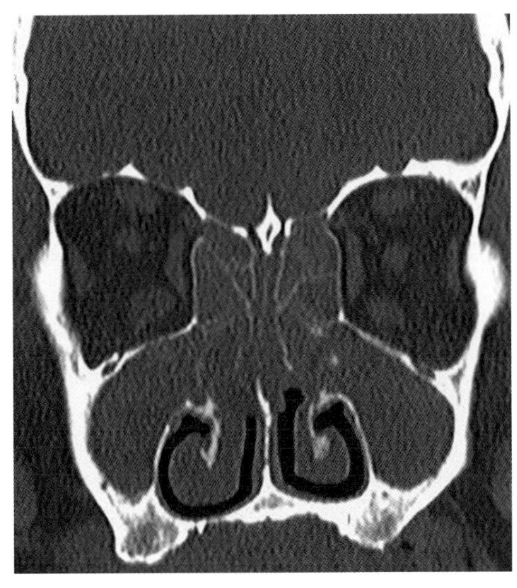

图 2-9-7 CT 显示鼻腔鼻窦黏膜病变

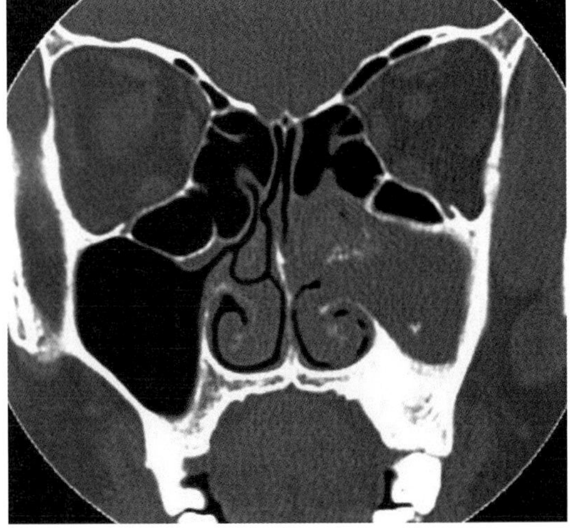

图 2-9-8 CT 显示真菌性鼻窦炎

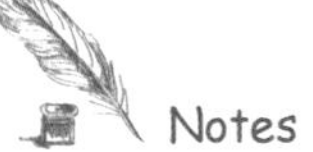

Notes

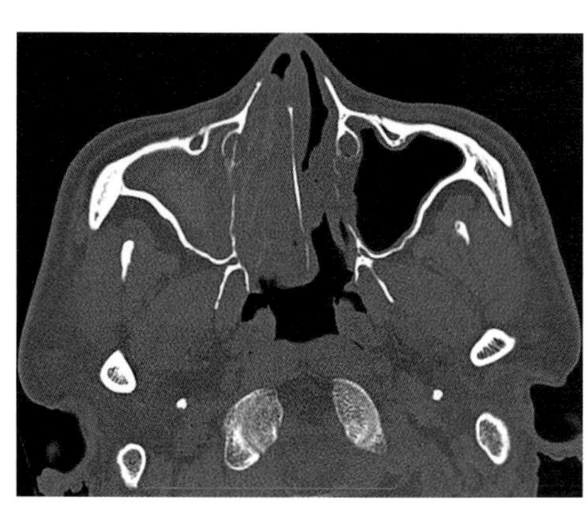
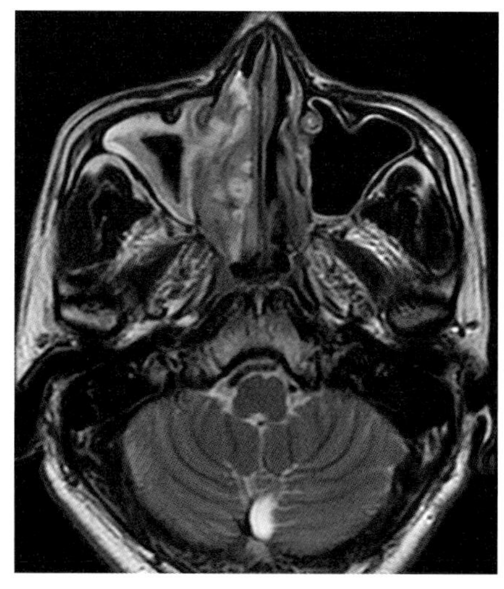

图 2-9-9　左鼻窦 CT　右 T_2加权像 MRI

4. **严重程度划分**　根据 EPOS-2012，以视觉模拟量表(VAS)0 ~ 10 分为规定，0 ~ 3 为轻度，>3 ~ 7 为中度，>7 ~ 10 为重度。

【治疗】　对慢性鼻窦炎的治疗经历了一个漫长的认识过程，一般来说，几乎所有的 CRSwNP 都需要采用手术治疗，而 CRSsNP 则需要先进行至少 3 个月的药物治疗，无效者才选择手术治疗。

1. **总体治疗原则**　根据 EPOS-2012 建议(图 2-9-10)，轻度不伴息肉的慢性鼻窦炎先行局部糖皮质激素+鼻腔冲洗治疗 3 个月，治疗若失败，则加用大环内酯类抗生素治疗 3 个月，治疗失败则行手术治疗。中重度患者直接行局部糖皮质激素+鼻腔冲洗+大环内酯类抗生素治疗 3 个月，失败则行手术治疗。术后定期随访，并予局部糖皮质激素+鼻腔冲洗，视情况加用大环内酯类抗生素。

(1) 双途径抗炎治疗，包括局部糖皮质激素和全身小剂量长期大环内酯类药物治疗。

(2) 利用药物或手术的方法改善鼻腔鼻窦的通畅、引流。

(3) 对伴发鼻息肉、明显解剖异常并影响鼻窦通畅引流的情况采用手术治疗。

2. **药物治疗**　根据近 10 年国际文献中发表的大量前瞻性、双盲对照的循证研究结果，EPOS-2012 提出了对两种不同类型的慢性鼻窦炎给出了不同的药物治疗建议，二者的共同点是都需要进行 3 个月以上的抗炎治疗，即：局部糖皮质激素和全身小剂量长期大环内酯类药物治疗，称为双途径抗炎。对伴有息肉的慢性鼻窦炎则需要增加超过一个月以上的全身糖皮质激素治疗。2008 年，中华医学会耳鼻咽喉科分会全国鼻科学组以 CPOS-2007 为主要依据，同时结合国内具体的实际情况和自身临床体会，制订了中国慢性鼻窦炎临床诊疗指南，命名为 CPOS-2008。CPOS-2008 与 EPOS-2012 的主要区别在于把针对伴有息肉的慢性鼻窦炎患者长期全身给予糖皮质激素的治疗改为不超过 2 周，然后采用超过一个月的全身抗组胺药物取代全身糖皮质激素，以避免或减少因长期使用激素导致的下丘脑-垂体-肾上腺素轴的副作用。CPOS-2008 具体方案如下：

(1) 局部糖皮质激素：局部糖皮质激素具有强大的抗炎、抗水肿效应，无论病因是感染性的还是变态反应性的，病变及范围的轻重，局部糖皮质激素都可作为一线主体用药。常规应用局部糖皮质激素喷雾治疗，来控制鼻-鼻窦黏膜的炎症及水肿，最终达到改善鼻腔通气和引流的目的。局部激素与抗生素联合使用可缩短病程和延长再发时间。其药理作用包括通过减少炎性细胞的浸润、抑制前炎细胞因子的产生以减少炎性反应。减少 T 细胞、嗜酸性粒细胞、细胞因子的产生，使毛细血管漏出降低减轻组织间隙水肿，抑制浆细胞的过度分泌。进而改善鼻腔鼻窦

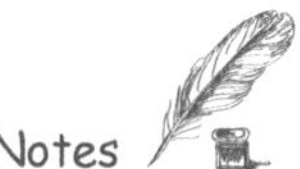

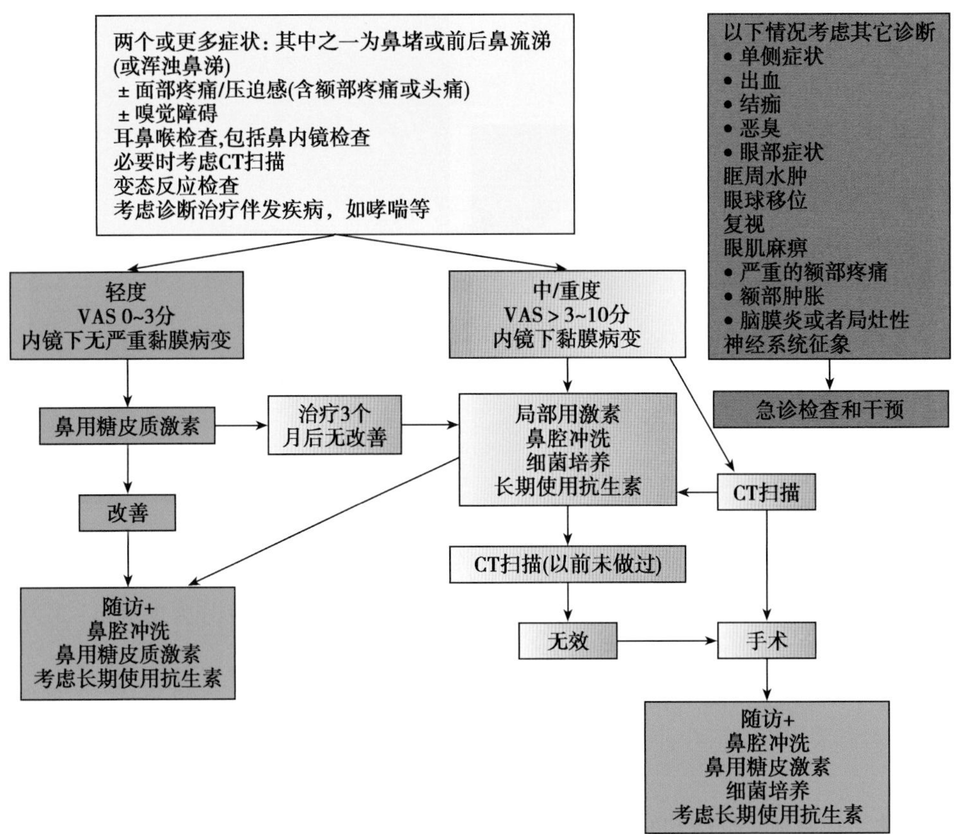

图 2-9-10 慢性鼻-鼻窦炎(CRSsNP)诊治流程

的通气和通畅引流、减少分泌物、改善嗅觉、并同时具有上皮修复作用。连续使用3～6个月以上。慢性鼻窦炎和鼻息肉是一种慢性疾病，85%的患者在手术后20年可能仍然存在。所以推荐长期使用安全的鼻内糖皮质激素类药物是非常重要的。

(2) 十四元环大环内酯类药物：可以减少和抑制NF-κB的表达和活性，下调TNF、IFN，白细胞介素(IL-1,6,8)，TGF(转化生长因子)等，由此下调或抑制炎性病变的发生和发展。可以作用于细菌生物膜生成所需的重要物质如藻酸盐以抑制生物膜形成，大环内酯类药物通过作用于细菌生物膜的Ⅰ基因区，导致细菌间沟通失败，细胞膜功能缺失后降解。克拉霉素或罗红霉素，250mg/d，持续3个月以上。主要针对非IgE升高的类型。

(3) 黏液促排剂：具有稀化黏液及改善黏膜纤毛活性的作用，有利于分泌物的排出和鼻腔黏膜环境的改善，推荐使用。

(4) 减充血剂：长期使用鼻腔减充血剂会对黏膜纤毛系统的形态与功能造成破坏，尤其是盐酸萘甲唑啉、麻黄碱类药物。因此原则上不推荐使用，除非发生急性感染并有比较严重鼻黏膜充血水肿影响呼吸，可以临时使用不超过1周。

(5) 生理盐水冲洗：是当代非常流行的治疗和鼻腔保健护理方法。有两种冲洗方法：①用常温无菌温生理盐水经特制的器皿，直接进行鼻腔冲洗。可以达到清洁鼻腔，改善黏膜环境的目的。使用1.8%～2.4%高渗盐水盥洗鼻腔可减轻黏膜水肿。②用特制的导管伸入窦口冲洗，适用于上颌窦、额窦及蝶窦的一般炎症。冲洗时使导管经窦口进入窦腔，用微温的无菌生理盐水冲洗，以清除窦内积脓。但此种方法操作较难、盲目，而且容易损伤窦口黏膜，故现在已很少采用。

Notes

3. 手术治疗 规范药物治疗无效的时候，可以采用手术治疗。如果患者有明确的鼻息肉和解剖学异常而且影响到鼻窦引流，也可以不经过药物治疗直接手术。手术以解除鼻腔鼻窦解剖学异常造成的机械性阻塞、重建结构、通畅鼻窦通气和引流、黏膜保留为主要原则。

主要采用鼻内镜鼻窦手术:在鼻内镜和电视监视下,纠正鼻腔解剖学异常、清除不可逆的病变,尽可能保留鼻-鼻窦的黏膜,重建鼻腔鼻窦通气引流(尤其是窦口鼻道复合体区域的通畅与引流),为鼻腔鼻窦黏膜炎症的良性转归创造生理性局部环境,最终达到鼻-鼻窦黏膜形态与自身功能的恢复。通常情况下,当药物治疗3个月以上仍然不能有效控制症状时,推荐使用手术疗法。

(张 罗)

第三节 合并鼻息肉的慢性鼻-鼻窦炎

合并鼻息肉的慢性鼻-鼻窦炎是慢性鼻-鼻窦炎的一个亚型。一般来说,鼻息肉大多继发于慢性鼻-鼻窦炎,本节讨论的慢性鼻-鼻窦炎伴鼻息肉即指这种情况。而还有一部分鼻息肉可能是由于变态反应水肿、不明原因等因素所致。在鼻科学领域,慢性鼻-鼻窦炎伴鼻息肉仍是一个棘手的疾病,因为它的病因和发病机制不甚明了,内科治疗不甚满意,而且易复发,患者常常接受多次手术治疗。

慢性鼻-鼻窦炎伴鼻息肉可发生于所有人种,平均发病年龄是42岁,男性多于女性,有报道该病的男女年发生率分别为0.86‰和0.39‰。

【病因与发病机制】 慢性鼻-鼻窦炎与多种因素有关,包括感染、免疫、鼻腔鼻窦解剖异常、黏膜纤毛系统功能异常、遗传等,这些在上一节中已有阐述。

对于慢性鼻-鼻窦炎伴鼻息肉来说,感染性因素始终在其发病中占有重要地位。这从许多呼吸道感染性疾病患者中保持着鼻息肉的高发病率可得到佐证,金黄色葡萄球菌、流感嗜血杆菌和肺炎链球菌为最普遍的致病病原体。特别要提到的是金黄色葡萄球菌,金黄色葡萄球菌会释放具有潜在超抗原特性的金黄色葡萄球菌肠毒素(*staphylococcal* exotoxins,SEs)。有研究发现,慢性鼻-鼻窦炎伴鼻息肉患者的鼻腔分泌物均可培养出金黄色葡萄球菌,其中55%的菌株是产毒的,现已确定的肠毒素有19种(SEA—D、E、G、I等)。而SEs可能通过影响免疫调节系统的活性和前炎性反应效应细胞的种类而在慢性炎性反应疾病发病过程中起到重要的作用。另外,窦口鼻道复合体是鼻窦炎伴鼻息肉的好发部位,其自然腔隙是鼻窦通气和引流的关键部位,包括中鼻甲、钩突、半月裂、筛漏斗、前筛房,以及鼻丘、上颌窦自然开口和鼻囟门等,它是鼻窦引流的关键部位,机械性阻塞和黏膜纤毛运动的紊乱或停止使该区域的通气和引流发生障碍从而导致鼻窦炎伴鼻息肉发生。

大多数人认为慢性鼻-鼻窦炎伴鼻息肉与慢性鼻-鼻窦炎不伴鼻息肉是同一疾病实体,但是却无法解释鼻息肉为何仅在某些慢性鼻-鼻窦炎患者发生。因此也有很多研究在分析两者之间的差异,从细胞、蛋白水平以及分子水平,希望有新的突破。

从组织学来说,鼻息肉的特征为血管内皮间隙增宽后血浆蛋白大量漏出,导致组织高度水肿。表面为假复层柱状纤毛上皮覆盖,上皮基底膜广泛增厚并扩展到黏膜下层,形成不规则的透明膜层,上皮下为水肿的疏松结缔组织,组织间隙扩大并腺体增生,其间炎症细胞浸润。鉴于慢性鼻窦炎伴鼻息肉是一类具有高度异质性的疾病实体,其在免疫病理机制,病理转归和疾病预后上存在显著差异,这一类鼻息肉在免疫表型上分为两类,第一种以Th2细胞反应和明显的嗜酸性粒细胞浸润为特征,第二种以Th1/Th17细胞反应和非嗜酸性粒细胞浸润为特征。前者嗅觉障碍的患病率高,外周血嗜酸性粒细胞升高,常伴发哮喘,治疗易复发。在西方国家多数为Th2细胞反应伴嗜酸性粒细胞增多型(63%~95%),而来自我国鼻息肉的研究显示,除了Th2细胞反应类型外,息肉组织往往有Th1/Th17细胞反应和非嗜酸性粒细胞浸润。

这一类型鼻息肉有关的细胞因子包括白介素IL、转化生长因子(transforming growth factor,TGF)、干扰素(interferon,IFN)、肿瘤坏死因子(tumor necrosis factor,TNF)、集落刺激因子(colony

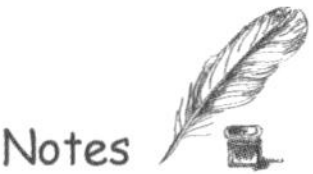

stimulating factor, CSF)、趋化因子(chemokine)以及白三烯(leukotriene)等。细胞因子在慢性鼻-鼻窦炎伴鼻息肉发病过程中的作用研究主要集中在 IL 及其相关亚型在鼻黏膜组织中的表达上。IL-6 能够激活 Th17 细胞、调节 B 淋巴细胞和 T 调节细胞的应答,其信号通路在慢性鼻-鼻窦炎伴鼻息肉发病中发生了明显改变。IL-4 相关调节机制对该病的基质增生也起着重要作用。Carpagnano 等将该病患者呼出气体中的 IL-6 和 IL-4 的浓度与健康对照组进行比较后发现,IL-6 和 IL-4 可作为炎症反应和氧化应激的标记。有研究表明 IL-5 在鼻道窦口复合体中的表达与鼻息肉的发生相关。IL-5 调节嗜酸性粒细胞在鼻息肉黏膜中的浸润,引起假复层纤毛柱状上皮和基膜的增厚,组织水肿。有学者对鼻息肉患者注射抗 IL-5 药物 4 周后,半数患者的鼻息肉缩小,且鼻黏膜中 IL-5 的表达水平可以预示抗 IL-5 的治疗效果。目前各种抗 IL 的药物逐渐运用于临床,有望改善慢性鼻-鼻窦炎伴鼻息肉的治疗效果。TGF-β 能够引起鼻黏膜上皮的组织重塑,使基膜增厚,纤维化加强,在鼻息肉形成过程中起着重要的作用。有研究表明慢性鼻-鼻窦炎伴鼻息肉患者的鼻黏膜组织中,TGF-β 的表达低于慢性鼻-鼻窦炎不伴鼻息肉者,且 TGF-β 对鼻窦疾病中的不同组织重塑类型起着主要的调控作用口。也有学者认为 TGF-β 在鼻息肉中的表达具有双重作用:一方面其能够阻止炎症因子的表达,另一方面却能增强组织的纤维化和血管生成,促进细胞生长,提高组织重塑性,引起鼻息肉的发生。TNF 家系中的 B 细胞激活因子在鼻息肉组织中的过表达能够引起鼻腔局部 IgA 升高、嗜酸性粒细胞活化,导致慢性鼻-鼻窦炎患者形成鼻息肉。同时在中国人的鼻息肉组织中 TNF-α 能够上调 VCAM-l 的表达,促进嗜酸性粒细胞的黏附和转移,在慢性鼻-鼻窦炎伴发病中起着重要作用。

总之,慢性鼻-鼻窦炎伴鼻息肉的发病是多因素、多步骤的复杂过程。

【临床表现】 该病的主要症状有鼻塞,且为持续性鼻塞,并且随着鼻息肉体积增大而加重。另一主要症状为鼻腔分泌物增多,患者表现为流脓涕或黏脓涕,亦可表现为后鼻滴漏。部分患者合并有变应性鼻炎,则出现打喷嚏、流清涕等不适。患者多有嗅觉障碍,尤其是鼻息肉位于嗅裂时嗅觉下降较明显。部分患者表现为鼻痛,头痛以及面部胀痛不适,但与急性鼻窦炎相比,疼痛的规律性不明显、部位欠典型。另外,鼻塞严重者说话有闭塞性鼻音,睡眠时亦有打鼾。若鼻息肉阻塞咽鼓管咽口可以引起耳鸣,耳闷塞感,甚至听力下降。

前鼻镜检查可发现来源于中鼻道、嗅裂的荔枝肉样新生物(图 2-9-11),伴黏性或黏脓性分泌物,病变一般为双侧,少部分为单侧。一般来说,慢性鼻-鼻窦炎伴鼻息肉多合并鼻腔结构的异常,如鼻中隔偏曲(图 2-9-12)、中鼻甲反向偏曲、泡状中鼻甲(图 2-9-13)等,一般来源于中鼻道的鼻息肉较多。

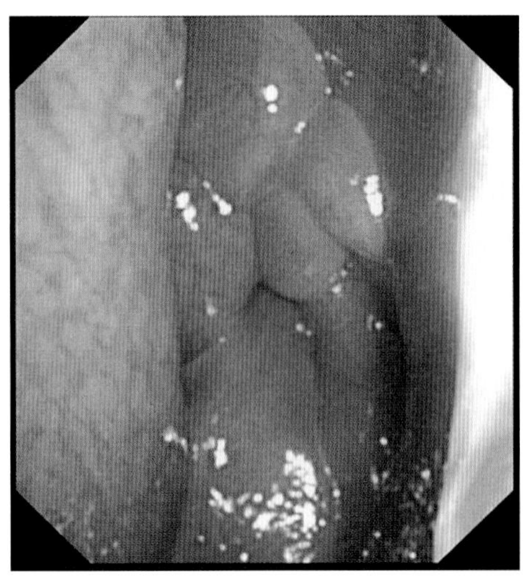

图 2-9-11 左鼻腔、左中鼻道多个息肉

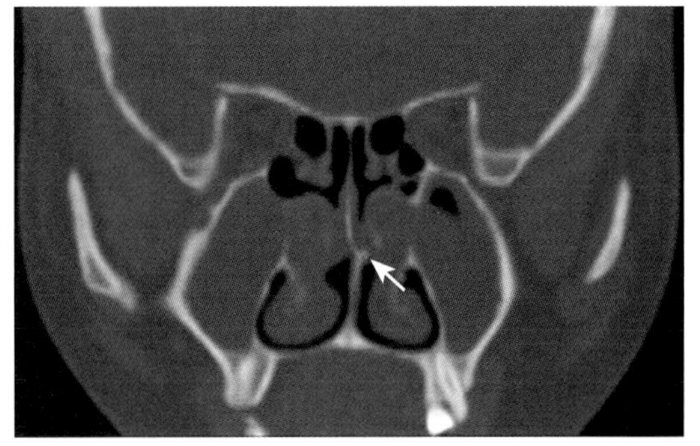

图 2-9-12 双上颌窦炎症,伴鼻中隔偏曲

Notes

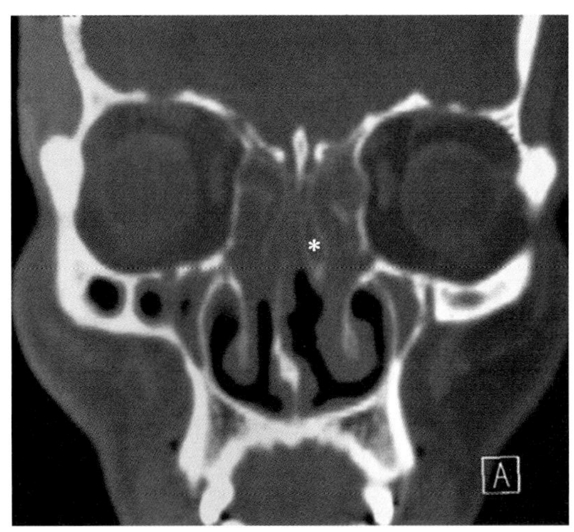

图 2-9-13 双侧上颌窦、筛窦炎症，伴左中鼻甲气化

辅助检查主要包括鼻内镜检查和鼻窦 CT 检查。鼻内镜检查是很有价值的，它能发现鼻腔鼻道深部有小息肉，可以发现并存的解剖异常，并且可以记录和评价患者的病情。鼻窦 CT 扫描可以显示窦口鼻道复合体和（或）鼻窦黏膜炎性病变、积脓，以及合并息肉样物形成，鼻窦冠位 CT 能够显示钩突附着、中鼻甲附着、筛顶、眶下气房、鼻中隔等情况，矢状位 CT 能够显示额窦引流、蝶窦发育等，轴位 CT 则能显示筛房发育、泡状中鼻甲等。

【并发症或伴随病变】

1. 支气管哮喘 多见于阿司匹林三联症的患者。亦有大量临床资料表明，鼻息肉患者中 20% ~30% 合并有哮喘或哮喘病史，早年认为与鼻肺反射有关，近来则认为是上下呼吸道炎症一致性所致。

2. 分泌性中耳炎 当鼻息肉压迫咽鼓管咽口或继发炎性物质刺激咽鼓管时，可导致咽鼓管功能障碍，发生分泌性中耳炎。

【诊断】 该病的诊断并不困难。一般来说，从症状、体征即可诊断慢性鼻-鼻窦炎伴鼻息肉，需要强调的是该病的鼻塞、脓涕、嗅觉下降等症状比不伴鼻息肉的症状要表现得更严重，主要的体征就是在鼻腔鼻道内发现息肉。鼻内镜检查有时有助于诊断，因为它能发现深在的息肉。鼻窦 CT 扫描也有助于诊断，但并非必需的条件，但术前检查有助于手术方案的制订。

【治疗】 本病治疗的目的是重建鼻腔通气道和鼻呼吸，通畅引流，控制感染，减轻症状，改善呼吸，治疗伴发疾病如哮喘，提高生活质量，预防并发症。

（一）药物治疗

该病的药物治疗包括抗炎药物（糖皮质激素、抗白三烯药物）、抗生素、黏液溶解促排剂、抗过敏药、中成药等。

糖皮质激素对于慢性鼻-鼻窦炎伴鼻息肉属于一线药物，包括鼻内糖皮质激素和全身糖皮质激素，具有抗炎、抗水肿作用，鼻内糖皮质激素的疗程不少于 12 周。对于严重、复发性鼻息肉患者，可以短期减量口服全身糖皮质激素，但需注意全身使用激素的禁忌证，密切观察用药过程中可能发生的不良反应。抗白三烯药（白三烯受体拮抗剂）主要用于哮喘的治疗，可能对阿司匹林敏感性鼻-鼻窦炎有效，而对鼻息肉的疗效已在一项开放性研究中得到初步肯定，但仍需要安慰剂对照试验进一步证实。当慢性鼻-鼻窦炎伴鼻息肉合并急性感染时，可以根据细菌培养和药物敏感试验结果选择敏感的抗菌药物进行治疗，常规剂量，疗程不超过 2 周。黏液溶解促排剂可稀化鼻腔和鼻窦分泌物并改善鼻黏膜纤毛活性，有促进黏液排出和有助于鼻腔鼻窦生理功能恢

Notes
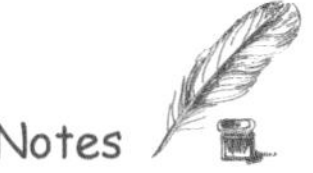

复的作用,推荐使用。抗过敏药物对伴有变应性鼻炎和(或)哮喘的患者可应用抗过敏药物,包括口服或鼻用抗组胺药,疗程不少于4周。

(二)手术治疗

手术治疗是慢性鼻-鼻窦炎伴鼻息肉的主要治疗方法,因为鼻息肉以及合并的解剖异常影响到鼻窦的通畅引流,需要解除机械阻塞、重建结构和通畅引流。

目前常用的手术方式为鼻内镜鼻窦开放术,可以在鼻内镜和电视监视下行鼻窦开放手术,通过小范围或局限性手术解除广泛的鼻窦阻塞性病变,尽可能保留鼻-鼻窦黏膜。但是,内镜鼻窦手术的目的是通过手术纠正鼻-鼻窦解剖学异常、清除不可逆病变、改善鼻窦的通气和引流,为药物治疗与黏膜形态和功能的改善创造条件。鼻内镜手术的围术期治疗在整个治疗过程中亦占有重要地位。其围术期处理是以手术为中心,原则上应包括手术前1~2周至手术后3~6个月的一系列用药策略及处理原则。手术后用药原则与上述药物治疗的原则基本相同,综合药物治疗时间不少于12周。

手术后不宜频繁进行鼻内镜检查和对术腔进行外科干预。术后局部处理时间一般为:术后1~2周内进行首次术腔清理,以清除陈旧性积血和分泌物为主,以后根据术腔恢复情况确定随访处理的间隔时间,每次处理的间隔时间可为2周,持续3~6个月。

传统的手术包括上颌窦鼻内开窗术、上颌窦根治术、鼻内筛窦切除术、鼻外筛窦切除术、鼻外额窦根治术等。这些手术方式已很少使用,只在某些情况下会考虑。例如,上颌窦黏膜严重息肉样变时,可考虑同时行上颌窦根治术,刮除所有病变的黏膜。

(三)其他治疗

鼻腔冲洗是治疗慢性鼻-鼻窦炎的有效手段,也是鼻内镜手术后常用的辅助治疗方法。用于冲洗的试剂有生理盐水、高渗盐水等。还有,盐水鼻腔雾化、喷雾等,多于鼻内镜手术后,为保持术腔湿润,促进创面愈合。

第四节 鼻 息 肉

除继发于慢性鼻-鼻窦炎的鼻息肉之外,另一类鼻腔原发的鼻息肉(nasal polyps)以鼻腔炎症黏膜形成带蒂或广基、单发或多发的高度水肿的息肉为临床特征。该类型鼻息肉的发病至今仍不清楚。常发生于支气管哮喘、阿司匹林耐受不良、变应性真菌性鼻窦炎与囊性纤维化患者。据报道,人群中成人鼻息肉发生率为1%~4%,儿童则较低。鼻息肉的好发年龄为30~60岁,男性多发,男女比例波动于2:1和4:1之间。

【病因与发病机制】 目前鼻息肉被公认为是一种多致病因素导致的疾病实体,这些因素包括免疫异常、解剖异常、遗传因素、感染等。其组织学特征为血管内皮间隙增宽后血浆蛋白大量漏出,导致组织高度水肿。表面为假复层柱状纤毛上皮覆盖,上皮基底膜广泛增厚并扩展到黏膜下层,形成不规则的透明膜层,上皮下为水肿的疏松结缔组织,组织间隙扩大并增生的腺体,其间多种炎细胞浸润。有学者根据其组织学特点将鼻息肉分为四种情况:①嗜酸性粒细胞增多伴水肿型;②慢性炎症或纤维化型(大量炎症细胞主要为淋巴细胞和中性粒细胞);③浆黏液腺体型;④不典型基质型。下面介绍几种关于鼻息肉发病的假说。

1. 变态反应 人们将鼻息肉与变态反应联系起来主要是依据三个方面:①大多数鼻息肉为嗜酸性粒细胞大量浸润;②鼻息肉与哮喘密切相关;③鼻息肉的临床表现与过敏的症状及体征相似。有报道显示变应性鼻炎、哮喘患者的鼻息肉发生率高于普通人群和慢性鼻窦炎患者,而且鼻息肉患者的皮肤点刺试验阳性率亦高于普通人群。当然也有研究者持相反结论。但持变态反应观点者又提出了“黏膜免疫”这个概念,即在皮肤点刺试验阴性或血浆IgE不高的鼻息肉患者的鼻腔黏膜中可检测到特异性IgE增高的现象。有Meta分析显示99%的鼻息肉患者有鼻

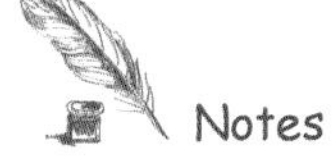

黏膜免疫反应而无系统的免疫反应。黏膜免疫将是今后研究鼻息肉发生机制的一个重要研究方向。

2. 中鼻道微环境学说 鼻息肉多发于中鼻道,研究发现中鼻道有如下解剖学和组织学特点:间隙狭窄,凹凸不平,吸入气流在此易形成紊流;纤毛功能较下鼻道减弱,而且中鼻道结构复杂、狭细,黏膜稍有肿胀即可互相接触,继而导致该部位纤毛活动障碍;中鼻道黏膜血流较鼻内其他部位明显减少。因此,当中鼻道微环境某些改变时就会使中鼻道天然防御功能减弱,局部易受有害因素损伤,为鼻息肉的形成创造了条件。

3. 阿司匹林耐受不良 阿司匹林三联症是一种独特的临床疾病实体,包括阿司匹林性哮喘、鼻息肉和阿司匹林不耐受,主要由以阿司匹林为代表、其他解热镇痛药和非甾体抗炎药及其复方制剂所诱发。以上药物均为环氧化酶(cyclo-oxygenase,COX)的抑制剂,COX1 可以维持细胞的正常功能,而 COX2 在生理情况下几乎不表达,只有在细胞因子或炎症介质存在下才表达。当 COX2/COX1 比值越大则越容易引起阿司匹林三联症。当花生四烯酸代谢的环氧化酶途径受到阻止,则会转向白三烯途径,白三烯类则有白细胞趋化作用、增加毛细血管渗透性、强大的支气管平滑肌收缩作用等。这类患者合并鼻息肉多为双侧性,常常反复接受手术治疗。

4. 遗传 有细胞遗传学调查结果发现 13 例鼻息肉患者中有 3 例染色体畸变,其中 1 例复发性鼻息肉为染色体数目畸变,另外 2 例为染色体结构异常,组织学特点为频繁出现基质细胞、波形蛋白和平滑肌肌动蛋白阳性,另外 10 例中 7 例核型正常,但其中 2 例有随机结构改变。Delagrand 等人进行了一个家族研究,推测鼻息肉是染色体隐性遗传性疾病。也有报道采用遗传流行病学病例对照研究方法,证明了鼻息肉符合多基因遗传模式。推测它属于多基因遗传,它的发生是由遗传因素和环境因素相互作用的结果。

人类白细胞抗原(human leukocyte antigen,HLA)是迄今为止发现的人类最具有多态性的基因复合体,有大量的研究发现特定 HLA 等位基因与鼻息肉之间有一定的相关性。Leprini 等的研究表明,纤维型鼻息肉中 HLA-DR 和 HLA-DQ 细胞的百分比增加,纤维型鼻息肉的表皮和腺上皮细胞中 HLA-DR 抗原呈明显阳性表达。Keles 证明 HLA-B07 和 HLA-Cw*12 在鼻息肉患者中出现频率明显较高。同样,Molnar-Gabor 的研究显示携带 HLA-DR7,-DQA1*0201 和-DQM*0202 单倍体的患者发生鼻息肉的几率将增加 2~3 倍。Ramírez-Anguiano 等也发现在墨西哥的鼻息肉患者中 HLADRB1*03 和 HLA-DRB1*04 等位基因出现频繁。各项研究表明,HLA 与鼻息肉的发生有一定的关联性,但各研究中的易感基因并不相同。

5. 鼻腔纤毛功能障碍 纤毛先天性结构和功能异常,导致纤毛运动功能不良和清除功能障,黏液分泌物和细菌的潴留,继发上下呼吸道感染,导致鼻窦炎、鼻息肉。多见于不动纤毛综合征(immotile cilia syndrome)、Kartagener 综合征(支气管扩张、慢性鼻窦炎和内脏反位)和囊性纤维化患者。

6. 其他 还有学者试图用细菌超抗原学说、一氧化氮学说等来诠释鼻息肉的病因和发病机制。

【临床表现】 临床表现因息肉出现的侧别、大小及多少而异。体积小且单发的鼻息肉,可以无任何症状,仅在体检时发现。随着鼻息肉体积增大则出现持续性鼻塞并进行性加重,严重者说话有闭塞性鼻音,睡眠打鼾。嗅觉障碍也常见,多因鼻息肉堵塞鼻道致气流不能到达嗅区引起,也可能是嗅区黏膜本身的病变导致嗅觉减退甚至失嗅,有报道嗜酸性粒细胞增多的鼻息肉患者常以嗅觉减退为首发症状。伴发鼻炎或并发鼻窦炎时,可有流涕,为浆液、黏液或脓性;也可能出现鼻背、额部及面颊部胀痛不适感。伴有变应性鼻炎的患者,常有喷嚏、鼻痒等过敏症状。息肉体积增大可压迫咽鼓管咽口或炎性刺激造成咽鼓管口黏膜肿胀,导致咽鼓管功能障碍,可出现耳鸣,耳闷塞感,甚至听力下降。

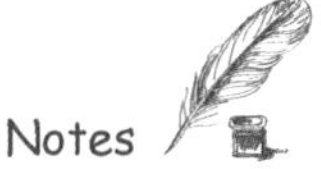

前鼻镜检查鼻腔可发现荔枝肉样新生物，鼻内镜检查可更加明确病变为单发或多发，表面光滑，灰白或淡黄、半透明，病程长的病例则为粉红色，息肉带蒂或广基，基底可来源于中鼻道、嗅裂或下鼻甲。触之柔软，不痛，不易出血。病史较长或反复发作或巨大的双侧鼻息肉，严重时可引起外鼻畸形，即两侧之鼻背变宽，形似蛙腹，而称之为"蛙鼻"。鼻窦CT检查以明确病变范围，在不伴鼻窦炎的病例，鼻窦无软组织影充填。

【诊断】 根据病史、症状和体征，诊断并不困难。但要注意鼻息肉病的可能。下列情况则要想到鼻息肉病：①有鼻息肉前期手术及术后复发史；②糖皮质激素治疗有效；③息肉样变黏膜与正常黏膜无明显分界；④双侧鼻腔鼻窦黏膜广泛型炎症反应和息肉样变，累及多个鼻窦；⑤常伴有支气管哮喘。

【鉴别诊断】 鼻息肉需与以下疾病鉴别：

1. **鼻腔鼻窦内翻性乳头状瘤** 外形如多发性鼻息肉，表面粗糙不平，色灰白或淡红。多发生于一侧鼻腔，手术时易出血，术后易复发，并可恶变。故需重视病理检查。

2. **鼻咽纤维血管瘤** 纤维血管瘤基底广，多在鼻腔后段及鼻咽部，偏于一侧，不能移动。表面可见血管，色红，触之较硬，易出血，有鼻塞、鼻出血史，多见于男性青少年。

3. **鼻腔恶性肿瘤** 凡单侧进行性鼻塞，反复少量鼻出血或有血性脓涕且臭、外鼻变形、面部麻木、剧烈偏头痛、一侧鼻腔内有新生物等临床表现时，必须实施活检，明确诊断。

4. **鼻腔脑膜脑膨出** 多发于婴幼儿，但鼻内型诊断较为困难，极少有出生后即发现的。临床上表现为单侧鼻腔肿物，表面光滑，大部分患者合并有脑脊液鼻漏或反复发作性脑膜炎。因此儿童单侧鼻腔肿物应考虑脑膜脑膨出的可能，应早做CT或MRI检查，以明确诊断。

【治疗】

1. **药物治疗**

（1）糖皮质激素：如果鼻息肉的性质确定，所有患者在外科治疗前后都可接受药物治疗。较小的息肉可能仅使用鼻内局部糖皮质激素即有效，而较大的息肉可能需要全身使用糖皮质激素，例如：泼尼松龙0.5mg/kg，每天早晨顿服，疗程5～10天；同时使用鼻内糖皮质激素，并维持治疗。这种治疗方法被形象地称为"药物息肉切除"（medical polypectomy）。鼻内局部使用糖皮质激素可减小息肉体积和延缓息肉生长。由于鼻息肉易于复发，推荐长期持续治疗。一般来说，以嗜酸性粒细胞浸润为主的炎性息肉需延长治疗时间，但是尚无证据显示应持续多久。

（2）大环内酯类药物：来自日本的研究还显示，大环内酯类药物口服数周至数月能使鼻息肉减小，并与降低鼻分泌物中IL-8水平有关。

（3）抗白三烯药（白三烯受体拮抗剂）：主要用于哮喘的治疗，可能对阿司匹林敏感性鼻-鼻窦炎有效，而对鼻息肉的疗效已在一项开放性研究中得到初步肯定，但仍需要安慰剂对照试验进一步证实。

2. **手术治疗** 手术治疗是鼻息肉的主要治疗方法。传统的鼻息肉手术是在额镜照明下，用圈套器或息肉钳摘除鼻息肉，不能明视，容易损伤正常结构，而且不易切除干净，容易复发。随着鼻内镜的问世和应用，鼻息肉手术也得到大大改进。在内镜明视下，可清楚判断鼻息肉的根蒂部，将其切除干净，并且能够保留正常结构。而且鼻息肉多合并鼻窦炎，可以在鼻内镜同时行鼻窦开放手术。

3. 由于鼻息肉发病与多因素有关，而且易复发，因此现多主张综合治疗。术前1周即采用口服泼尼松龙30mg/d，并用鼻内糖皮质激素喷鼻，每日2次；再行手术治疗，术后继续口服泼尼松龙7天，鼻内糖皮质激素喷鼻维持3个月，甚至6～12个月。

附：上颌窦后鼻孔息肉

自1906年Killian发现后鼻孔息肉已近10个世纪，一直认为是来自上颌窦黏膜或窦口游离

缘,受中鼻道和鼻腔后部解剖特点影响息肉向后垂入后鼻孔。一般均长自囊肿黏膜并经后囟中之上颌窦副口进入鼻腔。上颌窦后鼻孔息肉占全部鼻息肉的4.6%,但有别于一般的鼻息肉。本病多发于青少年,但在儿童患者中发病率更高,Schramm报道在全部儿童鼻息肉患者大约1/3的人为上颌窦后鼻孔息肉。病因不明确,过去多认为上颌窦后鼻孔息肉起源于上颌窦内侧壁,并多与窦壁囊肿相连,近又有国内外报道后鼻孔息肉不只是缘起上颌窦,同时也有来自蝶窦、额窦、后筛窦。有学者研究了后鼻孔息肉的临床特点,建议诊断后鼻孔息肉应分为窦内型、鼻窦阻塞型和单纯型三种临床类型,以便遵循以临床类型为依据的手术原则,选择合理的术式(图2-9-14、图2-9-15、图2-9-16)。

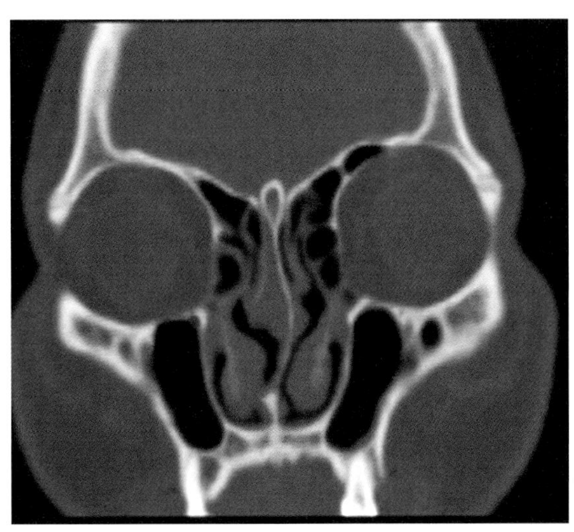

图2-9-14 中鼻甲外侧的息肉,伴鼻中隔偏曲,各鼻窦无充填影

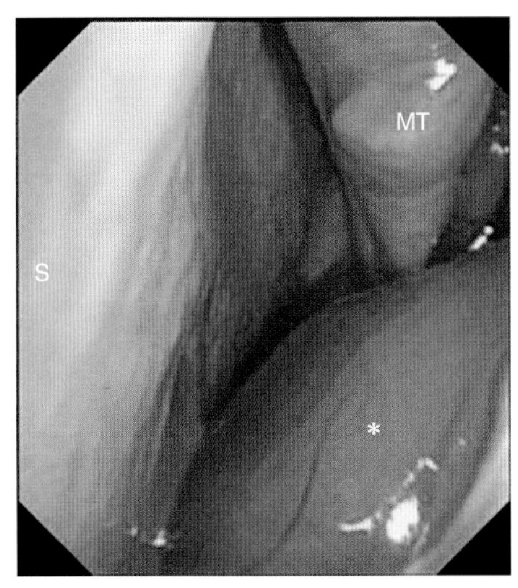

图2-9-15 左侧鼻腔单发息肉自上颌窦口突入中鼻道、总鼻道
(S:鼻中隔 MT:中鼻甲 *:息肉)

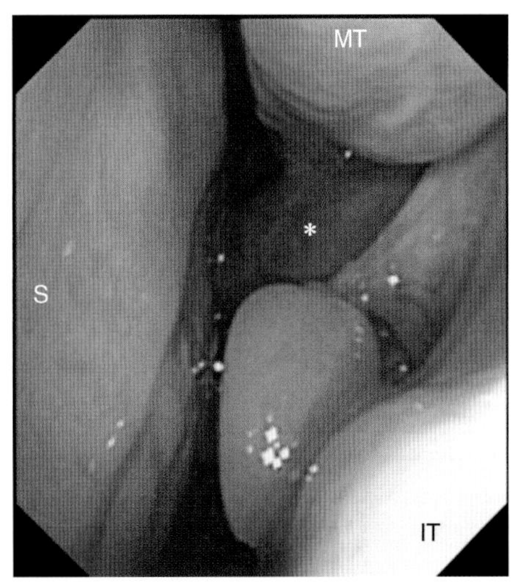

图2-9-16 左侧鼻腔息肉从上颌窦口突入中鼻道、总鼻道,且息肉为分叶状
(S:鼻中隔 MT:中鼻甲 IT:下鼻甲 *:息肉)

【临床表现】 后鼻孔息肉呈单发性,故单侧进行性鼻塞是其主要症状。先感鼻内有物随呼吸活动,渐感吸气尚可而呼气不畅。如息肉突入鼻咽部继续增大则可产生双侧鼻塞,体积巨大者可以坠入口咽部而出现异物感。

前鼻镜检查见灰白色或淡黄色光滑肿物自中鼻道向后伸展,触之质软并可移动,后鼻镜检查可见息肉样物位于后鼻孔或鼻咽部。

【诊断】 根据病史和鼻镜检查多可诊断,CT可以协助诊断。由于患者多为青少年或儿童,因此要与以下疾病鉴别:

1. **鼻咽纤维血管瘤** 多见于男性青少年,有鼻塞、鼻出血史。纤维血管瘤基底广,多在鼻腔后段及鼻咽部,偏于一侧,不能移动。表面可见血管纹丰富,色红,触之较硬,易出血。

2. **脑膜脑膨出** 多发于婴幼儿,但鼻内型诊断较为困难,极少有出生后即发现的。临床上表现为单侧鼻腔肿物,表面光滑,大部分患者合并有脑脊液鼻漏或反复发作性脑膜炎。应早作CT或MRI检查,以明确诊断。

【治疗】 治疗以手术为主。息肉的鼻腔部分可用圈套器绞住其蒂部拉出。若息肉巨大、突入鼻咽部,难以从鼻腔取出,则可经口咽部进入鼻咽部钳住息肉拉出。由于上颌窦后鼻孔息肉起源于上颌窦内,要防止息肉复发必须切除其蒂部。因此可经鼻内镜下开放上颌窦、完全切除息肉蒂部;若内镜暴露有限,则要经柯-陆式进路切除其蒂部。

(郑亿庆)

第十章 真菌性鼻-鼻窦炎

真菌性鼻-鼻窦炎(fungal rhino-sinusitis,FRS)是由真菌感染引起的鼻及鼻窦的疾病,又称鼻-鼻窦真菌病。过去其发现率较低,近10年来,随着抗生素的广泛使用及环境污染提高了FRS的发病率,而国民健康意识提高、细菌学、组织病理学、分子生物学和影像医学的发展等则提高了FRS的发现率,使其成为临床较为常见的一种特异性鼻-鼻窦炎症。

【病因】

1. 病原菌 较常见的致病真菌是曲霉菌(aspergillus)、青霉菌(penicillium)、念珠菌(monilia)、暗色孢科菌属(如双极菌、弯孢菌、链格孢菌等)、毛霉菌(mucoraceae)等。曲霉菌属于子囊菌类真菌,为条件致病菌,其在机体抵抗力下降或鼻腔鼻窦抵御侵袭能力降低时致病。致病的曲霉菌主要有烟曲霉菌(aspergillus fumigatus)和黑曲霉菌(aspergillus niger),以前者最常见。可一种曲霉菌感染,亦可两种或两种以上曲霉菌混合感染。毛霉菌致病虽较少见,但鼻脑毛霉菌病,死亡率高。

2. 局部因素 造成鼻腔鼻窦通气引流障碍的各种因素,如鼻中隔偏曲、泡状中鼻甲及中鼻甲反向偏曲、钩突肥大息肉样变等,牙源性病变等。

3. 全身因素 长期使用抗生素,免疫力低下或缺陷者,如器官移植、白血病、糖尿病、长期应用抗肿瘤药物或糖皮质激素、放疗及HIV患者等,和某些慢性消耗性疾病的患者易患FRS。

4. 环境因素 南方湿热气候FRS的发病率高于北方。曲霉菌感染与职业有关,较多见于鸟鸽饲养员、园艺工、粮仓管理员、农民、酿造业工人等。

【临床分型】 根据是否有真菌侵袭鼻窦黏膜及骨质和患者对真菌的免疫功能状态,真菌性鼻鼻窦炎分为侵袭性和非侵袭性两大类,

1. 侵袭性真菌性鼻鼻窦炎(invasive fungal rhino-sinusitis,IFRS) 真菌感染同时侵犯鼻窦黏膜和骨壁,并向眼眶、颅底和翼腭窝等周围结构和组织侵犯。按发病缓急及临床表现分为两种临床类型:①急性侵袭性真菌性鼻-鼻窦炎(acute invasive fungal rhino-sinusitis,AIFRS);②慢性侵袭性真菌性鼻-鼻窦炎(chronic invasive fungal rhino-sinusitis,CIFRS)。

2. 非侵袭性真菌性鼻鼻窦炎(noninvasive fungal rhino-sinusitis,NIFRS) 真菌感染局限在鼻窦黏膜表面,黏膜内及骨壁无侵犯。按其不同的发病机制和临床特征分为两种临床类型:①真菌球(fungus ball,FB),②变应性真菌性鼻-鼻窦炎(allergic fungalrhini-sinusitis,AFRS)。

【病理、临床表现及诊断】

1. 急性侵袭性真菌性鼻鼻窦炎 此类患者免疫功能严重低下或呈不可恢复状态,暴发性真菌感染向周围结构和组织侵犯十分迅速。数小时或数天内即波及鼻腔外侧壁、甚至上颌窦各壁,累及面部、眼眶、硬腭及颅内。经血液循环侵犯肝、脾、肺等脏器。病死率极高。毛霉菌和曲霉菌是主要致病真菌。组织病理学改变是以真菌侵犯黏膜和骨壁、浸润血管而致组织迅速坏死为主要特征。

临床表现为剧烈头痛、发热无力、眶周及面颊部肿胀、突眼、视力减退或眶尖综合征的表现,可迅速累及眼眶、颅内和面部、口腔、肝、脾、肺等组织,严重者呕吐、昏迷、如得不到及时有效的治疗或患者免疫功能得不到及时地纠正,常在数小时或数天内死亡。检查:鼻腔黏膜干燥萎缩、鼻腔结构破坏等应怀疑本型。常伴有免疫功能低下或缺陷。根据病程长(4周以上)及临床表

现结合CT显示病变鼻窦多为单窦，以上颌窦多见，晚期可多窦受累，病变鼻窦呈全腭穿孔、大量黑色坏死结痂、结膜充血、眼球突出等。常伴有免疫功能低下或缺陷，如器官移植、晚期HIV患者、慢性肾功能衰竭、血液病等。免疫功能越差，发病越急剧，病情越凶险。免疫功能低下或缺陷是判断本型真菌性鼻窦炎的重要因素。应尽快作出诊断，进行早期治疗。简便快速的诊断方法是立即对鼻窦内的抽吸物进行涂片，加10%氢氧化钾溶液，在光学显微镜下观察有无菌丝，如找到真菌菌丝，则是免疫功能障碍合并侵袭性真菌性鼻窦炎的有力证据，如没查到真菌丝，应进行快速冷冻组织切片检查，发现浸润的菌丝即可确诊(组织学证据是诊断侵袭性真菌性鼻窦炎的金标准)。依据上述临床表现、鼻内镜及实验室检查，结合鼻窦CT显示累及鼻腔和多个鼻窦的密度不均匀混杂有高密度点片状影，骨壁呈片状破坏，侵蚀面部、眼眶、颅底等部位，不难作出诊断。此型特点是起病急，发展快，病程短，预后差，死亡率在90%以上。

2. **慢性侵袭性真菌性鼻-鼻窦炎** 1997年DeShazo等人首先提出，2000年Stringer等首次全面叙述了CIFRS的概念。其特点是真菌感染多限制在一个鼻窦腔内，渐缓慢进行性向邻近的鼻窦和鼻腔及周围结构侵犯，如眼眶和颅底，病程至少4周以上，可达数年。曲霉菌是主要致病真菌。组织病理学检查以真菌侵袭黏膜和骨壁，并伴有炎症反应，或有巨细胞浸润及肉芽肿形成，但缺少浸润血管的证据或只是轻微的浸润。此型又依据其鼻窦内病变的大体特征可分为肉芽肿型和非肉芽肿型。

本型起病隐匿，进展缓慢，病程可达数年。临床表现为间歇性血涕、脓血涕，可伴有头痛、眼胀或视力下降等周围器官和组织受侵犯的表现。检查：鼻腔内似慢性鼻-鼻窦炎表现，或可见脆而易出血的肉芽组织。术中见窦内为泥石样物并伴多量稠脓、窦黏膜肿胀、暗红色、质脆易出血和表面颗粒样改变或黏膜呈黑色，全部或大部分密度不均匀的透光区，并向鼻腔或邻近鼻窦膨出，病变中存在高密度钙化斑点，其具有诊断价值，骨质破坏是晚期表现，早期阶段可能被误诊为NIFRS。

3. **真菌球** 真菌在鼻窦内，大体形态如干酪样、碎屑样或砂粒状，呈黄色、暗褐或灰黑色团块状。鼻窦内病变不断增大可压迫窦壁骨质，使其变薄或吸收。光镜下窦内病变组织内可见大量真菌菌丝、孢子、退变的白细胞和上皮细胞。鼻窦黏膜水肿或增生，但无真菌侵袭。常单窦发病，以上颌窦发病率最高。

临床表现为反复发作的单侧鼻塞、流脓涕、脓血涕、可有臭味、头痛及面部不适等，如压迫骨质可出现眼球及面部突出等。亦可不表现任何症状，仅在鼻窦影像学检查时发现。一般无全身症状。鼻窦CT显示单窦不均匀密度增高，伴有不规则钙化斑或点，可有窦壁膨隆或吸收。患者通常免疫功能正常。鼻窦CT检查是术前重要诊断参考(图2-10-1、图2-10-2、图2-10-3)。

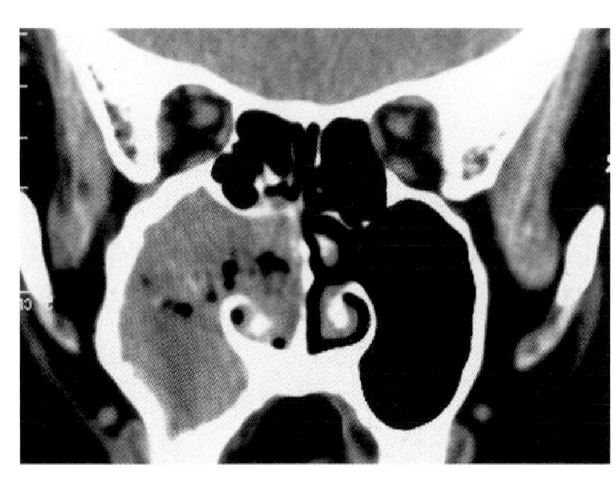

图2-10-1 CT扫描真菌性上颌窦炎特征：单窦发病，骨质破坏，窦腔有钙化斑

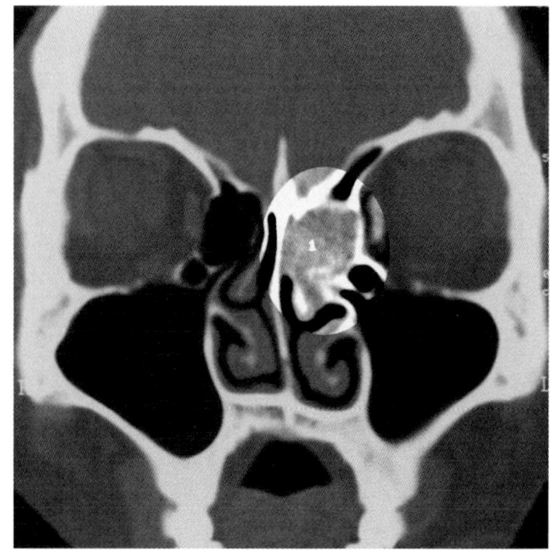

图2-10-2 真菌性筛窦炎

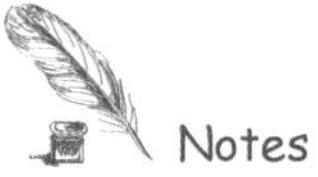

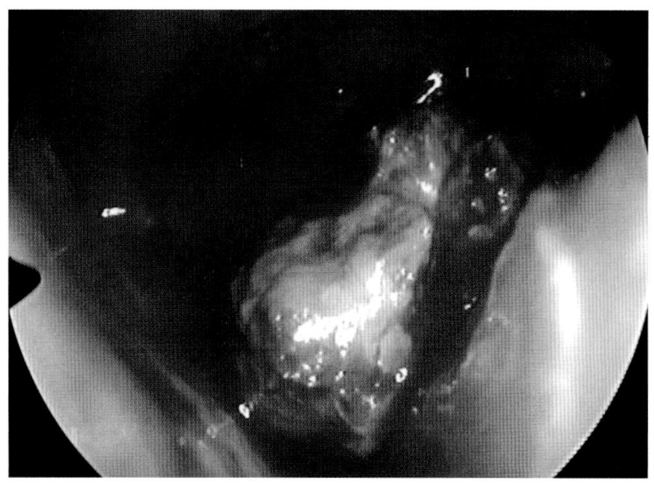

图 2-10-3　鼻窦内真菌感染后形成的团块

4. **变应性真菌性鼻-鼻窦炎**　是真菌作为抗原与特应性个体的鼻窦黏膜接触后引起的变态反应性疾病。鼻窦内病变大体特征是稠厚的"油灰状"的分泌物为变应性真菌性黏蛋白，呈黄白色、棕色或灰绿色等，不易吸出。其特征性组织病理学改变为嗜酸性粒细胞性变应性黏蛋白（mucin），大量散布的嗜酸性粒细胞、夏-莱（Charcort-Leyden）结晶和真菌菌丝，窦黏膜仅表现水肿或增生，但无真菌侵犯。

常发生在有免疫能力的成人和青年人，患者多有特应性体质、变应原皮试或血清学检查证实为Ⅰ型变态反应、长期反复发作的全鼻窦炎或鼻息肉史或合并哮喘病、经历一次或多次鼻窦炎和鼻息肉手术史。本病发病隐袭，进展缓慢，多累及一侧多窦。临床表现与慢性鼻窦炎鼻息肉相似。多发生在额窦、筛窦和上颌窦，病变在鼻窦内扩展性发展，致鼻窦扩张性增大和鼻窦骨壁压迫性吸收。临床表现为眶侧或颌面部缓慢进展的隆起，隆起无痛、固定、质硬和呈不规则形，隆起不断增大压迫眼眶则引起眼球突出、移位，进而眼球活动受限、复视、上睑下垂等。个别严重者可出现眶周软组织肿胀、疼痛，累及眶内和视神经可致视力减退或失明。鼻窦 CT 显示窦腔扩大，窦壁变薄，病变中央为散在变应性黏蛋白影，较均匀且高密度毛玻璃状或极不规则的线状，骨窗表现更明显（图 2-10-4）。鼻窦 MRI 特征是病变中央低信号即 T_1 和 T_2 信号缺失，周边显示增强的 T_1/T_2 信号（图 2-10-5）。

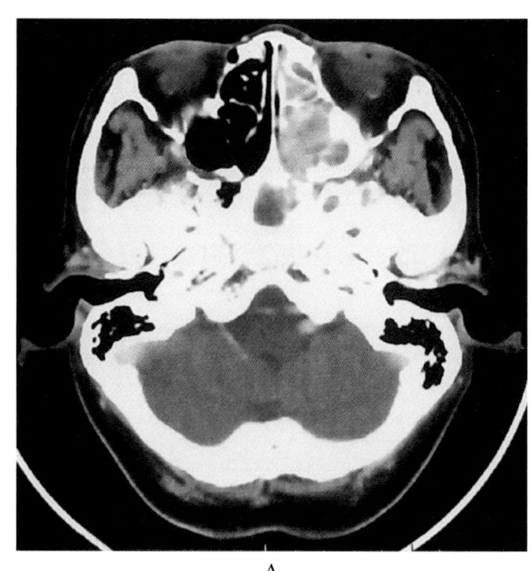

A

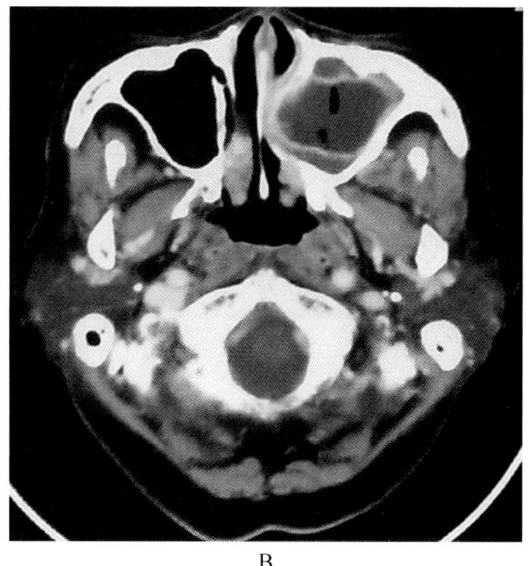

B

图 2-10-4　变应性真菌性鼻-鼻窦炎 CT

A. 筛窦水平　B. 上颌窦水平

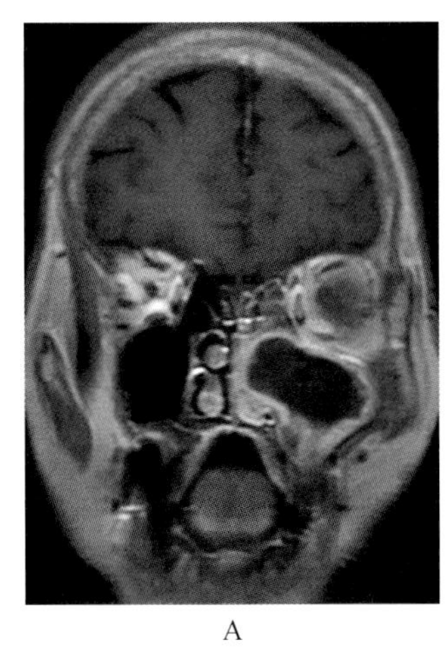
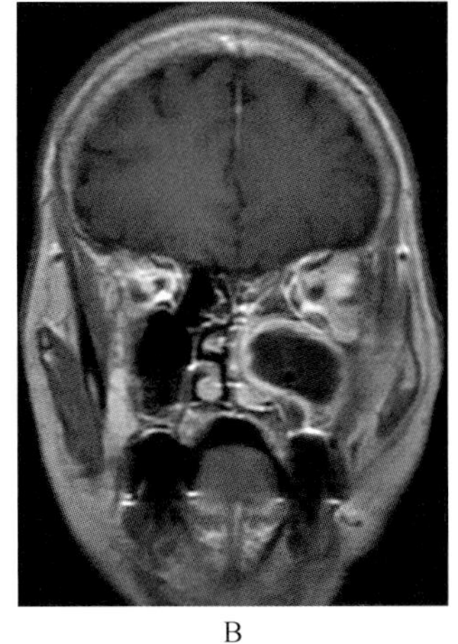
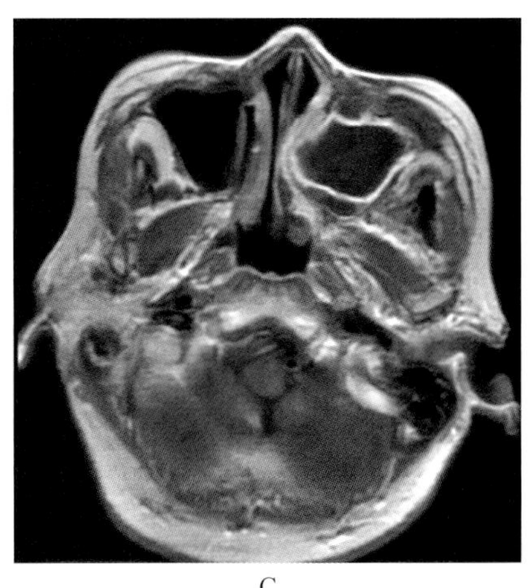

A B C

图 2-10-5 变应性真菌性鼻-鼻窦炎 MRI

A. 冠状位 T_1加权像 B. 冠状位 T_2加权像 C. 水平位 T_2加权像

FRS 最终诊断是依据组织病理学检查。由于常规 HE 染色法检出率较低，现多采用 Gomori 染色（六胺银染色），其检出率在 95% 以上。

【治疗】

1. **手术治疗** 非侵袭型真菌性鼻-鼻窦炎行鼻内镜手术，彻底清除患窦内真菌球或黏蛋白和真菌碎片、不可逆的病变组织（如鼻息肉等），建立鼻窦宽敞永久性引流，保留鼻窦正常的黏膜和骨壁。侵袭型真菌性鼻-鼻窦炎则应行鼻窦清创术，手术方式可根据病变范围选择传统术式或鼻内镜手术。广泛彻底清除鼻腔和鼻窦内病变组织外，并根据病变范围广泛切除受累的鼻窦黏膜和骨壁，包括受侵和失活的鼻、鼻窦、口腔及眶内组织等，并确保鼻窦和眼眶的充分引流。真菌球经手术后多数可获得治愈，变应性真菌性鼻窦炎较难治疗。术后进行定期复查和随访，预防复发。

2. **药物治疗** 真菌球术后一般不需配合抗真菌药物治疗。变应性真菌性鼻-鼻窦炎术后应用糖皮质激素控制病情，其能明显减轻炎症反应、黏膜水肿及息肉形成，降低术后复发率。目前多采用围术期口服泼尼松或鼻内用人工合成长效糖皮质激素喷雾。但长期口服泼尼松时应注意并发症。侵袭型真菌性鼻-鼻窦炎必须用抗真菌药物，首选广谱杀真菌药物两性霉素 B（amphotericin B），对急性侵袭型真菌性鼻-鼻窦炎者静脉点滴，可获得良好的控制，但副作用较大。伊曲康唑（itraconazole）对曲霉菌敏感，副作用较小。术后应用抗真菌药物两性霉素 B 灌洗术腔，对控制复发有一定的作用。

3. **免疫治疗** 国外学者有对变应性真菌性鼻-鼻窦炎行免疫治疗后，可明显地降低患者对糖皮质激素的需要量，减少复发。

4. **其他治疗** 纠正患者存在的代谢和免疫功能异常，改善全身状况。对急性侵袭型真菌性鼻-鼻窦炎可用高压氧疗法。

（张 华）

第十一章　鼻黏膜高反应性疾病

第一节　变态反应性鼻炎

鼻腔与外界直接相通，鼻黏膜对外界各种刺激首当其冲，因而构成了呼吸道第一道屏障。鼻黏膜含有大量血管和腺体，并受丰富的感觉神经和自主神经末梢支配，鼻黏膜又是整个机体黏膜免疫系统——黏膜相关淋巴样组织的主要部位之一，这种特点使其成为一精细、敏感和活跃的终末器官。机体通过神经-免疫和内分泌径路对内源性或外源性刺激产生生理性反应和免疫应答，以维持上呼吸道内环境的平衡。这类反应包括血管的舒缩、腺体的分泌和喷嚏反射以及鼻黏膜免疫细胞的激活。鼻高反应性（nasal hyper-reactivity）则是指鼻黏膜对某些刺激因子过度敏感而产生超出生理范围的过强反应。由此引起的临床状态称为鼻黏膜高反应性鼻病（hyper-reactive rhinopathy）。刺激因子可有免疫性（变应原）、非免疫性（神经性、体液性、物理性）之分，前者即由免疫学机制构成的变态反应性鼻炎，后者则是由非免疫学机制引发的非变态反应性鼻炎。

变应性鼻炎一般常称“过敏性鼻炎”（hypersensitive rhinitis），但不能简单地将变应性鼻炎等同为过敏性鼻炎。过敏性鼻炎是泛指包括免疫学机制和非免疫学机制介导的鼻黏膜高反应性鼻病。只有免疫学机制诱发的鼻炎方可称为变应性鼻炎。变应性鼻炎（allergic rhinitis，AR）是易感个体接触变应原（allergen）后，主要由免疫球蛋白 E（IgE）介导的以发作性喷嚏、流涕和鼻塞为主要症状的鼻黏膜慢性炎症。

【流行病学】 变应性鼻炎（AR）是上呼吸道常见慢性炎症。在全球范围内该病流行率呈高发趋势。本病以儿童、青壮年居多，男女性别发病比无明显差异。

据 WHO 近年公布的数据，全世界现约有 5 亿人罹患此病，其中以西欧、北欧、北美等发达地区流行率最高，一般介于 12% ~30% 之间。我国在 19 世纪和 20 世纪初有地区性流行率的报道，均在 0.5% ~1.5% 之间，而近年则发现流行率呈快速增加趋势。如北京地区 3 ~5 岁幼儿变应性鼻炎流行率是 9.1%，而在 2010 年则上升到 15.43%。韩德民等在 2007 年公布了国内 11 个中心城市的流行病学调查资料，成人自报患病率介于 9% ~24.6% 之间，平均为 11.2%。变应性鼻炎本身虽不是严重疾病，但可显著影响患者生活质量。如影响睡眠、导致工作效率下降、影响学童记忆力，给社会活动、娱乐带来麻烦和不便。恼人的鼻部症状常使患者心情焦躁，甚至可引起心理障碍。变应性鼻炎还可伴发结膜炎、分泌性中耳炎、鼻窦炎和鼻息肉。本病还是诱发支气管哮喘的重要因素。已发表的多个多中心流行病学报道表明，患变应性鼻炎比无鼻炎史者患哮喘的风险可高出 3 ~5 倍。

因此 WHO 指出，变应性鼻炎已成为影响全球人类的健康问题，并于 2001 年首次发布“变态反应性鼻炎及其对哮喘的影响”（Allergic Rhinitis and its Impact on Asthma，ARIA）临床指南性文件。随后又于 2008 年、2010 年再次更新。参照 ARIA（2008），我国对以前 1997 年、2004 年制订的变应性鼻炎诊疗推荐意见做了更新和补充，发布了 2009 年的中国变应性鼻炎诊断和治疗指南。

【病因】 气传变应原亦称吸入性变应原，存在于人类生活环境中，如花粉颗粒、真菌孢子、尘螨、动物排泄物等。其中，气传花粉和真菌是室外环境中最主要的吸入性变应原，而屋尘螨和粉尘螨、真菌和动物(宠物)皮屑以及蟑螂则是室内主要变应原,其中尘螨的虫卵、虫体、皮屑及排泄物均是强烈致敏的变应原,其中以排泄物的致敏性最强。这些变应原的浓度与呼吸道变应性疾病症状严重程度明显相关。

季节性变应原主要指木本类、禾本和草本类的风媒花粉,但螨类和真菌类受热湿气候影响也可有季节性增多。我国早在20世纪70—80年代就进行了大面积的致敏风媒花粉调查,结果显示导致我国华北和东北地区大量季节性鼻炎发生的致敏花粉主要为蒿属花粉,而在南方地区多为禾本科、桑菊科植物花粉。食物变应原多引起皮肤、消化道过敏,也可有鼻部症状,但单纯引起鼻炎者少见。转基因食品能否引起过敏是近年人们关心的问题,有待认真评估。值得注意的是,某些蔬菜、水果中的变应原与植物花粉存在交叉反应性。多数变应原具有蛋白水解酶活性,这种活性在很大程度上决定了该种变应原的变应原性和免疫原性。前者通过IgE介导,后者则直接影响靶细胞(黏膜上皮细胞、树突状细胞)。

随着遗传学的研究进展,越来越多的学者认为,变应性鼻炎的多种表现型都处于较强的遗传控制之下,是一种具有多基因遗传倾向的疾病。变应性鼻炎作为复杂的多基因遗传性疾病,目前还未有明确的致病基因报道。但是近年来,通过分子遗传学的研究,尤其利用一些遗传学研究手段,已发现多个基因及相关的转录因子参与发病过程,其中包括IgE相关候选基因、细胞因子、重要的转录因子以及T细胞表面抗原等候选致病基因。

但现有遗传学研究并不能解释变应性鼻炎流行率持续增加这一事实,表明该病是基于多个基因表达水平的差异,多基因的遗传特性不呈现经典的孟德尔遗传模式,而是以更复杂的情形出现,这与环境因素有极大的相关性。因此近年许多研究试图从表观遗传学(epigenetics)的角度来进一步揭示环境因素对AR发病机制的调节。已有的研究不管是流行病学还是实验研究均提示,近30年来生态环境的改变可通过表观遗传学多种机制(DNA甲基化、组蛋白修饰以及非编码微小RNA等)对呼吸道黏膜系统的先天免疫和获得性免疫进行调控,使得患者对变应原易感性增加。此外,AR发病率可能与饮食结构的改变以及“过度清洁”的生活方式有关。

【发病机制】 鼻变态反应是以Th2免疫反应为主的变态反应炎症。正常情况下,存在于鼻黏膜的树突状细胞通过辅助性T细胞(Th1、Th2)启动不同的免疫反应。正常情况下,Th1和Th2细胞在数量上处于相对平衡状态,以维持正常的免疫状态。当进入黏膜的抗原物质为病毒、细菌时,则在体内发生Th1反应,Th1细胞分泌IL-2、IFN-γ,介导抗感染的细胞免疫;如抗原物质为变应原,则启动Th2反应,Th2细胞分泌IL-4、IL-5、IL-13等介导体液免疫。Th2细胞因子作用于B细胞,后者转化为浆细胞产生和分泌特异性IgE。IgE借其在肥大细胞或嗜碱性粒细胞表面上的受体FcεRⅠ和FcεRⅡ而结合在这两种细胞上。这个阶段即为致敏阶段。

鼻黏膜上皮细胞作为接触外环境各种刺激因子的第一道防线,既是物理屏障,也是重要的免疫屏障。上皮细胞也有抗原提呈细胞的功能,其表面表达IgE的两种受体FcεRⅠ和FcεRⅡ。上皮细胞可合成和释放多种细胞因子和炎性介质。其中有:嗜酸性粒细胞趋化因子,细胞间黏附分子1(intracellular adhesion molecule 1,ICAM-1),血管细胞黏附分子(vascular cellular adhesion molecule 1,VCAM-1),RANTES和嗜酸性粒细胞趋化素(eotaxin),肥大细胞生长因子,干细胞因子(stem cell factor,SCF),促炎细胞因子,IL-1β,TNF-α,IL-6,IL-8和粒细胞单核克隆刺激因子(granulocyte-monocyte colony stimulating factor,GM-CSF),血管内皮生长因子(vascular endothelial growth factor,VEGF)。上皮细胞层的完整性依赖多种细胞间紧密连接(tight junction,TJ)蛋白,但上皮细胞又存在蛋白酶激活受体。多种吸入性变应原依靠其具有的蛋白酶使得上皮细胞屏障的完整性削弱,变应原更易进入鼻黏膜;同时,在变应原刺激下而由上皮细胞产生的胸腺基质淋巴细胞生成素(Thymic stromal lymphopoietin,TSLP)又可经树突状细胞可诱导Th2反应。此外,近年发现的2型天然淋巴样细胞(innate lymphoid cell 2 type,ILC2)或称nuocytes等在上皮细胞释放的TSLP、IL-25、IL-33刺激下也可诱导Th2反应。

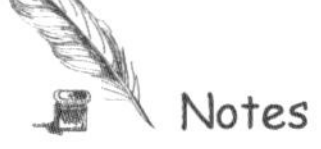

当变应原再次进入鼻腔时，便可激发出变应性鼻炎的临床症状和鼻黏膜的炎症反应。这一阶段分为：

1. 早发相(early phase)　发生于与变应原接触的数分钟内。主要由肥大细胞/嗜碱性粒细胞脱颗粒释放的炎性介质引起。变应原与肥大细胞/嗜碱性粒细胞表面的两个相邻 IgE 桥联，产生信号，导致钙离子进入细胞，激活蛋白激酶 C，使细胞内颗粒膜蛋白磷酸化，将预先合成并储藏在细胞内的炎性介质如组织胺等通过脱颗粒释放出来。此时又诱导细胞膜磷脂介质合成，如花生四烯酸代谢产物(前列腺素，白细胞三烯)。这些介质作用于鼻黏膜的感觉神经末梢、血管壁和腺体，便产生了早发相的鼻部症状：多发性喷嚏、鼻溢和鼻塞。

2. 迟发相(late phase)　发生于早发相后的 4～6 小时，主要是由细胞因子引起炎性细胞浸润的黏膜炎症，也是局部炎症得以迁延的主要原因。Th2 细胞、上皮细胞、成纤维细胞释放的细胞因子信号(IL-4，IL-5，IL-13，GM-CSF)作用于骨髓，导致嗜酸性粒细胞分化、成熟，迁移趋化至鼻黏膜，并在局部集聚。同样肥大细胞、嗜酸性粒细胞和上皮细胞也分泌多种促炎细胞因子(proinflammatory cytokines)和趋化因子(chemokines)，进一步促进嗜酸性粒细胞在局部的浸润、集聚，并使其生存期延长。嗜酸性粒细胞释放的毒性蛋白又造成鼻黏膜损伤，加重了局部的炎症反应。

最近一些学者注意到，一些新识别的 T 细胞亚群如调节性 T 细胞(Treg)、Th17、Th3、Th9 以及 Th10 等对 Th2 细胞的分化均有调节作用，但其复杂的信号传导途径和机制仍在研究和探索中，这类研究成果必将为变应性鼻炎提供新的治疗靶点(图 2-11-1)。

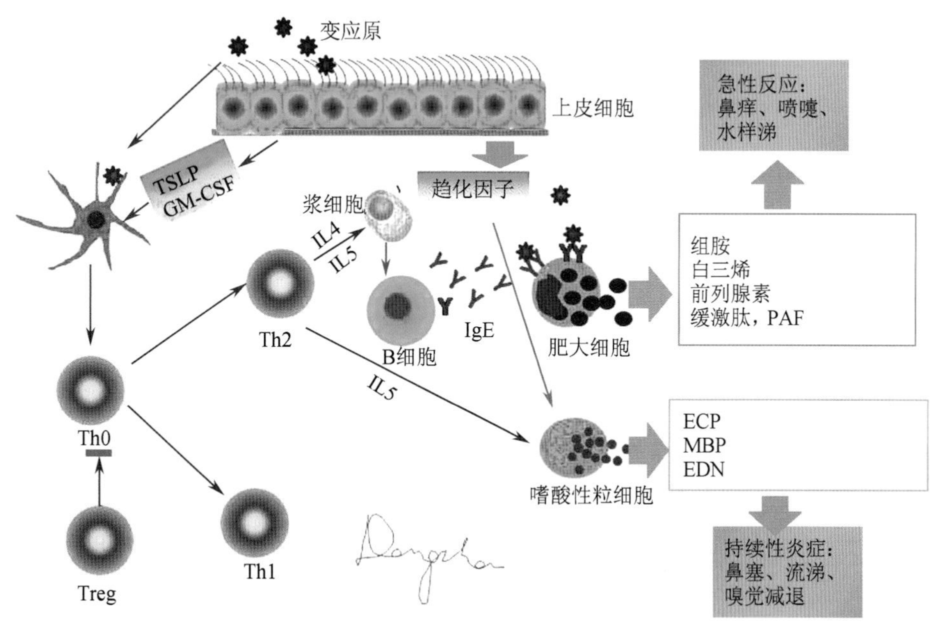

图 2-11-1　变应性鼻炎发病机制示意图

【病理】　主要以淋巴细胞、嗜酸性粒细胞浸润为主的变态反应性炎症。鼻黏膜水肿，血管扩张，腺细胞增生。甲苯胺蓝染色可见肥大细胞在血管周围、黏膜表层乃至上皮细胞间增多。鼻黏膜浅层活化的树突状细胞(CD1+)、巨噬细胞(CD68+)等 HLA-DR 阳性的抗原提呈细胞(antigen presenting cell，APC)增多。并发现在上皮细胞有促进肥大细胞成熟的干细胞因子及多种细胞因子的表达。肥大细胞、嗜酸性粒细胞、巨噬细胞和上皮细胞均有 IgE 受体(FcεRI)。此外，上皮细胞存在有诱生型一氧化氮合成酶(iNOS)，在抗原的刺激下一氧化氮(NO)生成增加。

最轻持续性炎症反应(minimal persistent inflammation，MPI)是变应性鼻炎鼻黏膜病理的另一特征。其主要特点是临床症状消失后黏膜内仍有少许嗜酸性粒细胞浸润和炎细胞黏附分子的

Notes 

存在，结果使鼻黏膜处于高敏状态。

【临床分类】 传统分类是依变应原是否为季节性分为季节性变应性鼻炎(seasonal allergic rhinitis)和常年性变应性鼻炎(perennial allergic rhinitis)。前者主要是由植物花粉季节性播散引起，又称花粉症(pollinosis)，旧称枯草热(hay fever)，后者是由常年存在的变应原如屋尘螨引起。但实际上花粉症患者可能不止对一种花粉敏感，而有些地区常年存在花粉；常年性鼻炎也不都是一年中天天发病，且也有季节性加重。因此世界卫生组织(WHO)ARIA(allergic rhinitis impact on asthma)工作小组(2001，2008)从个性化治疗需要和对生活质量的影响程度出发，推荐新的分类方法，具体如下(图 2-11-2)。

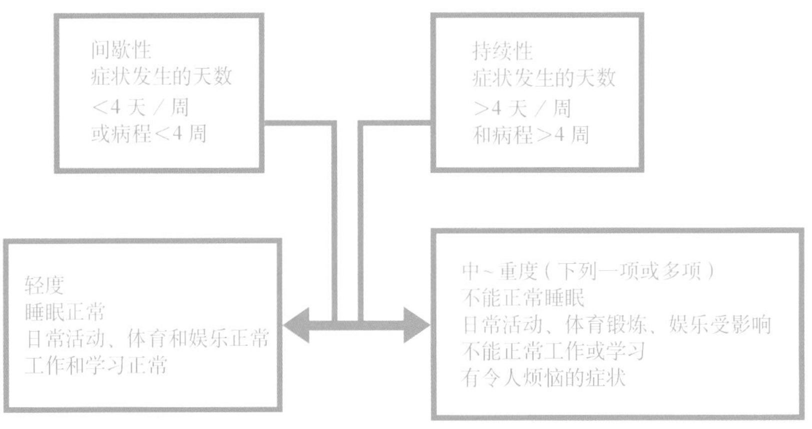

图 2-11-2 变应性鼻炎新的分类法

2009 年 12 月中华耳鼻咽喉头颈外科杂志发表的我国变应性鼻炎诊疗指南，也采用了这种分类。应该注意的是间歇性(intermittent)并不等同于季节性，持续性(persistent)也不等同于常年性，因为这两种分类的依据不同。ARIA 分类主要依据疾病持续时间(duration)和对生活质量的影响。但对于这种分类仍有不同认识，故在国外期刊或学术会议上仍可见到传统分类方法。

【临床表现】 本病以鼻痒、阵发性喷嚏、大量水样鼻溢和鼻塞为临床特征。多数患者有鼻痒，有时伴有软腭、眼和咽部发痒。每天常有数次阵发性喷嚏发作，每次少则 3～5 个，多则十几个，甚至更多。水样鼻涕，擤鼻数次或更多，常换洗数次手绢。鼻塞均为双侧，但轻重程度不一。

如患者对花粉过敏，患者在花粉播散期间，每天清涕涟涟，眼结膜充血，重者由于反复揉眼而致眼睑部红肿。鼻黏膜水肿明显，鼻塞较重，部分患者嗅觉减退，与鼻黏膜广泛水肿有关。有患者伴有下呼吸道症状，喉痒、胸闷、咳嗽、哮喘发作。持续数周，季节一过，症状缓解，不治而愈，次年与相同季节再次发作。而对常年性变应原过敏者，呈间歇性或持续性发作。发作季节和时间不定，但常在打扫房间、整理被褥或衣物、嗅到霉味、接触宠物时发作。最近 Antonicelli(2007)对 1321 名确诊为变应性鼻炎的患者分类，发现轻度间歇性鼻炎为 7.75%，中-重度间歇性者为 17.1%；轻度持续性鼻炎为 11.6%，而中-重度持续性者为 63.6%。值得注意的是，合并哮喘者竟占 46.6%。可以看出，临床上仍以中-重度持续性者居多，与这类患者症状重、求医欲望有关。

【检查】 一般检查，由花粉引起者常可见眼睑肿胀、结膜充血；鼻黏膜水肿、苍白；鼻腔有水样或黏液样分泌物，鼻甲肿大，1% 麻黄碱可使其缩小，有时可发现中鼻道小息肉。对常年性变应原敏感者鼻黏膜呈暗红色、浅蓝或苍白。病程长者中鼻甲前端水肿或息肉样变，下鼻甲肥厚。若伴有胸闷、哮喘听诊可闻及肺部喘鸣音。发作期的鼻分泌物涂片检查可见较多嗜酸性粒细胞(嗜伊红染色)，鼻黏膜刮片检查可见有肥大细胞或嗜碱性粒细胞(甲苯胺蓝染色)。

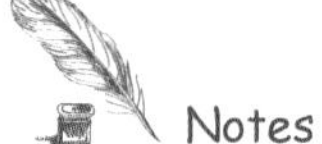

特异性 IgE 检查：

1. **变应原皮肤试验(skin test)** 是常用的诊断方法,其原理是以变应原检测皮内肥大细胞表面是否存在该变应原特异性 IgE。以适宜浓度和低微剂量的各种常见变应原提取液(extract)作皮肤激发试验(一般采用点刺法),如患者对某种变应原过敏,则在激发部位出现风团和红晕,视为阳性,根据风团大小判定阳性程度(+、++、+++)。

2. **血清特异性 IgE 测定** 将患者血清与包被在适宜固相上的变应原提取物反应,以放射免疫或酶标免疫法检测血清中游离的特异性 IgE。变应性鼻炎患者血清特异性 IgE 为阳性。但其血清总 IgE 水平可在正常范围内,若合并支气管哮喘者则可升高。

【诊断】 本病的诊断主要依靠病史和特异性检查。病史对于诊断非常重要,通过详尽地病史调查,如发病季节、时间、诱因、程度,生活和工作环境,家族及个人过敏史,有否有哮喘、皮炎等,就可大致判定鼻炎症状是否为变态反应性。

最后确诊病史须与特异性 IgE 检测结果相符。

结合我国具体情况,2009 年我国颁布的变应性鼻炎诊断制定如下标准：

(1) 具有鼻痒、喷嚏、鼻分泌物和鼻塞 4 大症状中至少 2 项,症状持续 0.5~1 小时以上,每周 4 天以上;

(2) 变应原皮肤试验呈阳性反应,至少 1 种为(++)或(++)以上/或变应原特异性 IgE 阳性;

(3) 鼻黏膜形态炎性改变。

主要根据前两项即可作出诊断,其中病史和特异性检查结果应相符。

本病应注意与急性鼻炎的鉴别。急性鼻炎为病毒感染性疾病,发病早期有喷嚏、清涕,但病程短,一般为 7~10 天。常伴有四肢酸痛,周身不适、发热等症状,早期鼻分泌物可见淋巴细胞,后期变为粘脓性,有大量中性粒细胞。

此外应与下列高反应性鼻病鉴别：

1. **血管运动性鼻炎** 临床表现与变应性鼻炎极为相似,发病原因不明确,变应原皮肤试验和特异性 IgE 测定为阴性,鼻分泌物涂片无典型改变。

2. **非变应性鼻炎伴嗜酸性粒细胞增多综合征(nonallergic rhinitis with eosinophilia syndrome,NARES)** 症状与变应性鼻炎相似,鼻分泌物中有大量嗜酸性粒细胞,但皮肤试验和 IgE 测定均为阴性,也无明显的诱因使症状发作。NARES 的病因及发病机制不明,有认为可能是阿司匹林耐受不良三联症(Widal's triad syndrome)早期的鼻部表现。

3. **冷空气诱导性鼻炎(cold-air inducing rhinitis)** 患者每于冷空气接触即刻喷嚏发作,继之清涕,并有鼻塞。已有学者证实,这与冷空气诱导肥大细胞组胺释放有关。

4. **反射亢进性鼻炎(hyper-reflectory rhinitis)** 本病以突发性喷嚏发作为主。发作突然,消失亦快。鼻黏膜高度敏感,稍有不适或感受某种气味,即可诱发喷嚏发作,继之清涕流出。临床检查均无典型发现。该病可能与鼻黏膜感觉神经 C 类纤维释放过多神经肽类 P 物质(SP)有关。

5. **内分泌性鼻炎(endocrine rhinitis)** 多见于女性经前期综合征,也可见于蜜月期女性,即所谓蜜月性鼻炎(honeymoon rhinitis),与雌激素诱发肥大细胞释放组胺有关。临床表现以鼻溢、鼻塞为主,伴有喷嚏发作。

6. **顽固性发作性喷嚏(intractable paroxysmal sneezing)** 多由焦虑、压抑等精神障碍引起,此类喷嚏多无明显或无吸气相,因此与"正常"喷嚏相比,多表现为"无力"。可见于年轻患者,且以女性居多。

【并发症】 由于鼻黏膜与呼吸道其他部位黏膜不仅在解剖组织上连属,且同属免疫系统的黏膜相关淋巴组织,鼻黏膜变态反应炎症时产生的炎性介质和细胞因子通过不同途径作用于呼吸道其他部位,故近十年来,认为变应性鼻炎应属包括哮喘在内的"系统性呼吸道黏膜病"(sys-

Notes 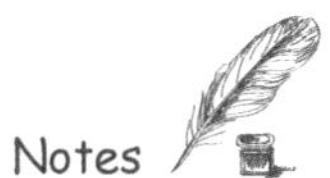

temic respiratory mucosal disease)或"完整气道疾病"(united airway disease or global airway disease),认为变应性鼻炎与哮喘是"同一气道,同一类疾病"(one airway,one disease),表明人们对变应性鼻炎危害性的认识不断加深。

1. 支气管哮喘 变应性鼻炎与支气管哮喘在流行病、发病机制、病理改变等方面均有诸多相同性。可与变应性鼻炎同时发病,但多在鼻炎之后,此时鼻炎症状多明显减轻。有时仅表现为胸闷、咳嗽,是哮喘的另一种临床类型。

2. 过敏性咽喉炎 咽喉痒、咳嗽或有轻度声嘶。

3. 分泌性中耳炎 耳闷、耳鸣、听力下降,可随鼻部症状的变化有波动性,时轻时重,可能与接触变应原与否有关。

4. 睡眠呼吸紊乱综合征(sleeping respiratory disorder syndrome) 发病期间由于鼻塞严重,导致睡眠期间呼吸道每分钟通气量明显减少,睡眠质量下降。

【治疗】 治疗原则包括尽量避免过敏原,正确使用抗组织胺药和糖皮质激素,如有条件可行特异性免疫疗法。对变应性鼻炎积极有效的治疗可预防和减轻哮喘的发作。

1. 避免接触过敏原 对已经明确的过敏原,应尽量避免与之接触。花粉症患者在花粉播散季节尽量减少外出。对真菌,室尘过敏者应室内通风、干爽等。对动物皮屑、羽毛过敏者应避免接触动物、禽鸟等。

2. 药物治疗 由于服用简便,效果明确,是治疗本病的首选措施。

(1) 抗组胺药:H_1抗组胺药是轻度间歇性鼻炎和持续性鼻炎的首选药。对治疗鼻痒、喷嚏和鼻分泌物增多有效,但对缓解鼻塞作用较弱。有明显嗜睡作用的第一代抗组胺药(氯苯那敏、赛庚啶、溴苯那敏等)现已少用,而改用第二代抗组胺药。二代抗组胺药最大特点在推荐剂量下安全性好、无嗜睡作用,长效。口服制剂一般在服药后 30 分钟起效。临床上有西替利嗪、氯雷他定等。鼻喷剂起效快,一般在用药后 10~15 分钟起效。左卡巴斯丁鼻喷剂(levocabastine nasal spray)每侧鼻孔 2 喷(80μg),每日 2 次,严重病例可增至 3~4 次/天。氮卓斯汀鼻喷剂(azelastine nasal spray)每侧鼻孔 2 喷每日 2 次,总量 0.56mg/d。

(2) 糖皮质激素:临床上多用鼻内糖皮质激素制剂。这类皮质激素包括丙酸氯地米松、布地奈德、醋酸曲安奈德、丙酸或糠酸氟替卡松、糠酸莫米松喷鼻剂,其特点是对鼻黏膜局部作用强,按推荐剂量使用可将全身副作用降至最低。一般每鼻 2 喷,每日 1 次。每日总量 200~400μg。中-重度间歇性或持续性鼻炎应首选鼻内糖皮质激素,并可酌情加用二代 H_1 抗组胺药,用药一般为 8~12 周。

由于花粉过敏患者发作时间明确,故应在每年患者发病前两周开始鼻内应用糖皮质激素,至发病期加用抗组胺药,一般可使患者症状明显减轻。

地塞米松配制的滴鼻药,因易吸收,不提倡使用。此外,也不提倡鼻内注射其他皮质激素。

全身应用糖皮质激素仅用于少数季节性加重的重症患者,如局部用药疗效不佳、鼻塞、流涕严重,伴有下呼吸道症状。疗程一般不超过两周,应注意用药禁忌证。多采用口服醋酸泼尼松(prednisone),每日 30mg 甲泼尼松(16~24mg/d),连服 7 日后,每日减少 5mg,然后改为鼻内局部应用。

(3) 减充血剂:多采用鼻内局部应用治疗鼻塞。造成鼻黏膜肿胀的容量血管有两种肾上腺能受体 α-1 和 α-2,前者对儿茶酚胺类敏感,常用者为 1% 麻黄碱(儿童为 0.5%);后者对异吡唑林类(imidazoline)的衍生物敏感,如羟甲唑林(oxy-metazoline)。口服减充血药如苯丙醇胺(phenylpropanolamine,PPA),药效时间长是其优点,但对高血压和心血管疾病者应慎用。减充血剂的使用为 7~10 天,长时间使用可发生药物诱导性鼻炎,致使鼻塞更为加重。

(4) 抗胆碱药:用于治疗鼻溢严重者。0.03% 异丙托溴铵(ipratropium bromide)喷鼻剂可明显减少鼻水样分泌物。

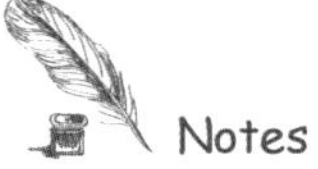

(5) 肥大细胞稳定剂：色甘酸钠(disodium cromoglycate)稳定肥大细胞膜，防止脱颗粒释放介质。临床上应用4%溶液滴鼻或喷鼻。近有可口服的尼多可罗(nedocromil)，效用明显强于色甘酸钠。

(6) 抗IgE抗体：奥马珠单抗(Omalizumab)，是一种人源化重组抗IgE单克隆抗体，其主要适应证是经过其他药物治疗仍不能控制的重度变应性鼻炎或哮喘。但治疗周期长，经济成本大使其不能广泛应用。国内市场目前尚无本品供应。治疗变应性鼻炎药物比较见表2-11-1。

表2-11-1　变应性鼻炎药物药效对比表

	流涕	喷嚏	鼻痒	鼻塞	眼症状
口服抗组胺药	++	++	++	+	++
鼻内抗组胺药	++	++	++	+	–
鼻内糖皮质激素	+++	+++	+++	+++	++
鼻内减充血剂	–	–	–	++++	–
鼻内色酮	+	+	+	+	–
抗胆碱能药	++	–	–	–	–

3. 特异性免疫疗法　特异性免疫治疗是用逐渐增加剂量的变应原提取物对过敏患者进行反复接触，提高患者对此类变应原的耐受性，从而控制或减轻过敏症状的一种治疗方法，是迄今为止唯一能改变变态反应性鼻炎自然病程的方法。曾认为此法能使机体产生“封闭抗体”以阻抑变应原与IgE的结合。最近研究发现其机制是增强调节性T细胞(Treg)能力、抑制T细胞向Th2细胞转化从而减少Th2型细胞因子的产生。我国在2012年发布了“中国特异性免疫治疗的临床实践专家共识(2012)”。该共识对特异性免疫治疗的变应原疫苗的标准化、实行免疫治疗的医师资质、设备条件、适应证和禁忌证、剂量调整和安全保证都作了介绍。目前在临床上常用的方法分为皮下注射和舌下含服两种。

皮下注射：根据变应原皮肤试验结果，用皮试阳性的变应原浸液制备的标准化变应原疫苗从极低浓度开始皮下注射，每周1次，逐渐增加剂量和浓度，经过数周(集群或快速减敏)或数月注射达到最佳维持量。最佳维持剂量是指获得最佳临床效果同时无任何严重不良反应时的个体化剂量。皮下注射的主要风险在于可诱发全身的超敏反应甚至过敏性休克。因此对于变应原疫苗应用剂量、患者目前呼吸道敏感性状态、治疗过程中患者反应等应认真评估，尤其对合并严重哮喘(最高呼气峰流速值<80%)或服用β-受体阻滞剂者。

舌下含服：是一种经口腔黏膜给药并逐渐达到免疫耐受的特异性免疫治疗方法。临床研究结果表明，舌下免疫治疗的全身性反应的发生率很低，而且没有发现危及生命的全身性反应。但有局部不良反应，主要包括嘴唇和舌下瘙痒、肿胀。这些反应出现的频率与剂量的增高成正比，但都较轻，可以忍受，不需药物治疗或因此调整剂量，而且随着继续治疗的进行一般都会自行消失。其起始剂量一般根据生产商提供的建议开始直至维持量。

免疫治疗的最大问题是治疗周期长(一般需2.5~3年)和安全性，因此人们正探索更适合的疫苗和给药途径，如变应原DNA疫苗、基因修饰的类变应原，区域免疫或淋巴结内免疫等。

4. 其他疗法　对鼻甲黏膜激光照射、射频以及化学烧灼(三氯醋酸、硝酸银)等可降低鼻黏膜敏感性，但疗效较短；对增生肥大的下鼻甲做部分黏膜下切除可改善通气，但应严格选择适应证。

ARIA(2008)推荐对变应性鼻炎的阶梯(step by step)治疗方案如下：

轻度间歇性鼻炎：H_1抗组胺药(口服或鼻内)和(或)减充血剂；

中-重度间歇性鼻炎：鼻内给予糖皮质激素(2次/日)；治疗1周后复查，如需要可加用H_1抗

Notes
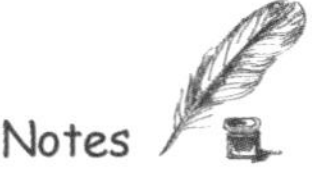

组胺药和(或)短期内口服糖皮质激素(泼尼松);

轻度持续性鼻炎:H_1 抗组胺药(口服或鼻内)或鼻内低剂量糖皮质激素(1次/日);

中-重度持续性鼻炎:鼻内给予糖皮质激素(2次/日),口服 H_1 抗组胺药;或在治疗开始短期内口服糖皮质激素。

对于持续性鼻炎和(或)伴有哮喘,可行特异性免疫治疗。

附一:几种特殊情况下的治疗

1. 小儿变应性鼻炎　小儿变应性鼻炎发病率较高,且有发生支气管哮喘的倾向。多在2岁后发生,6~10岁为高发年龄段。治疗原则与成人相同,但药物剂量应适当调整。有镇静作用的抗组胺药可影响学龄儿童的学习能力;应避免使用口服或肌注糖皮质激素。虽然鼻内应用糖皮质激素效果很好,但应选择生物利用度极低的制剂品种,并按推荐剂量使用。

2. 妊娠期鼻炎　妊娠期鼻炎的治疗应考虑到多数药物能通过胎盘,因此选择药物时应慎重。其原则是应用生物利用度极低的鼻内糖皮质激素。

附二:成人变应性鼻炎诊断和治疗指南

2009年成人变应性鼻炎诊断和治疗指南(2009年,武夷山)

【临床定义】 变应性鼻炎(allergic rhinitis,,AR),即过敏性鼻炎,是机体接触变应原后主要由IgE介导的鼻黏膜非感染性炎性疾病。

【分类与分度】 根据症状持续时间分为间歇性变应性鼻炎和持续性变应性鼻炎。

间歇性:症状<4天/周,或<连续4周;

持续性:症状≥4天/周,且≥连续4周。

根据患者症状严重程度,以及是否影响生活质量(包括睡眠、日常生活、工作和学习),将变应性鼻炎分为轻度和中-重度。

轻度:症状较轻,对生活质量尚未产生影响;

中-重度:症状明显或严重,对生活质量产生影响。

【诊断】

1. 临床症状　喷嚏、清水样涕、鼻塞、鼻痒等症状出现2项以上(含2项),每天症状持续或累计在1小时以上。可伴有眼痒、结膜充血等眼部症状。

2. 体征　常见鼻黏膜苍白、水肿,鼻腔水样分泌物。酌情行鼻内镜和鼻窦CT等检查。

3. 皮肤点刺试验(skin prick test,SPT)　使用标准化变应原试剂,在前臂掌侧皮肤点刺,20分钟后观察结果。每次试验均应进行阳性和阴性对照,阳性对照采用组胺,阴性对照采用变应原溶媒。按相应的标准化变应原试剂说明书判定结果。皮肤点刺试验应在停用抗组胺药物至少7天后进行。

4. 血清特异性IgE检测　可作为变应性鼻炎诊断的实验室指标之一。

确诊变应性鼻炎需临床表现与皮肤点刺试验或血清特异性IgE检测结果相符。

【治疗】

1. 避免接触变应原

2. 药物治疗

(1)抗组胺药:推荐口服或鼻用第二代或新型 H_1 抗组胺药,可有效缓解鼻痒、喷嚏和流涕等症状。疗程一般不少于2周。适用于轻度间歇性和轻度持续性变应性鼻炎,与鼻用糖皮质激素联合治疗中-重度变应性鼻炎。

(2)糖皮质激素:推荐鼻用糖皮质激素。可有效缓解鼻塞、流涕和喷嚏等症状。对中-重度持续性患者疗程不少于4周。对其他药物治疗无反应或不能耐受鼻用药物的重症患者可采用

口服糖皮质激素进行短期治疗。不推荐鼻内、肌肉及静脉注射。

（3）抗白三烯药：对变应性鼻炎和哮喘有效。

（4）色酮类药：对缓解鼻部症状有一定效果，滴眼液对缓解眼部症状有效。

（5）鼻内减充血剂：对鼻充血引起的鼻塞症状有缓解作用，疗程应控制在7天以内。

（6）鼻内抗胆碱能药物：可有效抑制流涕。

（7）中药：部分中药对缓解症状有效。

儿童和老年人的治疗原则与成人相同，但应特别注意避免药物的不良反应。妊娠期患者应慎用各种药物。

3. **免疫治疗**　变应原特异性免疫治疗常用皮下注射和舌下含服。疗程分为剂量累加阶段和剂量维持阶段，总疗程不少于2年。应采用标准化变应原疫苗，由具备资质的人员进行操作。

适应证：主要用于常规药物治疗无效的成人和儿童（5岁以上）、由尘螨导致的变应性鼻炎。

禁忌证：①合并持续性哮喘；②患者正使用β受体阻滞阻断剂；③合并其他免疫性疾病；④5岁以下儿童；⑤妊娠期妇女；⑥患者无法理解治疗的风险性和局限性。

4. **外科治疗**　适应证：①经药物或免疫治疗鼻塞症状无改善，有明显体征，影响生活质量；②鼻腔有明显的解剖学变异，伴有功能障碍；③合并慢性鼻-鼻窦炎、鼻息肉，药物治疗无效。

【疗效评定】　采用视觉模拟量表（visual analogue scale，VAS）对治疗前后的总体症状和鼻部分类症状分别进行临床疗效评定。

免疫治疗的远期疗效评定应在疗程结束2年后进行。

（董　震）

第二节　非感染性非变应性鼻炎

非感染性非变应性鼻炎（noninfectious，nonallergic rhinitis，NINA）是一类无变态反应证据、以间歇性或持续性黏膜炎症或鼻功能紊乱为特征的鼻部疾病。症状与AR相似，但并非由变应性和感染性因素所引起的一类鼻病，包括一些不同原因引起者如血管反应性增高或自主神经功能失调等，以及不明原因引起的特发性鼻炎。NINA常由一些非特异性刺激如冷空气、异味或香烟等引发症状，变应原检测多为阴性。目前对于NINA的诊断主要通过临床症状、诱发因素以及相关变应原检查等进行排除性诊断。NINA临床常见类型为血管运动性鼻炎和非变应性鼻炎伴嗜酸性粒细胞增多综合征。

一、血管运动性鼻炎

血管运动性鼻炎（vasomotor rhinitis，VMR）又称血管舒缩性鼻炎，是一种发病机制不明、由多种非特异性刺激诱导的一种鼻黏膜高反应性鼻病。由于病因不明，又称特发性鼻炎（idiopathic rhinitis）。该病以青壮年居多，女性似较男性多见，大部分病因不明的所谓“慢性鼻炎”均属此类。

【病因】　本病病因不明，精神紧张、焦虑，环境温度突然变化，内分泌功能紊乱，均可引起副交感神经递质释放过多，或者引起组胺的非特异性释放，血管扩张，腺体分泌增多，导致相应的临床症状。

【病理机制】　有证据显示，本病属神经递质介导的鼻黏膜神经源性炎症。反复的交感性刺激（精神紧张、焦虑）不仅消耗过多的神经递质合成酶使递质减少，也使小血管壁上的α_1和β受体减少。经常使用某些交感性阻滞剂（抗高血压药、抗抑郁药、非选择性β受体阻滞剂），或甲状腺功能降低，均可引起交感张力下降。交感性张力降低的结果使副交感神经张力增高，副交感神经递质释放增多。突然的温度变化、异味和尘埃的刺激可引起感觉神经C类纤维末梢释放较

Notes 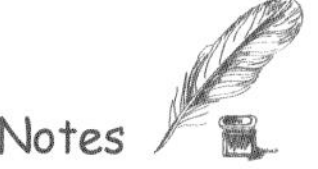

多P物质(SP)。副交感神经递质和P物质的增多,不仅引起血管扩张,通透性增高,腺体增生,腺细胞分泌旺盛,尚可降低肥大细胞内cAMP水平导致肥大细胞非特异性的介质释放,进一步促进局部的神经性炎症。近有人提出,一氧化氮(NO)也可能参与局部的神经性炎症。组织炎症的标志是炎细胞的组织浸润,但该病病理鼻黏膜无明显炎症特征性改变,因此称其"鼻炎"不如"鼻病"(rhinopathy)更为确切。上述神经递质的改变所引起的临床症状实际上是鼻功能紊乱,而非实质上的炎症改变。症状发作期,可见血管扩张,腺体增生,杯状细胞增多,组织轻度水肿。

【临床表现】 与变应性鼻炎相似,但多数患者并不是都有鼻塞、鼻溢、喷嚏三个主要症状,而常常以其中某一症状为主,故有鼻塞型(blocker)、鼻溢型(runner)和喷嚏型(sneezer)之分。以鼻塞为主的患者鼻塞多在夜晚加重并常有随体位变化的交替性鼻塞,白天减轻或消失,系与夜晚交感性张力降低有关。以喷嚏为主的症状发作多在晨起,继之清涕流出。多对异味、冷空气敏感。这类患者对气候、环境温度和适度的变化异常敏感。以鼻漏为主的患者症状多在白天,有黏液或水样涕,多与精神因素有关。患者病程多变是本病特点之一,同一患者短则数日,症状可自行减轻或消失;经一定间歇期后如遇诱因又可发病,可数周或数月。如病程较长,由于黏膜水肿,可致嗅觉减退,也常伴有头胀不适。

【检查】 鼻镜检查见鼻黏膜色泽和形态无特征性改变。鼻甲肿大者用1%麻黄碱可使其缩小,病史较长者其反应较差。如经常自用"滴鼻净"则对麻黄碱不敏感。有黏液性分泌物常流至鼻咽经口咳出,也可见鼻中隔明显偏曲或一侧鼻腔宽大。

【诊断】 详细询问病史,了解发病时的精神状态、环境因素和发病时间,并要考虑到内分泌和某些药物的影响。鼻部症状每日持续1个小时以上,变应原皮肤试验阴性,鼻分泌物涂片检查未见嗜酸性粒细胞和中性粒细胞,并排除药物性鼻炎(长期滴用减充血剂所致),即可诊断本病。

【治疗】 主要针对症状进行治疗,包括药物治疗和手术治疗,以药物治疗为主。但如有精神因素,如焦虑、抑郁,则应给予适当的心理治疗。

1. 药物治疗

(1) 鼻内糖皮质激素:可作为一线用药,至少连续应用6周(儿童可酌情减量),能有效缓解鼻塞、流涕、喷嚏等症状,同时可以辅助鼻腔冲洗获得更好的疗效。

(2) 鼻内抗组胺药:兼具控制鼻腔黏膜局部炎症及抗组胺作用,有效缓解喷嚏、流涕、鼻痒等症状。至少连续应用1周,3周对大多数VMR患者具有良好的疗效。可与鼻用糖皮质激素联合使用治疗中至重度VMR。

(3) 鼻内抗胆碱能药物:通过阻断副交感神经释放乙酰胆碱从而抑制鼻腔黏膜腺体分泌缓解鼻部症状,用于以流涕为主要症状的VMR患者。异丙托溴铵鼻内喷雾剂对流涕症状改善明显,但对鼻塞、喷嚏无明显疗效。可与鼻内糖皮质激素联用,对于流涕症状控制更佳。药物安全性好,无明显全身不良反应。

(4) 其他药物:尚无证据表明白三烯受体拮抗剂对VMR具有明确疗效;鼻塞明显者可滴用减充血剂滴鼻液,但不能超过7天,以防药物诱导性鼻炎的发生;局部使用辣椒辣素可有效改善VMR患者的症状和鼻高反应性。

2. 手术治疗 外科治疗主要是改善鼻腔通气功能,适用于鼻塞症状为主且经过正规药物治疗无效的患者,对有鼻中隔偏曲、棘突者应行畸形矫正术。对下鼻甲肥大且对麻黄碱反应不佳者可行下鼻甲黏膜下成形术。

二、嗜酸性粒细胞增多性非变应性鼻炎

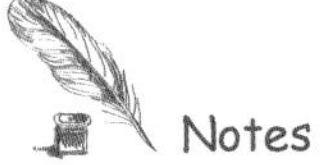

嗜酸性粒细胞增多性非变应性鼻炎(nonallergic rhinitis with eosinophilia syndrome,NARES)于1981年首次报道,发病机制不明确,其特征为鼻腔黏膜嗜酸性粒细胞增多,临床症状与过敏性鼻

炎相似,发病率在非变应性鼻炎中约 13% ~33%,中年女性偏多。NARES 可归类为特发性鼻炎的一个亚型。

【病因及发病机制】 NARES 发病机制至今不明确,流行病学研究提示其与鼻息肉、哮喘、阿司匹林不耐受等具有相关性,免疫学机制在 NARES 发病中起到了重要作用。

【临床表现】 与变应性鼻炎相似,但病情程度较变应性鼻炎和血管运动性鼻炎更为严重,常年喷嚏、鼻炎、鼻涕、鼻塞并可伴嗅觉减退。

【检查】 鼻黏膜检查可无特征性改变或黏膜水肿,鼻分泌物涂片嗜酸性粒细胞镜下计数大于 20%,其他细胞包括上皮细胞、中性粒细胞和少量淋巴细胞。过敏原皮肤试验及血清特异性 IgE 测定阴性。

【诊断】 目前尚缺乏特异性的诊断方法,主要通过临床症状、诱发因素以及相关过敏原检查和鼻分泌物涂片等方法进行排除性诊断。

【治疗】 鼻内糖皮质激素为首选措施,抗组胺类药物及白三烯受体拮抗剂类药物用于配合激素药物减轻症状,非特异性治疗包括避免接触诱发性刺激和鼻腔冲洗,如合并鼻息肉可手术切除。

附:非变应性鼻炎诊断和治疗纲要

【定义】 非变应性鼻炎是一类无变态反应证据、以间歇性或持续性黏膜炎症或鼻功能紊乱为特征的鼻部疾病。

【分类】

- 非变应性鼻炎
  - 感染性
  - 高反应性
    - 嗜酸性粒细胞增多性非变应性鼻炎
    - 血管运动性鼻炎或特发性鼻炎
  - 其他类型
    - 职业性鼻炎
    - 药物性鼻炎
    - 萎缩性鼻炎
    - 干燥性鼻炎
    - 结构性鼻炎
    - 内分泌相关的鼻炎
    - 其他原因不明的鼻炎

【诊断】

1. 针对以高反应性为特征的非变应性鼻炎诊断依据如下:①病史:根据病史询问初步排除变应性疾病;②症状:以鼻阻塞或鼻分泌物增多、喷嚏为主要症状;③体征:多数在发病阶段可见鼻黏膜充血,有时也会表现为鼻甲肿大或黏膜干燥;④排除变态反应:必要时可作变应原皮肤点刺试验(skin prick test,SPT)或血清特异性 IgE 检查。

2. 病情严重程度判定:按照视觉模拟量表(visual analogue scale,VAS)将病情分为:轻度 0 ~3 分,中度>3 ~7 分,重度>7 ~10 分。若 VAS>5 分,则表明患者的生活质量受到影响。

视觉模拟量表(VAS,0 ~10 分)为患者对病情严重程度的主观评价。在评价整体严重程度时,要求患者根据问题在 VAS 标尺上标出

【治疗】

1. **治疗原则** 有明确致病因素者,应尽量予以避免,并进行对因治疗;病因不明者,主要给予对症治疗。

2. **药物治疗**

(1) 抗感染药物:对于病毒感染引起的急性鼻炎(上呼吸道感染),一般采用对症治疗,必要时可进行抗病毒治疗,疗程 7 天以内。对于原发或继发细菌感染引起的感染性鼻炎,可全身使

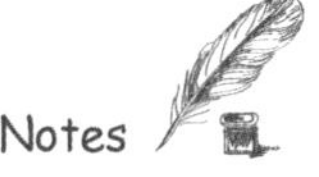

用敏感抗菌药物，如青霉素类、头孢菌素类、大环内酯类、呼吸喹诺酮类等进行治疗，应注意抗菌药物的临床合理使用。不推荐鼻内局部使用抗菌药物。

（2）糖皮质激素：鼻内糖皮质激素具有较强的局部抗炎作用，可有效缓解鼻塞、流涕和喷嚏等症状。适用于嗜酸性粒细胞增多性非变应性鼻炎（也称非变应性鼻炎伴嗜酸性粒细胞增多综合征，NARES）和血管运动性鼻炎（特发性鼻炎），也可作为药物性鼻炎的替代治疗，疗程不少于4周。不推荐口服糖皮质激素。

（3）抗组胺药：鼻内 H_1 抗组胺药具有一定的局部抗炎作用，可有效缓解流涕、喷嚏、鼻痒等症状。适用于轻度血管运动性鼻炎（特发性鼻炎），疗程一般不少于2周，推荐使用第二代或新型 H_1 抗组胺药物。鼻内 H_1 抗组胺药与鼻内糖皮质激素联合使用治疗中-重度血管运动性鼻炎（特发性鼻炎），也可用于鼻内糖皮质激素替代治疗效果不满意的药物性鼻炎。

（4）抗胆碱能药：鼻内抗胆碱能药物可有效抑制鼻分泌物。适用于经鼻内糖皮质激素和鼻内 H_1 抗组胺药物治疗后，流涕症状仍难以控制的血管运动性鼻炎（特发性鼻炎）。

（5）减充血剂：鼻内减充血剂对各类非变应性鼻炎鼻充血引起的鼻塞症状有缓解作用，疗程应控制在7天以内。滥用鼻内减充血剂可导致药物性鼻炎。口服减充血剂可引起全身不良反应，不推荐使用。

（6）生理盐水或高渗盐水（2% ~3%）：用于鼻腔冲洗，进行辅助治疗。

（7）中药：部分中药对缓解鼻部症状有效，治疗机制尚不清楚，应根据辨证施治的原则选择药物。

3. 外科治疗

（1）适应证：经规范药物治疗12周以上，主要症状没有明显缓解，并具有比较明显的鼻腔解剖学结构异常或病变，可考虑手术干预。

（2）手术原则：以纠正结构、改善鼻腔通气功能为主要目标，例如鼻中隔矫正术、下鼻甲骨黏膜下切除术、下鼻甲外移术、或低温等离子消融术等。不推荐各种类型的神经切断术，也不推荐对下鼻甲进行各种药物注射、激光、电烧等直接破坏黏膜的手术。

（张 罗）

Notes

第十二章　鼻中隔疾病

第一节　鼻中隔偏曲

鼻中隔偏曲(deviation of nasal septum)是指鼻中隔形态上向一侧或两侧偏曲或局部突起,并引起鼻腔功能障碍或产生症状者。偏曲的类型包括:C形、S形,若为尖锥样突起称骨棘或矩状突(spur)(图2-12-1),若为由前向后的山嵴样突起称骨嵴(ridge)(图2-12-2)。但也可以为复杂的偏曲类型。其他还有按部位分类:软骨部偏曲;骨部偏曲;高位偏曲;低位偏曲。

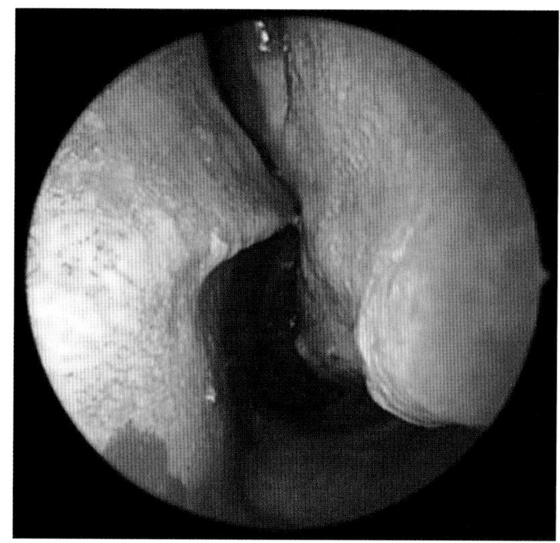

图2-12-1　鼻中隔矩状突

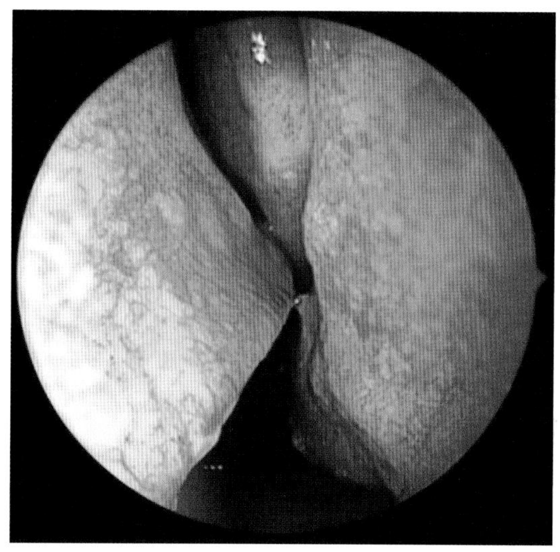

图2-12-2　鼻中隔骨嵴

【病因】　鼻中隔偏曲有发育畸形、外伤和某些病变引起的继发性偏曲。

1. 鼻腔发育不均衡　鼻中隔骨和软骨发育与颌面骨骼发育不均衡,儿童的硬腭高拱,使鼻顶到鼻底的距离缩短,故鼻中隔发育被挤弯曲。如儿童时期腺样体肥大出现“腺样体面容”,伴硬腭高拱的儿童也可发生本病。

2. 外伤　多伴发于鼻外伤或鼻骨骨折,出现鼻中隔骨折和脱位,形成尖锐的弯角或鼻中隔软骨偏向一侧形成歪鼻。

3. 鼻腔、鼻窦肿瘤,巨大的鼻息肉压迫鼻中隔形成鼻中隔偏曲。

【临床表现】

1. 鼻塞　因鼻中隔偏曲的程度、类型及部位不同而异。是最常见的症状,多呈持续性鼻塞,如一侧偏曲为单侧鼻塞,久之出现对侧下鼻甲代偿性肥大,若呈S型偏曲则为双侧鼻塞,若呈双侧鼻腔交替性鼻塞,提示并发慢性鼻炎。

2. 鼻出血　偏曲的突起处(如棘或嵴处)表面的黏膜较薄,受吸入气流刺激易发生黏膜糜烂出血。

3. 反射性头痛　偏曲突出部位与下鼻甲或中鼻甲接触甚至相抵,可引起同侧反射性头痛。

4. 邻近结构受累症状　如偏曲部位在中鼻甲及中鼻道相对应处,压迫中鼻甲外移,黏膜肥厚,中鼻道狭窄妨碍鼻窦引流,可诱发鼻窦炎并出现各种症状。

5. 少数出现嗅觉减退,影响耳咽管通气还可出现耳鸣。

【诊断】 有症状的患者根据前鼻镜、鼻内镜、鼻窦CT检查结果可作出诊断。

1. **前鼻镜检查** 可发现偏曲的类型和程度,依其偏曲的方向,有偏向一侧的C形,也有偏向两侧的S形。依其形态有嵴突和矩状突两种。鼻中隔凸起面可见黏膜充血糜烂。外伤造成的可出现歪鼻,中隔软骨脱位。严重者伴黏膜撕裂软骨外露突于鼻腔。鼻中隔偏曲明显者两侧鼻腔大小不等,一侧鼻腔明显狭窄者,双侧鼻甲常有“代偿性肥大”。

2. **鼻内镜检查** 鼻腔内表面麻醉后用0°、30°鼻内镜观察鼻中隔与鼻甲、鼻道的解剖结构关系及对鼻腔、鼻窦通气引流产生的影响。

3. **鼻窦CT扫描** 选做鼻窦冠状位和轴位,评估鼻中隔偏曲与相邻解剖结构的关系及其与鼻窦炎的相关性,定位鼻中隔偏曲的部位及手术矫正的范围,判断是否影响鼻内镜手术操作,是否对术后鼻腔鼻窦通气引流及术后出现鼻腔粘连构成威胁。

【鉴别诊断】 注意鉴别鼻中隔结节,鼻中隔结节发生于中隔高位近中鼻甲处是中隔黏膜局限性肥厚形成的突起,以探针触及质地柔软。

还应鉴别是否同时存在其他疾病,如肿瘤、异物、鼻窦炎、鼻息肉等。

【治疗】 鼻中隔轻度偏曲不引起症状者不必治疗。外伤引起的偏曲在伤后早期可试行手法复位。鼻中隔偏曲诊断明确,并且患者有明显的鼻塞、头痛、鼻出血或鼻窦炎的症状应予治疗。变应性鼻炎和血管运动性鼻炎伴有鼻中隔偏曲保守治疗无效者,行鼻内镜鼻腔鼻窦手术中隔偏曲影响手术操作及术后效果者,应选择同时行鼻中隔矫正术。经典的方法是鼻中隔黏膜下切除术(submucosal resection of the nose septum)。现多采用鼻中隔成形术,鼻中隔局部矫正术,鼻中隔三线减张术,既矫正鼻中隔偏曲,又尽可能保留鼻中隔软骨支架作用。鼻中隔偏曲矫正后,仍有鼻腔通气障碍者,可同时行下鼻甲外移术或下鼻甲部分切除术。

在鼻中隔手术中通过策略的重建的骨质以保存其骨架结构。鼻中隔手术过度的并发症有鞍鼻畸形,鼻小柱收缩,鼻尖支持力受损,鼻腔气道塌陷以及鼻中隔穿孔。

第二节 鼻中隔血肿和脓肿

鼻中隔血肿(nasal septal hematoma)为鼻中隔软骨膜或骨膜下的积血。当血肿继发感染时就形成鼻中隔脓肿(nasal septal abcess),原发性鼻中隔脓肿较少见。

【病因】

1. **外伤** 若鼻骨骨折、鼻中隔骨折或脱位和鼻中隔手术都可产生黏膜下出血,如鼻中隔黏膜无破裂,血液就会积聚在黏膜之下形成血肿。鼻中隔手术后血肿多由于手术中止血不充分或术后鼻腔填塞不当。

2. **血液病** 各种出血性疾病,如血液病、血友病、血管性紫癜可引起原发性鼻中隔血肿。鼻中隔血肿一旦出现化脓菌感染则形成鼻中隔脓肿。

【临床表现】

1. **鼻中隔血肿** 患者常有单侧或双侧持续性鼻塞逐渐加重,伴鼻梁胀痛或前额部疼痛。如鼻中隔黏膜有裂口常出现血性分泌物流出。鼻镜检查发现,鼻中隔单侧或双侧半圆形隆起,黏膜色泽正常或紫红色,触之柔软,穿刺回抽有血(图2-12-3)。

2. **鼻中隔脓肿** 脓肿形成后患者除出现鼻塞外还出现感染症状,如畏寒、发热、头痛、全身不适,鼻梁或鼻尖部红肿跳痛、压痛。鼻镜检查鼻中隔双侧对称膨隆,黏膜呈暗红色,触之有波动感,穿刺抽吸有脓性分泌物。

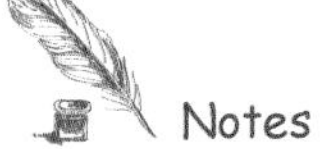

【诊断】 根据鼻外伤及手术等病史,典型的临床表现,二者的区别主要依据鼻中隔穿刺,如

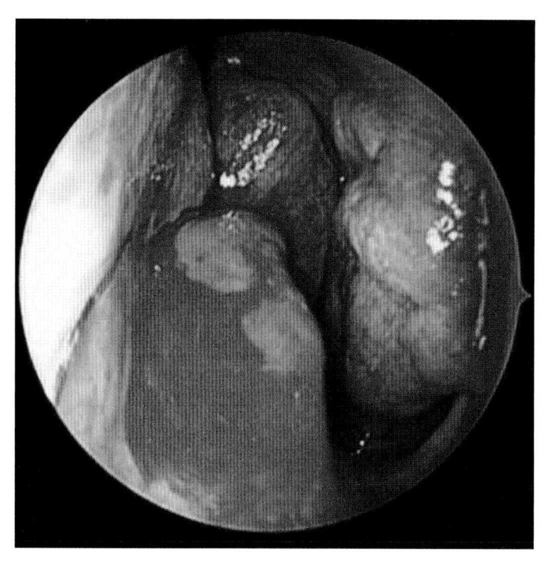

图 2-12-3　鼻中隔血肿

抽出血性分泌物诊断为血肿，穿刺有脓性分泌物则为脓肿。如血肿形成血凝块无法抽出则需要使用血管收缩剂棉片收缩鼻腔黏膜，如回缩良好则为鼻中隔黏膜肿胀与中隔血肿相鉴别。

【治疗】

1. **鼻中隔血肿**　可穿刺抽出积血，双侧局部填塞压迫止血。对较大的血肿或已形成血凝块时，需行血肿下部切开黏骨膜，吸除血液及血凝块。鼻中隔手术后发生的血肿可经手术切口处进入术腔清除积血及血块，充分止血。双侧对称性填塞压迫止血，填塞物48～72小时后取出。同时应用止血药物及抗生素预防再出血和感染。

2. **鼻中隔脓肿**　应及时切开排脓引流，防止鼻中隔软骨坏死出现鼻畸形及中隔穿孔。在脓肿最突出的一侧下部切开，充分清除脓液及坏死的碎骨片，用过氧化氢溶液，含有抗生素的生理盐水反复冲洗术腔，需放置橡皮引流条，每日换药，同时全身应用足量广谱抗生素控制感染，防止感染加重及扩散。延误治疗会出现鼻中隔穿孔、鞍鼻、海绵窦血栓、脑膜炎、败血症等并发症。

第三节　鼻中隔穿孔

鼻中隔穿孔(perforation of the nasal septum)是指由于外伤，手术或某些疾病导致鼻中隔软骨部或骨部形成大小不等，形态各异的永久性穿孔，使两侧鼻腔相通的孔洞。

【病因】

1. **外伤**　严重的鼻中隔贯通伤后遗留鼻中隔穿孔。鼻中隔手术损伤或撕裂鼻中隔两侧相对应部位的黏软骨膜，未及时修补或恰当处理。鼻出血或鼻部手术鼻腔填塞过紧，由于鼻中隔黏膜局部缺血坏死，抽出填塞物后可出现迟发性鼻中隔穿孔。

2. **理化因素**　接触腐蚀性或刺激性的物质如铬酸、矽尘、砷、升汞、水泥、石炭、强酸等长期吸入鼻腔，腐蚀黏膜，出现溃疡终致穿孔。激光或微波治疗使用不当所致的鼻中隔穿孔。

3. **感染**　鼻中隔脓肿处理不当可致鼻中隔穿孔。特殊感染如梅毒、结核、鼻硬结病、麻风等也可能造成鼻中隔穿孔。

4. **其他**　原发于鼻中隔的肿瘤，鼻腔鼻窦恶性肿瘤侵犯鼻中隔，淋巴瘤多可直接形成鼻中隔穿孔。鼻腔异物或鼻石的长期压迫也可导致鼻中隔穿孔。

【临床表现】

1. **症状**　根据穿孔的病因、大小和部位而不同。前部的小穿孔可在呼吸时产生吹哨音。若穿孔位于后部则无明显症状。穿孔过大者可出现鼻干燥感、结痂、鼻出血。淋巴瘤、梅毒、结核等所致的穿孔常伴有臭味的脓涕，有发热等症状。

2. **鼻镜及鼻内镜检查**　可明确穿孔的部位、大小及鼻腔肿瘤病变。检查时注意去除痂皮，往往小穿孔易被覆盖(图 2-12-4)。

【诊断】　根据症状和检查即可确诊。但应鉴别其发病原因。

【治疗】

1. **保守治疗**　针对引起穿孔的病因，如避免接触和吸入有腐蚀性的化学物质，治疗全身性

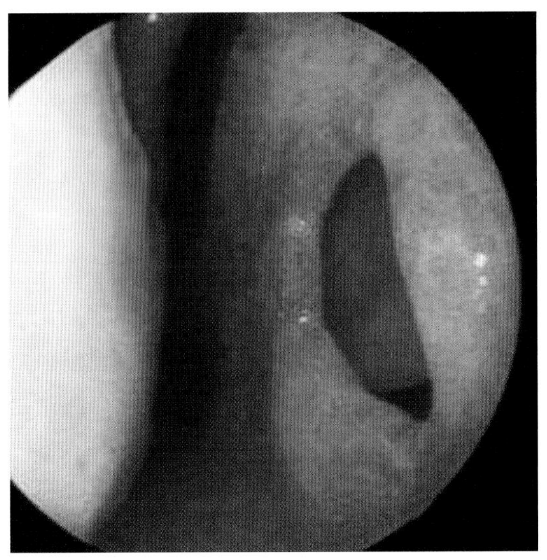

图 2-12-4　鼻中隔穿孔

疾病如抗结核、抗梅毒治疗等。保持鼻腔湿润清洁，用温盐水冲洗鼻腔，穿孔边缘有肉芽组织者可用10%硝酸银烧灼，然后涂以2%黄降汞、10%硼酸软膏等，穿孔两侧可放置透明质酸片或纱条，每日换药，直到穿孔愈合为止。

2. 手术治疗　鼻中隔穿孔修补术（repair of nasal septal perforation）的方法较多，常采用以下方法进行。

（1）黏膜移位缝合修补术：黏膜移位缝合修补术（mucosal displacementofseptal perforation）又名减张缝合法。适用于发生在鼻中隔前下方的小穿孔。其方法如下：①用尖刀切除穿孔边缘少许黏膜，以形成新鲜创缘，用剥离子剥离两侧穿孔周围的软骨膜。在穿孔之上（距穿孔边缘约1～2cm）作一弧形切口，切开一侧黏软骨膜；②将此黏膜瓣向下拉，与穿孔的下缘黏膜缝合；③再于鼻中隔之另一侧穿孔下方1～2cm处，作一同样长弧形切口，将黏膜瓣向上拉，与穿孔的上缘黏膜缝合（图2-12-5）。

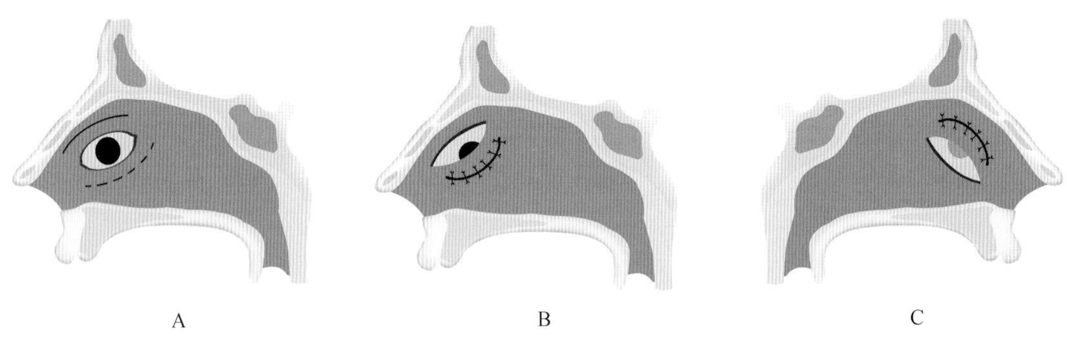

图 2-12-5　鼻中隔黏膜移位缝合法

（2）鼻底黏膜翻转移位缝合法：先将鼻中隔穿孔边缘分开，将鼻底黏膜翻转缝合于分离开的鼻中隔黏膜之间。这种方法可修补较大穿孔（图2-12-6、图2-12-7、图2-12-8、图2-12-9）。

（3）下鼻甲游离黏膜瓣修补术：先切除穿孔四周边缘形成新鲜创面，然后将同侧下鼻甲向内上翻转骨折（图2-12-10）。将下鼻甲原外侧面制成带蒂黏骨膜瓣，并向下翻转遮盖全部穿孔，然后妥善填塞两侧鼻腔，固定黏骨膜瓣。大约1周，黏骨膜与鼻中隔穿孔完全愈合后，再将黏骨膜瓣蒂部从平齐鼻中隔处切断，最后将下鼻甲回位。

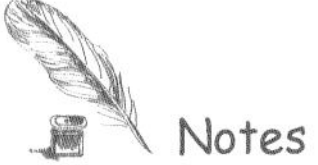
Notes

（4）黏膜片修补法：黏膜片修补法（mucosal flap repair of septal perforation）是在穿孔的边缘

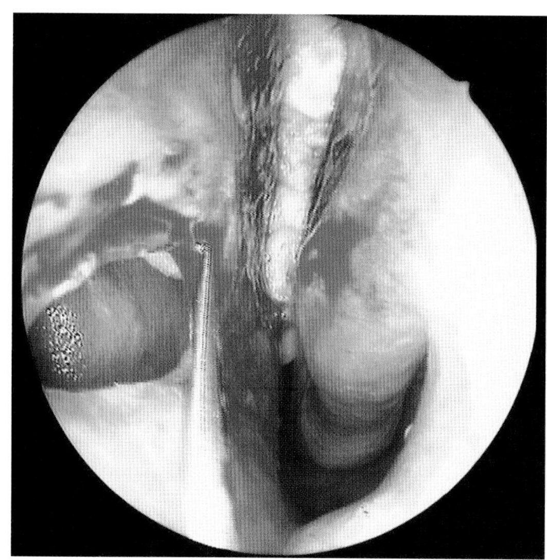

图 2-12-6　游离鼻中隔边缘创面

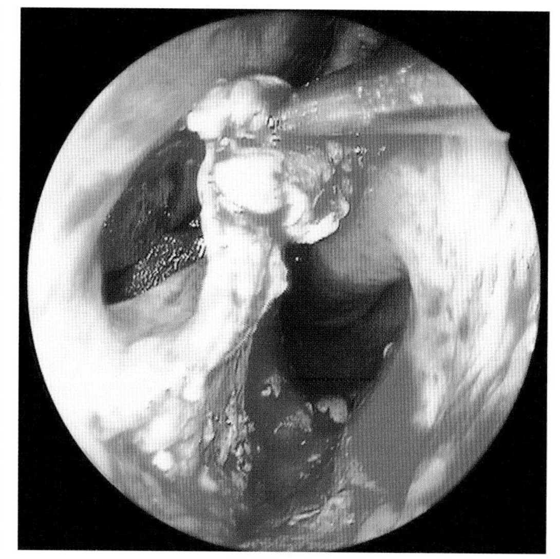

图 2-12-7　游离鼻底黏膜瓣

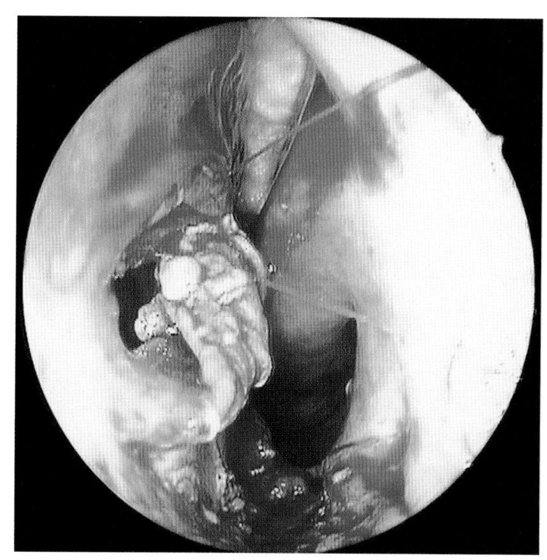

图 2-12-8　以鼻底黏膜瓣翻转缝合穿孔

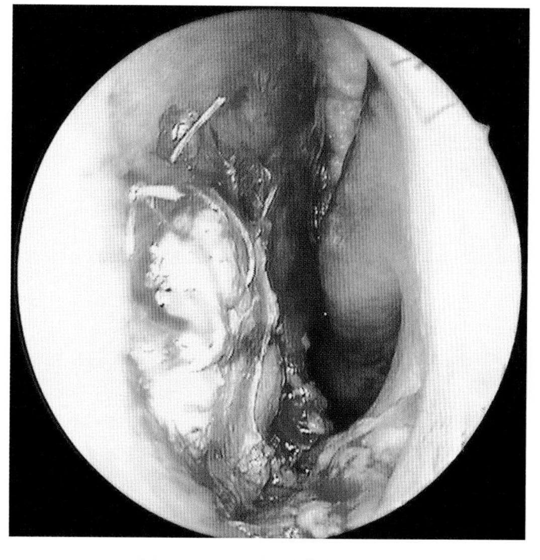

图 2-12-9　穿孔修补完成

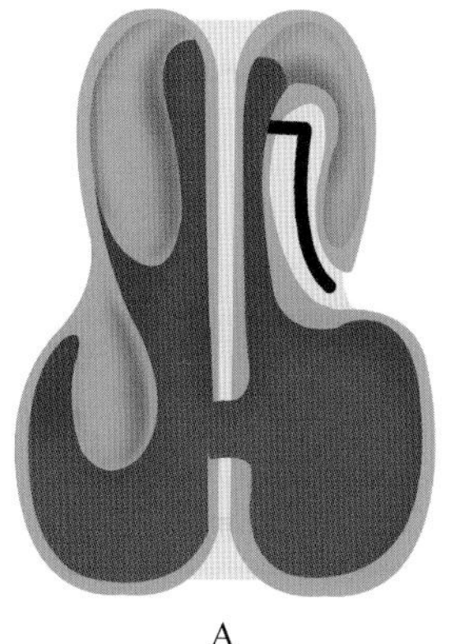

A

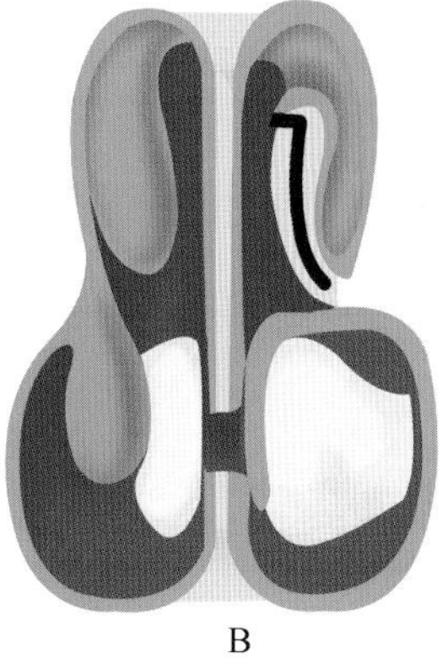

B

图 2-12-10　下鼻甲游离黏膜瓣修补术

A. 穿孔边缘制造新鲜创面　B. 翻转下鼻甲带蒂黏骨膜瓣修复穿孔

作一梭形切口，切去穿孔周围瘢痕组织，形成新的创面。游离穿孔周围黏骨膜，在穿孔后方，大于穿孔的距离，取一大于穿孔的菱形黏骨膜瓣，取下后缝合于穿孔周围。

鼻中隔在鼻腔、鼻窦的生理功能中起重要作用。鼻中隔偏曲可引起多种鼻腔、鼻窦疾病。鼻中隔的血肿、脓肿、穿孔等常与手术操作有关，要引起足够的重视。鼻内镜下鼻中隔成形术不失为一种好的手术方法。

（周慧芳）

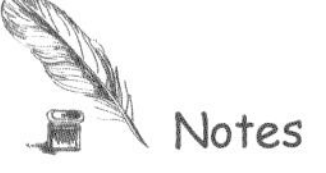

第十三章　鼻出血

鼻出血(epistaxis,nosebleed)又称鼻衄,是临床常见症状之一,多因鼻腔、鼻窦疾病引起,也可因鼻腔鼻窦邻近部位如鼻咽部病变、海绵窦病变、颈内动脉破裂及其假性动脉瘤破裂出血经鼻腔流出,某些全身性疾病也可导致鼻出血。

【病因】 分为局部因素和全身因素两大类,可以是单一病因,或多种病因并存。

1. 局部原因

(1) 外伤:因外伤、手术等致鼻、鼻中隔、鼻窦、颅前窝及颅中窝底损伤引起鼻出血,如果筛前动脉破裂,颈内动脉破裂或其假性动脉瘤破裂,可导致严重的鼻出血,甚至危及生命。剧烈咳嗽、喷嚏、擤鼻、挖鼻、经鼻腔插管及鼻-鼻窦内气压突然变化如高空飞行、登高山及潜水等也可引起鼻出血。

(2) 炎症:①鼻腔鼻窦的非特异性炎症:急性鼻炎、急性鼻-鼻窦炎、干燥性鼻炎、萎缩性鼻炎等;②鼻腔鼻窦的特异性感染:鼻硬结症、结核、麻风、白喉、梅毒、HIV、鼻真菌病等,均可因黏膜病变致鼻出血。

(3) 鼻中隔疾病:鼻中隔偏曲:多发生在嵴或距状突附近或偏曲的凸面,此处黏膜较薄,张力较大;鼻中隔溃疡:黏膜糜烂、结痂、溃烂;鼻中隔穿孔:穿孔缘干燥或结痂,这些病变常有鼻出血症状。

(4) 肿瘤:发生于鼻腔、鼻窦的良性肿瘤(如血管瘤、乳头状瘤、纤维血管瘤等)及恶性肿瘤(如鳞癌、腺癌、肉瘤、淋巴瘤等);发生于鼻咽部的纤维血管瘤及鼻咽癌等均可导致鼻出血。早期出血量一般不多,但可反复发生。晚期破坏大血管者,可引起致命性大出血。血管性肿瘤出血一般较剧。

(5) 其他:鼻腔异物、鼻腔昆虫等,可引起反复鼻出血。

2. 全身原因

(1) 心血管疾病:①动脉压升高:如高血压、动脉硬化症、心力衰竭等;②静脉压增高:如二尖瓣狭窄、肺水肿等。以动脉压升高或波动引发鼻出血多见,发生在易出血区可见搏动性出血,发生在鼻腔后部,出血量较多,不易止血。

(2) 血液疾病:①血小板质或量的异常:如再生障碍性贫血、血小板减少性紫癜、白血病等。②凝血机制的异常:如血友病、长期服用水杨酸类药物、大量应用抗凝血药物、溶栓降纤药物、异常蛋白血症等。鼻腔以渗血为主,双侧多见,常伴有身体其他部位的出血。

(3) 急性发热性传染病:如流感、麻疹、疟疾、猩红热、伤寒、出血热及传染性肝炎等,多因高热,鼻黏膜充血、干燥,以致出血,出血部位多在易出血区。

(4) 严重营养障碍及维生素缺乏:维生素C、维生素P、维生素K及钙等缺乏时,引起血管脆性改变及影响凝血过程,易发生鼻出血。

(5) 化学药品及药物中毒:磷、汞、砷、苯等中毒,可破坏造血系统的功能引起鼻出血。

(6) 内分泌失调:主要为女性,代偿性月经、妊娠期及绝经期鼻出血,可能与激素水平及血管脆性有关。

(7) 遗传性出血性毛细血管扩张症:有家族史,多见双侧鼻腔中隔黏膜下、舌体、口唇、手掌毛细血管扩张,双侧鼻出血较剧且反复发生。

(8) 肝、肾慢性疾病及风湿热等:肝功能损害、凝血障碍及小血管损伤也可伴发鼻出血。

【临床表现】 鼻出血由于原因不同其表现各异,多数鼻出血为单侧,亦可为双侧;可间歇反复出血,亦可呈持续性出血。出血量多少不一,轻者涕中带血、数滴或数毫升,重者可达几十毫升甚至数百毫升以上,导致失血性休克。反复少量出血则可引发贫血。多数少量出血可自止或自行压迫后停止。出血部位多数发生于鼻中隔前下部的易出血区(Little 区),有时可见喷射性或搏动性小动脉出血。少年儿童鼻出血几乎全部发生于易出血区;青年人也以此区出血多见。中老年人的鼻出血,常与高血压和动脉硬化有关,出血部位多见于鼻腔后部,位于下鼻甲后端附近的吴氏鼻-鼻咽静脉丛(Woodruff naso-nasopharyngeal venous plexus)及鼻中隔后部的动脉出血为鼻后部出血的较常见部位。此部位出血一般较为凶猛,不易止血,出血常迅速流入咽部,从口吐出。局部疾患引起的鼻出血,多限于一侧鼻腔,而全身疾病引起者,可能两侧鼻腔内交替或同时出血。

【诊断】

1. 详细询问病史及出血情况,确认出血源于鼻腔或相邻组织,排除咯血和呕血。

2. 确定出血部位。

3. 根据具体情况进行局部和全身检查(测量血压、血常规检查、凝血功能等),必要时辅以多种影像学检查。

4. 估计出血量,评估患者当前循环系统状况,有无出血性休克,必要时尚须与有关科室共同会诊。

5. 排查全身性疾患。

【治疗】 鼻出血属于急症,遵循"急治其标,缓治其本"的原则。

1. **一般处理** 患者常因鼻出血而情绪紧张,安慰使其镇静,在准备止血物品的同时,询问病史,利于了解出血情况,如出血量的多少、左或右侧鼻腔出血的先后,判明出血原因及全身状况,便于进一步给予有效治疗。

2. **寻找出血点** 应用1%麻黄碱棉片、羟甲唑啉或0.1%肾上腺素棉片收缩鼻腔黏膜血管,可暂时止血,配合吸引器在前鼻镜,最好是内镜下寻找出血部位,实施止血治疗。

3. **鼻腔止血法** 根据出血的轻重缓急、出血部位及病因,选择不同的止血方法。

(1) 指压法:嘱患者用手指捏紧双侧鼻翼或将出血侧鼻翼压向鼻中隔约10~15分钟,可同时冷敷前额和后颈。此法适用于出血量少且出血部位在易出血区的患者。

(2) 烧灼法:收缩并表面麻醉鼻腔黏膜后,通过物理治疗封闭出血的血管。烧灼的方法有化学烧灼如应用50%硝酸银、50%三氯醋酸或高铁止血剂等、电灼、双极电凝、高频电刀、射频、冷冻、或激光凝固法(二氧化碳激光、Nd-YAG 或 He-Ne 激光),应避免过深或同时在鼻中隔相对的两面烧灼,烧灼后可局部涂软膏或用复方薄荷油剂滴鼻以防局部干燥和鼻中隔穿孔。此法适用于反复少量出血并有明确出血点者,鼻内镜下烧灼效果更佳。

(3) 填塞法:是最有效和常用的鼻腔止血方法。适用于出血较剧烈、渗血面较大或出血部位不明者。此法是利用填塞物直接压迫鼻腔出血部位,使破裂的血管闭塞而达到止血目的。鼻腔的填塞材料:包括可吸收的和不可吸收的两大类。可吸收材料有吸收性明胶海绵、纤维蛋白棉、可吸收高分子止血棉等。不可吸收的材料包括纱条(凡士林油纱、紫草油纱、碘仿纱或抗生素油纱)、高分子膨胀止血棉、藻酸钙止血棉、止血气囊或水囊等。凡士林纱条作前鼻孔填塞是较为常用。

1) 经前鼻孔鼻腔填塞法(nasal packing):①鼻出血量小、出血部位明确且范围较小者,应用可吸收的明胶海绵、止血纱布、止血绫、纳吸棉等或不可吸收高分子膨胀止血棉、藻酸钙止血棉等直接或蘸上云南白药等填塞鼻腔出血部位。其优点是对鼻腔黏膜损伤小。②鼻出血量多、出血部位不明确且范围较大,应用上述方法无效者,将灭菌的凡士林纱条或紫草纱条制成约宽2cm,

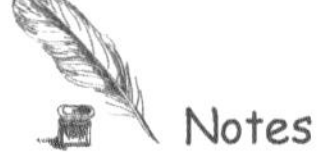
Notes

长 5 ~ 8cm 的纱条段，也可一根长纱条折叠填塞可避免纱条坠入鼻咽部。填塞时，纱条远端固定，逐渐由后向前，由下而上或由上向下逐层填紧，此法对鼻腔前部出血效果较好(图 2-13-1)。

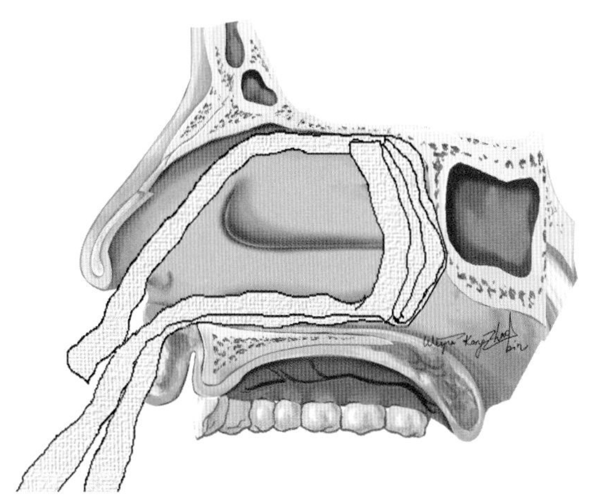

图 2-13-1 前鼻孔填塞法

2）后鼻孔填塞法(postnasal packing)：前鼻孔填塞无效、鼻腔后部、鼻咽部出血者使用后鼻孔填塞。先将灭菌的凡士林纱条或碘仿纱条卷叠成块形或圆锥形近似患者后鼻孔大小(相当于患者手拇指第一指节的粗细)，用粗线缝紧，尖端有约 25cm 长的双线，底部有 10cm 长的单线。填塞时，先用 1% ~2% 麻黄碱和 1% 丁卡因，收缩和表面麻醉患者鼻腔黏膜，咽部亦可喷表面麻醉剂。用小号导尿管由出血侧前鼻孔沿鼻腔底部插入直达咽部，用止血钳将导管从口腔拉出，导尿管尾端则留于前鼻孔外，再将填塞物上的双线系于导尿管，此时将填塞物由口腔送入鼻咽部，填塞于后鼻孔，一般都需加行鼻腔填塞，最后在前鼻孔处用一个小纱布球，将双线系于其上，以作固定，口腔端的线头可剪短固定于口角旁，便于以后取出填塞物时作牵拉之用。还可用乳胶或硅橡胶气囊填入鼻腔，注入空气或水使气囊膨胀，进行压迫止血，优点是患者的痛苦轻于油纱填塞，缺点是部分出血部位不能完全有效地压紧(图 2-13-2)。

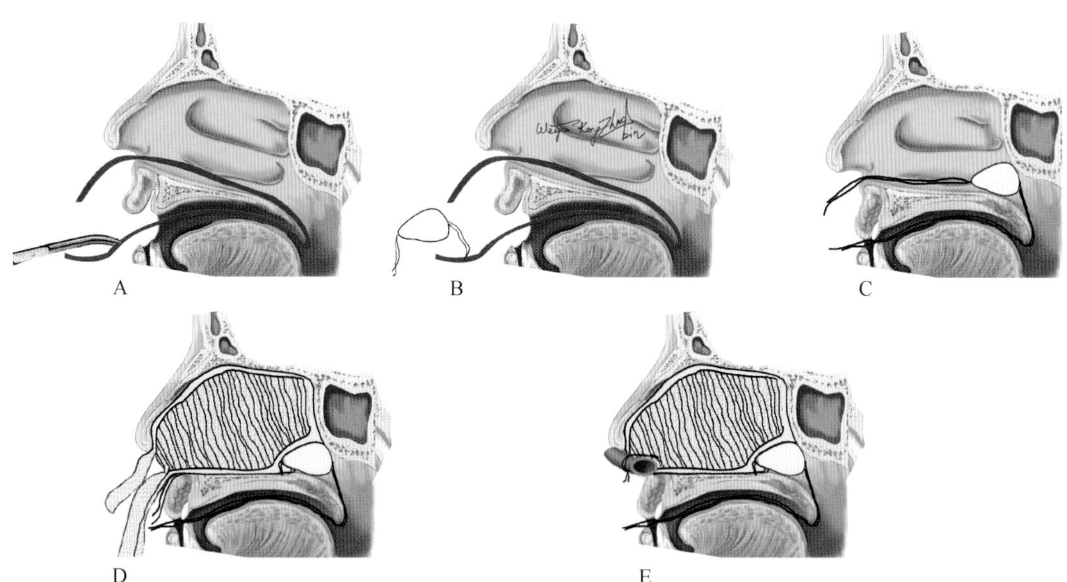

图 2-13-2 后鼻孔填塞法

A. 将导尿管头端拉出口外 B. 将纱球尖端的丝线缚于导尿管头端，回抽导尿管 C. 将线拉紧(可用手指或器械协助)，使纱球嵌入后鼻孔 D. 再作鼻腔填塞 E. 将纱球前端丝线固定于前鼻孔处，尾端可留置口外

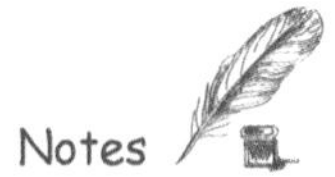

须注意鼻腔填塞物(前后鼻孔填塞)通常于填塞后48～72小时取出,碘仿填塞于7天取出,全身应用抗生素以防引起鼻腔鼻窦及中耳感染等并发症。

(4) 鼻内镜下止血:目前随着鼻内镜手术技术在临床的广泛应用,为鼻出血的检查、诊断和治疗提供了一个先进和准确的技术手段。借助鼻内镜易于明确鼻腔各部位活动出血点,特别是鼻腔后部出血。同时在直视观察下通过鼻腔局域性填塞、激光、微波、高频电凝等手段完成止血治疗,损伤小,患者痛苦少,止血准确且迅速,效果良好。

(5) 血管结扎法:对于经反复前后鼻孔填塞及内科治疗无法止血者,外伤或手术损伤大血管出血凶猛者可考虑血管结扎。因鼻腔中鼻甲上部为筛前动脉和筛后动脉分布,中鼻甲平面以下为颈外系统供血。所以常用结扎方法有颈外动脉结扎和筛前动脉结扎。禁忌证为凝血机制障碍所致的鼻出血。

(6) 血管栓塞法:将动脉导管选择性地置于颈外动脉主干,行造影并行数字减影摄片。在数字减影下确定出血血管,栓塞靶动脉。此方法适用于顽固性鼻出血通过有效的反复前后鼻腔填塞,特别是应用鼻内镜并结合激光、电凝和微波及内科治疗无法止血者,外伤或手术损伤大血管出血凶猛者及假性动脉瘤破裂的诊断与治疗。本术式不能用来控制由筛前动脉或筛后动脉引起的鼻出血。造影剂过敏者;严重的动脉粥样硬化、肝及肾功能不全者;颌内动脉、眼动脉及椎动脉有吻合支者;凝血机制障碍所致的鼻出血禁用此法。血管栓塞可引起脑梗死、偏瘫和脑血管痉挛等并发症。鼻腔填塞物在栓塞术后1～2天分次松解、取出。

4. 全身治疗

(1) 半坐位休息,注意营养,给予高热量易消化饮食。对老年或出血较多者,注意有无失血性贫血、休克、心脏损害等情况,并及时处理。失血严重者,需予输血、输液、抗休克,必要时请相关科室协助诊治。

(2) 寻找出血病因,进行病因治疗。

(3) 给予足够的维生素C、K、P等,并给予适量的镇静剂。

(4) 适当应用止血剂,如凝血酶、抗血纤溶芳酸、6-氨基己酸、酚磺乙胺、云南白药等。

5. 其他治疗

(1) 对鼻中隔前下方反复出血,可考虑局部注射硬化剂或鼻中隔黏膜下剥离术或划痕术,使该处形成瘢痕组织,闭塞血管而止血。

(2) 鼻中隔偏曲者可行鼻中隔偏曲矫正术。

(3) 遗传性出血性毛细血管扩张症者可行鼻中隔植皮成形术。

(张 华)

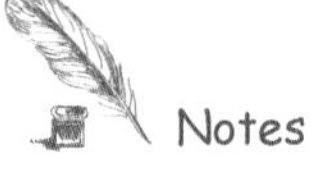

第十四章　鼻腔及鼻窦异物

鼻异物(foreign body in the nose)可分为内生性和外生性两大类。前者有死骨、凝血块、鼻石、痂皮等。后者又可分为生物性和非生物性。生物性中以植物性为多见,动物性则较为罕见。非生物性异物种类繁多,故病情较为复杂。

【病因】 异物进入鼻腔和鼻窦的方式有以下几种:

1. 儿童玩耍时自己或其他顽童将豆类、果核、纸卷、塑料玩物等塞入鼻孔内又难以自行驱除,事后忘记,造成鼻腔异物。

2. 热带地区水蛭和昆虫较多,可爬入野浴或露宿者的鼻内。

3. 工矿爆破、器物失控飞出、枪弹误伤等使石块、木块、金属片、弹丸经面部进入鼻窦、眼眶及翼腭窝等处。

4. 鼻部手术时填塞的纱条、棉片或器械断端遗留鼻内,造成医源性异物。

【病理】 因异物阻塞鼻腔或鼻窦引流,加之异物的刺激,可引起鼻内感染,如鼻炎、鼻窦炎和骨髓炎。异物在鼻、鼻窦内滞留时间过长,炎性分泌物日久蒸发,浓缩分解出多种无机盐类,逐步沉积于异物表面,以此为核心,逐渐形成结石,称为鼻石(rhinolith)。其外壳成分有钙、镁、磷、氯化钠等盐类,因成分不同,鼻石颜色可有差异。

【临床表现】 儿童鼻腔异物多有单侧鼻腔流黏脓涕、涕中带血和鼻塞症状,呼出气有臭味。面部外伤性异物除有外伤表现外,随异物大小、性质、滞留时间和所在位置症状有所不同。动物性异物鼻内多有虫爬感,日久可有鼻窦炎。医源性异物在术后仍有较重鼻塞,脓性分泌物和头痛。

【诊断】 儿童有单侧鼻流脓涕,时有涕中带血,且呼出气有臭味,应首先考虑为鼻腔异物。如异物存留过久,鼻内有肉芽组织形成,须用探针辅助检查。对金属异物需行 X 线定位检查,应包括下颌骨在内的头颅正位和侧位片,以避免投影偏差。必要时可行 CT 检查。

【治疗】 儿童鼻腔异物可用前端为环状的器械经前鼻孔进入,绕至异物后方向前勾出。切勿用镊子夹取,尤其圆滑异物可因夹取滑脱,将其推向后鼻孔或鼻咽部,甚至误吸入喉腔或气管,给取出带来困难及并发症。动物性异物须先用 1% 丁卡因将其麻醉后,再用鼻钳取出。外伤性异物在充分估计伤情和妥善准备后,经准确定位,选择相应手术进路和方法,必要时需在 X 线荧光屏观察下,实施手术取出。如异物较大且嵌顿在头面部大血管附近,须先行相关血管结扎再取出异物,如贸然取出有发生致死性大出血的可能。对无症状的细小金属异物若不处在危险部位,可不必取出,但需定期复查。

(董　震)

第十五章　鼻源性并发症

急慢性鼻窦感染引起的呼吸道并发症比较常见。炎性分泌物后漏可刺激上下呼吸道黏膜，引起中耳、咽、喉以及气管、支气管和肺的炎症。由于抗生素的合理使用，单纯急慢性鼻窦感染导致严重的眶内和颅内并发症已不常见，而由鼻窦手术意外损伤引起的眶内和颅内并发症相对更常见一些。一旦发生，如果处理不当，后果严重，需引起足够重视。

第一节　鼻源性眶内并发症

急慢性鼻窦感染引起的鼻源性眶内并发症可发生于任何年龄，但儿童较多见。引起眶内并发症最常见的是筛窦炎，另外涉及筛窦的手术，如术中操作不当可损伤眶纸板及眶内容物导致继发性的眶内并发症。

鼻源性眶内并发症的主要原因有：

1. 解剖上，鼻窦与眶相邻，眶内侧与筛窦及蝶窦相邻，上方与额窦相接，下方毗邻上颌窦，且彼此之间相隔的骨板较薄；
2. 经鼻腔、鼻窦与眼眶之间有无静脉瓣的丰富的静脉网；
3. 药物治疗不充分，导致病情迁延；
4. 鼻窦手术损伤或创伤累及相关眶壁未及时处理；
5. 机体免疫力降低。

眶内并发症的临床类型主要包括：眶周蜂窝织炎，眶内蜂窝织炎，眶壁骨膜下脓肿，眶内脓肿及球后视神经炎。此外，若炎症沿眶内静脉向后扩散则可引起海绵窦血栓性静脉炎和脑膜炎。

【临床表现】

1. 眶周蜂窝织炎（periorbital cellulitis or preseptal cellulitis）　又称隔前蜂窝织炎。眶边缘的骨膜向后延伸入眶形成眶隔，向前延伸进入睑板。眶隔是阻止感染从隔前间隙向眶内扩散的屏障，眶周蜂窝织炎炎症局限于隔前间隙，首发症状是眼睑水肿和轻压痛，因并未累及眶内软组织，无眼球运动受限、眼球突出及移位、视力减退等症状。

2. 眶壁骨膜下脓肿（subperiosteal orbital abscess）　发生在与鼻窦相邻的骨壁。鼻窦炎感染眶骨壁，首先引起骨壁血栓性静脉炎，继而引起骨膜炎和死骨，最后形成骨膜下脓肿。眼球运动和视力在初期不受影响，但随着感染进展，会出现眼球运动受限、视力减退以及球结膜水肿等。前组鼻窦炎引起者还可表现为眼睑充血、肿胀。由蝶窦炎引起者可累及眶上裂及视神经孔，损伤视神经和经过眶上裂的神经血管，出现眶周皮肤感觉障碍，上睑下垂，眼球运动受限，复视甚至失明等症状，称为眶尖综合征（orbital apex syndrome）（图 2-15-1）。

3. 眶内蜂窝织炎（orbital cellulitis）　眶内容物出现弥漫性水肿和炎症而无脓肿形成。可有不同程度的眼球运动受限、眼球突出移位、视力受损和球结膜水肿等症状，如果治疗不积极，蜂窝织炎可进一步发展形成眶内脓肿并致盲。

4. 眶内脓肿（orbital abscess）　眶内脓肿的发生可导致眶内压升高。临床上主要表现为眼球明显突出、眼球运动受限、视力锐减、球结膜水肿、眶深部剧痛。此病全身症状较重，可伴有

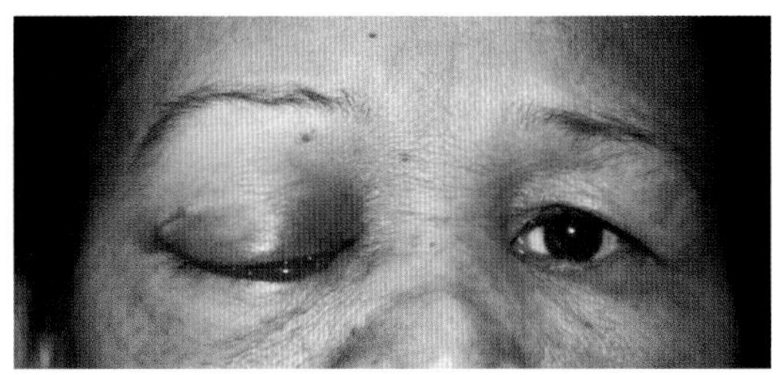

图 2-15-1 眶尖综合征

高热和白细胞显著增多。炎症若侵入眼球,则发生全眼球炎,导致视力丧失。

5. 球后视神经炎(retrobulbar optic neuritis) 由于蝶窦和后组筛窦外侧壁参与构成眶尖内侧壁和视神经管内侧壁,此壁菲薄,甚至骨质缺如,蝶窦或后组筛窦的炎性病变或手术骚扰可累及视神经,引发视神经水肿,引起急性的球后段或管段的视神经炎。临床表现为视力急剧减退,甚至失明,眼球运动时有牵引痛或眶深部痛。

【诊断】 在急慢性鼻窦感染的基础上,依据上述症状和体征,不难作出诊断。鼻窦手术术中或术后出现眼眶部症状时,则应高度怀疑眶内并发症发生的可能。为了明确病变部位及其与眼眶和颅脑的解剖关系,需进行鼻窦冠状位及轴位 CT 扫描,在约 80% 以上的病例,CT 扫描能准确地对眶内并发症进行分类。在区分眶骨膜下脓肿与眶脓肿时,CT 是最好的检查方法。磁共振成像(MRI)在怀疑存在颅内病变时有重要价值。小儿急性筛窦炎所致的眶内并发症须与急性泪囊炎鉴别。另外,上述眶内并发症可相互转化,应以眼球突出和视力下降的程度作为判断病情轻重的重要依据。

【治疗】 鼻源性眶内并发症的预防比治疗更重要,尤其是进行鼻窦手术时应仔细辨认解剖结构、正确应用组织切割器。其总体治疗原则主要是合理利用抗生素控制眶内感染,通畅引流,必要时应及时行眶减压或视神经减压。

1. 眶周蜂窝织炎和眶内蜂窝织炎应用足量抗生素结合鼻窦通气引流一般都可取得很好的效果,一旦急性鼻窦炎得到迅速缓解,本并发症即可随之消退。极少情况下会出现眼睑脓肿,一旦出现需切开引流。

2. 眶壁骨膜下脓肿一旦形成即应切开引流,同时加强全身抗感染治疗,手术可采用鼻内镜下眶壁部分切除术开放引流。

3. 眶内脓肿形成时应紧急施行眶减压引流术,同时全身抗感染治疗,必要时须请眼科医生协同处理。

4. 球后视神经炎应及早行蝶窦和筛窦开放术,术后不填塞鼻腔便于引流;重者同时行视神经减压术,手术前后应全身使用抗生素,糖皮质激素和神经营养药物。

第二节 鼻源性颅内并发症

鼻窦炎或鼻窦手术亦可引起颅内并发症。鼻和鼻窦与颅底的解剖学关系是发生鼻源性颅内并发症的基础:①鼻腔顶壁(筛板)、筛窦顶壁和额窦后壁均为前颅底结构,这些结构有时先天缺损,致使鼻和鼻窦黏膜与硬脑膜紧贴。嗅神经鞘膜与硬脑膜相延续,鞘膜下间隙与硬脑膜下间隙存在潜在交通。因此,鼻腔和鼻窦感染可经已存在的自然缺损通道、继发于肿瘤造成的骨质破坏以及外伤所致骨折线从鼻窦直接扩散至颅内。②额窦黏膜静脉与硬脑膜和蛛网膜的静脉相通,额骨板障静脉汇入上矢状窦,硬脑膜静脉和皮层静脉均引流至矢状窦,蝶骨板障静脉汇入海绵窦,感染通过逆行性血栓性静脉炎经由无瓣膜的板障静脉播散。另外,鼻窦手术可损伤颅底导致脑脊液鼻漏(cerebrospinal fluid rhinorrhea,CSFR),脑脊液鼻漏处理不及时,也可能导致

Notes 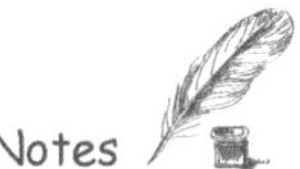

更严重的颅内并发症。

鼻源性颅内并发症可分为:硬膜外脓肿、硬膜下脓肿,化脓性脑膜炎、脑脓肿、海绵窦血栓性静脉炎等(图 2-15-2)。

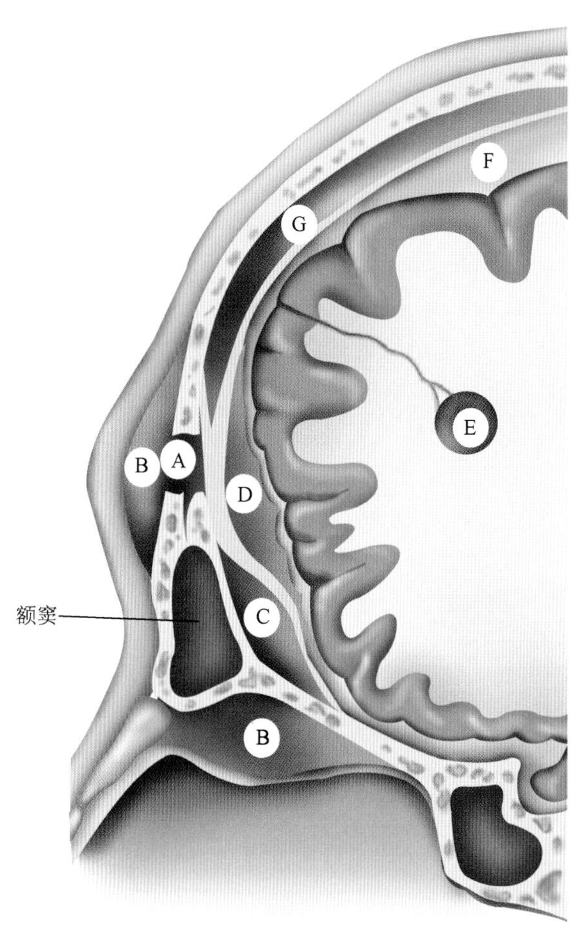

图 2-15-2 鼻源性颅内并发症

A. 骨髓炎 B. 眶周脓肿 C. 硬膜外脓肿 D. 硬膜下脓肿 E. 脑脓肿 F. 脑膜炎 G. 上矢状窦血栓性静脉炎

【临床表现】

1. 硬脑膜外脓肿(epidural abscess) 常继发于急性额窦炎和额骨骨髓炎。因硬脑膜与额骨附着处较疏松,脓液常聚积于此处。虽有头痛、发热症状,由于症状轻微、不具有神经定位体征,在诊断中,常被急性鼻窦炎症状所掩盖,脓肿进一步增大可引起呕吐、脉缓等颅内压增高症状。腰穿除压力增高外,脑脊液通常正常或仅有反应性蛋白增多。

2. 硬膜下脓肿(subdural abscess) 为硬膜下腔弥漫性或包裹性积脓。病变早期表现为头痛、发热和较明显的颅内压增高症状,由于蛛网膜的屏障作用,一般不伴有脑膜炎体征。如果病变继续发展,炎症波及软脑膜和脑皮质可引起局部脑膜炎症状,脓肿增大压迫可致皮层缺血梗死。腰穿可出现脑脊液压力增高及蛋白、淋巴细胞增多,不具有特异性,必须借助 CT 扫描或 MRI 方能确诊。

3. 化脓性脑膜炎(purulent meningitis) 多继发于筛窦和蝶窦感染或颅内其他脓肿的扩散。临床表现初起为头痛、发热、癫痫等,进一步发展会出现嗜睡、狂躁或昏迷症状。腰穿可发现脑脊液淋巴细胞增多、蛋白含量增加、葡萄糖含量减低及致病菌。

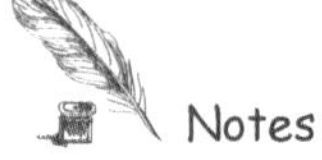
Notes

4. 脑脓肿(brain abscess)　以额窦炎引起的额叶脑脓肿较多见,蝶窦炎引起的颞叶脓肿则少见。临床表现为头痛、呕吐、视盘水肿和视神经萎缩。CT扫描对诊断有重要价值,表现为额叶有一周围密度较高的低密度团块。为了避免大脑幕疝形成,当怀疑有脑脓肿时应避免腰穿。

5. 海绵窦血栓性静脉炎(cavernous sinus thrombosis,CST)　海绵窦血栓的感染通常为筛窦和蝶窦的病变所致。感染扩散的机制为鼻窦感染的直接扩散或者沿眼静脉的逆行性血栓性静脉炎。感染性血栓性静脉炎可经由海绵窦交叉扩散至对侧,也可扩散至硬脑膜窦。CST的一些早期症状和体征有发热、头痛、畏光、复视和眶周水肿。进一步发展可产生诸如眼睑下垂、眼球突出、球结膜水肿、眼球麻痹及视力减退等典型表现。在炎症过程中,行经海绵窦的Ⅱ～Ⅵ脑神经通常都会受到影响。如果血栓性静脉炎扩散至硬脑膜窦和大脑皮层静脉,可导致脑膜炎、多发性脑栓塞及脑脓肿。

【诊断】　鼻窦炎所致颅内并发症患者除鼻窦炎临床表现外,还有上述颅内感染症状和相应的神经体征。鼻窦手术后如出现神经症状,需考虑是否有颅底骨质损伤导致继发性颅内感染可能。如果怀疑颅内并发症应尽早、及时地进行影像学检查,MRI较CT敏感,但对于合并颅底骨质缺损的患者,应同时行高分辨率CT扫描,寻找骨质缺损位置。脑脊液检查可有生化指标改变,部分可检测到致病菌,但对于大多数颅内并发症的患者,腰穿造成脑疝的风险性要大于其诊断价值。在腰穿前必须进行影像学检查,评估腰穿的必要性。单纯的脑脊液鼻漏患者,对鼻腔分泌物进行β2转铁蛋白检测,有助于明确诊断。

【治疗】　足量使用广谱抗生素,尤其要选用能穿透血-脑屏障的抗生素。可取鼻腔或鼻窦脓性分泌物进行细菌培养和药物敏感试验,如行脓肿切除或穿刺,可直接进行细菌培养。如病情允许,在处理并发症的同时可采用较为彻底的手术方法清除鼻窦病变;如病情不允许则只解决鼻窦的引流问题。对于手术或外伤造成的颅底骨质缺损进而导致的继发性颅内感染,可在积极控制感染后行二期修补。

1. 对硬膜外脓肿,术中应去除坏死的窦壁至正常范围,广泛暴露硬脑膜,使脓肿获得充分引流。

2. 硬膜下脓肿,可用开颅引流或者钝性钻孔引流。发生于额窦者也可经鼻外额窦手术路径,切除额窦后壁,广泛切开硬脑膜,引流脓肿。

3. 对于单纯的化脓性脑膜炎,主要是药物治疗和病变鼻窦的引流。必要时可施行腰穿放出适量脑脊液以降低颅内压。

4. 脑脓肿以穿刺引流或开颅切除为主。近来更倾向于反复抽吸,因其创伤小且远期后遗症少。开颅切除术适用于脓肿体积大、包裹好且未累及皮层主要部位或经抽吸治疗失败的患者。

5. 对于海绵窦血栓性静脉炎,应手术彻底清除受累鼻窦的病灶,充分引流,同时静脉内应用足量抗生素。对于抗凝剂的使用目前仍存在争议,早期使用可能有助于防止血栓扩散和减少死亡率与致残率,但存在潜在出血的危险。

(陶泽璋)

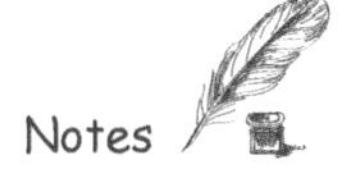

第十六章　鼻及鼻窦囊肿

第一节　鼻前庭囊肿

鼻前庭囊肿(nasal vestibular cyst)为发生在鼻前庭底部皮肤下、梨状孔的前外方及上颌骨牙槽突浅面软组织内的囊性肿块,也有称之为鼻牙槽突囊肿、鼻底囊肿等。女性多见,好发年龄为30～50岁之间。无左右侧差异,偶有双侧发生。

【病因】

1. **腺体潴留学说**　鼻腔底黏膜黏液腺的腺管阻塞,致腺体分泌物潴留形成囊肿。

2. **面裂学说**　胚胎发育期面部各突起连接处有残留或迷走的上皮组织发展成囊肿,又称面裂囊肿,最具代表性的就是鼻前庭囊肿,其他还有球颌突囊肿,鼻腭囊肿,正中囊肿。

【病理】　囊肿多呈圆形,大小不一,邻近骨质被压迫吸收形成凹陷。囊肿外壁由含有弹性纤维和网状血管的结缔组织构成,坚韧而有弹性。囊壁内衬为纤毛柱状上皮、立方上皮或扁平上皮,含有丰富的杯状细胞。囊液棕黄色,可为黏液性或浆液性。如发生感染,囊液为脓性,囊壁有炎性细胞浸润。

【临床表现】　囊肿生长缓慢,早期常无症状,随囊肿增大出现鼻翼处及鼻孔内隆起,同侧鼻塞,鼻内及上唇发胀,偶见上颌部及额部反射性疼痛。若并发感染,囊肿迅速增大,局部疼痛加重,严重者伴鼻唇部红肿隆起。

【诊断】

1. **局部检查**　一侧鼻前庭、鼻翼下方、梨状孔外侧部圆形隆起,如囊肿较大,可在上唇和口腔前庭引起隆起,质软、有波动感,一般无触痛。穿刺抽出液体可明确诊断。穿刺抽吸后囊肿缩小,但不久又复隆起。

2. **影像学检查**　X线平片或CT平扫显示梨状孔底部低密度圆形、椭圆形阴影,边缘清楚光滑,无上列牙病变。

【鉴别诊断】　如表2-16-1所示:

表2-16-1　鼻前庭囊肿与牙源性囊肿的鉴别

	鼻前庭囊肿	牙源性囊肿
上列牙病变	无	缺牙、龋齿或牙根感染
囊液	透明、半透明,黏液或浆液性液体	姜黄色,黄褐色,酱黑色
胆固醇结晶	不含	含有
放射学检查	梨状孔底部低密度圆形或椭圆形影,边缘光滑,无上列牙病	上颌骨牙槽突骨质破坏或囊内含牙,牙根尖部小圆形囊影,周围骨质有吸收

【治疗】　囊肿较大致鼻面畸形,引起鼻塞,或发生感染者应手术切除。

1. **唇龈沟进路**　囊肿隆起部唇龈沟或沟上方横切口,剥离囊肿,以彻底切除囊肿壁为原则。术后鼻腔填塞及鼻唇沟周纱球压迫术腔。

2. **鼻前庭囊肿揭盖术**　适用于主要向鼻内生长的囊肿。在前鼻镜或鼻内镜下,切除囊肿顶壁使囊肿开口于鼻腔底。要注意防止开窗口闭合导致复发。

第二节　鼻窦囊肿

鼻窦囊肿(cyst of nasal sinus)是指原发于鼻窦内的囊性肿物。有两种类型:①鼻窦黏液囊肿(mucocele cyst of nasal sinus):是鼻窦囊肿中最为常见者。多发于筛窦,其次为额窦和蝶窦,上颌窦较少见。本病多见于青年和中年人,多为单侧,囊肿增大时可累及周围结构,包括眼眶和颅底。囊肿继发感染发展成脓囊肿破坏性变大。最常见额窦黏液囊肿扩展到筛窦,或由筛窦扩展到额窦,以致很难判定原发部位。该病发展缓慢,当患者出现眼部症状时方来就医。②鼻窦黏膜囊肿(mucosa cyst of nasal sinus):可发生于任何鼻窦,但多发生在上颌窦,以上颌窦底和内壁多见。本病可发生于单侧或双侧,生长极缓慢,长大到一定程度可自然破裂,囊液经窦口自行流出。常无症状,多在鼻窦 X 线或 CT 检查时发现。

【病因】 鼻窦黏液囊肿发生为多因素综合所致。各种原因导致的鼻窦自然口阻塞,使鼻腔内分泌物不能排出。同时鼻窦黏膜的炎性病变,也可因变应性因素所致的黏膜水肿,产生大量的渗出液逐渐充满窦腔进而压迫鼻窦骨壁变薄吸收,囊肿向周围扩展产生畸形。目前认为骨壁内破骨细胞被前列腺素等物质激活,同时淋巴细胞产生破骨细胞激活因子(OAF),前列腺素 PGF 和 PGE 对骨质吸收起很大作用,这也是囊肿破坏周围骨壁的原因。

鼻窦黏膜囊肿的病因有两种:①黏膜内黏液腺阻塞,腺体内分泌物潴留在黏膜下形成囊肿,又称黏液潴留囊肿,囊壁为黏液腺管上皮,囊液为黏液。②黏膜炎症或变态反应,毛细血管渗出的浆液潴留于黏膜下层结缔组织内逐渐膨大形成囊肿,又称鼻窦浆液性囊肿(serous cyst of nasal sinus),囊壁为有炎症改变的鼻窦黏膜,囊液为半透明的草黄色或姜黄色易凝结液体。

【病理】 鼻窦黏膜多呈水肿和囊肿性变化,黏膜上皮化生,黏膜下炎性细胞浸润,囊内液体为黏液,呈淡黄、黄绿或棕褐色,多含有胆固醇结晶,如有感染为脓性分泌物。

【临床表现】 鼻窦囊肿生长缓慢,局限在窦内时可无任何不适或仅有头痛。若囊肿增大压迫和破坏鼻窦骨壁侵入眶内或颅内则出现相应症状。鼻窦骨壁一经破坏后囊肿即发展迅速,若继发感染演变成脓囊肿则症状加重。

1. **眼部症状**　囊肿侵犯眶内可致眼球移位,筛窦囊肿眼球向外移位,额窦囊肿眼球向外下方移位,蝶窦囊肿眼球突出,还可出现流泪、复视、头痛、眼痛等。囊肿压迫视神经及眶上裂,可造成第Ⅱ、Ⅲ、Ⅳ、Ⅴ、Ⅵ脑神经功能障碍,出现视力减退甚至全盲,眼肌麻痹、眼部感觉障碍和疼痛等症状即眶尖综合征(orbital apex syndrome)。

2. **面部症状**　囊肿增大可出现前额眶顶(额窦囊肿)、内眦(筛窦囊肿)或面颊(上颌窦囊肿)等处隆起。表面皮肤正常,可触及乒乓球感或蛋壳感,若骨质吸收消失可触及波动感。

3. **鼻部症状**　自发性间歇性鼻溢液,为囊肿自行破溃囊液经鼻窦口流出所致。较大的囊肿可出现鼻塞,嗅觉减退。鼻内镜检查:筛窦囊肿使筛泡或中鼻道向下膨隆,额窦囊肿鼻顶下塌,蝶窦囊肿嗅沟饱满,上颌窦囊肿鼻腔外侧壁向内移位,面部膨隆,硬腭下塌,表面黏膜正常。

【诊断】 根据病史临床表现,影像学检查等较容易诊断,在局部膨隆处穿刺有棕色或灰色黏液即可确诊。CT 检查对囊肿的诊断和定位起重要作用,为鼻内镜手术治疗提供参考。影像显示肿物呈圆形,密度均匀,边缘光滑,邻近骨质有压迫吸收现象,有菲薄的骨壳,可显示侵入眶内及颅内情况。应与肿瘤、脑膜脑膨出、垂体瘤、脑膜瘤等鉴别(图 2-16-1、图 2-16-2)。

【治疗】 诊断明确后,手术是唯一的治疗方法。无症状的小囊肿可以观察暂不处理。治疗原则是建立囊肿与鼻腔永久性通路,以利引流防止复发。手术方法:对较大的额筛囊肿侵入颅内或眶内有分隔者以往采用鼻外进路手术。目前首选鼻内镜鼻内进路手术,保留部分黏液囊肿的囊壁,以免损伤邻近的重要结构,出现严重的并发症。尽可能扩大造瘘口,建立永久通道即可。

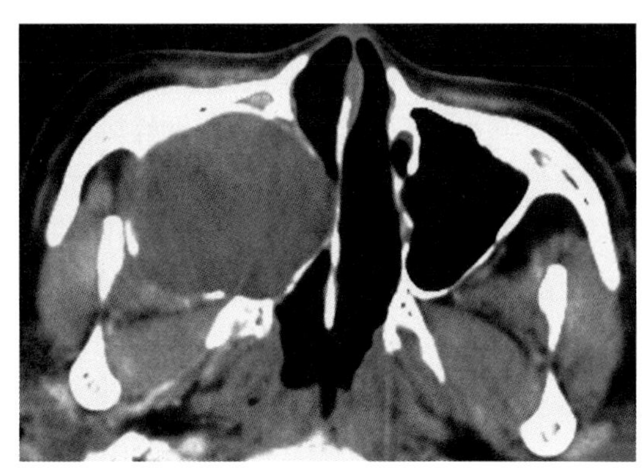

图 2-16-1 上颌窦囊肿

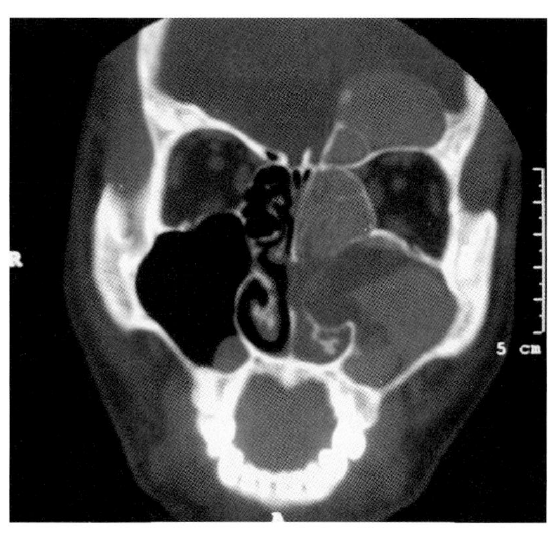

图 2-16-2 左侧额窦筛窦上颌窦囊肿

大多数合并症如鼻、眼、面和脑部症状，在囊肿手术后便可以逐渐治愈或改善，部分需要配合药物治疗。对脑脊液鼻漏，眶尖综合征需进一步手术治疗。

第三节 上颌窦牙源性囊肿

由于上列牙发育障碍或病变所形成并突入到上颌窦内的囊肿，称为上颌窦牙源性囊肿。包括含牙囊肿（dentigerous cyst）和牙源性角化囊肿（始基囊肿）后者包括根尖周囊肿（periapical cyst）和残余囊肿两种。

【病因】 牙源性囊肿包括发育性和炎症性。

1. 含牙囊肿 又称滤泡囊肿（follicular cyst），与牙齿发育缺陷有关。常发现有未长出的恒齿或额外齿。发生于牙冠或牙根形成之后，环绕未萌出的牙冠且附着于牙颈部的囊肿，可来自一个牙胚（含一个牙），也有来自多个牙胚（含多个牙）（图 2-16-3）。

2. 根尖周囊肿 起因于牙根感染、牙髓坏死而形成的根尖肉芽肿或囊肿，慢性炎症的刺激引起牙周腔上皮增生长入其内形成囊肿（图 2-16-4）。

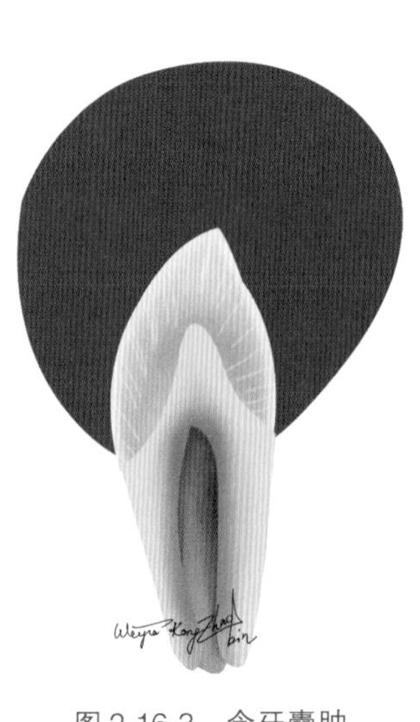

图 2-16-3 含牙囊肿

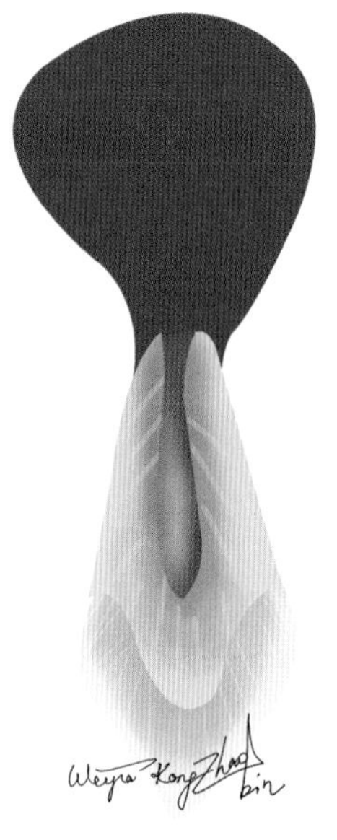

图 2-16-4 根尖周囊肿

【病理】

1. 含牙囊肿　停留在牙槽骨中的未萌出的牙可刺激造釉细胞增殖和分泌，在缩余釉上皮与牙冠面之间出现液体渗出而形成含牙囊肿。囊壁为纤维组织，上皮为扁平或矮立方上皮，囊液为棕黄色液体，含胆固醇结晶及脱落上皮，囊肿缓慢生长，增大的囊肿可压迫骨质吸收变薄。

2. 根尖周囊肿　病牙根尖突入囊肿腔内，囊壁为鳞状上皮，有时为柱状上皮。囊液为黄色浆液性、黏液性液体，含有胆固醇结晶。

【临床表现】　牙源性囊肿多发生于青壮年，生长缓慢。初期无自觉症状，当囊肿长大时，骨质逐渐向周围膨胀，则形成面颊部隆起畸形、鼻腔堵塞，上颌窦内巨大的囊肿可使眼球向上移位及视力障碍等。含牙囊肿多发生在下颌骨第 3 磨牙，若发生在上颌骨者多见于单尖牙、前磨牙或切牙。根尖周囊肿较含牙囊肿小，多发生于上颌切牙、尖牙和前磨牙根的唇面，较大的囊肿出现面颊膨隆、麻木、酸胀，囊肿如有感染则出现胀痛发热，全身不适等。

【诊断】　可根据病史及临床表现，包括面颊隆起及鼻腔外壁向内推移，囊肿前骨壁较薄，扪诊可有乒乓球或蛋壳感，口腔检查常发现有缺牙（上列牙数不足）或龋齿、残根或死髓牙。穿刺是一种比较可靠的诊断方法，穿刺液呈黄色，显微镜下可见胆固醇结晶体。含牙囊肿 CT 表现多为单房卵圆形，囊壁薄，周围骨硬化缘光整。囊腔呈均一低密度。囊内有时可包含发育不同阶段的牙，囊腔通常连于牙冠与牙根交界处。根尖周囊肿示病牙根尖部圆形囊影，周围骨质有吸收现象。残余囊肿为致病牙去除后，该部位发生的囊肿，在拔牙后牙槽窝下方颌骨内出现囊状影，边缘有硬化带。

应与鼻及鼻窦肿瘤、成釉细胞瘤相鉴别。鼻及鼻窦 CT 或 MRI 可明确肿瘤的病变部位。囊肿穿刺有助于诊断。成釉细胞瘤 CT 表现为囊实混合性或纯囊性病变，囊性部分可为多房或单房膨胀性改变。多房型占 60% 表现为皂泡状或蜂窝状，分房大小不一，其间可见不完整骨性间隔，反映出成釉细胞瘤出芽式生长的特性。MRI 表现为囊实性，实性部分呈等 T_1、等 T_2 信号，增强扫描可强化。囊内容物呈长 T_1、长 T_2 信号。高分辨螺旋 CT 配合二曲面牙科软件技术可显示病变的形态、周围骨质破坏、牙根吸收及邻近重要结构改变；MRI 对于软组织成分的显示优于 CT。二者联合应用对于提高成釉细胞瘤的术前诊断的正确率有重要价值。

【治疗】　采用外科手术摘除，如伴有感染先用抗菌药物控制炎症后再行手术治疗。小的囊肿采用唇龈沟进路切除。突入上颌窦较大的囊肿，传统的手术方法采取柯-陆式进路，将囊肿全部切除。近年来多采用鼻内镜手术，经下鼻道或中鼻道开窗，将囊肿及病牙切除，同时尽可能保留上颌窦正常黏膜。对于根尖周囊肿，清除囊壁后若病牙尚稳固，有保留的可能，在术后行根尖切除或根管治疗可避免囊肿复发。

（周慧芳）

Notes 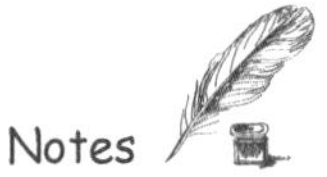

第十七章　鼻部肿瘤及颅面骨增生性疾病

第一节　概　　述

鼻部肿瘤可发生于外鼻、鼻腔及鼻窦，根据病变性质可分为良性肿瘤及恶性肿瘤，通常良性肿瘤较多见。

鼻及鼻窦良性肿瘤主要按组织来源分类，可分为上皮组织源性肿瘤、结缔组织源性肿瘤、脉管组织源性肿瘤、神经组织源性肿瘤以及牙源性肿瘤等。各类良性肿瘤均有其一定的好发部位，且通常生长缓慢。由于鼻部与鼻咽、眼眶、泪器以及腭部等紧邻，各处病变常相互侵入，这些肿瘤引起的临床症状，均以肿瘤侵犯部位的功能障碍或结构改变和畸形为主。部分肿瘤生长过程中对周围器官破坏力强，手术切除不易彻底，容易复发，甚至可能恶变。

鼻腔原发恶性肿瘤较少见，多由鼻窦蔓延而来。鼻窦恶性肿瘤多原发于上颌窦，其次为筛窦，额窦和蝶窦恶性肿瘤少见。癌组织由原发鼻窦侵及鼻腔、眼眶、颅底、鼻咽腔和硬腭，引起相应部位的症状，晚期可转移至颈部淋巴结。鼻腔及鼻窦恶性肿瘤的共同点是：大多数为原发性，转移癌极少见；鼻窦解剖部位隐蔽，肿瘤早期症状不典型，且常伴有慢性炎症，故不易引起重视，晚期病变可侵犯周围邻近组织，累及多个解剖部位，难以判断其原发位置。

颅面骨纤维增生症是一种以骨的纤维变性为特征的骨骼系统病变，发展缓慢，其本质并非真正肿瘤，但具有良性肿瘤的许多特征，好发于儿童及青年，女性较男性多见。

第二节　鼻腔及鼻窦良性肿瘤

常见的鼻腔及鼻窦良性肿瘤主要有血管瘤、内翻性乳头状瘤和骨瘤。

一、血　管　瘤

鼻腔及鼻窦良性肿瘤中，血管瘤(hemangioma)最为常见。血管瘤为脉管组织来源良性肿瘤，可发生于鼻腔及鼻窦任何部位，血管丰富处多见。本病可发生于任何年龄，多见于青壮年。鼻部血管瘤可分为毛细血管瘤(capillary hemangioma)和海绵状血管瘤(cavernous hemangioma)，以前者为多见，多发于鼻中隔，后者好发于下鼻甲和上颌窦内。

【病因】 血管瘤的病因至今不明，可能与外伤、感染和内分泌功能紊乱有关。也有学者认为本病为先天性良性肿瘤，与胚胎组织残留或异常发育有关。

【病理】 毛细血管瘤瘤体通常较小，有细蒂或广基，色鲜红或暗红，质软、有弹性，易出血，镜下见由多数成熟的薄壁毛细血管组成，紧密排列成丛状或分叶状。海绵状血管瘤瘤体常较大、基广，质软可压缩，镜下瘤体多无完整的包膜，由大小不一的血窦组成。

【临床表现】

1. **鼻部症状**　主要症状常表现为进行性鼻塞、反复鼻出血。

2. **压迫症状**　肿瘤发展可压迫并破坏周围骨质，侵及邻近器官，引起面部畸形，眼球移位，复视，头痛等症状。

3. **全身症状**　长期反复的小量出血可引起贫血，严重大出血可致失血性休克。

鼻部检查可见局部颜色鲜红或暗红、质软、有弹性的肿瘤，多见于鼻中隔或下鼻甲前端。原发于上颌窦内的海绵状血管瘤，有时可呈出血性息肉状物突出于中鼻道，若误作息肉摘除，可引起严重出血。

【诊断】 根据临床表现、体征、影像学检查、病理检查可确诊。在诊断时应注意与鼻腔鼻窦囊肿、出血坏死性息肉、上颌窦恶性肿瘤等相鉴别。

【治疗】 血管瘤的治疗以手术切除为主，手术选择的原则应为：足够大的视野可充分暴露并彻底切除肿瘤，同时不影响相关组织的功能，术中应彻底切除包括瘤体及连同根部的黏膜。经鼻内镜手术能有效暴露绝大多数肿瘤的范围，又符合微创外科的理念，因此目前已广泛运用于鼻腔鼻窦血管瘤的治疗。对于鼻腔鼻窦内肿瘤较大者，经鼻内镜不能完整切除者，依据瘤体位置、大小，可经上颌窦根治术切口、Denker 切口或鼻侧切开术切口，将瘤体完整切除。血管瘤瘤体大、估计术中出血多者，可在术前经动脉插管行选择性上颌动脉栓塞术，以减少术中出血。

二、内翻性乳头状瘤

内翻性乳头状瘤（papilloma）为上皮源性肿瘤，可发生于鼻腔及鼻窦任何部位，以鼻前庭、鼻中隔、中鼻甲、筛窦及上颌窦多见。该病多见于男性，可发生于任何年龄阶段。

【病因】 鼻腔及鼻窦内翻性乳头状瘤发病原因至今不确定，多数学者认为该病为一种良性的真性肿瘤，且鉴于该病具有局部侵蚀破坏力，切除后容易复发以及有恶变可能等特点，有人认为其应属于上皮组织边缘性肿瘤。其病因可能与炎症的慢性刺激和上皮化生有关。也有研究发现其与人类乳头状瘤病毒（human papilloma virus，HPV）感染有关，应用原位杂交技术在内翻性乳头状瘤已分离出的乳头状瘤病毒 DNA 与人乳头状瘤病毒 6 及 11 型的 DNA 相似，但结果仍不确定。

【病理】 内翻性乳头状瘤多见于鼻窦或鼻腔侧壁。主要表现为上皮过度增生，向基质内呈乳头状增生，可表现为鳞状上皮、变移上皮及纤毛柱状上皮同时存在。上皮向基质内呈内翻、凹入生长，但基底膜完整，故名内翻性乳头状瘤。

【临床表现】 一般为单侧鼻腔发病，双侧鼻腔受累约为 10%。症状主要为鼻塞，呈进行性加重；流黏脓涕时带血；偶有头痛和嗅觉异常；随肿瘤扩大和累及部位不同而出现相应症状和体征。常同时伴有鼻窦炎和鼻息肉，可能与肿瘤压迫静脉和淋巴回流障碍有关。因此部分患者有多次“鼻息肉”手术史和术中有大出血的病史。

鼻部检查见肿瘤大小、硬度不一，外观呈息肉样，红或灰红色，表面不平，质地较硬，触之易出血。肿瘤多原发于鼻腔侧壁，大者可充满鼻腔，并侵入邻近部位，上颌窦和筛窦最易受侵犯（图 2-17-1）。

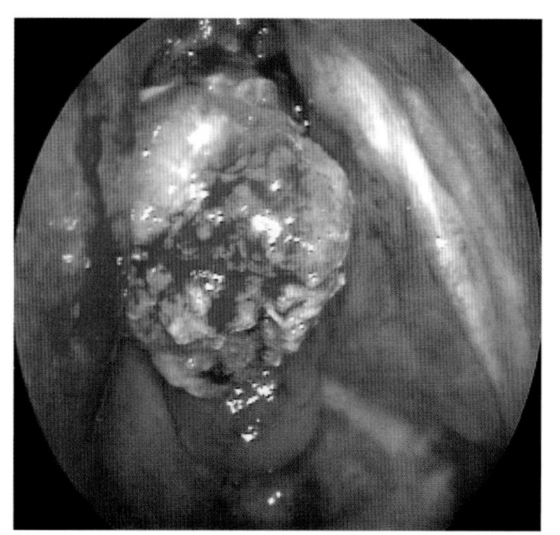

图 2-17-1　鼻腔鼻窦内翻性乳头状瘤

【诊断】 根据临床表现、体征、影像学检查、病理检查可诊断。病理活检可确诊，活检时应从肿瘤不同部位多切取几块组织送检，以免漏诊、误诊。诊断时应注意与疣、乳头状纤维瘤、乳头状腺癌及鼻息肉等鉴别。尤其是 40 岁以上的男性，反复发生的单侧“鼻息肉”，术后很快复发者，均应常规送病理检查，以除外内翻性乳头状瘤。

内翻性乳头状瘤是鼻部良性肿瘤中应值得重视的肿瘤。其特点如下：①术后易

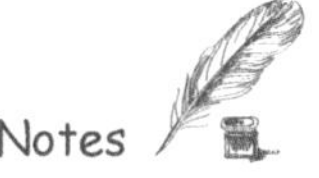

复发;②多次手术易产生恶性变,其中一部分"癌变"的病例,可能由于癌组织分化程度较高而被误诊为内翻性乳头状瘤;③多发性侵袭性生长易产生组织破坏。

【治疗】 由于内翻性乳头状瘤具有侵袭性生长、易复发和恶性变的特点,应做根治性切除术。经鼻内镜治疗鼻腔鼻窦乳头状瘤在早期认为适用于较为局限的病变,而随着鼻内镜技术的不断发展,全组筛窦、蝶窦和上颌窦已成为鼻内镜下可观察和处理的范围,因此除已有恶变或已侵犯至鼻外的肿瘤,对于瘤体较大,包括侵犯至后组筛窦、蝶窦以及额隐窝的肿瘤都可以经鼻内镜切除。

三、骨瘤及骨纤维增生症

骨瘤(osteoma)是鼻窦常见良性肿瘤,有报道3%的常规头部和鼻窦CT扫描中可发现骨瘤。多见于青年,男性较多,常发生于额窦(80%),其次为筛窦,上颌窦和蝶窦均少见。

【病因】 骨瘤的病因目前大多认为是软骨内成骨组织和膜性组织同时排列于胚胎组织中,导致骨质增生所致,故多发生于额骨和筛骨交界处。其次可由外伤、炎症引起鼻窦壁的骨膜增生而致,约50%骨瘤有额部外伤史。也有学者推论骨瘤是过度发育的筛窦气房扩展入其他鼻窦内,形成骨黏膜泡(如额筛泡、蝶筛泡、上颌筛泡),经慢性炎症引起分泌物凝滞、结缔组织增生和骨化而成。

【病理】 病理上通常分为:①密质型(硬型或象牙型):质硬、较小、多有蒂,生长缓慢,多发生于额窦;②松质型(软型或海绵型):质松软,由骨化的纤维组织形成,广基、体积较大,生长快,有时中心可液化成囊肿,表面为较硬的骨囊,常见于筛窦;③混合型:外硬内松,常见于额窦。

【临床表现】 骨瘤生长缓慢,小者多无症状。常于鼻窦或头颅X线摄片或CT扫描时偶然发现。大的额窦骨瘤可引起额部疼痛,感觉异常。亦可伴有额窦黏液囊肿,致额窦前壁隆起。如向额窦底部突出,常将眼球向前、向外下推移,引起突眼和复视等症状。骨瘤经额窦后壁或筛板侵入颅内,则可出现颅内组织受压症状,如头痛、恶心、呕吐等。筛窦骨瘤大者可占据大多数气房,并可长入额窦或蝶窦。向眼眶发展者,眼球向外下移位。

【诊断】 根据临床表现、体征、影像学检查可作出诊断。鼻部CT扫描可见圆形高密度阴影,注意与外生性骨疣(exostosis)相鉴别。后者多见于上颌窦,由骨质过度增生而成,可引起面颊部隆起变形。

【治疗】 骨瘤以手术切除为主。骨瘤小者无须急于手术,多数医生提倡定期复查CT,连续观察如果发现病变生长,应该在出现并发症之前手术。如肿瘤较大,症状明显,颅面有畸形或已向颅内扩展、发生颅内并发症者,宜早日手术。随着鼻内镜技术的发展,经鼻内镜行鼻窦骨瘤切除,可在直视下进行操作,具有解剖标志清楚,损伤小、出血少、无面容损伤等优点。如已侵入颅内,应行颅面联合手术。

骨纤维增生症(osteodysplasiafibrosa)是一种发展缓慢、自限性、以骨的纤维变性为特征的骨骼系统病变,与成骨细胞的分化和成熟缺陷有关,是一种发育异常。好发于儿童及青年,女性较男性多见。

【病因】 病因不明,常有以下学说。

1. **先天发育异常学说** 认为系原始成骨的间叶组织发育异常,正常骨组织被吸收后,由纤维组织和发育不良的网状骨小梁所取代。

2. **局部外伤** 患者常有明显的外伤史,发生于颌骨的单骨型病变可能与面部外伤后的异常增殖反应有关。此外还有慢性感染、内分泌紊乱、局部血液循环障碍等学说,但均未获证实。

【病理】 患骨膨大,表面硬,无明显界限,患处骨质呈囊性纤维性改变,正常骨结构消失,骨髓腔为灰白色或灰红色增生纤维组织所占据,骨皮质变薄呈囊状变形。病变切面呈灰白或苍黄色,较正常骨质稍软,切割时有砂粒样感和弹性感。显微镜下见主要由增生的纤维组织及新生

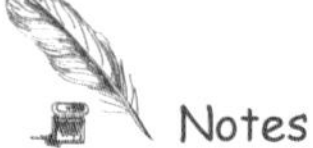

的骨小梁组成。该病一般分为2型:①单骨型:最常见,约占70%。仅累及单骨,常见于上颌骨、颧骨、额骨、下颌骨。②多骨型:较少见,约占30%。病变累及2处或2处以上骨。值得注意的是McCune-Albright综合征患者中多见多骨性骨纤维增生症,同时伴有内分泌疾病及患病侧的皮肤色素沉着。多骨型骨纤维增生症恶变风险较低(0.5%),McCune-Albright综合征患者恶变风险大约是4%。

【临床表现】 颅面骨骨纤维增生症以上颌骨和额骨最易受累。该病病程缓慢,初期无明显症状,随病情进展,渐出现患处隆起肿胀,面部不对称。视部位不同,可分别出现眼球移位、复视、视力减退、咬合错位、牙列不整、牙槽和腭部畸形以及鼻塞等。检查见患处骨质质地坚硬,无明显界限,压痛不明显。血清碱性磷酸酶含量可有所增高。

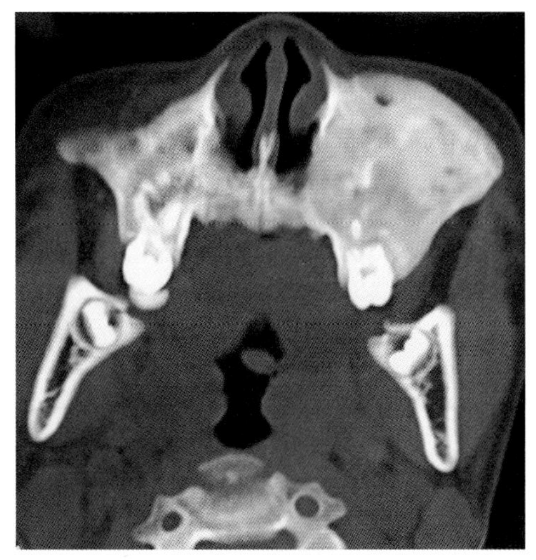

图2-17-2　颅面骨骨纤维异常增殖CT

【诊断】 根据临床表现、体征、影像学检查诊断。CT或X线显示,患处骨质呈局限或较广泛的囊性膨大变形,膨大处呈均匀、致密如毛玻璃样的阴影(图2-17-2)。也可为圆形或卵圆形的囊泡状透明区,周边绕以薄层硬化骨质边缘。

【治疗】 本病发展缓慢,有青春期后停止发展的倾向。症状和面部畸形不明显者可暂不处理。若出现功能障碍或明显面部畸形,可手术刮除病变组织,应注意刮除范围不能过大。但因边界不清,手术不易彻底而导致复发。本病放疗无效。

第三节　鼻腔及鼻窦恶性肿瘤

鼻腔内原发的恶性肿瘤较少见,鼻窦恶性肿瘤中尤以上颌窦恶性肿瘤最为多见,甚至可高达70%左右。筛窦肿瘤次之,约占20%。原发于蝶窦者约占3%,原发于额窦者最少见,仅占1%左右。肿瘤早期可局限于鼻腔或鼻窦某一解剖部位,晚期肿瘤发展可累及多个解剖部位,很难区分是鼻腔或鼻窦恶性肿瘤。鼻腔及鼻窦恶性肿瘤在我国各地区发病率不一致,北方发病率高于南方,在耳鼻咽喉科范围内仅次于鼻咽癌、喉癌位于第三位。发生于鼻腔及鼻窦的恶性肿瘤中以鳞状细胞癌最为多见,约占80%左右,好发于上颌窦,其次为筛窦。此外尚有淋巴上皮癌,移行细胞癌,基底细胞癌,黏液表皮样癌,腺样囊性癌和鼻腔恶性黑色素瘤等。肉瘤可起源于黏膜、骨膜、淋巴组织、脉管、骨、软骨或肌组织,发生于上颌窦者多见,常见的肉瘤包括淋巴肉瘤、网织细胞肉瘤和纤维肉瘤,三者合占肉瘤总数的2/3左右。除以上三类肉瘤外,尚有软骨肉瘤、横纹肌肉瘤、黏液肉瘤、恶性血管内皮瘤及成骨肉瘤等。鼻腔及鼻窦恶性肿瘤患者中仍以男性多见,男女之比约为1.5~3:1,可发生于任何年龄组,但绝大多数发生于50~70岁之间。肉瘤则多见于青年人,亦可见于儿童。

【病因】 鼻及鼻窦恶性肿瘤的真正病因,至今尚未明确。可能与长期炎症慢性刺激造成黏膜上皮的大面积鳞状化生有关。另外,长期吸入某些刺激性或化学性致癌物质,可以诱发鼻及鼻窦恶性肿瘤。

【临床表现】 鼻腔及鼻窦恶性肿瘤患者的临床症状一般出现较晚。原发于鼻窦内者初期多无特征性症状,一旦肿瘤超越窦腔之外,侵入邻近器官后,其表现又十分复杂。临床表现根据肿瘤部位范围、病理类型、生物学特性、病程、扩展方向等因素而表现出多样化。

Notes 

1. 鼻腔恶性肿瘤 早期患者常有单侧进行性鼻塞、血涕、恶臭脓涕或肉色水样涕。可有头胀、头痛、嗅觉减退或丧失。晚期患者，由于肿瘤侵入鼻窦、眼眶，表现为相应鼻窦恶性肿瘤的症状。

2. 鼻窦恶性肿瘤 症状随肿瘤原发部位和累及范围而异。

（1）上颌窦恶性肿瘤：Ohngren 自内眦和下颌角之间作一想象的斜面，再于瞳孔处作一想象的垂直平面，从而将上颌窦分为4个象限（图2-17-3）：前内象限所生长的肿瘤易侵入筛窦；而后外象限的肿瘤，晚期易破坏后壁，侵入翼上颌窝和翼腭窝，进而可能破坏翼腭窝顶，或侵入颞下窝而侵犯颅中窝。Sebileau 自中鼻甲下缘作一想象水平线，将上颌窦分为上下两部分。上部分发生的肿瘤，容易通过筛窦或眼眶入侵颅底，故预后不如发生在下部分者为佳。早期肿瘤较小，只限于窦腔内的某一部分。其中以内上角区为多，且多无明显症状。随着肿瘤的发展常有以下症状：

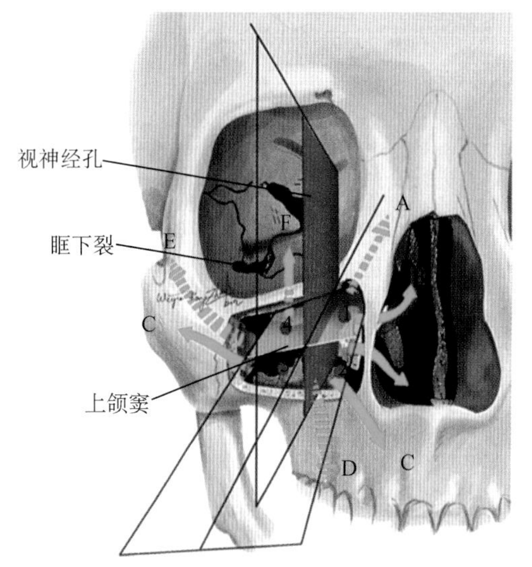

图 2-17-3 上额窦象限划分及恶性肿瘤发展方向

1）脓血鼻涕：凡一侧鼻腔流脓血性鼻涕，且持续时间较长，在成年人应怀疑本病。晚期可有恶臭味。

2）面颊部疼痛和麻木：位于上颌窦顶部的肿瘤，容易侵犯眶下神经而发生面颊部疼痛和麻木感，此症状对本病的早期诊断甚为重要。

3）鼻塞：多为一侧进行性鼻塞，系因鼻腔外壁被窦内肿瘤推压内移或被破坏，肿瘤侵入鼻腔所致。

4）磨牙疼痛和松动：位于上颌窦底部的肿瘤，向下侵及牙槽，影响磨牙，可发生疼痛松动。常误诊为牙病，但拔牙后症状依旧。

上颌窦恶性肿瘤晚期破坏窦壁，可向邻近器官扩展引起下列症状：

1）面颊部隆起：肿瘤压迫破坏前壁，可致面颊部隆起。侵犯面颊软组织，可发生瘘管或溃烂。

2）眼部症状：肿瘤压迫鼻泪管，则有流泪；如向上压迫眶底，使眶缘变钝，眼球向上移位，眼肌麻痹，眼球运动受限，可发生复视。但视力很少受影响。

3）硬腭下塌、牙槽变形：肿瘤向下发展，可致硬腭下塌、溃烂，牙槽增厚和牙松动脱落。

4）侵入翼腭窝：肿瘤向后侵犯翼腭窝或翼内肌时，可出现顽固性神经痛和张口困难。此症状多为晚期，预后不佳。

5）颅底扩展：凡上颌窦癌患者出现内眦处包块，或有张口困难，颞部隆起，头痛，耳痛等症状时，提示肿瘤已侵犯颞下窝而达颅前窝或颅中窝底。

6）颈淋巴结转移：可在晚期发生，多见于同侧下颌下淋巴结。

（2）筛窦恶性肿瘤：在各个鼻窦中，以筛窦体积最小、气房骨壁最薄，上壁有筛板的小孔，有时呈先天性骨质缺损。早期肿瘤局限于筛房可无症状，也不易被发现。肿瘤侵入鼻腔则出现单侧鼻塞、血涕、头痛和嗅觉障碍。当肿瘤增长向各方向扩大时，最易侵犯纸样板进入眼眶，使眼球向外、前、下或上方移位，并有复视。后组筛窦肿瘤可侵入球后、眶尖，常致突眼，动眼神经麻痹，上睑下垂。此外，内眦处可出现包块，一般无压痛。肿瘤侵犯筛板累及硬脑膜或有颅内转移者，则有剧烈头痛。淋巴结转移常在颌下或同侧颈上部的淋巴结。

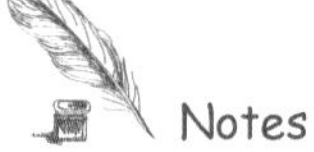
Notes

（3）额窦恶性肿瘤：额窦的前后骨壁之间距离很小，后壁骨壁较薄，有时呈自然缺损。原发额窦恶性肿瘤极少见,早期多无症状。肿瘤发展后,可有局部肿痛、麻木感和鼻出血。当临床发现肿瘤向外下发展时,可致前额部及眶上内缘隆起,眼球向下、外、前移位,可出现突眼、复视。出现上述体征应怀疑肿瘤已有颅内扩展。

(4)蝶窦恶性肿瘤:有原发性和转移性癌两种,但皆少见。早期无症状,待出现单侧或双侧眼球移位、运动障碍和视力减退时,多已属晚期。鼻部CT扫描有助于明确肿瘤来源和侵及范围。

【诊断】

1. 鼻腔及鼻窦恶性肿瘤症状出现较晚,且易误诊,早期确诊较难。对有上述症状者应提高警惕,尤其是40岁以上患者,症状为一侧性、进行性加重者更应仔细检查。

2. **前、后鼻镜检查** 鼻腔中新生物常呈菜花状,基底广泛,表面常伴有溃疡及坏死组织,易出血。如未见肿瘤则应注意中、下鼻甲有无向内侧推移现象,中鼻道或嗅裂中有无血迹、息肉或新生物。对每一病例必须进行后鼻镜检查,尤其要注意后鼻孔区、鼻咽顶及咽鼓管咽口情况。

3. **鼻腔及鼻内镜检查** 纤维鼻咽镜及鼻内镜检查,可观察肿瘤原发部位、大小、外形、鼻窦开口情况。对怀疑有上颌窦恶性肿瘤者,可利用鼻内镜插入窦内直接观察病变或行下鼻道开窗,直接观察病变或取活检;对蝶窦、额窦亦可采用鼻内镜检查;对筛窦仅能窥见其鼻内中鼻甲、中鼻道及嗅裂等部位的异常情况,亦有助于诊断。

4. **活检及细胞涂片等检查** 诊断依据病理学检查结果,必要时须多次活检。肿瘤已侵入鼻腔者,可行鼻腔内取材活检。上颌窦肿物可经上颌窦穿刺或鼻内镜取肿瘤组织活检或涂片。对病理学检查结果阴性而临床上确属可疑者,可行鼻腔、鼻窦探查术,术中结合冷冻切片检查确诊。

5. **影像学检查** 影像学检查为鼻部恶性肿瘤必需的检查方法,可显示肿瘤大小和侵犯范围,并有助于选择术式,同时也是随访复查局部有无复发的重要依据,通常以鼻部增强CT检查为主,联合MRI可更加详细地了解肿瘤情况。鼻部CT可见鼻腔或鼻窦软组织肿块影,可破坏周围骨质并扩散,有时伴有阻塞性炎症。注射造影剂增强扫描可见癌组织密度增高,可借此与阻塞性炎症相鉴别。MRI检查的特点在于软组织分辨率高,能够更加清楚地显示肿瘤范围及侵犯深度。

【鉴别诊断】

1. **血管瘤** 好发于鼻中隔,尤以前下区多见,瘤体呈红色或紫红色,出血量多。

2. **内翻性乳头状瘤** 呈桑葚状,常见于鼻前庭与鼻中隔,临床上常不易与恶性肿瘤区分,因而需作病理检查鉴别。

3. **鼻息肉** 无经常涕血史。息肉外观色灰白,略透明,质软,表面光滑似荔枝状半透明,可有蒂,触之无出血。

4. **上颌窦良性出血性新生物** 包括血管瘤、假性血管瘤、出血性息肉、坏死性上颌窦炎等。其共同特点是病程较长,常有鼻出血,且量较多。鼻部CT扫描,窦内常显示团块状肿物,骨破坏多限于内侧壁。

5. **上颌窦囊肿** 局限于上颌窦内的小囊肿,面颊多无改变。囊肿增大,可产生面颊隆起,肿块呈圆形或类圆形,表面光滑,略有弹性,似乒乓球感觉,鼻部CT扫描可显示囊肿的特有形态,经上颌窦穿刺有黄色液体或黏液。

【鼻-鼻窦恶性肿瘤的TNM分类】 根据肿瘤的生长范围和扩散的程度,按国际抗癌协会(UICC)TNM分类标准第六版(2002)的方案如下:

1. **解剖划分** 上颌窦、鼻腔和筛窦。

2. **TNM临床分类**

T—原发肿瘤。

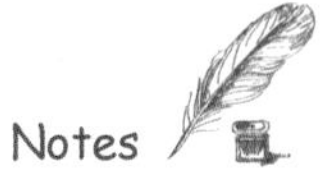

Tx:原发肿瘤无法评估。

T_0:无原发肿瘤的证据。

Tis:原位癌。

1）上颌窦

T_1:肿瘤局限于上颌窦黏膜,无骨质侵蚀或破坏。

T_2:肿瘤导致骨侵蚀或破坏,包括侵入硬腭或中鼻道,除外侵犯上颌窦后壁和翼板。

T_3:肿瘤侵犯下列任一部位:上颌窦后壁骨质、皮下组织、眶底或眶内侧壁、翼窝、筛窦。

T_{4a}:肿瘤侵犯前部眼眶内容物、颊部皮肤、翼板、颞下窝、筛板、蝶窦或额窦。

T_{4b}:肿瘤侵犯下列任何一个部位:眶尖、硬脑膜、脑、颅中窝,除三叉神经上颌支以外的脑神经、鼻咽部或斜坡。

2）鼻腔和筛窦

T_1:肿瘤局限于一个亚区,伴或不伴有骨质侵犯。

T_2:肿瘤侵犯单一区域内的两个亚区或扩展至累及鼻筛窦复合体的一个邻近区域,伴有或不伴有骨质侵犯。

T_3:肿瘤扩展侵犯眼眶内侧壁或底壁、上颌窦或筛板。

T_{4a}:肿瘤侵犯下列任何一个部位:前部眼眶内容物、鼻部或颊部皮肤、最小限度的延伸至前颅底窝、翼板、蝶窦或额窦。

T_{4b}:肿瘤侵犯下列任何一个部位:眶尖、硬脑膜、脑、颅中窝、除三叉神经上颌支以外的脑神经、鼻咽部或斜坡。

N—区域淋巴结转移。

Nx:区域淋巴结无法评估。

N_0:无区域淋巴结转移。

N_1:同侧单个淋巴结转移,最大直径等于或小于3cm。

N_2:同侧单个淋巴结转移,最大直径大于3cm,不超过6cm;或同侧多个淋巴结转移,最大直径均不超过6cm;或双侧或对侧多个淋巴结转移,最大直径均不超过6cm。

N_{2a}:同侧单个淋巴结转移,最大直径大于3cm,不超过6cm。

N_{2b}:同侧多个淋巴结转移,最大直径均不超过6cm。

N_{2c}:双侧或对侧多个淋巴结转移,最大直径均不超过6cm。

N_3:淋巴结转移,最大直径大于6cm。

注:中线淋巴结视为同侧淋巴结。

M—远处转移。

Mx:远处转移的存在不能确定。

M_0:无远处转移。

M_1:有远处转移。

3. 组织病理学分级

G组织病理学分级。

Gx:组织分级不能确定。

G_1:高分化型。

G_2:中度分化型。

G_3:低分化型。

4. 分期

0期:TisN_0M_0

Ⅰ期:$T_1N_0M_0$

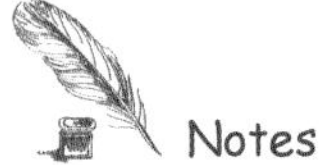

Ⅱ期：$T_2N_0M_0$

Ⅲ期：$T_1N_1M_0$，$T_2N_1M_0$，$T_3N_0M_0$，$T_3N_1M_0$

Ⅳ期A：$T_1N_2M_0$，$T_2N_2M_0$，$T_3N_2M_0$，$T_{4a}N_0M_0$，$T_{4a}N_1M_0$，$T_{4a}N_2M_0$

Ⅳ期B：任何TN_3M_0，T_{4b}任何NM_0

Ⅳ期C：任何T，任何NM_1

TNM分期不是一成不变的。随着新的诊疗技术在临床的应用，治疗手段和治疗结果随之而变，肿瘤的分类分期也会发生变化，它会随着诊疗技术的发展而不断地补充和完善。

【治疗】　可分为手术、放射治疗和化学疗法。应根据肿瘤性质、大小、侵犯范围以及患者承受能力决定，当前多主张早期采用以手术为主的综合疗法，包括术前放射治疗、手术彻底切除癌肿原发病灶，必要时可行单侧或双侧颈淋巴结清扫术，以及术后放疗、化学疗法等。首次治疗是治疗成败的关键。

1. **手术疗法**　除少数体积小、表浅而局限的恶性肿瘤外，大多数需经面部作外切口或经口腔切口进行手术，手术的类型较多，术中根据具体情况灵活变换术式。其中鼻侧切开术、上颌骨全切除术、扩大上颌骨全切除术为3种基本术式。

(1) 鼻侧切开术：鼻侧切开术主要适合于切除鼻腔恶性肿瘤。该术式有利于充分暴露鼻腔，并经适当延长切口可将手术延伸到各鼻窦，但因术野受限，不适于行上颌骨全切除术。

(2) 上颌骨全切除术：上颌骨全切除术是处理鼻腔、鼻窦恶性肿瘤的常用术式，尤其适用于上颌窦、筛窦恶性肿瘤。但对于肿瘤已破坏上颌窦后外壁侵入翼腭窝或颞下窝者，较难处理。如果鼻窦恶性肿瘤已侵及眼眶者行上颌骨全切术，同时应行眶内容物摘除术。

(3) 扩大上颌骨全切除术：此术式适用于较广泛的上颌骨恶性肿瘤已侵犯颞下窝者，其优点在于：术中可结扎上颌动脉，止血效果好；术中扩大术野同时可有效预防或解除张口困难；术中上颌骨后方暴露良好，便于处理翼腭窝或颞下窝肿瘤。

2. **放射治疗**　单独根治性放射治疗，只适用于对放射线敏感的恶性肿瘤，如肉瘤、未分化癌，但疗效并不完全满意。对晚期无法根治的患者，仅能作为单独的姑息性放射疗法。术后复发者也可行放疗。

3. **化学疗法**　应酌情予以应用。使用变压化学疗法可提高疗效，其原理在于：用血管紧张素Ⅱ(angiotensin Ⅱ)使癌组织的血流量增高而正常组织不变，此时给予化疗药物可增加癌灶内的药物浓度，之后再用血管扩张药降压，癌组织血流突然减少，使进入癌组织内的药不被血流带走，延长了药物的作用时间。

第四节　鼻部淋巴瘤

淋巴瘤是一组起源于淋巴结或其他淋巴组织的恶性肿瘤，鼻部淋巴瘤在亚洲及南美洲发病率较高，而在西欧及北美地区较少见。发病年龄范围广，男性居多，该病占鼻腔恶性肿瘤的比例为20左右。我国是上呼吸道(尤其是鼻部)淋巴瘤的高发区。

鼻部淋巴瘤可发生在鼻甲、鼻中隔、各鼻道以及鼻窦，从病理学进行分类绝大多数是弥漫型，极少数是滤泡型主要包括免疫母细胞型，弥漫性混合细胞型，弥漫性小裂细胞型等。根据免疫组化鼻部淋巴瘤可分为T、B和NK/T细胞淋巴瘤三种亚型，B细胞淋巴瘤和T细胞淋巴瘤分别显示T细胞和B细胞标记特征。NK/T细胞淋巴瘤表达相关抗原，有其特殊的免疫表型和基因型，目前已证实原发于鼻部的淋巴瘤多为NK/T细胞淋巴瘤。NK/T细胞淋巴瘤既往称为中线恶网，是一类原发于淋巴结外的具有特殊形态学、免疫表型及生物学行为的肿瘤，因肿瘤细胞表达T细胞分化抗原和NK细胞相关抗原，故称之为NK/T细胞淋巴瘤。本节主要以NK/T细胞淋巴瘤介绍鼻部淋巴瘤。

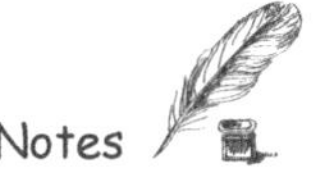

【病因】 NK/T 细胞淋巴瘤与 EB 病毒(Epstein-Barr virus)感染有关,地区分布的特点可能与不同地域的 EB 病毒感染不同有关。其次遗传因素,环境污染以及药物滥用也是可能的致病原因。

【病理】 鼻部 NK/T 细胞淋巴瘤的组织病理学表现具有多样性,其基本病理改变是在凝固性坏死和多种炎性细胞混合浸润的背景上,肿瘤性淋巴细胞散布或呈弥漫性分布。

1. 坏死 100% 的病例有范围和程度不等的凝固性坏死,多数伴有毛细血管增生。近坏死区的小血管壁内有较多纤维素性渗出,坏死组织表面常可见散在的革兰阳性球菌团。

2. 多种炎细胞浸润 近坏死区主要是中性粒细胞,在非坏死区可见不等量的小淋巴细胞、组织细胞、嗜酸性粒细胞及浆细胞等。

3. 肿瘤细胞 以往称为异型淋巴样细胞,数量多寡不一,可散在或呈弥散性分布,核分裂象易见到,有病理性核分裂存在。

4. 肿瘤细胞浸润血管现象 约有 20% 的病例,表现为肿瘤细胞在血管内膜下及管壁内浸润,导致血管壁呈葱皮样增厚、管腔狭窄、闭锁和弹力膜的破裂。

【免疫表型】 肿瘤细胞常表达 T 细胞分化抗原,如胞浆型 CD3、CD45RO、CD43 等,强烈表达细胞毒性颗粒,如与细胞毒性颗粒相关蛋白 TIA-1(T-cell-restrictellular antigen-1)和 grazyme B;肿瘤细胞表达 NK 相关抗原 CD56,不表达膜型 CD3 抗原及 B 淋巴细胞和组织细胞分化抗原,如 CD68、Mac387、CD19、CD20 等。EB 病毒 EBER1/2 原位杂交检测为阳性。

【临床表现】 本病好发于中、青年,男女比例约为 2.7~4:1,平均发病年龄约 40 岁。也见于青年和儿童。病程较短,临床进展快速。Stewart 将本病临床表现分为 3 期:

1. 前驱期 为一般伤风或鼻窦炎表现,间歇性鼻阻塞,伴水样或血性分泌物。鼻中隔可出现肉芽肿性溃疡,亦可有鼻内干燥结痂。此期可持续 4~6 周。

2. 活动期 鼻塞加重,有脓涕,常有臭味。全身状况尚可,但食欲缺乏,常有低热。鼻黏膜肿胀、糜烂、溃疡,呈肉芽状,表面有灰白色坏死。多先累及下鼻甲和鼻中隔,随后发展可发生鼻中隔穿孔或腭部穿孔。累及咽部者可见咽黏膜肉芽肿性糜烂、溃疡。此期可持续数周至数月。

3. 终末期 患者衰弱、恶病质,局部毁容。中线部位及其邻近组织的黏膜、软骨、骨质可广泛严重破坏,最后患者全身衰竭,并可出现高热,肝、脾肿大,肝功衰竭和弥散性血管内凝血,终致死亡。

【诊断】 根据临床表现、病理检查(在凝固性坏死和多种炎细胞混合浸润的背景上,肿瘤性淋巴样细胞散布或呈弥漫性分布)、免疫组化染色(肿瘤细胞表达 NK 细胞标记 CD56、T 细胞标记 CD45RO 或胞浆型 CD3 及细胞毒颗粒相关蛋白 TIA-1,不表达 B 细胞标记 CD20)、EB 病毒检测(EBER1/2 原位杂交检测为阳性)可确诊鼻 NK/T 细胞淋巴瘤。

【鉴别诊断】

1. 非特异性慢性溃疡 多见于青壮年,一般为口腔、硬腭部、咽部的慢性良性溃疡,为局限性,无进展性与破坏性。病理组织学为慢性炎性坏死性肉芽肿组织,无异型性淋巴细胞。免疫组化 CD3、CD56、TIA-1 为阴性。

2. Wegener 肉芽肿 本病包括坏死性肉芽肿,动、静脉炎,以及局灶性坏死性肾小球炎。病变尚可累及鼻窦、口腔、咽、眼、耳等器官,为全身性疾病。病因不确,多认为与免疫反应有关。基本损害为坏死性血管炎,可导致血管腔的完全坏死,以及动、静脉基底膜剥脱,并可产生黏膜溃疡、微脓肿等。

3. 特发性非愈合性肉芽肿(idiopathic nonhealing granuloma) 非全身性损害,病变局限于上呼吸道、消化道,病理上为非特异性的急性与慢性感染。肉芽肿、巨细胞与血管炎少见。放疗加糖皮质激素治疗有效。

4. 原发于鼻腔的非霍奇金淋巴瘤(NHL)B 细胞型和 T 细胞型 西方以 B 细胞型多见,男

女发病率几乎相等。B细胞型的鼻咽部受累较多见,鼻腔和面部中线破坏较少,颈淋巴结受累常见。T细胞型淋巴瘤患者易发生鼻腔受累和中线面部破坏,颈淋巴结受累较少。鼻部NK/T细胞淋巴瘤与原发于鼻腔的非霍奇金淋巴瘤(NHL)B细胞型和T细胞型的免疫表型截然不同,因此肿瘤细胞免疫表型是鉴别诊断的主要依据。

在诊断时还应与浆细胞瘤、鼻硬结病、高分化鳞状细胞癌等病变相鉴别。

【治疗】 鼻部NK/T细胞淋巴瘤预后较差,目前认为以综合治疗为主,即采用联合化疗与放疗相结合的治疗方法。

1. **放射治疗**　鼻NK/T细胞淋巴瘤对放射线敏感,可采用大剂量连续性放射治疗,总剂量通常为50~60Gy,可取得较好疗效。

2. **化学药物治疗**　化疗方案CHOP(环磷酰胺、阿霉素、长春新碱、泼尼松)为主,一般使用2~6个周期(每3周为一个周期)。

3. **综合治疗**　目前国内、外还没有标准的与放射治疗的联合方案,一般多在放射治疗前或后进行化疗。

4. **其他疗法**　如支持疗法,增强营养、输血、补液、适当应用抗生素以控制继发感染。局部用过氧化氢溶液清洗鼻腔,然后用液体石蜡、复方薄荷油或清鱼肝油等滴鼻以保持鼻腔的清洁。

(刘世喜)

Notes 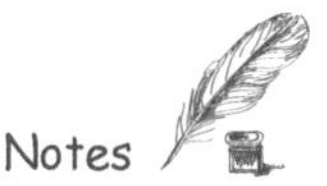

第十八章　鼻内镜手术

鼻内镜手术(nasal endoscopic surgery,NES)是指在光学系统和监视系统支持下,应用鼻内镜及其特殊手术器械,经鼻腔进路施行鼻腔、鼻窦、鼻眶、颅底区域手术的技术。这项在20世纪70年代初期建立,目前已经成为鼻科的主要外科技术。

【历史沿革】 鼻内镜的创造性应用可以追溯到20世纪初,德国鼻科医生Hirshman首创将当时用于检查膀胱的“内镜”稍作改良,经齿槽行鼻腔鼻窦观察,开创了“鼻内镜技术”先河。20年后随着光学内镜的发明,美国鼻科医生Maltz成功地经下鼻道和犬牙窝对上颌窦腔进行了观察,奠定了“光学鼻内镜技术”的基础。然而鼻内镜技术真正建立是在70年代中期,奥地利学者Messeklinger经过20余年的实践和研究,创建了内镜鼻窦检查、诊断和手术技术,为此这一技术被称为Messerklinger技术(Messerklinger technique,MT)。之后,他的学生Stammberger和美国学者Kennedy进一步推动了内镜鼻窦手术技术的发展,创建和完善了现代内镜鼻窦手术(endoscopic sinus surgery,ESS),成为当代治疗多种鼻腔、鼻窦疾病的最佳手术方式,如广泛应用于治疗慢性鼻窦炎、鼻息肉、鼻出血、肥厚性鼻炎、鼻中隔偏曲、鼻窦囊肿、先天性后鼻孔闭锁、鼻腔鼻窦异物、良性肿瘤切除及某些范围较局限的恶性肿瘤切除等。由于该技术独特的优势,这项技术也延伸到与鼻腔、鼻窦紧密毗邻的眶尖、眶内、颅底区域,使上述区域内的某些疾病不必采用开颅或者颜面部的切口。

我国鼻内镜技术起步虽然较欧美发达国家晚,但发展迅速。20世纪80年末开始建立鼻内镜诊断技术。90年代初期开展内镜鼻窦手术,90年代中期已成功将此项技术延伸应用到鼻颅底、鼻眼眶和鼻咽等区域。我国学者在借鉴国外经验的基础上,结合我国的发病特点进行了大量的基础研究和临床实践,建立了我国鼻内镜微创外科学的系统理论和技术。

【鼻内镜手术的优势】

1. 多角度鼻内镜、良好的光学照明和电视监视,可获得清晰的全方位术野。

2. 手术创伤小,时间短,操作比较精确,患者痛苦轻,术后恢复快。

3. 对某些颅底和眶区疾病,免除开颅或颜面部切口,而且疗效提高,如脑脊液鼻漏修补、垂体瘤切除、视神经减压、泪囊鼻腔开放等微创手术,疗效明显好于传统进路的手术。

【鼻内镜手术的基本术式】 根据不同部位的疾病种类,鼻内镜手术有多种术式,但总体来说,是以内镜鼻窦手术为基础而发展的,有两种基本术式:

1. **Messerklinger术式**　该术式是由前向后的术式。是最常用的术式。其基本程序是首先切除钩突,进而由前向后开放筛泡、切除中鼻甲基板开放后组筛窦、切除筛蝶板开放蝶窦。切除鼻囟门扩大上颌窦自然口、开放额隐窝。可在上述程序完成后进行,亦可穿插在上述程序中间进行。

2. **Wigand术式**　该术式是由后向前的术式。其基本程序是首先开放蝶窦,然后由后向前循序开放后组筛窦和前组筛窦,最后开放额窦口和切除鼻囟门扩大上颌窦自然口。

内镜鼻窦手术主要用于治疗鼻窦病变,其中最多用于慢性鼻-鼻窦炎和(或)鼻息肉。由于鼻窦病变的性质、部位和范围的不同,故对于一些较局限的病变或单窦病变,不需要完成上述基本术式的全部步骤。如单纯钩突息肉、单纯性上颌窦炎、局限在前组筛窦炎和单纯性蝶窦炎等,只需行单纯钩突切除术、上颌窦自然口扩大术、前组筛窦开放术和单纯蝶窦开放术等。但上述小范围手术仍然是 Msserklinger 术式和 Wigand 术式的一部分。因此，Msserklinger 术式和 Wigand 术式都是鼻内镜外科医师的基本功。

鼻内镜手术的其他术式是在完成内镜鼻窦手术后进一步进行的鼻颅底和鼻眼眶术式，如颅底肿瘤切除术、垂体瘤切除术、颅底修复术、视神经减压术、眶内肿瘤切除术等。鼻内镜手术的其他术式还包括经鼻腔的鼻中隔手术、下鼻甲手术、泪囊鼻腔开放术和鼻咽肿瘤手术等。

【鼻内镜手术的并发症】 鼻腔鼻窦邻近前颅底和眼眶，与管段视神经和颈内动脉毗邻。虽然鼻内镜手术技术具有诸多优势，但由于手术部位更接近颅底、眼眶以及其毗邻的血管和神经，故也增加了手术的风险。

1. 并发症的发生率和种类 据国内外文献报道，并发症发生率在 6.5% ~24.4% 之间。在鼻内镜手术建立的初期，并发症发生率较高，随着技术和设备的不断进步，发生率明显下降，大约在 5.7% ~6.5%。鼻内镜手术并发症种类见表 2-18-1。

表 2-18-1　鼻内镜手术并发症种类

鼻内并发症	眶内并发症	颅内并发症
鼻出血、鼻腔粘连、鼻中隔穿孔	眶周淤血、眶周气肿、眶内血肿、眶内感染、眶内炎性假瘤、内直肌损伤、鼻泪管损伤、失明	脑脊液鼻漏、脑膜炎、脑脓肿、颅内出血、颈内动脉或海绵窦损伤大出血

2. 并发症发生的原因

(1) 病变复杂，范围广：有前期手术史的鼻窦炎/鼻息肉，病变破坏颅底或眼眶骨壁（如后筛蝶窦的巨大囊肿），出血性病变（如血管瘤和恶性肿瘤等）。

(2) 镜下解剖结构不熟悉，解剖方位错误，手术技巧差。

(3) 手术基本设备不全或设备陈旧落后。

(4) 术后术腔清理换药不及时、不合理。

3. 并发症的预防 减少并发症的关键在于手术者对鼻及鼻窦、颅脑解剖的掌握，内镜下手术操作的掌握，此外手术者术前对患者病变程度及范围的了解、术中对可能出现的并发症的判断与处理、术后合理用药和定期随访等，均对预防并发症的发生有积极的的意义。

（文卫平）

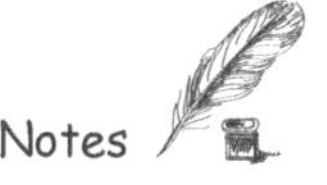
Notes

第十九章　鼻部肿瘤手术简介

鼻、鼻窦的良、恶性肿瘤临床多见。由于鼻、鼻窦与前颅窝、眼眶、泪器、鼻咽、翼腭窝及口腔等部位解剖关系密切,鼻及鼻窦肿瘤常可侵及这些部位;部分来自于前颅窝、鼻咽、眼眶等部位的肿瘤也常常累及鼻部;原发于鼻-颅、鼻-口、鼻-眶等交界部位的肿瘤可双向发展,引起鼻腔和鼻窦并发症。随着显微外科技术、鼻窦内镜技术和影像诊断技术的发展,对鼻部肿瘤的认识、诊断水平有进一步提高,从而拓宽了鼻部手术适应证范畴,在选择手术进路、确定手术切除范围及术后处理、并发症预防等方面都有了长足进步。结合激光、射频等领域的最新科研成果,以及微创外科理念,改进了对传统鼻、鼻窦肿瘤手术的认识。注重了对交界部位肿瘤诊断与术式的探索,重视了鼻和鼻窦正常生理功能的保全和恢复,重视了放射治疗、化学药物治疗及分子生物学的综合治疗,使鼻部肿瘤手术正在全方位发展、并日益成为耳鼻咽喉头颈外科学的一个重要领域。

一、手术适应证及病变切除原则

(一) 手术适应证

1. 鼻腔、鼻窦良性肿瘤。

2. 局限于鼻腔、鼻窦的恶性肿瘤,无远处脏器转移。

3. 鼻、鼻窦恶性肿瘤侵犯周围间隙和邻近骨壁和(或)颅底骨质,侵犯硬脑膜、或部分脑神经、或颅内受累,但范围较局限,无远处脏器转移。

(二) 病变切除原则

1. 手术按先无菌,后有菌次序进行。如侵犯颅内的鼻、鼻窦肿瘤宜先颅内,后颅外进行手术。

2. 邻近器官、组织受累者,连同受累部位一并切除、然后行修复性手术。如鼻、鼻窦癌破坏颅底骨质、侵犯颅内硬脑膜或脑实质,应采用颅-颌联合进路进行手术,并修复颅底缺损区。

二、术前准备

(一) 认真查体

了解病变范围及全身状况、耐受手术能力。

(二) 必要的实验室检查

了解各重要脏器的功能状态。如心电图及心肺功能检查;肝、肾功能检查;梅毒、艾滋病血清学检查;凝血功能检查等。

(三) 影像学检查

1. X 线、CT 或 MRI 检查　可了解病变范围、明确周围骨质破坏程度。如筛板、筛窦、蝶窦、蝶骨、岩骨、卵圆孔、翼突等有无破坏及破坏程度及邻近间隙侵犯情况。CT 及 MRI 可清楚了解肿瘤的全貌及其与周围结构的关系,对评估手术切除范围、拟定术式有重要价值。

2. 数字减影血管造影(DSA)　血管造影可了解肿瘤的血供情况、主要供血的血管、静脉回流状况及其与颅内血管的关系。对主要供血动脉可以进行栓塞以减少术中出血。

3. 恶性肿瘤需明确有无局部或远处转移　了解有无双肺及纵隔转移,骨影像学检查了解有无骨转移，肝、肾 B 超以排除肝、肾转移等。

（四）病理学检查

原则上术前应行病理学检查，明确诊断。但对于某些部位特殊的占位性病变、术前无法进行病理组织检查、或术前多次病检不能确诊但临床高度怀疑为恶性肿瘤者，术中应行快速切片检查。

（五）备血

根据病变性质、手术范围、患者体质状况、手术可能持续时间、预计失血情况评估术中用血，备血。

（六）术前抗生素的应用

部分手术术前应预防性使用抗生素。如颅-颌联合进路手术，术前 1 天应静注抗生素，术中应再强化一次，鼻腔滴用抗生素，鼻腔分泌物较多者，同时行鼻腔冲洗。

（七）对伴有颅内压增高者

应先用 20% 甘露醇，脱水降颅压，改善患者一般情况，增加患者对手术的耐受性。

三、手术进路及术式的选择

手术进路及术式的选择主要依据病变性质、病变侵犯部位及范围而定。

（一）术式选择原则

1. 术式能保证术者在直视下自上而下、从外至内，由浅及深地逐步或一次性在尽可能保证邻近器官功能情况下完整切除肿瘤。

2. 应尽量使损伤减少至最低限度，尤其对颜面部的损伤，术式亦应满足在同一术野中对各结构创伤的修复和重建。

3. 能有效地控制术中可能发生的动脉、静脉大出血，并有相应措施。

4. 有利于对组织损伤的修复和整形。

（二）主要进路术式

1. **鼻侧切开术**　是切除鼻腔、上颌窦及筛窦肿瘤的常用进路，也可扩大处理后组筛窦、额窦及蝶窦的病变。此术式的优点是视野宽大，有利于该区域肿瘤的根治性切除，缺点是面部遗留瘢痕。

2. **面中部掀翻术**　该术式能充分暴露双侧上颌前壁及鼻腔结构，能很好地暴露鼻腔、鼻中隔、上颌窦、筛窦、蝶窦等解剖部位，切除该区肿瘤后，面部不遗留瘢痕。

3. **鼻内镜手术**　90 年代，国内引进并发展了鼻内镜鼻窦外科学技术，使鼻科学手术跨上了一个新的台阶。在鼻窦内镜手术基础上，应用鼻内镜手术切除鼻腔鼻窦良恶性肿瘤和应用鼻内镜进行鼻-颅底手术，近十年来已获得临床医师的认可。但对术者内镜技术的要求，已远远超过常规内镜鼻窦手术，该术式的优点是可以在显示屏下从不同角度（0°、30°、70°、90°）观察病变部位及其与邻近重要神经与血管关系，尽可能减少正常组织的损伤。

4. **颅-面联合进路肿瘤切除术**　该术式适用于切除破坏前颅底骨质，侵犯硬脑膜或侵犯脑组织的肿瘤，可一次切除颅内和颅外的肿瘤。根据肿瘤的范围可以先行颅前窝额骨瓣开颅术切除肿瘤侵及的硬脑膜及颅内肿瘤，再行扩大的鼻侧切开术，或鼻内镜下切除鼻腔和鼻窦的肿瘤，同时可修补破损的硬脑膜和颅底缺损处。包括三种常见进路：额上进路、额窦内板进路、经眶上缘进路。

（1）额上部进路颅-面联合切除术：采用鼻腔、鼻窦手术进路加额上发际内切口。术中开颅，制作额骨瓣，直视下暴露前颅底，并确定颅内病变的侵犯范围，在安全界限整块切除肿瘤，减少病变残留及颅内血管、神经的损伤。鼻及颌面区肿瘤加颌面切口或在内镜下，根据局部病变的范围确定鼻-颌面肿瘤切除区域，硬脑膜受累可切除受累的硬脑膜，并进行一期修补。颅底骨

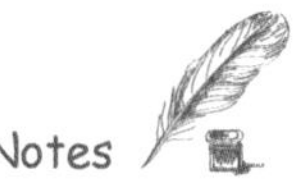

质缺损较大时,亦可一期修复。手术对脑组织牵拉、干扰较大,术后应按颅内手术要求,注意颅压变化,预防脑水肿,及时给予脱水剂;术前、术中、术后应用足量抗生素。

(2) 额窦内板进路颅-面联合切除术:常规鼻侧切开术的切口上端上延经额部入发际,做患侧额组织瓣,打开额窦内板,直视下暴露前颅底,整块切除病变,手术对脑组织干扰较轻。但颅底受侵范围广的病例及额窦发育差或未发育者不宜应用此术式。

(3) 眶上缘进路颅-面联合切除术:额部发际内作额部皮瓣,将皮瓣向前反折至眶上缘,分离眶骨膜进入眶内,分别作额骨及眶顶部两块骨瓣,进入前颅底。此进路优点是:暴露颅底病变较好,脑组织牵引少,对筛窦、蝶窦、上颌窦及眶后上部暴露好,眶上神经和动脉可能受损为其不足之处。

四、术后处理及主要并发症

(一) 术后处理

1. 术后特护 应特别注意神志、呼吸、血压、脉搏及电解质平衡的监测。

2. 应用足量可透过血-脑屏障的抗生素。

3. 颅-面联合进路手术者应注意颅内压情况,必要时给予脱水剂。

4. 保持硬脑膜外腔及皮下引流管通畅,术后7~10天抽出鼻腔填塞物,如有移植物注意勿扰动。密切观察是否有脑脊液漏。

(二) 主要并发症

1. 术后出血 多与术中止血不彻底,术腔填塞较松有关。手术操作宜轻巧,止血宜彻底,多可避免。

2. 术腔或颅内、眶内感染 手术各环节保持在无菌状态下,以减少感染机会,手术操作应先颅内,后颅外。硬脑膜破口要仔细修补,确保严密封闭,防止脑脊液鼻漏的发生和颅内感染。

3. 脑脊液鼻漏 多由硬脑膜破损区修补不牢引起。故硬脑膜在用游离筋膜修补后,应再用较大的带蒂腱膜覆盖,并注意缝合固定和压迫,多可避免。即使术后早期有轻度漏液,多可自愈。

4. 颅骨缺损区继发脑膨出 对颅骨骨质缺损较大者应行颅底修复,可采用额骨内骨板,肋软骨或人工生物材料或钛板修复。

5. 嗅觉障碍 此为难以避免的并发症,且不易恢复。因此术前应向患者说明。

(肖健云)

第二篇主要参考文献

1. Mygind N, Dahl R, Bachert C. Nasal polyposis, eosinophil dominated inflammation, and allergy. Thorax, 2000, 55 (Suppl): S79-S83
2. Lanza DC, Kennedy DW. Adult rhinosinusitis Defined. Otolaryngol Head Neck Surg, 1997, 117(3pt2): 1-7
3. Allergic rhinitis and its impact on asthma. J Allergy Clin Immunol 2001 Nov, 108(5): S147-334
4. Benninger MS, Ferguson BJ, Hadley JA, et al. Adult chronic rhinitis: Definitions, diagnosis, epidemiology and pathophsiology. Otolaryngol Head Neck Surg, 2003, 129(3 Suppl): 1-32
5. Rosenfeld RM, Andes D, Bhattacharyya N, et al. Clinical practice guidline: Adult sinusitis. Otolaryngol Head Neck Surg, 2007, 137(3 Suppl): 1-31
6. Fokkens W, Lund V, Mulloi J, et al. European position paper on rhinosinusitis and nasal polyps 2007. Rhinol Suppl, 2007, (20): 1-136
7. Allergic rhinitis and its impact on asthma. Geneva(Switzerland): World Health Organization(WHO), 2008
8. Bousquet J, Khaltaev N, Cruz AA, et al. Allergic Rhinitis and its Impact on Asthma(ARIA) 2008 update(in collaboration with the World Health Organization, GA2LEN and AllerGen). Allergy, 2008, 63(Suppl 86): 8-160
9. Alvarez-Cuesta E, Bousquet J, Canonica GW, et al. Standards for practical allergen-specific immunotherapy. Al-

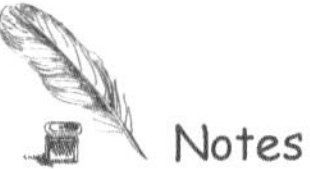

lergy,2006,61(Suppl 82):1-20

10. Bousquet PJ,Combescure C,Neukirch F,et al. Visual analog scales can assess the severity of rhinitis graded according to ARIA guidelines. Allergy,2007,62:367-372
11. 韩德民,张罗,黄丹. 我国 11 个城市变应性鼻炎自报患病率调查. 中华耳鼻咽喉头颈外科杂志,2007,42:378-384
12. 卜国铉,樊忠. 耳鼻咽喉神经外科学. 长春:吉林科技出版社,1992
13. 卜国铉. 鼻科学. 第 2 版. 上海:上海科技出版社,2000
14. 卜国铉. 鼻眼相关外科学. 北京:人民卫生出版社,1994
15. 曹海光,谭郁彬. 鼻腔鼻窦恶性淋巴瘤. 耳鼻咽喉头颈外科,2001,8(1):61-64
16. 董震,佘翠萍. 变应性鼻炎免疫治疗进展. 中华耳鼻咽喉科杂志,2000,35(4):306-309
17. 顾芝燕. 变应性鼻炎的药物疗法. 中华耳鼻咽喉科杂志,2000,35(1):73-75
18. 顾芝燕. 呼吸道炎症反应. 中华耳鼻咽喉科杂志,2000,35(4):245-246
19. 黄选兆,汪吉宝. 实用耳鼻咽喉科学. 北京:人民卫生出版社,第 2 版,2008
20. 王铁鹏,董震. 鼻息肉病的病理机制研究进展. 中华耳鼻咽喉科杂志,1999,34(3):181
21. 许庚,李源. 内镜鼻窦外科学. 广州:暨南大学出版社,1994
22. 杨占泉. 鼻神经外科与鼻眼相关的进展. 中华耳鼻咽喉科杂志,1999,34(5):273

Notes 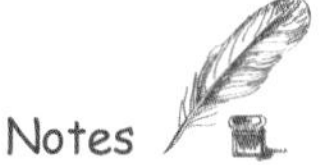

第三篇　咽科学及颌面疾病

概 述

咽部的疾病包括炎症性、先天性、肿瘤性、外伤性和神经精神性疾病。急性咽炎、急性扁桃体炎、慢性咽炎和慢性扁桃体炎是常见的炎症性疾病,其中慢性扁桃体炎在机体内外环境发生变化的情况下,容易形成病灶,发生变态反应,产生各种并发症,如类风湿性关节炎、风湿热、心脏病、肾炎等全身性疾病。因此对慢性扁桃体炎反复急性发作者,或慢性扁桃体炎已经成为全身其他脏器病变的病灶者,应行扁桃体切除术。

儿童腺样体肥大可引起分泌性或化脓性中耳炎、鼻炎鼻窦炎、慢性咽炎和儿童阻塞性睡眠呼吸暂停低通气综合征等疾病,长期鼻塞和张口呼吸可引起颌面骨发育障碍和影响患儿的智力发育,因此应引起重视。对出现上述情况的患儿,应尽早施行腺样体切除术。

鼻咽癌是我国南方地区高发的恶性肿瘤之一。早期诊断,早期进行放化疗预后较好,因此强调对有鼻咽癌早期症状的患者,应做仔细的鼻咽部检查和影像学检查,对可疑患者应及时作鼻咽部活检。

下咽癌由于发生的部位较隐蔽,早期症状不典型,多表现为咽部异物感,轻微咽痛等不典型症状,早期易被漏诊,发现时往往已属晚期,预后也较差。因此对有上述咽喉部不典型症状的患者,不要简单地按慢性咽炎治疗,而应仔细地做喉咽部检查,以发现早期病变。目前喉咽癌的治疗采用以手术为主,结合放疗及化疗的综合治疗。部分病例还可以行保留喉功能的下咽癌切除手术。

阻塞性睡眠呼吸暂停综合征可引起低氧血症和高碳酸血症,进而引起心、脑损害,严重者可引起睡眠中猝死,因此近年来受到耳鼻喉科医生的重视。应用多导睡眠描记仪可以了解患者睡眠期机体的变化,确定睡眠呼吸暂停的性质(分型)和程度。阻塞性睡眠呼吸暂停综合征的治疗应根据患者的具体情况行非手术治疗,如减肥、持续正压通气等和手术治疗。

(周 梁)

Notes

第一章　咽的应用解剖学及生理学

第一节　咽的应用解剖学

咽(pharynx)位于颈椎前方,为呼吸道和消化道上端的共同通道,上宽下窄、前后扁平略呈漏斗形。上起颅底,与颅底之间隔有咽腱膜,横径约3.5cm;下至第6颈椎下缘平面,于环状软骨下接食管入口,横径约1.5cm;全长约12cm。前壁不完整,由上而下分别与鼻腔、口腔和喉相通;后壁扁平,与椎前筋膜相邻;两侧与颈内动脉、颈内静脉和迷走神经等重要的血管、神经毗邻。

一、咽的分部

咽根据其位置,自上而下可分为鼻咽、口咽和喉咽三部分(图3-1-1、图3-1-2)。

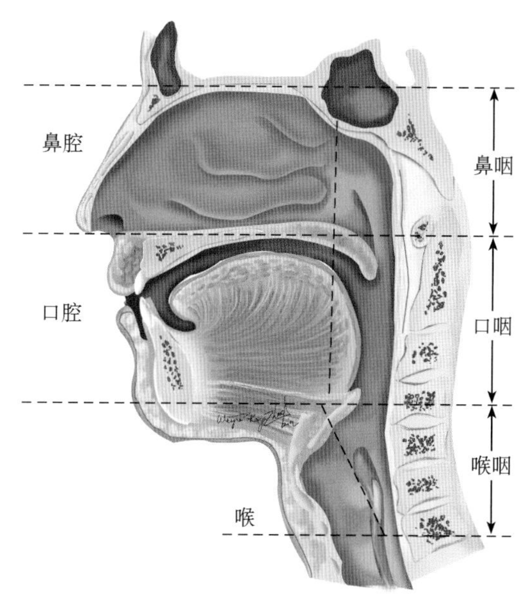

图3-1-1　咽的分部

(一)鼻咽

鼻咽(nasopharynx)属上呼吸道的一部分(图3-1-3),又称上咽(epipharynx)。顶部位于蝶骨体和枕骨基底部下方,下至软腭游离缘平面,略呈不规则的立方形,垂直径约5.5~6cm,横径和前后径随年龄增长变化较大。向前经后鼻孔通鼻腔,后面平对第1、2颈椎,向下经鼻咽峡续口咽。可分为六个壁,即前、后、顶、左右两侧和底壁。其中顶壁向后壁移行,形似穹隆,两壁之间无明显界线,常合称为顶后壁。

1. 顶后壁　由蝶骨体、枕骨底部和第1、2颈椎构成。鼻咽顶外侧靠近颅底的破裂孔和岩尖,封闭破裂孔的纤维组织与咽腱膜相连,肿瘤组织易借此通道侵入颅内。顶部与后壁移行处黏膜内有丰富的淋巴组织集聚,称腺样体(adenoid),又称咽扁桃体(pharyngeal tonsil)。若腺样体肥大,使鼻咽腔变小,可影响鼻呼吸,或阻塞咽鼓管咽口引起耳鼻闭塞感或听力减退。

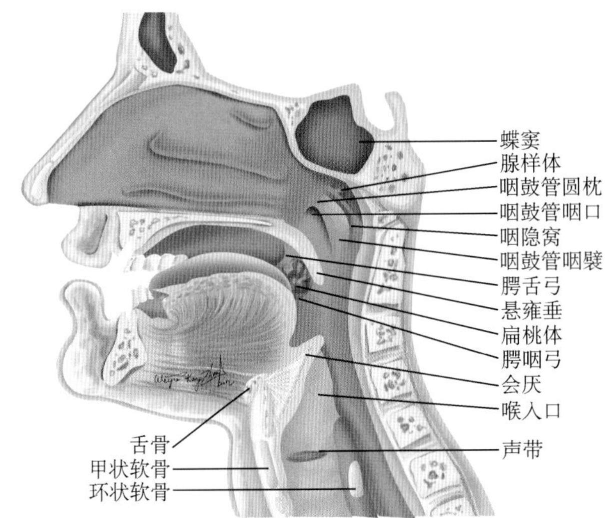

图 3-1-2 咽部矢状面解剖图

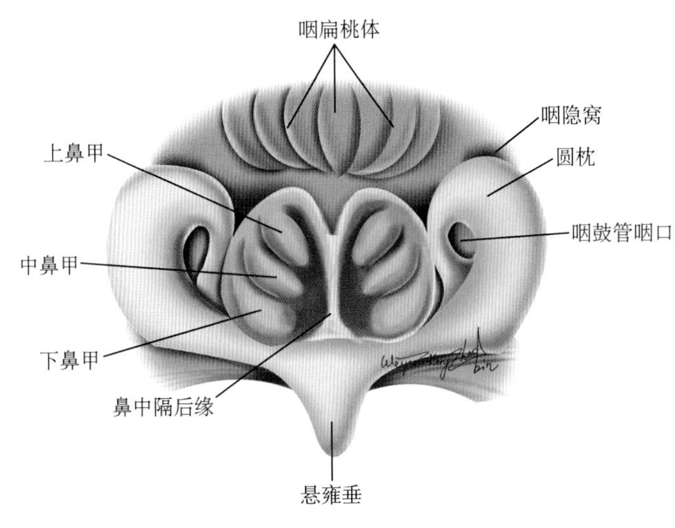

图 3-1-3 鼻咽

2. **侧壁** 左右对称，主要结构有咽鼓管咽口及咽隐窝。

（1）咽鼓管咽口（pharyngeal opening of auditory tube）：两侧下鼻甲后端向后 1～1.5cm 处各有一开口，略呈三角形或喇叭形，即为咽鼓管咽口，其后上方有一唇状隆起称咽鼓管圆枕（torus tubalis），它是寻找咽鼓管咽口的标志，咽鼓管咽口周围的散在淋巴组织称咽鼓管扁桃体（tubal tonsil），咽鼓管是鼻咽通向中耳的管道，具有重要的生理功能。

（2）咽隐窝（pharyngeal recess）：为咽鼓管圆枕后上方的凹陷。其上方紧邻颅底破裂孔，此处是鼻咽癌的好发部位。

3. **前壁** 前壁的正中是鼻中隔后缘，两侧为后鼻孔，经此通鼻腔。

4. **底壁** 由软腭背面及其后缘与咽后壁之间围成的“鼻咽峡”所构成，并经此与口咽相通。吞咽时，软腭上提与咽后壁接触，关闭鼻咽峡，鼻咽与口咽暂时隔开，防止饮食向鼻咽腔逆流。

（二）口咽

口咽（oropharynx）是口腔向后方的延续，又称中咽（mesopharynx）。介于软腭游离缘与会厌上缘平面之间，习惯称咽部即指此区。

向前经咽峡与口腔相通。所谓咽峡（fauces），系由上方的悬雍垂（uvula）和软腭游离缘、下方舌背、两侧腭舌弓（glossopalatine arch）和腭咽弓（pharyngopalatine arch）所围成的环形狭窄部

分。腭舌弓又名前腭弓，腭咽弓又名后腭弓，两弓之间为扁桃体窝，腭扁桃体（tonsilla palatina）即位于其中（图 3-1-4）。两侧腭咽弓后方各有纵行条索状淋巴组织，称为咽侧索（lateral pharyngeal bands）。口咽后壁平对 2、3 颈椎体。

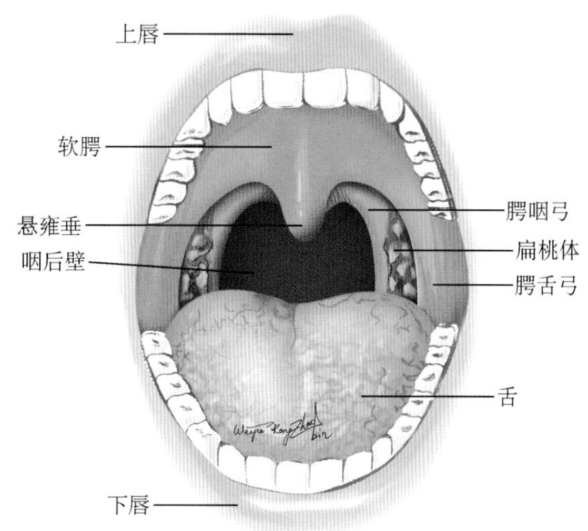

图 3-1-4　口咽

口腔顶盖称腭。前 2/3 为硬腭，由上颌骨腭突和腭骨水平部组成；后 1/3 为软腭，由腭帆张肌、腭帆提肌、腭舌肌、腭咽肌、悬雍垂肌等肌肉组成。口腔下方为舌和口底部。舌由肌肉群组成。舌背表面粗糙，覆盖复层扁平上皮，与舌肌紧密相连。后端有盲孔，为胚胎甲状舌管咽端的遗迹。舌后 1/3 即舌根，上面有淋巴组织团块，称舌扁桃体（tonsilla lingualis）。舌下面的舌系带（frenulum linguae）黏膜结缔组织突出于中央，向下移行于口底，两侧有颌下腺开口。

（三）喉咽

喉咽（laryngopharynx）又称下咽（hypopharynx）。上起会厌软骨上缘，逐渐缩小形如漏斗，下至环状软骨下缘平面接食管入口，该部位有环咽肌环绕。后壁平对第 3～6 颈椎；前面自上而下有会厌、杓状会厌襞和杓状软骨所围成的入口，称喉入口，经此通喉腔。在会厌前方，舌会厌外侧襞（lateral glossoepiglottic fold）和舌会厌正中襞（median glossoepiglottic fold）之间，左右各有两个浅凹称会厌谷（vallecula epiglottica），异物易嵌顿停留于此处。在喉入口两侧各有两个较深的隐窝名为梨状窝（pyriform sinus），梨状窝下端为食管入口（图 3-1-5），喉上神经内支经此窝入喉

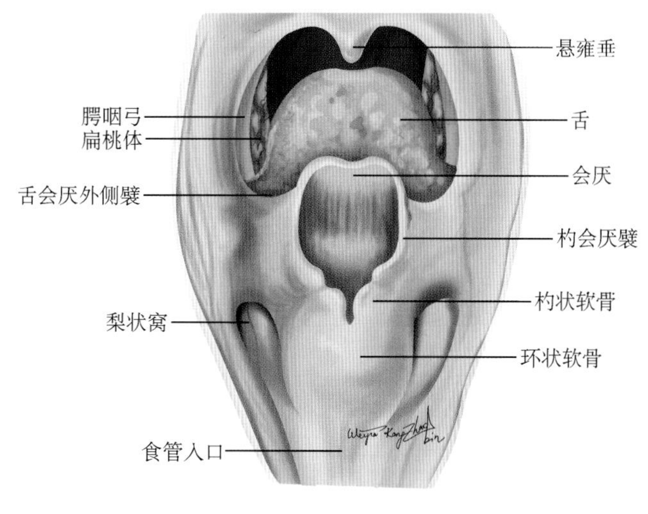

图 3-1-5　喉咽

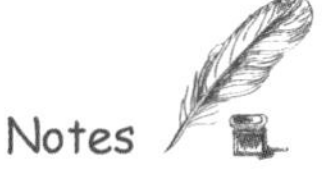

并分布于其黏膜下。两侧梨状窝之间,环状软骨板之后称环后隙(postcricoid space)。

二、咽壁的构造

(一) 咽壁的分层

咽壁由内至外有4层,即黏膜层、纤维层、肌肉层和外膜层。纤维层与黏膜层紧密附着,无明显黏膜下组织层。

1. 黏膜层 咽的黏膜与鼻腔、口腔、喉和咽鼓管黏膜相延续。鼻咽部的黏膜主要为假复层纤毛柱状上皮,固有层中含混合腺。口咽和喉咽的黏膜均为复层鳞状上皮,除含有丰富的黏液腺和浆液腺外,还有大量的淋巴组织聚集,与咽部的其他淋巴组织共同构成咽淋巴环。

2. 纤维层 纤维层又称腱膜层,介于黏膜和肌层之间,主要由颅咽筋膜构成。上端较厚接颅底,下部逐渐变薄,两侧的纤维层在咽后壁正中线上形成坚韧的咽缝(pharyngeal raphe),为两侧咽缩肌附着处。

3. 肌肉层 咽的肌肉按其功能的不同,分为3组(图3-1-6):

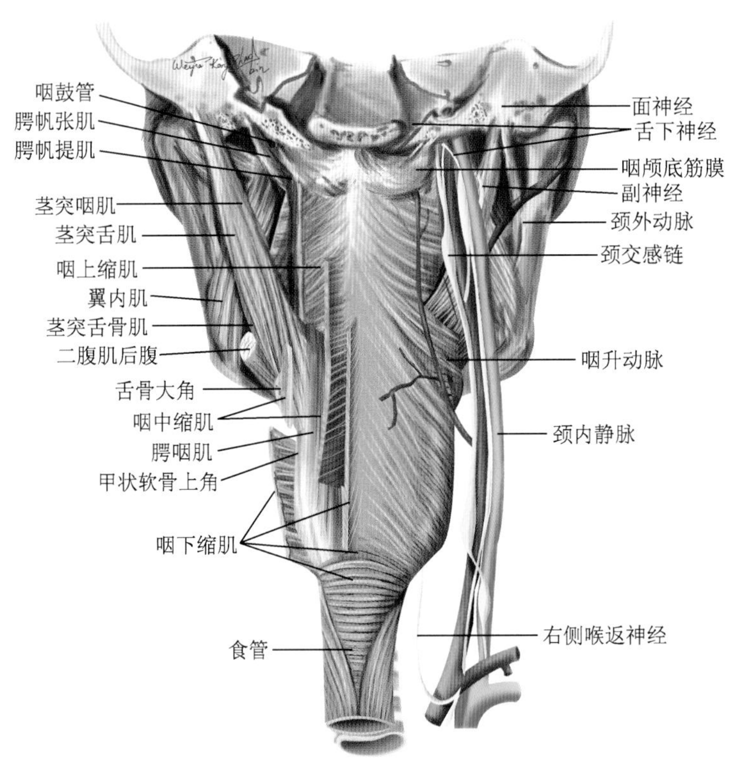

图3-1-6 咽肌后面观

(1) 咽缩肌组:咽缩肌主要包括咽上缩肌、咽中缩肌和咽下缩肌三对。咽缩肌纤维斜行,自下而上依次呈迭瓦状排列,包绕咽侧壁及后壁。两侧咽缩肌相对应,在后壁中线止于咽缝。各咽缩肌共同收缩时可使咽腔缩小。吞咽食物时,咽缩肌由上而下依次收缩,将食物压入食管。

(2) 咽提肌组:咽提肌包括茎突咽肌、腭咽肌及咽鼓管咽肌。三对咽提肌纵行于咽缩肌内面下行,并渐次分散入咽壁,收缩时可使咽、喉上举,咽部松弛,封闭喉口,开放梨状窝,使食物越过会厌进入食管,以协调吞咽动作。

(3) 腭帆肌组:包括腭帆提肌、腭帆张肌、腭舌肌、腭咽肌和悬雍垂肌。该组肌群收缩时上提软腭,关闭鼻咽腔,同时,也使咽鼓管咽口开放。如发生麻痹,吞咽时软腭不能上举隔开咽腔的鼻部和口部,食物将向鼻咽、鼻腔反流(图3-1-7);亦可由于咽鼓管功能受限出现中耳症状。

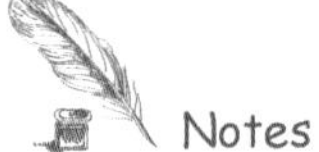
Notes

4. 外膜层 又称筋膜层,覆盖于咽缩肌之外,由咽肌层周围的结缔组织组成,上薄下厚,系

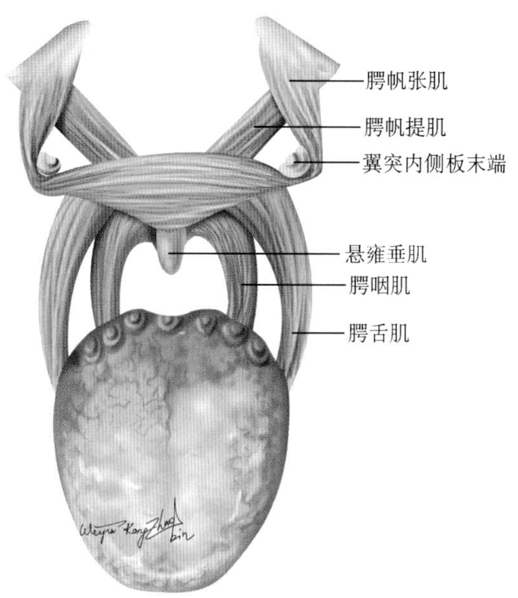

图 3-1-7　腭帆肌组示意图

颊咽筋膜的延续。

（二）筋膜间隙

咽筋膜与邻近筋膜之间的疏松组织间隙。较重要的有咽后隙、咽旁隙(图 3-1-8)。这些间隙的存在,有利于吞咽时咽腔的运动,并可协调头颈部的活动。咽间隙的存在既可限制某些病变的发展,将病变局限于一定范围之内,又可为某些病变的扩散提供途径。

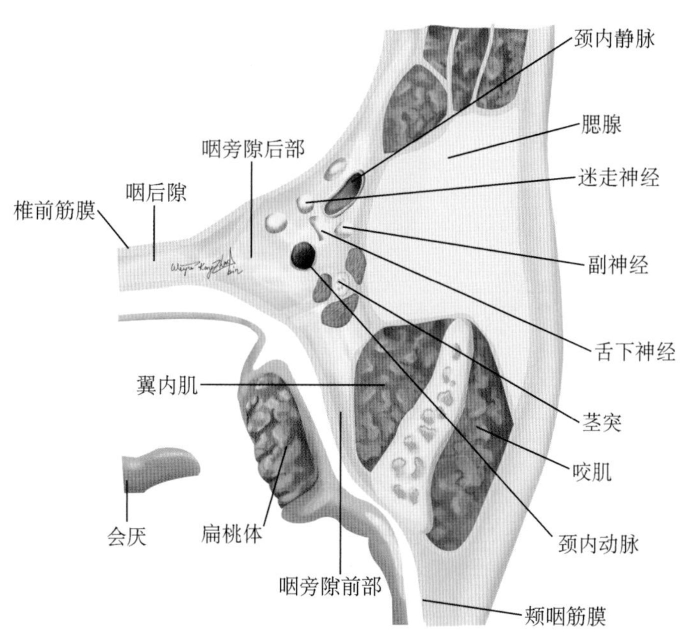

图 3-1-8　咽的筋膜间隙

1. 咽后隙　咽后隙(retropharyngeal space)位于椎前筋膜与颊咽筋膜之间,上起颅底,下至上纵隔,相当于第 1、2 胸椎平面,两侧仅以薄层筋膜与咽旁间隙相隔,中线处被咽缝将其分为左右两部分,每侧咽后间隙中有疏松结缔组织和淋巴组织。在婴幼儿期,咽后隙有较多淋巴结,儿童期逐渐萎缩,至成人时仅有极少淋巴结。扁桃体、口腔、鼻腔后部、鼻咽、咽鼓管及鼓室等处的淋巴引流于此。因此,这些部位的炎症可引起咽后淋巴结感染,形成咽后脓肿,咽后脓肿常见于

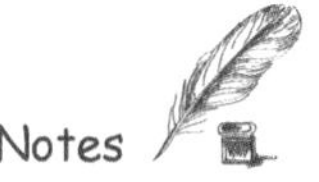
Notes

1 岁以内婴幼儿。

2. 咽旁隙 咽旁隙(parapharyngeal space)又称咽侧间隙或咽上颌间隙(pharyngomaxillary space)。位于咽后隙的两侧,左右各一,形如锥体。锥底向上至颅底,锥尖向下达舌骨。内侧为颊咽筋膜和咽缩肌,与扁桃体相邻;外侧为下颌骨升支、腮腺深面及翼内肌;后界为颈椎前筋膜。茎突及其附着肌肉将此间隙分为两部分,前隙较小,内有颈外动脉及静脉丛通过,内侧与扁桃体毗邻,扁桃体炎症可扩散至此隙;后隙较大,内有颈内动脉、颈内静脉、舌咽神经、迷走神经、舌下神经、副神经、交感神经干等通过,另有颈深淋巴结上群位于此隙,咽部感染可向此隙蔓延。

咽旁隙向前下与下颌下隙相通;向内、后与咽后间隙相通;向外与咬肌间隙相通。咽旁隙的炎症可循上述通道向其他筋膜间隙扩散。

三、咽的淋巴组织

咽黏膜下淋巴组织丰富,较大淋巴组织团块呈环状排列,称为咽淋巴环(Waldeyer 淋巴环),主要由咽扁桃体(腺样体)、咽鼓管扁桃体、腭扁桃体、咽侧索、咽后壁淋巴滤泡及舌扁桃体构成内环,其淋巴流向颈部淋巴结。这些淋巴结间又互相交通,自成一环,称外环,主要由咽后淋巴结、下颌角淋巴结、颌下淋巴结、颏下淋巴结等组成(图 3-1-9)。咽部的感染或肿瘤不能为内环的淋巴组织所局限时,可扩散或转移至相应的外环淋巴结。

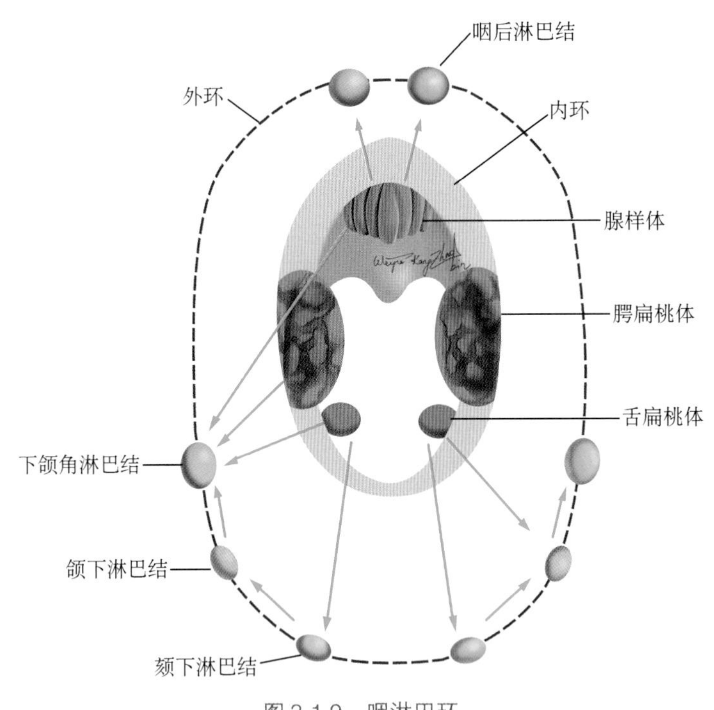

图 3-1-9 咽淋巴环

咽部淋巴均流入颈深淋巴结。鼻咽部淋巴先汇入咽后淋巴结,再流入颈深上淋巴结;口咽部的淋巴主要汇入下颌角淋巴结;喉咽部淋巴管穿过甲状舌骨膜,汇入颈内静脉附近的淋巴结。

(一) 腺样体

又称咽扁桃体(pharyngeal tonsil),位于鼻咽顶壁与后壁移行处,形似半个剥皮橘子,表面不平,有 5~6 条纵形沟隙,居中的沟隙最深,在其下端有时可见一囊状小凹,称咽囊(pharyngeal bursa),为胚胎早期上皮随脊索顶端退化凹陷而成,随年龄增长大多逐渐消失,仅少数保留至成年。如咽囊开口堵塞可形成囊肿,炎症时称为咽囊炎。腺样体出生后即存在,6~7 岁时最显著,一般 10 岁以后逐渐萎缩。

Notes

（二）腭扁桃体

习称扁桃体(tonsil)，位于口咽两侧腭舌弓与腭咽弓围成的三角形扁桃体窝内，为咽淋巴组织中最大者。3～5岁时淋巴组织增生，腭扁桃体可呈生理性肥大，中年以后逐渐萎缩。

1. 扁桃体的结构　扁桃体是一对呈扁卵圆形的淋巴上皮器官，可分为内侧面(游离面)、外侧面(深面)、上极和下极。扁桃体内侧游离面朝向咽腔，表面有鳞状上皮黏膜覆盖，其黏膜上皮向扁桃体实质陷入形成6～20个深浅不一的盲管称为扁桃体隐窝(crypts tonsillares)，常为细菌、病毒存留繁殖的场所，易形成感染"病灶"(图3-1-10)。除内侧面外，其余部分均由结缔组织所形成的被膜所包裹。外侧面与咽腱膜和咽上缩肌相邻，咽腱膜与被膜间有疏松结缔组织，形成一潜在间隙，称扁桃体周围隙。扁桃体切除术时，此处易剥离，扁桃体周围脓肿即在此间隙发生。扁桃体上、下均有黏膜皱襞，上端称半月襞(semilunar fold)，位于腭舌弓与腭咽弓相交处；下端称三角襞(triangular fold)，由腭舌弓向下延伸包绕扁桃体前下部构成。

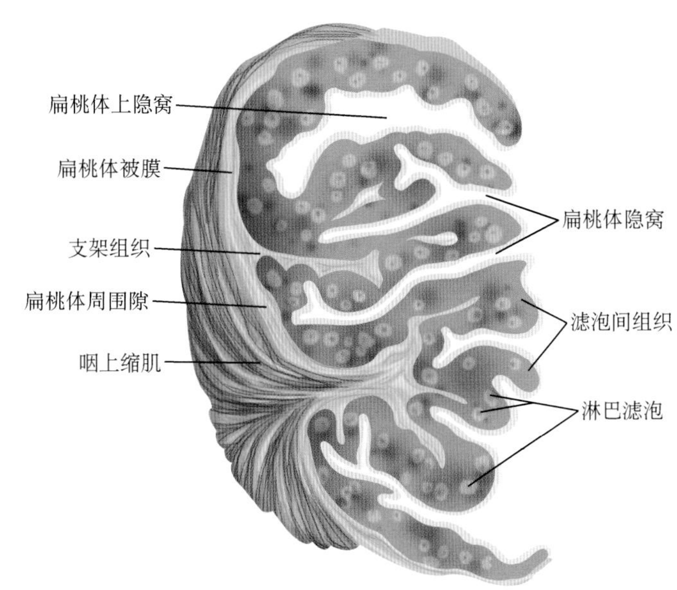

图3-1-10　腭扁桃体冠状切面

扁桃体为淋巴组织构成，内含许多结缔组织网和淋巴滤泡间组织。构成扁桃体包膜的结缔组织深入扁桃体组织内，形成小梁(支架)，在小梁之间有许多淋巴滤泡，滤泡中有生发中心，其间淋巴细胞多呈丝状分裂。滤泡间组织为发育期的淋巴细胞。

2. 扁桃体的血管　腭扁桃体的血液供应十分丰富，动脉有五支，均来自颈外动脉的分支：①腭降动脉，为上颌动脉的分支，分布于扁桃体上端及软腭；②腭升动脉，为面动脉的分支；③面动脉扁桃体支；④咽升动脉扁桃体支。以上4支均分布于扁桃体、腭舌弓及腭咽弓；⑤舌背动脉，来自舌动脉，分布于扁桃体下端。其中面动脉的扁桃体分支分布于腭扁桃体实质，是主要供血动脉(图3-1-11)。其他各支仅分布于邻近的黏膜及肌肉中，并不穿过包膜，深入扁桃体中。

扁桃体静脉血先流入扁桃体包膜外的扁桃体周围静脉丛，经咽静脉丛及舌静脉汇入颈内静脉。

3. 扁桃体的神经　扁桃体由咽丛、三叉神经第二支(上颌神经)以及舌咽神经的分支共同支配。

（三）舌扁桃体

位于舌根部，呈颗粒状，大小因人而异，含有丰富的黏液腺。有短而细的隐窝，隐窝及周围的淋巴组织形成淋巴滤泡，构成舌扁桃体。

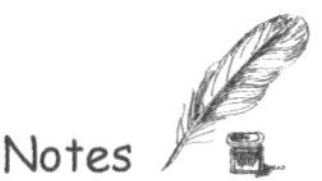

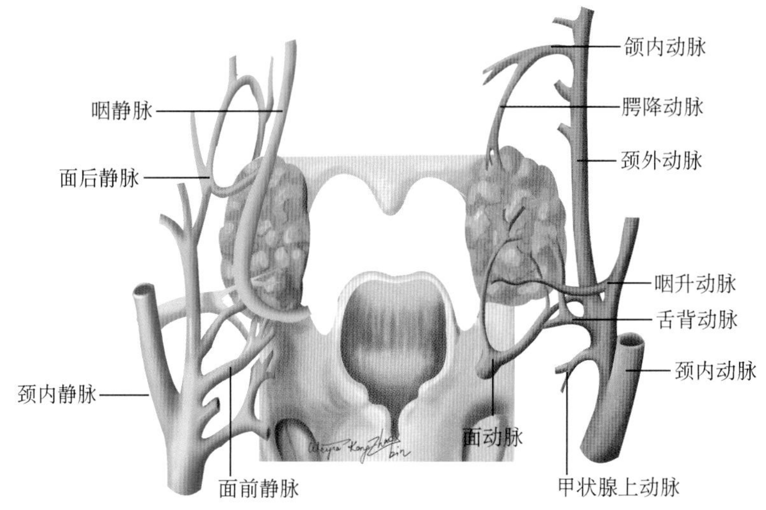

图 3-1-11 扁桃体血管分布

(四) 咽鼓管扁桃体

常简称为管扁桃体(tubal tonsil),为咽鼓管咽口后缘的淋巴组织,炎症肥大时可阻塞咽鼓管咽口而致听力减退或中耳感染。

(五) 咽侧索

为咽部两侧壁的淋巴组织,位于腭咽弓后方,呈垂直带状,由口咽部上延至鼻咽,与咽隐窝淋巴组织相连。

四、咽的血管及神经

1. 动脉 咽部的血液供应来自颈外动脉的分支,有咽升动脉、甲状腺上动脉、腭升动脉,腭降动脉、舌背动脉等。

2. 静脉 咽部的静脉血经咽静脉丛与翼丛流经面静脉,汇入颈内静脉。

3. 神经 咽部神经主要有舌咽神经、迷走神经和交感神经干的颈上神经节所构成的咽丛(pharyngeal plexus),司咽的感觉和相关肌肉的运动。其中腭帆张肌则受三叉神经第三支即下颌神经支配,其他腭肌由咽丛支配。感觉神经为蝶颚神经节分支;颚大神经分布到硬腭、牙龈及牙槽突内面;腭中神经分布在软腭后外侧及扁桃体上极;颚小神经分布在软腭后边缘。

第二节 咽的生理学

咽为呼吸和消化的共同通道,除呼吸、吞咽功能外,还具有协助构音、保护和咽淋巴环的免疫等重要功能:

一、呼 吸 功 能

正常呼吸时空气经由鼻咽、口咽、喉咽、气管支气管进到肺部,由于鼻黏膜具有血管丰富的海绵状组织,经鼻吸入的空气时,其气温已接近体温,湿度已达75%饱和点。虽然咽部黏膜的黏液腺和杯状细胞的分泌唾液等也能湿润吸入的空气,但与鼻黏膜相比,咽对吸入空气的调温、调湿作用相对较弱。同时鼻咽黏膜为柱状纤毛上皮,含有杯状细胞,黏膜表面黏液毯与鼻腔黏膜黏液毯连成一片,有较强的黏稠性,对吸入气流中的尘粒、细菌等有吸附作用;黏液毯中的溶菌酶,具有抑制与溶解细菌的作用;上皮的纤毛运动将黏液毯不断推向口咽,使黏液被咽下或吐出,由此保持对吸入空气的滤过、清洁作用。

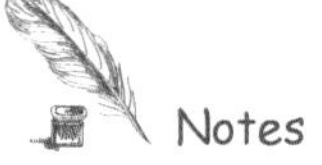
Notes

二、言 语 形 成

咽腔为共鸣腔之一，发音时，咽腔和口腔可改变形状，产生共鸣，使声音清晰、和谐悦耳，并由软腭、口、舌、唇、齿等协同作用，构成各种语音。正常的咽部结构及发音时对咽部形态大小的相应调整，对清晰、和谐的发音起重要作用。

三、防御保护功能

主要通过咽的吞咽、呕吐反射来完成。吞咽时，通过吞咽反射可封闭鼻咽和喉，避免食物反流入鼻腔或吸入气管；但当异物或有害物质接触咽部时，诱发咽反射则发生恶心呕吐，有利于排出异物及有害物质。来自鼻腔、鼻窦、下呼吸道的正常或病理性分泌物，或借咽的反射功能吐出，或咽下由胃酸将其中的微生物消灭。

四、调节中耳气压功能

咽鼓管咽口的开放，与咽肌的运动，尤其是吞咽运动密切相关。吞咽动作不断进行，咽鼓管不断随之启闭，以维持中耳内气压与外界大气压平衡，这是保持正常听力的重要条件之一。

五、扁桃体的免疫功能

人类的扁桃体、淋巴结、消化道集合淋巴小结和阑尾等均属末梢免疫器官，扁桃体生发中心含有各种吞噬细胞，可吞噬消灭各种病原体。同时，扁桃体可以产生多种具有天然免疫力的细胞和抗体，如T淋巴细胞、B淋巴细胞、吞噬细胞及免疫球蛋白等，可以清除、消灭从血液、淋巴或组织等途径侵入机体的有害物质。

出生时扁桃体尚无生发中心，随着年龄增长，免疫功能逐渐活跃，特别是3～5岁时，因接触外界变应原的机会较多，扁桃体显著增大，此时的扁桃体肥大应视为正常生理现象。成年后，扁桃体的免疫活动趋于减退，体积逐渐缩小。

六、吞 咽 功 能

吞咽动作是由许多肌肉参与的反射性协同运动。吞咽时使食物进入消化道，吞咽过程可分为三期：即口腔期、咽腔期和食管期。吞咽动作一经发动即不能中止。吞咽中枢位于延髓的网状结构内，靠近迷走神经核。参与吞咽反射的传入神经包括来自软腭、咽后壁、会厌和食管等处的脑神经传入纤维。

（田勇泉）

Notes

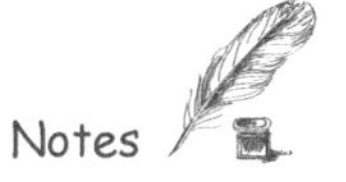

第二章　咽的症状学

咽部司呼吸、吞咽、发声共鸣及防御等生理功能，有丰富的神经血管分布。咽部症状主要有咽痛、咽异常感觉、吞咽困难、声音异常及饮食反流等，多由咽部疾病引起，咽邻近器官疾患和一些全身性疾病也可引发某些咽部症状。

一、咽　痛

咽部疾患中最为常见的症状。除可因咽部疾病或咽部邻近器官疾病引起外，也可为全身性疾病的伴随症状。咽痛有刺痛、钝痛、烧灼痛、隐痛、跳痛、胀痛等表现，可为阵发性或持续性。疼痛程度轻重不一，视疾患的性质和患者对疼痛的敏感程度而异，与病情的严重程度并不完全一致。临床上可见到两种类型：自发性咽痛和激发性咽痛。前者在咽部无任何动作的平静状态时出现，常局限于咽部某一部位，多由咽部疾病所引起；后者由咽部各种活动如吞咽、进食或压舌板等器械的刺激所引起。凡咽部黏膜和淋巴组织的急、慢性炎症，咽部创伤、溃疡、异物、特异性感染（结核、白喉）、恶性肿瘤、茎突过长、颈动脉鞘炎、颈部纤维组织炎、咽肌风湿性病变，以及某些全身性疾病（白血病、艾滋病）等，均有不同程度的咽痛症状，但剧烈疼痛多见于急性炎症、咽间隙感染和咽部恶性肿瘤，疼痛可放射至耳部。

二、咽异常感觉

患者自觉咽部有毛刺、异物、堵塞、贴附、瘙痒、干燥等异常感觉，常因此而用力"吭"、"喀"或频繁吞咽以期清除。在空咽涎液时异物感明显，吞咽食物时反而不明显。祖国医学称之为"梅核气"。常由下列原因引起：

1. **咽部及其周围组织的器质性病变**　如慢性炎症、工业粉尘和有毒气体吸入、咽角化症、扁桃体肥大、悬雍垂过长、茎突过长或口咽、喉咽部肿瘤。

2. **功能性因素**　常为神经症的一种表现，呈间歇性或持续性，多与惧怕癌症、焦虑、妇女更年期等精神因素有关，亦可因内分泌功能紊乱引起。

3. **咽食管反流**　有部分患者咽部异常感觉与食管反流有关，尤其是有胃部疾病者尤应关注。

三、吞 咽 困 难

吞咽是一系列复杂而协调的反射运动，当支配吞咽运动的神经、肌肉及口腔、咽、喉等处病变时，可引起吞咽运动障碍，称为吞咽困难（dysphagia）。其程度视病变的性质、部位和程度而异。轻者仅吞咽不畅，常需汤水辅之；重者则滴水难进，口涎外流。引起吞咽困难的原因大致分为三类：

1. **功能障碍性**　有剧烈咽痛的患者往往伴有吞咽困难，其程度亦随疼痛的轻重而异。某些先天性畸形如后鼻孔闭锁、腭裂等，出生后即有吮奶及吞咽困难。

2. **梗阻性**　咽部或食管狭窄、肿瘤或异物等妨碍食物下行，均可导致梗阻性吞咽困难，表现为固体食物难以咽下，流质饮食尚能通过。

3. **瘫痪性**　中枢性病变或周围性神经炎所致咽肌麻痹，由于咽肌运动主要由舌咽和迷走两支神经支配，凡侵犯两神经的病变均可引起吞咽困难，两神经在不同部位受侵犯，可出现不同综合征，如Vemet综合征（颈静脉孔综合征）可引起第Ⅸ、Ⅹ、Ⅺ脑神经同时受累；Tapia综合征（迷走与舌下神经综合征）等。中枢性病变如延髓麻痹由于延髓及其发出的Ⅸ、Ⅹ、Ⅺ、Ⅻ对脑神经病损，可引起吞咽障碍，甚至伴有呼吸及循环障碍。

四、构音异常

咽腔是发声的共鸣腔，腭与舌是协助发声的重要器官，与声音的清晰度和音质音色密切相关。如有缺陷和病变时，所发声音含混不清（语言清晰度极差）或音质和原来不一样（音色改变），或是在睡眠状态下发出不应有的音响（打鼾），统称为声音异常。

1. **口齿不清与音色改变**　唇、齿、舌、腭有缺陷时，对某些语音发音困难或不能，导致口齿不清。腭裂、软腭麻痹等患者，发音时鼻咽不能关闭，出现开放性鼻音；而腺样体肥大、后鼻孔息肉、肥厚性鼻炎、鼻咽部肿瘤等病因使共鸣腔阻塞时，则出现闭塞性鼻音。咽腔内有占位性病变（脓肿或肿瘤），发音缺乏共鸣，说话时如口内含物，吐字不清，幼儿哭声有如鸭鸣、如幼儿咽后壁脓肿。

2. **打鼾**　睡眠时软腭、悬雍垂、舌根等处软组织随呼吸气流颤动而产生节律性声音。

五、腭咽反流

当饮食不能顺利通过咽部进入食管而反流到口腔、鼻咽和鼻腔时，称之为饮食反流，又称为腭咽反流。此症状常伴随吞咽困难出现，常见于咽肌麻痹、咽后脓肿、扁桃体周围脓肿、食管病变、喉咽部肿瘤及腭裂畸形等。

（田勇泉）

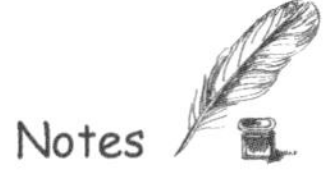

第三章　咽的检查法

咽部的检查首先应对患者的面容和表情进行观察，因为在有些咽部的疾病可出现特殊的表现。然后可应用压舌板、间接鼻咽镜、间接喉镜等做口咽、鼻咽及喉咽部的仔细检查。某些疾病需要作鼻咽或口咽部的触诊以及颈部淋巴结检查。对某些患者需要进一步行鼻咽内镜、纤维喉镜、硬性喉镜、CT以及磁共振等检查。

第一节　一般望诊

一、面容与表情

检查患者时，要求患者摆正头位，处于松弛状态。然后观察患者的面容和表情。某些咽部疾病有其特征性的面容与表情，认识这些表现，有助于尽快准确地作出诊断。

1. 面部表情痛苦，颈项僵直，头部倾向患侧，口微张而流涎，张口受阻，常用手托住患侧脸部，语音含糊不清，似口中含物，多为扁桃体周脓肿。

2. 患儿重病面容，头颈僵直，头偏向一侧，说话及哭声含糊不清，烦躁，拒食或吸奶时吐奶或奶汁反流入鼻腔，多为咽后脓肿。

3. 儿童张口呼吸，缺乏表情，上颌骨变长，腭骨高拱，牙列不齐，上切牙突出，说话带闭塞性鼻音，伴阵发性干咳，咽扁桃体肥大（腺样体肥大）可能性大。

4. 进行性消瘦，面色苍白，虚弱，口内有恶臭，呈恶病质，多为咽部或口腔恶性肿瘤。

5. 面色苍白而发青，一般情况衰弱，双侧下颌或颈部淋巴结肿大，声音嘶哑甚至伴有吸气性呼吸困难的儿童，应怀疑咽喉白喉。目前较少见。

6. 口角有瘢痕，切牙呈锯齿状，或有间质性角膜炎者，多为先天性梅毒，极少见。

二、口咽部检查

检查者应按顺序检查口腔及口咽部：先观察牙、牙龈、硬腭、舌及口底有无出血，溃疡及肿块。然后用压舌板轻压患者舌前2/3处，使舌背低下，观察咽部的形态变化和黏膜色泽。注意有无充血，肿胀，隆起，干燥，脓痂，溃疡，假膜或异物等病变，并观察以下部位：

1. 软腭（soft palate）　观察软腭有无瘫痪，可嘱患者发“啊”声，一侧瘫痪者，健侧向上运动正常，患侧不能运动或下垂。另外应观察软腭上有无充血，溃疡，缺损，膨隆及新生物等。

2. 悬雍垂（uvula）　观察有无水肿，过长。前者多为急性咽炎的表现，后者可见于慢性咽炎。

3. 腭扁桃体（palatine tonsil）　观察腭舌弓及腭咽弓有无充血，其间有无瘢痕和粘连，扁桃体是否肿大或萎缩，隐窝口处有无脓液或豆渣样物栓塞，有无溃疡，刺状角化物或新生物。对隐藏在腭舌弓后的扁桃体，需将腭舌弓拉开，检查有无病变，或将压舌板深压舌根部，使其恶心，趁扁桃体被挤出扁桃体窝时进行查看。

4. 后壁（posterior wall of pharynx）　正常咽后壁黏膜呈淡红色，较光滑，湿润，有散在的小淋巴滤泡，若见多个较大淋巴滤泡，或较多淋巴滤泡融合成片状，则为慢性咽炎之体征。若一侧咽后壁肿胀,隆起,应考虑咽后脓肿或咽后间隙肿瘤的可能。体位不正,可使一侧颈椎横突向前突起,造成一侧咽后壁隆起,应注意排除此种假象。若黏膜表面干燥,菲薄,多为干燥性咽炎的表现。咽后壁黏膜上有较多脓液或黏液,多为鼻腔或鼻窦的脓性分泌物流下所致。

第二节　间接鼻咽镜检查法

受检者正坐,头微前倾,用鼻轻轻呼吸。检查者左手持压舌板,压舌前2/3,右手持加温而不烫的间接鼻咽镜,镜面向上,由张口之一角送入,置于软腭与咽后壁之间(图3-3-1)。应避免接触咽后壁或舌根,引起恶心而影响检查,检查时应通过转动镜面,按顺序观察软腭背面、鼻中隔后缘、后鼻孔、各鼻道及鼻甲后端、右侧咽鼓管咽口、圆枕、咽隐窝、鼻咽顶部及腺样体、左侧咽鼓管咽口、圆枕、咽隐窝等结构(图3-3-2)。观察有无黏膜充血、粗糙、出血、浸润、溃疡、新生物等。咽隐窝是鼻咽癌好发部位,检查时应注意两侧对比,咽隐窝饱满常是鼻咽癌早期特征之一。

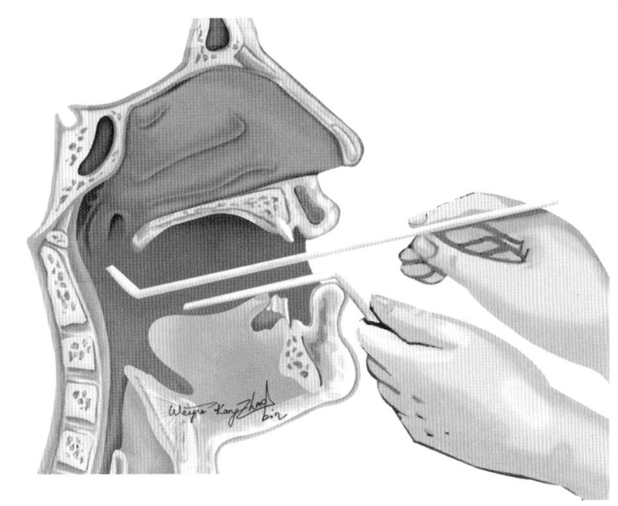

图3-3-1　间接鼻咽镜检查法

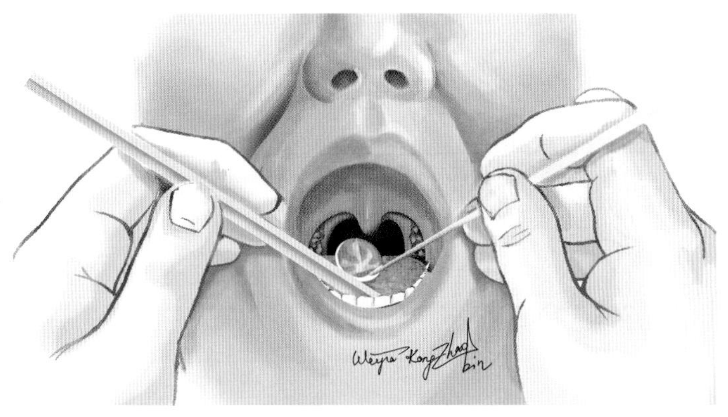

图3-3-2　间接鼻咽镜检查时的正常镜像

咽反射敏感致检查不能合作者,可先行表面麻醉,待数分钟后再检查。如仍不成功,可用细导尿管插入前鼻孔(两侧或一侧均可),其前端由口拉出,后端留于前鼻孔之外,将两端系紧、固定,则软腭被拉向前,可充分显露鼻咽(图3-3-3),并可进行活检。

Notes

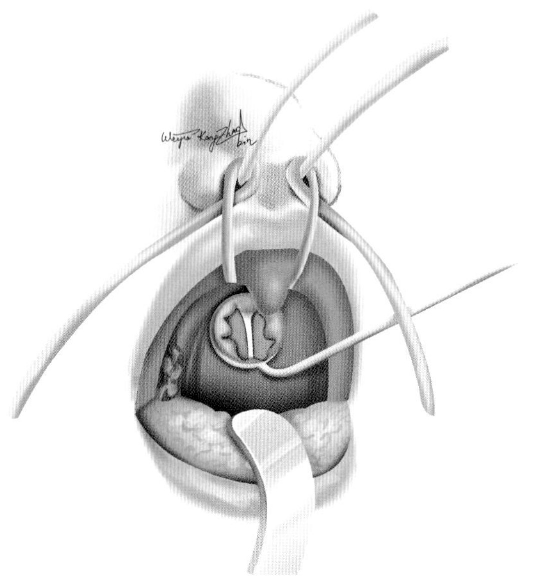

图 3-3-3 牵拉软腭向前，用间接鼻咽镜检查鼻咽

第三节 咽部触诊检查法

一、鼻咽指诊

受检者正坐，头稍前倾（如为儿童，应由助手抱好固定）（图 3-3-4）检查者位于小孩的右后方，左手食指紧压小儿颊部，以防止小儿咬伤检查者右手指，并用右手食指经口腔伸入鼻咽（图 3-3-5），触诊鼻中隔后缘、后鼻孔、下鼻甲后端及鼻咽后壁，注意后鼻孔有无闭锁，腺样体大小，有无肿块及其大小，硬度如何，以及病变与周围的关系。当撤出手指时，注意指端有无脓液或血迹。此项检查对受检者有一定的痛苦，事先应向其家长解释清楚，操作时宜轻柔，迅速而准确。该方法现一般少采用，而改为电子鼻咽镜检查。

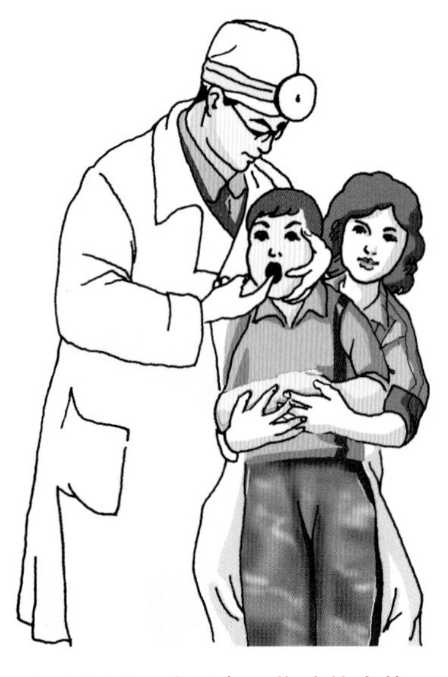

图 3-3-4 小儿鼻咽指诊的姿势

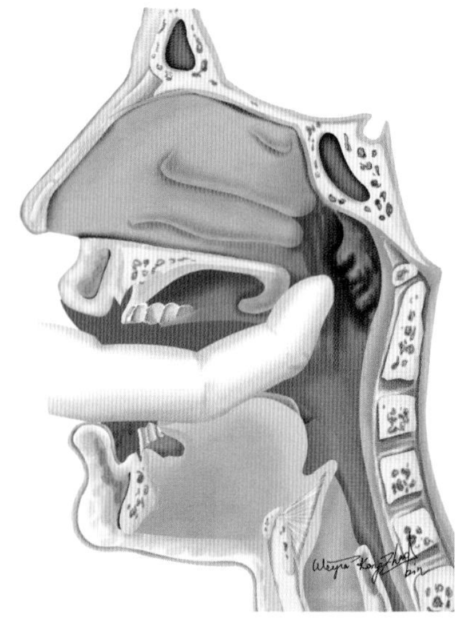

图 3-3-5 鼻咽指诊示意图

二、口咽部触诊

口咽部触诊是临床上常用的检查方法，尤其对咽部肿块的触诊较视诊更为重要，通过触诊可对肿块的范围、大小、硬度、活动度获得认识，有利于作出诊断。方法是受检者端坐。检查者立于受检者右侧，右手戴手套或指套，用食指沿右侧口角伸入咽部。对扁桃体窝、舌根及咽侧壁的触诊有助于这些部位肿瘤的诊断。此外咽部触诊对茎突过长症、咽异常感觉的定位均有诊断意义。

第四节　颈 部 扪 诊

由于咽部与颈部的关系密切，颈部淋巴结肿大常提示某些咽部疾病的存在，故应仔细检查颈部。

检查时患者正坐，两臂下垂，头略低。检查者立于患者身后，用两手指间按顺序进行触诊，应两侧同时进行，以便对照。先从颏下及颌下区淋巴结开始，然后沿胸锁乳突肌前缘至胸骨处，分别检查颈深淋巴结上群、中群和颈前淋巴结，最后检查颈后三角及锁骨上淋巴结。检查的内容包括有无肿胀和肿块，肿块的大小、硬度、活动度、有否压痛、肿块与深部有否粘连固定、与皮肤有否粘连、是否呈搏动性等。

第五节　咽部内镜检查法

鼻咽部内镜检查包括硬管内镜检查和纤维内镜检查两种方法。

一、硬管内镜检查法

分经鼻和经口两种。经鼻腔的内镜镜杆较细，一般用70°或90°角镜。鼻腔黏膜经收敛和麻醉后，将内镜管经鼻底放入鼻咽部，边看边转动内镜以观察鼻咽各部。经口的内镜又称咽镜，镜杆较粗，光线亮度高。将镜杆经口腔越过软腭置于口咽部，当镜杆末端窗口向上时，可观察鼻咽部，镜杆末端窗口向下时，可观察喉部和喉咽部。

二、纤维内镜检查法

纤维内镜（fiberscope）为一细、软、可弯曲的内镜。检查前先清理鼻腔内分泌物，以1%丁卡因行鼻腔和鼻咽部黏膜表面麻醉。患者取坐位或平卧位。将纤维内镜接于冷光源上。检查者左手握镜体的操纵体，右手将镜体的远端经前鼻孔送入鼻腔底部，缓缓送入鼻咽部。拨动操纵杆，以便使镜体远端弯曲，观察鼻咽的各壁，对有可疑的病变部位，可用活检钳取活检，做病理组织学检查。

第六节　咽部影像检查法

一、X线平片检查

（一）鼻咽侧位片

可显示鼻咽部软组织阴影。正常鼻咽顶壁及后壁软组织连续形成凹面向下的阴影，其厚度因年龄而异，儿童有腺样体增殖时，顶后壁较厚，有时可能使鼻咽腔近于闭塞。成人鼻咽顶壁软组织厚约4～5mm，后壁厚约3～4mm，顶后壁交界处最厚，约达12～15mm。鼻咽侧位片主要用

于显示小儿增殖体的大小及肿瘤对颅底的侵犯情况。

（二）颏-顶位颅底片

主要用于观察颅底的骨结构，鼻咽腔也可显示，其前壁及两侧壁显示较清楚。

（三）颈侧位片

主要用于观察咽后壁软组织的厚度。正常时在第5颈椎以上的咽后壁软组织阴影厚度为2～3mm，在喉咽部因前部有气管影故略厚。若软组织影过厚则提示有脓肿或新生物。

二、CT扫描

（一）鼻咽部CT扫描

主要用于鼻咽癌和其他类型肿瘤的诊断。常用横轴位扫描，冠状位亦可用于观察鼻咽顶壁及侧壁的情况。鼻咽癌表现为鼻咽侧壁切迹变平、变形，软组织影不规则增厚。侵犯鼻腔和鼻窦可见鼻腔软组织块影和鼻窦内肿块或窦腔密度增高。肿瘤向外发展侵犯翼腭窝，可见翼前、翼后及上颌窦后脂肪垫消失，翼腭窝出现软组织肿块，翼板破坏、消失。累及颅底可见中颅凹底不同范围的骨质破坏。CT是确定鼻咽癌扩展范围的良好方法。

CT能准确地显示鼻咽纤维血管瘤的形态、生长方式及颅底骨质改变。平扫见鼻腔、鼻咽边界不清的肿块，其密度与肌肉相仿，无法与肌肉分界。增强扫描肿块有明显强化，瘤体与周围组织分界清楚，呈分叶状，肿瘤较大时可侵及鼻腔、鼻窦及翼腭窝等处。

（二）咽旁间隙肿瘤CT扫描

CT平扫肿瘤密度与肌肉相仿或略高于肌肉，增强后有轻度强化。由于咽旁间隙肿瘤种类繁多，因此在定性诊断方面有一定的限度，但有些肿瘤有一定的特征。畸胎瘤、软骨类肿瘤、脊索瘤可见钙化，脊索瘤伴有枕骨斜坡的骨质破坏。神经源性肿瘤呈椭圆形，边界清楚，呈不均匀强化。颈静脉球瘤有特定的好发部位，并使颈静脉孔扩大、破坏。

（三）口咽及喉咽部的CT扫描

增强CT可以显示口咽及喉咽部恶性肿瘤的部位，范围，并可显示是否侵犯喉和食管以及颈部淋巴结转移的情况。

三、磁共振成像

鼻咽部的MRI检查常用矢状位、轴位和冠状位，矢状位主要用于观察脊柱上颈段，斜坡和颅内基底池，轴位显示咽隐窝、咽后淋巴结、咽旁间隙等，而冠状位适于观察病变向颅底上下及海绵窦侵犯情况。口咽部的MRI检查冠状位可显示软腭及咽侧壁，轴位可更好地显示软腭、舌根及咽后壁。由于MRI优良的软组织对比可清楚地显示器官内、外肿瘤的播散，因此对肿瘤部位和侵犯范围的诊断优于CT。

小　结

鼻咽部的检查应注意咽隐窝、咽鼓管圆枕、鼻咽顶壁等肿瘤好发部位的检查，喉咽部的检查应注意梨状窝、环后区和下咽后壁及声带等部位。除了间接鼻咽镜、间接喉镜外，纤维鼻咽镜、纤维喉镜、内镜以及CT、MRI等对咽部的病变的诊断非常重要。

（周　梁）

第四章　咽部疾病常用治疗方法

第一节　咽部药物治疗法

一、咽部涂药法

适合于急慢性咽炎、萎缩性咽炎、霉菌性咽炎、咽部溃疡和黏膜损伤等症。尤其在不会漱口的患者，和漱口动作增加咽腔疼痛的情况下，局部涂药是一种实用的治疗方法。咽部涂药也用于咽部麻醉。常用的药物有复方碘甘油(compound iodine glycerin)、硼酸甘油、甲紫和10%硝酸银等。涂药时让患者坐位，张口，安静地用口呼吸，使舌部和腭部完全放松。左手持压舌板轻轻按住舌背，右手持涂药器沾上药液，涂于咽部黏膜上，每日2～3次。应注意涂药器上所沾的药液不可太多，以免滴入喉腔发生反射性痉挛。涂药器上的棉花必须缠紧，以免涂药时脱落，导致咽喉部异物。

二、咽部含片疗法

为在口腔内含化的药物，一般为片剂。具有消毒杀菌作用。常用于急慢性扁桃体炎、咽峡炎和咽部溃疡，作为咽部感染的辅助治疗。

三、含 漱 疗 法

含漱剂具有消毒杀菌保持口腔及咽清洁；稀释分泌物使稠厚的分泌物易于排出；收敛作用，促进破损的黏膜及溃疡愈合；氧化作用，用于厌氧菌感染的疾病，止痛等作用。含漱剂常用于咽部急慢性炎症、咽部溃疡、黏膜损伤和咽部手术前后。

四、喷 雾 疗 法

喷雾疗法系将药物直接喷雾在咽部，适用于慢性咽炎等症。

第二节　咽部激光、射频及等离子疗法

激光、射频及等离子疗法可用于咽部淋滤泡增生、慢性扁桃体炎、扁桃体残体、阻塞性睡眠呼吸暂停综合征及某些咽部良性肿瘤的治疗。具体治疗方法可参见相关章节。

（周　梁）

第五章　咽及颌面部先天性疾病和获得性畸形

鳃源性囊肿及瘘管和甲状舌管囊肿及瘘管是颈部较为常见的先天性疾病。儿童或青少年颈侧部瘘管或囊性肿块多为鳃源性瘘管或囊肿；而颈中线或中线旁囊性肿块或瘘管则多为甲状舌管囊肿或瘘管。B 超、穿刺、经瘘口行碘油造影以及 CT 等可明确诊断。治疗原则是手术彻底切除囊肿或瘘管。

第一节　咽及颌面部先天性疾病

一、鳃源性囊肿及瘘管

先天性鳃源性囊肿及瘘管(congenital branchial cyst and fistula)为较常见的胚胎发育异常。在咽部和颈部均有开口的称完全性瘘管；只有一个开口通向咽部或颈部皮肤的称不完全性瘘管，或称为窦道；两端均无开口，残存于组织内的上皮腔隙因分泌物潴留而呈囊性膨胀则称为囊肿。

胚胎发育过程中，咽沟闭合受阻，形成鳃源性囊肿或瘘。本病多见于儿童及青少年，颈部可发现瘘管开口或扪及囊性肿物或条索状物。穿刺囊肿可抽出黄色液体，含多量胆固醇结晶。诊断一般无困难，CT 检查和经瘘口行 X 线碘油造影，可明确诊断。行手术治疗可切除囊壁及瘘管(详见第六篇第四章颈部先天性疾病)。

二、甲状舌管囊肿及瘘管

甲状舌管囊肿及瘘管(thyroglossal cyst and fistula)是颈部最常见的先天性疾病，其发生与甲状舌管的胚胎发育异常有关。甲状舌管瘘管分为完全性和不完全性两种类型，完全性瘘管外瘘口位于颈前皮肤正中线或略偏一侧，内瘘口位于舌盲孔；不完全性瘘管无内瘘口。囊肿或瘘管位于颈前正中，位于舌骨和甲状腺之间，可随吞咽上下运动，也有少数发生于舌根舌盲孔处，需与会厌囊肿鉴别。B 超或 CT 发现颈前部囊性肿块有助于诊断。手术切除是唯一能彻底根治该病的方法。手术时应将囊肿或瘘管与舌骨体一并切除，否则极易复发(详见第六篇第四章颈部先天性疾病)。

第二节　咽及颌面部获得性畸形

一、咽　憩　室

咽憩室(pharyngeal diverticulum)为咽黏膜和黏膜下层组织向外膨出形成的囊袋状结构，根据其发生部位可分为咽侧憩室和咽后憩室两类，以后者多见。

【病因】　病因不明，可能与以下因素有关：①环咽肌和食管功能紊乱以及咽腔压力增加。②咽壁薄弱，尤以老年人多见。③先天性因素。

【临床表现】　根据憩室的大小与位置而不同。小的憩室可无症状，或仅有口臭、咽部梗阻感、异物感、食物反流等症状。较大的憩室可有吞咽困难、声嘶，黏膜有炎症时可有疼痛。检查可发现咽侧憩室者在扁桃体窝、会厌谷、梨状窝等处有小的开口，有时用探针可探入憩室内，颈部可摸到随咽部空气压力变化而胀缩的包块。压迫肿块能缩小，有时带有响声。咽后憩室则可扪及颈后三角下部饱满。

【诊断】 根据病史、临床表现可作出诊断。憩室充气、吞钡（图 3-5-1）或气钡造影可明确诊断。食管镜检查可见憩室开口。

【治疗】 憩室小而无症状者可不予处理。憩室小、症状轻者可行保守治疗，如进行憩室冲洗等。症状明显或憩室较大者可行手术治疗。根据憩室的大小，可行食管镜下扩大憩室口或经颈外途径切除憩室（图 3-5-2）。

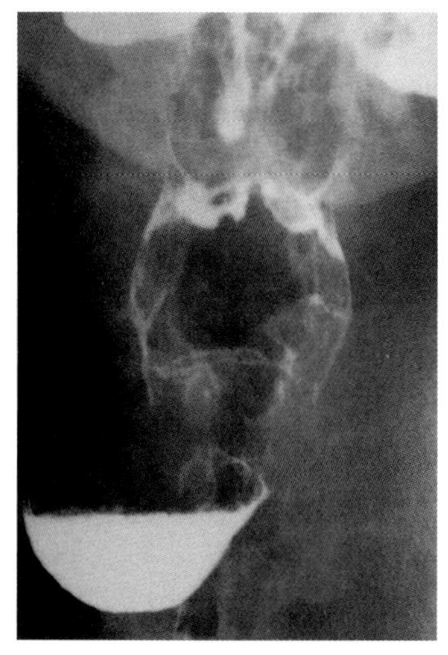

图 3-5-1　咽憩室钡剂造影像

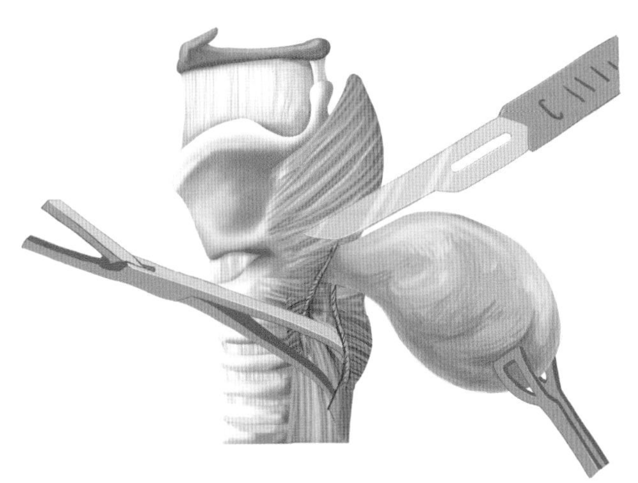

图 3-5-2　咽憩室经颈外途径切除

二、腭咽闭合不全

腭咽闭合不全（velopharyngeal insufficiency）是由软腭或咽壁病变使腭咽不能正常闭合而出现的发音和吞咽障碍。

【病因】 软腭麻痹使软腭不能与咽后壁接触；软腭或咽部外伤、手术造成软腭缺损或瘢痕挛缩，如腭裂修补术（图 3-5-3）、咽部肿瘤切除术、腭咽成形术切除过多软腭（图 3-5-4）等；咽部特异性或非特异性炎症造成软腭瘢痕挛缩而发生本病。

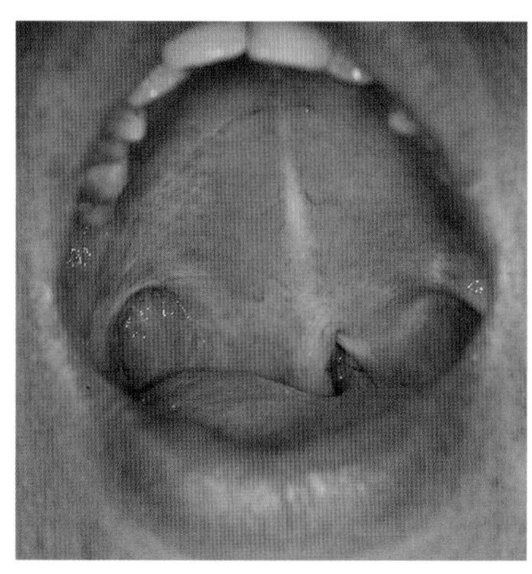

图 3-5-3　腭裂修补术后腭咽闭合不全

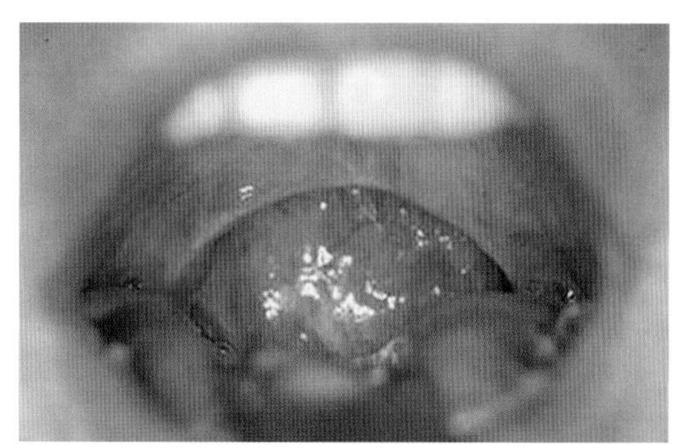

图 3-5-4　腭咽成形术后腭咽闭合不全

【临床表现】 发音不清、发音时有开放性鼻音；吞咽时食物可反流入鼻腔，以流质明显；由于咽鼓管不能正常开放，可有耳闷、耳鸣、听力下降等。检查可见软腭有瘢痕、缺损等体征，发“啊”时软腭与咽后壁不能闭合。

【诊断】 根据病史和临床表现，本病诊断不难。

【治疗】 对轻症患者，可行软腭活动训练、语言训练，以增强软腭的运动。瘢痕明显或缺损较多，症状严重者，可行手术治疗。

三、咽部瘢痕性狭窄

由于软腭、腭咽弓、舌根与咽后壁粘连而使咽部变窄者称咽狭窄（pharyngeal stenosis），完全不通者为咽闭锁（pharyngeal atresia）。

【病因】 常由外伤、腐蚀伤、灼伤、特异性或非特异性感染、手术如扁桃体手术（图 3-5-5）、腺样体手术喉咽部手术等引起。少数患者可由先天性发育异常所致。

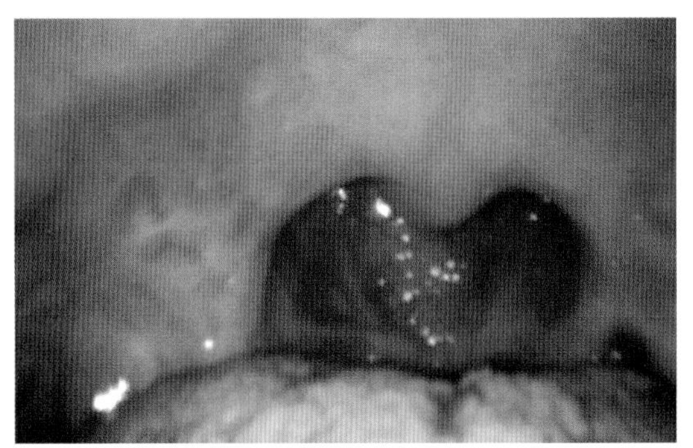

图 3-5-5 扁桃体术后咽部瘢痕性狭窄

【临床表现】 鼻咽部狭窄者轻者可无症状，重者可表现为鼻塞、嗅觉减退或消失、张口呼吸、闭塞性鼻音、鼻腔分泌物常潴留在鼻腔，不易擤出，咽鼓管阻塞可有听力下降和耳闷等症状。检查可见软腭与咽后壁之间有粘连。

口咽部和喉咽部狭窄者可表现为咽部拉紧感、吞咽困难、呼吸困难、唾液外溢，累及喉者有声嘶及误咽。检查可见扁桃体窝、舌、腭咽弓与舌根部有瘢痕粘连，或喉咽腔变小、有瘢痕、梨状窝消失等。

【诊断】 根据病史、临床表现及 X 线碘油或吞钡造影可明确诊断。

【治疗】 本病的治疗主要以手术为主。但由于部分患者为瘢痕体质，手术效果常不满意。

（周 梁）

Notes

第六章　腺样体疾病

腺样体位于鼻咽顶壁和后壁交界处，两侧咽隐窝之间。腺样体出生后即存在，6～7岁时最为显著，大于10岁后逐渐萎缩，故腺样体疾病多发于儿童。部分成人甚至老年人腺样体依旧存在，因此急性腺样体炎和腺样体肥大也可发生于成人。腺样体肥大可导致严重的面部发育畸形及全身症状，耳鼻喉科医生应给予足够重视。

第一节　急性腺样体炎

急性腺样体炎（acute adenoiditis）常与急性咽炎、急性扁桃体炎等上呼吸道感染同时发生，多为细菌性感染，部分也可由病毒感染引起。患儿常有畏寒、发热，体温常达39℃以上。鼻塞严重，张口呼吸，哺乳困难。如炎症累及咽鼓管，可伴有不同程度的耳痛、耳闷胀闭塞感及听力减退。检查见鼻腔和口咽有不同程度的急性炎症表现，咽后壁有下流的分泌物附着。鼻咽镜检查可见腺样体充血肿胀，表面附有渗出物。因幼儿不能或不配合鼻咽镜检查，而成人患者亦常忽略该病的存在，故常漏诊。病儿应卧床休息，多饮水。高热者可给予解热镇痛剂，并辅以物理降温。症状较重者应用抗生素治疗，控制炎症。此外，可用0.5%麻黄碱溶液滴鼻，含漱剂漱口。

第二节　腺样体肥大

腺样体因反复炎症刺激而发生病理性增生肥大，并引起相应的症状者称为腺样体肥大（adenoidal hypertrophy），本病常见于儿童，但部分成人亦可发生，常合并慢性扁桃体炎或扁桃体肥大。

【病因】　常见的病因为急慢性鼻咽炎的反复发作，以及邻近器官如鼻腔、鼻窦、扁桃体的炎症亦可波及鼻咽部，刺激腺样体组织增生。

【临床表现】　肥大的腺样体不同程度地阻塞后鼻孔和压迫咽鼓管，以及下流分泌物对咽、喉和下呼吸道的刺激，故可引起耳、鼻、咽、喉和下呼吸道的多种症状。

1. 局部症状

（1）鼻部症状：鼻塞为该病的主要症状。由肥大的腺样体和局部积聚的分泌物的阻塞引起。如伴有鼻炎、鼻窦炎，可加重鼻塞，同时可有流涕等表现。由于鼻塞，说话时带闭塞性鼻音。

（2）耳部症状：腺样体肥大可压迫咽鼓管咽口，引起咽鼓管阻塞，同时急性鼻咽炎发作可波及咽鼓管黏膜，在咽鼓管阻塞和炎症存在的情况下，鼻咽部分泌物中的病原微生物和毒素容易逆行至中耳，从而引起分泌性中耳炎，甚至化脓性中耳炎，产生耳闷、耳痛、听力下降等症状。

（3）咽、喉和下呼吸道症状：因分泌物下流并刺激呼吸道黏膜，引起咽部不适、阵咳，和支气管炎的症状。

2. 全身症状　主要为慢性中毒、营养发育障碍和反射性神经症状。患儿全身发育和营养状态差，并有睡眠多梦易惊醒、磨牙、反应迟钝、注意力不集中和性情暴躁等表现。

3. 与阻塞性睡眠呼吸暂停低通气综合征（OSAHS）相关症状　腺样体肥大是儿童OSAHS最常见的病因之一。鼾声过大和睡眠时憋气为两大主要症状，睡眠期张口呼吸、汗多、晨起头痛、白天嗜睡、学习困难等也是常见症状。

【检查】

1. 腺样体面容由于长期张口呼吸，致使颌面部骨骼发育不良，上颌骨变长，腭骨高拱，牙列不齐，上切牙突出，唇厚，缺乏表情，即所谓的“腺样体面容”。

2. 口咽部检查可见口咽后壁有来自鼻咽部的分泌物附着，常伴有腭扁桃体肥大。

3. 前鼻镜检查鼻黏膜充分收敛后，在部分患儿可见鼻咽部红色块状隆起。

4. 间接鼻咽镜或纤维/电子鼻咽镜以及鼻内窥镜检查可见鼻咽顶后壁红色块状隆起，表面多呈橘瓣状，有纵行的沟。电子鼻咽镜和鼻内窥镜检查图像清晰，可以观察后鼻孔的阻塞程度和咽鼓管咽口的压迫情况(图 3-6-1)。

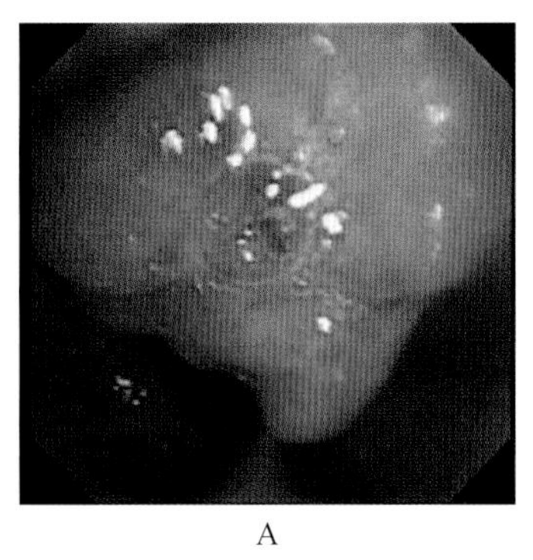
A

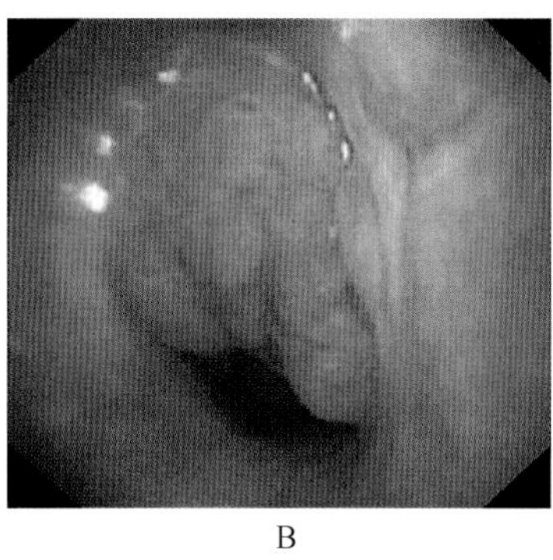
B

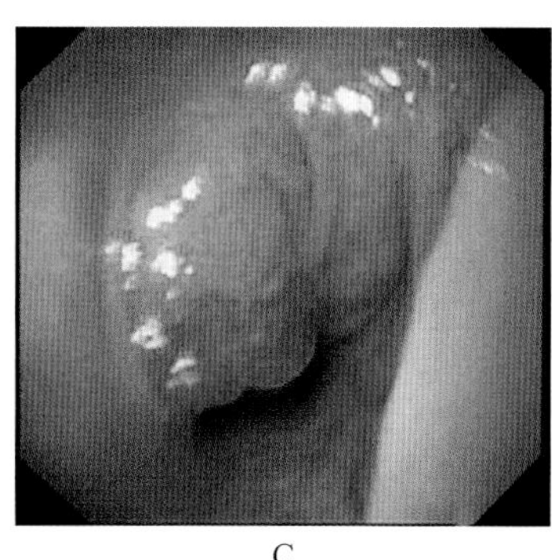
C

图 3-6-1 腺样体肥大

A. 由鼻咽部所见腺样体形态 B. 由左鼻腔所见腺样体形态 C. 由右鼻腔所见腺样体形态

5. 鼻咽部触诊用手指作鼻咽部触诊，可触及鼻咽顶后壁处柔软肿块。

6. 鼻咽部 X 线侧位片和 CT 检查可见鼻咽部软组织增厚(图 3-6-2)。

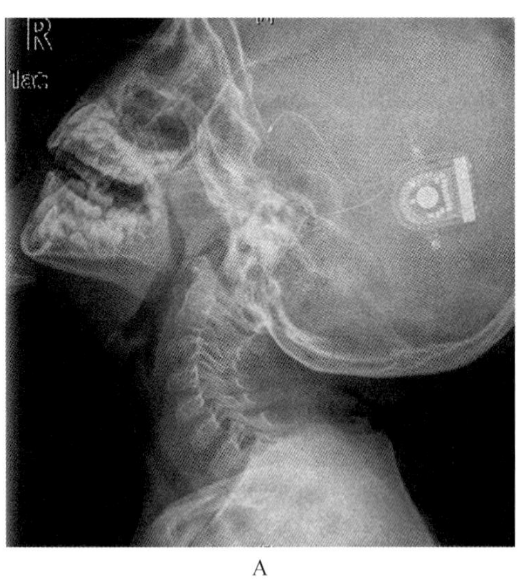

A

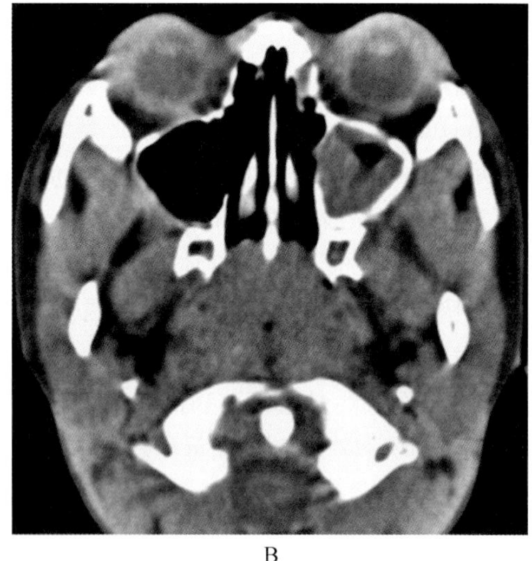
B

图 3-6-2 腺样体肥大影像学表现

A. 鼻咽侧位片示腺样体肥大 B. 鼻咽部 CT 示腺样体肥大，该平面完全阻塞后鼻孔，并见左侧上颌窦炎

【治疗】 腺样体肥大并引起睡眠呼吸暂停者为最佳手术适应证，此外伴有反复发作或慢性分泌性中耳炎和鼻窦炎者，应尽早行腺样体切除术。儿童分泌性中耳炎和鼻窦炎与腺样体肥大关系密切，腺样体切除术已成为治疗儿童分泌性中耳炎和慢性鼻窦炎的常规手术。如伴有扁桃体肥大，可与扁桃体切除术同时进行。早期腺样体切除术可使儿童受益，减轻症状，提高生活质

Notes

量和学习水平。

手术可在表面麻醉或全身麻醉下进行。传统的手术方法是腺样体刮除术和切除器切除术，将腺样体刮匙或切除器放入鼻咽顶后壁，将腺样体刮除或切除。目前全麻下鼻内镜直视下以腺样体切割刀头行腺样体切除术或射频减容术已成为主要的手术方式。其优点是直视下操作避免邻近组织损伤，同时最大程度的切除腺样体，此外射频技术还有即时止血功能。

（殷善开）

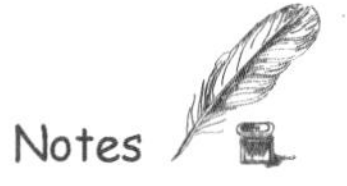

第七章 咽 炎

急性咽炎，急性扁桃体炎，慢性咽炎和慢性扁桃体炎是常见的炎症性疾病，其中慢性扁桃体炎在机体内外环境发生变化的情况下，容易形成病灶，发生变态反应，产生各种并发症，如风湿性关节炎、风湿热、心脏病、肾炎等全身性疾病。因此对慢性扁桃体炎反复急性发作者，或慢性扁桃体炎已经成为全身其他脏器病变的病灶者，应行扁桃体切除术。

第一节 急性咽炎

急性咽炎(acute pharyngitis)是咽黏膜、黏膜下组织及其淋巴组织的急性炎症，常为上呼吸道感染的一部分。可单独发生，亦可继发于急性鼻炎。多发生于秋冬及冬春之交。

【病因】

1. 病毒感染　以柯萨奇病毒(Coxsackie virus)、腺病毒、副流感病毒引起者多见，鼻病毒及流感病毒次之，病毒多通过飞沫和亲密接触而传播。

2. 细菌感染　以链球菌、葡萄球菌和肺炎双球菌为主，其中以A组乙型链球菌引起者症状较重。若细菌或毒素进入血液，甚至发生远处器官的化脓性病变，称急性脓毒性咽炎(acute septic pharyngitis)。

3. 物理化学因素　如高温、粉尘、烟雾、刺激性气体等。

在幼儿，急性咽炎常为急性传染病的先驱症状或伴发症状，如麻疹、猩红热、流感、风疹等。在成人及较大儿童，则常继发于急性鼻炎之后。受凉、疲劳、烟酒过度及全身抵抗力下降，均为本病的诱因。

【病理】　咽黏膜充血，血管扩张及浆液渗出，使黏膜上皮及黏膜下水肿，并可有白细胞浸润。黏液腺分泌亢进，黏膜下淋巴组织受累，由于淋巴细胞的积聚，使淋巴滤泡肿大。如病情进一步发展，则可化脓，黏膜表面有白色点状渗出物。

【临床表现】　起病较急，初起时咽部干燥，灼热。继之有咽痛，空咽时咽痛往往比进食时更加明显，疼痛可放射到耳部。全身情况一般较轻，但因年龄、免疫力以及病毒、细菌毒力之不同而程度不一，严重者表现为发热、头痛、食欲缺乏和四肢酸痛等。一般病程在1周左右。

【检查】　口咽及鼻咽黏膜呈急性弥漫性充血，腭弓，悬雍垂水肿，咽后壁淋巴滤泡和咽侧索红肿。细菌感染者，咽后壁淋巴滤泡中央可出现黄白色点状渗出物。颌下淋巴结肿大，且有压痛。

【诊断】　根据病史、症状及局部检查所见，诊断不难。为明确致病因素，可进行咽部细菌培养。应注意是否为急性传染病(如麻疹、猩红热、流感和百日咳等)的前驱症状或伴发症状，在儿童期尤为重要。此外，如在口腔、咽部、扁桃体出现假膜坏死，应行血液检查，以排除血液病。

【并发症】　可引起中耳炎、鼻窦炎、喉炎、气管支气管炎及肺炎。若致病菌及其毒素侵入血液循环，则可引起急性肾炎、风湿热、败血症等全身并发症。

【治疗】

1. 感染较重，全身症状较明显者，应卧床休息，多饮水及进流质饮食，选用抗病毒药和抗生素以及有抗病毒和抗菌作用的中药制剂。

2. 全身症状较轻或无，可采用局部治疗：复方硼砂溶液含漱，口服度米芬喉片，碘含片及银黄含片等，每日4～6片。另外，还可用1%～3%碘甘油、2%硝酸银涂抹咽后壁肿胀的淋巴滤泡，有消炎作用。

3. 中医中药 祖国医学认为本病多为外感风热，宜疏风解表，清热解毒，用银翘散加减，并可选用六神丸等。

第二节 慢性咽炎

慢性咽炎(chronic pharyngitis)为咽部黏膜，黏膜下及淋巴组织的慢性炎症，常为上呼吸道慢性炎症的一部分。本病多见于成年人，病程长，症状顽固，不易治愈。

【病因】

1. 局部因素

(1) 急性咽炎反复发作转为慢性。

(2) 上呼吸道慢性炎症刺激，如慢性鼻窦炎、鼻咽部炎症等，可因其炎性分泌物经后鼻孔至咽后壁刺激黏膜，亦可因其使患者长期张口呼吸，引起黏膜过度干燥而导致慢性咽炎。另外，慢性扁桃体炎、龋齿等亦可引起慢性咽炎。

(3) 长期烟酒过度，或受粉尘、有害气体的刺激，均可引起本病。

(4) 职业因素(教师、歌唱者等)及体质因素亦可引起本病。

(5) 胃食管反流可刺激咽部引起本病。

(6) 过敏因素可引起本病。

2. 全身因素 多种慢性病，如贫血、消化不良、心血管疾病、慢性下呼吸道炎症、肝肾疾病等都可引发本病。另外，内分泌紊乱、自主神经失调、维生素缺乏以及免疫功能紊乱等均与本病有关。

【病理】 可分两类：

1. 慢性单纯性咽炎(simple catarrhal pharyngitis) 咽黏膜层慢性充血，黏膜下结缔组织及淋巴组织增生，黏液腺肥大，分泌亢进。

2. 慢性肥厚性咽炎(hypertrophic pharyngitis) 黏膜慢性充血、肥厚，黏膜下有广泛的结缔组织及淋巴组织增生，形成咽后壁颗粒状的隆起，有时甚至融合化脓。若咽侧索淋巴组织增生，则该处呈条索状增厚。

【临床表现】 咽部可有各种不适感，如异物感、灼热感、干燥感、痒感、刺激感和轻微的疼痛等。由于咽后壁常有较黏稠的分泌物刺激，常在晨起时出现较频繁的刺激性咳嗽，严重时可引起恶心，咳嗽时常无分泌物咳出。上述症状因人而异，轻重不一，往往在用嗓过度、受凉或疲劳时加重。全身症状一般均不明显。

【检查】

1. 慢性单纯性咽炎 黏膜弥漫性充血，血管扩张，呈暗红色，咽后壁常有少许黏稠分泌物附着。悬雍垂可增粗，呈蚯蚓状下垂，有时与舌根接触。

2. 慢性肥厚性咽炎 黏膜肥厚，弥漫充血。咽后壁有较多颗粒状隆起的淋巴滤泡，可散在分布或融合成块。两侧咽侧索也有充血肥厚。

【诊断】 根据病史及检查所见本病诊断不难，但应排除鼻、咽、喉、食管和颈部的隐匿性病变，这些部位的早期恶性病变仅有与慢性咽炎相似的症状，因此应做全面仔细的检查，以免误诊。

【治疗】

1. 去除病因 戒除烟酒、改善工作和生活环境(避免粉尘及有害气体)、积极治疗鼻和鼻咽

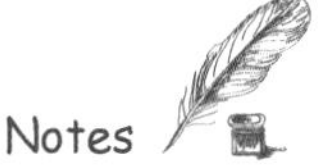

部慢性炎症、有胃食管反流者服用抑酸制剂、纠正便秘和消化不良、治疗全身性疾病以增强抵抗力，对本病的防治甚为重要。

2. 中医中药　中医认为慢性咽炎系阴虚火旺，虚火上扰，以致咽喉失养。治宜滋阴降火，用增液汤加减。亦可用双花，麦冬适量，加胖大海两枚，用开水泡代茶饮之。

3. 局部疗法

（1）慢性单纯性咽炎：常用复方硼砂溶液（Dobell solution）、呋喃西林液、2% 硼酸液含漱，或含服含片，如碘含片、薄荷含片、银黄含片及服用六神丸和金嗓清音丸等。

（2）慢性肥厚性咽炎：除了用上述方法处理外，还需对咽后壁淋巴滤泡进行处理，可用化学药物如 10% 硝酸银溶液烧灼肥大的淋巴滤泡，也可用冷冻、激光、等离子等治疗。但处理范围不宜过大过深，以防日后咽部干燥，咽黏膜萎缩。

第三节　萎缩性咽炎

萎缩性咽炎（atrophic pharyngitis）常由萎缩性鼻炎蔓延而来，病因不明，临床上很少见。主要病理变化为咽部腺体和黏膜萎缩。患者自觉咽部干燥，有时可咳出带臭味的痂皮。可见咽黏膜干燥，萎缩变薄，色苍白且发亮，咽后壁黏膜上常由黏稠的黏液或有臭味的黄褐色痂皮。本病应注意与干燥综合征相鉴别，后者除了咽部干燥外，还有口干、眼干以及结缔组织疾病，血清学检查可明确诊断。治疗可用小剂量碘剂(2% 碘甘油)涂布于咽后壁黏膜上，可促进腺体分泌，改善干燥症状。雾化治疗亦能减轻干燥症状。服用维生素 A、维生素 B_2、维生素 C、维生素 E 等可促进黏膜上皮生长。

（周　梁）

Notes

第八章 扁桃体炎

第一节 急性扁桃体炎

急性扁桃体炎(acute tonsillitis)定义为腭扁桃体的急性非特异性炎症。常继发于上呼吸道感染,可伴有程度不等的咽部黏膜和淋巴组织的急性炎症,是一种很常见的咽部感染性疾病。特别多发于儿童及青少年。在季节更替、气温变化时容易发病。

急性扁桃体炎又称为链球菌性咽峡炎,而广义的咽峡炎是指咽淋巴环全部或大部分淋巴组织的急性炎症。

【病因】 乙型溶血性链球菌是主要的致病菌。少数病例可由葡萄球菌、肺炎球菌、或流感嗜血杆菌引起。此外,腺病毒、鼻病毒、或单纯性疱疹病毒等也可引起本病。细菌和病毒混合感染者不少见。近几年还发现有厌氧菌感染者,革兰阴性杆菌感染有上升趋势。病原体可通过飞沫或直接接触而传染,通常呈散发性,偶有集体发病现象。

某些病原体会滞留在正常人的咽部及扁桃体隐窝内,在机体防御能力正常时并不致病。然而,当人体抵抗力降低时,病原体则可大量繁殖,毒素破坏隐窝上皮,细菌侵入扁桃体实质而导致炎症。受凉、潮湿、过度劳累、烟酒过度、有害气体刺激、上呼吸道有慢性病灶存在等均可成为诱因。

【病理】 急性扁桃体炎在病理形态学上可以分为以下三类:

1. **急性卡他性扁桃体炎(acute catarrhal tonsillitis)** 多由病毒感染引起,病变较轻,炎症局限于黏膜表面,表现为扁桃体表面黏膜充血,无明显渗出物,隐窝内及扁桃体实质无明显炎症改变。

2. **急性滤泡性扁桃体炎(acute follicular tonsillitis)** 炎症侵及扁桃体实质内的淋巴滤泡,引起充血、肿胀甚至化脓性炎症。在隐窝口之间的黏膜下,可呈现黄白色斑点。

3. **急性隐窝性扁桃体炎(acute lacunar tonsillitis)** 扁桃体充血、肿胀。隐窝内有渗出物,后者由脱落上皮、纤维蛋白、脓细胞、细菌等组成,并从隐窝口排出。有时隐窝口渗出物互相连成一片,形似假膜,易于拭去。

临床诊断时常将急性扁桃体炎分为两类,即急性卡他性扁桃体炎和急性化脓性扁桃体炎。后者对应于急性滤泡性扁桃体炎和急性隐窝性扁桃体炎两种病理类型。

【临床表现】 局部症状主要为剧烈咽痛,多伴有吞咽痛,疼痛常放射至耳部。部分病例出现下颌角淋巴结肿大触痛,以及由于口咽部肿胀所致的说话声弱。全身症状多见于急性化脓性扁桃体炎。表现为畏寒、高热、头痛、食欲下降、疲乏无力等。小儿患者可因高热而引起抽搐、呕吐及昏睡。急性卡他性扁桃体炎的全身症状及局部症状均较轻。

【检查】 患者呈急性病容。局部检查可见咽部黏膜弥漫性充血,以扁桃体及双侧腭弓最为明显,腭扁桃体肿大。急性化脓性扁桃体炎时在其表面可见黄白色脓点或在隐窝口处有黄白色或灰白色点状豆渣样渗出物,可连成一片形似假膜,不超出扁桃体范围,易拭去但不遗留出血创面。双侧下颌角淋巴结常肿大,压痛。实验室检查显示白细胞增多,红细胞沉降率(ESR)和C-反应蛋白(CRP)增高。

【诊断及鉴别诊断】 急性扁桃体炎一般都有典型的临床表现,不难诊断。但是,应注意与咽白喉、猩红热、樊尚咽峡炎及某些血液病所引起的咽峡炎等疾病相鉴别(表3-8-1)。

表 3-8-1 急性扁桃体炎的鉴别诊断

	咽痛	咽部所见	淋巴结	全身情况	化验室检查
急性扁桃体炎	咽痛剧烈，吞咽困难	两侧扁桃体表面覆盖白色或黄色点状渗出物，有时连成膜状，容易擦去	下颌角淋巴结肿大，压痛	急性病容、寒战、高热	涂片：多为链球菌、葡萄球菌、肺炎球菌 血液：白细胞明显增多
咽白喉	咽痛轻	灰白色假膜常超出扁桃体范围，如腭弓、软腭、咽后壁等。假膜坚韧，不易擦去，强剥易出血	有时肿大，呈“牛颈”状	精神萎靡，低热，面色苍白，脉搏微弱，呈现中毒症状	涂片：白喉杆菌 血液：白细胞一般无变化
猩红热	咽痛程度不一	咽部充血，灰黄色假膜，易擦去	颌下淋巴结肿大	急性病容，高热，典型皮疹，可有杨梅舌	涂片：溶血性链球菌 血液：白细胞增多，中性及嗜酸性粒细胞增高
樊尚咽峡炎	单侧咽痛	一侧扁桃体覆有灰色或黄色假膜，擦去后可见下面有溃疡。牙龈常见类似病变	患侧颈部淋巴有时肿大	全身症状较轻	涂片：梭形杆菌及樊尚螺旋体 血液：白细胞稍有增多
单核细胞增多症性咽峡炎	咽痛轻	扁桃体红肿，有时覆有白色假膜，易擦去	全身淋巴结多发性肿大。有“腺性热”之称	高热、头痛，急性病容。有时出现皮疹、肝脾肿大等	涂片：阴性或查到呼吸道常见细菌 血液：异常淋巴细胞、单核细胞增多可占 50% 以上。血清嗜异性凝集试验（+）
粒细胞缺乏症性咽峡炎	咽痛程度不一	坏死性溃疡，被覆深褐色假膜，周围组织苍白、缺血。软腭、牙龈有同样病变	无肿大	脓毒性弛张热，全身情况迅速衰竭	涂片：阴性或查到一般细菌 血液：白细胞显著减少，分类则粒系白细胞锐减或消失
白血病性咽峡炎	一般无咽痛	早期为一侧扁桃体浸润肿大，继而表面坏死，覆有灰白色假膜，常伴有口腔黏膜肿胀、溃疡或坏死，牙龈肿胀、苍白	全身淋巴结肿大	急性期体温升高，早期出现全身性出血，以致衰竭	涂片：阴性或查到一般细菌 血液：白细胞增多，分类以原始白细胞和幼稚白细胞为主

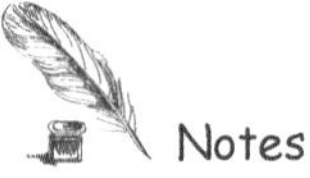

【并发症】

1. 局部并发症 由于感染性炎症波及邻近组织所致。常见并发症包括扁桃体周蜂窝织炎、扁桃体周脓肿、咽旁脓肿，也可并发急性中耳炎、急性鼻炎及鼻窦炎、急性淋巴结炎等。

2. 全身并发症 很少数情况下，急性扁桃体炎还可引起身体其他系统疾病。一般认为，这些并发症的发生与个别靶器官对链球菌所产生的Ⅲ型变态反应相关。也就是说，迟发型抗原-抗体反应可以引起后链球菌疾病，可累及肾脏、大关节或心脏，引起急性肾小球肾炎、急性风湿热、风湿性心内膜炎。

【治疗】

1. 一般疗法 卧床休息，进流质饮食及多饮水，加强营养及疏通大便，咽痛剧烈或高热时，可口服解热镇痛药。因本病具有传染性，患者要适当隔离。

2. 抗生素应用 为主要治疗方法。首选青霉素类，根据病情轻重，决定给药途径。若治疗2～3天后病情无好转，应分析原因，改用其他种类抗生素，如有条件可在确定致病菌后，根据药敏试验选用抗生素，可酌情使用糖皮质激素。

3. 局部治疗 常用复方硼砂溶液，口泰（复方氯乙定含漱液）或1∶5000呋喃西林溶液漱口。

4. 中医中药 据中医理论，本病系内有痰热，外感风火，应疏风清热，消肿解毒。常用银翘柑橘汤或用清咽防腐汤。

5. 手术治疗 急性扁桃体炎多次反复发作的病例，每年3次或以上，特别是已有并发症者，应在急性炎症消退2～3周后施行扁桃体切除术。急性扁桃体炎发作后，70%以上扁桃体实质内存留有病原体，因此，患者有反复发作的倾向。手术切除是彻底消除潜伏病原体的有效方法。

【预防】 急性扁桃体炎的诱因很多，故应注意锻炼身体，增强体质，提高机体的抵抗能力。

第二节 慢性扁桃体炎

慢性扁桃体炎（chronic tonsillitis）定义为扁桃体的持续感染性炎症，通常发生在大龄儿童和年轻人，多由于急性扁桃体炎反复发作或因腭扁桃体隐窝引流不畅，隐窝内细菌、病毒滋生感染而演变为慢性炎症，是临床上最常见的疾病之一。

【病因】 引起慢性扁桃体炎的病原体类似于急性感染时，本病的发生机制尚不清楚。多数学者认为，由于急性扁桃体炎反复发作，实质性结构的增生或纤维蛋白样变性，瘢痕形成并伴扁桃体隐窝口阻塞，引流不畅，细菌与炎性渗出物积聚其内，反复刺激可导致扁桃体增大。这种情况更常见于成年人，但可发生于任何年龄。此外，慢性扁桃体炎可继发于某些急性传染病，如猩红热、白喉、流感、麻疹等，也可继发于鼻腔及鼻窦等邻近器官组织的感染。

【病理】 慢性扁桃体炎在大体病理和组织形态学上可分为三型：

1. 增生型 多见于儿童，由于反复炎症刺激，扁桃体淋巴组织增生，淋巴滤泡增多，结缔组织增生，整个扁桃体肥大、突出于腭弓之外，隐窝口宽大，可见有分泌物堆积或有脓点。组织病理学检查可见淋巴组织增生，生发中心扩大，丝状核分裂明显，吞噬活跃。

2. 纤维型 多见于成年人，扁桃体淋巴组织和滤泡变性萎缩，间质内纤维瘢痕组织增生，整个扁桃体小而坚韧，常与腭弓及周围组织粘连，隐窝口阻塞。下面将会提到的所谓“病灶”扁桃体多为此型。

3. 隐窝型 扁桃体隐窝深处有大量脱落上皮细胞、细菌、淋巴细胞及白细胞聚集而形成脓栓或隐窝口受阻于瘢痕粘连，内容物不能排出，以致隐窝明显扩大，成为感染灶。此型病变严重，易产生并发症。

【临床表现】 常有急性扁桃体炎反复发作病史。发作时咽痛明显，发作间隙期可有咽干、

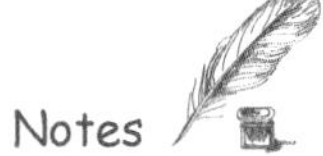

发痒、异物感、刺激性咳嗽等轻微症状。若扁桃体隐窝内潴留干酪样腐败物或有厌氧菌感染，则可出现口臭。有些患者，尤其是小儿患者，由于扁桃体过度肥大，可出现睡眠打鼾、呼吸不畅、吞咽或言语共鸣障碍。由于扁桃体隐窝内脓栓排出被咽下，刺激胃肠道，或由于隐窝内细菌毒素等被吸收，可导致消化不良或头痛、乏力、低热等全身反应。

【检查】 扁桃体大小不定，成人扁桃体多已缩小，表面可见瘢痕收缩，凹凸不平，与腭弓可有粘连，隐窝口常有碎屑或化脓性物质，腭舌弓呈暗红色，挤压腭舌弓时，隐窝口可见黄白色干酪样点状物溢出。常可出现下颌角淋巴结肿大。

【诊断及鉴别诊断】 根据病史和局部检查征象进行诊断。反复急性扁桃体炎发作病史，为本病的主要诊断依据。局部检查时如发现扁桃体及腭舌弓呈暗红色慢性充血，扁桃体表面凹凸不平，有瘢痕或黄白色点状物，挤压腭舌弓有分泌物从隐窝口溢出，则可确诊。扁桃体肥大只能说明有淋巴组织和结缔组织增生，不能作为病变严重程度的诊断依据。本病应与下列疾病相鉴别：

1. **扁桃体生理性肥大** 多见于小儿和青少年，无自觉症状，扁桃体光滑、淡红色，隐窝口结构清晰，无分泌物潴留，与周围组织无粘连，触之柔软，无反复急性炎症发作病史。

2. **扁桃体角化症** 常易误诊为慢性扁桃体炎。角化症为扁桃体隐窝口上皮过度角化，出现白色尖形砂粒样物，触之坚硬，附着牢固，不易擦拭掉。如用力擦除，则遗留出血创面。类似角化物也可见于咽后壁和舌根等处。

3. **扁桃体肿瘤** 良性肿瘤以乳头状瘤较多见，恶性肿瘤以鳞状细胞癌、淋巴肉瘤、或非霍奇金氏淋巴瘤较常见。局部表现为单侧扁桃体肿大，伴有溃烂，并可累及腭弓或软腭，常伴有同侧颈淋巴结肿大。诊断需依靠组织病理学检查。

【并发症】 慢性扁桃体炎患者在受凉或潮湿、身体衰弱、内分泌紊乱、自主神经功能失调、或生活和劳动环境不良的情况下，容易出现各种伴发疾病，如类风湿性关节炎、风湿热、心肌炎、肾炎、长期低热等。因此，慢性扁桃体炎常被视为全身其他部位感染的“病灶”之一，称为“病灶扁桃体”。前面已经提到，这些并发症的发生与个别靶器官对链球菌所产生的Ⅲ型变态反应相关。也就是说，迟发型抗原-抗体反应可以引起后链球菌疾病。同时，扁桃体的实质细胞因感染而损伤，脱落离体，又可作为自体抗原，使体内产生自身抗体。此后，若与同样抗原接触、结合将发生变态反应，从而引起各种病灶性疾病。此外，病灶性疾病的发生，可能与腺病毒感染或腺病毒和链球菌的混合感染有关。其他解释“病灶扁桃体”现象的学说包括，感染及变态反应学说，即感染与变态反应并存并相互影响形成恶性循环；细菌与病毒感染说，原发灶细菌或毒素直接经血液循环扩散作用全身引起相关脏器病变等。

慢性扁桃体炎是否已成为全身其他部位感染的“病灶”，应考虑下列几点：

1. **病史** 慢性扁桃体炎引起全身性并发症时往往具有较明确的因果关系。一般说来患者就诊时已有多次急性发作病史，例如肾炎患者，每当扁桃体炎急性发作，间隔一段时间后，尿液检查会出现明显异常变化。

2. **实验室检查** 测定血沉、抗链球菌溶血素“O”、血清黏蛋白、心电图等，在“病灶”扁桃体病例中将得到异常的结果。

3. **激发试验** 用下列方法可激发扁桃体“病灶活动”。

（1）扁桃体按摩法：每侧扁桃体按摩 5 分钟，3 小时后如白细胞增加到 12 000/mm^3 以上、血沉率增加 10mm 以上为阳性。

（2）透明质酸酶试验：在两侧扁桃体内各注射透明质酸酶 0.5ml（200 单位溶于 1ml 生理盐水）。1 小时后，体温增加 0.3℃、白细胞增加、血沉上升为阳性。

（3）超短波照射：扁桃体用超短波照射 10 分钟，4 小时后白细胞增加、血沉上升为阳性。

4. **阻消试验** 用下述方法消除或阻断来自扁桃体内细菌、毒素、抗原等的“病灶”作用，观

察并发症的症状变化，以判断二者之间的关联。

（1）隐窝冲洗法：用生理盐水或2%硼酸溶液冲洗隐窝。数天后如见关节痛减轻、发热者体温降低、肾炎患者尿液检查有改善，即为阳性。隐窝吸引法原则相同。此法既可用于诊断，也可作为一种保守治疗。

（2）Impletol 试验：将 Impletol 液（普鲁卡因 2g、咖啡因 1.42g，溶于 100ml 生理盐水）1ml，经腭舌弓注入扁桃体的上极黏膜下。3～5 次后关节疼痛消失或减轻，即为阳性。

【治疗】

1. 非手术治疗　慢性扁桃体炎并非绝对手术适应证，基于感染-变态反应的观点，治疗不应局限于抗生素和手术切除，而应将免疫治疗考虑在内。使用有脱敏作用的细菌制品，如用链球菌变应原制成的疫苗进行脱敏，或应用各种增强免疫力的药物，如注射胎盘球蛋白、转移因子等。此外，局部涂药、隐窝灌洗、冷冻及激光疗法等均已应用，但远期疗效仍不理想。还应建议患者加强体育锻炼，增强体质和抗病能力。

2. 手术治疗　目前仍以扁桃体切除手术为主要治疗方法。但是，要合理掌握手术适应证，只有对那些不可逆性炎症性病变才考虑施行扁桃体切除术（tonsillectomy）。

第三节　扁桃体切除术

【适应证】　扁桃体作为局部免疫器官，具有重要的生理功能。特别是儿童，咽部淋巴组织具有明显的保护作用。任意切除这些组织将削弱局部组织器官的抗病能力，甚至降低呼吸道局部免疫力，出现免疫监视障碍。故应正确认识扁桃体的生理功能，严格掌握手术适应证。

1. 慢性扁桃体炎反复急性发作，或有并发扁桃体周脓肿病史。

2. 扁桃体过度肥大，影响呼吸，妨碍吞咽、及语言含糊不清者。如伴有腺样体肥大，可一并手术切除。

3. 慢性扁桃体炎已成为引起其他脏器病变的病灶，如风湿性关节炎、风湿热、心肌炎、肾炎、某些皮肤病，以及不明原因的长期低热等。

4. 慢性扁桃体炎与邻近组织器官的病变有关联时，如中耳炎、鼻窦炎、颌下淋巴结炎等。

5. 扁桃体角化症及白喉带菌者，经保守治疗无效时。

6. 扁桃体良性肿瘤，可连同扁桃体一并切除；对恶性肿瘤则应慎重选择适应证和手术范围。

【禁忌证】

1. 急性扁桃体炎发作时，一般不施行手术，宜在炎症消退后 2～3 周切除扁桃体。

2. 造血系统疾病及有凝血机制障碍者，如再生障碍性贫血、血小板减少性紫癜、过敏性紫癜等，一般不手术。如扁桃体炎症与血液病相关必须手术切除时，应与相关学科紧密合作，采取综合措施，包括输新鲜血液和血小板悬液，使用抗生素。在充分的术前准备条件下，才能施行手术，避免术后出血和感染。

3. 患有严重全身性疾病，如活动性肺结核、风湿性心脏病、关节炎、肾炎等，病情尚未稳定时暂缓手术。未经控制的高血压患者，不宜手术，以免出血。

4. 在脊髓灰质炎及流感等呼吸道传染病流行季节或流行地区，以及其他急性传染病流行时，不宜手术。

5. 妇女月经期和月经前期、妊娠期，不宜手术。

6. 患者家属中免疫球蛋白缺乏或自身免疫病的发病率高，白细胞计数特别低者，不宜手术。

【手术方法】　有剥离法和挤切法两种。

1. 扁桃体剥离术　为常用方法，局部或全身麻醉下进行，对不能合作的儿童应用全身麻醉。

麻醉后,用扁桃体钳牵拉扁桃体,以弯刀切开腭舌弓游离缘及腭咽弓部分黏膜(图3-8-1)。继而用剥离器分离扁桃体包膜,然后自上而下游离扁桃体,最后用圈套器套切其下极根蒂,扁桃体即被完整切除(图3-8-2、图3-8-3)。沿扁桃体被膜分离的过程中可使用电凝或等离子刀头辅助,有利于止血和保持术野清晰。

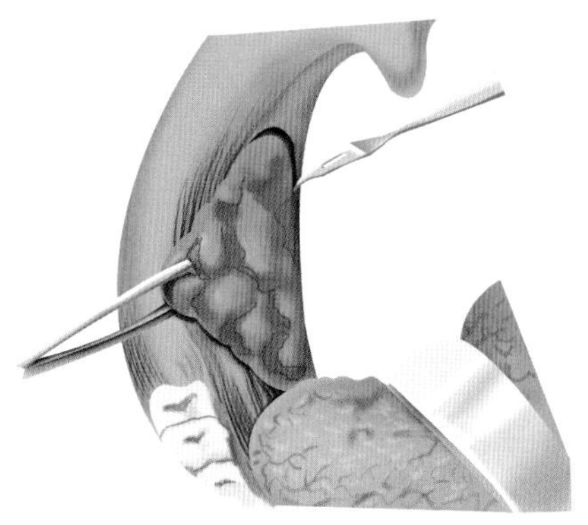
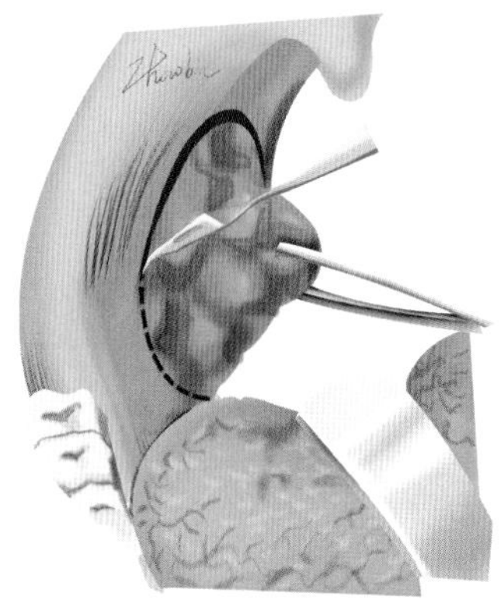

图3-8-1 扁桃体剥离术:切开黏膜

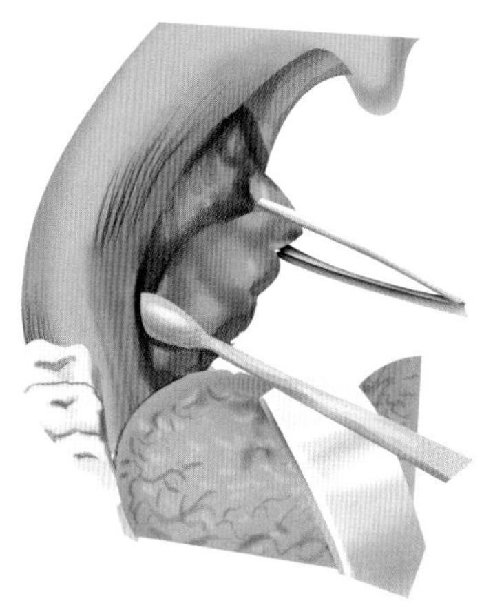
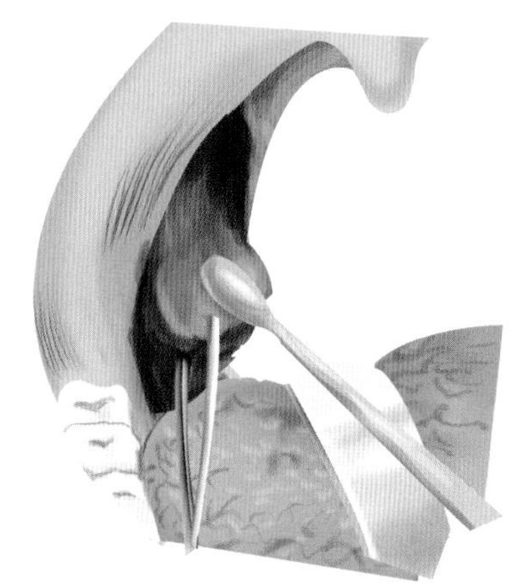

图3-8-2 扁桃体剥离术:剥离扁桃体

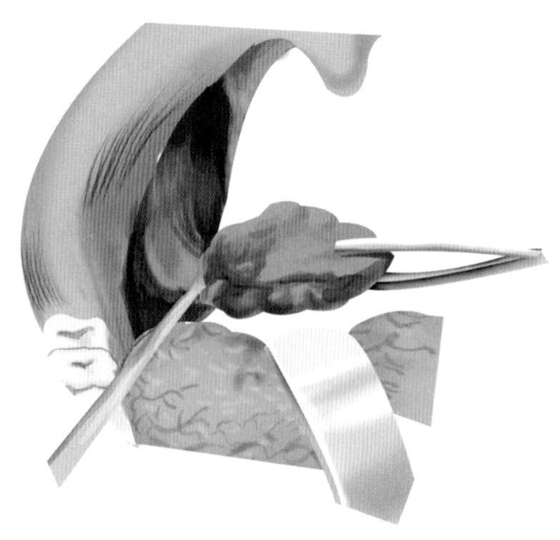

图3-8-3 扁桃体剥离术:切除扁桃体

2. **扁桃体挤切术** 现在多主张在全麻下进行,因为局麻或无麻醉手术对儿童可能会造成精神损伤。手术可分为快速挤切术和无血挤切术。快速挤切时,手术者持挤切刀从扁桃体下极套

入，再转动刀环，将扁桃体后面及上极套进，继以另一手拇指将扁桃体全部压入刀环内。随即收紧刀柄，以迅速、果断、有力的扭转拽拔动作，摘下扁桃体（图 3-8-4）。

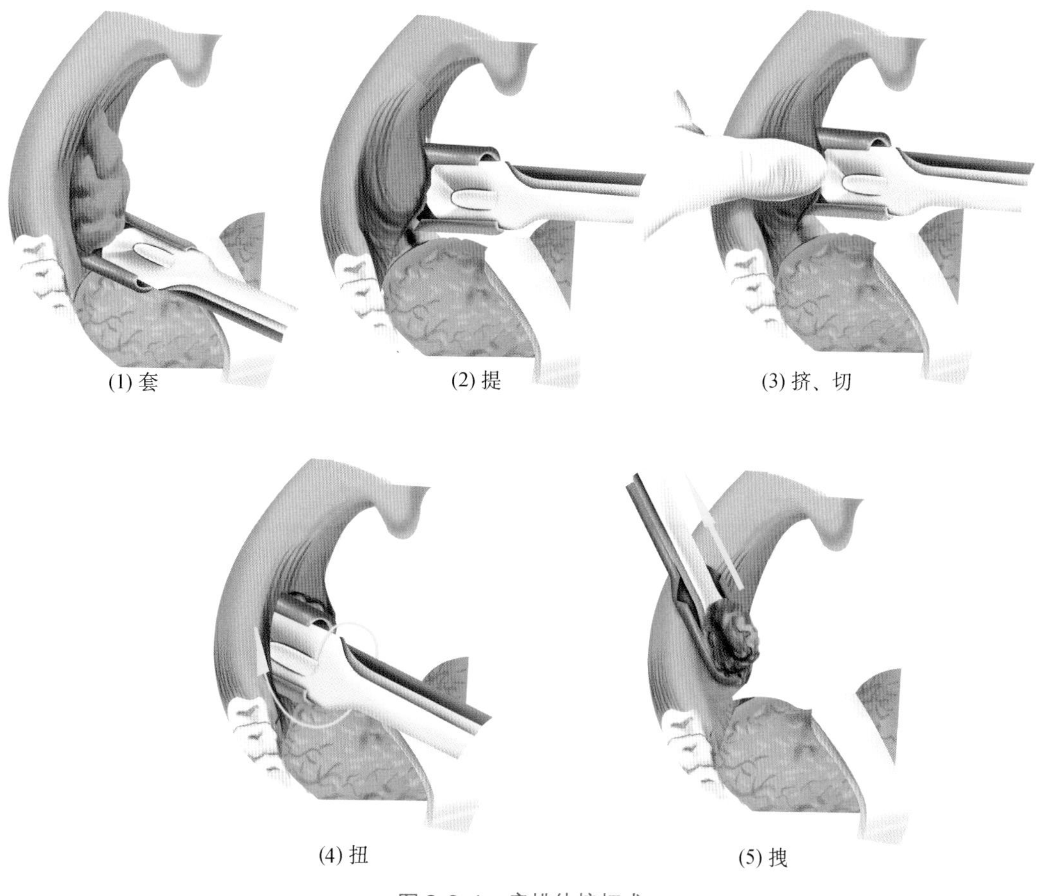

图 3-8-4　扁桃体挤切术

【术后处理】

1. **术后体位**　全麻者未清醒前应采用半俯卧位。局麻者，儿童取平侧卧，成人平卧或半坐位均可。术后 6 小时或第 2 天开始用复方硼砂溶液漱口。

2. **饮食**　术后 6 小时进冷流质饮食，次日创面白膜生长良好者改用半流质饮食。

3. **注意出血**　嘱患者随时将口内唾液吐出，不要咽下。唾液中混有少量血丝时，不必介意，如持续口吐鲜血，应检查伤口，考虑止血措施。全麻手术后儿童出现连续的吞咽动作时，可能有伤口出血，应立即检查，及时止血。

4. **创口白膜形成**　术后第 2 天创面出现一层白膜，属正常反应，对创面有保护作用。

5. 创面疼痛术后 24 小时较为明显，可用 1% 利多卡因数毫升作下颌角处封闭以止痛。若创口疼痛并伴有咳嗽，可给予少量可待因镇痛和止咳。

【手术并发症及其处理】

1. **出血**　分为原发性出血和继发性出血两种。术后 24 小时内发生者为原发性出血，最常见的原因首先是术中止血不彻底、遗有残体或肾上腺素的后遗作用所致；其次是术后咽部活动过多，如咳嗽、吞咽等。继发性出血常发生于术后 5～6 天，此时白膜开始脱落，由于进食不慎擦伤创面而出血。发生出血后，应按下述方法处理：

（1）查明出血部位。扁桃体窝内若有血凝块，应予清除，用纱布球加压至少 10～15 分钟，或用止血粉、吸收性明胶海绵贴附于出血处，再用带线纱布球压迫止血。

（2）活动性出血点，可用双极电凝止血或用止血钳夹住后结扎或缝扎止血。

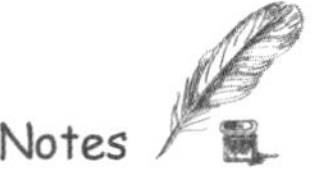

（3）弥漫性渗血，纱球压迫不能制止时，可用消毒纱球填压在扁桃体窝内，将腭舌弓与腭咽弓缝合3～4针，纱球留置1～2天。

（4）失血过多，应采取补液、输血等措施积极治疗。

2. 伤口感染 手术后3天内可有发热现象，可能由于扁桃体手术创面使细菌毒素扩散。一般不超过38℃。3天后体温突然升高或术后体温一直持续在38.5℃以上，检查可见软腭和腭弓肿胀，创面不生长白膜，或白膜污秽、厚薄不匀。患者咽痛加重、张口困难，同侧耳内反射性疼痛，下颌角处淋巴结肿胀和触痛，提示局部有感染情况。应及时使用抗生素治疗。

3. 肺部并发症 手术中如有血液、分泌物或异物被吸入下呼吸道，可引起吸入性肺炎、肺脓肿、肺不张等。经胸部X线检查证实有肺部病变时，除选用足量抗生素治疗外，必要时可行支气管镜检查，吸除血液及异物。

（杨蓓蓓）

第九章　咽及颌面部脓肿

第一节　扁桃体周脓肿

扁桃体周脓肿(peritonsillar abscess)为扁桃体周围间隙内的化脓性炎症。早期发生蜂窝织炎(称扁桃体周围炎),继之形成脓肿。好发于青壮年。

【病因】 大多继发于急性扁桃体炎,尤其多见于慢性扁桃体炎屡次急性发作者。由于扁桃体隐窝,特别是扁桃体上隐窝被堵塞,引流不畅,其中的细菌或炎性产物破坏上皮组织,向隐窝深部发展,穿透扁桃体包膜,进入扁桃体周围间隙所致。

常见的致病菌有金黄色葡萄球菌、乙型溶血性链球菌、甲型草绿色链球菌等。厌氧菌也可导致本病发生。

【病理】 本病多为单侧发病,两侧同时发病极少。按其发生部位,临床上分为前上型和后上型两种。前者脓肿位于扁桃体上极与腭舌弓之间,此型最常见;后者位于扁桃体与腭咽弓之间,较少见。镜下见扁桃体周围疏松结缔组织中大量炎性细胞浸润,继之组织细胞坏死液化,融合形成脓肿。炎症浸润和组织水肿影响局部血液循环,常可导致患侧扁桃体上方软腭充血肿胀,悬雍垂水肿,偏向健侧。

【临床表现】 急性扁桃体炎发病3~4天后,发热仍持续或又加重,一侧咽痛加剧,吞咽时尤甚,致不敢吞咽,疼痛常向同侧耳部或牙齿放射。患者呈急性病容,表情痛苦,头倾向患侧,有唾液垂滴,语言含糊不清,似口中含物,饮水自鼻腔反流。重症者因翼内肌受累而有张口困难。因患侧颈部疼痛,患者以手托患侧颈部减轻疼痛。同侧下颌角淋巴结常肿大。

【检查】 在早期周围炎时,可见一侧腭舌弓显著充血。若局部明显隆起,甚至张口有障碍,表示脓肿已形成。属前上型者,可见患侧软腭及悬雍垂红肿,并向对侧偏斜,腭舌弓上方隆起。扁桃体被遮盖且被推向内下方。后上型者,患侧腭咽弓红肿呈圆柱状,扁桃体被推向前下方。

【诊断】 根据上述症状及体征,诊断不难。通常根据下列几点可明确诊断:咽痛逾4~5天;局部隆起明显及剧烈咽痛;隆起处穿刺有脓即可确诊。

【鉴别诊断】

1. **咽旁脓肿**　系咽旁隙的化脓性炎症,肿胀部位在咽侧下颌角部,伴有颈侧上部压痛;患侧扁桃体和咽侧壁被推向中线,但扁桃体本身无病变。

2. **智齿冠周炎**　常因阻生牙而起病,多发生于下齿槽的内侧,牙冠上覆盖肿胀组织、牙龈红肿、触痛,可扩展到腭舌弓,但扁桃体及悬雍垂一般不受影响。

3. **脓性颌下炎**　为口底急性弥漫性蜂窝织炎。在口底及颌下有痛性硬块,舌被抬高,压舌或伸舌疼痛,张口受限,但无牙关紧闭。

4. **扁桃体恶性肿瘤**　一般无发热,一侧扁桃体迅速增大或扁桃体肿大而有溃疡,均应考虑扁桃体恶性肿瘤的可能。

【并发症】 炎症扩散到咽旁隙,可发生咽旁脓肿;向下蔓延,可发生喉炎及喉水肿,迅速出现呼吸困难。少数病例可发生颈内静脉血栓,化脓性颈淋巴结炎、败血症或脓毒血症。

【治疗】

1. **脓肿形成前的处理**　按急性扁桃体炎处理,给予足量的抗生素控制炎症,并给予输液及对症处理。若局部水肿严重,可加用适量的糖皮质激素。

2. 脓肿形成后的处理

(1) 穿刺抽脓:可明确脓肿是否形成及脓肿部位。1% 丁卡因表面麻醉后,用 16～28 号粗针头于脓肿最隆起处刺入。穿刺时,应注意方位,不可刺入太深,以免误伤咽旁隙内的大血管。针进入脓腔即有脓液抽出。

(2) 切开排脓:对前上型者,在脓肿最隆起处切开排脓。常规定位是从悬雍垂根部作一假想水平线,从腭舌弓游离缘下端作一假想垂直线,二线交点稍外即为适宜的切口处(图 3-9-1)。切开黏膜及浅层组织后,用长弯血管钳插入切口,沿扁桃体包膜外方进入脓腔,充分排脓。对后上型者,则在腭咽弓处排脓。术后第二天复查伤口,必要时可用血管钳再次撑开排脓。

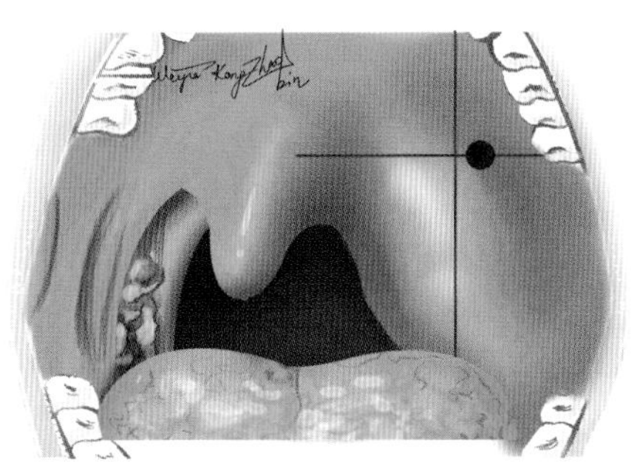

图 3-9-1 扁桃体周脓肿切开部位

(3) 扁桃体切除术:因本病易复发,故应在炎症消退两周后行扁桃体切除术。有人主张穿刺确诊后,在抗生素治疗的保护下,行脓肿扁桃体切除术,其优点为排脓通畅,恢复快,能一次治愈本病。

第二节 咽后脓肿

咽后脓肿(retropharyngeal abscess)为咽后隙的化脓性炎症,因其发病机制不同,分为急性与慢性两型。

【病因及病理】

1. **急性型** 最常见为咽后淋巴结化脓,多发生于 3 岁以内的幼儿。由于婴幼儿咽后隙淋巴组织丰富,口、咽、鼻腔及鼻窦的感染可引起淋巴结炎,进而化脓,脓液蓄积在口咽后方咽后隙的一侧。此外,成人因咽后壁异物刺入,或者外伤、手术等侵入性损害均可引起咽后隙感染。致病菌与扁桃体周围脓肿相似。

2. **慢性型** 多见于成人,由颈椎结核引起。在椎体与椎前筋膜之间形成寒性脓肿。

【临床表现】

1. 急性型者,起病急,发热、烦躁、咽痛拒食、吸奶时吐奶或奶汁反流入鼻腔,有时可吸入呼吸道引起呛咳。说话及哭声含糊不清,如口中含物,睡眠时打鼾,常有不同程度的呼吸困难。患者头常偏向患侧以减轻患侧咽壁张力,并扩大气道腔隙。如脓肿增大,压迫喉入口或并发喉炎,则呼吸困难加重。

2. 慢性型者,多有结核病的全身症状,起病缓慢。无咽痛,多在脓肿大而出现咽部阻塞症状时方来就诊。

【检查】 急性型者可见咽后壁一侧隆起,充血,脓肿较大者可将患侧腭咽弓向前推移。由外伤或异物引起的咽后脓肿,多位于喉咽,须用间接喉镜检查才能发现。局部常有脓性分泌物,有时尚能查见异物。检查时,操作宜轻柔,以避免患儿哭闹挣扎导致脓肿破裂,如发生意外,应

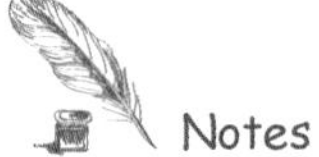

Notes

速将患儿头部倒下,防止脓液流入气管,发生窒息或引起吸入性肺炎。另外,检查可发现患侧或双侧颈淋巴结肿大,压痛明显。

慢性型者可见咽后壁隆起,常位于咽后壁中央,黏膜色泽较淡。

【诊断】 根据病史、症状以及检查所见,诊断不难。幼儿如有上述症状时,首先须考虑本病。除咽部检查外,可行 X 线侧位拍片,以判断脓肿的大小及范围,有时尚能见到液平面,对疑为外伤或结核引起者,通过 X 片也可检查有无异物或颈椎骨质破坏。结核性者常有肺部结核病变。CT 检查有利于脓肿与蜂窝织炎的鉴别。

【并发症】

1. 脓肿破裂,吸入下呼吸道,可引起吸入性肺炎甚至窒息。

2. 脓肿向下发展,可引起急性喉炎、喉水肿、纵隔炎。

3. 脓肿向外侧可侵入咽旁间隙导致咽旁隙脓肿,继之侵蚀大动脉,可发生致死性大出血。

【治疗】

1. **急性咽后脓肿** 一经确诊,须行切开排脓。患儿不需麻醉,成年患者喷用 1% 丁卡因即可。取仰卧头低位,用压舌板或直接喉镜压舌根暴露口咽后壁,看清脓肿部位,在脓肿最隆起处用长粗穿刺针抽脓(图 3-9-2)。然后用尖刀在脓肿下部最低处作一纵行切口,并用血管钳扩大切口,排尽脓液并充分吸出。喉咽部脓肿,可在直接喉镜下进行手术,操作方法同上。术中应准备好气管切开包、氧气、喉镜及插管等器械,以便在意外情况出现时使用。

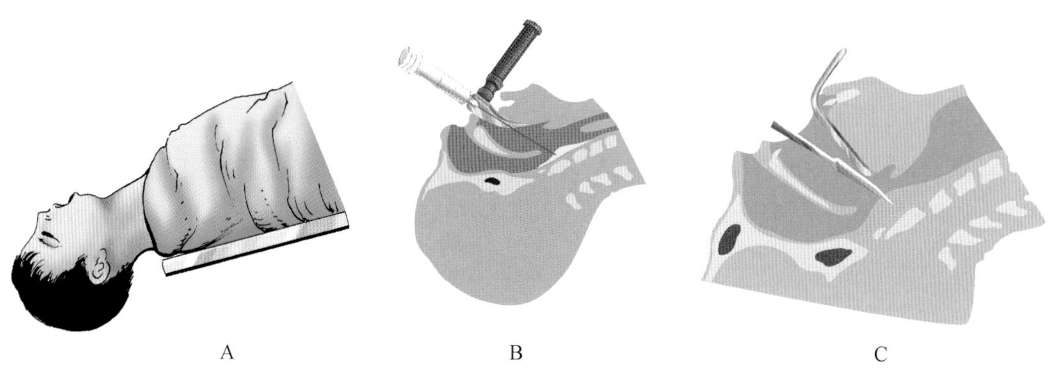

图 3-9-2 咽后脓肿的手术治疗

A. 体位 B. 穿刺抽脓 C. 切开排脓

术后使用抗生素控制感染。如脓液引流不畅,每日应扩张创口,排尽脓液直至痊愈。

2. **结核性咽后脓肿** 除抗结核治疗外,可在口内穿刺抽脓,脓腔内注入 0.25g 链霉素液,但不可在咽部切开。有颈椎结核者,宜与骨科医师共同处理,同时行颈外切开排脓。

第三节 咽旁脓肿

咽旁脓肿(parapharyngeal abscess)为咽旁隙的化脓性炎症,早期为蜂窝织炎,随后发展成脓肿。

【病因】

1. 邻近器官或组织化脓性炎症的扩散,为最常见的致病因素,如急性扁桃体炎、扁桃体周脓肿、咽后脓肿及牙槽脓肿等可直接侵入咽旁隙而发病。

2. 咽部外伤、异物所引起的感染,包括咽部和口腔手术的并发症,如扁桃体摘除术、拔牙手术时注射麻醉剂的针头消毒不严,可将致病菌直接带入咽旁隙。

3. **血液或淋巴途径感染** 邻近器官或组织的感染,可经血行和淋巴系累及咽旁隙。

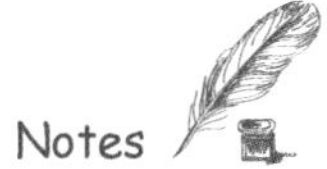

【临床表现】

1. 全身症状 发热、寒战、出汗、头痛及食欲缺乏。体温可呈持续性高热或脓毒血症的弛张热，严重时可呈衰竭状态。

2. 局部症状 咽旁及颈侧剧烈疼痛、吞咽困难、语言不清、当炎症侵犯翼内肌时，出现张口困难。

【检查】 患者呈急性重病容、颈部僵直、活动受限。患侧颈部、颌下区肿胀，触之坚硬，牙痛明显。严重者肿胀范围可上达腮腺、下沿胸锁乳突肌而达锁骨上窝。如已形成脓肿，则局部变软且有波动感。

咽部检查，可见患侧咽侧壁隆起、充血，扁桃体及腭弓被推向中线，但扁桃体本身无红肿。

【诊断】 根据上述症状及体征，一般不难诊断。但因脓肿位于深部，由颈外触诊时，不易摸到波动感，故不能以有无波动感为诊断咽旁脓肿的依据。必要时可在压痛最显著处做诊断性穿刺抽脓，明确诊断。咽部 CT 可发现咽旁间隙的脓肿。

本病须与扁桃体周围脓肿及咽后脓肿等鉴别。

【并发症】

1. 周围扩展，可波及咽后间隙而致咽后脓肿；继而向下蔓延可发生喉水肿；沿大血管向下发展，可发生纵隔炎。

2. 若侵蚀颈内动脉，可致颈内动脉壁糜烂而引起致命的大出血。

3. 颈内静脉受侵犯，可引起血栓性静脉炎。

【治疗】

1. 脓肿形成前，应全身使用广谱、足量的抗生素及适量的糖皮质激素等药物，以防感染的蔓延和并发症发生。

2. 脓肿形成后，立即行脓肿切开排脓，一般经颈外进路切开。局麻下，以下颌角为中点，在胸锁乳突肌前缘作一纵切口，用血管钳钝性分离软组织进入脓腔。排脓后，置入引流条，切口部分缝合。术后继续抗感染治疗。

第四节 脓性颌下炎

脓性颌下炎也称路德维咽峡炎(Luduig angina)，为舌下间隙内弥漫性的蜂窝织炎，病情发展迅速，可短期内延及颌下间隙及颈上部。多由口腔或牙根感染引起，以拔牙后多见。病原菌除咽部常见的溶血性链球菌外，多为厌氧菌。

临床表现为：①寒战、高热、头痛、呼吸急促、衰竭等脓毒血症症状。②发病早期，口底部疼痛、舌运动不灵、言语不清、吞咽困难，且流涎。继而炎症扩散到舌根、咽喉和上颈部软组织，可出现吸气性呼吸困难。检查可见颏下及颌下区红肿，扪之硬如木板，局部压痛明显，可有皮下气肿，呈捻发音。口底组织肿胀隆起，舌体向上或向后移位，舌运动不便。炎症可蔓延至咽旁隙，甚至进入颈动脉鞘，腐烂血管或引起颈内静脉血栓性静脉炎。也可向下蔓延进入上纵隔，导致纵隔炎。口底水肿，可并发喉水肿，致喉阻塞而出现窒息。还可发生败血症、中毒性休克等全身并发症。治疗应早期应用大剂量广谱抗生素控制感染，同时给予适量的糖皮质激素以减轻中毒症状，并行全身支持疗法。如重症或有脓肿形成，则应行手术切开引流，以减轻炎症组织的张力，缓解水肿，或引流脓肿。手术在局麻下进行，在下颌骨下缘作一横行切口，切开颈阔肌及深筋膜，然后在两侧下颌舌骨肌间作一垂直切口，向上分离进入舌下隙，扩大引流口。排脓后置入引流条。如患者呼吸困难明显，应行气管切开。

（周 梁）

第十章　咽部感觉性和运动性疾病

支配咽的神经，无论运动神经还是感觉神经均来自咽丛。咽丛由迷走神经、舌咽神经、副神经及颈交感干等诸多神经的分支共同构成。副神经与迷走神经分支伴行分布于咽部，为咽部的主要运动神经；舌咽神经的感觉纤维分布于咽大部分，为咽部的主要感觉神经。咽的神经性疾病常常导致感觉性和运动性神经功能障碍混合出现，并可同时引发邻近组织的功能障碍。

第一节　咽感觉神经功能障碍

咽部感觉神经功能障碍多由全身其他疾病引起，且常与运动性神经功能障碍同时出现。若单独出现，多为功能性咽部感觉障碍。病因可分为中枢性和周围性。脑干和延髓等中枢部位的病变，如肿瘤、出血、血栓形成、多发性硬化、延髓性麻痹、脊髓空洞症、脑炎等常引起咽感觉神经功能障碍。颈静脉孔周围病变累及Ⅸ、Ⅹ和Ⅺ脑神经，流感和白喉等病所致神经炎也可引起该病。

一、咽感觉减退或缺失

咽部感觉减退或缺失常与喉部的感觉、运动性障碍同时出现。

【临床表现】　咽部的感觉减退，患者多无明显症状；若感觉缺失时，咬破舌或颊黏膜而无痛觉，故常有口腔黏膜糜烂。病变若累及下咽或喉部，进食或饮水时常发生误吸，引起呛咳，并可发生吸入性支气管炎和肺炎。

【诊断】　检查咽部时，用压舌板试触腭弓或咽后壁，咽反射功能明显减退或消失。若喉部受累，触诊喉部时，喉的反射性痉挛消失。根据症状和检查较易作出诊断，查找病因有时须与神经科医师协同检查。

【治疗】　针对病因治疗。功能性咽部感觉缺失可酌情应用钙剂、维生素类药物及喉部理疗等。

二、舌咽神经痛

【临床表现】　舌咽神经痛（glossopharyngeal neuralgia）是一种发生在舌咽神经分布区域（咽侧壁、舌根、软腭、扁桃体、外耳道）的阵发性剧烈疼痛，多见于老年人。痛起突然，为针刺样剧痛，可放射到同侧舌和耳深部，持续数秒至数十秒，伴有唾液分泌增加。说话、吞咽、触摸患侧咽壁及下颌角均可诱发，与三叉神经痛类似。以1%丁卡因等麻醉剂麻醉咽部可减轻疼痛。

【诊断】　症状典型，易于作出诊断。但须排除由该区的炎症、茎突过长、咽喉结核、鼻咽和喉咽恶性肿瘤等病导致的疼痛。

【治疗】

1. **药物治疗**　常用卡马西平（carbamazepine），苯妥英钠（phenytoinum natricum），长期服用后效果减退。

2. **局部治疗**　1%利多卡因、山莨菪碱、无水酒精、维生素 B_{12} 通过咽部入路注入舌咽神经分布区域。

3. 手术　经颅舌咽神经根切除术和颈侧舌咽神经切除术。

应用镇痛剂、镇静剂、表面麻醉剂(1%丁卡因)喷雾可减轻疼痛、缓解发作。局部利多卡因封闭能迅速减轻症状。口服卡马西平、苯妥英钠等也有止痛效果。对于发作频繁或症状剧烈者,保守治疗无效,可行颅内段舌咽神经切断术或高位颈侧进路舌咽神经切断术加以治疗。

第二节　咽运动神经功能障碍

咽部肌肉主要受咽丛的运动神经纤维支配,咽运动神经功能障碍可引起咽肌麻痹和咽肌痉挛,分述如下。

一、咽肌麻痹

包括软腭麻痹和咽缩肌麻痹。

(一) 软腭麻痹

软腭麻痹(uranoplegia)又称为软腭瘫痪,是咽肌麻痹中较为常见的一种,可以单独发病,也可与其他神经麻痹合并出现。致病原因有中枢性和周围性之分。中枢性病变如延髓麻痹、小脑后下动脉血栓形成、脑炎性病变、脊髓空洞症、肿瘤、梅毒等引起的软腭麻痹,常伴有同侧的唇、舌和喉肌麻痹。引起软腭麻痹的周围性病变常为多发性神经炎,多伴有感觉性障碍。颈静脉孔附近的占位性病变如原发性肿瘤、血肿、转移性淋巴结等所引起的软腭麻痹,常合并出现第Ⅸ、Ⅹ和Ⅺ等脑神经麻痹(颈静脉孔综合征)。

【临床表现】　单侧软腭麻痹可无临床症状。双侧软腭麻痹则症状明显,由于软腭不能上举,鼻咽不能闭合,说话时出现开放性鼻音,吞咽时食物易向鼻咽、鼻腔方向反流,偶可经咽鼓管流入中耳;患者不能作吸吮等动作。

【检查】　单侧软腭麻痹则悬雍垂偏向健侧;发声时,悬雍垂和软腭向健侧移位,患侧不能上举。若双侧软腭麻痹,则软腭松弛下垂,不能活动;若影响咽鼓管开放功能,可出现中耳的症状和体征;若同时有咽缩肌麻痹,梨状窝中可见唾液或食物潴留。

【诊断】　软腭麻痹的诊断不难,但须找到其致病原因,应请相关科室协同诊断。

【治疗】　针对病因治疗。对周围性麻痹者可用抗胆碱酯酶剂(氢溴酸加兰他敏)或神经兴奋剂(硝酸士的宁)以及维生素 B_1 治疗。

新针疗法,常用穴位有风池、大椎、少商、廉泉、天枢、曲池等。

(二) 咽缩肌麻痹

咽缩肌麻痹又称为咽缩肌瘫痪,极少单独发病,常与食管入口、食管和其他肌群的麻痹同时出现。引起咽缩肌麻痹的原因大多与引起软腭麻痹的原因相同。此外,该病常出现在流行性脊髓灰质炎患病之后。

【临床表现】　单侧咽缩肌麻痹表现为吞咽不畅,梗阻感,进食流质饮食时更为明显,易发生呛咳。双侧咽缩肌麻痹时,起初出现流质下咽困难,常发生反流,而固体食物则能吞咽,病情晚期吞咽困难加重,甚至完全不能吞咽。若合并有喉部感觉或运动功能障碍,则易将食物误吸入下呼吸道,导致吸入性气管炎、支气管炎或肺炎。

【检查】　单侧咽缩肌麻痹,表现为患侧咽后壁似幕布样下垂,并拉向健侧。双侧麻痹,则见咽后壁黏膜上的皱襞消失,触诊舌根和咽壁时,咽反射消失,口咽及梨状窝有大量唾液潴留。纤维喉镜和影像学检查有助于排除颅底、喉咽部器质性病变。

【治疗】　对该病的治疗应包括以下两个方面;

1. 病因治疗　对末梢性麻痹的患者,需应用改善微循环和营养神经的药物,如尼莫地平、吡拉西坦、维生素 B_1 和维生素 B_{12} 等,可促进神经功能恢复。

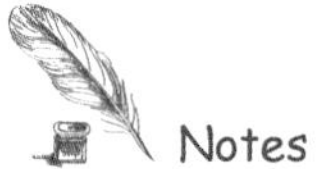

2. 防止发生下呼吸道并发症　食物宜做成稠厚糊状，并帮助吸除潴留在咽部的分泌物，病情严重者应以鼻饲法或胃造瘘术供给营养。

【预后】　咽缩肌麻痹的预后与其病因有关，较单纯软腭麻痹差，严重的咽缩肌麻痹伴有吞咽功能障碍者，常因并发吸入性肺炎而危及生命。

二、咽肌痉挛

咽肌痉挛大多原因不明，慢性咽炎、长期烟酒过度、理化因素和鼻腔分泌物长期刺激咽部等均可引发咽肌痉挛。咽肌痉挛常是咽肌麻痹的先兆，因此，引起咽肌麻痹的病因常导致咽肌痉挛。咽肌痉挛临床分为两类，分别为强直性咽肌痉挛与节律性咽肌痉挛。

【临床表现】　强直性咽肌痉挛常发生于狂犬病、破伤风、癫痫、脑膜炎和癔症等，严重者伴有牙关紧闭、张口困难等症状，轻者有吞咽障碍、咽内不适、作呕等。节律性咽肌痉挛常继发于脑干部特别是下橄榄区病变，在患者不知不觉中出现，软腭和咽肌发生规律性或不规律性收缩运动，每分钟可达60～100次以上，与脉搏、呼吸无关，并在入睡和麻醉后仍不停止；发作时，患者和他人都能听到咯咯声响，即所谓他觉性耳鸣。

【治疗】　应耐心向患者讲明病情，以解除患者的思想顾虑，减轻患者的精神负担。缓慢进食无刺激性的食物。对强直性咽痉挛，可用镇静、解痉药物，如氯丙嗪、苯巴比妥钠、地西泮等；病情较重者，可用肌肉松弛剂，如琥珀胆碱等。癔症患者可采用暗示或精神疗法。若为器质性病变导致的咽肌痉挛，则应针对病因来治疗。节律性咽痉挛，可试用针刺疗法，可选用廉泉、人迎、天突、太冲、合谷等穴。此外，可试用镇静剂或暗示治疗。

第三节　咽异感症

咽异感症（abnormal sensation of throat），常泛指除疼痛以外的各种咽部异常感觉，如梗阻感、痒感、灼热感、蚁行感等。祖国医学称之为“梅核气”。

【病因】　支配咽部的神经极为丰富，除由迷走神经、舌咽神经、副神经和颈交感干等诸多神经的分支构成的咽丛外，尚有三叉神经第二支和舌咽神经的分支支配喉咽、软腭、舌根、扁桃体区等部位的感觉；全身许多器官的疾病，可导致咽部出现感觉异常；大脑功能失调所引起的咽部功能障碍，常伴有咽部的感觉异常。因此，产生咽异感症的病因极为复杂，有关的生理和病理变化，还有待进一步探讨。通常认为与以下几种因素有关：

1. 咽部疾病　各种类型的咽炎，扁桃体的病变如慢性炎症、角化症、囊肿、结石、脓肿和瘢痕，咽囊炎，鼻咽、口咽及喉咽的异物、瘢痕和肿瘤，咽后壁淋巴滤泡增生，会厌囊肿，舌扁桃体肥大，舌根部的肿瘤，异位舌甲状腺等。

2. 咽邻近器官的疾病　茎突过长，甲状软骨上角过长，舌骨与甲状软骨假关节形成，翼突钩过长，咽旁间隙和颈部肿块，颈部瘘管及淋巴结炎，颈综合征（由颈部骨质及周围软组织病变引起），喉部疾病（如慢性喉炎、早期喉癌、一侧声带麻痹、喉部良性肿瘤等），牙龈炎，龋齿，慢性外耳道炎，慢性中耳炎，甲状舌管囊肿，甲状腺疾病（如甲状腺肿、炎症及肿瘤等），原发性口腔干燥症等。

3. 远处器官的疾病　消化道疾病（如胃及十二指肠溃疡病、幽门痉挛、胃恶性肿瘤、胆道蛔虫病、胆石症等），心血管系统疾病（如左室肥大、高血压性心脏病、心包积液、主动脉瘤等），肺部疾病（如气管和支气管炎、肺肿瘤和脓肿、肺炎等），膈疝、屈光不正等。

4. 全身因素　严重的缺铁性贫血，自主神经功能失调，消化不良，风湿病，痛风，重症肌无力，长期的慢性刺激（如烟、酒、粉尘和化学药物等），甲状腺功能减退，更年期内分泌失调等。

5. 精神因素和功能性疾病　咽喉、气管、食管和颈部的各项临床检查均排除了器质性病变，

Notes 

咽部却有异常感觉。主要由大脑功能失调引起,常伴有焦虑、急躁和紧张等情绪,并有“恐癌症”心理。某些神经症和精神病如各种忧郁症、心因性反应症、症状性精神病、周期性精神病、产后精神障碍等,早期可导致某些器官功能改变而诱发本病。

【临床表现】 本症临床常见,30~40岁女性较多,患者感到咽部或颈部中线有团块阻塞感、烧灼感、痒感、紧迫感、粘着感等。常位于咽中线或偏于一侧,多在环状软骨或甲状软骨水平,其次在胸骨上区,较少在舌骨水平,少数位置不明确或有移动性。在做吞咽动作或吞咽唾液时症状加重,但无吞咽困难。常常企图通过咳嗽、咳痰和吞咽等动作来解除上述症状,结果由于咽部频繁的运动和吞入大量的空气,使原有的症状更为严重。病期较长的患者,常常伴有焦虑、急躁和紧张等精神症状,其中以恐癌症较多见。

【检查】

1. **排除器质性病变** 咽异感症的各种诱因中,器质性病变多于精神性病变,咽喉部局部病变多于全身其他部位病变。所以,首先应考虑咽喉部器质性病变,以免误诊。

2. **咽部检查** 仔细检查鼻咽、口咽和喉咽,观察有无黏膜充血、肿胀、萎缩、淋巴组织增生、瘢痕或肿瘤等。注意咽黏膜皱褶之间的微小黏膜糜烂、鼻咽顶部的咽囊开口、咽隐窝内的粘连、黏膜下型鼻咽癌、扁桃体实质内病变等。触诊常能发现许多视诊不能发现的问题,可采用下列方法进行:①咽部触诊;②颈部触诊;③一手咽内一手颈部联合触诊。常可发现:咽异感所在部位,病变的性质(如黏膜下恶性肿瘤,埋藏性异物,茎突、舌骨、喉软骨、椎体及翼突钩等处的畸形,颈动脉、项肌及颈椎等处的压痛等)。

3. **邻近器官和全身检查** 应对鼻、眼、耳、颈部及全身各处作相关检查。必要时,还应进行纤维喉镜、纤维食管镜或胃镜、血常规、胸部照片、颈椎照片、食管吞钡照片、颈部及甲状腺B超检查等。

【诊断】 对病史、症状、检查的全部资料进行综合分析后方可作出诊断。在诊断中要注意以下几点:

1. 注意区分器质性病变和功能性因素,只有排除了咽部、颈部、上呼吸道、上消化道等部位的隐蔽性病变后,始可诊断为功能性感觉异常。

2. 注意区分全身性因素和局部因素,许多全身性疾病(如某些急慢性传染病、血液系统疾病和内分泌系统疾病等)常常表现有咽部症状。

【治疗】

1. **病因治疗** 针对各种病因进行治疗。

2. **心理治疗** 排除了器质性病变后,针对患者的精神因素如“恐癌症”等,耐心解释,消除其心理负担。避免不谨慎的语言、草率检查和处理,给患者带来不良影响。

3. **对症疗法**

(1) 避免烟、酒、粉尘等,服用镇静及安定药、溶菌酶等。

(2) 颈部穴位封闭法,可取穴廉泉、双侧人迎,或加取阿是穴进行封闭。

(3) 中医中药

1) 可用以下两法:①舒肝理肺、开郁化痰法,选三花汤加减;②行气开郁、降逆化痰法,选半夏厚朴汤加减或加减玄麦柑橘汤。

2) 中成药:可用多种中成药,如金嗓散结丸,金嗓利咽丸,健民咽喉片,草珊瑚含片等,以减轻症状。

3) 针刺疗法:可取廉泉、天突、人迎、阿是等穴。或在颈前中线,或沿两侧甲状软骨后缘找出敏感点,进行针刺。

(田勇泉)

第十一章　咽及颌面部外伤和异物

常见的咽及颌面部外伤为咽部灼伤、颌面部软组织伤等。处理时首先应注意保持呼吸道通畅，如为开放性外伤，在全身情况稳定的情况下，应及时行清创手术，止血和清除异物。同时应用抗生素预防感染。

第一节　咽部灼伤

【病因】 多因误饮沸水或误服强酸、强碱、来苏儿、苯酚等化学腐蚀剂以及火灾、瓦斯爆炸等引起。烫伤多见于年幼儿童，如发生在成人，可见于自杀或精神失常者。

【临床表现】 受伤后的主要症状为口腔及咽部疼痛，吞咽困难和流口水等，如伴有喉水肿，可出现呼吸困难。重度灼伤常有发热或中毒症状。

【检查】 可见唇、颊、咽峡、软腭、悬雍垂、咽后壁、会厌舌面、杓会厌襞等处黏膜充血水肿、水泡、糜烂或假膜。

轻度灼伤，如无继发感染，3～5 天后假膜自行消退，伤口愈合。重度灼伤，在 2～3 周后，由于结缔组织增生，形成瘢痕和粘连，发生咽喉狭窄，甚或闭锁。

【治疗】

1. 对吸入性灼伤者应密切观察呼吸情况，对伴喉水肿及呼吸困难明显者，应立即行气管切开术，以保持呼吸道通畅。
2. **中和疗法**　强碱灼伤可用食醋、橘子水、柠檬水，酸性灼伤可用镁乳、氢氧化铝凝胶中和。
3. 选用有效的抗生素控制感染。
4. 糖皮质激素可以预防水肿和抑制结缔组织增生，特别对同时伴有食管灼伤的病例，对预防日后形成咽喉及食管狭窄具有重要意义。
5. 轻度灼伤可对症治疗，用 1% 过氧化氢溶液、朵贝氏液漱口，创面可涂甲紫或喷布次碳酸铋粉末，保护创面。
6. 为了预防日后形成咽部狭窄，必要时应早期插鼻饲管。
7. 咽部灼伤后造成的严重咽喉狭窄或闭锁，须待病情稳定后施行整复手术。

第二节　咽部异物

【病因】

1. 进食不慎，将鱼刺、肉骨、果核等卡入。
2. 儿童嬉戏，将小玩具、硬币等放入口中，不慎坠入下咽。
3. 睡眠、昏迷或酒醉时发生误咽(如义齿脱落)。
4. 企图自杀，有意吞入异物。

【临床表现】

1. 咽部常有异物感和刺痛感。在吞咽时症状明显，部位大多比较固定而持续。
2. 尖锐异物，刺破黏膜，可见少量出血。

3. 较大异物存留下咽或刺破咽壁，可引起咽旁间隙气肿甚至纵隔气肿。可导致吞咽困难和呼吸困难。

4. 鼻咽异物可发生鼻塞、存留过久常有腥臭味。

【诊断】 口咽及喉咽部异物，大多存留在扁桃体、舌根、会厌谷及梨状窝等处。鼻咽部异物少见。一般在口咽视诊或用间接喉镜、纤维喉镜或直接喉镜时可发现口咽及喉咽部的异物，用鼻咽镜可发现鼻咽部异物。少数钢针，金属类异物，可能进入咽后隙或咽旁隙。经X线片可确诊。

【治疗】 口咽部异物，如扁桃体鱼刺，可用镊子夹出。位于舌根、会厌谷、梨状窝等处的异物，行黏膜表面麻醉后在间接或直接喉镜下用喉钳取出。穿入咽壁而并发咽后或咽旁脓肿者，经口或颈侧切开排脓，取出异物。

第三节 颌面部外伤

一、颌面软组织损伤

【病因】

1. 由锋利器械（如刀、玻璃片等）割裂引起的切割伤和刺伤。

2. 工伤等造成的颌面部软组织撕裂伤或撕脱伤。

3. 钝器撞击或摔跌所致的深层皮下组织钝挫伤。

4. 炸药、雷管、火器、枪炮等致伤，严重者致整个颜面部多处伤口，波及眼、鼻、口、耳部等面部重要器官。

【临床表现】

1. 颌面部血管丰富，故受伤后常以局部出血为主要症状。

2. 外伤后组织水肿、血肿、组织移位、舌后坠、分泌物的堵塞可致呼吸道不畅，甚至引起窒息。

3. 颌面部腔、窦多，可造成口腔、鼻腔、鼻窦的贯通，引起感染。表现为鼻塞、嗅觉丧失、进食困难、语言不清等。

4. 如腮腺受伤，可并发涎瘘。

5. 如损伤面神经，可出现患侧鼻唇沟变浅、闭眼不能、口角歪斜等。

6. 出血过多或同时有颅底损伤者，可出现昏迷、血压下降、瞳孔散大、恶心、呕吐、休克等。

【诊断】 根据外伤史、临床表现和局部视诊、触诊、前鼻孔镜检查可诊断。必要时作X线及CT扫描，检查是否合并颌面骨折及颅脑损伤等。

【治疗】

1. 首先处理可能危及患者生命的大出血和呼吸道堵塞。如有血块或分泌物阻塞呼吸道，应迅速清除并改变体位，必要时紧急行气管切开，解除窒息。如出血凶猛，应根据损伤部位、出血性质、现场条件，采取紧急有效止血措施。并发有严重颅脑损伤者，应和神经外科共同及时救治。

2. 在患者全身情况稳定后，应对局部创面进行早期处理，应认真检查伤口，仔细清创，尽量保留颌面部组织，用小针、细线仔细缝合。面神经、腮腺导管断裂者应仔细修复，固定。

3. 清创缝合后，应及早全身使用抗生素预防感染，并肌内注射破伤风抗毒素1500单位，预防破伤风。

4. 严重颌面部外伤造成张口受限，或因局部创口疼痛及咬合错乱等原因而不能咀嚼者，应采用胃管鼻饲法，合理补充营养，促进伤口早日愈合。

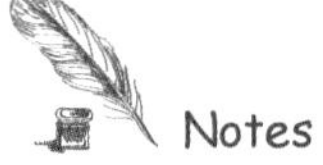

二、颌面部骨折

(详见第二篇第六章第四节)

第四节 颌面部异物

由于颌面部神经血管丰富,在外伤后造成异物存留时,应积极而妥善地处理。

【病因】 口腔颌面的穿刺伤致异物折断,手术操作中意外断针(缝针或注射针头),枪弹伤、爆炸伤等均可留下异物。异物多存留在软组织中。异物种类多样,如可为竹、木、石、煤、缝针、针头、枪弹、弹片、碎骨或碎牙等。按异物性质可分为金属异物和非金属异物两大类。

【临床表现】 一般在外伤早期从创面或伤口中便可查明异物。如清创时未发现或未能取出异物,至后期,浅表的异物常致面部刺花畸形;深部异物尤其是非金属异物可以引起反复发作的炎症形成瘘管;此外还可以引起疼痛和功能障碍(如吞咽、呼吸、语言进食或张口障碍等);大血管附近的异物可因感染等原因引起继发性大出血。但也有些异物可不引起感染,存留多年无任何症状。

【治疗】

1. 不论是金属异物还是非金属异物,原则上均应取出。特别是有功能障碍者更应及早取出。但是对于比较小的异物、位置又比较深、临床上无症状,估计取出比较困难或手术致损伤严重者,亦可不取出。

2. 在手术取出异物前,必须明确异物存留的部位、数目、形状和大小。准确的定位,有助于术者选择手术进路和制订手术方案。大而深的异物,切莫盲目拔出,应事先弄清异物与周围大血管的关系,做好充分的准备。浅表异物,通过触诊,就可以达到准确定位。对于存留部位较深的异物,常需要多种检查方法,综合分析判断。常用的手段有 X 线透视、平片、断层片、CT 扫描、B 型超声波以及血管造影等。

(周 梁)

第十二章　睡眠呼吸障碍疾病

睡眠呼吸障碍疾病以阻塞性睡眠呼吸暂停低通气综合征为代表。患者不仅生活质量和工作效率明显受到影响，并且易并发心脑血管及代谢性疾病。上气道结构异常是主要病因之一，各种形式的上气道重建手术是治疗的主要方法。本章重点介绍阻塞性睡眠呼吸暂停综合征的病因、病理生理、临床表现及外科治疗，本章内容也是咽科学学习的重点。

第一节　睡眠呼吸障碍概述

睡眠呼吸障碍(sleep disordered breathing，SDB)是一组与睡眠相关、以异常呼吸事件为主要表现的一系列疾病，表现为睡眠时呼吸的节律及幅度发生异常。睡眠呼吸障碍疾病已经成为临床医学中一个相对独立的领域，受到医学界和社会的普遍重视。睡眠呼吸障碍疾病主要包括阻塞性睡眠呼吸暂停低通气综合征(Obstructive sleep apnea-hypopnea syndrome，OSAHS)、中枢性睡眠呼吸暂停低通气综合征、睡眠相关通气不足/血氧不足综合征、内科疾病引起的睡眠相关通气不足/低氧血症及其他睡眠相关呼吸障碍。

几种常见 SDB 的特点对比如表 3-12-1。

表 3-12-1　常见睡眠呼吸障碍对比表

名称	发病机制	主要病理生理特点	临床表现	分类及诊断要点
OSAHS	睡眠时上气道软组织塌陷、堵塞气道导致反复呼吸停止及低通气	间歇性低氧及二氧化碳潴留；微觉醒，睡眠结构紊乱；心律失常；胸腔负压异常增高	打鼾，白天嗜睡，疲乏；高血压，冠心病等心脑血管疾病发病风险增加；上气道解剖狭窄和塌陷性增强	可分为成人和儿童阻塞性睡眠呼吸暂停综合征；成人阻塞性睡眠呼吸暂停诊断需具备 1. 多导睡眠图呼吸紊乱指数大于等于 5 次/小时；2. 具有症状或合并症
中枢性睡眠呼吸暂停低通气综合征	与呼吸中枢控制不稳定有关	睡眠中频繁发生中枢性低通气和中枢性睡眠呼吸暂停	可有失眠，夜间频繁觉醒	睡眠时呼吸暂停以中枢性为主，可伴或不伴高碳酸血症。可分为原发性中枢性睡眠呼吸暂停、Cheyne Stokes 呼吸模式引起的中枢性睡眠呼吸暂停、药物或物质诱发的中枢性睡眠呼吸暂停、婴儿原发性睡眠呼吸暂停等

续表

名称	发病机制	主要病理生理特点	临床表现	分类及诊断要点
睡眠相关通气不足/血氧不足综合征	为呼吸中枢控制调节缺陷导致肺泡通气量不足	肺泡内 PCO_2 增加而导致 $PaCO_2$ 增高，出现呼吸性酸中毒；肺泡氧(PaO_2)的减低，产生低氧血症	白天通气量不足，睡眠状态下加重。夜间睡眠障碍、白天嗜睡、晨起头痛。睡眠中有频繁发作的中枢性低通气或呼吸暂停	可分为先天性和特发性。其中特发性睡眠相关非阻塞性肺泡换气过低表现为高碳酸血症、低氧血症和慢性呼吸性酸中毒，PCO_2 分压升高，通常大于6.0kPa(45mmHg)
内科疾病引起的睡眠相关通气不足/低氧血症	与呼吸相关的神经肌肉病变、胸壁、肺或下呼吸道缺陷导致的肺泡通气降低或肺泡血流灌注不佳造成死腔通气量的增加	同上	除有肺泡低通气引起的症状外，还伴有原发病的系列症状体征	根据病因可分为肺实质或血管病变引起的睡眠相关通气不足/低氧血症；下呼吸道阻塞引起的睡眠相关通气不足/低氧血症；神经肌肉和胸壁疾病引起的睡眠相关通气不足/低氧血症

第二节　阻塞性睡眠呼吸暂停低通气综合征

成人阻塞性睡眠呼吸暂停低通气综合征(obstructive sleep apnea-hypopnea syndrome，OSAHS)是一种需要长期、多学科综合治疗的慢性病。指睡眠时上气道反复塌陷、阻塞引起的呼吸暂停和低通气，可直接导致睡眠结构紊乱、低氧血症、高碳酸血症、胸腔内压力的显著变化以及交感神经活动增加，患者通常伴有打鼾、睡眠结构紊乱，频繁发生血氧饱和度下降、白天嗜睡、注意力不集中等病症，并可能导致高血压、冠心病、2 型糖尿病等多器官多系统损害。OSAHS 可发生于任何年龄，但以中年肥胖男性发病率最高，患者通常主诉睡眠时打鼾、反复呼吸暂停，伴有白天嗜睡、注意力不集中、情绪障碍等症状，或合并高血压、缺血性心脏病或脑卒中、2 型糖尿病等。在睡眠过程中平均每小时至少出现 5 次阻塞性呼吸事件(暂停、低通气，或者是用力呼吸相关的微觉醒)，多导睡眠监测(polysomnography，PSG)检查呼吸暂停低通气指数≥5 次/小时，呼吸暂停和低通气以阻塞性为主。

【病因】 OSAHS 的病因尚不完全清楚，目前研究表明本病成因主要为下述三方面因素。

1. 上气道(upper airway)　解剖结构异常导致气道不同程度的狭窄。

(1) 鼻腔及鼻咽部狭窄：包括所有能导致鼻腔及鼻咽部狭窄的因素，如鼻中隔偏曲、鼻息肉、鼻甲肥大、腺样体肥大等，其中鼻咽部狭窄在 OSAHS 发病中所占位置比较重要，鼻腔狭窄所占位置较为次要。

(2) 口咽腔狭窄：以悬雍垂末端为界又可将口咽腔分为上半部的腭咽腔即软腭与咽后壁之间的腔隙，和下半部的舌咽腔即舌根与咽后壁之间的腔隙。腭扁桃体肥大、软腭肥厚、咽侧壁肥厚、舌根肥厚、舌根后缩和舌根部淋巴组织增生，均可引起该部位狭窄。由于咽腔无支架，因此，口咽腔狭窄在 OSAHS 发病中占有最重要地位。

(3) 喉咽及喉腔狭窄：如婴儿型会厌、会厌组织塌陷、巨大声带息肉、喉肿物等。喉咽及喉腔狭窄也可为 OSAHS 发病的重要因素之一，但较为少见。

(4) 由于上、下颌骨发育障碍、畸形等导致的上气道骨性结构狭窄也是 OSAHS 的常见及重

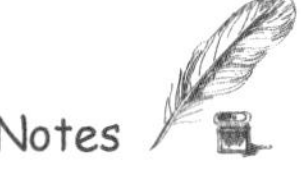

要病因。

2. **上气道扩张肌肌张力异常** 主要表现为颏舌肌、咽壁肌肉及软腭肌肉张力异常。咽部肌肉张力随年龄增长而降低，但导致上气道扩张肌张力异常及过度下降的因素目前还不十分清楚。

3. **呼吸中枢调节功能异常** 主要表现为睡眠中呼吸驱动力降低及对高 CO_2、高 H^+ 及低 O_2 的反应阈提高，此功能异常可为原发，也可继发于长期睡眠呼吸暂停而导致的睡眠低氧血症。

4. 某些全身因素及疾病也可通过影响上述三种因素而诱发本病，如肥胖、妊娠期、更年期、甲状腺功能低下、糖尿病等。另外，遗传因素可使 OSAHS 的发生几率增加 2～4 倍，饮酒、安眠药物等因素可加重 OSAHS 患者病情。

对某一患者个体而言，常存在三种因素的共同作用，但各因素所占比例不同，上气道结构异常常为患病基础，肌张力异常常在结构异常的基础上发生作用，呼吸中枢调节功能异常常继发于长时期的睡眠低氧血症，故病史越长、病情越重，此因素所占比例越大。

【病理生理】 打鼾及睡眠呼吸暂停是由于睡眠中上气道发生不同程度的狭窄和阻塞的结果，而气道的阻塞主要取决于下述三种因素：①气道扩张肌兴奋性下降；②吸气时气道内的负压水平；③气道的解剖狭窄。呼吸暂停期常因为短期的觉醒而结束，原因为觉醒期气道壁肌肉兴奋性提高足以保持呼吸道通畅（图 3-12-1）。

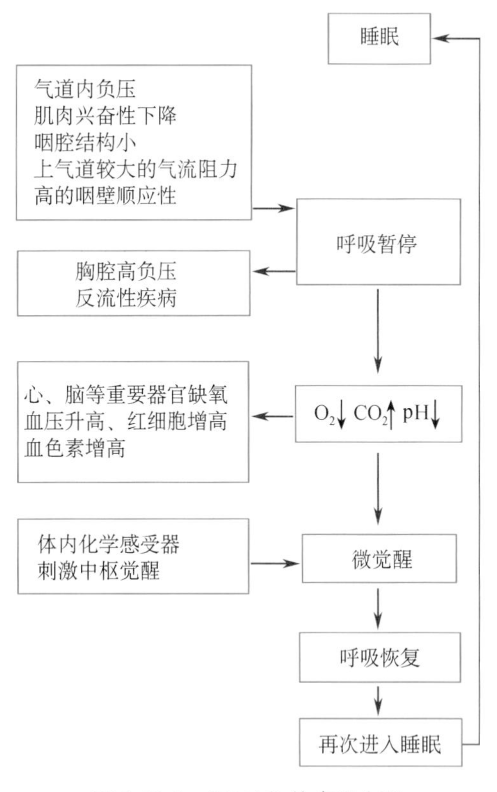

图 3-12-1 OSAHS 的病理生理

由于反复出现的打鼾、呼吸暂停及微觉醒，患者可出现下述病理生理改变：

1. 夜间反复觉醒可导致 NREM 深睡眠期和 REM 睡眠期明显减少、睡眠结构紊乱、睡眠有效率下降，从而导致患者白天嗜睡、乏力、记忆力下降，并可导致生长激素分泌下降，影响儿童发育。由于 REM 期睡眠减少等因素可导致患者性器官末梢神经损害，导致性功能障碍。

2. 慢性间歇性缺氧可导致儿茶酚胺分泌增高及血管内皮损伤，导致高血压、动脉粥样硬化。血氧饱和度下降还可以导致心律失常，促红细胞生成素升高导致血红蛋白升高、红细胞升高、血小板活性升高、纤溶活性下降，诱发冠心病、脑血栓等。血氧饱和度下降还可导致肾小球滤过量增加，使夜尿增加，并可能导致排尿神经反射弧受影响，在儿童患者表现为遗尿。

3. 咽腔负压值增高可导致胸腔负压值增高，既影响心脏功能，也可导致反流性食管炎和反流性咽喉炎。

4. 瘦素的分泌减少导致脂肪代谢障碍，加重患者向心性肥胖和咽部脂肪组织增加，使咽部塌陷性进一步增加。

【临床表现】

1. 症状

(1) 睡眠中打鼾，随年龄和体重的增加可逐渐加重，呈间歇性，有反复的呼吸停止现象，严重者夜间有时或经常憋醒，甚至不能平卧睡眠。

（2）白天嗜睡，程度不一，轻者表现为轻度困倦、乏力，对工作生活无明显影响；重者在讲话过程中、驾驶时出现入睡现象；患者入睡快，睡眠时间延长，睡眠后不能解乏。

（3）患者可有晨起后头痛、血压升高。

（4）晨起后咽部明显干燥、异物感。

（5）可有记忆力下降、注意力不集中。

（6）部分重症患者出现性功能减退，夜尿次数明显增多，性格急躁。

（7）合并并发症者可出现相应症状，如夜间心绞痛等。

（8）儿童患者除上述表现外，还有遗尿、学习成绩下降，胸廓发育畸形、生长发育差等。

2. 体征

（1）一般征象：较肥胖或明显肥胖、颈围较大，重症患者有明显嗜睡，在问诊过程中出现反复瞌睡；部分患者有明显的上、下颌骨发育不全。儿童患者一般发育较差，除颌面部发育异常外，还可见胸廓发育畸形。

（2）上气道征象：口咽腔狭窄、扁桃体肥大、软腭组织肥厚、悬雍垂过长肥厚等。有些患者还可发现其他可引起上气道狭窄的因素，如鼻中隔偏曲、鼻息肉、腺样体肥大、舌扁桃体肥大、舌根肥厚等。

【辅助检查】

1. 多导睡眠监测　多导睡眠图（polysomnogram，PSG）是诊断 OSAHS 的金标准，监测指标包括下述项目（图 3-12-2）：

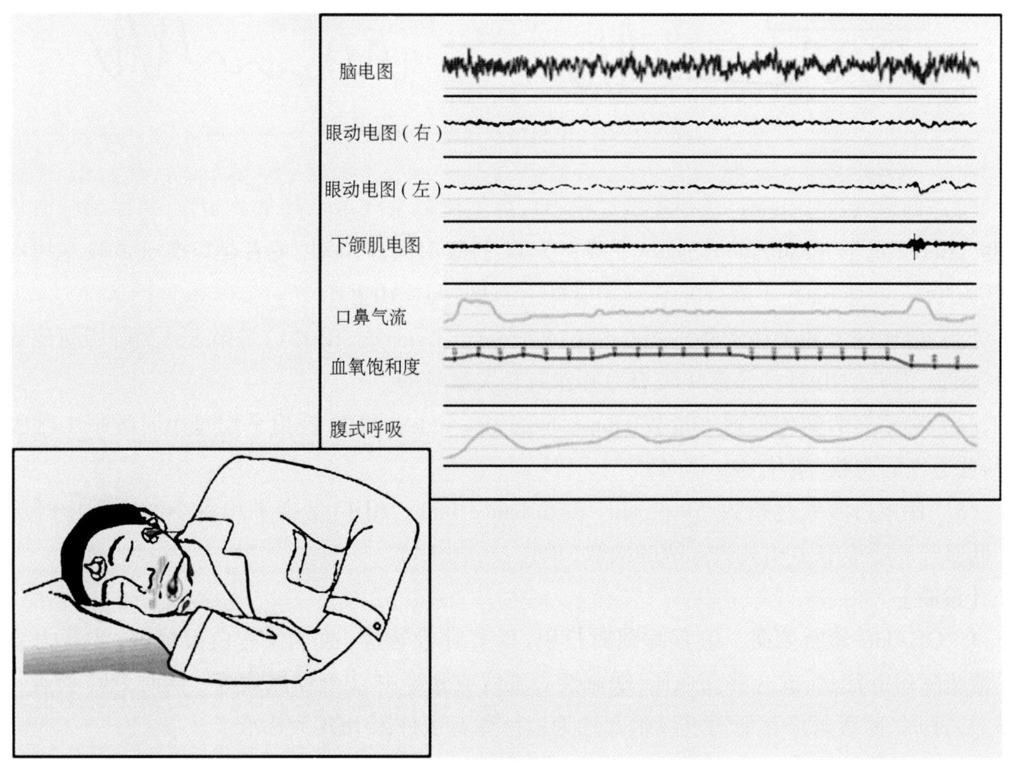

图 3-12-2　多导睡眠检查

（1）口鼻气流监测呼吸状态，有无呼吸暂停及低通气。

（2）血氧饱和度（SaO_2）监测与呼吸暂停相关的血氧饱和度（SaO_2）变化，SaO_2 是睡眠监测的重要指标。

（3）胸腹呼吸运动监测呼吸暂停时有无呼吸运动存在，据此判断中枢性呼吸暂停或阻塞性呼吸暂停。

Notes

（4）脑电图、眼动电图和颏下肌群肌电图判定患者睡眠状态、睡眠结构并计算睡眠有效率，即总睡眠时间与总监测记录时间的比值。

（5）体位测定患者睡眠时的体位及体位与呼吸暂停的关系。

（6）胫前肌的肌电图用于鉴别不宁腿综合征，该综合征夜间反复规律的腿动可引起多次睡眠觉醒，导致白天嗜睡。

目前，包含口鼻气流、血氧饱和度、胸腹呼吸运动、体位等导联的便携式睡眠监测也广泛用于诊断和筛查睡眠呼吸障碍疾病。

2. 多导睡眠监测的呼吸事件及呼吸紊乱指数的定义

（1）呼吸暂停（apnea）是指睡眠过程中口鼻气流停止（较基线水平下降≥90%），持续时间≥10 秒。其中呼吸气流消失的同时胸、腹呼吸运动也消失，定义为中枢性呼吸暂停；而呼吸运动存在，仅气流停止，则为阻塞性呼吸暂停；二者兼而有之为混合性呼吸暂停（图 3-12-3）。

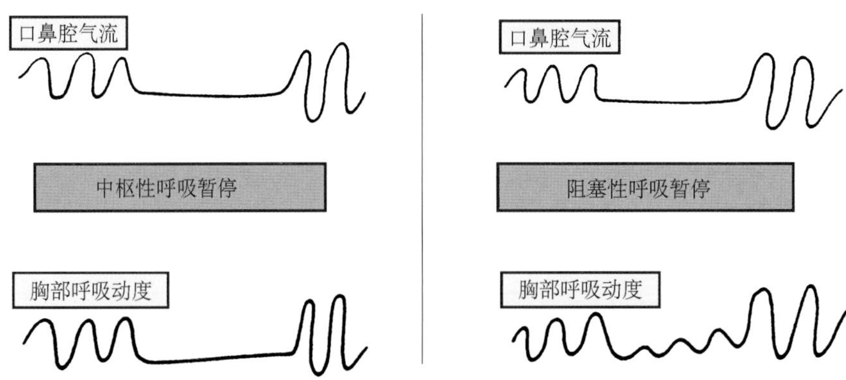

图 3-12-3 中枢性及阻塞性呼吸暂停

（2）低通气（hypopnea）是指睡眠过程中口鼻气流较基线水平降低≥30%，并伴动脉血氧饱和度（arterial oxygen saturation，SaO_2）下降≥0.04，持续时间≥10 秒；或者是口鼻气流较基线水平降低≥50%，并伴 SaO_2 下降≥0.03 或微觉醒，持续时间≥10 秒。

（3）呼吸努力相关微觉醒（respiratory effort related arousal，RERA）是指未达到呼吸暂停或低通气标准，但有≥10 秒的异常呼吸努力并伴有相关微觉醒。

（4）睡眠呼吸暂停低通气指数（apnea-hypopnea index，AHI）是指平均每小时睡眠中呼吸暂停和低通气的次数（单位：次/小时）。

（5）睡眠呼吸紊乱指数（respiratory disturbance index，RDI）是指平均每小时睡眠中呼吸暂停、低通气和呼吸努力相关微觉醒的次数（单位：次/小时）。

【诊断】

1. OSAHS 诊断依据 患者睡眠时打鼾、反复呼吸暂停，通常伴有白天嗜睡、注意力不集中、情绪障碍等症状，或合并高血压、缺血性心脏病或脑卒中、2 型糖尿病等。同时 PSG 检查 AHI ≥5 次/小时，呼吸暂停和低通气以阻塞性为主。如有条件以 RDI 为标准。

OSAHS 病情程度以 5≤AHI<15 次/小时为轻度，15≤AHI<30 次/小时为中度，AHI≥30 次/小时为重度。低氧血症严重程度以睡眠最低血氧饱和度判定：0.85≤睡眠最低血氧饱和度<0.9 为轻度，0.65≤睡眠最低血氧饱和度<0.85 为中度，睡眠最低血氧饱和度<0.65 为重度。

2. 定位诊断及病因分析 可应用下述手段评估 OSAHS 上气道阻塞部位和分析可能的病因。

（1）纤维鼻咽喉镜辅以 Müller's 检查法：可观察上气道各部位截面积、引起气道狭窄的结构性原因。Müller's 检查即嘱患者捏鼻、闭口，用力吸气，用以模拟上气道阻塞状态下咽腔塌陷

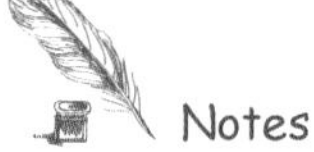
Notes

情况。二者结合是评估上气道阻塞部位最为常用的手段。

（2）上气道持续压力测定：即应用含有微型压力传感器的导管自鼻腔置入上气道内并达食管，该导管表面含多个压力传感器，分别位于鼻咽、舌根上口咽、舌根下口咽、喉咽、食管等部位，正常吸气时全部传感器均显示一致的负压变化，如气道某一部位发生阻塞，阻塞平面以上的传感器则无压力变化，据此可判定气道阻塞的部位，是目前认为最为准确的定位诊断方法。

3. **头颅 X 线测量拍摄定位头颅侧位片**　主要用于评估骨性气道狭窄。

4. **头颅 CT、MRI**　可拍摄上气道各平面的三维结构，清晰并可计算截面积，多用于科研，临床应用较少。

【治疗】　根据患者主要病因、病情及全身状况，可选择不同的治疗方法。注意即使 AHI 判断病情程度较轻，但如合并高血压、缺血性心脏病、脑卒中、2 型糖尿病等相关疾病，也应积极治疗。

1. **一般治疗及保健措施**　减肥、戒酒、建立侧卧位睡眠习惯。

2. **持续正压通气治疗（图 3-12-4）**　是目前应用较为广泛并有效的方法之一。原理是通过一定压力的机械通气，保证 OSAHS 患者睡眠时呼吸道通畅，其工作压力范围为 4～20cmH_2O，对接受 CPAP 治疗的患者需要测定最低有效治疗压力并设定之，如果压力过低则达不到治疗目的，并且有可能发生危险，而压力过高则患者不易耐受。

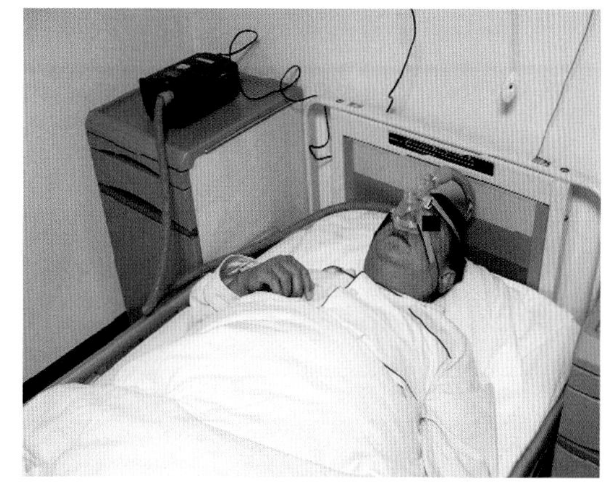

图 3-12-4　持续正压通气治疗

3. **口器治疗**　即睡眠时配戴特定口内装置，将下颌向前拉伸，借以使舌根前移，以扩大舌根后气道。主要适用于以舌根后气道阻塞为主、病情较轻的患者。长期佩戴有引起颞下颌关节综合征的危险。

4. **外科治疗**　外科治疗是治疗 OSAHS 的重要手段之一，手术疗效预测，及严重手术并发症的预防是手术成败的重要因素。

5. **其他治疗方式**　包括舌下神经电刺激、药物治疗等均是近年来逐渐探索中的方法。

第三节　阻塞性睡眠呼吸暂停低通气综合征的手术治疗

【手术疗效预测】　手术疗效预测主要基于下述因素：

1. 患者上气道各部位狭窄的程度是否与 PSG 监测结果相吻合，造成狭窄的结构性因素是否可通过手术切除。

2. **病情的轻重**　病情较重，病史较长者多继发呼吸中枢调节功能障碍，影响手术疗效。

3. **呼吸中枢的调节功能**　呼吸中枢调节功能较差者手术疗效不好。可根据 PSG 中的最低血氧饱和度和中枢性呼吸暂停占总呼吸暂停的比值间接推断。

4. **体重**　超重型患者手术效果不好。

5. **年龄**　随着患者年龄的增长，肌肉张力下降及呼吸中枢调节功能方面的问题，所占病因比例增大，手术疗效较差。

多位学者对手术疗效提出了各种术前预测方法或体系，其中使用最为广泛的是 Friedman 等人提出的建立在 BMI、扁桃体大小及舌位基础上的 Friedman 分级系统，该系统证实了不同分级的患者行悬雍垂腭咽成形术（UPPP）的手术成功率有明显不同，分别为Ⅰ级 80.6%，Ⅱ级

Notes 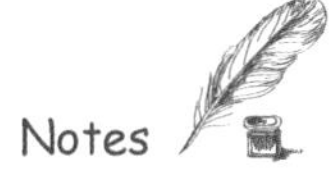

37.9%,Ⅲ级为8.6%。因此,此分级系统能够帮助我们给予不同患者不同的治疗建议,比如Ⅰ级患者因其手术成功可能性较大可被建议接受腭咽部手术治疗,而Ⅱ级和Ⅲ级患者往往被建议接受 CPAP 治疗或接受创伤相对较大的术式(多水平手术或颌骨手术)。但 Friedman 分级系统的一个不足之处在于其并未纳入除解剖因素以外的预测因子,考虑到解剖与生理功能的异常均为 OSAHS 发病的重要原因,因此理论上来说解剖与生理功能指标结合的预测效果要优于单一来源预测因子的效果。

针对 Friedman 分级系统的不足,我国叶京英教授经过系统的研究,提出了结合解剖结构与功能因素的 TCM 术前疗效预测系统(表 3-12-2),该系统以扁桃体大小、舌骨距下颌骨的距离(MH)以及血氧饱和度低于90%的时间占总睡眠时间的比例(CT 90)为预测因子,通过计算患者的得分,预测手术成功率。扁桃体大小以改良 Brodsky 分度法进行分侧、分度记录,即:Ⅰ度:超出扁桃体窝,占据口咽宽度≤25%,Ⅱ度:占据口咽宽度的26%~50%,Ⅲ度:占据口咽宽度的51%~75%,Ⅳ度:占据口咽宽度>75%,Ⅰ~Ⅳ度分别评分为4~1分。MH 为上气道三维 CT 正中矢状位上舌骨下缘距下颌骨下缘的垂直距离(图 3-12-5),上气道 CT 扫描时需保证患者统一体位,具体体位要求如下:患者平躺,以定标线确认患者处于扫描范围的正中位,患者眶耳平面(外耳道上缘与骨性眶下缘连线)垂直于水平面。扫描在患者平静呼吸状态下进行,牙齿保持正中颌位,勿吞咽及移动,扫描范围为鼻腔顶至声门水平。MH 距离的具体评分为:1分<10mm,10mm≤2分<15mm,15mm≤3分<20mm,4分≥20mm。CT 90 的具体评分为:1分<10%,10%≤2分<20%,20%≤3分<40%,4分≥40%。某一患者总的得分=2.7×扁桃体评分+2.2×CT 90 评分+1.6×MH 评分。总分以14,17,22为临界值分层,其手术有效率分别为100%,76.3%,48.1%,10%。该预测系统能够更细化的区分不同特征患者,提高了手术有效与无效的预测准确率。

表 3-12-2 TCM 手术疗效评分预测系统

预测因子	系数	评分			
		1	2	3	4
扁桃体大小	2.7	Ⅳ度	Ⅲ度	Ⅱ度	Ⅰ度
CT 90(%)	2.2	<10	≥10 <20	≥20 <40	≥40
MH(mm)	1.6	<10	≥10 <15	≥15 <20	≥20
总分=2.7×扁桃体评分+2.2×CT 90 评分+1.6×MH 评分					

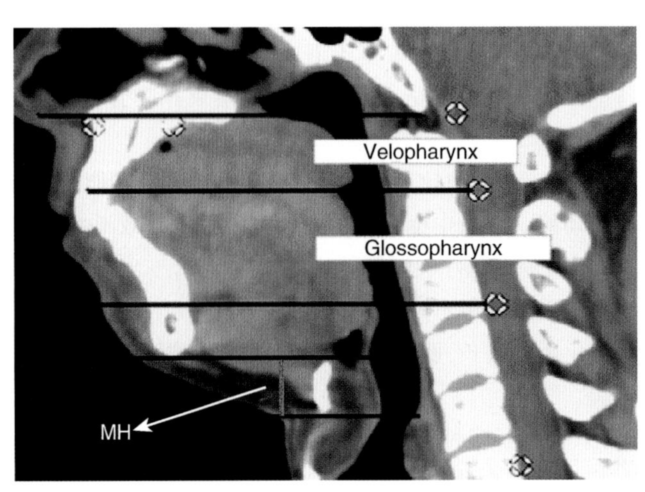

图 3-12-5 上气道三维 CT

【主要手术方式】 根据手术创伤的大小，将术式分为两类，即一期手术和二期手术（见表3-12-3）：

表3-12-3　治疗OSAHS主要术式

分类	术式	适应证	合并症
一期手术	鼻腔重建术（下鼻甲减容术、鼻中隔和鼻瓣区等）	鼻中隔偏曲、鼻息肉、鼻窦炎等	
	儿童腺样体、扁桃体切除术	儿童腺样体、扁桃体肥大	
	悬雍垂腭咽成形术及其改良术式	腭咽狭窄为主的患者	
	颏舌肌前移术、舌骨悬吊术、舌根悬吊固定术等	舌根后气道狭窄患者	
	颏成形术	轻度下颌后缩患者	面型改变
二期手术	下颌骨前移术	重度下颌后缩患者	面型改变、咬合关系改变
	上、下颌骨前移术	上、下颌后缩患者	面型改变、咬合关系改变
	气管切开术	重度患者、其他方法无效或无法应用	颈前佩戴套管、非"生理性"呼吸状态

其中悬雍垂腭咽成形术（uvulopalatopharyngoplasty，UPPP）应用最为广泛，自1980年Fugita报道以来，UPPP在临床上得到了广泛应用，以AHI下降50%为标准，其有效率为50%左右。严格选择手术病例，可提高手术有效率。

【手术疗效评定依据】

1. **随访时间**　近期随访至少6个月，长期随访至少1年以上，必须有PSG测定结果。

2. **疗效评定依据**　术后AHI（RDI）<5次/小时为治愈，术后AHI（RDI）<20次/小时且较术前的基线值降低≥50%为显效，术后AHI（RDI）较术前的基线值降低≥50%为有效。注意在判定疗效时，除上述AHI指标外，应考虑主观症状程度和低氧血症的变化。

【UPPP手术的安全性及合并症的预防】

1. **围术期的合并症及预防**

（1）气道阻塞、窒息是围术期最严重的合并症，最常见于全麻拔管后，由于麻醉未完全清醒、气道肌张力未完全恢复、术中长时间压迫舌体造成的肿胀、术中高血氧饱和度对呼吸中枢的麻醉作用引起上气道阻塞，患者可因缺氧而死亡。术区出血、咽部凝血块停留也是引起气道阻塞的重要因素，因此重症患者可于次日患者完全清醒后拔管、术中需彻底止血。

（2）出血多因术中止血不彻底引起，术后动脉血压升高是出血的重要诱因。

（3）心律失常患者术前多有心律失常病史，可因手术负荷、失血等加重心肌缺氧而诱发，对有心脏病患者术中及术后需心电监测。

（4）心肌梗死患者术前多有冠心病或频发心绞痛，常因术中心率过快、失血加重心肌缺血而诱发，因此对合并冠心病的患者术中应注意控制心率、尽量减少出血、并进行心电监测。

2. **局部合并症及预防**　主要见于腭咽成形术后的腭咽关闭不全、咽腔瘢痕狭窄、咽干、异物感等，多由于正常组织损伤过多引起。术中注意保护咽腔黏膜及软腭肌肉是预防局部合并症的关键。

3. **预防复发及术后跟踪健康指导**　一般术后1～2月局部水肿消失、疗效最为明显；术后3～4月随着瘢痕软化，有轻微反复；6～12月疗效稳定。术后控制体重、禁服镇静药、避免过量饮酒对保持疗效较为重要，同时需定期复查、对疗效不完全者可辅以CPAP治疗或行二期手术。

（韩德民　叶京英）

Notes 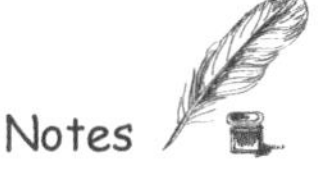

第十三章 咽部及颌面部肿瘤

颌面部肿瘤分良恶性两大类。良性肿瘤病程长、生长缓慢、呈膨胀性生长，瘤体多有被膜，早期症状不明显，因瘤体压迫邻近组织引起相应症状而就诊。恶性肿瘤生长快、病程短、呈浸润性生长，多无包膜，边界不清，易与周围组织粘连，常伴有疼痛和被侵蚀的组织出现功能障碍。较早发生颈淋巴结转移。

第一节 鼻 咽 肿 瘤

一、鼻咽纤维血管瘤

鼻咽纤维血管瘤（angiofibroma of nasopharynx）为鼻咽部最常见的良性肿瘤，由致密结缔组织、大量弹性纤维和血管组成，常发生于10～25岁青年男性，故又名"男性青春期出血性鼻咽血管纤维瘤"。病因不明。

【病理】 肿瘤起源于枕骨基底部、蝶骨体及翼突内侧的骨膜。瘤体由胶原纤维及多核成纤维细胞组成网状基质，其间分布大量管壁薄且无弹性的血管，这种血管受损后极易出血。肿瘤常向邻近组织扩张生长，通过裂孔侵入鼻腔、鼻窦、眼眶、翼腭窝及颅内。

【临床表现】 症状多在青春期发生，男女之比14～20∶1。

1. **出血** 阵发性鼻腔和（或）口腔出血，出血可为鲜红色血液，常为患者的首诊主诉。由于反复多次大出血，患者常有不同程度的贫血。

2. **鼻塞** 肿瘤堵塞后鼻孔或侵入鼻腔，引起一侧或双侧鼻塞，常伴有流鼻涕，闭塞性鼻音，嗅觉减退等。

3. **其他症状** 肿瘤压迫咽鼓管，引起耳鸣、耳闭及听力下降。肿瘤侵入邻近结构则出现相应症状：如侵入眼眶，则出现眼球突出，视力下降；侵入翼腭窝、颞下窝引起面颊部隆起；侵入颅内压迫神经，引起头痛及脑神经瘫痪。

【检查】

1. **前鼻镜检查** 常见一侧或双侧鼻腔有炎性改变，收缩下鼻甲后，可见鼻腔后部淡红色肿瘤。

2. **间接鼻咽镜检查** 可见鼻咽部圆形（图3-13-1）或分叶状红色肿瘤，表面光滑而富有血管，瘤组织侵入鼻腔可引起外鼻畸形或软腭塌陷。

3. **触诊** 手指触诊可触及肿块基底部，瘤体活动度小，中等硬度，若瘤体侵入颊部，通过触诊可了解瘤体蒂部与邻近部位粘连情况。但触诊应轻柔，因触诊易引起大出血，临床应尽量少用。

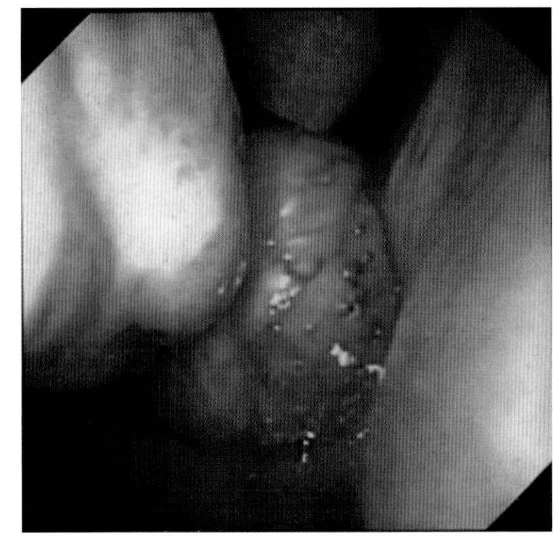

图3-13-1 鼻咽纤维血管瘤

4. 影像学检查　CT 和 MRI 检查可清晰显示瘤体位置、大小、形态，了解肿瘤累及范围、骨质破坏程度和周围解剖结构之间的关系(图 3-13-2)。

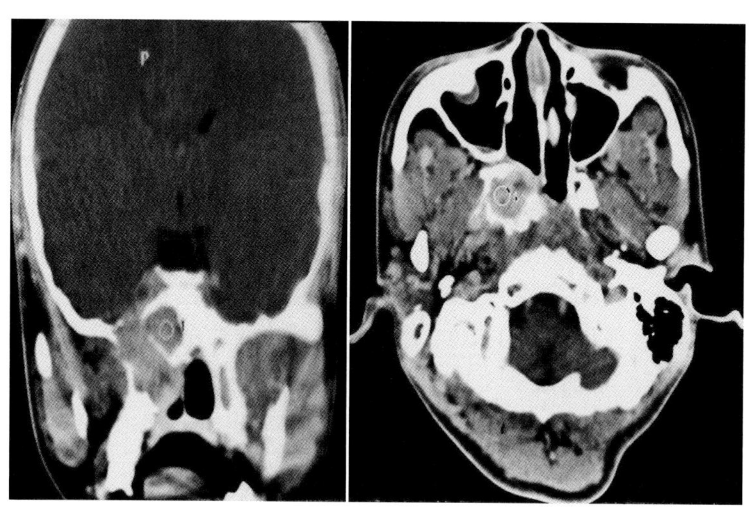

图 3-13-2　鼻咽纤维血管瘤 CT

5. 数字减影血管造影(digital subtractive angiography，DSA)　可了解肿瘤的供血动脉并可对供血血管进行栓塞，以减少术中出血。

【诊断】　根据病史及检查，结合年龄及性别作出诊断。因肿瘤极易出血，术前禁忌活检。对于病史不典型或肿瘤扩展至邻近结构而出现相应症状者，有时难以作出诊断，常需与后鼻孔出血性息肉，鼻咽部脊索瘤及鼻咽部恶性肿瘤相鉴别，最后诊断有赖于术后病理检查。

【临床分期】　闫钟钰等参照影像学改变，结合 RAD Kowski(1996)意见建义鼻咽纤维血管瘤分为三期：Ⅰa：局限于鼻腔和(或)鼻咽穹窿部，Ⅰb：扩展入一个或多个鼻窦；Ⅱa：少部分侵入翼腭窝，Ⅱb：整个翼腭窝受侵犯、上颌窦后壁前移、眶骨侵蚀、上颌动脉移位，Ⅱc：颞下窝和(或)颊部受侵犯或侵入翼板后方；Ⅲa：颅底受侵(中颅窝/翼突根部)、小部分颅内扩展，Ⅲb：颅底受侵、广泛颅内扩散、伴有或不伴有海绵窦受侵。

【治疗】　主要采取手术治疗。根据肿瘤的范围和部位采取不同的手术进路。肿瘤位于鼻咽部或侵入鼻腔鼻窦者。采用硬腭进路。肿瘤侵入翼腭窝者，采用硬腭进路加颊侧切口。肿瘤侵入颅内者，需采用颅颌联合进路。因手中出血多，术前行血管栓塞，术中进行控制性低血压可减少出血。采用鼻内镜下行鼻咽纤维瘤切除术。其优点利用内镜不同角度视野，在内镜视屏下探查瘤体根蒂进行分离，可减少了盲区。但手术适应证应严格掌握，侵入颅内者不宜单独使用，需与相关科室配合进行。

二、咽部脊索瘤

脊索瘤(notochordoma)起源于胚胎脊索残余。胚胎 3～4 月时，脊索发育成节段，以后逐渐被吸收，若有残余，出生后在某些诱因作用下，残余上皮迅速增生形成脊索瘤。脊索瘤一般分为颅部(蝶枕部)、脊椎部和骶尾部，咽部脊索瘤均属颅部脊索瘤，颅部脊索瘤发生于颅底斜坡处的蝶枕联合处，肿瘤可向周围组织生长，向上累及蝶窦、蝶鞍、及鞍旁，向下累及鼻咽部，向后压迫脑干、脑神经及基底动脉。本病好发于中年男性，可破坏局部骨质，属低度恶性肿瘤。

【病理】　显微镜下可见典型的空泡细胞和黏液基质，瘤细胞被纤维组织分隔成小叶状，瘤细胞大小不一，呈多角形、圆形或不规则形。

【临床表现】　病程较长，常见有头痛，因肿瘤所在部位及发展方向不同，其临床表现也有

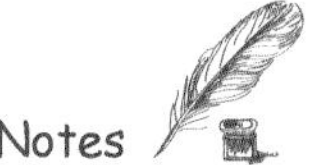

差异。

鞍区脊索瘤：可压迫垂体，垂体功能低下，可导致内分泌功能障碍，若视交叉受压，则可出现视力下降和视野受损。

鞍旁脊索瘤：累及海绵窦，使动眼、滑车和展神经受压。

斜坡脊索瘤：可压迫脑干，出现步行障碍，锥体束征，常累及Ⅵ、Ⅶ脑神经，若发生双侧展神经受累，则为其特征。

临床表现为进行性鼻塞、脓性鼻涕、嗅觉减退、闭塞性鼻音、夜间鼾声、耳鸣、耳闭、听力下降、CT 显示为不同程度的溶骨性破坏其内可见斑块状钙化累及颅底者常破坏斜坡和蝶鞍或两者同时破坏 MRI 对软组织有较高分辨率。T_1W_1为低信号或等信号，T_2W_1为等信号或高信号，增强扫描呈不规则强化。MRI 冠状位、矢状位图象对瘤体部位及侵犯邻近结构和器官显示更清楚，增强扫描瘤体低-中度强化（图 3-13-3）。本病应与鼻咽纤维血管瘤、鼻咽癌、颅咽管瘤鉴别。尤其是鼻咽癌累及颅底者，有时难以区别，一般鼻咽癌骨质破坏以岩尖破裂孔区为主，并常伴有Ⅴ、Ⅵ脑神经受累或淋巴结转移。脊索瘤无颈淋巴结肿大，EB 病毒血清学检查多为阴性。最后确诊有赖于病理切片。

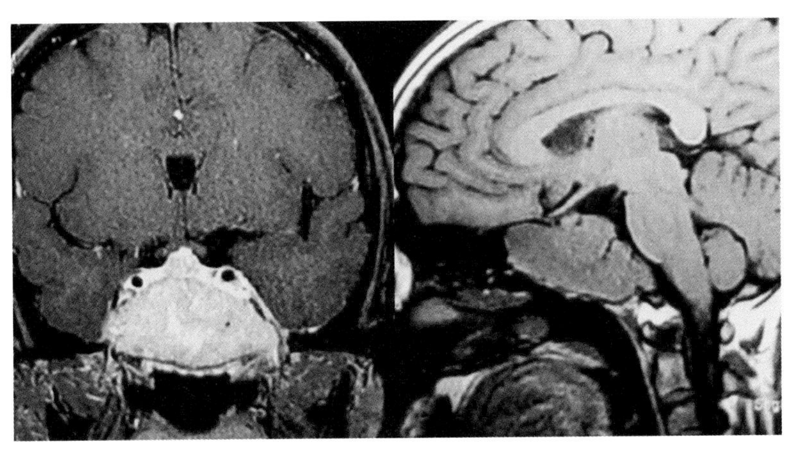

图 3-13-3 脊索瘤的 MRI 表现

【治疗】 脊索瘤以手术切除为主，各种手术入路的选择以求尽可能全的切肿瘤，由于其生长部位复杂，常需要采取联合入路，在选择术式和入路时应考虑：大多数瘤体位于硬膜外，因此对咽部脊索瘤可选用中线入路，如经口-硬腭入路，经蝶窦入路，经上颌窦或颜面入路，面中掀翻入路，或扩大的额下硬膜外入路，若有枕骨髁被破坏，影响颅颈关节稳定性者，应加固，随着内镜手术的广泛应用，以上入路已部分可在内镜下完成，且内镜具有不同角度（30°、70°、90°）的特点，有利于手术中减少残留，尤其对斜坡区脊索瘤，对部分术后有残留灶或因部位特殊，无法手术患者可应用高能 X 线先治疗，随着放射治疗手段的发展，已开展用质子和光子混合照射治疗，其 5 年生存率高于单纯手术组。

三、颅咽管瘤

颅咽管瘤是颅咽管残余上皮来源的肿瘤。胚胎 3 周时，外胚叶首端腹侧的部分上皮向内凹陷生长，形成一盲管，称为拉特克囊（Rathke's pouch），至胚胎 2 个月以后，拉特克囊与间脑第三脑室底部的漏斗相连，以后发展成脑垂体的两个组成部分。此囊在颅咽之间的管道称颅咽管，蝶骨形成后，颅咽管即封闭，若发育异常，拉特克囊的残余上皮增生，形成颅咽管瘤。肿瘤位于脑垂体蒂部，向上生长达鞍膈以上，压迫视神经及视交叉，向后突入第三脑室，压迫下丘脑，向下侵入蝶鞍内，并可破坏鞍底进入蝶窦。本病好发于儿童。

【病理】 多为囊性,成单房或多房,大小不一,囊壁光滑,厚薄不等,常有多数散在钙化斑。镜下可见肿瘤由复层鳞状上皮,细胞间桥和角层蛋白构成。

【临床表现】 生长缓慢,早期症状不明显,后期常见症状为:①内分泌失调:肿瘤压迫脑垂体或下丘脑所致,儿童表现为生长缓慢、发育迟缓(垂体性侏儒症),成人表现为肥胖、性功能低下、乏力、基础代谢率减低等;②视力及视野改变:肿瘤压迫视神经及视交叉引起视力下降,视野缺损;③颅内压增高:肿瘤突入第三脑室阻塞室间孔,引起颅内压增高,多见于儿童。

【诊断】 儿童患者出现内分泌失调、视力及视野改变,可伴有颅内压增高,应高度怀疑为颅咽管瘤。颅底X线与CT扫描可显示鞍区骨质破坏,瘤内可见钙化点,其中近半数出现沿肿瘤边缘壳状钙化影,是诊断颅咽管瘤的重要依据。MRI扫描可显示肿瘤的大小、位置及与邻近组织的关系,肿瘤内有无囊性变。内分泌检查可测定下丘脑和垂体的功能,对诊断有一定帮助。本病应与鞍区皮样囊肿、脊索瘤、畸胎瘤及脑膜瘤鉴别,最后确诊有赖于术后病检。

【治疗】 以手术治疗为主,手术进路有经蝶窦或开颅进路切除肿瘤。术前、术后应用地塞米松、甲状腺素等,可增加手术安全度。病变范围局限者,可全部切除肿瘤;病变范围较广者,难以达到全切,术后辅以放射治疗及内分泌治疗。对部分实质性瘤体体积小于3cm可考虑应用γ刀治疗。

四、鼻 咽 癌

鼻咽癌(carcinoma of nasopharynx)是我国高发肿瘤之一,占头颈部肿瘤发病率首位,"难经"、"华佗中藏经"等历代医书中均有与鼻咽癌症状相似的描述。自1935年国内首次报道经病理证实的鼻咽癌病例以后,1975～1978全国开展了三年恶性肿瘤死亡回顾性调查,调查范围除台湾省外29个省、市、自治区八亿三千万人口中三年间恶性肿瘤死亡病例和人口资料构成通过调查,发现广东、广西、福建、湖南等省为国内高发区,调整死亡率分别为6.47/10万、4.92/10万、3.28/10万、3.22/10万,亦居世界首位。(全国调整死亡率2.88/10万),男性发病率约为女性的2～3倍,40～50岁为高发年龄组。

【病因】 目前认为与遗传因素、病毒因素及环境因素等有关。

1. **遗传因素** 鼻咽癌患者具有种族及家族聚集现象,如侨居国外的中国南方人后代保持着较高的鼻咽癌发病率,决定人类白细胞抗原(HLA)的某些遗传因素和鼻咽癌发生发展密切相关。

2. **EB病毒** Old等1966年首先从鼻咽癌患者血清中检测到EB病毒抗体,近年应用分子杂交及聚合酶链反应(Polymerase Chain Reaction,PCR)技术检测证实鼻咽癌活检组织中有EBV DNA特异性病毒、mRNA或基因产物表达,更证实EB病毒在鼻咽癌发展中的重要作用,目前EB病毒的研究已成为探索鼻咽癌病因学中的重要方面。

3. **环境因素** 我国鼻咽癌高发区居民多有进食咸鱼、腊味等腌制食品习惯,这些食物中亚硝酸盐含量较高,动物诱癌实验发现亚硝胺类化合物可在大鼠诱发出鼻咽癌。鼻咽癌高发区的大米和水中微量元素镍含量较高,鼻咽癌患者头发中镍含量亦较高,动物实验证实镍可以促进亚硝胺诱发鼻咽癌。另外,缺乏维生素和性激素失调可以改变黏膜对致癌物的敏感性。

【病理】 鼻咽癌病理分型迄今国际尚无统一标准,1988年国内制定的"鼻咽癌诊治规范"将其病理分型分为:原位癌;微小浸润癌;鳞状细胞癌(高、中、低分化);泡状核细胞癌;未分化癌;腺癌。鼻咽癌患者中95%～98%均为低分化鳞癌。

【临床表现】 由于鼻咽部解剖位置隐蔽,鼻咽癌早期症状不典型,早期诊断较难,容易延误,应特别警惕。常见症状为:

1. **鼻部症状** 早期可出现涕中带血,时有时无,多未引起患者重视,瘤体增大可阻塞后鼻孔,引起鼻塞,始为单侧,继而双侧。

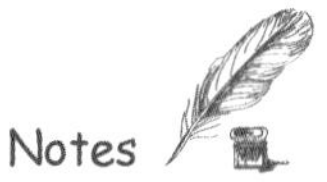
Notes

2. **耳部症状** 发生于咽隐窝的鼻咽癌，早期可压迫或阻塞咽鼓管咽口，引起耳鸣、耳闭及听力下降，鼓室积液，临床易误诊为分泌性中耳炎。

3. **颈部淋巴结肿大** 颈淋巴结转移者较常见，以颈淋巴结肿大为首发症状者占60%，转移肿大的淋巴结为颈深部上群淋巴结，呈进行性增大，质硬不活动，无压痛，始为单侧，继之发展为双侧。

4. **脑神经症状** 瘤体经患侧咽隐窝由破裂孔侵入颅内，常先侵犯Ⅴ、Ⅵ脑神经，继而累及Ⅱ、Ⅲ、Ⅳ脑神经而引起头痛，面部麻木，眼球外展受限，上睑下垂等脑神经受累症状；瘤体直接侵犯或由转移淋巴结压迫，可导致Ⅸ、Ⅹ、Ⅺ、Ⅻ脑神经受损，引起软腭瘫痪、呛咳、声嘶、伸舌偏斜等症状。

5. **远处转移** 鼻咽癌晚期常向骨、肺、肝等部位转移。

【检查】

1. **鼻咽部检查** 可应用间接鼻咽镜、纤维鼻咽喉镜、鼻内镜(0°、30°)进行，鼻咽癌好发于鼻咽顶前壁及咽隐窝，常表现为小结节状或肉芽肿样隆起，表面粗糙不平，易出血，有时表现为黏膜下隆起，表面光滑。早期病变不典型，仅表现为黏膜充血、血管怒张或一侧咽隐窝较饱满，对这些病变要特别重视，以免漏诊(图3-13-4)。

2. **颈部触诊** 颈上深部可触及质硬、活动度差或不活动、无痛性肿大淋巴结(图3-13-5)。

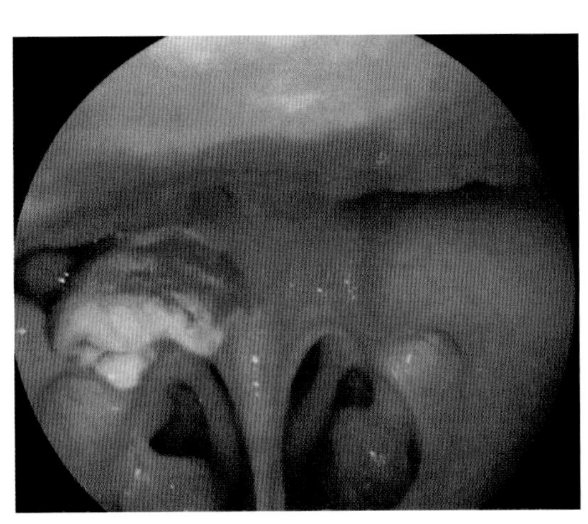

图3-13-4 鼻咽癌的间接鼻咽镜表现

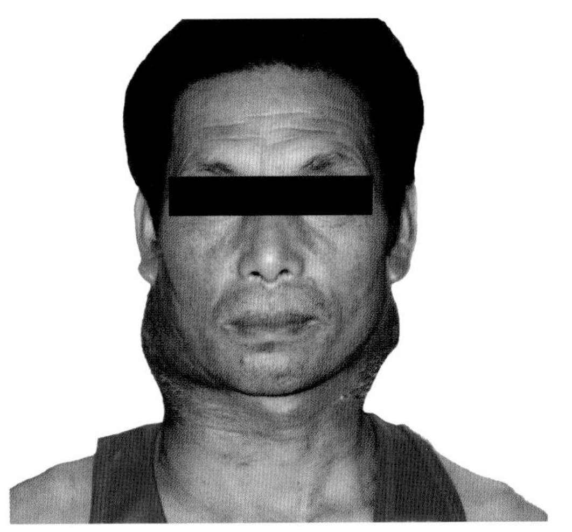

图3-13-5 鼻咽癌颈淋巴结转移

3. **脑神经检查** 鼻咽癌原发灶常经破裂孔而侵入颅内，Ⅵ、Ⅴ、Ⅲ脑神经易受侵犯。

4. **EBV血清学检查** EBV血清检查可以作为鼻咽癌诊断的辅助指标。EBV与鼻咽癌发生密切相关，其感染与潜伏Ⅱ型表达EVB核抗原-1(EBNA-1)、膜蛋白-1(LMP-1)和EBV壳抗原(VCA)抗体IgA。早期抗原(EA)抗体IgA/IgG已广泛应用于鼻咽癌血清学检测，但常规用于检测的为VCA-IgA和EA-IgA，一般用免疫荧光法或免疫酶法。VCA-IgA灵敏度高但特异性低，而EA-IgA有较高的特异性但灵敏度低，而采用酶联免疫吸附法(ELISA)其灵敏度和特异性均有提高，两项指标综合分析，其诊断价值更高。

鼻咽癌患者血浆中的EBV DNA是以游离的DNA片段形式存在，而健康人群中很少能检测到。目前通过聚合酶链式反应(PCR)进行外周血检测，结果显示该诊断指标在鼻咽癌中灵敏度达95%、特异性达98%。

5. **影像学检查** CT扫描能显示肿瘤呈浸润生长、边界不清、瘤体密度略高于周围组织，病变部位局部增厚、咽隐窝变浅、鼻咽旁间隙受累，还能显示颅底骨质破坏情况，对指导临床分期及治疗方案的制订有重要意义(图3-13-6)。

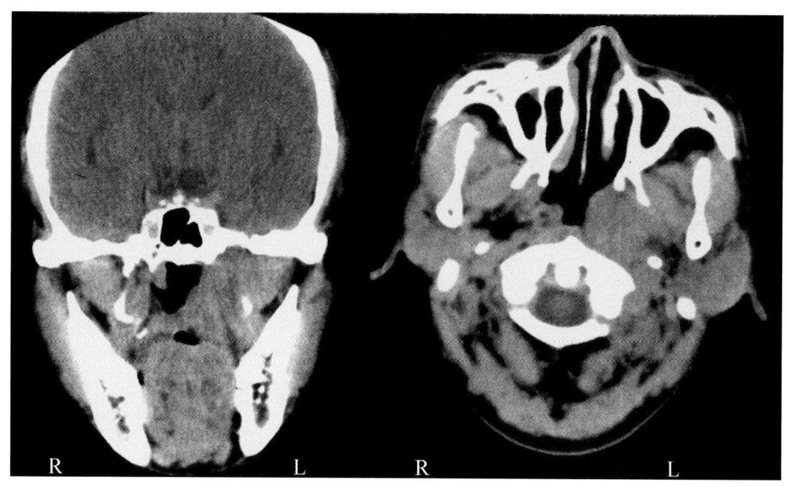

图 3-13-6　鼻咽癌的 CT 表现

MRI 对软组织的观察与分辨优于 CT，但显示肿瘤范围及与周围器官关系与 CT 大致相同。

核素显像（position emission tomography/computerized tomography，PET-CT）是近年影像学的新发展。它是电子发射体层显像装置 PET 和 CT 结合，将功能图像和解剖图像融合。PET-CT 示踪剂目前常用放射性核素标记的^{18}F-FDG（18-flurodeoxyglucose，18 氟-脱氧葡萄糖）静脉注射后，一般肿瘤病灶/非肿瘤病灶^{18}F-FDG 标准摄入值（SUV）正常组织<1.83～2.5/30 分钟、瘤体组织≥2.63。临床观察鼻咽癌原发灶 SUV 值>4～5，特异性 76%～90%、灵敏度 90%～100%，但在急性炎症或某些病理情况下可出现 SUV 值偏高而出现假阳性，其几率<15%。

【诊断】 详细询问病史非常重要。若患者出现不明原因的回吸性涕中带血、单侧鼻塞、耳鸣、耳闭、听力下降、头痛、复视或颈上深部淋巴结肿大等症状，应警惕鼻咽癌可能，须进行间接鼻咽镜、纤维鼻咽喉镜、EB 病毒血清学、影像学等各项检查、对可疑患者立即行鼻咽部活检以明确诊断。由于鼻咽癌早期即可出现颈淋巴结转移，常误诊为淋巴结核、非霍奇金病等。

【鼻咽癌的 TNM 分类】 根据肿瘤的生长范围和扩散的程度，按国际抗癌联盟（UICC）头颈肿瘤临床分期[第 6 版（2002 年）]方案如下：

（一）T：原发肿瘤

Tx：原发肿瘤不能估计；

T_0：无原发肿瘤证据；

T_{is}：原位癌。

T_1：肿瘤限于鼻咽。

T_2：肿瘤延及口咽软组织和（或）鼻腔。

T_{2a}：无咽旁受侵。

T_{2b}：有咽旁受侵（肿瘤向侧后方浸润，穿透咽颅底筋膜）。

T_3：肿瘤侵及骨结构和（或）鼻窦。

T_4：肿瘤侵及颅内和（或）脑神经、颞下窝、下咽或眼眶。

（二）N：区域淋巴结转移。

Nx：不能评估有无区域性淋巴结转移。

N_0：无区域性淋巴结转移。

N_1：单侧淋巴结转移，淋巴结直径不超过 6cm，位于锁骨上窝以上区域。

N_2：双侧淋巴结转移，淋巴结直径不超过 6cm，位于锁骨上窝以上区域。

N_3：淋巴结转移。

N_{3a}：淋巴结直径大于 6cm。

Notes 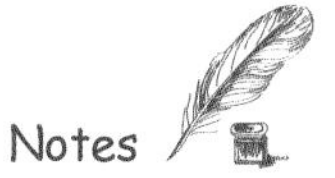

N_{3b}:锁骨上窝有转移。

注:中线淋巴结即为同侧淋巴结。

（三）临床分期(表 3-13-1):

表 3-13-1 鼻咽肿瘤临床分期

临床分期	原发灶分期	淋巴结转移分期	远处转移分期
0 期	T_{is}	N_0	M_0
Ⅰ期	T_1	N_0	M_0
ⅡA 期	T_{2a}	N_0	M_0
ⅡB 期	T_1	N_1	M_0
	T_{2a}	N_1	M_0
	T_{2b}	N_0、N_1	M_0
Ⅲ期	T_1	N_2	M_0
	T_{2a}、T_{2b}	N_2	M_0
	T_3	N_0、N_1、N_2	M_0
Ⅳ期 A 期	T_4	N_0、N_1、N_2	M_0
Ⅳ期 B 期	任何 T	N_3	M_0
Ⅳ期 C 期	任何 T	任何 N	M_1

【治疗】 鼻咽癌大多属低分化鳞癌,对放射治疗敏感,因此,放射治疗为首选方案,其次为化疗或手术治疗。

1. 放射治疗 鼻咽癌有向周围组织浸润的特点,靶区一般设计较大、且不规则。近年来,在多数医疗单位已采用调强放疗技术(intensity modulation radiation therapy,IMRT)它能最大限度将放疗剂量集中在靶区内杀灭肿瘤细胞,减少对邻近组织损伤。根据目前不完全统计,其 3 年控制率为 92% ~93%,总生存率 70%。虽然其总生存率获得较好的提高,但其远处转移后生存率仍不理想,远处转移仍成为治疗失败的主要原因。

为了提高放疗效果,目前已有采用高线性能量传递放疗设备质子与光子混合照射,其 5 年生存率可达 70% 以上,10 年生存率达 35%。在鼻咽癌放疗中质子照射治疗,其剂量分布均匀且对其邻近组织射线剂量少,适合用于放疗后残灶及复发灶。但由于设备昂贵,尚未能普及。

2. 化疗 鼻咽癌化疗疗效不高,但可以采用诱导化疗与同期放化疗以增强放疗敏感性,有效药物有顺铂、卡铂、5-氟尿嘧啶、紫杉醇、环磷酰胺等。当前对放化疗的综合最佳方案还有待探索。目前,已有单位在研究应用分子标志物来预测放化疗的敏感性,在试验中已取得可喜成绩。

3. 手术 放疗后残留或局部复发灶,挽救性手术仍为一有效手段,其适应证包括:①根治性放疗后 3 个月鼻咽部原发灶残留,病变局限。②根治性放疗后,颈淋巴结残留或局部复发。

4. 分子靶向治疗 应用于晚期患者或联合放化疗。采用方法:放疗联合利妥昔单抗或尼妥珠单抗,但其疗效尚待进一步观察。

第二节 口咽肿瘤

一、口咽良性肿瘤

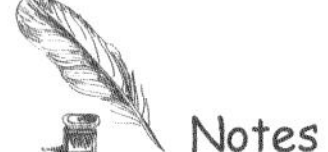

口咽良性肿瘤常见有乳头状瘤、纤维瘤、潴留囊肿、混合瘤及血管瘤等,其他肿瘤如脂肪瘤、

淋巴管瘤、畸胎瘤等少见。

【临床表现】 肿瘤较小时多无自觉症状，常于体格检查或检查咽部其他疾病时偶然发现。肿瘤较大时，可出现咽部异感症，甚至可引起吞咽障碍，当瘤体由口咽延伸至喉咽可引起呼吸及发音功能障碍。

【检查】 乳头状瘤发生于悬雍垂、扁桃体、腭弓等处，表面呈颗粒状，色白或淡红色，瘤体广基或带蒂。纤维瘤发生部位同乳头状瘤，肿瘤大小不一，呈圆形突起，表面光滑，触之较硬。潴留囊肿多发生于软腭、咽后壁、咽侧壁及扁桃体，呈圆形，表面光滑。混合瘤多发生于软腭、表面光滑。血管瘤常发生于软腭、咽后壁及侧壁，呈紫红色不规则肿块，易出血。

【治疗】 瘤体较小时，可采用激光、电凝、冷冻等治疗；瘤体较大时，需采用手术治疗，通常采用经口进路；肿瘤累及咽旁间隙或颈部时，需采用经颈侧进路或颞下窝进路。

二、扁桃体恶性肿瘤

扁桃体恶性肿瘤（malignant tumor of tonsil）在口咽部较常见，在上呼吸道恶性肿瘤中其发病率仅次于喉癌，病因尚不清楚，可能与长期炎性刺激、角化症、白斑病等癌前期病变及吸烟、饮酒等因素有关。

【病理】 扁桃体癌（鳞癌、淋巴上皮癌、未分化癌、腺癌）发生率较高，肉瘤（淋巴肉瘤、网织细胞肉瘤、横纹肌肉瘤等）次之，其他恶性肿瘤（恶性淋巴瘤、恶性血管内皮瘤、恶性黑色素瘤）较少见。

【临床表现】 早期症状为咽部不适、异物感，一侧咽痛，吞咽时较明显，多未引起重视。晚期咽痛加剧，引起同侧反射性耳痛，吞咽困难，讲话含糊不清，呼吸困难等。对40岁以上患者，长期有咽部不适、疼痛且症状进行性加重时应警惕扁桃体癌。

【检查】 一侧扁桃体明显肿大，表面溃烂不光滑或呈结节状隆起，触之较硬，易出血，扁桃体与周围组织粘连不活动，同侧下颌角下方可触及肿大淋巴结，质硬不活动，无压痛。

【诊断】 成人出现单侧扁桃体明显肿大，表面溃烂，溃疡中心如火山口，溃疡边缘卷起，质地较硬，不活动，伴有同侧下颌角下方或颈上段淋巴结肿大，诊断较易。但如遇一侧扁桃体肿大充血，表面光滑，颈部无肿大淋巴结时，易误诊为急性扁桃体炎，应特别警惕，必要时取活检确诊。MRI检查可以了解瘤体实际大小和咽旁隙侵入情况。

【治疗】 根据病变范围及病理类型采取不同的治疗措施。对放射线敏感的恶性淋巴瘤、未分化癌或病变范围较广、手术难以切除的鳞癌宜用放射治疗，同时配合化疗及免疫治疗。病变局限于扁桃体可行扁桃体切除；下颌角下方淋巴结肿大者，行颈淋巴结清扫术，术后辅以放疗及化疗。

（肖健云）

第三节　喉咽肿瘤

一、喉咽良性肿瘤

喉咽良性肿瘤很少发生，临床偶见血管瘤、乳头状瘤、纤维瘤、脂肪瘤。可发生于梨状窝、咽侧壁及咽后壁。

【临床表现】 早期症状不典型，可有吞咽异物感或梗塞感，肿瘤增大时可影响进食和呼吸。

血管瘤表现为红色不规则隆起，易出血，可分为毛细血管瘤、海绵状血管瘤和蔓状血管瘤等，血管瘤患者可有咯血，出血常继发于进食尖锐硬性食物之后；乳头状瘤为多发淡红色分指状淡红色肿物；纤维瘤及脂肪瘤则表现为黏膜下隆起，表面黏膜颜色可有改变。

【诊断】 间接喉镜检查可发现肿瘤，但早期病变较小时，难以发现。纤维喉镜检查可发现早期病变。喉咽部 CT 或 MRI 检查有助于了解病变范围。

【治疗】 血管瘤可采用激光、冷冻等治疗，多次复发的血管瘤也可考虑手术切除；乳头状瘤采用激光烧灼术治疗，同时可采全身应用干扰素等治疗；纤维瘤、脂肪瘤需采用手术治疗。喉咽良性肿瘤的手术首选支撑喉镜下的手术。

二、喉咽恶性肿瘤

原发于喉咽的恶性肿瘤较少见，约占全身恶性肿瘤的0.2%～0.3%，根据发生部位分为：梨状窝癌、环状软骨后区癌（环后癌）及喉咽后壁癌，其中梨状窝癌较多见，下咽后壁癌次之，环后癌最少见。梨状窝癌及喉咽后壁癌多见于老年男性，环后癌多发生于女性。

【病因】 下咽癌的发生于其他头颈部恶性肿瘤有共同的危险因素。

1. 吸烟饮酒 饮酒在喉咽癌患者中更为普遍，具体机制尚不明确，一方面可能与直接致癌有关，另一方面可能增加烟草的致癌因素。

2. 遗传因素 喉咽癌可发生于有恶性肿瘤家族史的家系。

3. 营养因素

4. 感染因素 人类乳头瘤病毒（Human Papillary virus，HPV）可能与头颈部肿瘤发生有关。

【病理】 绝大多数喉咽肿瘤为鳞状细胞癌，且大多数分化较差，肉瘤及腺癌罕见。由于咽部黏膜下组织缺乏天然的生物学屏障，喉咽癌易发生局部播散以及淋巴结转移。

1. 位于梨状窝外侧壁的喉咽癌常早期侵及甲状软骨后部，向外穿过甲状软骨或环甲膜，亦可绕过甲状软骨后缘侵及喉外组织或甲状腺，向上扩展侵入舌根部和扁桃体，少数病例可向下侵及颈段食管。位于梨状窝内侧壁的肿瘤常易向内扩展侵及喉部，沿杓状软骨后或外侧生长侵及环杓关节，循黏膜扩展累及杓状会厌襞、杓区、喉室带及向后累及环后区，亦可向前直接侵入声门旁间隙。晚期全部梨状窝、下咽后壁、对侧梨状窝、甲状软骨、甲状腺、颈部软组织及颈段食管均可受累。

2. 环后癌向前易侵及环杓后肌、环状软骨、杓状软骨及环杓肌，向两侧可侵及梨状窝、甲状腺、气管。向下侵及颈段食管。

3. 下咽后壁癌多沿咽后壁向上下迅速扩展并易向后浸润生长，晚期可扩展累及侧壁，肿瘤易向下累及食管，但较少侵入椎前肌。肿瘤可向上侵入口咽及鼻咽直接侵及颈椎和颅底者少见，下咽后壁癌常有多发癌灶。

4. 淋巴结转移 梨状窝癌较多向同侧的颈深淋巴结上组和中组转移，环后癌和下咽后壁癌可发生双侧颈淋巴结转移，环后癌还可向气管旁甚至纵隔淋巴结转移。

5. 晚期下咽癌可向远处转移，常见的转移部位是肺部和骨。

【临床表现】 早期症状为喉咽部异物感，吞咽梗塞感。肿瘤增大，表面发生溃烂时，可引起吞咽疼痛，并出现同侧反射性耳痛，常伴有进行性吞咽困难，流涎及痰中带血。肿瘤累及喉腔，则引起呼吸困难、声嘶。颈淋巴结转移可出现颈部肿块，喉咽癌晚期时患者常有贫血、消瘦、衰竭等恶病质的表现。肿瘤侵犯颈部大血管时可发生严重的出血。

间接喉镜检查可见喉咽内灰白色的外生性或溃疡性新生物，注意观察肿瘤的范围、大小、声带活动等。颈部检查注意喉体是否膨大，活动度是否受限，会厌前间隙及双侧颈部淋巴结是否肿大。

【检查】 电子喉镜检查较间接喉镜检查能更为直观的记录喉咽部的病变情况，尤其适用于对一般间接喉镜检查不耐受的患者。部分带有频闪功能的动态喉镜能更好地判断声带的运动情况，作为手术的参考。

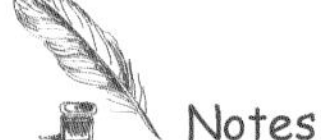
Notes

CT 及 MRI 检查判断肿瘤侵犯深层范围和颈部淋巴结转移的情况。增强 CT 检查对喉咽癌有很高的诊断价值，原发肿瘤和淋巴结转移肿瘤表现为不同大小的边缘强化的占位。

正电子发射扫描((positron emission tomography，PET)可以很好的检查远处转移病灶。

【诊断】 根据患者的病史、临床表现、喉镜检查、CT等可以作出诊断，喉镜下的病理组织活检是喉咽癌确诊的金标准(表3-13-2)。

表3-13-2　喉咽肿瘤的TNM分期

Tx	原发肿瘤无法评估
T_0	无原发肿瘤证据
Tis	原位癌
T_1	肿瘤局限于下咽的一个解剖亚区(梨状窝、下咽后壁、环后区)并且最大径≤2cm
T_2	肿瘤侵犯超过下咽的一个解剖亚区或邻近解剖区，或最大径>2cm，但≤4cm，无半喉固定
T_3	肿瘤最大径>4cm或半喉固定
T_{4a}	肿瘤侵犯甲状/环状软骨、舌骨、甲状腺、食管或中央区软组织
T_{4b}	肿瘤侵犯椎前筋膜，包绕颈动脉或累及纵隔结构
Nx	区域淋巴结无法评估
N_0	无区域淋巴结转移
N_1	同侧单个淋巴结转移，最大径≤3cm
N_2	同侧单个淋巴结转移，最大径>3cm，但≤6cm；或同侧多个淋巴结转移，最大径均≤6cm；或双侧或对侧淋巴结转移，最大径均≤6cm
N_{2a}	同侧单个淋巴结转移，最大径>3cm，但≤6cm
N_{2b}	同侧多个淋巴结转移，最大径均≤6cm
N_{2c}	双侧或对侧淋巴结转移，最大径均≤6cm
N_3	转移淋巴结最大径>6cm
Mx	远处转移无法评估
M_0	无远处转移
M_1	有远处转移

$M=M_0$	T_1	T_2	T_3	T_{4a}	T_{4b}
N_0	Ⅰ	Ⅱ	Ⅲ	ⅣA	T_{4b}
N_1	Ⅲ	Ⅲ	Ⅲ	ⅣA	T_{4b}
N_2	ⅣA	ⅣA	ⅣA	ⅣA	T_{4b}
N_3	T_{4b}	T_{4b}	T_{4b}	T_{4b}	T_{4b}

$M=M_1$，均为ⅣC期

【治疗】 综合采用手术、放疗及化疗等治疗措施，根据肿瘤侵犯范围采取不同的治疗措施。

1. **手术治疗**　由于喉咽癌邻近喉部，因此喉功能的保留是喉咽癌手术的重点和难点。

(1) 单纯的咽部分切除术：适应证较为局限，仅适用于少数T_1期下咽后壁癌等，可由颈咽侧或会厌谷入路暴露肿瘤，以裂层皮片或人工组织修补创面。

(2) 保留喉功能的下咽癌切除术：建立在对下咽癌生物发展规律不断的渗入理解和术式选择理念的转变上。绝大多数的下咽癌发展多有规律可循，因而对癌肿的安全切缘更有方向性。在保证切缘的情况下，喉功能区(环杓关节区)和喉软骨支架在考虑是否行喉功能保留手术时更

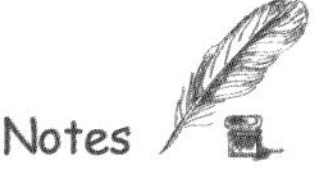

为重要，无论T分期，只要上述两点满足皆可考虑行保喉手术。

1）梨状窝外侧壁癌：根据肿瘤不同的原发部位和侵犯范围，分别选择于梨状窝外侧壁、会厌谷、梨状窝尖或食管入口等处切开黏膜，进入咽腔，沿梨状窝外侧壁后缘纵行切开，充分暴露肿瘤。直视下将患侧受累的甲状腺、甲状软骨板后1/3，梨状窝外侧壁及部分前壁和下咽后壁一并切除。

2）梨状窝内侧壁癌：咽测入路进入咽腔。如声门旁间隙饱满，紧贴甲状软骨内侧已有肿瘤累及，声带固定或活动受限较重，可于喉室、室带前缘或会厌根进入喉腔，再从喉腔侧将患侧半喉包括声带、喉室、室带、声门旁间隙与梨状窝肿瘤整块切除；如声门旁间隙受累较轻，声带活动正常或轻度受限，则可保留声带切除喉室、室带和声门旁间隙，或视情况仅切除声门旁间隙，保留声带、喉室及室带的黏膜，切开患侧环后区或梨状窝内侧壁后部黏膜，将梨状窝肿瘤与受累的部分喉组织整块取下。

3）下咽后壁癌：咽侧入路视野暴露充分，操作空间较大，适用于大多数下咽后壁癌的切除。将肿瘤深部与椎前筋膜分离。再自肿瘤下极向上分离，注意探查食管入口有无累及。如肿瘤累及该侧梨状窝，可于肿瘤下极向上沿肿瘤深面紧贴环状软骨表面向上分离。

4）环后癌：完整显露肿瘤后，于其外侧垂直切开梨状窝内侧壁黏膜，下达梨状窝尖和颈段食管，深至环状软骨表面。但环后癌的手术不易勉强行保喉手术，一旦探查环状软骨受侵犯宜行全喉切除术，或喉气管瓣成形术。

①全喉咽部分切除术：适用于绝大多数环后癌及部分梨状窝内侧壁T3病变，肺功能差者可能无法耐受术后误吸者也可考虑该术式。不同于喉癌的全喉切除术，依据喉的解剖亚区的划分及双侧的相对独立引流，可以保留喉的前半或健侧半制作喉瓣修补咽壁缺损。

②全喉全下咽切除：下咽的环周受累较为少见，但下咽的多中心病灶可造成切除后的环周缺损。晚期的下咽癌可向颈段食管侵犯，需要切除部分颈段食管，甚至全食管剥脱。

③上消化道的重建：保留及不保留喉功能的下咽癌切除术均涉及上消化道的重建。下咽及食管的常用修复材料有：喉气管瓣、胸大肌肌皮瓣、结肠上徙、游离空肠、胃上提、胸三角皮瓣、颈阔肌皮瓣、胸骨舌骨肌筋膜瓣、胸锁乳突肌骨膜瓣等。

④颈淋巴结的处理：N_0的病例需要行患侧侧Ⅱ、Ⅲ区的择区性颈清扫，N+的患者需行患侧的择区性或根治性颈清扫，对环后癌及下咽后壁癌还需探查气管旁及咽后淋巴结。

2. 放化疗 对于T_{is}及T_1患者可考虑行放疗，且效果不亚于手术治疗。绝大多数病例，放疗是作为手术的辅助手段，可在手术前或手术后。

（潘新良）

第四节 腮腺肿瘤

一、腮腺良性肿瘤

腮腺良性肿瘤发病率较高，混合瘤最常见，其次为腺淋巴瘤和嗜酸性腺瘤，分述如下：

（一）混合瘤

混合瘤（mixed tumor）又名多形性腺瘤（pleomorphic adenoma），多发生在腮腺（83%），其次是颌下腺（8%），舌下腺极少见，小涎腺约占7%。

【病理】 肿瘤组织内含有瘤样上皮组织、黏液性组织及软骨样组织。瘤组织来源尚不清楚，曾认为肿瘤的上皮成分起源于外胚层，黏液及软骨样组织起源于中胚叶，最近有人认为病变的上皮细胞具有多向分化潜能，由于肿瘤上皮细胞本身的多向分化而形成多形性腺瘤。

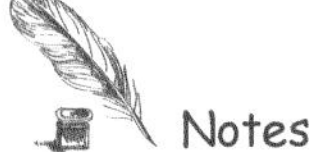

【临床表现】 肿瘤生长缓慢，病程较长，可长达数年甚至十几年，早期无任何症状，常无意

中发现肿瘤才来就诊。肿瘤长大到一定程度时可引起面部外形改变，一般不引起面瘫、张口受限等功能障碍，触诊肿块表面光滑，呈分叶状或结节状，质地中等，无压痛，与周围组织界限清楚，可活动。有囊性变者，可扪及波动。

【诊断】 根据病史及检查一般可作出诊断。涎腺造影 X 线摄片有助于了解肿瘤的位置及导管受压情况，B 超可了解肿瘤与周围组织的关系及有无囊性变，CT 表现为边界清楚的圆形或类圆形肿块，瘤体较大时可见颈外动脉等腮腺内血管移位征，CT 显示瘤体内有点状钙化和囊变。MRI 表现 T_1 加权像呈低信号、T_2 加权像呈等或高信号，信号强度不均匀。

【治疗】 手术切除为主。手术治疗原则是在保留面神经功能的基础上，彻底完整切除肿瘤，肿瘤位于腮腺浅叶者作肿瘤及浅叶切除，位于腮腺深叶需作肿瘤及深叶切除；肿瘤完整切除后一般极少复发，若肿瘤残留，术后复发率可高达 30% ~50%，少数反复复发者应疑有恶变。

（二）腺淋巴瘤（又名 Warthin 瘤）

腺淋巴瘤（adenolymphoma）或乳头状淋巴瘤腺瘤（papillary cystadenoma lymphomatosum）较少见，多发生于腮腺，胚胎发育期腮腺与腺内淋巴组织可以同时发育。当淋巴组织尚未形成淋巴结被膜时，腺体组织可以迷走到淋巴组织中，腺体组织被包裹在淋巴结中，这种迷走腺体组织可以发生瘤变而形成腺淋巴瘤（Warthin 瘤）。另有学者认为此病属一种迟发性过敏性疾病而非真性肿瘤。

【临床表现】 本病常具有以下特点：①多发生于 50 岁以上的男性，男女之比为 6∶1；②病程长，肿瘤生长缓慢，瘤体很少超过 3cm 直径；③多位于腮腺浅叶下极，肿瘤呈圆形或卵圆形，表面光滑，质柔软，边界清楚，与周围组织无粘连；④可发生在双侧腮腺，或单侧腮腺中生长多个瘤体；⑤可有感染史。

【诊断】 根据病史及检查可初步作出诊断，但应注意与腮腺混合瘤相鉴别，往往需切除肿瘤做病理检查才能确诊。

【治疗】 以手术切除为主。手术应完整切除肿瘤，若有多发性病变、应同时切除腮腺浅叶。

（三）嗜酸性腺瘤

嗜酸性腺瘤（oxyphilic adenoma）很少见，多发生在腮腺，女性较男性多见，少数发生在双侧腮腺。临床表现类似混合瘤，生长缓慢，一般瘤体较小，直径约 3 ~5cm。治疗：手术切除为主。术后少见复发，极少恶变。

二、腮腺恶性肿瘤

腮腺恶性肿瘤发病率位居涎腺恶性肿瘤首位，病因尚不十分清楚，以黏液表皮样癌发病率最高，腺样囊性癌次之，恶性混合瘤较少见，分述如下：

（一）黏液表皮样癌

黏液表皮样癌（mucoepidermoid carcinoma）是涎腺最常见的恶性肿瘤，多发生在腮腺，其次是腭部小涎腺及颌下腺，瘤组织来源于腺管上皮细胞。

【临床表现】 根据细胞分化程度和生物学特征，可分为低度恶性或高度恶性肿瘤。低度恶性肿瘤的临床表现与混合瘤相似，有时难以区别。高度恶性肿瘤表现为生长较快，常有局部疼痛，麻木感，肿瘤易向周围组织侵犯，可引起面瘫、皮肤溃烂及涎腺瘘等。肿瘤质硬常不活动，与周围组织粘连，临床较少出现颈淋巴结转移和血行转移。

【诊断】 腮腺区肿块短期时进行性增大，伴有局部疼痛，面瘫，瘤体质硬，节结状、不活动，应高度怀疑恶性肿瘤。涎腺 X 线造影摄片发现分支导管管壁不光滑甚至破坏，造影剂外溢呈斑点状改变。CT 和 MRI 检查可进一步了解肿瘤侵犯范围。

【治疗】 手术切除为主。面神经功能正常者可行保留面神经的腮腺全切除。若面神经已受累，常需同时切除面神经。伴有颈淋巴结肿大时，尚需行颈淋巴结清扫术。术后配合放射

Notes 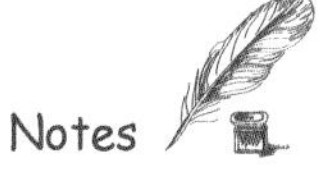

治疗。

（二）腺样囊性癌

腺样囊性癌（denoid cystic carcinoma）在涎腺恶性肿瘤中仅次于黏液表皮样癌。本病好发于小涎腺和大涎腺中较小的腺体，以颌下腺发生率最高，腮腺较低。

【临床表现】 肿瘤生长缓慢，易沿神经扩展，早期常出现神经受累症状，如感觉异常、麻木、疼痛及面瘫等。晚期可发生血行转移，多转移至肺，淋巴结转移较少见。肿瘤临床表现似混合瘤，圆形或结节状、光滑、边界不清楚、不活动。

【诊断】 早期即出现局部疼痛，时轻时重，伴有神经瘫痪症状，其症状与瘤体大小、生长速度不成比例。X线造影表现为恶性肿瘤特征，应考虑为本病，最后确诊有赖于病理检查。

【治疗】 手术切除，术后放疗加化疗。

（三）恶性混合瘤

恶性混合瘤（malignant mixed tumor）有混合瘤恶变或原发恶性混合瘤两种类型。

【临床表现】 原发性混合瘤病程较短，肿瘤发展迅速；如稳定较长时间的良性肿瘤，短期内迅速生长，应考虑混合瘤恶变，常伴有局部疼痛、张口受限及面瘫等症状。肿瘤向周围组织浸润性生长，质硬不活动，边界不清，局部淋巴结可肿大。

【诊断】 涎腺内短期内迅速生长的肿块，呈现恶性肿瘤的生物学特点时，即应考虑本病。确诊需行病检。

【治疗】 广泛性手术切除为主。

（肖健云）

第十四章　颞下颌关节紊乱综合征

颞下颌关节紊乱综合征(temporomandibular joint disturbance syndrome)多属功能紊乱、但也可以是关节解剖结构间关系的紊乱或发生了结构的器质性改变。本症好发于20～40岁的青壮年。

【临床表现】 为颞下颌关节在张闭口的过程中或进行咀嚼运动时发生杂音、疼痛和运动障碍三大症状,可出现其中一个、两个或三个都有。

1. **杂音** 当翼外肌功能异常、关节盘与髁状突运动不协调或结构有改变时,可互相发生撞击、摩擦,而导致在运动时发出不同性质的声音,如弹响声、摩擦声和破碎声等。

2. **疼痛** 主要是张闭口或咀嚼运动时发生关节区或关节周围肌群的疼痛。可以是隐痛、钝痛或刺痛。从而使患者惧怕张口、影响进食、语言。此时常可在关节头部、后部或前部、咀嚼肌某部有压痛点。

3. **下颌运动障碍** 可表现为:张口受限、张口小于3cm;关节交锁,即张闭口运动过程的中途有阻挡不能顺利进行;在开颌运动时容易张口过大,出现半脱位;张口时下颌偏斜等。

【诊断】 根据病史、颞下颌关节运动时出现杂音、疼痛和下颌运动障碍等症状,检查时发现关节附近有压痛点等诊断不难。X片检查可观察关节间隙大小、关节结节高低、髁头位置、活动度及有无骨质改变。关节腔造影可了解关节盘与关节头的相互关系,关节盘有无穿孔等。关节内镜检查和MRI对本症的诊断很有帮助。

【治疗】

1. **一般治疗**

(1) 镇静和心理治疗:可用地西泮2.5mg,一日3次。

(2) 镇痛:疼痛明显者可适当给予消炎镇痛剂,如芬必得、双氯芬酸片等。

(3) 解痉:可采用红外线、超短波等理疗,或用0.5%～1%普鲁卡因封闭咀嚼肌或咀嚼肌的压痛点,每日1次,5～7次为一个疗程。

(4) 关节后区或关节囊内封闭疗法:可采用激素与普鲁卡因混合液作封闭治疗。

2. **病因治疗**

(1) 纠正牙合紊乱:包括调牙合、拔除伸长的及阻生的第三磨牙等。

(2) 根据适应证选择合适的正畸治疗。

(3) 关节盘穿孔:如穿孔很小,又接近边缘时试行缝合修补手术。关节盘明显破碎、严重变形改变、或严重穿孔可考虑作关节盘摘除。

(4) 下颌髁状突有增生或破坏时,可行髁状突高位切除或锉光手术。

（周　梁）

第三篇主要参考文献

1. Marcus CL, Moore RH, Rosen CL, et al. A randomized trial of adenotonsillectomy for childhood sleep apnea. N Engl J Med, 2013 Jun 20, 368(25): 2366-2376
2. Conlon BJ, Donnelly MJ, McShane DP. Improvements in health and behaviour following childhood tonsillectomy: a parental perspective at 1 year. Int J Pediatr Otorhinolaryngol, 1997, 41(2): 155-161
3. Epperly TD, Wood TC. New trends in the management of peritonsillar abscess. Am Fam Phys, 1990, 42: 102

4. Friedlander AH, Walker LA, Friedlander IK, et al. Diagnosing and comanaging patients with obstructive sleep apnea syndrome. J Am Dent Assoc, 2000, 131:1178
5. Lai jin-ping. Apoptosis of mouse HNE1 nasopharynseal carcinoma cells induced by photodynamic therapy with 630nm semiconductor laser. International Journal of Modern Cancer Therapy, 2000, 3(1):53-55
6. Old IJ, Boyse AE, Dellgen HF, et al. Precipitation antibody in human serum to an antigen present in ultured Burkitt's lymphonacell. Proc Matl Acad Sci USA, 1966:1699
7. Sdralis T, Berkowitz RG. Early adenotonsillectomy for relief of acute upper airway obstruction due to acute tonsillitis in children. Int J Pediatr Otorhinolaryngol, 1996, 35(1):25-29
8. American Academy of Sleep Medicine, Westchester, IL: The AASM Manual for the scoring of sleep and associated events. 2007
9. Hagenah GC, Gueven E, Andreas S. Influence of obstructive sleep apnoea in coronary artery disease: A 10-year follow-up. Respir Med, 2006, 100:180-2
10. Lee AW, Lau WH, Tung SY, et al. Preliminary results of a randomized study on therapeutic gain by concurrent chemotherapy for regionally-advanced nasopharyngeal carcinoma: NPC-9901 Trial by the Hong Kong Nasopharyngeal Cancer Study Group. J Clin Oncol, 2005, 23:962-973
11. Lee AW, Tung SY, Chan AT, et al. Preliminary results of a randomized study (NPC-9902 Trial) on therapeutic gain by concurrent chemotherapy and/or accelerated fractionation for locally advanced nasopharyngeal carcinoma. Int J Radiat Oncol Biol Phys, 2006, 66:1024-1031
12. Schwab RJ. Genetic determinants of upper airway structures that predispose to obstructive sleep apnea. Respir Physiol Neurobiol, 2005, 147:289-298
13. 胡雨田. 耳鼻咽喉科全书—咽科学. 第2版. 上海:上海科学技术出版社, 2000
14. 黄选兆, 汪吉宝. 实用耳鼻咽喉科学. 北京:人民卫生出版社, 1998
15. 黄选兆. 耳鼻咽喉科学. 第4版. 北京:人民卫生出版社, 1995
16. 孔维佳. 耳鼻咽喉科学. 北京:人民卫生出版社, 2002
17. 李宝实. 中国医学百科全书—耳鼻咽喉科学. 上海:上海科学技术出版社, 1983
18. 李学佩, 朱丽, 赵蕊. 成人腺样体临床和形态学研究. 中华耳鼻咽喉科杂志, 1998, 33:264
19. 林忠辉, 张红蕾, 王廷础, 等. 阻塞性睡眠呼吸暂停综合征患者睡眠状态下阻塞定位研究. 中华耳鼻咽喉科杂志, 2000, 35:150
20. 刘大波, 钟建文, 罗绍鹏, 等. 小儿阻塞性睡眠呼吸暂停综合征的临床及睡眠呼吸特征. 中华儿科杂志, 2003, 41:31-34
21. 叶京英, 李彦如, 王小轶, 等, 阻塞性睡眠呼吸暂停低通气综合征临床分级标准的研究, 中华医学杂志, 2005, 85:2274-2277
22. 乔月华, 钱永忠. 阻塞性睡眠呼吸暂停的现代概念. 国外医学耳鼻咽喉科学分册, 1997, 21:261
23. 王天铎, 樊忠. 实用耳鼻咽喉科学. 山东:山东科学技术出版社, 1997
24. 张为龙, 钟世镇. 临床解剖学丛书·头颈部分册. 北京:人民卫生出版社, 1988

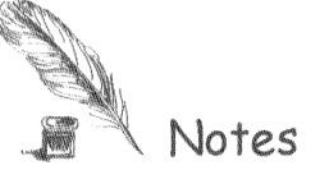

第四篇　喉　科　学

第一章　喉的应用解剖学和生理学

第二章　喉症状学

第三章　喉的检查法

第四章　喉部疾病常用治疗方法

第五章　喉的先天性疾病

第六章　喉外伤及喉异物

第七章　喉的急性炎症性疾病

第八章　喉的慢性非特异性炎症

第九章　喉的神经功能障碍及功能性疾病

第十章　喉肿瘤

第十一章　喉的其他疾病

第十二章　喉阻塞

第十三章　气管插管术及气管切开术

第十四章　临床嗓音学及言语病理学

概　述

喉位居颈前正中,在舌骨下方,上通喉咽,下与气管相接,后邻食管入口。该处若发生病变,常会变窄影响呼吸,重则危及生命;外界有害气体、异物等也会由此进入下呼吸道,造成机体的伤害。喉有呼吸、发声、保护、吞咽等功能,喉部病变会直接或间接地影响其功能,对人的工作、生活甚至健康带来或轻或重的损害。喉部疾病的诊疗水平提高很快,但目前仍有很多薄弱环节甚至难以解决的问题。

近年来随着诊疗手段的不断发展,在原来传统检查方式的基础上,发展了不少新的检查手段,对喉部形态功能的评价多已达到可视、客观、量化的程度。喉部发声功能评价中,对于声音的评价除包括主观的听觉评估外,还有应用计算机嗓音分析系统进行的客观检测,动态喉镜的应用可以观察到真实的喉部图像和声带振动时黏膜波动的动态影像。喉肌电图可检测喉部在不同生理活动时喉肌肉-神经生物电活动状况,为喉神经性疾患、吞咽障碍、功能性发声障碍、喉部机械性运动障碍(例如关节问题)等诊断提供科学依据。影像学检查也是喉部临床与科研的重要手段,常用于喉部肿瘤、异物等疾病的诊断,主要有平片、CT、MRI 和喉部造影以及喉部 CT 三维成像重建的内腔镜式影像学检查等,可以将喉腔内部的状况显露清楚。

喉科疾病的治疗方面,对于良性病变(包括声带息肉、小结、囊肿、乳头状瘤等)的外科治疗,有显微镜下支撑喉镜下冷器械操作及二氧化碳激光手术;对于声带麻痹、声带沟、声带瘢痕等所造成的声门闭合不良的治疗,有甲状软骨成形声带内移手术、声带填充注射手术、神经移植术、喉起搏术等,大大提高了患者的嗓音和生活质量;对于痉挛性发声障碍的患者,近年来开展的喉肌电图监视下肉毒素 A 注射术取得了较好疗效。

喉癌等恶性肿瘤从流行病学、病理学、肿瘤生长方式等研究方面都引入了先进科学的手段,以手术、放疗、生物疗法、免疫疗法、中医中药等综合治疗使疗效明显提高。无喉者的术后康复也有了长足的进展,使喉癌术后患者的生存质量大大提高。激光医学的发展为喉科的治疗学增添了重要的手段,激光的使用使得喉部肿瘤、喉狭窄、喉乳头状瘤等疾病的疗效大为提高,并且为保留尽可能多的喉功能提供了很大的帮助。

Notes

第一章　喉的应用解剖学和生理学

喉(larynx)是由咽演化而来,只存在于用肺呼吸的脊椎动物中。其居颈前正中,舌骨下方,上通喉咽,下接气管。喉上端为会厌上缘,下端为环状软骨下缘,前为舌骨下肌群,后为咽及颈椎的锥体,两侧为颈部的大血管神经束、甲状腺侧叶。在成年男性约相当于第 3～6 颈椎平面,高约 8cm,在女性及小儿其位置稍高。喉是以软骨为支架,间以肌肉、韧带、纤维组织及黏膜等构成的一个锥形管腔状器官(图 4-1-1)。喉不仅是呼吸道的重要组成部分,还具有发声、保护、吞咽等重要的生理功能。

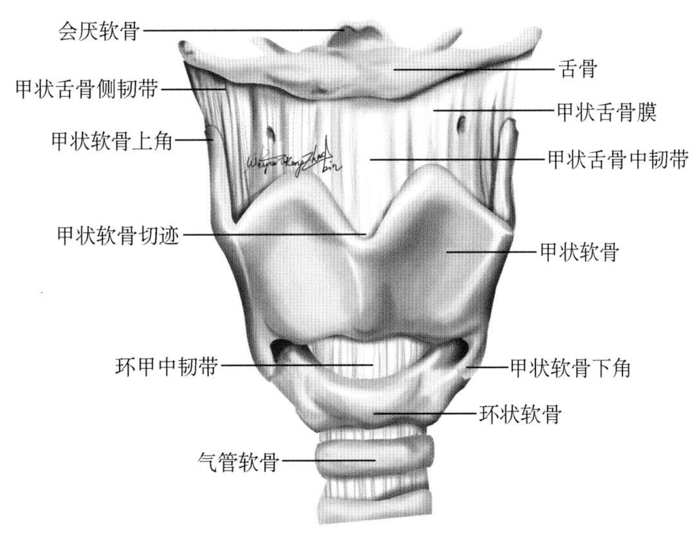

图 4-1-1　喉的前面观

第一节　喉的应用解剖学

一、喉的软骨

构成喉支架的软骨共有 11 块,形状大小不同。单个而较大的有甲状软骨,环状软骨及会厌软骨;成对而较小的有杓状软骨、小角软骨、楔状软骨共 9 块,此外,尚有数目不定的籽状软骨及麦粒软骨(图 4-1-2)。

会厌软骨(epiglottic cartilage)位于舌骨及舌根后面,在喉入口之前,上宽下窄形如树叶;其下部窄段称为会厌软骨茎(柄)(petiolus epiglottidis),下端借甲状会厌韧带连接于甲状软骨交角内面上切迹下方。软骨上缘游离,在成人多呈圆形,平展,在儿童则其两侧缘向内卷曲,较软。会厌结节是会厌黏膜及其下的结缔组织形成的隆起,位于会厌喉面的根部,紧接室襞在甲状软骨附着处的上方。会厌软骨的前后覆以黏膜称会厌,为喉入口的活瓣,吞咽时会厌向前下封闭喉入口,保护呼吸道免受食团侵入。

甲状软骨(thyroid cartilage)为喉软骨中最大一块,由左右对称的四方形甲状软骨板组成,构

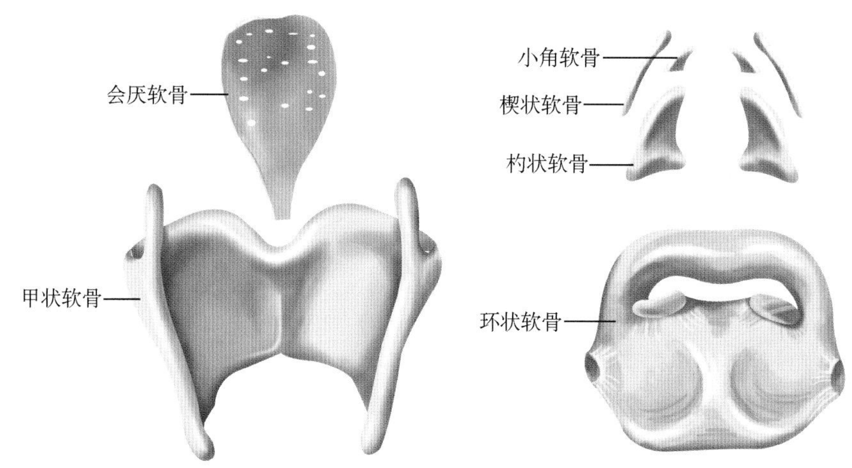

图 4-1-2 喉软骨

成喉前壁和侧壁的大部分(图 4-1-3)。甲状软骨板的前缘在正中线上互相融合构成前角(anterior horn),后缘彼此分开。在正中融合处的上方呈 V 形切迹,称甲状软骨切迹(thyroid notch),为颈部手术的一个重要标志。两块甲状软骨板在前缘会合形成一定的角度,此角度在男性近似直角,上端向前突出,称为喉结(laryngeal prominence),为成年男性的特征;在女性则近似钝角。甲状软骨两板的后缘钝圆,有茎突咽肌和咽腭肌附着。甲状软骨板的外侧面自后上向前下有一斜线,为甲状舌骨肌、胸骨舌骨肌及咽下缩肌的附着处。斜线上端名甲状上结节,下端名甲状下结节。两侧翼板后缘各向上下延伸形成甲状软骨上角及下角。上角借甲状舌骨侧韧带与舌骨大角连接。下角内侧面有关节面与环状软骨形成环甲关节。

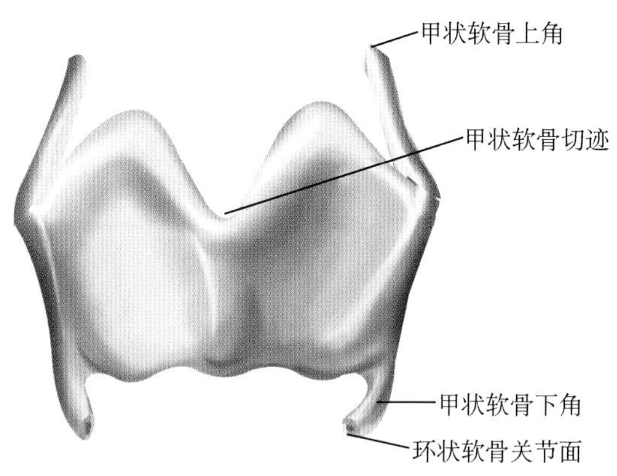

图 4-1-3 甲状软骨

环状软骨(cricoid cartilage)是喉部唯一呈完整环形的软骨,对于支撑呼吸道保持其通畅特别重要,是形成喉腔下部的前壁、侧壁,特别是后壁的支架(图 4-1-4)。如被损伤,常后遗喉狭窄。其前部细窄,名环状软骨弓,垂直径为 5～7mm;后部高而成方形为环状软骨板,垂直径为 2～3cm,构成喉后壁的大部。环状软骨板的上缘两侧各有一长圆形关节面,与杓状软骨构成环杓关节。每侧板弓相接处的外侧各有一关节面,与甲状软骨下角形成环甲关节。板的背面正中有一条自上而下的纵嵴,名正中嵴(median ridge),食管纵肌部分纤维附于此。在嵴的两侧各有一浅凹,称板凹(laminar fovea),为环杓后肌的起始处。

环状软骨弓的上缘与甲状软骨下缘之间为环甲膜,膜前皮下有一淋巴结,称喉前淋巴结,可因喉癌转移而肿大。环状软骨下缘借环气管韧带与第一气管环相连。环状软骨弓也为施行气管切开手术的重要标志,其位置有年龄上的差异,3 个月的婴儿其高度约相当于第四颈椎下缘平

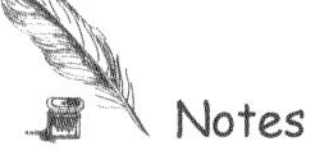
Notes

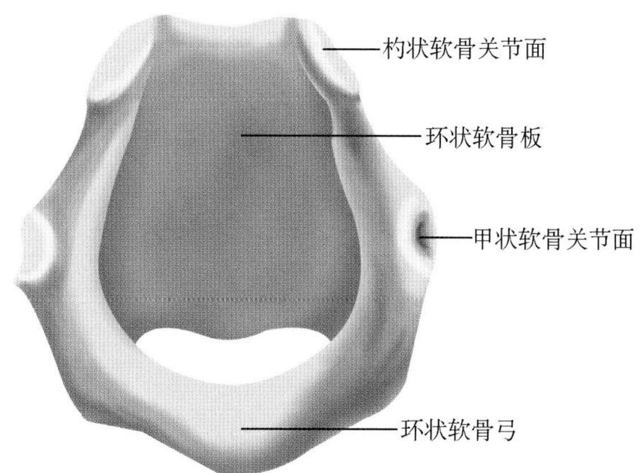

图 4-1-4　环状软骨正面观

面,6 岁时降至第五颈椎以下,青春期降至第六颈椎平面。

杓状软骨(arytenoid cartilages)亦称披裂软骨。形如三棱锥体,可分为尖、底、两突及三面。位于环状软骨板上缘的外侧,两者之间构成环杓关节。大部分喉内肌起止于此软骨。杓状软骨的基底呈三角形,前角名声带突(vocal process),系声韧带及声带肌的附着处;外侧角名肌突(muscular process),环杓侧肌及部分甲杓肌外侧部的肌纤维附着于其侧部,环杓后肌附着于其后部,杓肌附着于其底部的后内角。杓状软骨前外侧面不光滑,此面的下部有甲杓肌和环杓侧肌的部分肌纤维附着。内侧面较窄而光滑,构成声门后端的软骨部分,约占声门全长的 1/3。

小角软骨(corniculate cartilages)系细小的软骨,位于杓状软骨顶端,居杓会厌襞后端。从表面观察该处黏膜较膨隆,称小角结节(corniculate tubercle)。

楔状软骨(cuneiform cartilages)位于杓会厌襞内,小角软骨之前。可能缺如。

麦粒软骨(triticeous cartilages)为纤维软骨。包裹于舌骨甲状侧韧带内。

在喉的软骨中,甲状软骨、环状软骨和杓状软骨的大部分为透明软骨,可发生骨化;会厌软骨、甲状软骨中央部、杓状软骨声带突和尖以及籽状软骨为弹性软骨,其余均属纤维软骨,只发生钙化。甲状软骨于 18 岁即可开始出现骨化。最先发生于后下角,逐渐向上向前发展,两侧翼板的中央最后发生骨化。骨化程度男性较女性明显。环状软骨骨化无明显性别差异,多先自背板上缘开始,多不发展至下缘。杓状软骨亦可完全骨化,一般男性多于女性,两侧常对称发生。喉软骨对保存喉功能很重要,软骨表面均覆有软骨膜,喉软骨及软骨膜对癌向喉内发展有暂时性的限制作用,每一种保存喉功能的手术都应考虑保留甲状软骨和其他软骨。故研究喉癌对喉软骨侵犯的部位、范围,能为临床手术指示方向。

喉软骨的关节活动:喉软骨有两对关节,即一对环甲关节(cricothyroid joint)和一对环杓关节(cricoarytenoid joint)。

环甲关节:由甲状软骨下角内侧面的关节面与环状软骨弓板相接处外侧的关节面构成。此对关节是甲状软骨和环状软骨之间的两个共同支点,如两软骨前部的距离缩短,则后部的距离就有所增加,从而使环状软骨板后仰,附着于背板上的杓状软骨也随之后仰,使声带的张力增加,配合了声门的闭合。如环甲关节活动障碍,必将影响声带的弛张,使发声时声门裂不能紧闭,出现梭形缝隙。若一侧环甲关节活动障碍,或两侧活动不对称,在发声时,声门出现偏斜,后部偏向患侧或活动较差一侧。

环杓关节:由环状软骨板上部的关节面与杓状软骨底部的关节面构成。环杓关节是一对更为灵活的关节,对声门的开闭起重要作用,环杓关节的活动形式有两种:一种认为杓状软骨在环状软骨上活动,主要以其垂直轴为中心,向外或向内作回旋运动以开闭声门;另一种认为杓状软骨是沿着环状软骨背板两肩上的关节面呈上下、内外、前后滑动,两侧杓状软骨互相远离或接近

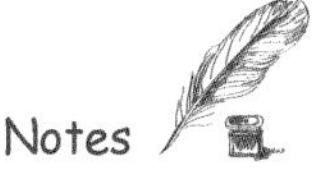

以开闭声门。回旋运动和滑动两者是密切相关的。与此同时,杓状软骨还有一定程度的向内或向外偏跨的配合活动。

二、喉的韧带及膜

喉体的各软骨之间有纤维状韧带组织相连接,主要如下(图 4-1-5、图 4-1-6):

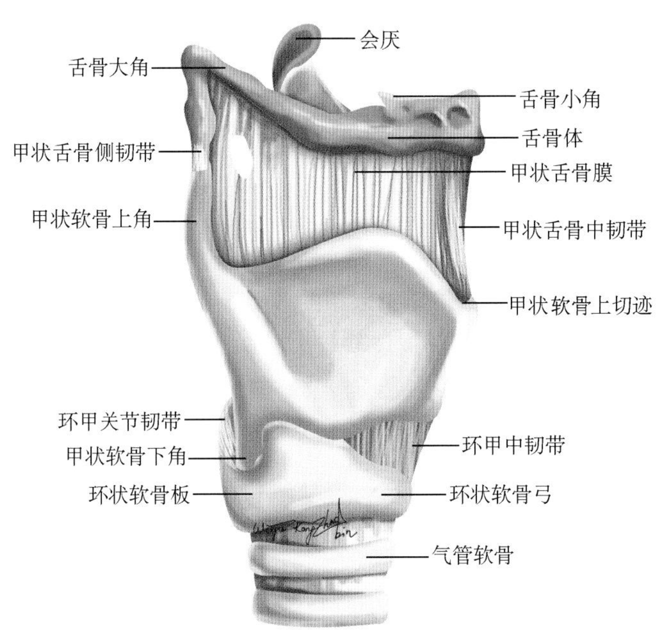

图 4-1-5 喉的韧带结构

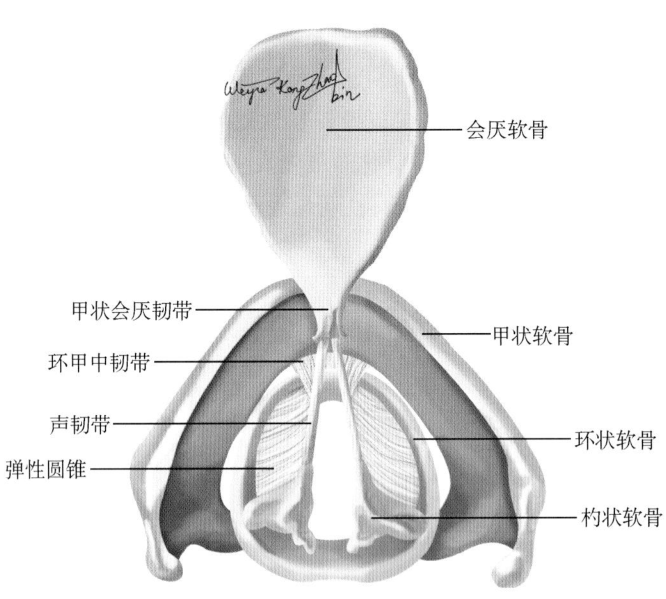

图 4-1-6 喉弹性圆锥

甲状舌骨膜(thyrohyoid membrane)为连系舌骨与甲状软骨上缘的薄膜,由弹性纤维组织构成。膜的中央部分增厚,名甲状舌骨中韧带(median thyrohyoid ligament),两侧较薄,有喉上神经内支及喉上动脉、静脉经此穿膜入喉。膜的后外侧缘增厚部分名甲状舌骨侧韧带(lateral thyrohyoid ligament)。

Notes

喉弹性膜为一宽阔展开的弹性纤维组织,属喉黏膜固有层的一部分,分上、下两部。自喉入口以下至声韧带以上者为上部,较薄弱;在室襞边缘增厚的部分,名室韧带(ventricular ligament)。室韧带前端附着于甲状软骨交角内面、声韧带附着处的上方,后端附着于杓状软骨前外侧面的中部。

下部名喉弹性圆锥(elastic cone of larynx),为一层坚韧而具弹性的结缔组织薄膜,其下缘分为两层,内层附着于环状软骨的下缘,外层附着于环状软骨的上缘。向上,此膜前方附于甲状软骨交角内面的近中间处,后附着于杓状软骨声带突,其上缘两侧各形成一游离缘,名声韧带(vocal ligament)(图4-1-6)。在甲状软骨下缘与环状软骨弓上缘之间,弹性圆锥前部的、可伸缩的、裸露在两侧环甲肌之间的部分,名环甲膜(cricothyroid membrane),其中央增厚而坚韧的部分称环甲中韧带(median cricothyroid ligament),为环甲膜切开术入喉之处。

甲状会厌韧带(thyroepiglottic ligament)连接会厌下端与甲状软骨,由弹性纤维组成,厚而坚实。

舌会厌正中襞(median glossoepiglottic fold)系自会厌舌面中央连接舌根的黏膜襞。其两侧各有舌会厌外侧襞。在舌会厌正中襞与外侧襞之间,左右各有一凹陷,称会厌谷(vallecula epiglottica)。吞咽时流质及半流质食物常将其充满。也为易藏异物之处。

杓会厌襞(aryepiglottic fold)自会厌两侧连向杓状软骨,构成喉入口的两侧缘。在此襞后外下方,每侧有一凹陷,名梨状隐窝(pyriform fossa),尖锐异物也易停留此处。喉上神经经此窝的前襞和底部,在黏膜下形成一斜向内下行走的襞,称喉上神经襞,然后分出细支到达喉上部。于梨状隐窝内涂抹表面麻醉剂可麻醉喉上神经,临床上常用。

环杓后韧带(posterior cricoarytenoid ligament)为环杓关节后面的纤维束。

环气管韧带(cricotracheal ligament)为连接环状软骨下缘与第1气管环的纤维膜。

三、喉的肌肉

分为喉外肌及喉内肌两组。均为横纹肌,除杓横肌为单块外,均成对存在。

喉外肌　喉外肌将喉与周围结构相连,包括附着于颅底、舌骨、下颌骨、喉及胸骨的肌肉。以舌骨为中心可分为舌骨上肌群和舌骨下肌群。前者包括二腹肌、茎突舌骨肌、下颌舌骨肌和颏舌骨肌;后者包括胸骨舌骨肌、胸骨甲状肌、甲状舌骨肌和肩胛舌骨肌。其作用是使喉体上升或下降,同时使喉固定,并对吞咽、发声起辅助作用。咽中缩肌等舌骨上方的肌肉可使喉随舌骨上升而上升。发声时,则在胸骨甲状肌的共同作用下,当舌骨固定时,使甲状软骨向前、下方倾斜,从而增加声带的张力。

喉内肌　喉内肌起点及止点均在喉部,收缩时使喉的有关软骨发生运动。依其功能分成以下4组(图4-1-7、图4-1-8):

(1) 使声门张开:主要为环杓后肌(posterior cricoarytenoid muscle)。该肌起于环状软骨背面之浅凹,止于杓状软骨肌突之后部。环杓后肌收缩拉杓状软骨的肌突向内下方,声带突则向外转动,使声门开大,并使声带紧张。环杓后肌为喉内肌中唯一的外展肌,如两侧同时麻痹,则可能发生窒息。

(2) 使声门关闭:有环杓侧肌(lateral cricoarytenoid muscle)和杓肌(arytenoid muscle)。环杓侧肌紧贴在弹性圆锥的外面,外侧被甲状软骨所遮盖。其起于环状软骨弓两侧的上缘,向上、向后止于杓状软骨肌突的前面。收缩时,声带突内转,向中央会合,使声带内收、声门裂的膜间部关闭,声带稍显弛缓,声门裂的后1/3(软骨间部)则成三角形张开。杓肌为杓横肌和杓斜肌的合称。杓横肌起于一侧杓状软骨后外侧缘,止于对侧杓状软骨后外侧缘;杓斜肌成X形位于杓横肌后方,起于一侧杓状软骨肌突,止于对侧杓状软骨顶端。杓肌收缩时使两块杓状软骨靠拢,以闭合声门裂后部。

(3) 使声带紧张和松弛:有环甲肌(cricothyroid muscle)和甲杓肌(thyroarytenoid muscle)。环甲肌起于环状软骨弓的前外侧,向上止于甲状软骨下缘。该肌收缩时甲状软骨和环状软骨弓

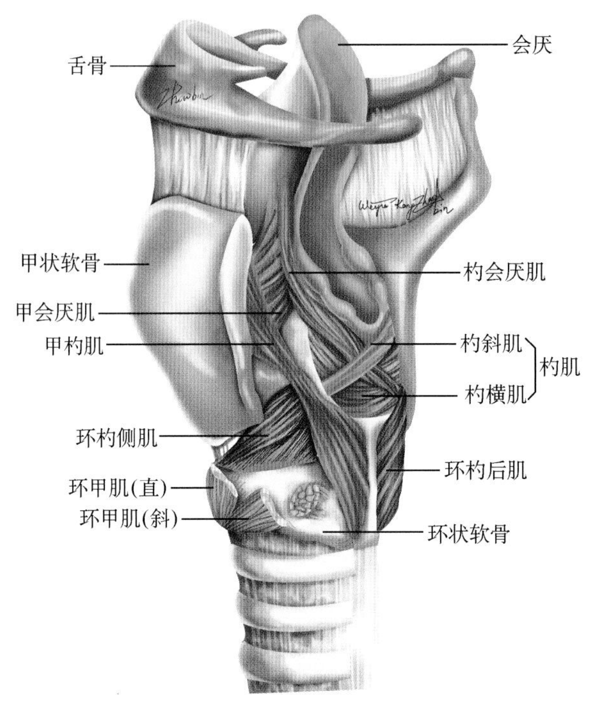

图 4-1-7 喉内肌

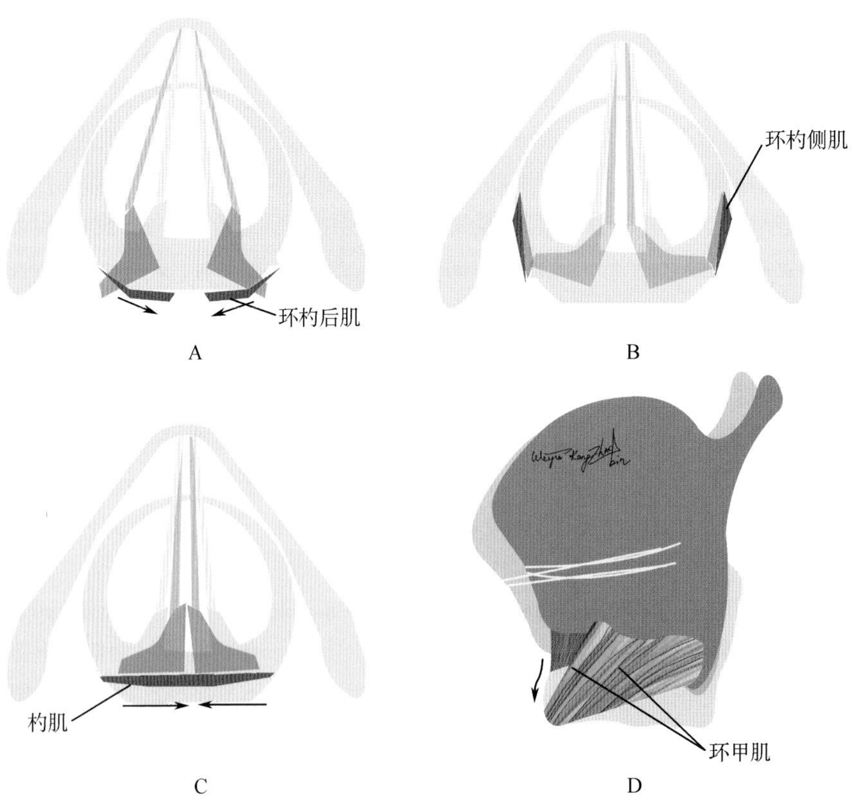

图 4-1-8 喉肌功能示意图

A. 环杓后肌收缩使声带外展,声门开大 B. 环杓侧肌收缩时使声带内收,声门关闭 C. 杓肌收缩亦使声带内收,声门关闭 D. 环甲肌及甲杓肌收缩,使声带紧张

Notes

接近,以环甲关节为支点,增加杓状软骨和甲状软骨之间的距离,将甲杓肌拉紧,使声带紧张度增加,并略有使声带内收的作用。也有人认为:当发声时,环咽肌收缩,使环状软骨在脊柱前固定不动,而甲状软骨下缘向环状软骨弓接近;当吞咽时,环状软骨弓向甲状软骨下缘靠近。甲杓肌包括由甲状软骨至杓状软骨的所有肌纤维,起自甲状软骨板交角的内面及环甲中韧带,止于两处:其一止于声韧带及声带突的部分,名甲杓肌内侧部或声带部(也称声带肌或甲杓内肌);其二止于杓状软骨外侧缘和肌突前内侧的部分,名甲杓肌外侧部,也称甲杓侧肌。甲杓肌收缩时使杓状软骨内转,以缩短声带(使声带松弛)及兼使声门裂关闭。甲杓肌、声韧带及其黏膜组成声带,发声的音调与甲杓肌等的紧张度有关。

(4)使会厌活动肌群:主要有杓会厌肌(aryepiglottic muscle)和甲状会厌肌(thyroepiglottic muscle)。杓会厌肌为一部分杓斜肌绕杓状软骨顶部延展至杓会厌襞而成。该肌收缩使喉入口收窄。甲状会厌肌为甲杓肌一部分延展于声带突及杓状软骨之外侧缘达杓会厌襞及会厌软骨外侧缘而成,收缩使喉入口扩大。

四、喉的黏膜

喉黏膜由上皮层和固有层两层组成,喉弹性膜是固有层的一部分。

喉黏膜与喉咽及气管的黏膜相连续,在会厌喉面、小角软骨、楔状软骨及声带表面的黏膜表层与深层附着甚紧,其他各处附着较松,特别是杓会厌襞及声门下腔最松,故易发生肿胀或水肿。喉黏膜极为敏感,受异物刺激可引起咳嗽,将异物咳出。在声带、杓状软骨间切迹、会厌的舌面及部分喉面、部分的杓会厌襞以及室襞的游离缘等处属复层鳞状上皮,其余各处属纤毛柱状上皮,与气管黏膜相同。

除声带游离缘外,喉黏膜内有大量混合性腺体,特别在会厌根部的舌面,杓会厌襞的前缘和喉室小囊等处更为丰富,分泌黏液以润滑声带。

五、喉　　腔

喉腔是由喉支架围成的管状腔,上与喉咽腔相通,下与气管相连。以声带为界,将喉腔分为声门上区(supraglottic portion),声门区(glottic portion)和声门下区(infraglottic portion)三部(图4-1-9)。

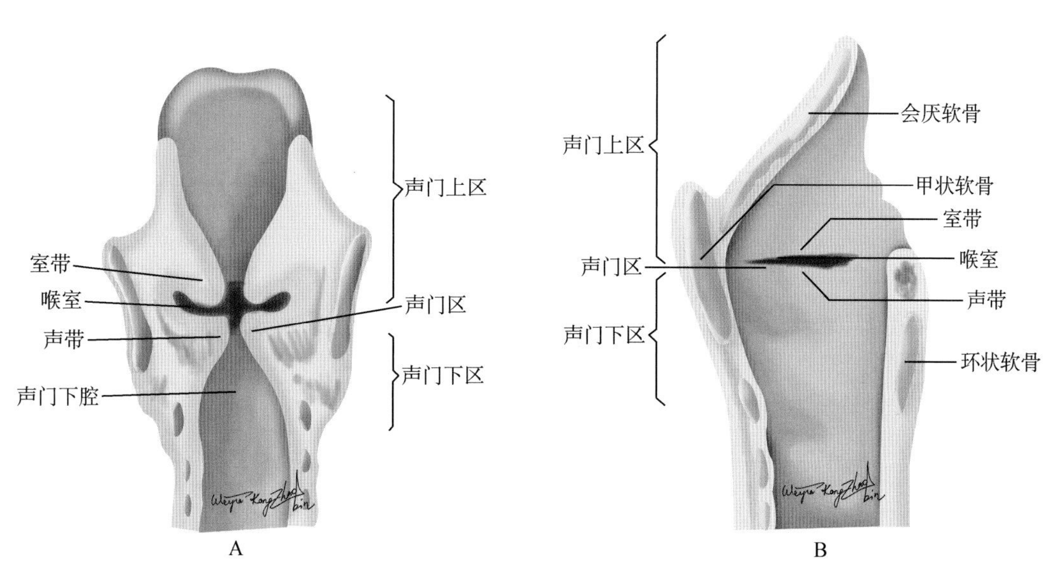

图4-1-9　喉腔的分区

A. 喉的额状切面后面观　B. 喉的矢状切面内面观

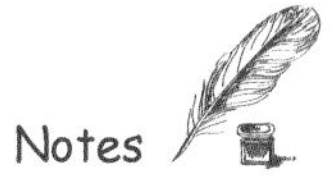

1. 声门上区 位于声带上缘以上,其上口呈三角形,称喉入口(laryngeal inlet),由会厌游离缘,杓会厌襞和位于此襞内的楔状软骨,小角结节及杓状软骨间切迹所围成。声门上区之前壁为会厌软骨,二侧壁为杓会厌襞,后壁为杓状软骨。介于喉入口与室带之间者,又称喉前庭(laryngeal vestibule),上宽下窄,前壁较后壁长。

(1) 室带:亦称假声带(false vocal cords),左右各一,位于声带上方,与声带平行,由黏膜、喉腺、室韧带及少量肌纤维组成,外观呈淡红色。前端起于甲状软骨板交角内面,后端止于杓状软骨前面。室带厚约4mm,男性长18mm,女性长14mm。发声时边缘呈凸面向上的弧形,喉入口开大,黏液流出,使声带润滑;呼吸时边缘展直,喉室入口成窄隙状。

(2) 喉室(laryngeal ventricle):位于声带和室带之间,开口呈椭圆形的腔隙,其前端向上向外延展成一小憩室,名喉室小囊(sacculus of larynx)或喉室附部,属喉囊退化的残余部分,其大小和范围具有个体和年龄差异。此处有黏液腺,分泌黏液,润滑声带。

声门上区又可分为两个亚区:上喉区和上喉区以外的声门上区。前者包括舌骨上会厌舌面,两侧杓会厌襞。后者包括舌骨下会厌喉面、室带及喉室。

2. 声门区 位于声带之间,包括两侧声带、前连合、杓状软骨和后连合。

声带(vocal cords):位于室带下方,左右各一,由声韧带、声带肌和膜组成。在间接喉镜下声带呈白色带状,边缘整齐。前端位于甲状软骨板交角的内面,两侧声带在此融合成声带腱(vocal tendon)称前连合(anterior commissure)。声带后端附着于杓状软骨的声带突,故可随声带突的运动而张开或闭合。声带张开时,出现一个等腰三角形的裂隙,称为声门裂(rima vocalis),简称声门。空气由此进出,为喉最狭窄处。声门裂的前2/3介于两侧声韧带之间者称膜间部,后1/3介于两侧杓状软骨声带突之间者称为软骨间部,此部亦即所谓后连合(posterior commissure)。男性声带较女性长。成年男性的声带平均长度约为21mm,成年女性声带长度约为17mm。X线拍片测量声带生理长度,则分别为成年男性平均20mm,成年女性15mm。日本平野实对尸体声带测量的结果:新生儿声带全长为2.5~3mm,膜部长1.3~2mm,软骨部长1.0~1.4mm,无性别差异。变声期声带因喉部迅速增大而被拉长,此时增长较多,并出现男>女的差异。到20岁时,声带基本停止增长,男性全长17~21mm,女性为11~15mm;膜部男性长14.5~18mm,女性为8.5~12mm。软骨部男性长2.5~3.5mm,女性为2.0~3.0mm。

声带结构可分为上皮层、固有层和声带肌,由浅入深依次为:①上皮层,为复层鳞状上皮;②固有层浅层,又称任克层(Reinker layer),为疏松结缔组织;③弹力纤维层;④胶原纤维层;第3、4层构成固有层深层即声韧带;⑤肌肉层,即声带肌。声带肌的肌束纤维走行与人体其他部位肌束纤维走行不同,它有纵、横、斜三向走行。平野实(1981)将5层结构分为3部:第1、2层组成被覆层(cover);第3、4层组成过渡层(transition);第5层为体层(body)。声带在发声运动时,因环甲肌、声带肌的不同作用,各部由于不同声高、不同声强而产生不同形式的运动。发胸声时,声带肌收缩比环甲肌有力,声带本体部变硬及弹性增高,被覆层松弛,黏膜波明显。发假声时,声带肌不收缩或轻微收缩,而环甲肌用力收缩,因此声带本体部和被覆层都被动拉紧,保持同样张力,声带振动时黏膜波消失,上述现象在喉动态镜下可清楚观察到。

3. 声门下区 为声带下缘以下至环状软骨下缘以上的喉腔,该腔上小下大。此区黏膜下组织疏松,炎症时容易发生水肿,常引起喉阻塞。

六、喉的神经、血管及淋巴

1. 喉的神经 喉的神经主要有二:喉上神经(superior laryngeal nerve)和喉返神经(recurrent laryngeal nerve),均为迷走神经的分支(图4-1-10)。另还有交感神经。

(1) 喉上神经:在相当于舌骨大角高度分为内、外两支。外支主要为运动神经,支配环甲肌及咽下缩肌,但也有感觉支穿过环甲膜分布至声带及声门下区前部的黏膜。内支主要为感觉神

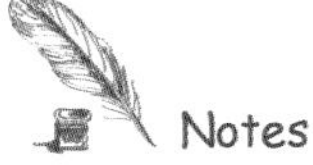

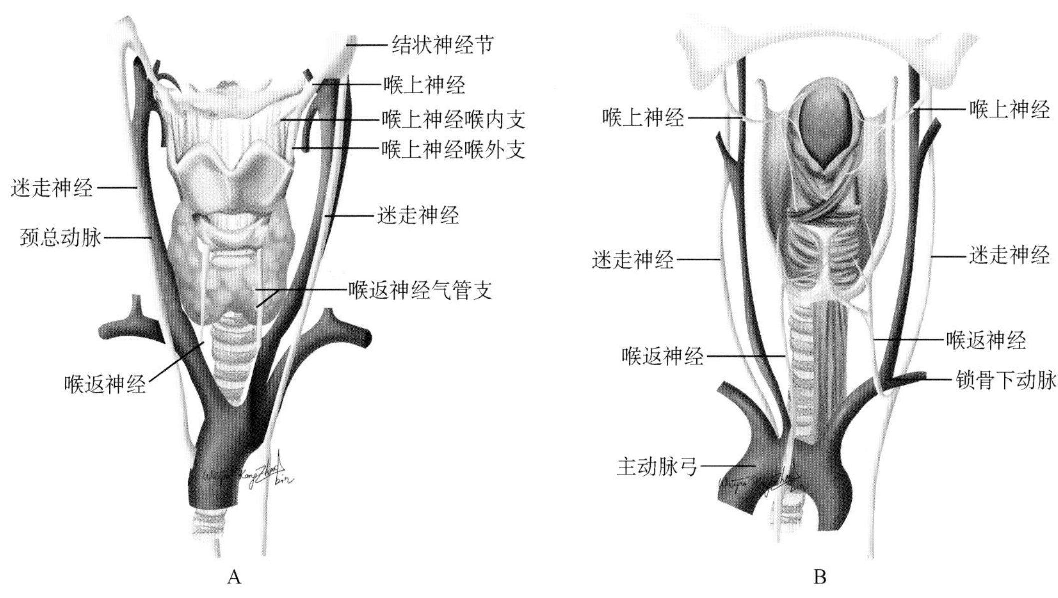

图 4-1-10 喉的神经
A. 正面观 B. 背面观

经，在喉上动脉的后方穿入甲状舌骨膜，分布于会厌谷、会厌、声门后部的声门裂上、下方，口咽，小部分喉咽及杓状软骨前面等处的黏膜。也可能有运动神经纤维支配杓肌。北京市耳鼻咽喉科研究所解剖组（1971）观察喉神经 100 例，喉上神经内支的后支 100% 有小分支至杓肌的深部。内支有分支与喉返神经的后支吻合。

喉上神经受损时，喉黏膜感觉丧失，由于环甲肌瘫痪，声带松弛，音调降低。

（2）喉返神经：迷走神经下行后分出喉返神经，两侧径路不同。右侧在锁骨下动脉之前离开迷走神经，绕经该动脉的前、下、后，再折向上行，沿气管食管沟的前方上升，在环甲关节后方进入喉内；左侧径路较长，在迷走神经经过主动脉弓时离开迷走神经，绕主动脉弓部之前、下、后，然后沿气管食管沟上行，取与右侧相似的途径入喉。喉返神经主要为运动神经，但也有感觉支分布于声门下腔、气管、食管及一部分喉咽的黏膜。

喉返神经分支变异甚多，一般在环甲关节后面或内面分为前、后两支，但也常在环状软骨以下处进行喉外分支者。据北京市耳鼻咽喉科研究所解剖组的观察，喉返神经绝大多数在喉外即开始分支，但真正入喉者均为两支。后支进入环杓后肌，支配环杓后肌及杓肌，与喉上神经内支的分支吻合；前支在环甲关节后面上行进入环杓侧肌，支配除环甲肌、环杓后肌及杓肌以外的喉内各肌。总之，喉返神经（包括前、后支）乃支配除环甲肌以外的喉内各肌。有人认为，喉返神经也有运动神经纤维支配环甲肌。

喉返神经左侧径路较右侧长，故临床上受累机会也较多。单侧喉返神经损伤后出现短期声音嘶哑，若为双侧损伤则使声带外展受限，常有严重呼吸困难，需作气管切开。

（3）交感神经：由颈上神经节发出的咽喉支，通过咽神经丛，分布到喉的腺体及血管。

2. 喉的血管 喉的血管来源有二：一为甲状腺上动脉（来自颈外动脉）的喉上动脉（superior laryngeal artery）和环甲动脉（喉中动脉）；一为甲状腺下动脉（来自锁骨下动脉）的喉下动脉（inferior laryngeal artery）。喉上动脉在喉返神经的前下方穿过甲状舌骨膜进入喉内。环甲动脉自环甲膜上部穿入喉内。喉下动脉随喉返神经于环甲关节后方进入喉内。静脉与动脉伴行，汇入甲状腺上、中、下静脉。

3. 喉的淋巴 喉腔各区的淋巴分布引流情况见图 4-1-11，其与喉癌的局部扩展以及向颈部转移有密切关系。

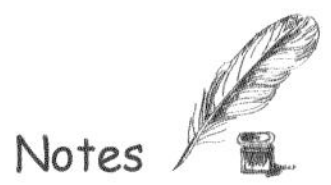

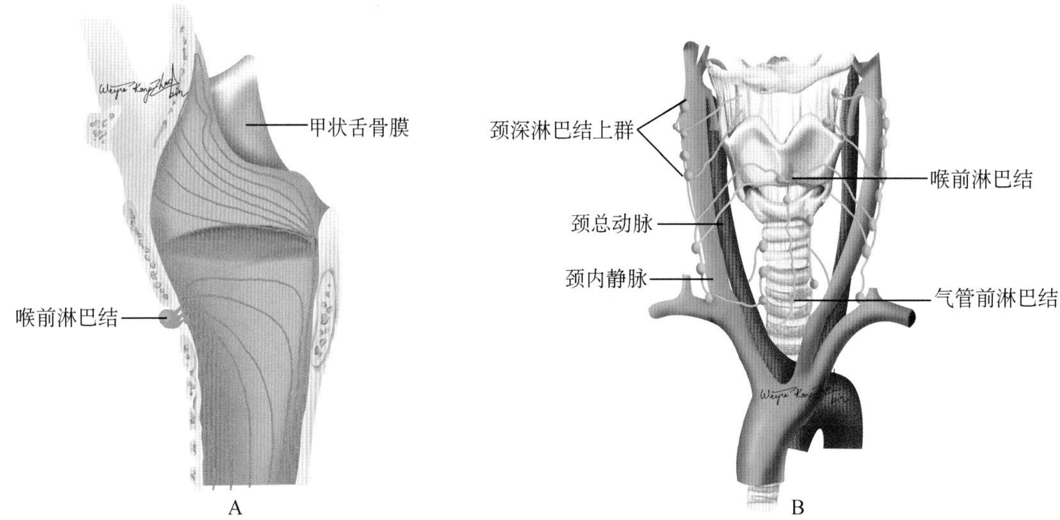

图 4-1-11 喉的淋巴

喉的淋巴分成两个高度分隔的系统，即浅层和深层淋巴系统。

（1）浅层淋巴系统：为喉的黏膜内系统，左右互相交通。

（2）深层淋巴系统：为喉的黏膜下系统，左右互不交通。声门区几乎没有深层淋巴组织，故将声门上区和声门下区的淋巴系统隔开，又因左右彼此互不交通，故喉的深层淋巴系统可分成4个互相分隔的区域：即左声门上，左声门下，右声门上及右声门下。婴儿和儿童淋巴管更发达，既稠密又粗大。随着年龄的增长，喉的淋巴组织有某种程度的退化。

喉腔各区的淋巴分布引流情况：

1）声门上区：淋巴组织最丰富，淋巴管稠密而粗大。除喉室外，此区的毛细淋巴管在杓会厌襞的前部集合成一束淋巴管，穿过梨状窝前壁，向前向外穿行，伴随喉上血管束穿过甲状舌骨膜离喉；多数（约98%）引流至颈总动脉分叉部和颈深上淋巴结群，少数（约2%）引流入较低的淋巴结群和副神经淋巴结群。喉室的淋巴管穿过同侧的环甲膜、甲状腺进入颈深中淋巴结群（喉前、气管旁、气管前和甲状腺前淋巴结）和颈深下淋巴结群。

2）声门区：声带几乎无深层淋巴系统，只有在声带游离缘有稀少纤细的淋巴管，故声带癌的转移率极低。

3）声门下区：较声门上区稀少，亦较纤细。可分为两部分：一部分通过环甲膜中部进入喉前淋巴结和气管前淋巴结（常在甲状腺峡部附近），然后汇入颈深中淋巴结群；另一部分在甲状软骨下角附近穿过环气管韧带和膜汇入颈深下淋巴结群、锁骨下、气管旁和气管食管淋巴结群。

环状软骨附近的声门下淋巴系统收集来自左右两侧的淋巴管，然后汇入两侧颈深淋巴结群。故声门下癌有向对侧转移的倾向。

七、喉的间隙

喉有三个间隙，即会厌前间隙、声门旁间隙和任克间隙。这些间隙与喉癌的扩展有密切关系。

1. 会厌前间隙（preepiglottic space） 此间隙形如倒置的锥体，上宽下窄，位于会厌之前，可分为上、前和后界：

上界：舌骨会厌韧带，此韧带表面有黏膜被覆，构成会厌谷之底部。

前界：舌骨甲状膜和甲状软骨翼板前上部。

后界：舌骨平面以下的会厌软骨。

会厌前间隙内充满脂肪组织。会厌软骨下部有多个穿行血管和神经的小孔和会厌前间隙

相通,故会厌癌易循这些小孔向该间隙扩展。Maguire 认为:由于会厌软骨下部和会厌柄甚窄,故会厌前间隙的后界不仅有会厌软骨(构成后界的中部),且有左右两侧之方形膜构成后界之两侧部分。因此,会厌前间隙不仅在会厌之前,亦包绕在会厌之两侧,故建议此间隙应称为会厌周围间隙(periepiglottic space),更为确切。

2. 声门旁间隙(paraglottic space)　左右各一,位于甲状软骨翼板内膜和甲杓肌之间,上和会厌前间隙相通。有前外、内、内下和后界(图 4-1-12):

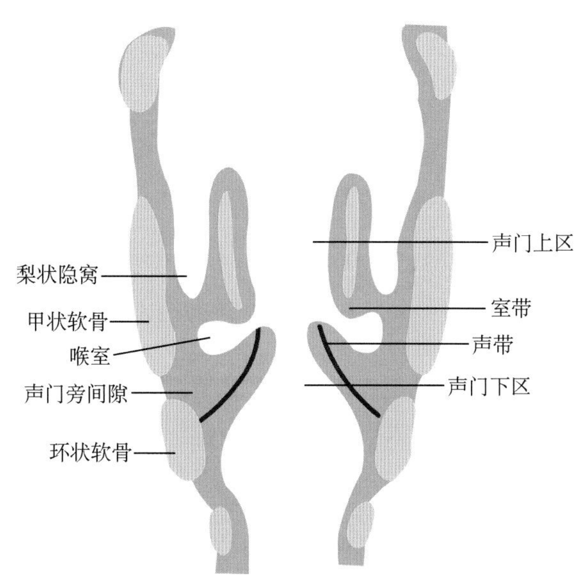

图 4-1-12　声门旁间隙

前外界:甲状软骨翼板前部内膜。

内界:喉弹性膜之上部、喉室、甲杓肌。

内下界:弹力圆锥。

后界:梨状窝内壁黏膜转折处。

该间隙狭长,上通会厌前间隙,下达三角形膜。韩德民通过 100 例的整喉连续切片,观察了该间隙特点,建议以喉室外下角水平假想线为界,将该间隙分为上、下两个部分。上部属声门上区,下部属声门区。声门上癌常通过会厌前间隙发展到声门旁间隙,再经声门旁间隙发展至声门区。贯声门癌亦易向深层浸润侵及此间隙;由于此间隙位处喉的深层,故临床不易诊断。该间隙受侵犯常是喉部分切除术失败的原因。

3. 任克间隙(Reink space)　是潜在性的微小间隙,左右各一。位于声带游离上皮下层和声韧带之间,占声带游离缘之全长。正常时该间隙难以辨认,炎症时上皮下层水肿,该间隙扩大。声带息肉即形成于此。

第二节　喉的生理学

喉是发声器官,又是呼吸道的门户。其主要功能是呼吸、发声、保护和吞咽。

1. 呼吸功能　喉部不仅是呼吸空气的通道,其对气体交换的调节亦有一定作用。声门为喉腔最狭窄处,通过声带的运动可改变其大小。平静呼吸时,声带位于轻外展位(声门裂大小约 13.5mm)。吸气时声门稍增宽,呼气时声门稍变窄。剧烈运动时,声带极度外展,声门大开(声门裂宽度约为 19mm),使气流阻力降至最小。呼出空气时受到阻力,可以增加肺泡内压力,有利于肺泡与血液中的气体交换。血液的 pH 及 CO_2 分压可以影响声门的大小,因此,喉对肺泡的换

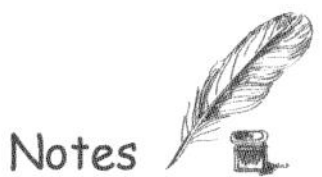

气及保持体液酸碱的平衡也有辅助作用。

喉黏膜内存在化学感受器,当它受到刺激时,反射性地影响脑干呼吸中枢控制呼吸功能,当喉黏膜受氨气和烟雾等刺激时,可反射性地使呼吸减慢变深。这些化学感受器是由脱髓鞘的传入神经纤维支配,经喉返神经传入中枢。

肺的传入神经系统可以反射性影响喉的肌肉运动,因而影响呼吸功能。如支气管和细支气管壁的黏膜上皮内有肺刺激感受器(lung irritant receptors)。当它们受到化学刺激物的刺激时,可激活小的有髓鞘的迷走神经传入纤维,传入中枢,通过疑核运动神经元,激活喉运动神经元,控制喉内收肌及外展肌的活动,达到呼气时增加喉阻力,吸气时降低喉阻力。

2. **发声功能** 正常人在发声时,先吸入空气,然后将声带内收,拉紧,并控制呼气。自肺部呼出的气流冲动靠拢的声带使之振动即发出声音。声音的强度决定于呼气时的声门下压力和声门的阻力。声调决定于振动时声带的长度、张力、质量和位置。至少有40条肌肉参与了发声。

喉部发出的声音称为基音,受咽、口、鼻,鼻窦(共称上共鸣腔)、气管和肺(共称下共鸣腔)等器官的共鸣作用而增强和使之发生变化,成为日常听到的声音。

喉的发声机制:根据空气动力-肌弹力学说(aerodynanic-myoelastic theory),声音的产生决定于呼出气流的压力与喉内肌肉的弹性组织力量之间的互相平衡作用;这种平衡作用的变动,可以改变声调、声强及音质。发声时,先吸气,使声带外展到中间位(intermediate position)或外侧位(lateral position)。开始呼气时喉内收肌收缩,两侧声带互相靠近,以对抗呼出气流的力量,使二者平衡。当声门逐渐缩小时,呼出气流的速度会逐步加快。因为声带之间气流速度增快,则声带之间的气体压力会随之降低,这就是Bernonlli效应。由于在声带之间形成了相对真空,双侧声带被牵拉接近,一旦声带靠拢在一起,完全阻塞气道,声门下方的气体压力增加,直到压力增加到足以使声门开放为止。当声门开放,声门下压力降低,声带因弹性及Bernonlli效应而回复关闭,这种现象重复得非常快,形成一个人声音的基本频率,重复得愈快,声调愈高,反之亦然。

3. **保护功能** 喉的杓会厌襞、室带和声带,类似瓣状组织,具有括约肌作用,能发挥保护下呼吸道的功能。杓会厌襞含有甲杓肌及杓间肌纤维,当它收缩时会关闭喉入口,可以防止食物、呕吐物及其他异物落入呼吸道。喉室带的下面平坦,上面则成斜坡状。当室韧带外侧的肌纤维收缩时,室带内缘可以相互接触,关闭喉的第2个入口,因其上斜、下平的外形,喉室带也有活瓣的作用,气流易进难出,在咳嗽反射时,室带关闭迅速,为时短暂;但在固定胸部时,动作缓慢,关闭持久。室带的主要功能为增加胸腔内压力,完成咳嗽及喷嚏动作,大小便、呕吐、分娩及举重时,要求固定胸部升高腹腔压力,此时室带的括约肌作用极为重要。切除声带之后、室带的作用更显出重要性。声带上面平坦,下面呈斜面,可阻碍空气进入,当声门下气压升高时,易使声门开放,空气难进易出,与喉室带作用相反。声带关闭可以抵抗咽腔内气压13kPa,而使空气不能进入。两侧声带接近后在其下方形成圆拱形轮廓,两侧室带接近后在其下方形成形态相似方向相反的圆拱形轮廓,使闭合的声门区不致为自上而下或自下而上的气流所冲开。声带和室带对气流的阻抗能力大小不同,声带抵抗自上而下的气流冲开声门的能力可数倍于室带抵抗气流自下向上冲开声门的能力,故喉阻塞时呼吸困难以吸气性呼吸困难为主。声带的括约肌作用,组成第3道防线。

4. **吞咽功能** 吞咽时,喉头上升,喉入口关闭,呼吸受抑制,咽及食管入口开放。这是一个复杂的反射动作。食物到达下咽部时,刺激黏膜内的阈值的机械感受器,冲动经咽丛、舌咽神经和迷走神经的传入纤维到达延髓的孤束核,继至脑干的网状系统和疑核。疑核通过传出神经纤维,使内收肌收缩,同时抑制环杓后肌的活动,使声门紧闭,声带拉紧;而脑干的网状系统抑制吸气神经原,使呼吸暂停;如果食物进入喉的入口(常发生于婴儿)则会刺激喉上区域黏膜的感受器而增强这种反射。

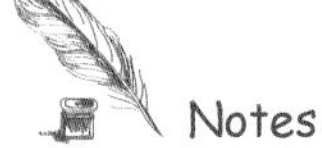

喉外肌亦参与吞咽反射，正常吞咽时，由于甲舌肌的收缩和环咽肌的松弛，使甲状软骨与舌骨接近，喉头抬高。

通过X线观察，当食团积聚于会厌上时，喉和舌骨向上，同时舌骨旋转，其大角呈水平位，使会厌倒向咽后壁，阻止食物外溢；在吞咽时，随着食团向下移动，舌骨体更向甲状软骨靠近，此时喉腔前后径约为平静呼吸时的1/3。喉关闭运动的最后动作是位于食团通道中的会厌突然下降，关闭喉入口。

5. 喉的循环反射系统　主动脉的压力感受器的传入纤维，经过喉的深部组织、交通支、喉返神经感觉支，传至中枢神经，形成反射弧。喉内这些神经如果受到刺激则会减慢心率或出现心律不齐，喉内表面麻醉，不会消除这种反射，因为神经纤维位置深；但当施行气管插管和喉、气管支气管镜检查使喉部扩张时，则会引起这一反射，此反射可用阿托品抑制。

除上述功能外，喉部可通过关闭声门，提高腹腔和胸腔的压力来完成咳嗽、呕吐、排便、分娩和上肢用力的动作。正常吸气时，负压增大，便于静脉血流回心脏；呼气时，正压加大，便于动脉血流出心脏。吸气性呼吸困难时，静脉回流受阻，头颈部静脉扩张，可致发绀。

6. 情绪表达作用　喉对情绪表现有关，如哭泣、号叫、呻吟、惊叹、大笑等，均可因喉的合作而表现，没有喉的合作，仅依赖面部的表情与手势，极难表达生动的情绪。

小　　结

喉是一个多功能器官，特别是发音功能，要控制音调、音量等的瞬间变化，都必须有高度精细的解剖结构为基础，要有高度灵敏的神经控制及灵活多变的肌肉协调，对喉结构仅局限于大体解剖范围是远远不够的，借助于免疫组化及电镜技术，近年来对喉超微结构的研究取得了很大的进展，但亦存在不少争议有待解决。

（韩德民　叶京英）

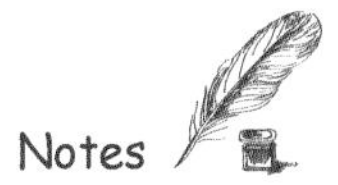

第二章 喉症状学

喉位于下呼吸道的上端,喉咽的前方,为发声及呼吸的重要器官,并在吞咽过程中起着重要作用,喉部疾病所表现出的症状多与其功能有关,常见有喉痛、声嘶、喉鸣、呼吸困难、咯血、吞咽困难等。

一、喉 痛

喉痛(pain of the larynx)因喉部病变的进程、范围、性质及个人的耐受程度而异。

1. 急性炎症 疼痛可放射至耳部,喉部触痛常较明显。其中急性会厌炎及会厌脓肿发病急,疼痛较为剧烈,吞咽时加重。喉软骨膜炎及喉关节炎的疼痛相对较轻。

2. 慢性炎症 喉部常略有疼痛不适感,可伴有异物感及干燥感。

3. 喉结核 浸润溃疡期喉部疼痛较剧烈,尤其当会厌、杓状软骨、杓会厌皱襞受侵时可伴有吞咽疼痛、吞咽困难,从而影响进食。

4. 恶性肿瘤 肿瘤晚期或癌瘤溃烂合并感染时可出现疼痛。随着病程的进展,当肿瘤向喉咽部发展时,疼痛可放射至同侧耳部,并可引起吞咽痛。

5. 外伤 喉部创伤、呼吸道烧伤、腐蚀伤、放射线损伤及喉部异物刺激等常常导致喉部疼痛。

二、声 嘶

声带闭合振动障碍在临床上表现为声音嘶哑(hoarseness),为最常出现的嗓音问题。可由各种原因引起声带增厚及僵硬程度增加,关闭相声门裂隙增大所致。因病变的不同而出现相应的粗糙声、气息声、耳语声甚至完全失声。引起声音嘶哑常见的原因如下:

1. 先天性发音障碍 先天性喉蹼、声带发育不良、声带麻痹等引起的声音嘶哑出生后即出现。

2. 炎症 急性炎症发病急,轻者声音粗糙、发音费力,严重者由于喉部分泌物较多且黏稠,声带充血肿胀,声门闭合不良,声音嘶哑明显,甚至可出现失声,并伴有全身不适的症状。喉白喉时黏膜肿胀,伴白膜形成,发音嘶哑无力。慢性炎症缓慢发病,初为间断性,用声过度后声嘶加重,后逐渐发展成为持续性声音嘶哑。

由于反流性咽喉炎所引起的发音障碍,除声音嘶哑外还常常伴有咽喉部异物感,较多黏痰,经常咽喉痛。

3. 发音滥用 用声不当所致慢性机械性损伤,声带磨损,上皮增厚。可见于声带小结、声带息肉、任克氏水肿等。声音嘶哑的程度与病变部位、大小有关。

4. 肿瘤 良性肿瘤声音嘶哑发展缓慢,恶性肿瘤声音嘶哑可在短期内进行性加重,最后完全失声。

5. 外伤 喉部外伤、异物、手术等原因致局部形成瘢痕。

6. 声带麻痹 由各种原因引起的中枢神经系统、周围神经系统病变或肌源性疾患引起的声带麻痹均可出现不同程度的声音嘶哑。症状的严重程度多取决于麻痹声带的位置及喉功能的代偿程度。喉上神经麻痹声音低而粗糙,不能发高音,双侧喉上神经麻痹可伴有因食物、唾液误吸入呼吸道而引起的呛咳;单侧喉返神经麻痹表现为不同程度的声门关闭不全,发音嘶哑易疲劳,伴有误吸或气息声,但经对侧代偿后也可无症状。双侧喉返神经瘫痪引起声带麻痹,双声带皆固定在中间位,发音低哑、无力,不能持久,可出现耳语声并伴有不同程度的呼吸困难。迷走神经的损伤,不仅破坏喉的运动神经,同时咽肌亦失神经支配,感觉信息的破坏源于喉、气管、咽、肺的受体。颈部手术所致的迷走神经损伤,往往伴有其他脑神经损伤的症状。

7. 癔症性声嘶　喉本身正常,多突发声音嘶哑,自耳语至完全失声程度不同,但咳嗽、哭笑声正常。声嘶恢复快,可再发。

8. 其他　由于年龄、性别及激素水平的变化导致在变声期、女性月经期及老年阶段可出现不同程度的声音嘶哑。

三、喉　　鸣

喉部病变,喉腔变窄,呼吸时气流通过狭窄的管腔可产生喉鸣(laryngeal stridor)。喉鸣是喉部特有的症状之一。由于发病年龄及病变部位不同,喉鸣的特性也不同。病变在声带或声带以上者,为吸气性喉鸣;病变在声带以下者为双重性或呼气性喉鸣;狭窄严重者多出现高调喉鸣。小儿喉腔小、组织松弛,易发生喉鸣。引起喉鸣的原因有:

1. 先天性喉鸣　出生后即出现,可为间歇或持续性,活动后加重,安静或睡眠时减轻。可由于喉软化症、声带麻痹、先天性喉蹼、先天性声门下狭窄等引起。

2. 炎症　急性炎症(急性喉气管支气管炎、急性会厌炎、急性喉水肿)伴发急性喉梗阻的以儿童最为常见。发病急、喉鸣明显,可同时伴有三凹征及不同程度的呼吸困难及呼吸道感染征象。

3. 外伤性　病史较为明确,喉外伤、异物梗阻后均可引起明显的喉鸣并伴有呼吸困难。

4. 喉肌痉挛　喉部肌肉反射性痉挛收缩,使声带内收,声门部分或完全关闭而导致患者出现不同程度的呼吸困难甚至完全性的呼吸道梗阻,发作时间短。可分为完全喉痉挛和部分喉痉挛。临床上分为成人喉痉挛和小儿喉痉挛。

5. 神经性　双侧喉返神经麻痹常常伴有吸气性喉鸣及呼吸困难。

6. 阻塞(压迫)性　良、恶性肿瘤阻塞喉腔可引起喉鸣,以喉内肿瘤阻塞多见。良性肿瘤发病较为缓慢,恶性肿瘤常很早就起病即伴有呼吸困难症状。

四、呼吸困难

呼吸困难是呼吸功能不全的主要症状。患者主观上感到气体不足,客观上表现为呼吸费力,严重时出现鼻翼扇动、发绀、辅助呼吸肌参与呼吸运动,可有呼吸频率、深度及节律的异常。

呼吸困难一般分为:吸气性呼吸困难、呼气性呼吸困难、混合性呼吸困难。

吸气性呼吸困难:多由于上呼吸道(咽、喉、气管、大支气管)或下呼吸道上端(声门下气管)狭窄或阻塞引起。病变表现为吸气费力,吸气时间延长,吸气时胸腔内负压加大,严重时呼吸肌极度紧张,胸廓周围软组织出现凹陷,于胸骨上窝、锁骨上窝及剑突下发生凹陷,称为三凹征。当肋间隙亦发生凹陷,称为四凹征。

呼气性呼吸困难:由下呼吸道病变所致。主要表现为呼气费力,呼气时间延长,呼吸频率缓慢并伴有哮鸣音,无三凹征。可见于肺气肿、支气管痉挛、痉挛性支气管炎等。

混合性呼吸困难:上下呼吸道均有病变,导致吸气与呼吸均感费力,呼吸频率增加,呼吸运动受限。

喉源性呼吸困难即由于各种原因所致的喉腔狭窄,吸气时空气不能通畅地进入气管、支气管及肺内,从而导致吸气性呼吸困难并伴高调吸气性喉鸣,同时可伴有声音嘶哑。

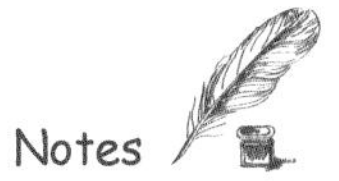

喉源性呼吸困难病因有：

1. 先天性喉部病变畸形　喉蹼、喉囊肿、喉软化症、喉软骨畸形或声门下梗阻等。

2. 喉感染性疾病　小儿急性喉炎、急性会厌炎、急性喉气管支气管炎、喉白喉、喉结核等。

3. 喉外伤　如喉钝挫伤、创伤、烫伤、腐蚀伤和喉异物等。

4. 喉神经性疾病　双侧喉返神经麻痹、喉痉挛等。

5. 喉水肿　药物过敏、血管神经性水肿及全身疾患均可引起喉水肿。

6. 喉肿瘤　良性肿瘤如喉乳头状瘤、纤维瘤、血管瘤、软骨瘤等，其中小儿喉乳头状瘤常常伴有较明显的、在出生后不久即出现的呼吸困难。恶性肿瘤在晚期可出现呼吸困难。

五、咯　血

咯血(hemoptysis)是指喉部以下的呼吸器官出血，经咳嗽动作从口腔排出。喉炎、喉血管瘤、喉外伤、喉异物、喉结核、喉癌等均可引起咯血或痰中带血。但应与支气管扩张、支气管癌、肺结核、肺脓肿及心血管或血液病引起的咯血相鉴别。

六、吞咽困难

吞咽困难(dysphagia)指患者吞咽费力，食物通过口、咽或食管时有梗阻感觉，吞咽时间较长，伴或不伴有吞咽痛，严重时甚至不能咽下食物。正常人吞咽流质食物入胃大约需要3～4秒，吞咽固体食物大约需要6～8秒。在吞咽困难时患者则感到吞咽过程明显延长，并可相当准确地感觉到梗阻的部位。喉部疾病由于喉部疼痛、肿胀或压迫也可引起吞咽困难。引起吞咽困难的喉部疾病有：

1. 急性炎症　急性会厌炎或会厌脓肿由于会厌肿胀吞咽时会厌后倾困难，使食物下行受阻，同时由于吞咽时疼痛加剧可引起吞咽困难，严重时唾液亦不能下咽。喉软骨膜炎及喉关节炎由于疼痛及肿胀可引起吞咽困难。

2. 喉水肿　会厌、杓会厌襞、杓状软骨后水肿可引起梨状窝狭窄导致吞咽困难。

3. 喉结核　病变位于会厌、杓会厌襞、杓状软骨等处时，特别是发生溃疡时常常伴有吞咽痛及吞咽困难。

4. 喉神经病变　吞咽时喉部失去其保护作用，食物或唾液常常误咽入气管而发生呛咳导致吞咽困难，并常常伴有吸入性肺炎。喉神经病变常常由中枢神经病变引起，例如：脊髓空洞症、播散性硬化、延髓型脊髓灰质炎、脑肿瘤、脑出血及小脑下后动脉栓塞等。

5. 喉肿瘤　较大的喉良性肿瘤或恶性肿瘤晚期常发生吞咽困难。

（韩德民　叶京英）

Notes

第三章 喉的检查法

由于喉的部位深在,生理结构复杂,检查时需要借助一些特殊的方法。喉部检查主要包括喉的外部检查、间接喉镜检查、直接喉镜检查、纤维喉镜检查、喉内镜检查、喉动态镜检查、喉肌电图检查、喉功能检查及喉影像学检查等。在进行喉的检查前,先询问病史,分析症状,并要注意患者的全身情况,包括表情、气色、呼吸等。

遇有明显喉阻塞时,可根据主要的病史和症状做出作出初步诊断。首先解决呼吸困难和紧急的治疗问题,迅速抢救患者生命,待病情稳定后再进行常规的喉部检查。

第一节 喉的外部检查

观察喉的外部有无畸形、大小是否正常,位置是否在颈前正中部,两侧是否对称。甲状软骨和环状软骨的前部,可用手指触诊,注意喉部有无肿胀、触痛、畸形以及颈部有无肿大的淋巴结或皮下气肿等。还可用拇指、食指按住喉体,向两侧推移,扪及正常喉关节的摩擦和移动感觉。如喉癌发展到喉内关节,这种感觉往往消失。在进行气管切开术时,喉的触诊尤其重要,可以环状软骨弓为标志,找到和其下缘连接的气管。

第二节 间接喉镜检查

间接喉镜检查是临床最常用、最简便的检查法。将间接喉镜置于口咽部,观察镜中喉的影像。此法不但可检查喉部,还能观察部分喉咽部。方法是让受检者正坐,上身稍前倾(图 4-3-1),头稍后

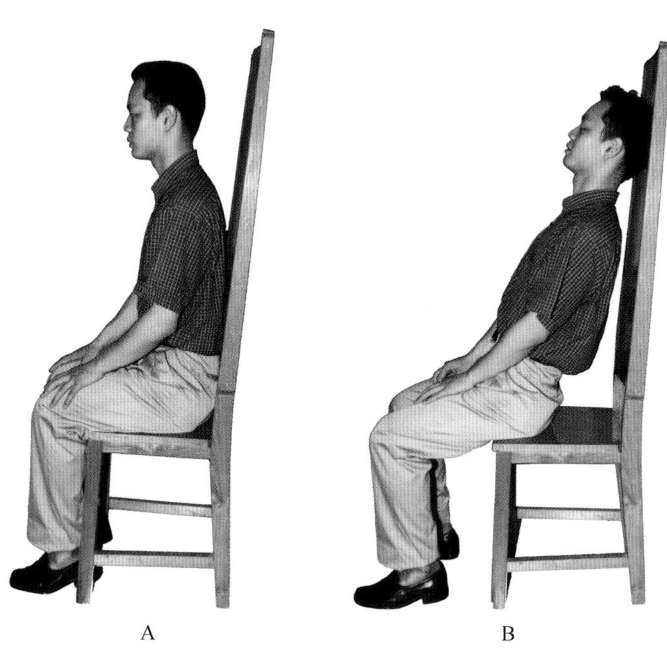

图 4-3-1 间接喉镜检查患者姿势
A. 正确 B. 错误

仰，张口，将舌伸出。检查者先调整额镜对光，使焦点光线能照射到悬雍垂，然后用纱布包裹舌前部1/3，避免下切牙损伤舌系带，以左手拇指（在上方）和中指（在下方）捏住舌前部，把舌拉向前下方，食指推开上唇抵住上列牙齿，以求固定。再用右手按执笔姿势持间接喉镜，稍稍加热镜面，避免镜面不使起雾，但切勿过烫，检查前应先在手背上试温后，再放入咽部，以免烫伤黏膜。将喉镜伸入咽内，镜面朝向前下方，镜背紧贴悬雍垂前面，将软腭推向后上方，但避免接触咽后壁，以免引起恶心（图4-3-2）。检查者可根据需要，略予转动和调整镜面的角度和位置，以求对喉及喉咽部作完整的检查。首先检查舌根、舌扁桃体、会厌谷、喉咽后壁、喉咽侧壁、会厌舌面及游离缘、杓状软骨及两侧梨状窝等处。然后嘱受检者发"衣"-"衣"声音，使会厌上举，此时可看到会厌喉面、杓会厌襞、杓间区（位于两侧杓状软骨之间）、室带与声带及其闭合情况（图4-3-3）。

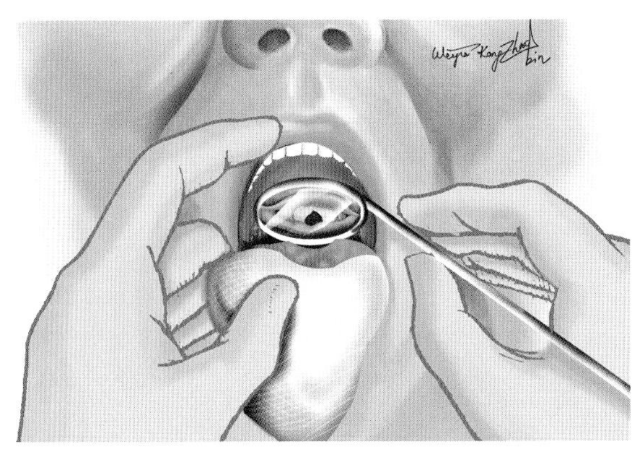

图4-3-2 间接喉镜检查法

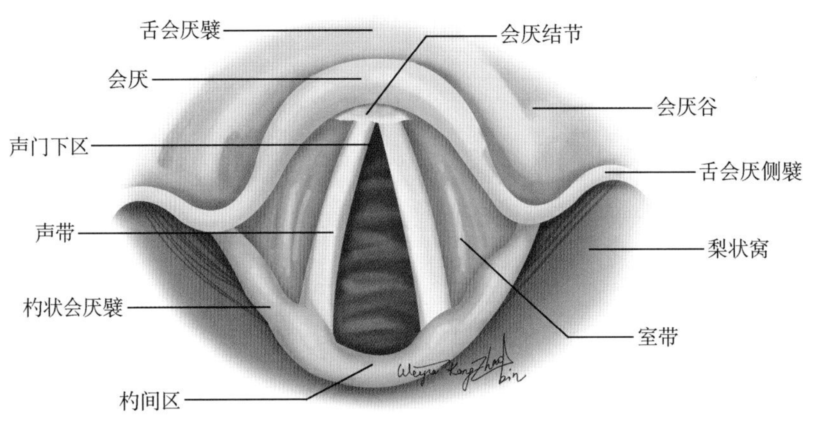

图4-3-3 间接喉镜检查所见之正常喉象

在正常情况下，喉及喉咽左右两侧对称，梨状窝无积液，黏膜呈淡红色，声带呈白色条状。发"衣"声时，声带内收，向中线靠拢；深吸气时，声带分别向两侧外展，此时可通过声门窥见声门下区或部分气管的软骨环（图4-3-4）。

检查时应注意喉的黏膜色泽和有无充血、水肿、增厚、溃疡、瘢痕、新生物或异物存留等，同时观察声带及杓状软骨活动情况。

间接喉镜检查有时比较困难。导致检查失败的原因有以下几种：舌背向上拱起，不能很好暴露咽部；咽反射过于敏感，喉镜伸入后受检者屏气，甚至呕吐；会厌不能上举或会厌发育不良（婴儿型会厌），掩盖喉入口。为了克服上述各种困难，首先可训练受检者安静呼吸，自然地将舌伸出。有时在初次检查时受检者的咽反射很敏感，经几次训练后，便尚能顺利接受检查。因此检查者应有充分耐心，如初次检查不够满意，可待1～2天后再行复查，或可成功。

Notes

因咽反射过于敏感，以致不能进行检查者并不多见。若咽反射确很敏感，可于悬雍垂、软腭

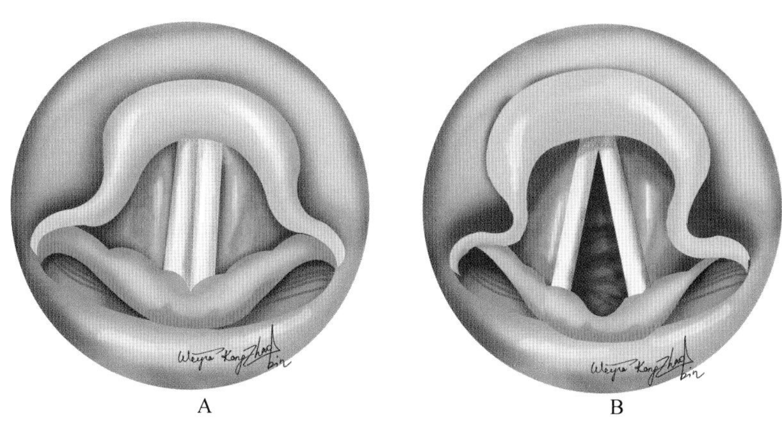

图 4-3-4　发声及呼吸时的声带变化
A. 发声时声带内收　B. 呼吸时声带外展

和咽后壁处喷以 1% 丁卡因 2～3 次，表面麻醉黏膜后再进行检查。

若会厌不能上举妨碍观察时，可让受检者发高音的“衣”声，可能易于暴露声门。若经上述努力仍检查困难时，可在黏膜表面麻醉后，让受检者自己拉舌，检查者用左手持喉镜，右手持会厌拉钩或喉用卷棉子将会厌拉起，进行检查。

若根据病情必须作喉部检查，而间接喉镜检查又不成功时，可使用纤维喉镜检查、喉动态镜或直接喉镜检查。

第三节　直接喉镜检查

直接喉镜检查并不是喉的常规检查法，它的基本原则是使口腔和喉腔处于一条直线上，以便视线直达喉部，进行喉腔内各部的检查（图 4-3-5）。

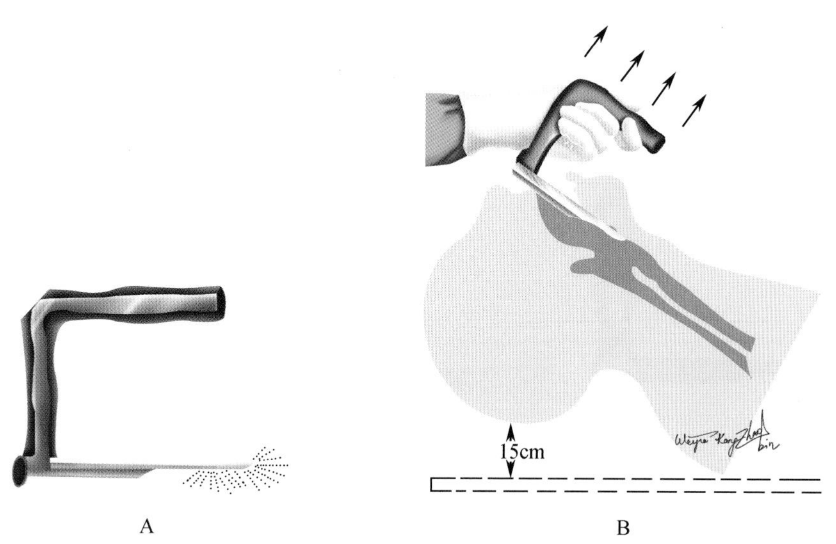

图 4-3-5　直接喉镜检查法
A. 直接喉镜　B. 检查方法

【适应证】

1. 喉腔检查　直接喉镜检查可以弥补间接喉镜检查之不足。一般用于间接喉镜检查不能查明局部病变；或因解剖上的原因，如会厌短而后倾呈婴儿型，不易上举；或在小儿间接喉镜检查不合作时；也有因声门下区、梨状窝、环后隙等处病变，间接喉镜不易查清者，常需做作直接喉

镜检查。

2. 喉腔手术 如采取喉部活体组织病理检查，摘除息肉摘除，可根除的小肿瘤切除，取出异物取出，切除瘢痕组织切除，扩张喉腔扩张等。

3. 导入支气管镜 作小儿支气管镜时，一般先用直接喉镜暴露声门后，再插入支气管镜。

4. 气管内插管 主要用于抢救喉阻塞患者和作麻醉插管用。

5. 作气管内吸引 多用于窒息的新生儿，通过直接喉镜清除呼吸道积液并给氧（图 4-3-6）。

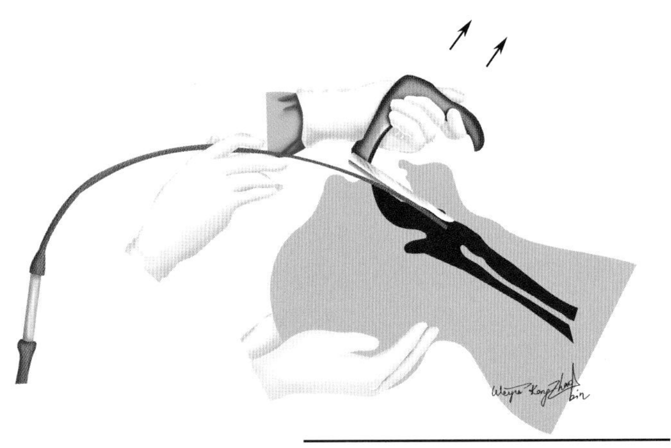

图 4-3-6 直接喉镜下抽吸下呼吸道分泌物

【禁忌证】 直接喉镜检查并无绝对的禁忌证。有严重的全身性疾病而体质十分虚弱的患者，可考虑推迟手术。遇有血压过高或有严重的心脏病，而必须做检查时，应和内科医生共同做好术前的准备工作。对喉阻塞的病例，不论其原因是炎症、水肿、异物、肿瘤，都应做好气管切开术的准备。有严重颈椎病变（如骨折、结核）者，不宜施行硬管直接喉镜检查。

【手术器械】 直接喉镜有各式各样，主要有直接喉镜、前联合镜（anterior commissurescope）、侧开式喉镜等（图 4-3-7）。其光源的位置，有的在喉镜的柄上，亦有在镜管远端的。

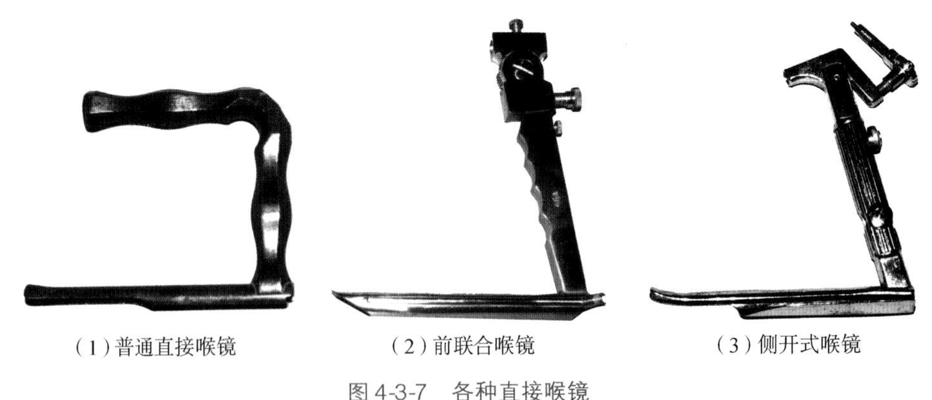

（1）普通直接喉镜 （2）前联合喉镜 （3）侧开式喉镜

图 4-3-7 各种直接喉镜

【术前准备】 做直接喉镜检查时，很易引起恶心、呕吐，故手术须在空腹进行，即在检查前 4～6 小时停止进食。检查前，应详细询问病史，做好口腔、牙齿、咽部间接喉镜检查和全身检查。术前还需将检查过程向受检者详细说明，以解除顾虑，做好思想准备。检查时受检者需全身放松，平静呼吸，并与检查者密切合作。

检查室应稍暗。备有适当大小的喉镜、灯光、吸引器、气管切开术设备，以及支气管镜和适用于各种手术的喉钳及气管钳等（图 4-3-8）。对成人，术前可根据需要使用巴比妥类镇静剂和阿托品，但对小儿和有呼吸困难的患者，则不宜使用。

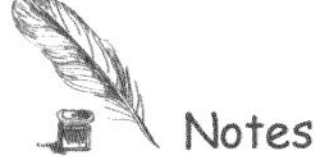
Notes

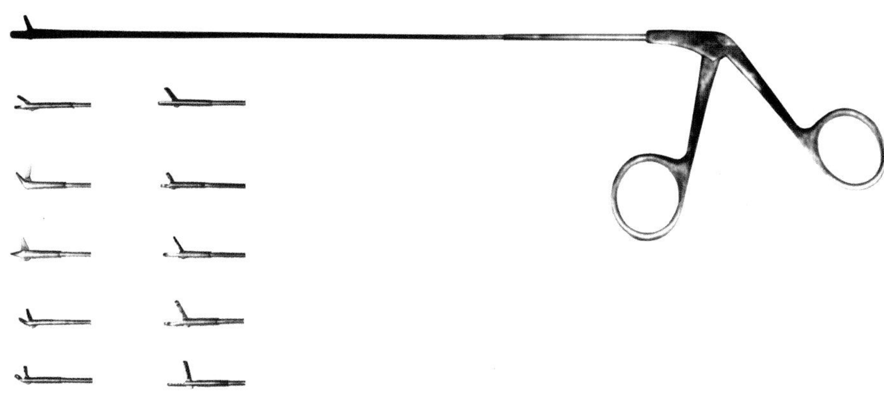

图 4-3-8　各种喉钳

【麻醉】

1. 一般用1%丁卡因做表面麻醉。先喷少量麻药于口腔，观察数分钟，如无不适或过敏反应，即可将麻药喷于口咽、舌根及喉咽部。然后在间接喉镜窥视下，挑起会厌，在发“衣”声时用弯头喷头注射器将药液喷滴入喉腔及声带表面（图 4-3-9）。如此重复 2～3 次后，可达到良好的麻醉效果。

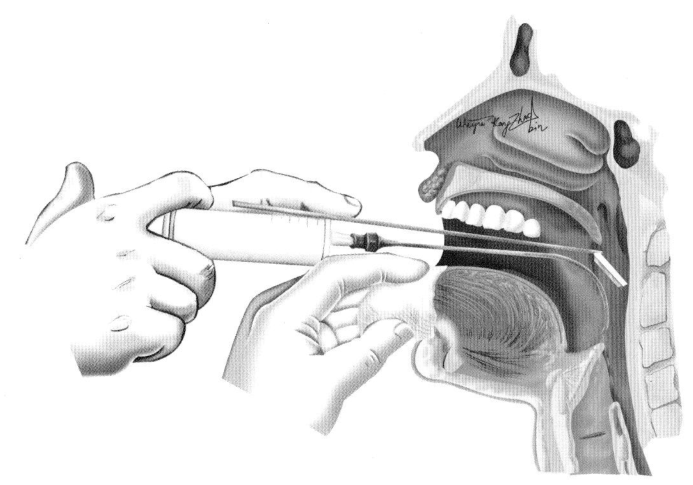

图 4-3-9　在间接喉镜下将麻醉药滴入喉内

2. 对少数颈部短粗的成年或年幼不合作儿童，不能暴露声门时，可使用全麻。

3. 对婴儿，一般在无麻下进行直接喉镜检查。

【检查方法】

1. 受检者仰卧，头颈部置于手术台外，肩部靠近手术台边缘。助手坐于手术台的右侧前端。右足踏在梯形木箱上，左手固定受检者的头顶，并使头部后仰，右手托住受检者枕部，并使受检者头部高于手术台约 10～15cm，使其口腔与喉腔在一个平面上，检查者立于受检者头前方。在小儿，应再由一助手按住其肩部，固定四肢，以防挣扎乱动。

2. 受检者全身放松，张口平静呼吸。检查者以纱布保护受检者上列牙齿及上唇后，左手持直接喉镜沿舌背正中或右侧导入咽部。看见会厌后，即将喉镜稍向咽后壁方向倾斜，再深入 1cm 左右，使喉镜尖端置于会厌喉面之下，挑起会厌，用力向上抬起喉镜，即可暴露喉腔。检查过程中唯不可以上切牙为支点将喉镜向上翘起，以免牙齿受压脱落。

3. 检查的范围包括舌根、会厌谷、会厌、杓会厌襞、杓状软骨、室带、声带、声门下区、气管上段、两侧梨状窝、喉咽后壁和环后隙等处。检查时应注意黏膜色泽、形态、声带运动以及有无新

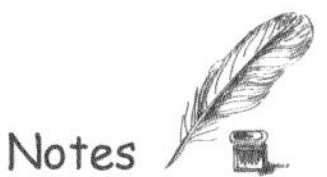

生物、异物等。亦可用前连合镜经声门检查声门下区。

直接喉镜检查时,因受检者所处的方位与检查者一致,因此声带左右侧位置和间接喉镜下所见者方位相反。

【注意事项】

1. 在直接喉镜检查时,偶可发生喉痉挛,多因麻醉不够充分,手术操作不细致或受检查者情绪紧张所致。充分的麻醉,轻巧的操作和受检者之合作,可防止喉痉挛的发生。一旦发生喉痉挛,应立即停止手术,让使受检者坐起,做有规律的深呼吸,多能逐渐缓解。

2. 直接喉镜检查者,应按操作步骤轻巧地进行,以免损伤喉咽黏膜,引起血肿同时注意对患者牙齿的保护。

3. 术后2小时内禁食,以免食物呛入气管。

第四节 纤维喉镜检查

纤维喉镜(fibrolaryngoscope)系利用透光玻璃纤维的可曲性,纤维光束亮度强和可向任何方向导光的特点,制成镜体细而软的喉镜。其外径3.2~6mm,长度300mm以上,远端可向上弯曲90°~130°,向下弯曲60°~90°,视角为50°(图4-3-10)。光源用卤素灯的冷光源。

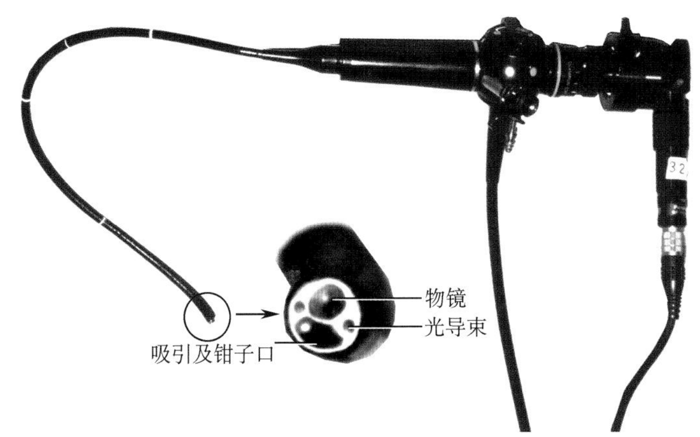

图4-3-10 纤维喉镜

患者取坐位或卧位,检查前可在鼻、咽喉处施以表面麻醉,可在镜远端离镜头约的2~3cm处涂以润滑油。检查者左手握镜柄的操纵体,右手持镜干远端,轻轻送入鼻腔,沿鼻底经鼻咽部,进入口咽,再调整远端,伸至喉部时,可观察舌根、会厌谷、会厌、杓会厌襞、梨状窝、室带、喉室、声带、前连合,后联合和声门下区。并能窥清直接喉镜下不能检查的部位,如会厌喉面,喉室等处。对颈部有畸形和张口困难者,亦能顺利检查。亦可用于年老体弱者。纤维喉镜还可与喉动态镜、摄像系统及计算机系统连接。若镜管同时配以负压吸引及活检钳插入通道,必要时可同时进行吸引及局部活检。同其他喉内镜一样,纤维喉镜观察到的喉像为间接喉镜像的倒像。

纤维喉镜的优点在于:①患者痛苦小,创伤小。②操作简便,更利于在自然的发声状态下检查喉部各种病变,并不影响言语结构。③镜管末端可接近解剖及病变部位,特别是对于颈短、舌体肥厚、咽腔狭小及婴儿型会厌患者的检查效果好。利于声门上区的检查,并可同时观察鼻、咽部的病变。④镜体细软可以弯曲,患者不需要特殊体位,特别是对于颈部畸形、张口困难及体弱、危重患者均可进行检查。⑤可与照相机、录摄像设备连接,便于研究及教学。纤维喉镜的主要缺点是物镜镜面较小,镜管较长,产生鱼眼效应,图像容易失真变形,颜色保真程度低。

第五节　显微喉镜检查

显微喉镜检查法适用于声带精细的手术，如声带小结、声带小息肉、喉室病变等。显微喉镜手术是通过特殊设计的支撑或悬吊喉镜，在手术显微镜的观察下，以特殊设计的微型手术器械进行喉部手术。其优点在于并用两手同时操作、手术精细度大大提高。与激光医学的发展相结合，促进了喉显微外科的进步。

【器械】 显微喉镜包括两部分，即暴露视野较大的喉镜和双目手术显微镜。

1. 喉镜部分　选用下列两种：

(1) 支撑式直接喉镜：为 Kleinsasser(1968)所倡用，后经 Jako pilling 改良。为一薄壁管筒，其近端呈扁圆形，内径为 28mm×12mm；前端呈圆形，外径为 17mm，内径为 15mm，长度为 175mm。管壁两侧各有一纤维导管灯芯，作远端照明，采用冷光源。近端有一直柄，柄端可紧密衔接 Lewy 支持器和胸垫板，从而使喉镜稳妥固定，术者得以双手同时操作(图 4-3-11)。

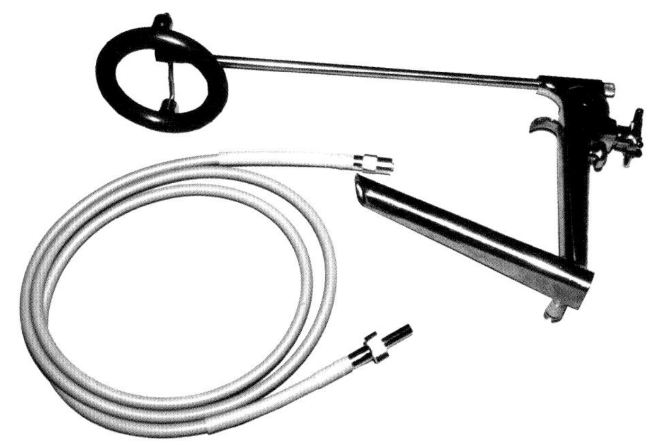

图 4-3-11　支撑式喉镜

(2) 悬吊式直接喉镜：由一直杆和横杆构成的悬吊架，连接直接喉镜后，可固定于手术台靠近患者头部的右边。

以上两种喉镜均以机械代替人力固定喉镜，便于施行复杂的显微手术。喉镜可以根据患者的年龄、体形及手术需要选择不同的类型及型号。

2. 显微镜部分　多采用具有一焦距为 400mm 前透镜，可放大 6～40 倍的双目手术显微镜，并可安装示教镜、照相、摄制电影设备。

【手术方法】 全麻气管内插管下进行操作，按直接喉镜检查方法，暴露喉腔后，按直接喉镜检查方法，插入喉镜，暴露喉腔及所需要的手术野后，连接支撑器或悬吊架，以固定头部，手术显微镜的视轴应与喉镜管长轴在同一条直线上。调节手术显微镜的焦距，通过双目观察喉内病变，以双手操作，施行喉显微手术及喉激光手术。如果前连合暴露不佳可由助手轻压颈前甲状软骨或换用特制的前连合镜。操作注意事项见直接喉镜检查。显微喉镜手术的适应证可以包括：①喉良性增生性病变：声带息肉、小结、囊肿、肥厚增生、任克氏层水肿；②喉结构异常：声带沟、喉狭窄、喉蹼、杓状软骨切除术；③喉良性肿瘤及癌前病变：血管瘤、喉乳头状瘤、角化症及白斑；④早期恶性肿瘤等。严重的颈椎病、严重的心血管病变患者为手术禁忌。

第六节　喉动态镜检查

喉动态镜又称为频闪喉镜(stroboscopy)。作为嗓音功能检查的重要手段之一，通过对快速

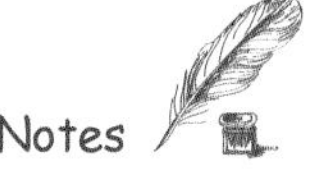

声带振动慢相的观察，获得声带振动特征的多种信息，弥补纤维喉镜及直接喉镜在这方面的不足。

在频闪喉镜下观察指标包括声带的振动方式，振动对称性及周期性，黏膜波特点，声门闭合特点，声门上结构代偿情况等。黏膜波是评价声带振动的重要特征，发音时声门下气流冲击声带，被覆层在相对固定的体层上产生周期性的位移，声带黏膜的波动，自下而上跨越声带垂直断面，并由内向外传播，从而产生了黏膜波。正常情况下两侧声带对称，振动幅度均匀，黏膜波振动正常，声门闭合良好。发低音时，声带振动速度慢，振幅大；发高音时，振动速度快，振幅小。在发音不当或病理状态下，根据病情轻重，声带振动不规则或双侧不对称；振动幅度变慢，振幅减小；声带黏膜波振动减弱或消失；声门闭合不良；声门上结构呈现异常的前后或左右"挤压"。

频闪喉镜较纤维喉镜具有放大作用，可获得更为清晰的影像，且无鱼眼效应，对于喉功能的观察更为全面。对于咽反射敏感、不能耐受经口硬质镜检查患者，可以应用纤维频闪喉镜进行检查。在频闪喉镜的检查中如患者发音音调过高或不稳定，则可能无法引出可观测的黏膜波。此时，要结合其他如声学的检查结果综合分析，而不能轻易定论。因此频闪喉镜结果的评定须具备丰富的嗓音学知识和声学知识，才能避免误诊和漏诊。

第七节 鼻喉电子内镜检查

利用鼻喉电子内镜影像系统（包括内镜部分、摄像系统、光源、彩色监视器、录像机及彩色影像打印机）及数字影像处理系统观察喉的病变；电子内镜影像系统在内镜尖端配以 CCD 片（CHIP），作为超小型摄像机，获得的影像转换为电子信号后传输，同时可连接数字影像处理系统（接受影像系统的电子信号，实时处理，进行结构或颜色增强），以实时处理动态影像进行重建放大，因此可以避免传统喉镜影像上的蜂房影像。内镜插入管及尖端的外径为 5mm。由于最初的尖端相对较厚，先用于胃肠道的检查，后用于支气管镜检查。1993 年鼻喉电子内镜影像系统投入市场，较传统的纤维喉镜具有更高的分辨率。对表面粗糙结构的增强，利于对肿瘤的观察，而良性肿瘤及正常黏膜表面较为平坦。

第八节 喉肌电图检查

肌电图是一种神经肌肉检查技术，用于诊断各种神经损伤及神经肌肉障碍，1944 年 Weddell 首先将肌电图应用于喉肌检查。喉肌电图（laryngeal electromyography，LEMG）通过测试喉肌及其支配神经肌电活动，对喉神经肌肉病变的诊断具有决定性作用，其作用包括确定声带运动障碍的性质（如神经麻痹或环杓关节固定）、辨别喉神经损伤的部位（喉上神经或喉返神经的单独或联合性损伤）、评估声带麻痹患者的预后，选择治疗方法等。随着甲状腺及其他颈部手术的广泛开展，为防止喉返神经损伤，可在手术的同时进行喉神经功能监测。

喉肌电图基本的评估应包括环甲肌、甲杓肌及环杓后肌，甲杓肌及环杓后肌的肌电特征反映喉返神经的功能状态，环甲肌肌电特征反映喉上神经的功能状态。喉肌电图的分析包括评估静止状态下自发性活动；单个运动单位电位特征；喉肌收缩的力量增加时，筹集电位特征。此外还可以通过喉神经传导功能评价神经的损伤情况，喉部神经传导测试需根据喉肌神经诱发电位特征来评估喉神经的功能状况。喉各支配神经诱发电位的潜伏期、时程、波幅与波形是重要的评估参数。

正常喉肌运动单位肌电波形多为双相或三相，随喉肌活动增强，募集运动单位增多，呈干扰相电位；喉神经传导功能正常。喉神经完全损伤者患侧相应喉肌肌电呈近静息状态，募集电位不明显；神经诱发电位消失。喉神经不完全损伤者患侧相应喉肌正常运动单位电位中夹杂失神

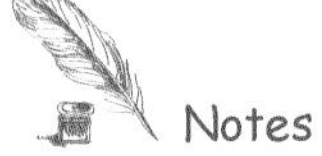
Notes

经电位纤颤波或(和)正锐波或再生电位(多相位电位);喉肌收缩时募集电位稀少,呈现为单纯相或混合相;喉神经诱发电位的潜伏期明显延长,波幅减小,时程明显延长或缩短。声带机械性运动障碍通常拥有正常的喉肌电图特征。此外,喉肌电图还有利于神经肌肉接头病变的诊断。喉肌电图的结果分析应与临床相结合,肌电图检查必须经过专业培训;由于操作具有一定侵袭性,检查过程中有些患者会有不适的感觉。

第九节　喉功能其他检查

喉功能其他评估主要包括:发音质量的主、客观评估,气流动力学评估,pH 监测、感觉功能评估、吞咽功能评估及影像学评估等方面。

嗓音声学特性的客观分析(voice acoustic analysis)即对声音信号进行客观分析。

1. 声图分析　是将声音信号作频率、响度和强度的声学分析。若被分析的信号为语言,称为语图(sonograph)。用于分析各种嗓音的特征,研究嗓音的音质,显示对喉部基音共振及构音作用的影响,客观记录语言缺陷、言语矫治及言语重建的特征。表示方式分为两种:①时间-频率-强度的三维图形:横轴代表时间,纵轴代表频率,图形的明暗代表强度。②在某一时间断面上频率-强度的二维图形。

2. 声谱分析　用电声学方法分析声音的物理学特性,对各种声信号进行客观分析,为声道疾病的诊断及疗效评估提供依据。目前主要嗓音学评估为:基频、微扰值、信噪比、谐噪比、噪声谱等。

(1) 基频:F_0(Fundamental frequency):振动系统的最低固有频率,随声带长度、张力及声门下压的增加而增加,随声带质量的增加而减小,女性高于男性。女性为 150～350Hz(平均220Hz),男性为 80～200Hz(平均 120Hz)。儿童为 200～500Hz,平均 300Hz,歌手范围增宽。

(2) 振幅:决定于声门裂隙及声带的紧张程度。反映声带振动的强度,正常约为75～80dB。

(3) 微扰(perturbation):反映声带振动的稳定性,其值越小声带振动越稳定,正常声带振动其值在一定的范围内。①基频微扰(jitter):反映声带振动周期间频率的差异,与神经源性因素有关。基频增加,基频微扰减小。②振幅微扰(shimmer):连续的振动周期中振幅的变化。声带长度及神经因素均影响微扰值。③噪声谱:噪声为发音成分中离散、非周期的能量,可发生于整个频率范围或一定频带内,男女无区别。言语信号中相对噪声成分。可由谐噪比、信噪比及标准化噪声能量等参数表示。

3. 嗓音声学特性的主观评价　训练有素的专业人士的"耳朵"对声音最具有辨别能力,主要根据音调、响度、音质、持续时间等特征进行判定。目前普遍应用的是日本言语矫正与语音学会提出声音嘶哑的 GRBAS 评估标准:G(grade)声音嘶哑总评分;R(roughness)粗糙声;B(breathiness)气息声;A(asthenic)弱音;S(strained):紧张型音质。每个参数又分为四个等级:0 正常;1 轻度;2 中度;3 重度。最后总评记为:$G_nR_nB_nA_nS_n$。发音质量另一主观判定方法为与患者嗓音功能相关的生活质量的评价,可通过直接询问或特殊设计的问卷进行分级,最常应用的为嗓音障碍指数(voice handicap index,VHI)量表。

4. 气流动力学测量　有利于了解生理及病理状态下发音时生物动力学改变,确定发音的有效性。评估除了传统的肺功能检查项目外,还包括:平均气流率、口内压、声门下压、最长发音时间等参数。

5. 电声门图　通过测定声带接触时间及接触面积的变化,评价声门闭合程度。作为唯一评估声门关闭相的方法,可显示声门开放及关闭的速度。

6. 其他　感觉及吞咽功能评价主要应用于合并吞咽功能障碍者,动态 24h 双探头 pH 监测

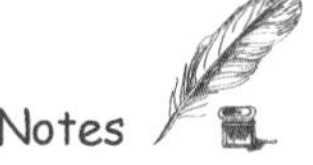

已应用于研究发音障碍与反流性疾病间的相关性研究。

第十节 喉影像学检查

喉部X线检查常用于喉部肿瘤、异物等诊断，检查方法有透视、平片、体层片、喉造影和CT、MRI扫描等。

喉部正位拍片常因颈椎阴影重叠，仅可显示气管有无偏斜及狭窄，侧位片在诊断会厌、杓会厌襞和声门下区的恶性肿瘤的范围和大小，喉狭窄的程度，可有一定的帮助。体层X线拍片是在平静呼吸或发声时进行喉部逐层显像，清楚显出病变的范围和性质。喉腔内造影术系用X线不穿透的药剂。如碘化油或钽粉作为对比剂注入喉内，能将整个咽喉部的轮廓显示。

喉部CT及MRI扫描，对了解喉部肿瘤的位置、大小、范围有一定的价值，同时可以了解喉周围间隙、会厌前间隙及喉软骨的受累情况，对于颈部淋巴结有无转移及淋巴结被膜外受侵的状况有所了解，对于喉癌的分期及预后的评估更有价值。同时CT对于喉部外伤的程度、软骨骨折移位的程度、呼吸道梗阻的状态也有一定的诊断价值。

小 结

近年来喉的检查手段的发展主要集中在喉的内镜技术及嗓音的客观检测方面，随着喉科学的进一步发展，喉神经肌电检测将逐渐从神经科学中独立出来，成为喉功能检查的重要方面，以推动神经喉科学这一重要分支的迅速发展。

（韩德民 叶京英）

第四章　喉部疾病常用治疗方法

喉部位置较深,不易到达,故喉部疾病多需借助特殊器械、设备才能实施治疗,要根据疾病的性质及严重程度采取相应治疗,治疗方法可分为一般治疗、物理治疗和手术治疗。

第一节　喉部一般治疗方法

一、雾 化 吸 入

雾化吸入是咽喉、气管疾病局部用药的给药方法。将所应用的药物置入雾化吸入器中,形成气雾状,由雾化吸入器喷出,患者做深呼吸经口将药物吸入喉部,药物可均匀分布在病变表面,达到治疗目的。吸入的药物多为抗炎、消肿、化痰及促进黏液分泌的药物。吸入次数可根据病情,每日 1 ~3 次,疗程也应根据疾病的轻重程度和恢复状况而定,一般吸入 3 ~6 天。

二、药物局部涂抹

将药物通过器械涂抹于喉部,操作可在间接喉镜、纤维喉镜或直接喉镜下完成。如局部涂抹干扰素治疗喉乳头状瘤,用抗角化药物治疗声带角化症等。

三、药物局部注射

药物局部注射是将治疗药物注射于喉组织内的方法,注射方式可通过间接喉镜、直接喉镜、纤维喉镜等,也可由甲状软骨切迹上缘或环甲膜经皮刺入,将药物注入声门旁间隙、会厌前间隙、声带或杓会厌襞上,局部注射的药物多为抗肿瘤药、生物制剂等,也可注射组织填充剂治疗单侧声带麻痹或发音功能障碍。

第二节　喉部物理治疗方法

一、低温冷冻治疗

低温冷冻能降低生物体内分子运动的速率,并对生物细胞有杀伤作用,喉部冷冻治疗是以破坏病理性细胞或其他组织达到治疗目的。冷冻治疗应用最广的冷却剂是液氮,它具有降温低、不易燃、不易爆、来源丰富的优点。喉部冷冻手术需在全麻下进行,由于冷冻后,喉黏膜水肿反应明显,如治疗范围广,应在手术前或手术当日做气管切开,以保证呼吸道通畅。治疗的疾病主要为喉部血管瘤、乳头状瘤和喉白斑等良性病变。治疗时根据病变的大小和性质决定冷冻的时间。

二、激 光 治 疗

将激光技术应用在间接喉镜、纤维喉镜或支撑喉镜下手术,可拓宽治疗喉部疾病的适应证,治疗的疾病包括声带息肉、喉角化症、双侧声带麻痹、喉狭窄、喉乳头状瘤、会厌囊肿、喉血管瘤、喉良性肿瘤、早期喉癌等。

三、射频等离子刀

射频等离子刀是一种外科技术，近几年开始应用于耳鼻咽喉科，射频等离子刀采用的是双极技术，一极针型电极插入组织中发放射频，另一极置入身体的其他部位形成回路。射频使电极和组织间形成等离子体薄层，层中离子被电场加速，并将能量传递给组织，在低温下打开分子键，使靶组织中的细胞以分子单位解体，分解为碳水化合物和氧化物造成组织凝固性坏死。主要治疗喉增生性疾病。

第三节 喉部手术治疗方法

一、间接喉镜下喉手术

在间接喉镜下用弯手术钳完成喉内手术。主要治疗声带息肉、声带小结、会厌囊肿或喉组织活检、环杓关节脱位。手术在表面麻醉下完成，因患者的咽反射明显，表面麻醉效果的好坏直接关系到手术的成败，手术前需要在咽部、喉及声门下区多次喷局部麻醉药。操作时有一定技巧，医师需要经过培训。

二、纤维喉镜下喉手术

纤维喉镜镜身柔软可以弯曲，且能在弯曲的条件下导光和导像，可以深入到喉的各个部位，手术时一般左手持镜，右手完成手术。可切除声带息肉、声带小结、会厌囊肿，完成喉组织活检。手术优越性包括：①镜体细软可弯曲，手术刺激小，患者容易耐受；②照明度强，手术野清晰，危险性小；③接照相机和录像设备可同时记录手术过程。

三、支撑喉镜下喉手术

支撑喉镜为硬性金属镜，手术多在显微镜观察下完成。一套支撑喉镜由 4～5 个型号组成，其功能各不相同。可根据患者的年龄、性别及病变情况，选择相应的支撑喉镜。支撑喉镜手术的优点一是术者不必要以一手持镜，可双手同时操作手术器械；二是显微镜的放大作用和手术器械的微型化，大大提高了手术的精细程度。手术操作用显微外科器械完成，也可用激光手术。支撑喉镜手术治疗范围比间接喉镜广，包括声带小结、息肉、囊肿、喉乳头状瘤、早期声带癌、喉淀粉样变性、双侧声带麻痹、杓状软骨切除、喉狭窄等。手术多选择全身麻醉。

小 结

除以上治疗方法，针对各种原因导致的发音障碍性疾病，喉的发音矫治、喉部按摩(laryngeal massage)等也是相当重要的治疗方法。另外，在喉显微外科的基础上，嗓音外科学正作为一门新兴独立学科日益发展。

（韩德民 叶京英）

第五章　喉的先天性疾病

喉的先天性疾病种类较多且复杂，但多在新生儿或婴儿期发病。本章着重描述先天性喉蹼、先天性喉软骨畸形、先天性喉囊肿和喉气囊肿、先天性喉软化症等的诊断和治疗。根据其在呼吸、发音、保护功能障碍，以及颈部的一些特征和专科检查多可诊断。其外科治疗由于是小儿较成人有其特殊性。

喉的先天性疾病(congenital lesions of larynx)，一般在新生儿或婴儿期即已出现症状或体征，最常见的为喉呼吸、发音、保护功能障碍，严重者也可危及生命。

第一节　先天性喉蹼

先天性喉蹼(congenital webs)为胚胎8周发育时喉前部未能打开所致。其发病率占喉的先天性疾病比例较高，喉蹼可以在喉的任何平面横跨过喉腔，最常见为声门喉蹼，其次为声门下、声门上。也见有声门后部喉蹼和近于完全闭锁者。罕见有声门和声门上的双喉蹼，偶见伴有其他喉先天畸形。

喉蹼长度和厚度各不相同，声门型喉蹼较薄，为一透明U形膜覆盖于真声带前2/3表面；根据喉蹼阻塞喉腔面积多少，Cohen将其分为4型，Ⅰ型<35%、Ⅱ型35%～50%、Ⅲ型50%～75%、Ⅳ型76%～90%。

【临床表现】　根据喉蹼处于不同的部位和累及的范围症状不同，由于最常发生于声带，呼吸困难、声嘶为最常见症状。此外，可有喉喘鸣，小儿哭声微弱甚至失声等。

【诊断】　喉蹼呈现为蹼样突起，色泽淡红(图4-5-1)。成人行间接喉镜即可观察到，小儿不能配合者需行直接喉镜检查，纤维声带镜或电子喉镜检查对确定喉蹼具体部位、累及范围很有帮助。影像学CT扫描、MRI对确定喉蹼的厚度，尤其是声门下和少见的双喉蹼有一定的作用。

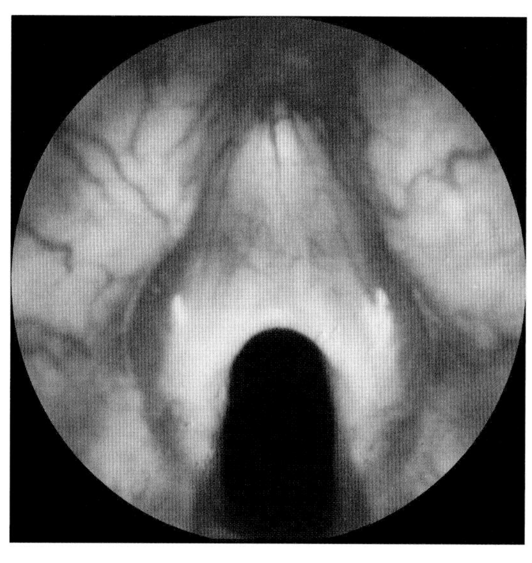

图4-5-1　声门型喉蹼

【治疗】 手术是治疗喉蹼的唯一方法。首先为恢复气道通畅，次为改善音质。一般薄的喉蹼可在喉内镜下剪开，或用喉刀切开并持续扩张2周，直到创面上皮化以避免再度粘连形成蹼。不易切除的厚和较大的喉蹼，一般在气管切开术后再行蹼切除松解术，如有条件也可用激光切除，然后喉腔内置入喉模持续扩张。这些操作可经颈外切口进行，也可于支撑喉镜下完成。对于创面处理可用下唇黏膜移植，纤维蛋白胶固定。也可通过喉裂开的外进路法在喉蹼切除后放入一三角形的钽片以防止粘连。另一种方法为将一三角形硅胶通过喉镜插入，用缝针穿过环甲膜缝合固定于该处。也有置入金属、聚乙烯管者，固定扩张2周以防前连合粘连及喉蹼复发。近年有于喉裂开切除喉蹼后利用四周黏膜瓣覆盖两侧创面一期修复。对于声门下狭窄区行黏膜下切除喉蹼瘢痕保留黏膜。

第二节 先天性喉软骨畸形

一、会厌畸形

会厌畸形(epiglottic malformation)这类疾病罕见，其中主要为会厌分叉(bifid epiglottis)畸形。一般会厌裂开口正好居于会厌结节之上，分叉的两部分可以较好地起着支撑作用，但当呼吸时留有缝隙缺乏阻抑，因此吞咽时常有误咽存在。会厌分叉畸形可以单独发生，但通常并存其他先天性畸形，如先天性声门下狭窄，先天性多发性喉囊肿，约90%会厌分叉畸形伴有手足畸形、50%伴有下丘脑错构瘤或垂体功能减退。

会厌缺失(absent epiglottis)为喉极为罕见先天性畸形疾病，常伴有严重的声门下狭窄。

二、甲状软骨和环状软骨异常

甲状软骨和环状软骨异常(thyroarytenoid and cricoid abnormalities)，甲状软骨异常通常是两侧翼板在发育期于中线融合不良，发生先天性甲状软骨裂、甲状软骨部分缺损等疾病，如发生呼吸困难可进行整形术。环状软骨的异常，多见为环状软骨弓畸形。手术治疗为在软骨裂后作一小开口将取自其他部位的软骨填于其内侧面。这些手术患者全部均需先做气管切开术。

第三节 先天性喉囊肿和喉气囊

先天性喉囊肿(congenital laryngeal cysts)虽然少见、却是新生儿呼吸道梗阻的重要因素，因其组织病理学不确定命名有所不同。先天性喉囊肿亦称胚胎性囊肿(embryonic cyst)，喉胚胎组织形成不良(dysembryoplastic)、喉发育障碍(dysontogenetic)、喉上皮囊肿(laryngeal dermoid cyst)、新生儿囊肿(cyst of the newborn)等，均为一类先天性声门上喉疾病。囊肿大小变化很大，它的直径可以从数毫米至7cm，偶有横穿过喉至颈前部。

临床将先天性喉囊肿分为先天性会厌囊肿导管型(congenital vallecular cysts ductal types)和先天性喉小囊囊肿(congenital laryngeal saccular cysts)，前者系指喉黏膜下腺体导管闭锁引起，因好发于会厌，文献多称为先天性会厌囊肿导管型，常与先天性喉软化症合并存在。后者系喉小囊开口狭窄或闭锁致喉小囊黏液/浆液积聚膨胀扩大，分两型：Ⅰ型，囊肿局限于喉内的喉内型；Ⅱ型，囊肿向喉外伸展的喉外型。后者又可分为来源于内胚层的Ⅱa亚型和来源于内和中胚层的Ⅱb亚型。

喉气囊(laryngocele)意即与喉腔相通的喉室附器与喉小囊为一充满气体的扩张囊腔，为先天性喉小囊囊肿的特殊类型。此气囊可以向上沿血管神经束，形成限于假声带和杓会厌襞水平的囊腔(内源性)，也可向上外经甲舌膜形成囊腔(外源性)，另为两者均有混合型。罕见气囊中具有内容物。

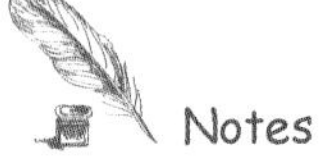

喉小囊囊肿或是喉黏液或浆液囊肿，均为黏液/浆液充满喉的囊腔而又未能与喉腔相通。外源性从后上延伸至假声带和杓会厌襞，前型延伸至中后的真假声带之间。

【病因和发病机制】 先天性喉囊肿的发病机制不清楚。病因有腮裂口发育异常、喉囊发育障碍、来源于喉气囊和黏液腺管阻塞和闭锁，以及来自于异位甲状腺等学说。组织学上大多数先天性喉囊肿限于呼吸道上皮，其他的有复层鳞状上皮、柱状上皮、立方上皮以及部分混合性上皮。大约一半以上的病例可观察到弥散或聚集的淋巴组织，但显示有淋巴组织既不能诊断本病，也不支持这类囊肿的腮裂口异常病因学说，因为喉发生于内脏性小囊的中间部。

【临床表现】 先天性喉囊肿的症状可发生于新生儿期至生长过程的任何时候，也有病例症状出现于数十年以后。症状主要决定于囊肿的大小和位置，以及患者的年龄。这些症状包括囊肿顶部较大引起的呼吸不畅，喂养时憋气、喘鸣、间断性哭声。喉气囊肿常无临床症状，有的可能有咽喉梗阻感。婴幼儿常有声嘶、哭声微弱，小儿或成人鼓气时有气肿性肿块。

【诊断和鉴别诊断】 根据症状，首先应做超声波检查，看有无弧形气体回声。小儿应行直接喉镜检查，成人可行间接喉镜、纤维或电子喉镜检查，也可行喉部气道和颈部的 CT 扫描、MRI 影像学检查，可显示一固定的肿块及其大小、范围、与周围组织的关系。直接喉镜下用空针抽吸如有液体或气体可确定诊断。

【治疗】 先天性喉囊肿喉内型者，如症状轻，又为婴幼儿期可待其年龄稍大再处理。为了使呼吸道通畅行切开引流仅能暂时缓解症状，因此最好手术切除。切除术可在内镜下进行，对于气道堵塞严重的婴儿需先行气管切开术。对于无明显症状的喉气囊肿，无需手术，如有感染可待抗生素治疗炎症消退后再行手术切除。喉外型者如囊肿较大，可采用颈外途径切除。

第四节　先天性喉软化症

先天性喉软化症(congenital laryngomalacia)是婴儿先天性喉喘鸣最常见的原因。主要因胎儿发育期缺钙，喉软骨发育不成熟所致，也有认为发病与胃食管反流密切相关。发病年龄平均为出生后 2.2 周。偶可见于较大儿童或迟发性喉软化症。

【临床表现】 喉软化症的特征表现为两个方面，一方面极度松弛的声门上软组织坠入喉入口引起喘鸣。喉喘鸣仅发生于吸气时，喉阻塞和喘鸣的程度决定声门上软组织坠陷的程度，常因活动、啼哭等刺激使喘鸣或呼吸困难加重，俯卧位声门上组织前移使喘鸣减轻，因上呼吸道感染黏膜充血水肿而加重。喘鸣发生时多为持续性；另一方面是由于呼吸障碍导致患儿喂食困难、呛咳、肺部感染，发育迟缓等。纤维或电子喉镜检查，可见会厌软骨两侧边缘向内卷曲接触，或会厌软骨过度柔软，两侧杓会厌襞互相接近，喉腔窄小。根据检查临床将喉软化症分为三型。Ⅰ型：杓状软骨黏膜脱垂(图 4-5-2)。Ⅱ型：杓会厌襞缩短(图 4-5-3)。Ⅲ型：会厌后移(图 4-5-4)。部分患儿为Ⅰ、Ⅱ型的混合型。也见有更细的将本病分为Ⅴ型，但目前尚未统一分型标准。

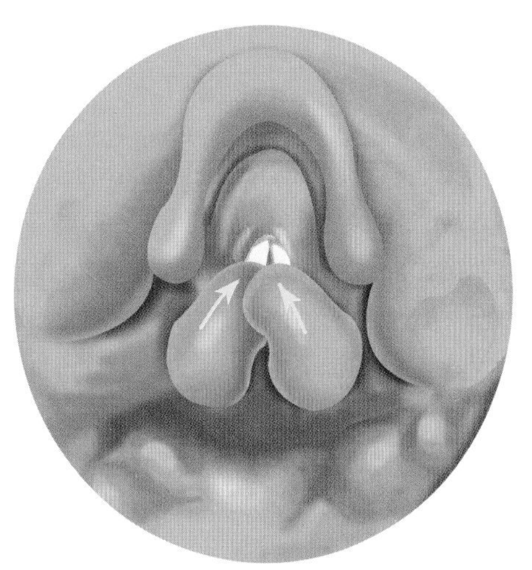

图 4-5-2　杓状软骨黏膜脱垂

【诊断】 主要依据婴儿出生后不久即发生喘鸣，纤维或电子喉镜检查有喉软化症表现，另外可在喉镜下将金属吸引管置于喉入口处，其吸引负压会引起会厌和杓状软骨向喉腔内脱垂，此称 Narcy 征阳性，为本病直接的诊断依据。影像学检查，如 CT 扫描和 MRI 也有助于诊断和排

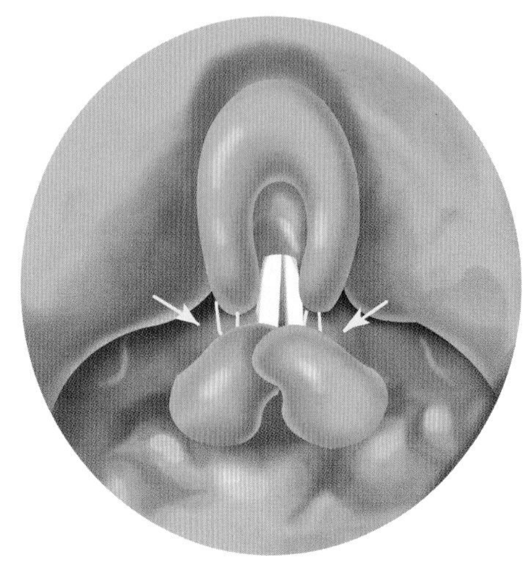

图 4-5-3 杓会厌襞缩短

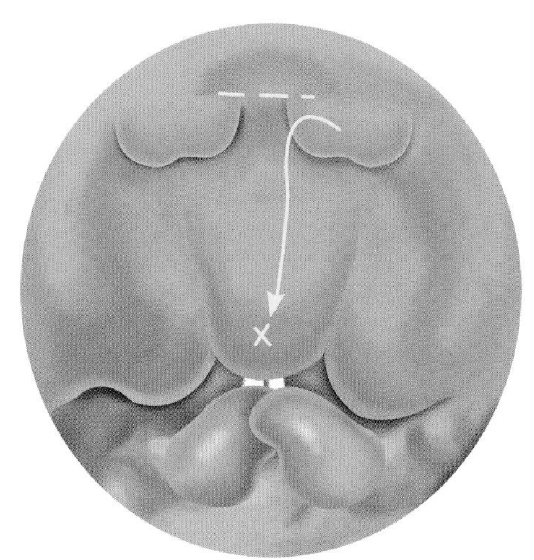

图 4-5-4 会厌后移

除其他先天性喉疾病。

重度喉软化症的诊断标准：①平静时呼吸困难和（或）活动时重度呼吸困难。②进食困难。③身高和体重增长迟缓。④睡眠窒息或阻塞性通气不足。⑤无法控制的胃食管反流。⑥有因阻塞性呼吸困难而行气管插管的病史。⑦活动时低氧血症。⑧活动时高二氧化碳血症。⑨随窒息或阻塞性通气不足加重而出现睡眠监测的异常记录。

【治疗】 喉软化症为一自限性疾病，一般可随年龄增长而减轻或消除。保守治疗为补充钙，避免仰卧激惹和胃食管反流。对有严重的呼吸道阻塞的重度喉软化症，或未能自愈的患儿可采取手术治疗。近年来更多的采用喉内镜下声门上成形术（supraglottoplasty），主要为用显微喉钳或喉剪切除覆盖于杓状软骨上多余的黏膜，必要时连同楔状软骨和杓会厌襞上臃肿的黏膜一并切除，但必须保留杓间区黏膜以免瘢痕粘连。如杓间区有粘连，可用 CO_2 激光将其分离。单采用 CO_2 激光行声门上成形术，激光能量 6～9W，光斑直径约 0.5mm，具有出血少、准确性高等优点。

第五节 其他先天性喉疾病

先天性喉裂（congenital cleft larynx）一般将其分为四型：Ⅰ型为声门上杓间裂；Ⅱ型为部分环状软骨裂；Ⅲ型为全环环状软骨裂；Ⅳ型为喉气管食管裂。应用硬喉内镜和纤维喉镜或电子喉镜可明确诊断。影像学吞服碘油造影、CT 扫描、MRI 可确定有无气管食管瘘。诊断中尚需注意是否合并其他先天性喉病。治疗对于无误吸的Ⅰ型患者无需治疗，有误吸的Ⅰ型及短裂的Ⅱ型患者可在支撑喉镜下修复。长裂Ⅱ型和Ⅲ型患儿需经颈侧咽旁进路和喉裂开进路手术，常规低位气管切开，切除裂缘造成创面双层缝合，置入硅胶管固定声门下区，3～6 个月后待裂口完全愈合即可拔管。Ⅳ型喉裂需同时经颈前进路及开胸术联合胸外科共同修复。

先天性声带沟（congenital ditch of vocal cords）为位于声带表面近声带边缘之裂隙，实际为一开放之囊肿，其底部常有上皮脱屑堆积。喉动态镜下黏膜波减少，声门闭合差，噪音低沉，发音时常伴室带挤压。治疗可行语音训练及手术。

（张学渊）

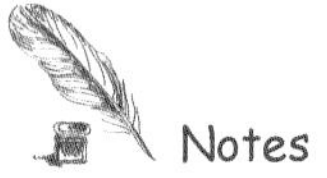

第六章　喉外伤及喉异物

喉外伤及异物是耳鼻咽喉头颈外科急症，常威胁患者生命，要给予正确、及时救治，方可转危为安。本章重点介绍闭合性喉外伤、开放性喉外伤、喉烫伤、烧灼伤、喉插管损伤及喉异物的病因、临床表现及治疗原则。

喉位于颈前，上有下颌骨、下有胸骨、两侧有胸锁乳突肌前缘覆盖、后有颈椎保护，喉体又可以上下左右移动，因而受外伤机会较少，喉外伤约占全身外伤的1%，男性多于女性。喉具有呼吸、发声、吞咽功能，一旦遭受创伤，轻则影响进食及发声，重则可引起呼吸困难乃至窒息，常危及生命。

喉外伤（injuries of the larynx）指喉部遭受暴力、物理或化学因素作用，引起喉部组织结构损坏，临床表现有出血、呼吸困难、声音嘶哑或失声等。

喉部外伤分为喉外部伤和喉内部伤两类。前者包括闭合性喉外部伤和开放性喉外部伤；后者包括喉烫伤、烧灼伤和器械损伤。

第一节　闭合性喉外伤

闭合性喉外伤（closed injury of larynx）指颈部皮肤及软组织无伤口，轻者仅有颈部软组织损伤，重者可发生喉软骨移位、骨折、喉粘软骨膜损伤。包括挫伤（contusion）、挤压伤（crush injury）、扼伤（strangulated injury）等。

【病因】　颈部遭受外来暴力直接打击，如拳击、交通事故、工伤事故、钝器打击、扼伤、自缢等。偶尔强烈张口与剧烈呕吐可致环甲关节与环杓关节脱位而至喉损伤。喉部损伤程度可因外力大小及作用方向而有很大差别。来自侧方的外力，因喉体可向对侧移动，故伤情多较轻，常无骨折、仅有黏膜损伤、环杓关节脱位等；来自正前方的外力多损伤较重，因此时头或颈部处于相对固定状态，外力由前向后将喉部推挤到颈椎上，常造成甲状软骨中部及上角处骨折，甲状软骨多呈纵行骨折，环状软骨骨折较少见，多发生在后部，但可造成喉黏膜损伤、环甲关节及环杓关节脱位。

【临床表现】

1. **疼痛**　喉及颈部为著，触痛多明显。随发声、吞咽、咀嚼、咳嗽而加重，且可向耳部放射。

2. **声音嘶哑或失声**　因声带、室带充血、肿胀、软骨脱位、喉返神经损伤所致。

3. **咳嗽及咯血**　由于挫伤刺激而引起咳嗽，喉黏膜破裂轻者仅有痰中带血，重者可致严重咯血（hemoptysis）。

4. **颈部皮下气肿**　喉软骨骨折、黏软骨膜破裂的严重喉挫伤、咳嗽时空气易于进入喉部周围组织，轻者气肿局限于颈部，重者可扩展到颌下、面颊、胸、腰部，若累及则出现严重呼吸困难。

5. **呼吸困难**　喉黏膜出血、水肿、软骨断裂均可致喉狭窄，双侧喉返神经损伤可引起吸气性呼吸困难（dyspnea）。若出血较多，血液流入下呼吸道，引起呼吸喘鸣（stridor），重则可导致窒息（asphyxia）。

6. **休克**　严重喉挫伤（喉气管离断）可导致外伤性或出血性休克（shock）。

【检查】　颈部肿胀变形，皮肤片状、条索状瘀斑。喉部触痛明显，可触及喉软骨碎片之摩擦音,有气肿者可扪及捻发音(crepitus)。直接喉镜检查(direct laryngoscopy)在急性较重喉挫伤患者因其可加速气道阻塞的发生,故不可轻易为之。间接喉镜检查(indirect laryngoscopy)和纤维喉镜检查(fiberoptic laryngoscopy)常见喉黏膜水肿、血肿、出血、撕裂、喉软骨裸露及假性通道等。声门狭窄变形、声带活动受限或固定。颈部正侧位片、体层片可显示喉骨折部位、气管损伤情况。胸部X线片可显示是否有气胸及气肿。颈部CT扫描对诊断舌骨、甲状软骨及环状软骨骨折、移位及喉结构变形极有价值。颈部MRI对喉部、颈部软组织、血管损伤情况的判断具有重要价值。

【诊断】 根据外伤史、临床症状及检查所见多不难确诊。如仅有颈部皮肤红肿和瘀斑,则难以确立诊断,若有咯血则可确定诊断。喉部X线断层片、CT扫描、MRI对确定诊断有重要价值。

【治疗】 由于闭合性喉外伤体表无明显创口,损伤多发生在瞬间,患者可能对其严重性判断不足,因而可能对外伤的程度难以做到准确的判断而延误治疗。气道内黏膜可能出现迟发型水肿,致患者呼吸困难突然加重。因而对于闭合性喉外伤应高度积极的处理患者呼吸道。

1. **按一般外科挫伤治疗** 适于仅有软组织损伤,无咯血、无喉软骨移位或骨折及气道阻塞的喉部外伤。让患者保持安静、颈部制动、进流质或软食、减少吞咽动作。疼痛剧烈者可给予止痛剂、喉黏膜水肿、充血者可给予抗生素及糖皮质激素。

2. **气管切开术** 有较明显吸气性呼吸困难者应行气管切开术。极危急情况下可行喉内插管术或环甲膜切开术,但要尽快施行标准的气管切开术。

3. **直接喉镜下喉软骨固定术** 适用于中度喉挫伤、有喉软骨骨折及轻度移位的患者。先行气管切开术,然后行直接喉镜或支撑喉镜检查(self-retaining laryngoscopy),将移位的喉软骨复位,然后经喉镜放入塑料或硅胶制的喉模(laryngophantom),上端用丝线经鼻腔引出固定,下端经气管造口固定于气管套管(图4-6-1)。

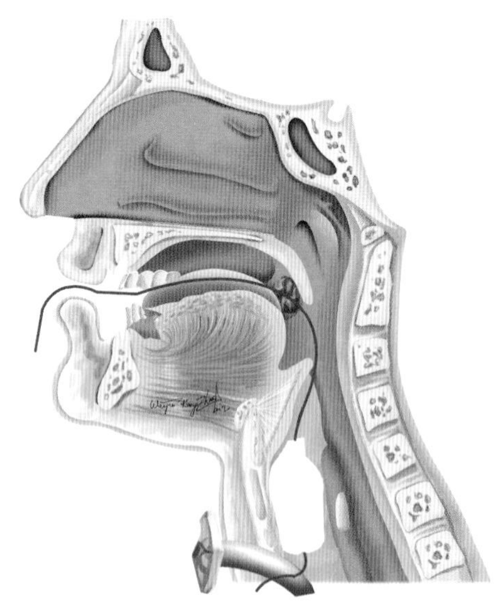

图4-6-1 喉内放置喉模示意图

4. **喉裂开喉软骨复位术** 适用于喉挫伤严重、喉软骨破碎移位、颈部气肿、呼吸困难及直接喉镜下复位固定术失败的患者。患者先行气管切开术。将破裂的软骨尽量保留,复位、修齐,仔细缝合黏膜。局部甲状软骨膜瓣或会厌、颊黏膜游离黏膜瓣、颈前肌的肌膜瓣均可用于修复喉内黏膜缺损。如果一侧杓状软骨完全撕脱并移位,可予以切除。部分杓状软骨撕裂可行复位并用黏膜修复之。将喉软骨骨折进行复位,用钢丝或尼龙线固定(图4-6-2),喉内放置喉模型,其

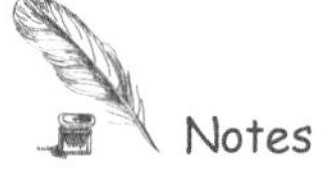
Notes

上端丝线经鼻腔引出,下端经气管切开口引出,并分别加以固定,以扩张喉腔,防止术后喉狭窄(laryngostenosis)的发生。术后4~8周经口取出喉模,继续随访。如有狭窄趋势,可行喉扩张术(laryngeal dilation)。

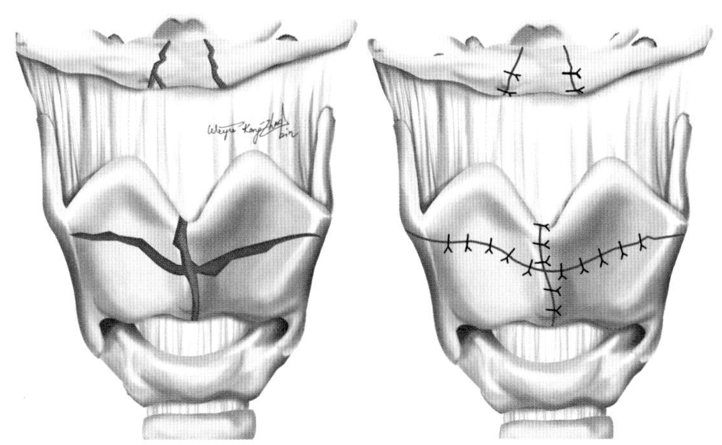

图4-6-2 喉软骨骨折缝合示意图

5. **鼻饲饮食** 伤后10天内应给予鼻饲饮食,以减少喉部活动,减轻疼痛及呛咳,以利于创面愈合。

第二节 开放性喉外伤

开放性喉外伤(open injury of the larynx)指喉部皮肤和软组织破裂,伤口与外界相通的喉外伤。可伤及喉软骨、软骨间筋膜,穿通喉内,包括切伤(incised wound)、刺伤(stab wound)、炸伤(burst wound)、子弹伤(bullet trauma)等。开放性喉外伤易累及颈动脉及颈内静脉,发生大出血,枪弹伤则易形成贯穿伤,且可伤及食管及颈椎,战时较多见。

【病因】

1. 战时火器伤,包括枪炮伤、弹片及刺刀伤、子弹所致喉部贯通伤等。
2. 工矿爆破事故或车间工作时为碎裂物击伤。
3. 交通事故中,破碎风挡玻璃及铁器等物撞伤。
4. 殴斗中为匕首、砍刀等锐器所伤。
5. 精神病患者或自杀者用刀剪等锐器自伤。

【临床表现】

1. **出血** 因颈部血运丰富,出血较凶猛,易发生出血性休克。若伤及颈动脉、颈内静脉,因出血难以控制,多来不及救治而立即死亡。

2. **皮下气肿** 空气可通过喉内及颈部伤口进入颈部软组织内,产生皮下气肿,若向周围扩展,可达面部及胸腹部,向下可进入纵隔,形成纵隔气肿。

3. **呼吸困难** 其成因:①喉软骨骨折、移位,喉黏膜下出血、肿胀所致喉狭窄、梗阻;②气肿、气胸;③喉内创口出血流入气管、支气管,造成呼吸道阻塞。出血、呼吸困难、休克是开放性喉外伤的三个危机现象,应给予高度重视。

4. **声嘶声带** 损伤、环杓关节脱位、喉返神经损伤均可导致声嘶乃至失声。

5. **吞咽困难** 喉痛、咽损伤所致吞咽疼痛,使吞咽难以进行。若伤口穿通咽部、梨状窝或颈部食管,吞咽及进食时则有唾液和食物自伤口溢出,造成吞咽障碍。

6. **休克** 若伤及颈部大血管,将在极短时间内丢失大量血液而引起失血性休克。

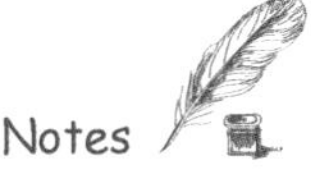

【检查】

1. 常规检查患者的意识、呼吸、脉搏、血压等情况。

2. 伤口情况注意观察伤口部位、大小、形态、深浅及数目。如果伤口未与喉、咽相通,则与一般颈部浅表伤口相同。若伤口与咽喉内部相通则可见唾液从伤口流出。由伤口可见咽壁、喉内组织及裸露的血管及神经。伤口内的血凝块及异物不可轻易取出,以免发生大出血。

【治疗】

1. 急救措施

(1) 控制出血:找到出血血管并将其结扎。如果找不到,可用纱布填塞止血。已贯穿喉腔的伤口不可加压包扎,以防发生喉水肿或加重脑水肿及脑缺氧。出血凶猛者,可用手指压迫止血,并探查颈部血管,如果动脉有裂口可行缝合术或血管吻合术;如果颈内静脉破裂,可于近心端将其结扎。颈总或颈内动脉结扎术仅万不得已时方可施行。因其可以引起严重的中枢神经系统并发症,如偏瘫、昏迷甚至死亡。

(2) 呼吸困难的处理:解除呼吸困难或窒息极为重要,应先将咽喉部血液、唾液吸出,同时给予吸氧,取出异物。紧急情况下,可行环甲膜切开术,待呼吸困难缓解后再改行正规气管切开术。危急情况下可将气管插管或气管套管由伤口处插入,插管或套管气囊应充足气,伤口内填以纱布,以防止血液流入气道。预防性气管切开术可视患者具体情况而定。有气胸时,可行胸腔闭式引流术。

(3) 休克的处理:多为失血性休克,应尽快给予静脉输入葡萄糖液、平衡盐溶液、羧甲基淀粉和全血,并给予强心剂。

(4) 全身应用抗生素、糖皮质激素、止血药物、注射破伤风抗毒素。

2. 手术治疗

(1) 咽喉浅表伤:伤后时间短、无污染者,用苯扎溴铵、过氧化氢和生理盐水反复清洗伤口,清创,将筋膜、肌肉、皮下组织、皮肤逐层缝合。有可能污染者,彻底清创后延期缝合。

(2) 咽喉切伤及穿通伤:应尽量保留受损的喉软骨,并用黏膜覆盖裸露的软骨,按解剖关系将黏膜、软骨、肌肉逐层对位缝合。如有咽和(或)食管瘘,将其周边黏膜严密缝合。喉腔内置塑料或硅胶喉模并加以固定,防止形成喉狭窄。如有喉返神经断裂伤,在具备条件的情况下,可一期进行喉返神经吻合术。

(3) 异物取出术:浅表异物可于手术中取出。X线片可明确显示异物的位置及与周围各种解剖结构如颈动脉等的关系,充分估计手术危险性和复杂性,做好充分准备后再予以取出。

3. 营养支持治疗　在关闭咽喉部伤口前,在明视下由前鼻孔插入鼻饲管。必要时,可行颈部食管造瘘术或胃造瘘术,以保证营养供给并减少吞咽动作,以利伤口愈合。

第三节　喉烫伤及烧灼伤

喉、气管、支气管黏膜受到强的物理因素刺激或接触化学物质后,引起局部组织充血、水肿,以至坏死等病变,称为喉部与呼吸道烧伤(burn of the larynx and respiratory tract)。它包括物理因素所致的喉烧灼伤(thermal burn oflarynx)、喉烫伤(scald of larynx)、放射损伤(radiation injury)及化学物质腐蚀伤(chemical caustic trauma)。呼吸道烧伤约占全身烧伤之2%~3%。由于声门在热气、有毒烟雾或化学物质刺激下反射性关闭因而上呼吸道烧灼伤较下呼吸道者多见且伤情较重。

【病因】

1. 咽、喉与气管直接吸入或喷入高温液体、蒸气或化学气体。

2. 火灾时吸入火焰、烟尘及氧化不全的刺激物等。

3. 误吞或误吸化学腐蚀剂，如强酸、强碱、酚类等。

4. 遭受战用毒剂如芥子气、氯气等侵袭。

5. 放射线损伤，包括深度 X 线、钴 60、直线加速器等放射治疗时损伤及战时核武器辐射损伤。

【发病机制】 上呼吸道黏膜具有自然冷却能力，可吸收热气中的热能。当上呼吸道受热力损害时，声门可反射性关闭，保护支气管和肺。蒸气在声门反射未出现前即进入下呼吸道，故下呼吸道受损害较重。烧伤后表现为鼻、口、咽、喉及下呼吸道黏膜充血、水肿及坏死，可累及黏膜下层、软骨，引起窒息、肺不张、肺感染。放射性损伤早期有炎症反应，数月后可发生纤维化、放射性软骨炎、软骨坏死。

【临床表现】

1. 轻度　损伤在声门及声门以上。有声音嘶哑、喉痛、唾液增多、咽干、咳嗽多痰、吞咽困难等。检查可见头面部皮肤烧伤，鼻、口、咽、喉黏膜充血、肿胀、水泡、溃疡、出血及假膜形成等。吞食腐蚀剂及热液者可见口周皮肤烫伤，食管、胃黏膜烧灼伤及全身中毒症状。

2. 中度　损伤在隆突以上。除上述症状外，有吸气性呼吸困难或窒息，检查除轻度烧灼伤所见外，还可有喉黏膜水肿和糜烂，听诊肺呼吸音粗糙，闻及干啰音及哮鸣音。常伴有下呼吸道黏膜烧伤，易遗留喉瘢痕狭窄。

3. 重度　损伤在支气管、甚至达肺泡。除有上述喉烧伤的表现外，有下呼吸道黏膜水肿、糜烂及溃疡，甚至坏死。患者呼吸急促、咳嗽剧烈，可并发肺炎或膜性喉气管炎，可咳出脓血痰和坏死脱落的气管黏膜。误吞腐蚀剂者可致喉、气管、食管瘘。若烧伤范围广泛，可导致严重而广泛的阻塞性肺不张、支气管肺炎、肺水肿，进而出现呼吸功能衰竭。

【治疗】

1. 急救措施

(1) 早期处理：热液烫伤可口含冰块或冷开水漱口、颈部冷敷。强酸、强碱烧伤者应立即用清水冲洗口腔、咽部并采用中和疗法。强酸烧伤者可给予牛奶、蛋清或 2% ~5% 碳酸氢钠溶液；强碱烧伤者可给予食醋、1% 稀盐酸或 5% 氯化铵等涂布伤处或吞服、用中和药物雾化吸入。

(2) 全身治疗：充分补液，维持水、电解质平衡，吸氧。重度者需行紧急气管插管，也可给予高压氧治疗。纠正休克、保护心肺功能。全身应用抗生素预防感染，糖皮质激素防止呼吸道黏膜水肿。

2. 保持呼吸道通畅

(1) 上呼吸道阻塞、分泌物多而咳出困难者，为防止窒息，可行气管内插管或气管切开术。

(2) 应用解痉药物，以解除支气管痉挛。

(3) 每日雾化吸入，气管内滴入抗生素生理盐水，以防气道被干痂阻塞。

3. 放置胃管给予鼻饲饮食，改善营养。在强酸、强碱烧伤时，放置胃管可防止下咽和食管因瘢痕挛缩而封闭。

第四节　喉插管损伤

喉插管损伤（intubation trauma of larynx）多发生于全身麻醉、危重患者抢救等需要经口、经鼻行喉气管插管术（laryngotracheal intubation）的情况下。因此，近年来此类喉部损伤日渐增加；长期留置鼻饲管亦可造成环后区黏膜损伤。其发病率国内外报道在 10% ~60% 之间。

【病因】

1. 插管技术不熟练，操作粗暴，声门暴露不清时盲目地强行插入；清醒插管时，表面麻醉不充分，致使患者频频咳嗽或声门痉挛；插管过程中过多地搬动患者头部；插管过浅，气囊压迫声

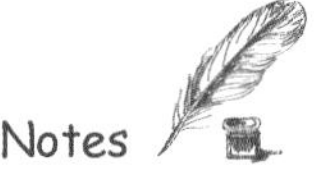

带黏膜;经鼻腔盲目插管时,更易造成喉腔内损伤。

2. 选用插管型号偏大、过长;套管外气囊充气过多。

3. 插管时间久、喉黏膜受压迫、摩擦时间过长。

4. 插管质量不佳,质地过硬,或管壁含有对黏膜有害的成分,压迫、刺激喉气管黏膜。

5. 鼻饲管留置时间过长,摩擦环后区黏膜,造成局部损伤。

6. 患者呕吐物或鼻咽分泌物吸入喉腔,对喉黏膜产生刺激。

7. 患者自身有过敏体质,对外界刺激反应敏感而强烈。

【临床表现】

1. **溃疡及假膜形成** 由于插管损伤乃至撕裂喉黏膜,上皮剥脱并继发感染而形成溃疡,多见于声带后部,位于杓状软骨声带突处,继而发生纤维蛋白及白细胞沉积,形成假膜。表现为喉部不适、声嘶、喉痛、咳嗽及痰中带血。喉镜检查可见喉黏膜水肿、充血、局部溃疡及假膜。

2. **肉芽肿** 系在上述喉黏膜溃疡及假膜基础上发生炎症及浆细胞浸润,大量成纤维细胞及血管内皮细胞增生而形成的。喉镜检查可见声带突肉芽肿,表面光滑、色灰白或淡红,如息肉样。患者感喉部不适,有异物感,发声嘶哑,经久不愈。若肉芽肿过大,可阻塞声门,引起呼吸困难。

3. **环杓关节脱位** 患者拔管后即出现声嘶、说话无力、咽部疼痛,且长期不愈。多为一侧脱位,双侧同时脱位者罕见。杓状软骨可向前或向后移位,但以向前并向外侧移位者多见。喉镜检查可见一侧杓状软骨和杓会厌襞充血、水肿、且突出于声门上,掩盖声门的后部。声带运动受限,发声时杓状软骨多不活动,使声门不能完全闭合。

4. **声带瘫痪** 由于膨胀的气囊位于喉室部而未完全到达气管内,因而压迫喉返神经前支所致。患者术后即出现声嘶。喉镜检查见一侧声带固定于旁正中位。

【治疗】

1. 插管术后发现喉黏膜有溃疡及假膜形成时,应嘱患者少讲话,禁烟酒,不要作用力屏气动作。给予抗生素、糖皮质激素等超声雾化吸入。

2. 肉芽肿形成者,有蒂者可于喉镜下钳除;无蒂者可于全麻下行支撑喉镜下切除;若采用纤维内镜或支撑喉镜下激光切除,效果更佳。

3. 环杓关节脱位者,应尽早于间接喉镜下行环杓关节复位术,前脱位的者在直达喉镜下将环状软骨向后拨动复位,以免形成瘢痕后不易复位。

4. 声带瘫痪者,可行音频物理疗法并给予神经营养药物,以促进其恢复。

第五节 喉 异 物

喉异物(foreign bodies in the larynx)是一种非常危险的疾病,多发生于5岁以下幼儿。声门裂为呼吸道狭窄处,一旦误吸入异物,极易致喉阻塞。

【病因】 喉部异物种类甚多,花生米、各种豆类等坚果约占一半以上;鱼骨、果核、骨片、饭粒亦较常见。此类异物多因幼儿在进食时突然大笑、哭闹、惊吓等而误吸入喉部。钉、针、硬币等金属物体,笔帽、小玩具、气球碎片等塑料制品亦很常见,儿童口含这些物体时,若突然跌倒,哭喊、嬉笑时,亦易将其误吸入喉部。异物吸入后嵌顿在声门区,造成喉部异物。

【临床表现】 较大异物嵌顿于喉腔后,立即引起失声、剧烈咳嗽、呼吸困难、发绀,甚至窒息,严重者可于数分钟内窒息死亡。较小异物则常有声嘶、喉喘鸣、阵发性剧烈咳嗽。若喉黏膜为尖锐异物刺伤,则有喉痛、发热、吞咽痛或呼吸困难等症状。

【检查】 喉镜检查可发现声门上异物。声门下异物有时为声带遮盖而不易发现。听诊可闻及吸气时喉部哮鸣音。

【诊断】 依据喉异物吸入史；喉镜检查发现异物；喉前后位和侧位 X 线片；喉部 CT 扫描、纤维喉镜检查多可确诊并明确异物形状、存留部位及嵌顿情况，为异物取出提供依据。

【治疗】 由于喉异物发病突然，严重堵塞呼吸道，因而发生于院外的喉异物应尽早处理，以手指抠异物不可取，其可能导致堵塞进一步加重。腹部冲击法（Heimlich 法）是喉异物院前急救的重要方法。喉异物的手术有：

1. **间接喉镜或纤维喉镜下取出术**　适用于异物位于喉前庭以上，能合作的患者。喉黏膜表面麻醉后，间接喉镜下取出异物，细小异物亦可在纤维喉镜下取出。

2. **直接喉镜下取出术**　成人、少儿均可采用。可给予全身麻醉，术前禁用镇静剂，因其可抑制呼吸，导致通气不足加重呼吸困难。

3. 异物较大、气道阻塞严重、有呼吸困难的病例，估计难以迅速在直接喉镜下取出时，可先行气管切开术，待呼吸困难缓解后，施行全身麻醉，再于直接喉镜下取出。

4. 喉异物取出后，应给予抗生素、糖皮质激素雾化吸入以防止喉水肿、支气管炎、肺炎的发生。

【预防】 教育幼儿进食时不要大声哭笑，平时不要将针、钉、硬币等物含于口中，食物中的鱼骨、碎骨等要挑出，果冻类食物不要吸食，以免误吸入呼吸道。喉部外伤及异物是耳鼻咽喉科医师临床工作中经常遇到的急重症之一，如能正确诊断、及时处置，恰当治疗，则可使患者转危为安并迅速康复。若诊断不清，治疗不及时、方法不当，则将给患者造成极为严重的不良后果，甚至牺牲患者的生命。

（潘新良）

Notes 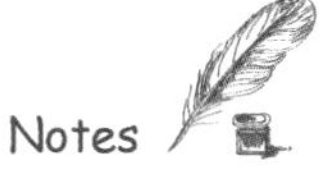

第七章　喉的急性炎症性疾病

喉的急性炎症性疾病是指与喉的特殊感染相对应，主要局限于喉黏膜和黏膜下组织的急性炎症性疾病。本章着重描述急性会厌炎、急性喉炎、小儿急性喉炎、急性喉气管支气管炎、喉软骨膜炎等的发病和诊治，其中特别是小儿急性喉炎和急性会厌炎。由于这两种疾病起病后可迅速发生致命性上呼吸道梗阻，因此，一旦确诊，应严密观察，积极救治。

第一节　急性会厌炎

急性会厌炎(acute epiglottitis)是一起病突然、发展迅速、容易造成上呼吸道阻塞的疾病，可分急性感染性会厌炎和急性变态反应性会厌炎两类。

一、急性感染性会厌炎

急性感染性会厌炎(acute infective epiglottitis)为一以会厌为主的声门上区喉黏膜急性非特异性炎症。此类炎症不仅累及会厌，同时或多或少地波及声门上区各结构，因此也称为“急性声门上喉炎”。成人、儿童皆可发生，男性多于女性，男女之比约2～7∶1，早春、秋末发病者多见。近年来，由于B型嗜血流感杆菌疫苗接种的普及，儿童发病率明显下降。

【病因】

1. **感染**　最常见的原因，以B型嗜血流感杆菌最多，身体抵抗力降低，喉部创伤、年老体弱者均易感染细菌而发病。其他常见的致病菌有金黄色葡萄球菌、链球菌、肺炎双球菌、奈瑟卡他球菌、类白喉杆菌等，也可与病毒混合感染，如呼吸道合胞病毒、鼻病毒及A型流感病毒。各种致病菌可由呼吸道吸入，也可由血行感染，或由邻近器官蔓延。

2. 创伤、异物、刺激性食物、有害气体、放射线损伤等都可引起声门上黏膜的炎性病变。

3. **邻近组织感染**　如急性扁桃体炎、咽炎、口腔炎、鼻-鼻窦炎等蔓延而侵及声门上黏膜。亦可继发于急性传染病后。

【病理】　声门上区如会厌舌面与侧缘、杓会厌襞等黏膜下结缔组织较疏松，炎症常从此处开始，引起会厌高度的充血肿胀，有时可增厚至正常的6～10倍。炎症逐渐延及杓状软骨或室带，严重者可向咽会厌皱襞、咽侧邻近组织及颈前软组织蔓延。声门上区炎症一般不会向声门下扩展。

病理组织学的改变可分3型：①急性卡他型：黏膜弥漫性充血、水肿，有单核及多形核细胞浸润，会厌舌面之黏膜较松弛，肿胀更明显。②急性水肿型：会厌显著肿大如圆球状，间质水肿，如炎性细胞浸润增加，局部可形成脓肿。③急性溃疡型：较少见，病情发展迅速而严重，病菌常侵及黏膜下层及腺体组织，可发生化脓、溃疡。血管壁如被侵蚀，可引起糜烂出血。

【临床表现】

1. **发病情况**　起病急骤，常在夜间突然发生，病史很少超过6～12小时。多数患者入睡时正常，半夜突感咽喉疼痛或呼吸困难而惊醒。

2. **畏寒、发热**　成人在发病前可出现畏寒发热，多数患者体温在37.5～39.5℃，少数可达40℃以上。患者烦躁不安，精神萎靡不振，全身乏力。发热程度与致病菌的种类有关，如为混合感染，体温大多较高。

3. **咽喉疼痛** 为其主要症状，吞咽时疼痛加剧。

4. **吞咽困难** 吞咽动作或食团直接刺激会厌，导致咽喉疼痛加重，口涎外流，拒食。如会厌及杓状软骨处黏膜极度肿胀，可发生吞咽困难。

5. **呼吸困难** 因会厌黏膜肿胀向后下下垂，同时杓状软骨、杓会厌襞、咽后壁等处黏膜也水肿，使喉入口明显缩小，阻塞声门而出现吸气性呼吸困难。如病情继续恶化，可因肿胀黏膜坠入声门嵌塞而发生窒息。患者发音多正常，少数声音低沉、含糊。

6. **晕厥、休克** 患者可在短时间内出现晕厥或休克，表现为呼吸困难、精神萎靡、体弱、四肢发冷、面色苍白、脉快而细、血压下降等。因此对这类患者要密切观察，做好抢救准备。

7. **颈淋巴结肿大** 一侧或两侧颈深淋巴结肿大、压痛，有时向耳部和背部放射。

【检查】

1. **喉外部检查** 先观察颈部外形，再进行触诊。急性会厌炎严重者炎症可向邻近组织扩散，出现颈前皮下红肿、甲状舌骨膜处压痛。一侧或两侧颈深上群淋巴结肿大伴压痛。手指触压颈部舌骨和甲状软骨上部时压痛明显。

2. **间接喉镜检查** 可见会厌舌面弥漫性充血肿胀，重者如球形，如有脓肿形成，常于会厌舌面的一侧肿胀，急性充血，表面出现黄色脓点。室带、杓状突充血肿胀（图 4-7-1）。

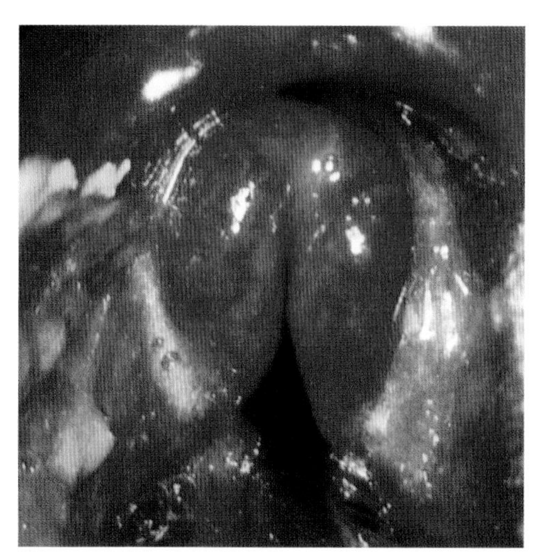

图 4-7-1 急性会厌炎（示会厌重度水肿充血）

3. **纤维或电子喉镜检查** 一般可以看到会厌及杓状软骨，检查时应注意吸痰、吸氧，减少刺激。此检查最好在有立即建立人工气道的条件下进行，以防意外。

4. **实验室检查** 白细胞总数增加，常在 $(10\sim25)\times10^9/L$ 之间，中性粒细胞增多，有核左移现象。

5. **影像学检查** 必要时可行影像学检查，CT 扫描和 MRI 可显示会厌等声门上结构肿胀，喉咽腔阴影缩小，此外，还有助于识别脓腔。

【诊断】 对急性喉痛、吞咽时疼痛加重，口咽部无明显炎症者应考虑到急性会厌炎，并做间接喉镜和纤维或电子喉镜检查以明确诊断。成人急性会厌炎有缓慢型和速发型之分。呼吸道梗阻主要见于速发型，一般在起病后 8 小时内发生。由于危及生命，早期诊断十分重要。

【鉴别诊断】 此病易与其他急性上呼吸道疾病混淆，必须与以下疾病鉴别。

1. **急性喉气管支气管炎** 多见于 3 岁以内的婴幼儿，常先有轻微咳嗽，随后出现哮吼性干咳、喘鸣、声音嘶哑及吸气性呼吸困难。检查可见声带黏膜充血，声门下及气管黏膜亦显著充血肿胀，会厌及杓状软骨正常。

2. **喉白喉** 起病较缓慢，全身中毒症状较重，喉部检查有成片状灰白色白膜，不易擦去，强行剥离易出血。喉部拭子涂片及培养可找到白喉杆菌。

3. **会厌囊肿** 无全身症状，检查会厌无炎症或水肿表现，囊肿多见于会厌舌面。会厌囊肿合并感染时，局部有脓囊肿表现。

【治疗】 急性会厌炎起病后可迅速发生致命性呼吸道梗阻，其治疗包括控制感染和保持呼吸道通畅两个方面，因此欧美国家均将急性会厌炎患者安置在监护病房内观察和治疗，吸氧、取半坐位，床旁备置气管切开包。

Notes
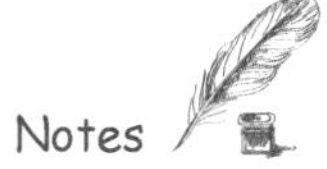

1. 控制感染

(1) 足量使用强有力抗生素和糖皮质激素：因其致病菌常为B型嗜血流感杆菌、葡萄球菌、链球菌等，故首选头孢类或阿莫西林/克拉维酸钾抗生素，疑伴厌氧菌感染者可加用甲硝唑。地塞米松肌注或静脉注射，剂量可达0.3mg/(kg·d)。

(2) 局部用药：局部用药的目的是保持气道湿润、稀化痰液及消炎。常用的药物组合有：①庆大霉素16万单位，地塞米松5mg(或布地奈德)，α-糜蛋白酶5mg；②卡那霉素1g，醋酸可的松25mg，麻黄碱40mg。以上两种选一种组合加蒸馏水至10ml，用喷雾器喷入咽喉部或氧气、超声雾化吸入，每日4～6次。

(3) 切开排脓：如会厌舌面脓肿形成，或脓肿虽已破裂仍引流不畅时，可在吸氧、保持气道通畅(如喉插管、气管切开)下，用喉刀将脓肿壁切开，并迅速吸出脓液，避免流入声门下。如估计脓液很多，可先用空针抽吸出大部分再切开。体位多采用仰卧垂头位，肩下垫一枕垫，或由助手抱头。不能合作者应用全麻，成人可用表面麻醉。

2. 保持呼吸道通畅 建立人工气道是保证患者呼吸道通畅的重要方法。有下述情况者，应考虑行气管切开术：①起病急骤，进展迅速，且有Ⅱ度以上吸气性呼吸困难者。②病情严重，咽喉部分泌物多，有吞咽功能障碍者。③会厌或杓状软骨处黏膜高度充血肿胀，经抗炎给氧等治疗，病情未见好转者。④年老体弱、咳嗽功能差者。

出现烦躁不安、发绀、三凹征、肺呼吸音消失，发生晕厥、休克等严重并发症者应立即进行紧急气管切开术，或环甲膜切开术。

3. 其他 保持水电解质酸碱平衡，注意口腔卫生，防止继发感染，鼓励进流质饮食，补充营养。

二、急性变态反应性会厌炎

【病因与发病机制】 急性变态反应性会厌炎(acute allergic epiglottitis)属Ⅰ型变态反应，当抗原进入机体后，产生相应的IgE抗体，再次接触相同的抗原时，发生肥大细胞脱颗粒，释放大量血管活性物质，引起血管扩张，通透性增加。抗原多为药物、血清、生物制品或食物。药物中以青霉素最多见，阿司匹林、碘或其他药物次之；食物中以虾、蟹或其他海鲜多见，个别人对其他食物亦有过敏。多发生于成年人，常反复发作。

【病理】 会厌、杓会厌襞，甚至杓状软骨等处的黏膜及黏膜下组织均高度水肿，有时呈水泡状，黏膜苍白增厚，甚至增厚达正常的6～7倍。活体组织检查可见黏膜水肿、增厚，嗜酸性粒细胞浸润，其基底膜破坏，嗜碱性粒细胞和肥大细胞增多。

【症状】 发病急，常在用药半小时或进食2～3小时内发病，进展快。主要症状是喉咽部堵塞感和说话含混不清，但声音无改变。无畏寒发热、呼吸困难，亦无疼痛或压痛，全身检查多正常。间接喉镜和纤维或电子喉镜检查可见会厌明显肿胀。本病虽然症状不很明显，但危险性很大，有时在咳嗽或深吸气后，甚至患者更换体位时，水肿组织嵌入声门，突然发生窒息，抢救不及时可致死亡。

【检查与诊断】 检查可见会厌水肿明显，有的成圆球状，颜色苍白，组织疏松。杓会厌襞以及杓状软骨处黏膜亦多呈明显水肿肿胀。声带及声门下组织可无改变。实验室检查可见：①末梢血或会厌分泌物涂片检查嗜酸性粒细胞增多至3%～7%，其他血细胞均正常；②变应原皮内试验多呈阳性。还应询问有无变态反应性疾病的过去史和家族史。诊断不难，但症状不典型时易漏诊或误诊，列表4-7-1与感染性会厌炎鉴别。

【治疗】 首先进行抗过敏治疗，成人皮下注射0.1%肾上腺素0.1～0.2ml，同时肌内注射或静脉滴注氢化可的松100mg或地塞米松10mg。会厌及杓会厌襞水肿非常严重者，应立即在水肿明显处切开1～3刀，减轻水肿程度。治疗中及治疗后应密切观察。1小时后，若堵塞症状不

减轻或水肿仍很明显，可考虑作预防性气管切开术。如紧急也可选择紧急气管切开术或环甲膜切开术，如窒息应同时进行人工呼吸。

表 4-7-1 急性感染性会厌炎与急性变态反应性会厌炎的鉴别诊断

	急性感染性会厌炎	急性变态反应性会厌炎
病因	细菌和病毒感染	过敏反应
症状	喉部疼痛	喉部堵塞感
压痛	舌骨及甲状软骨处有压痛	无压痛
体温	升高	正常
实验室检查	白细胞总数增多 中性粒细胞增多	白细胞总数正常或略低 嗜酸性粒细胞增多
局部检查	会厌红肿	会厌水肿
治疗	抗生素为主	糖皮质激素为主
预后	积极抗感染治疗，预后较好	可突然窒息，抢救不及时可致死亡

【预防与预后】 采用 B 型嗜血流感杆菌疫苗接种可有效地减少儿童急性会厌炎及其他嗜血流感杆菌感染疾病（脑膜炎、肺炎等）。一般预后良好。

第二节 急 性 喉 炎

急性喉炎（acute laryngitis），指以声门区为主的喉黏膜的急性弥漫性卡他性炎症，亦称急性卡他性喉炎，是成人呼吸道常见的急性感染性疾病之一，约占耳鼻咽喉头颈外科疾病的 1% ~ 2%。急性喉炎可单独发生，也可继发于急性鼻炎和急性咽炎，是上呼吸道感染的一部分，或继发于急性传染病。男性发病率较高，多发于冬、春季。小儿急性喉炎具有其特殊性，详见本章第三节。

【病因】

1. **感染** 为其主要病因，多发生于伤风感冒后，在病毒感染的基础上继发细菌感染。常见感染的细菌有金黄色葡萄球菌、溶血性链球菌、肺炎双球菌、卡他莫拉菌、流感杆菌等。

2. **有害气体** 吸入有害气体（如氯气、氨、硫酸、硝酸、二氧化硫、一氧化氮等）及过多的生产性粉尘，可引起喉部黏膜的急性炎症。

3. **职业因素** 如使用嗓音较多的教师、演员、售货员等，发声不当或用嗓过度时，发病率常较高。

4. **喉创伤** 如异物或器械损伤喉部黏膜。

5. 烟酒过多、受凉、疲劳致机体抵抗力降低易诱发急性喉炎。空气湿度突然变化，室内干热也为诱因。

【病理】 初起为喉黏膜急性弥漫性充血，有多形核白细胞及淋巴细胞浸润，组织内渗出液积聚形成水肿。炎症继续发展，渗出液可变成脓性分泌物或成假膜附着。上皮若有损伤和脱落，也可形成溃疡。炎症若未得到及时控制，则有炎性细胞浸润，逐渐形成纤维变性。有时病变范围深入，甚至可达喉内肌层，也可向气管蔓延。

【临床表现】

1. **声嘶** 是急性喉炎的主要症状，多突然发病，轻者发声时音质失去圆润和清亮，音调变低、变粗。重者发声嘶哑，甚至仅能耳语或完全失声。

2. **喉痛** 患者喉部及气管前有轻微疼痛，发声时喉痛加重，感喉部不适、干燥、异物感。

3. **喉分泌物增多** 常有咳嗽，起初干咳无痰，呈痉挛性，咳嗽时喉痛，常在夜间咳嗽加剧。稍晚则有黏脓性分泌物，因较稠厚，常不易咳出，黏附于声带表面而加重声嘶。

4. **全身症状** 一般成人全身症状较轻，小儿较重。重者可有畏寒、发热、疲倦、食欲减退等症状。

5. **鼻部、咽部的炎性症状** 因急性喉炎多为急性鼻炎或急性咽炎的下行感染，故常有鼻部、咽部的相应症状。

喉镜检查可见喉黏膜的表现随炎症发展于不同时期而异，其特点为双侧对称，呈弥漫性。黏膜红肿常首先出现在会厌及声带，逐渐发展至室带及声门下腔，但以声带及杓会厌襞显著。早期声带表面呈淡红色，有充血的毛细血管，逐渐变成暗红色，边缘圆钝成梭形，声门下黏膜明显红肿时，托衬于声带之下，可呈双重声带样。发声时声门闭合不全，偶见喉黏膜有散在浅表性小溃疡，黏膜下瘀斑。喉黏膜早期干燥，稍晚有黏液或黏液脓性分泌物附着于声带表面时声嘶较重，分泌物咳出后声嘶减轻。

【诊断与鉴别诊断】 根据症状及检查，可初步诊断，但应与以下疾病鉴别。

1. **喉结核** 多继发于较严重的活动性肺结核或其他器官结核。病变多发生于覆有复层鳞状上皮处的喉黏膜，如喉的后部（杓间区、杓状软骨处），以及声带、室带、会厌等处。喉结核早期，喉部有刺激、灼热、干燥感等。声嘶是其主要症状，初起时轻，逐渐加重，晚期可完全失声。常有喉痛，吞咽时加重，当喉软骨膜受累时喉痛尤为剧烈。喉分泌物涂片或培养，必要时活检可明确诊断。

2. **麻疹喉炎** 由麻疹病毒引起，其病情发展与麻疹病程相符。在出疹高峰伴有明显声嘶、咳嗽或犬吠样咳嗽声，随着皮疹消退迅速好转，较少发生喉梗阻。继发细菌感染引起的喉炎，往往病情较重，可能导致喉梗阻。幼儿麻疹病情较重者，大都有轻度喉炎，几乎是麻疹的症状之一。麻疹喉炎出现喉梗阻者，可按急性喉炎治疗，首先控制继发性感染，同时予糖皮质激素，如病情无改善，仍表现较重的呼吸困难，可进行气管切开术。注意有无膜性喉气管支气管炎，不可忽视下呼吸道的梗阻。

【治疗】

1. 声带休息，不发音或少发音。
2. 超声雾化吸入（参见第一节的局部治疗）。早期黏膜干燥时，可加入沐舒坦等。
3. 继发细菌感染时使用广谱抗生素，充血肿胀显著者加用糖皮质激素。
4. **护理和全身支持疗法** 随时调节室内温度和湿度，保持室内空气流通，多饮热水，注意大便通畅，禁烟、酒等。

【预后】 急性喉炎的预后一般良好，很少引起喉软骨膜炎、软骨坏死和喉脓肿。发生急性喉梗阻Ⅱ度时应严密观察呼吸，作好气管切开术的准备，Ⅲ度时可考虑行气管切开术。

第三节 小儿急性喉炎

小儿急性喉炎（acute laryngitis in children）是小儿以声门区为主的喉黏膜的急性炎症，常累及声门下区黏膜和黏膜下组织，多在冬春季发病，一二月份为高峰期，婴幼儿多见。发病率较成人低，但有其特殊性，尤其是易于发生呼吸困难，因为：①小儿喉腔较小，喉内黏膜松弛，肿胀时易致声门阻塞；②喉软骨柔软，黏膜与黏膜下层附着疏松，罹患炎症时肿胀较重；③喉黏膜下淋巴组织及腺体组织丰富，炎症易发生黏膜下肿胀而使喉腔变窄；④小儿咳嗽反射较差，气管及喉部分泌物不易排出；⑤小儿对感染的抵抗力及免疫力不如成人，故炎症反应较重；⑥小儿神经系统较不稳定，容易受激惹而发生喉痉挛；⑦喉痉挛除可引起喉梗阻外，又促使充血加剧，喉腔更加狭小。

【病因与发病机制】 常继发于急性鼻炎、咽炎。大多数由病毒感染引起，最易分离的是副流感病毒，占2/3。此外还有腺病毒、流感病毒、麻疹病毒等。病毒入侵之后，为继发细菌感染提供了条件。感染的细菌多为金黄色葡萄球菌、乙型链球菌、肺炎双球菌等。小儿营养不良、抵抗力低下、变应性体质、牙齿拥挤重叠，以及上呼吸道慢性病，如慢性扁桃体炎、腺样体肥大、慢性鼻炎、慢性鼻窦炎，极易诱发喉炎。

小儿急性喉炎亦可为流行性感冒、肺炎、麻疹、水痘、百日咳、猩红热等急性传染病的前驱症状。

【病理】 与成人急性喉炎不同的是病变主要发生于声门下腔，炎症向下发展可累及气管。声门下腔黏膜水肿，重者黏膜下可发生蜂窝织炎、化脓性或坏死性变。黏膜因溃疡可大面积缺损，表面有假膜形成者罕见。

【临床表现】 起病较急，多有发热、声嘶、咳嗽等。早期以喉痉挛为主，声嘶多不严重，表现为阵发性犬吠样咳嗽或呼吸困难，继之有黏稠痰液咳出，屡次发作后可能出现持续性喉梗阻症状，如哮吼性咳嗽、吸气性喘鸣。也可突然发病，小儿夜间骤然重度声嘶、频繁咳嗽、咳声较钝、吼叫。严重者，吸气时有锁骨上窝、肋间隙、胸骨上窝及上腹部显著凹陷，面色发绀或烦躁不安。呼吸变慢，约10～15次/分，晚期则呼吸浅快。如不及时治疗，进一步发展，可出现发绀、出汗、面色苍白、呼吸无力，甚至呼吸循环衰竭、昏迷、抽搐、死亡。

【诊断】 根据其病史、发病季节及特有症状和喉镜检查可初步诊断。

【鉴别诊断】

1. **气管支气管异物** 起病急，多有异物吸入史。在异物吸入后，立即出现哽噎、剧烈呛咳、吸气性呼吸困难和发绀等初期症状。检查胸肺部有相应征象（详见第四篇第四章）。

2. **小儿喉痉挛** 常见于较小婴儿。吸气期喉喘鸣，声调尖而细，发作时间较短，症状可骤然消失，无声嘶（详见第九章第二节）。

3. **先天性喉部疾病** 如先天性喉软化症等。各种喉镜检查和实验室血常规、咽喉拭子涂片或分泌物培养等检查均有助于鉴别。此外，还应注意与喉白喉、麻疹、水痘、百日咳、猩红热、腮腺炎的喉部表现相鉴别。

【治疗】

1. 治疗的关键是解除喉梗阻，早期可以临时使用肾上腺素类喷雾剂减轻喉水肿，及早使用有效足量的抗生素控制感染，同时给予较大剂量糖皮质激素，常用泼尼松口服，1～2mg/(kg·d)；地塞米松肌注或静脉滴注0.2～0.4mg/(kg·d)。

2. **给氧、解痉、化痰、保持呼吸道通畅** 可用水氧、超声雾化吸入或经鼻给氧。也可雾化吸入糖皮质激素。若声门下有干痂或假膜及黏稠分泌物，经上述治疗呼吸困难不能缓解，可在直接喉镜下吸出或钳出。

3. 对危重患儿应加强监护及支持疗法，注意全身营养与水电解质平衡，保护心肺功能，避免发生急性心功能不全。

4. 安静休息，减少哭闹，降低耗氧量。

5. 重度喉梗阻或经药物治疗后喉梗阻症状未缓解者，应及时作气管切开术。

【预防与预后】 幼儿哺乳是一种重要的保护措施。防止感冒，如发生，应及时治疗。一般预后较好。

第四节　急性喉气管支气管炎

急性喉气管支气管炎（acute laryngotracheobronchitis）为喉、气管、支气管黏膜的急性弥漫性炎症。多见于5岁以下儿童，2岁左右发病率最高。男性多于女性，男性约占70%。冬、春季发

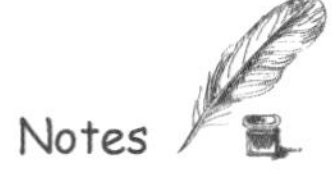

病较多，病情发展急骤，病死率较高。按其主要病理变化，分为急性阻塞性喉气管炎和急性纤维蛋白性喉气管支气管炎，二者之间的过渡形式较为常见。

一、急性阻塞性喉气管炎

急性阻塞性喉气管炎（acute obstructive laryngotracheitis），又名假性哮吼（pseudocroup），流感性哮吼，传染性急性喉气管支气管炎。

【病因】 病因尚不清楚，有以下几种学说：

1. **感染** 病毒感染是最主要的病因。本病多发生于流感流行期，故许多学者认为与流感病毒有关，与甲型、乙型和亚洲甲型流感病毒以及Ⅴ型腺病毒关系较密切。除流感外，本病也可发生于麻疹、猩红热、百日咳及天花流行之时。病变的继续发展，与继发性细菌感染有密切关系。常见细菌为溶血性链球菌、金黄色葡萄球菌、肺炎双球菌、嗜血流感杆菌等。

2. **气候变化** 本病多发生于干冷季节，尤其是气候发生突变时，故有些学者认为与气候变化有关。因呼吸道纤毛的运动和肺泡的气体交换均需在一定的湿度和温度下进行，干冷空气不利于保持喉气管和支气管正常生理功能，易罹患呼吸道感染。

3. **胃食管咽反流** 胃食管咽胃酸反流也是常见的病因。检测全时相咽部 pH 常低于 6。

4. **局部抵抗力降低** 呼吸道异物取出术、支气管镜检查术以及呼吸道腐蚀伤后也易发生急性喉气管支气管炎。

5. **体质状况** 体质较差者，如患有胸肺疾病（如肺门或气管旁淋巴结肿大），即所谓渗出性淋巴性体质的儿童易患本病。

6. **C1—酯酶抑制剂（C1-INH）** 缺乏或功能缺陷，为染色体显性遗传性疾病。

【病理】 本病炎症常开始于声门下区的疏松组织，由此向下呼吸道发展。自声带起始，喉、气管、支气管黏膜呈急性弥漫性充血、肿胀，重症病例黏膜上皮糜烂，或大面积脱落而形成溃疡。黏膜下层发生蜂窝织炎性或坏死性变。初起时分泌物为浆液性，量多，以后转为黏液性、黏脓性甚至脓性，有时为血性，由稀变稠，如糊状或黏胶状，极难咳出或吸出。

基于小儿喉部及下呼吸道的解剖学特点，当喉、气管及支气管同时罹病时，症状较成人更为严重。气管的直径在新生儿为4～5.5mm（成人为15～20mm），幼儿每公斤体重的呼吸区面积仅为成人的1/3，当气管、支气管黏膜稍有肿胀，管腔为炎性渗出物或肿胀的黏膜所阻塞时，即可发生严重的呼吸困难。

【临床表现】 一般将其分为三型。

1. **轻型** 多为喉气管黏膜的一般炎性水肿性病变。起病较缓，常在夜间熟睡中突然惊醒，出现吸气性呼吸困难及喘鸣，伴有发绀、烦躁不安等喉痉挛症状，经安慰或拍背等一般处理后，症状逐渐消失，每至夜间又再发。此型若及时治疗，易获痊愈。

2. **重型** 可由轻型发展而来，也可以起病为重型，表现为高热，咳嗽不畅，有时如犬吠声，声音稍嘶哑，持续性渐进的吸气性呼吸困难及喘鸣，可出现发绀。病变向下发展，呼吸困难及喘鸣逐渐呈现为吸气与呼气均困难的混合型呼吸困难及喘鸣。呼吸由深慢渐至浅快。病儿因缺氧烦躁不安。病情发展，可出现明显全身中毒症状及循环系统受损症状，肺部并发症也多见。

3. **暴发型** 少见，发展极快，除呼吸困难外，早期出现中毒症状，如面色灰白、咳嗽反射消失、失水、虚脱以及呼吸循环衰竭或中枢神经系统症状，可于数小时或一日内死亡。

局部纤维喉镜或纤维支气管镜检查，可见自声门以下，黏膜弥漫性充血、肿胀，以声门下腔最明显，正常的气管软骨环显示不清楚。气管支气管内可见黏稠分泌物。喉内镜检查不仅可使呼吸困难加重，还有反射性引起呼吸心搏骤停的危险，因此，最好在诊断确有困难并做好抢救准备时使用。对反复发作的急性喉气管炎可行 pH 计监测胃食管咽反流。肺部 X 线片或 CT 扫描有时可见因下呼吸道阻塞引起的肺不张或肺气肿，易误诊为支气管肺炎。

【诊断和鉴别诊断】 根据上述症状，尤其当患儿高热后又出现喉梗阻症状，结合检查可明确诊断。须与气管支气管异物、急性细支气管炎、支气管哮喘、百日咳、流行性腮腺炎、猩红热等相鉴别，与喉白喉、急性感染性会厌炎的鉴别参见表4-7-2。

表4-7-2 急性喉气管支气管炎与急性会厌炎和喉白喉的鉴别

	急性喉气管支气管炎	急性感染性会厌炎	喉白喉
发病率	较常见	稀少	非常稀少
发病年龄	6个月~3岁	2~6岁	6月~10岁
起病	较急，1~2天	突然，6~12小时	较缓，2~4天
病因	病毒，尤其是副流感病毒Ⅰ型	B型嗜血流感杆菌	白喉杆菌
病理	声门下肿胀为主，黏稠的渗出物阻塞气管树	声门上区严重肿胀可发生菌血症	喉假膜形成可发生毒血症
发热	中度发热	高热	发热不明显
临床主要特点	慢性进行上呼吸道梗阻、喉鸣、哮吼性咳嗽	严重的喉痛、吞咽困难声音低沉、迅速进行性喉梗阻	慢性发作性头痛、喉痛、哮吼性咳嗽、声嘶、喘鸣
预后	如果呼吸能维持数天内可自行消退	如不及时建立人工气道可发生严重的呼吸循环衰竭	可发生窒息、中毒性心肌炎循环衰竭

【治疗】 对轻型者，治疗同小儿急性喉炎，但须密切观察。对重症病例，治疗重点为保持呼吸道通畅。

1. 给氧、解痉、化痰、解除呼吸道阻塞，对喉梗阻或下呼吸道阻塞严重者须行气管切开术，并通过气管切开口滴药及吸引，清除下呼吸道黏稠的分泌物。中毒症状明显者，须考虑早行气管切开术。

2. 立即静滴足量敏感的抗生素及糖皮质激素。开始剂量宜大，呼吸困难改善后逐渐减量，至症状消失后停药。

3. 抗病毒治疗。

4. 室内保持一定湿度和温度（湿度70%以上，温度18~20℃为宜）。

5. 忌用呼吸中枢抑制剂（如吗啡）和阿托品类药物，以免分泌物更干燥，加重呼吸道阻塞。

6. 胃食管咽反流在新生儿和婴幼儿时期是一种生理现象，出生1年后随括约肌功能及胃-食管角的发育成熟，食物由稀变稠而逐渐消退。治疗措施有：①睡眠时可抬高床头，减少胃酸反流；②低脂饮食，避免睡前进食；③必要时加用降低壁细胞酸分泌的药物、H_2受体阻滞剂（西咪替丁）、质子泵抑制剂（奥美拉唑）、胃肠蠕动促进剂（西沙必利）；④重者甚至可手术治疗。

二、急性纤维蛋白性喉气管支气管炎

急性纤维蛋白性喉气管支气管炎（acute fibrinous laryngotracheobronchitis），也称纤维蛋白样-出血性气管支气管炎，纤维蛋白性化脓性气管支气管炎，流感性（或恶性，超急性）纤维蛋白性喉气管支气管炎，急性膜性喉气管支气管炎，急性假膜性坏死性喉气管支气管炎等。多见于幼儿，与急性阻塞性喉气管炎虽同为喉以下呼吸道的化脓性感染，但病情更为险恶，病死率很高。

【病因】

1. 阻塞性喉气管炎的进一步发展。

2. 流感病毒感染后继发细菌感染。

3. 其他 创伤、异物致局部抵抗力下降，长时间气管内插管，呼吸道烧伤后等。

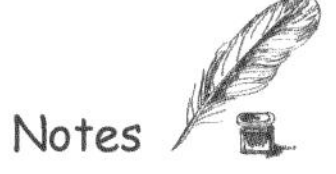

【病理】 与急性阻塞性喉气管炎相似,但病变更深。主要特点是喉、气管、支气管内有大块或筒状痂皮、黏液脓栓和假膜。呼吸道黏膜有严重炎性病变,但无水肿,黏膜层及黏膜下层大片脱落或深度溃疡,甚至软骨暴露或发生软化。因黏膜损伤严重,自组织中溢出的血浆、纤维蛋白与细胞成分凝聚成干痂及假膜,大多易于剥离。

【症状】 类似急性阻塞性喉气管炎,但发病更急,呼吸困难及全身中毒症状更为明显。

1. 突发严重的混合性呼吸困难。呼吸时呈干性阻塞性噪响,可伴有严重的双重性喘鸣。咳嗽有痰声,但痰液无法咳出。如假膜脱落,可出现阵发性呼吸困难加重,气管内有异物拍击声,哭闹时加剧。

2. 高热,烦躁不安,面色发绀或灰白,可迅速出现循环衰竭或中枢神经系统症状,如抽搐、惊厥、呕吐。发生酸中毒及水电解质失衡者也多见。

【检查及诊断】 检查参见急性阻塞性喉气管炎,常有混合性呼吸困难,胸骨上窝、肋间隙、上腹部等处有吸气性凹陷,伴以锁骨上窝处呼气性膨出。呼吸音减弱或有笛音,甚至可闻及异物拍击声。用力可咳出大量黏稠的纤维蛋白性脓痰及痂皮,咳出后呼吸困难可明显改善。如行支气管镜检查,可见杓状软骨间切迹、气管及支气管内有硬性痂皮及假膜。结合症状可确定诊断。

【治疗】 同急性阻塞性喉气管炎,应及早进行血氧饱和度监测和心电监护。较严重者,需行气管切开术,术后通过气管套管口滴药消炎稀释,必要时需反复施行支气管镜检查,将痂皮及假膜钳出和吸出,以缓解呼吸困难。

【并发症】 常见的并发症为败血症或菌血症,其次是心包炎、弥漫性支气管肺炎、脑膜炎、脑炎等。

【预后】 一般预后良好,如并发麻疹和支气管肺炎者预后较差。

第五节 喉软骨膜炎

喉软骨膜炎(perichondritis of larynx)为喉软骨膜及其间隙的炎性病变。急性及原发性者较少,慢性及继发性居多,常使软骨坏死形成脓肿。

【病因】 原因很多,可概括为以下5类:

1. 喉部感染 急性会厌炎、急性喉炎、喉白喉、喉结核等的病菌或毒素可侵及喉部各软骨,引起喉软骨膜炎。

2. 喉部外伤 ①喉部各种外伤如切伤、刺伤、裂伤、烧伤、挫伤等均极易伤及喉软骨膜和软骨;②喉裂开术或其他喉部手术;③高位气管切开术常损伤环状软骨;④麻醉插管及喉内镜检查损伤杓状软骨。插管留置时间太久,压迫杓状软骨;⑤喉部吸入较大而硬的异物直接损伤喉软骨。

3. 放射线损伤 喉部软骨血供较差,对各种放射线的耐受性极低,在颈部用^{60}Co、直线加速器、γ-中子混合射线及其他高能量放射治疗时,常出现放射性喉软骨膜炎及软骨坏死等并发症。多数患者在放疗后3~6个月发生。

4. 喉部恶性肿瘤和声带肉芽肿 喉部恶性肿瘤晚期发生深部溃疡,继发感染,也可引起喉软骨膜炎及软骨坏死。声带肉芽肿引起的喉软骨膜炎既可能是原发的,也可能是继发的。

5. 全身疾病 上呼吸道感染及糖尿病可因病菌感染喉黏膜形成溃疡,溃疡深达喉软骨膜。复发性多软骨炎(relapsing polychondritis,RP)累及喉软骨也可引起喉软骨膜炎。

【病理】 喉软骨膜炎多发生于杓状软骨膜,环状软骨膜及甲状软骨膜次之,会厌软骨膜感染者最少。外伤性喉软骨膜炎,常累及多个喉软骨。软骨膜发生炎症后,渗出液积聚于软骨膜下隙,如感染则形成脓液,使软骨膜与软骨分离,软骨缺血坏死。喉软骨膜炎不化脓者,愈后瘢

Notes

痕形成，厚度增加。

【临床表现】 常见的症状包括：

1. **疼痛** 吞咽疼痛及喉部压痛为主要症状。当颈部活动或压迫喉部时均发生疼痛，吞咽时疼痛加剧，有时向耳部或肩部放射，颈部活动受限。

2. **声嘶** 早期发声易疲劳，进一步发展，声调变低变粗，语言厚涩，声嘶逐渐加重。

3. **吞咽困难** 杓状软骨及环状软骨发生软骨膜炎时，杓状软骨和梨状窝高度肿胀，可引起吞咽困难。小儿表现为拒食和流涎。

4. **吸气性呼吸困难** 如喉内黏膜高度充血水肿，使声门窄小，严重者发生吸入性呼吸困难，甚至窒息。

5. **全身症状** 体温多正常或低热，急性病例及混合感染者全身症状较明显，体温可高达40℃，少数患者有乏力、畏寒等不适。因全身疾病引起者还有全身原发病症状。

局部检查：①颈部检查：颈前部多有肿胀发硬，并有明显的压痛，有时颈部红肿或淋巴结肿大。②喉镜检查：视病变部位和范围不同而异。如病变限于一侧杓状软骨，则患侧杓状突明显肿胀，表面光滑发亮。甲状软骨喉腔面软骨膜发炎时，喉室带、声带、杓状突均发生肿胀。如病变在环状软骨板软骨膜，常于梨状窝处发生肿胀，环杓关节多被侵及而发生强直，致患侧声带固定。

【诊断与鉴别诊断】 根据临床表现、局部检查以及影像学CT扫描或MRI检查一般诊断不难，重要的是详细追问病史，寻找原因，以便针对病因治疗。喉内黏膜肿胀应与喉水肿、急性会厌炎、喉膨出、喉室脱垂及肿瘤相鉴别。喉软骨膜炎与喉脓肿有时不易辨别，必要时可穿刺确诊。但一般不主张探查性穿刺或切开，因为喉部软骨分别为各自的软骨膜包绕，互相分隔。如果处理不当（如切开或穿刺），可使炎症迅速扩散。

【治疗】 治疗原则是防止炎症的扩散及喉软骨坏死。治疗要点为：

1. 伴细菌感染时应用足量抗生素。
2. 局部理疗或热敷，既可减轻疼痛，又能促使炎症消退。
3. 减少喉部活动，尽量少说话，进流质软食。
4. 针对病因，积极治疗，如有异物，应尽早取出。
5. 如有明显的呼吸困难，应行气管切开术。
6. 若喉软骨坏死化脓，则按喉脓肿治疗。喉内脓肿多在支撑喉镜下切开排脓。喉外脓肿可于颈部穿刺抽吸排脓或切开引流。注意术中保护正常的喉软骨膜，术后防止喉瘢痕狭窄。

（张学渊）

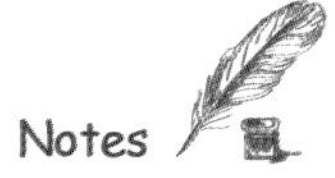

第八章　喉的慢性非特异性炎症

喉慢性非特异性炎症为喉的常见病，包括慢性喉炎、喉息肉、声带小结和喉关节病等。近年来，新设备、新技术的开发为喉的慢性非特异性炎症疾病的诊断和鉴别诊断提供了良好的手段。如：在接触内镜（变焦显微内镜）下观察经1%亚甲蓝染色的声带黏膜，显示活体原位状态下声带表层细胞的形状、异型核、核浆比等，从而动态全程观察浅层细胞的变化；喉内高频超声不仅能测试声带囊肿的大小，而且能准确评估喉肿瘤的部位、大小及浸润范围，更有利于治疗方式的选择。

第一节　慢性喉炎

慢性喉炎（chronic laryngitis）是指喉部黏膜的非特异性慢性炎症，可累及黏膜下层及喉内肌。近年来，随着人们信息沟通和语言交流的增多，发病率有增加趋势。根据病变程度及临床特点的不同，一般可分为慢性单纯性喉炎（chronic simple laryngitis）、慢性萎缩性喉炎（chronic atrophic laryngitis）和慢性增生性喉炎（chronic hyperplastic laryngitis）。也见有将其分为4型，另列一种为慢性肥厚性喉炎（chronic hypertrophic laryngitis）。因肥厚与增生组织病理学相似，故本节仍分3型描述。

一、慢性单纯性喉炎

慢性单纯性喉炎（chronic simple laryngitis），是一主要发生在喉黏膜的慢性非特异性炎性病变，可累及黏膜下组织。临床常见，多发于成人。

【病因】

1. 鼻、鼻窦、扁桃体、咽、气管或肺部等邻近部位炎症直接向喉部蔓延或脓性分泌物的刺激，如鼻窦炎、牙槽溢脓等脓液下流，肺部脓痰经喉部咳出。

2. 鼻腔阻塞，经口呼吸，使咽喉黏膜血管扩张、喉肌紧张疲劳产生炎症。

3. 有害气体（如氯气、氨、硫酸、硝酸、二氧化硫、一氧化氮等）吸入损害及烟、酒、灰尘等的长期刺激。

4. 胃食管咽反流及幽门螺杆菌感染。有作者认为，胃食管咽反流是慢性喉炎的基本病因，尤其是在小儿。Gumpert（1998）对21例声嘶超过3个月的患儿进行24小时pH监测，结果显示13例（62%）有胃食管咽反流，其中7例（33%）反流超过正常上限的3倍。幽门螺旋杆菌的逆行性感染亦可能与喉炎的发生有关，而且经质子泵抑制剂和抗生素治疗有效。

5. 用嗓过度或发音不当。

6. 全身性疾病如糖尿病、肝硬化、心脏病、肾炎、风湿病、内分泌紊乱等使全身抵抗力下降或影响喉部。

【病理】 喉黏膜血管扩张，上皮及固有层水肿，以单核细胞为主的炎性渗出，黏膜下可发生血液积聚，继而黏膜肥厚，腺体肥大。多数患者喉内肌亦显慢性炎症。黏液腺受刺激后，分泌物增加，有较稠厚的黏痰。LSAB法免疫组化染色显示增殖细胞核抗原（PCNA）阳性细胞数量少，呈带状分布于上皮基底细胞层，其上的棘细胞层有1～2层散在的阳性细胞。

【临床表现】 常见的症状为：

1. 不同程度的声音嘶哑为其主要症状，初为间歇性，逐渐加重成为持续性。如累及环杓关节，则在晨起或声带休息较久后声嘶反而显著，但失声者甚少。

2. 喉部有微痛、紧缩感、异物感等，常做干咳以缓解喉部不适。

喉部病变的程度因病情轻重、病程长短而异。间接喉镜检查可见喉黏膜弥漫性充血，声带失去原有的珠白色而呈浅红色，声带表面常见舒张的小血管，与声带游离缘平行（图4-8-1）。黏膜表面可见有稠厚分泌物。杓间区黏膜充血增厚，在发音时声带软弱，振动不协调，或两侧声带闭合欠佳。病变常两侧对称。对间接喉镜检查暴露不全或病史较长者应进一步行纤维或电子喉镜检查明确诊断，避免遗漏早期喉肿瘤。

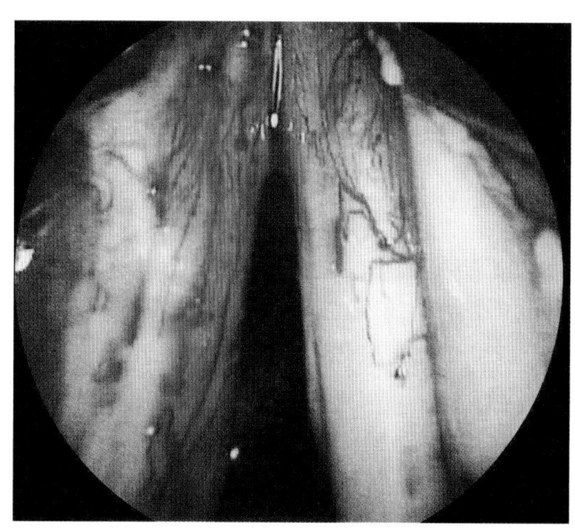

图4-8-1　慢性单纯性喉炎

电声门图和动态喉镜检查可显示相应的改变：电声门图（electroglottography，EGG）在声带病变较轻时可保持基本波形，声带慢性充血时可见闭相延长，开相缩短。动态喉镜（strobolaryngoscope）又称频闪喉镜，在声带水肿时振幅、黏膜波、振动关闭相可增强，对称性和周期性不定。

【诊断与鉴别诊断】 根据上述症状及体征可作出初步诊断，并应积极查找病因。对声嘶持续时间较长者，应与喉结核、早期喉癌等鉴别，必要时行接触内镜检查或活检。

【治疗】

1. **病因治疗**　积极治疗鼻炎、鼻窦炎、咽炎、胃炎、肺部及全身疾病。对发音不当者进行发音训练。

2. 改变不良的生活习惯，去除刺激因素，包括戒除烟酒、休声。

3. 蒸气或超声雾化吸入，适当局部应用激素。

4. **理疗**　直流电药物离子（碘离子）导入或音频电疗、超短波、直流电或特定电磁波（TDP）等治疗。

5. **发声矫治**　由专业语言矫治师、言语疾病学家进行语言训练与发声矫治。

6. **抗反流治疗**　有胃食管咽反流者，需长期应用质子泵抑制剂。如口服埃索美拉唑或奥美拉唑等。

二、慢性萎缩性喉炎

萎缩性喉炎（atrophic laryngitis）亦名干性喉炎或臭喉症（ozena of the larynx），因喉黏膜及黏液腺萎缩、分泌减少所致。中老年女性多见，经常暴露于粉尘空气中者更为严重。

【病因】 分为原发性和继发性两种。原发性者目前病因仍不十分清楚，多数学者认为是全身疾病的局部表现，可能与内分泌紊乱、自主神经功能失调、维生素及微量元素缺乏有关；或各种原因导致黏膜及黏膜下组织营养障碍，分泌减少。继发性者多为萎缩性鼻炎、萎缩性咽炎的延续及咽喉部放疗所致。也可是Sjogren综合征的一部分。

【病理】 喉黏膜及黏膜下层纤维变性，黏膜上皮化生，柱状纤毛上皮渐变为复层鳞状上皮，腺体萎缩，分泌减少，加之喉黏膜已无纤毛活动，故分泌液停滞于喉部，经呼吸空气蒸发结痂，合并感染可变为脓痂。除去痂皮后可见深红色黏膜，失去固有光泽。可有浅表的糜烂或溃疡。病变向深层发展可引起喉内肌萎缩。炎症向下发展可延及气管。

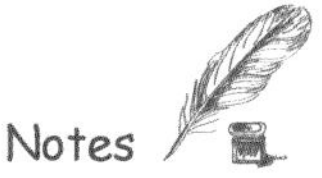

Notes

【临床表现】 主要症状有：

1. 喉部干燥不适，异物感，胀痛。

2. 声嘶，因夜间有脓痂存留，常于晨起时较重。

3. 阵发性咳嗽。分泌物黏稠、结痂是引起阵发性咳嗽的原因，常咳出痂皮或稠痰方停止咳嗽，咳出的痂皮可带血丝，有臭味。咳出脓痂后声嘶稍有改善，但常使喉痛加剧。

间接或纤维、电子喉镜检查可见喉黏膜慢性充血、干燥，喉腔增宽，有黄绿色脓痂覆于声带后端、杓间区及喉室带等处，去除后可见喉黏膜呈深红色，干燥发亮如涂蜡状。如喉内肌萎缩，声带变薄、松弛无力，发音时两侧闭合不全，故发声漏气，声音沙哑，讲话费力。少数患者气管上端亦显相同病变。电声门图多表现为闭相缩短或无闭相，波峰变矮。

【诊断与治疗】 根据以上特点，常易诊断，但应积极寻找病因，进行病因治疗。一般治疗可予碘化钾 30mg，3 次/天。或氯化铵口服，刺激喉黏液分泌，减轻喉部干燥。蒸气湿化或含有芳香油的药物雾化吸入，口服维生素 A、维生素 E、维生素 B_2 等。有痂皮贴附时可在喉镜下湿化后取出。

三、慢性增生性喉炎

慢性增生性喉炎（chronic hyperplastic laryngitis），为喉黏膜的慢性炎性增生性疾病。

【病因与病理】 病因与慢性单纯性喉炎相同，多由慢性单纯性喉炎病变发展所致。近年来有学者认为其可能与 EB 病毒、单纯疱疹病毒（HSV）和肺炎支原体的感染有关。组织学改变有：喉黏膜明显增厚，黏膜上皮不同程度增生或鳞状化生、角化，黏膜下淋巴细胞和浆细胞浸润，以及黏膜下纤维组织增生、玻璃样变性等。

【临床表现】 症状同慢性喉炎，但声嘶较重而咳嗽较轻，急性或亚急性发作时喉痛明显。

【检查】 除慢性喉炎的表现外，喉黏膜广泛增厚。杓状软骨处黏膜及杓会厌襞常增厚，以杓间区显著，其中央部隆起或呈皱褶，常有稠厚的黏液聚集。声带充血，边缘圆厚，表面粗糙不平，可呈结节状或息肉状。如病变发展至声门下区，两侧声带后端靠拢受阻而出现声门裂隙。室带亦常肥厚，粗糙不平，有时轻压于声带上，掩蔽声带。电声门图多表现为闭相延长，开相缩短。喉动态镜观察可见对称性和周期性差，严重者振幅和黏膜波消失，声带闭合差。

【诊断与鉴别诊断】 根据以上症状和体征，一般诊断不难，但应与喉癌、梅毒、结核等鉴别。肿瘤常局限于一侧声带，可经活检证实；梅毒较难区别，常有会厌增厚、缺损或结痂，并有其他器官梅毒，血清学梅毒筛选试验和梅毒特异性确诊试验有助明确诊断；喉结核的病变常在杓间区，黏膜常呈贫血现象，多有浅表溃疡和肺结核。经 1% 亚甲蓝声带黏膜染色后接触内镜能清楚地观察到声带表层细胞的形状、异型核、核浆比及细胞排列等情况，动态全程观察浅层细胞变化，有助于鉴别诊断。

【治疗】 治疗原则同单纯性慢性喉炎。对声带过度增生的组织早期可加用直流电药物离子（碘离子）导入或音频电疗，局部理疗有助于改善血液循环，软化消散增生组织。重者可在手术显微镜下手术或激光烧灼，切除肥厚部分的黏膜组织，但注意勿损伤声带肌。

此外，尚有一类较特殊的反流性喉炎（reflux laryngitis），以往称为酸性喉炎（acid laryngitis）。是因食管下段括约肌短暂松弛，导致含有胃酸的胃液向食管反流到达喉部所致。可能与胃酸的直接刺激和通过迷走神经反射引起慢性咳嗽有关。临床表现有声音嘶哑、干咳、胸骨后烧灼感等，患者常反复清嗓。检查可见喉腔后部黏膜红斑或白斑状改变，重者可见声带溃疡或肉芽肿。治疗可用质子泵抑制剂如奥美拉唑等。如肉芽肿经药物治疗未消散可考虑联合手术切除。

第二节 喉 息 肉

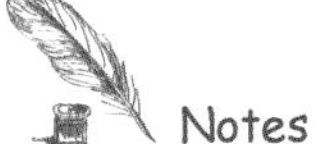

喉息肉（polyp of larynx），为位于喉部的良性病变，以发生于声带者最为常见，称为声带息肉

(polyp of vocal cord)。

【病因与发病】

1. 机械创伤学说　过度、不当发声的机械作用可引起声带血管扩张、通透性增加导致局部水肿,局部水肿在声带振动时又加重创伤而形成息肉。

2. 循环障碍学说　声带振动时黏膜下血流变慢,甚至停止,长时间过度发声可致声带血流量持续下降,局部循环障碍并缺氧,使毛细血管通透性增加,局部水肿及血浆纤维素渗出,严重时血管破裂形成血肿,炎性渗出物最终聚集、沉积在声带边缘形成息肉;若淋巴、静脉回流障碍则息肉基底逐渐增宽,形成广基息肉。

3. 声带黏膜中超氧化物歧化酶(SOD)活性降低与声带息肉和小结形成有关。

4. 炎症学说　声带息肉是因局部长期慢性炎症造成黏膜充血、水肿而形成。

5. 代偿学说　声门闭合不全过度代偿可引起声带边缘息肉样变,以加强声带闭合,多呈弥漫性息肉样变。

6. 气流动力学柏努利(Bernoulli)效应学说　声带闭合时可将声带边缘黏膜吸入声门,使声带内组织液移向并积聚在任克层间隙而形成息肉。

7. 自主神经功能紊乱学说　有A型性格特征,倾向于副交感神经兴奋性亢进的自主神经功能紊乱性疾病。

8. 变态反应学说　声带息肉的组织学表现有嗜酸及嗜碱性粒细胞增多,认为其发生与变态反应有关。

9. 其他学说　也有人认为声带息肉的发生与局部解剖因素有关,如舌短、舌背拱起及会厌功能差者易发生,可能因这些解剖异常使共鸣及构音功能受影响,需加强喉内肌功能来增强发声力量,导致声带易受损伤。此外还有血管神经障碍学说及先天遗传学说等。

【病理】　病理改变主要显示黏膜固有层(相当于Reinke层)的弹力纤维和网状纤维破坏,间质充血水肿、出血、毛细血管增生、血栓形成、纤维蛋白物沉着黏液样变性、玻璃样变性、纤维化等。可有少量炎性细胞浸润,偶见有钙化。黏膜上皮呈继发性改变,大多萎缩、变薄,上皮脚平坦。PAS染色示上皮内糖原显著减少。根据光镜下的病理变化,声带息肉可分4型:出血型、玻璃样变性型、水肿型及纤维型。S-100蛋白多克隆抗体检测声带息肉上皮中的朗汉斯巨细胞比正常声带黏膜中多11.5倍。根据超微结构改变,将声带息肉分为胶质型和毛细血管扩张型:胶质型基质疏松水肿,在无细胞的窦样间隙壁上有内皮细胞,基质有些区域呈泡状或斑状,内有嗜酸性液体;毛细血管扩张型表现为不规则排列的血管间隙中充满均匀的嗜酸性物质。

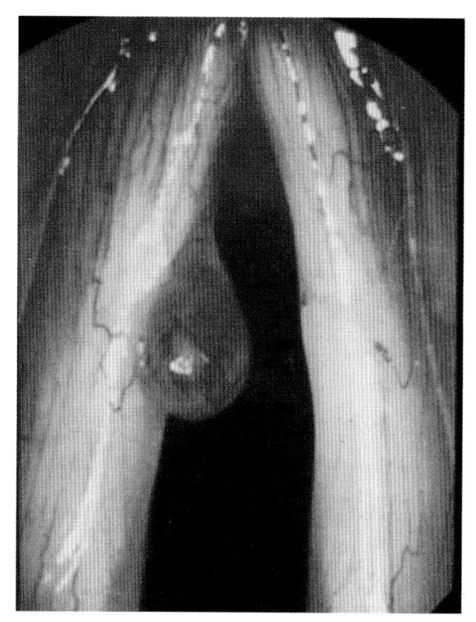

图4-8-2　声带息肉

【临床表现与诊断】　主要症状为声嘶,因声带息肉大小、形态和部位的不同,音质的变化、嘶哑的程度也不同。轻者为间歇性声嘶,发声易疲劳,音色粗糙,发高音困难,重者严重沙哑。息肉大小与发音的基频无关,与音质粗糙有关。巨大的息肉位于两侧声带之间者,可完全失声,甚至可导致呼吸困难和喘鸣。息肉垂于声门下者常因刺激引起咳嗽。

喉镜检查常在声带游离缘前中份见有表面光滑、半透明、带蒂如水滴状肿物(图4-8-2)。有时在一侧或双侧声带游离缘见呈基底较宽的梭形息肉样变,亦有遍及整个声带呈弥漫性肿胀的息肉样变。息肉多呈灰白或淡红色,偶有紫红色,大小如绿豆、黄豆不等。声带息肉一般单侧多见,亦可两侧同时发生。少

Notes 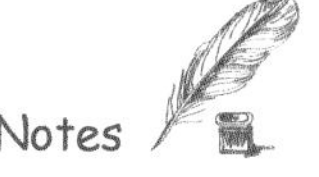

数病例一侧为息肉,对侧为小结。悬垂于声门下腔的巨大息肉,常带蒂,状如紫色葡萄,可随呼吸气流上下活动,如紧嵌于声门时可导致窒息。

声带息肉位置靠前,基底较大者语图上1000Hz以上的谐波中混有较多的噪音成分,甚至在3000Hz以上的谐波成分均被噪音代替。如果息肉位置靠后,比较孤立,其语图表现类似声带小节,或仅于第一、二(F_1、F_2)共振峰谐波之间或高频端有少量噪音成分,波纹不规律,有断裂现象。电声门图可在不同的部位出现切迹。喉动态镜下见周期性差,对称性、振幅、黏膜波减弱或消失,振动关闭相减弱。当病变从黏膜向深层组织发展时,黏膜波消失逐渐演变至声带振动减弱或消失。

根据临床表现和喉镜检查一般可明确诊断。

【治疗】 以手术切除为主,辅以糖皮质激素超声雾化等治疗。

声门暴露良好的带蒂息肉,可在间接、纤维或电子喉镜下摘除。局麻不能配合者,可在全麻下经支撑喉镜切除息肉,有条件者可在显微镜下切除,也可行激光切除。年老体弱、颈椎病及全身状况差者,宜在软管喉镜下切除。

对于靠近前连合处的双侧病变,宜分次手术切除,以防两侧相近的创面发生粘连。切除的息肉均应常规送病理检查,以免将早期的声带癌变漏诊。

第三节 声带小结

声带小结(vocal nodules)发生于儿童者又称喊叫小结(screamer nodules),是发生于声带游离缘的微小结节样病变,典型者表现为双侧声带前、中1/3交界处对称性的结节状隆起。

【病因】 与声带息肉相似,多数学者倾向"机械刺激学说"。

1. 用声不当与用声过度 声带小结多见于声带游离缘前中1/3交界处,其可能机制为:①该处是声带发声区膜部的中点,振动时振幅最大而易受损伤,还可产生较强的离心力,发声时此处频繁撞击致使疏松的间质血管扩张,通透性增强,渗出增多,在离心力的作用下渗出液随发声时声带震颤聚集至该处形成突起,继之增生、纤维化。②该处存在振动结节(vibration node),如振动剧烈可发生血管破裂形成血肿,继发炎性细胞浸润形成小结。③该处血管分布与构造特殊,声带肌上下方向交错,发声时可出现捻转运动,使血供发生极其复杂的变化。声带振动时血流变慢,甚至可以停止。也有学者认为发假声过度者易形成声带小结。

2. 上呼吸道的炎症,如感冒、急慢性喉炎、鼻-鼻窦炎等可诱发声带小结。

3. 胃食管咽反流者,声带小结发病率高。

4. 内分泌因素,如:男孩较女孩多见,至青春期有自愈倾向。成年女性发病率又高于男性,50岁以上者少见,可能与内分泌因素有关。

【病理】 声带小结外观呈灰白色小隆起。其病理改变主要在上皮层,黏膜上皮局限性棘细胞增生,上皮表层角化过度或不完全角化,继发纤维组织增生、透明样变性,基底细胞生长活跃。电镜观察可见黏膜鳞状上皮层次显著增多,表层细胞扁平,棘层内有角质透明蛋白颗粒;各层细胞排列紧密,张力微丝和桥粒均发育良好,基底层细胞核有丝分裂较多见,周围组织有炎症表现。

【临床表现】 早期主要症状是发声易疲倦和间隙性声嘶,声嘶每当发高音时出现。病情发展时声嘶加重,由间歇性变为持续性,在发较低调音时也出现。

喉镜检查可见声带游离缘前、中1/3交界处有小结样突起(图4-8-3)。小结一般对称,也有一侧较大,对侧较小或仅单侧者。声带小结可呈局限性小突起,也可呈广基梭形增厚,有些儿童的声带小结,当声带松弛时呈广基隆起,声带紧张时呈小结状突起。

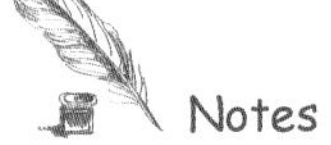

【诊断】 根据病史及检查,常易作出诊断。但肉眼难于鉴别声带小结和表皮样囊肿,常需

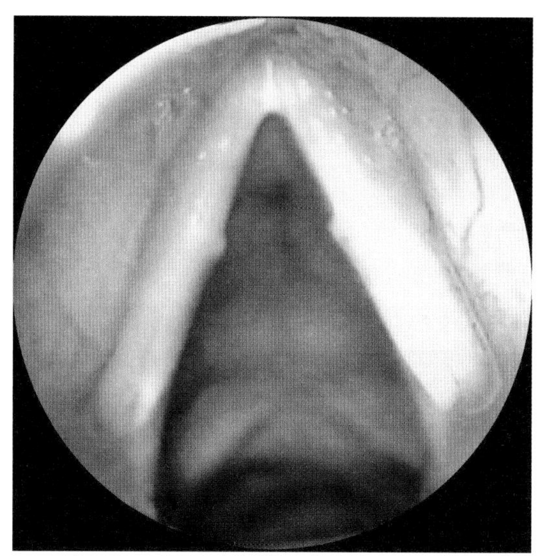

图 4-8-3　声带小结

手术切除后病理检查方可确诊。

【治疗】 注意声带休息，发声训练，手术和药物治疗。

1. **声带休息**　早期声带小结，经过适当发声休息，常可变小或消失。较大的小结即使不能消失，声音亦可改善。若发声休息 2～3 周小结仍未明显变小，应采取其他治疗措施。

2. **发声训练**　在语言疾病学家的指导下进行一段时间（约 3 个月）的发声训练，声带小结常可自行消失。发声训练主要是改变错误的发声习惯。此外，应忌吸烟、饮酒和吃辛辣刺激食物等。

3. **手术切除**　对较大且声嘶症状明显的声带小结，若保守治疗无效，可考虑在手术显微镜下切除。术后仍应注意正确的发声方法，否则可复发。除此，可适当局部应用糖皮质激素。儿童的声带小结常不需手术切除，一般至青春期可以自行消失。

第四节　喉关节病

喉软骨的连结有两对关节：环杓关节和环甲关节。环杓关节由环状软骨上面两侧隆起的关节面和两侧杓状软骨马鞍形的关节凹构成滑膜关节，司声门开闭。关节囊薄而松弛，囊外有环杓后韧带加强以防止杓状软骨前移。环状软骨板与其移行处的外面，在两侧各有一关节面与甲状软骨下角形成环甲关节。关节囊薄而松弛，囊外有环甲关节囊韧带加固。两侧环甲关节形成联合关节。甲状软骨在环甲肌的牵引下通过两关节的横轴做前倾和复位运动，以改变甲状软骨与杓状软骨的距离，调整声带的紧张度，改变音调高低。

喉关节病包括喉关节脱位、喉关节炎和喉关节固定。

一、喉关节脱位

（一）杓状软骨脱位

杓状软骨脱位是指杓状软骨环面在关节囊内失去正常解剖位置，以向后外侧和前外侧脱位较常见。若与环状软骨仍有部分接触称为半脱位（arytenoids subluxation），与环状软骨完全分离称为全脱位（dislocation）。外伤是造成杓状软骨脱位的重要原因。随着年龄老化，环状、杓状软骨进行性骨化，关节周围肌肉进行性萎缩和纤维化，增加了其不稳定性因素。杓状软骨脱位与外力大小无必然联系，有时甚至轻微外力，如手背拍击喉部即可造成。CT 扫描与三维重建，可

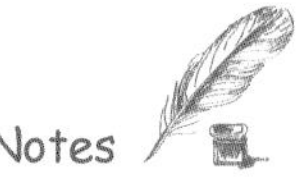

协助判断杓状软骨与环状软骨的关系，作为诊断杓状软骨半脱位的主要依据。频闪电子动态喉镜可清晰地显示声带运动的变化，可明确诊断并判断复位的效果。根据杓状软骨脱位方向可分为杓状软骨后外侧脱位和前外侧脱位。

1. 杓状软骨后外侧脱位

【病因】 多由喉部外伤或麻醉插管引起，左侧多于右侧。发生脱位后，杓状软骨的关节面将移位于环状软骨关节面后外侧的斜肩上。

【临床表现】 常在拔管或外伤后数小时即诉喉痛、吞咽痛及声嘶，症状可逐渐加重，无自行缓解。喉镜检查可见两侧环杓关节活动不对称，呈错位运动，一侧声带内收障碍，呈外展或旁正中位，运动受限。杓状软骨处明显红肿，软骨向后外移位，两侧杓状软骨明显不对称。杓状软骨前中下位 CT 扫描及三维重建可显示关节脱位征象。

【诊断与治疗】 根据外伤史、临床表现及检查结果诊断不难。一经确诊，应积极复位治疗。以在全麻下进行为好，用合适的喉钳在支撑喉镜下行杓状软骨拨动（复位）术。复位成功后喉痛显著减轻，声带运动恢复正常。如一次复位失败，可以重复进行，时间间隔 3 天左右。

2. 杓状软骨前外侧脱位

【病因】 主要包括：①气管麻醉插管压榨伤，使环状软骨向后抵靠于颈椎上，致杓状软骨脱位，常伴有其他喉部损伤；②支气管镜检查时，作用于声带的力量太大，使杓状软骨向前脱位，并向外侧移位。

【临床表现】 声嘶和喉痛为主要症状，并在吞咽时加重，可伴吞咽困难和误吸。水肿较重时可发生喘鸣。喉镜检查于病变之初可见杓状软骨部位软组织充血肿胀，且与杓会厌襞一起突出于声门之上，掩盖声门后部。水肿消除后，可见杓状软骨向前外突起，声带外展受限，如弓形而松弛，发声时声门闭合不全。

【诊断】 根据病史和临床表现，多能明确诊断。喉 CT 扫描可显示脱位状况。喉肌电图有助于环杓关节功能障碍的诊断及鉴别诊断。

【治疗】 应立即复位，以受伤后 2 周内复位效果较好。可在全麻支撑喉镜下用喉钳在声带突外侧面加压，使其抬起，并向中后方推移。不能复位者常因声门闭合不全而遗留声嘶和吞咽困难。可采用反向的 King 氏手术，或于患侧声带内注射自体脂肪组织等，使声带内收时，能与对侧靠紧以改善发音。复位后辅以糖皮质激素和抗生素治疗。

（二）环甲关节脱位

【病因】 环甲关节囊及其周围组织松弛，遭受强外力作用可发生甲状软骨向前脱出于环状软骨的关节面。单侧环甲关节功能障碍可引起左右环甲关节运动失衡，健侧的喉肌力量除使环状软骨向甲状软骨靠拢外，同时在水平方向上牵拉环状软骨前端向健侧偏转，致使背板之上的声门后端向患侧偏斜。

【临床表现】 患者有轻度声嘶，声音低沉、沙哑，音量变弱，发高音困难，发声易疲劳，自觉患部有脱出及滑入感，喉部不适、吞咽梗阻感等。

颈部检查在一侧或两侧环甲关节处有压痛。喉镜检查单侧受累者声门后端偏向患侧，严重时喉结偏向健侧。双侧受累者双侧声带均松弛，发声时声门闭合不全而呈梭形缝隙，颈侧位片及喉 CT 扫描可协助声门偏斜诊断。

【治疗】 通常可手法复位：一手将甲状软骨向后推移，另一手持环状软骨向前牵引使其复位，极少需手术治疗。

二、喉关节炎

喉关节炎包括环甲关节炎和环杓关节炎。因环甲关节炎发生较少，且症状不明显，以下主要介绍常见的环杓关节炎（cricoarytenoid arthritis）。

【病因】

1. 全身性关节疾病的局部表现,如风湿性或类风湿性关节炎、痛风、强直性脊柱炎、系统性红斑狼疮和其他胶原病,甚至可能是青少年风湿性关节炎早期唯一的表现,临床25%～33%的类风湿关节炎累及环杓关节。

2. 喉炎、喉软骨炎等喉部急性或慢性炎性疾病直接侵及关节,多见于链球菌感染,也可发生于特殊性传染病,如结核或梅毒等。

3. 喉内及喉外部创伤可引起一侧或双侧关节炎,如内镜、麻醉插管、置管时间过长、管径过粗、长期鼻饲等。受到颈前部钝性撞击、挤压时常易损伤环杓关节。

4. 继发于急性传染病,如伤寒、流感之后。

5. 放射治疗后。

【病理】 喉关节炎根据其发病因素不同而有所区别,类风湿性环杓关节炎病理改变:初期关节滑液层及软骨炎症,包括关节渗出、滑膜增生及炎性细胞浸润。后期滑膜增厚,血管翳形成,并沿关节面蔓延,释放酶及其他软骨破坏介质,关节软骨发生破坏、吸收,纤维组织增生可代替消融的软骨,最终发生关节固定。

【临床表现】

1. **急性期** 常见声嘶和喉痛,早期在吞咽和发声时喉部异物感,以后喉痛可逐渐加重,并常向耳部放射。声嘶及呼吸困难视炎症红肿程度和声带固定的位置而定。声带固定于外展位可出现声嘶或失声,红肿较剧或声带固定于内收位者,可出现呼吸困难、喘鸣。可同时伴发原发病的症状,如伴有风湿性或类风湿性关节炎症状等。喉镜检查可见杓区黏膜充血、肿胀,可累及杓间区、杓会厌襞的后段及室带。声带可固定于内收或外展位。在喉结两侧或一侧甲状软骨后缘中央或环状软骨后部有压痛。

2. **慢性期** 或称僵直期。多见于反复急性发作后,一次急性发作也可转为慢性。其症状决定于关节固定的位置,可出现声嘶或呼吸困难,喉部症状多不明显。若为一侧病变,患侧声带较健侧高,发声时健侧杓状软骨可接近患侧杓状软骨。有时可见环杓关节区黏膜增厚、溃疡,形成肉芽瘢痕等。

【诊断与鉴别诊断】 急性环杓关节炎较易诊断,喉痛、声嘶、杓状软骨区充血肿胀、发声时声门呈三角形裂缝是急性环杓关节炎诊断的主要依据,尤其是杓状软骨区的充血肿胀。要识别是否为风湿性,应注意其他关节酸痛史,血沉、抗"O"检测,以及抗风湿治疗是否有效。慢性环杓关节炎极似喉返神经麻痹,可根据病史、频闪喉镜、拨动杓状软骨是否活动及喉肌电图等与喉返神经麻痹相鉴别。

【治疗】 应针对病因积极治疗。外伤或一般炎症引起者,可予局部理疗如透热疗法,药物离子(水杨酸)透入。急性发作期以声带休息为主,全身应用糖皮质激素,有感染征象时应用抗生素。风湿或类风湿性患者,可口服非甾体抗炎药物。待炎症消退后行喉镜检查,可在支撑喉镜下用喉钳推动患侧杓状软骨,试行杓状软骨拔动术,术后适时发声和深呼吸,以防关节僵硬。

三、喉关节固定

喉关节固定可发生于喉部任何关节,但以环杓关节固定(arytenoids fixation)较多见。

【病因】 多继发于喉关节炎,长期声带麻痹及关节脱位后久不复位者。

【临床表现】 环甲关节或一侧环杓关节固定可出现声嘶,发声易感疲劳,或无症状。双侧环杓关节固定的症状与声带的位置有关,如声带固定于内收位,发声尚可,但有呼吸困难。如声带呈外展位,声音嘶哑明显,或呈耳语音,而无呼吸困难。

喉镜检查环甲关节固定者可无特殊发现,或见声带松弛。环杓关节固定者,一侧或双侧杓状软骨运动丧失,声带可呈外展、中线旁位或中间位。动态喉镜下见对称性、周期性、振幅、黏膜

波、振动关闭相均存在。

【诊断】 环甲关节固定的症状不明显，易于漏诊，但如重视本病根据症状和体征仍可诊断。环杓关节固定可根据固定的杓状软骨能否被动活动以及喉肌电图及诱发肌电图表现而与声带麻痹相鉴别。

【治疗】 环甲关节或一侧环杓关节固定多不需处理，对于声嘶严重者可在内镜下行切开复位术。双侧环杓关节固定发生呼吸困难者宜先行气管切开术，以后再行杓状软骨切除术或声带外移术，使声门扩大达到维持正常呼吸的需要。

（李 娜）

第九章　喉的神经功能障碍及功能性疾病

喉主要具有发音、呼吸及协助吞咽等功能，本章主要论述由于喉的神经损害而导致喉的功能障碍的疾病。喉返神经麻痹是本章论述的重点，其次论述了喉混合性神经麻痹和部分无器质性病变的喉功能障碍，包括小儿喉痉挛和癔症性失声。

第一节　喉感觉神经性疾病

喉部单纯的感觉神经性障碍较少见，常伴有运动性障碍。喉感觉神经性疾病有感觉过敏及感觉异常和感觉减退、麻痹两种。

一、喉感觉过敏及感觉异常

喉感觉过敏（laryngeal paraesthesia）为喉黏膜对普通刺激特别敏感，平时的食物与唾液等触及喉部时，常引起呛咳及喉痉挛。喉感觉异常是喉部发生不正常感觉，如刺痛、瘙痒、烧灼、干燥或异物感等异常感觉。多因急、慢性喉炎，长期嗜烟酒，耳、鼻、咽、齿部疾病通过迷走神经的反射作用所致。也常见于神经衰弱、癔症、更年期等患者，亦可发生于多用喉的歌唱家、教师、售票员等。

【临床表现】 患者觉喉内不适、灼痛、蚁走、发痒、异物感，好做咳嗽、吐痰或吞咽动作企图清除分泌物，易发生反射性呛咳。

【检查】 喉镜检查无明显异常发现。应注意梨状窝有无积液，环状软骨后方有无病变，排除环后区、喉咽部肿瘤。

【治疗】 进行认真地检查，详细解释，消除患者的顾虑。局部可酌情进行感应电理疗，作为精神治疗，转移其注意力。

二、喉感觉麻痹

喉感觉麻痹（aryngeal anaesthesia）为喉上神经病变，按轻重分单侧性、双侧性，部分感觉麻痹或完全感觉麻痹，常伴有喉肌瘫痪。

【病因】 影响到喉感觉神经中枢、通路及末梢感受器的疾病均可引起喉黏膜感觉障碍，包括：

1. **中枢神经性疾病**　颅内肿瘤、颅脑外伤、脑出血、脑血栓、癫痫、延髓型脊髓灰质炎、多发性硬化、意识丧失等。

2. **外周神经损伤**　喉外伤及手术、头颈部手术及创伤、颅底肿瘤、急性感染性神经炎等。其中以甲状腺手术误伤喉上神经及喉返神经为多见，常伴有喉运动神经麻痹症状。

3. **其他因素**　食管反流、喉插管黏膜损伤、头颈部放射线治疗损伤、喉原发性肿瘤，以及缺氧、遗传、年龄因素等。

【临床表现】 单侧喉感觉麻痹可无症状。两侧者，饮食时因失去反射作用，而易误呛入下呼吸道，故有吞咽障碍，进食时发作性呛咳；气管切开的患者气管分泌物中含有大量的唾液和食物。唾液或食物的颜色标记亦有助于明确诊断。

【检查】 喉镜检查如以探针触及喉黏膜，可发现喉黏膜反射减退或消失。胸部X线片有时可发现吸入性肺炎和肺不张。目前空气脉冲刺激喉上神经分布区黏膜来进行喉感觉功能评估的方法最为客观，空气脉冲刺激经前端有孔的纤维喉镜释放，对梨状窝和杓会厌襞黏膜进行刺激，测定喉咽感觉阈值。

【治疗】 轻症患者于饮食、吞咽时，宜少用流质，采用糊状黏稠食物，进行吞咽锻炼。重症者行鼻饲法。同时查出病因，予以治疗，以促使喉部感觉的恢复。抗病毒类药物的应用，维生素B_1、维生素B_{12}等神经营养剂、三磷酸腺苷及改善血管微循环障碍药物的临床应用也有一定意义。目前，喉感觉神经的重建，包括耳大神经与喉上神经吻合术等取得了一定的进展。

第二节 喉运动神经性疾病

喉麻痹（laryngeal paralysis）是指喉肌的运动神经损害所引起的声带运动障碍；喉内肌除环甲肌外均由喉返神经支配，当喉返神经受压或损害时，外展肌最早出现麻痹，其次为声带张肌，内收肌麻痹最晚。喉上神经分布到环甲肌，单独发生麻痹少见。

【病因】 按病变部位分中枢性、周围性两种，周围性多见，两者比例约为1∶10。由于左侧迷走神经与喉返神经行径长，故左侧发病者较右侧约多一倍。

1. 中枢性 每侧大脑皮层之喉运动中枢有神经束与两侧疑核相联系，故每侧喉部运动接受两侧皮层的冲动，因此皮层引起喉麻痹者极罕见。常见的中枢性病因如脑出血、血栓形成、脑肿瘤、脑脓肿、脑外伤、脑脊髓空洞症、延髓肿瘤、小脑后下动脉血栓栓塞、脊髓痨等。迷走神经颅内段位于颅后窝，可因肿瘤、出血、外伤、炎症等，引起喉麻痹。

2. 周围性 因喉返神经以及迷走神经离开颈静脉孔至分出喉返神经前的部位发生病变，所引起的喉麻痹。按病因性质可分：①外伤：包括颅底骨折、颈部外伤、甲状腺手术等。②肿瘤：鼻咽癌向颅底侵犯时，可压迫颈静脉孔处的迷走神经而致喉麻痹；颈部转移性淋巴结肿大、甲状腺肿瘤、霍奇金氏病、颈动脉瘤等亦可压迫喉返神经而发生喉麻痹；胸腔段喉返神经可由主动脉瘤、肿瘤、肺癌、肺结核、食管癌、心包炎等压迫而发生麻痹。③炎症：白喉、流行性感冒等传染病，铅等化学物的中毒。急性风湿病、麻疹、梅毒等可发生喉返神经周围神经炎而致喉麻痹。

【临床表现】 由于神经受损伤程度不同，可出现4型麻痹（图4-9-1、图4-9-2）：

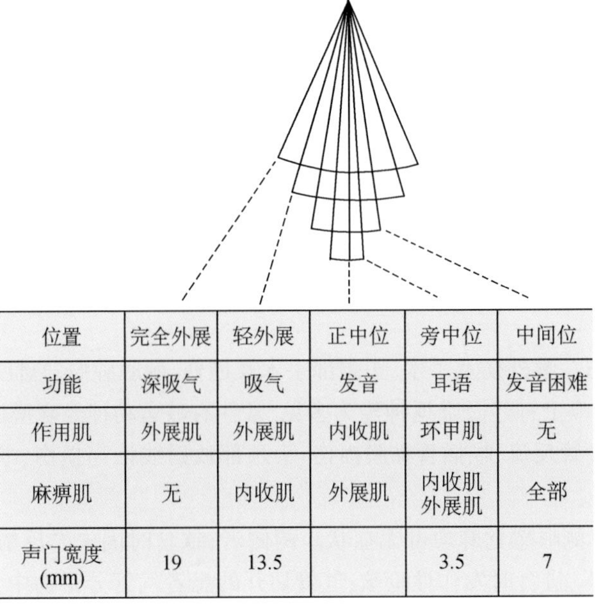

位置	完全外展	轻外展	正中位	旁中位	中间位
功能	深吸气	吸气	发音	耳语	发音困难
作用肌	外展肌	外展肌	内收肌	环甲肌	无
麻痹肌	无	内收肌	外展肌	内收肌 外展肌	全部
声门宽度(mm)	19	13.5		3.5	7

图4-9-1 声带运动位置

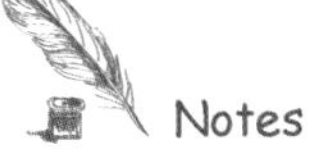
Notes

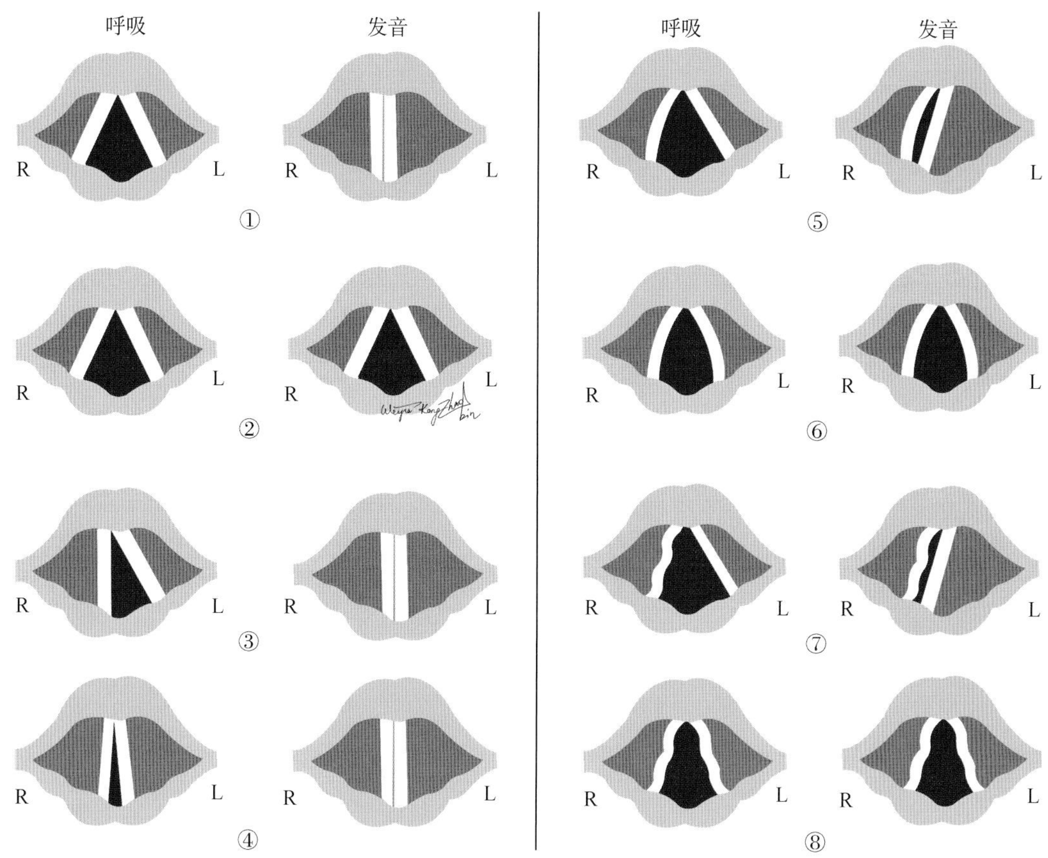

图 4-9-2 间接喉镜下所见各型声带瘫痪

①正常喉部；②两侧内收肌瘫痪；③单侧外展肌瘫痪；④单侧喉返神经全瘫；⑤两侧喉返神经全瘫；⑥两侧喉返神经全瘫；⑦单侧喉返神经及喉上神经瘫痪；⑧两侧喉返神经及喉上神经瘫痪

1. **喉返神经不完全麻痹(incomplete recurrent laryngeal nerve paralysis)** 单侧者症状不显著，常在体检中发现。曾有短时期的声嘶，随即恢复。除在剧烈运动时才可出现气促外，常无呼吸困难。间接喉镜检查，在吸气时，患侧声带居旁正中位不能外展，而健侧声带外展正常。发音时声门仍能闭合。

双侧喉返神经不完全麻痹，因两侧声带均不能外展，可引起喉阻塞，呼吸困难为其主要症状，如不及时处理，可引起窒息。间接喉镜检查见两侧声带均居旁正中位，其间仅留小裂缝。发音时，声门仍可闭合。

2. **喉返神经完全麻痹(complete recurrent laryngeal nerve paralysis)** 单侧者发音嘶哑，易疲劳，说话和咳嗽有漏气感。后期有代偿作用，发音好转。间接喉镜检查，因患侧除环甲肌以外的外展及内收肌的功能完全丧失，患侧声带固定于旁正中位。即介于中间位(尸位)与正中位(发声位)之间。初期发音时，健侧声带闭合到正中位，两声带间有裂隙，后期出现代偿，健侧声带内收超越中线向患侧靠拢，发音好转。呼吸时因健侧声带运动正常，故无呼吸困难。

两侧喉返神经完全麻痹时，发音嘶哑无力，音频单调，说话费力，犹如耳语声，不能持久。自觉气促，但无呼吸困难。因声门失去正常的保护性反射，不能关闭，易引起误吸和呛咳，气管内常积有分泌物，且排痰困难，呼吸有喘鸣声。间接喉镜检查，双侧声带固定于旁正中位，边缘松弛，不能闭合，也不能外展。起病急者，双侧声带呈正中位，以致发生呼吸困难，但较少见。

3. **喉上神经麻痹** 喉上神经麻痹后声带张力丧失，不能发高音，声音粗而弱。间接喉镜检查，声带皱缩，边缘呈波浪形，但外展、内收仍正常。单侧者，对侧喉黏膜的感觉仍存在。两侧者

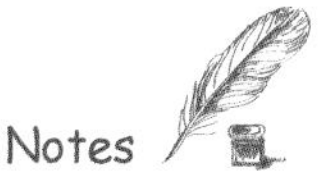

因喉黏膜全麻木,饮食、唾液误吸入下呼吸道,可发生吸入性肺炎。

4. **混合性喉神经麻痹** 系喉返神经及喉上神经全部麻痹,单侧者常见于颈部外伤、手术损伤。发音嘶哑更为显著。喉镜检查见患侧声带固定于中间位。以后因健侧声带代偿,发音稍好转。双侧者两侧声带均呈中间位。

【治疗】

1. **病因治疗** 对有明确病因者,给予相应的治疗,积极解除病因。

2. **气管切开术** 对双侧声带麻痹引起呼吸困难者,要及早行气管切开术,以改善患者呼吸状况。

3. **喉返神经恢复治疗**

(1) 药物治疗:局部及全身应用神经营养药、糖皮质激素及扩张血管的药物,对神经功能恢复有一定辅助作用。

(2) 手术治疗:对有手术适应证的患者可行喉返神经探查,神经吻合术、神经肌蒂移植术、舌下神经喉返神经吻合术、膈神经喉返神经吻合术治疗,是恢复声带自主运动、治疗喉返神经麻痹最为理想的方法。

4. **恢复和改善喉功能的治疗** 对半年以上,神经功能无恢复可能性者可行以下治疗:

对双侧喉返神经麻痹的患者,可行一侧杓状软骨切除术或声带外展移位固定术,使声门后部开大,改善呼吸功能。

对单侧喉返神经麻痹的患者,可行声带黏膜下脂肪组织充填术、甲状软骨成形术,使声带向内移位,改善发音。

附:支撑喉镜下 CO_2激光辅助杓状软骨切除术

该手术为经口行单侧或双侧杓状软骨切除术,用于扩大声门裂隙,同时,发音时声带前部或近全部仍可接触,发音功能不受损害。手术一般在显微镜下完成,具有显微精细、出血少、无需颈部切口等优势,是目前治疗双侧声带麻痹的理想方法。

【适应证】

1. 双声带麻痹,无确切病因或病因不能治愈,观察 12 个月以上无恢复者。
2. 杓状软骨良性肿瘤。
3. 环杓关节固定,保守治疗无效者。

【手术前准备及麻醉】

1. 术前应行纤维喉镜和(或)动态喉镜检查。
2. 术前应行发音功能评估。
3. 全麻术前常规检查及可引起喉返神经麻痹的相关病因学检查,如甲状腺 B 超等。
4. 术前常规行气管切开术。
5. 一般采用经气管造瘘口插管控制呼吸、全身麻醉。

【手术方法】

1. 置入支撑喉镜,暴露喉后部,术野内包括术侧杓状软骨及声门后部、杓间区、对侧部分杓状软骨。调整聚焦手术显微镜。

2. **切口** 以 8 ~ 10w 重复脉冲激光于杓尖表面椭圆形切开杓状软骨粘软骨膜。

3. **分离切除杓状软骨** 以上述激光自切口开始,沿杓状软骨表面分离软骨,前至声带突,后端不超越中线,深面至环杓关节;游离软骨并切除之。

4. **缝合切口** 去除炭化组织,对合杓状软骨粘软骨膜,缝合 2 ~ 3 针,消灭创面。此时声门后部气道已建立,声门裂可增宽 3 ~ 4mm。

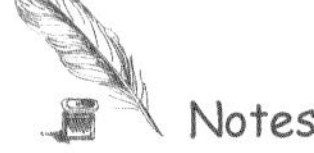
Notes

5. 术中如以激光止血无效,可加用电灼。

【合并症】

1. 门齿损伤、腭弓裂伤等支撑喉镜手术合并症。
2. 手术创面肉芽生长、杓间瘢痕粘连。
3. 由于瘢痕收缩等原因，声门开大不理想、不能拔除气管套管。
4. 发音质量降低。

【术后治疗及预后】

1. 术后尽早堵管，鼓励患者经口呼吸、说话、进食。
2. 适量应用抗生素预防感染。
3. 抗生素、糖皮质激素雾化吸入 1 周。
4. 3 个月后复查，决定可否拔管。
5. 一般以建立有效气道、可拔除气管套管，发音无困难为判定手术成功的标准。
6. 部分患者需行双侧手术，一般于术后 3 个月，根据声门情况决定。

第三节　小儿喉痉挛

喉部肌肉反射性痉挛收缩，使声带内收，声门部分或完全关闭而导致患者出现不同程度的呼吸困难甚至完全性的呼吸道梗阻。小儿喉痉挛（infantile laryngeal spasm）是喉肌痉挛性疾病，好发年龄为 2～3 岁，男孩多于女孩。

【病因】　多发生于体弱、营养不良、发育不佳之儿童，电解质紊乱如低镁及低钙血症均易引起喉痉挛。此外如受惊、便秘、肠道寄生虫、阻塞性睡眠呼吸暂停、肥胖、气道异常、胃食管反流、腺样体肥大及消化道疾病等也与本病有关。

【临床表现】　往往于夜间突然发生呼吸困难，吸气时有喉鸣声，病儿惊醒，手足乱动，头出冷汗，面色发绀，似将窒息。但每在呼吸最困难时做一深呼吸后，症状骤然消失，病儿又入睡。发作时间较短，仅数秒至 1～2 分钟。频发者一夜可以数次，也有一次发作后不再复发者，病儿次日晨醒来往往犹如平常。如作喉镜检查，多无异常可见。

【诊断】　应与喉异物、先天性喉鸣等相鉴别。异物病例常有异物史。先天性喉鸣患者出生后症状即已存在，且发作多在白天，2～3 岁后多可自愈。

【治疗】　对体弱、易发喉痉挛的病儿，给予钙剂及维生素 D，多照晒阳光。扁桃体炎、腺样体肥大等病灶应予处理。发作时应保持镇静，解松病儿衣服，以冷毛巾覆盖面部，必要时撬开口腔，使其做深呼吸，症状多可缓解，有条件时可给氧气吸入。

第四节　癔症性失声

癔症性失声（hysterical aphonia）亦称功能性失声，是一种以癔症为病因的暂时性发声障碍。以青年女性居多。

【病因】　是癔症的一种喉部表现。一般均有情绪激动或精神刺激的病史，如过度悲哀、恐惧、忧郁、紧张、激怒等。

【临床表现】　常表现为突然发作的发声障碍。患者于受到精神刺激后，可立即失去正常发音功能，轻者仍可低声讲话，重者仅能发出虚弱的耳语声，但很少完全失声。失声主要表现在讲话时，但咳嗽、哭笑时声音仍正常，呼吸亦完全正常。发声能力可以骤然恢复正常，但在某种情况下又可突然复发，说明此为功能性疾病。

【检查】　间接喉镜检查可见声带的形态、色泽并无异常，吸气时声带能外展，声门可以张开，但在发“衣”声时声带不能向中线合拢。嘱患者咳嗽或发笑时，可见声带向中线靠拢，此点可

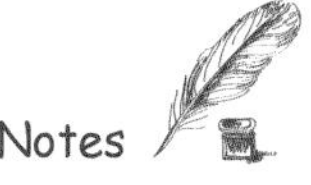

与真性内收肌瘫痪相鉴别。

【诊断】 检查前应详细了解患者有无精神受到刺激的病史，有无癔症病史。检查时必须详细观察喉的各处，尤其是有无声带小息肉、声门下肿瘤或环杓关节的病变。对有器质性病变可疑者应密切观察，直至完全排除为止，不可轻易作出癔症性失声的诊断。

【治疗】 多采用暗示疗法，首先要使患者建立定能治愈的信心。有信心者经治疗常迅速见效。可供选用的暗示疗法有颈前注射、针刺、共鸣火花等。

最简单的方法是用2ml注射用水，在颈前作皮下注射，一面注射，一面嘱患者大声读1、2、3、4、5等数字。并在注射前暗示患者，此为特效药物，大部分患者能在注射中立即见效。

亦可选用针刺廉泉穴。边捻针，边发音，常能见效。理疗多选用共鸣火花疗法，在颈前皮肤作共鸣火花的同时，令其讲话，常能发出声音。

亦可在作间接喉镜检查时鼓励发声，嘱患者咳嗽，或用力发"衣"声，此时如能发出声音，即抓住时机，嘱其数1、2、3、4、5等数字。继之，嘱其连续高声发音，鼓励谈话，发声功能常可恢复正常。

同时还需要根据患者的具体发病情况，向患者解释此病完全可以治愈，以解除其忧虑、恐怖或不安情绪，以免日后复发。亦可适当给予镇静药物。

（韩德民 叶京英）

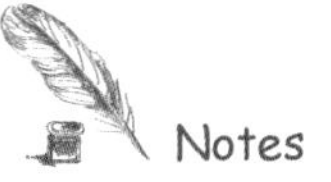

第十章 喉 肿 瘤

喉乳头状瘤是最常见的喉良性肿瘤，发生在儿童者常为多发性，易复发；而发生在成年人则有恶变倾向。喉乳头状瘤的治疗主要采用手术治疗或支撑喉镜下CO_2激光手术。喉癌是最常见的喉部恶性肿瘤，好发于40岁以上的男性。临床上主要表现为声音嘶哑和颈部包块，晚期可出现呼吸困难和出血等症状。喉镜检查可发现喉部新生物，CT有助于明确肿瘤的侵犯范围，明确诊断需行活组织检查。喉癌的治疗主要采用手术为主的综合治疗。喉癌的手术治疗应根据肿瘤的部位、大小和范围行喉全切除术或喉部分切除术，后者在切除喉部肿瘤的前提下，保留喉的功能，以提高患者的生活质量。

第一节 喉乳头状瘤

喉乳头状瘤(papilloma of larynx)是喉部最常见的良性肿瘤，可发生于任何年龄，甚至新生儿，但以10岁以下儿童和成年人多见。发生在儿童的乳头状瘤常为多发性，生长较快，易复发。成人喉乳头状瘤多为单发，有恶变倾向。

【病因】 目前认为由人乳头瘤病毒(HPV)感染引起，近年研究证明，在HPV的各个亚型中HPV_6和HPV_{11}是喉乳头状瘤的主要致病因素。电镜检查已证实在细胞内有乳头状瘤病毒体的存在。亦有认为喉乳头状瘤与喉部慢性刺激及内分泌失调有关。

【病理】 喉乳头状瘤是一种来自上皮组织的真性良性肿瘤，由复层鳞状上皮及其下的结缔组织向表面呈乳头状生长构成，一般不侵犯基底组织。可单发或多发。

【临床表现】 成年型者病程发展较缓慢，常见症状为进行性声嘶，肿瘤大者甚至失声，亦可出现咳嗽、喉喘鸣和呼吸困难。儿童型者常为多发性，生长较快，声嘶进行性加重，甚至失声，易发生喉阻塞。间接喉镜和纤维喉镜检查可见肿瘤呈苍白、淡红或暗红色，表面不平，呈乳头状增生。儿童患者的基底甚广，成人者以单个带蒂较为常见，可发生于声带、室带及声门下区，亦可蔓延到下咽及气管。

【治疗】 支撑喉镜下应用CO_2激光切除肿瘤是最有效的治疗手段，儿童患者易复发，常需多次手术治疗。手术时应注意保护喉内正常黏膜，防止瘢痕粘连。儿童患者一般到7～8岁以后复发时间逐渐延长，病情缓解。

有报道应用干扰素和其他抗病毒药物治疗喉乳头状瘤在临床上取得一定的疗效。

第二节 喉部其他良性肿瘤

一、血 管 瘤

喉部血管瘤(hemangioma of larynx)比较少见，可发生于任何年龄。病理上，分为毛细血管瘤和海绵状血管瘤两种类型，以前者较多见。毛细血管瘤由成群的薄壁血管构成，间以少量的结缔组织，可发生于喉的任何部位，但以发生于声带者多见，有蒂或无蒂，色红或略紫。海绵状血管瘤由窦状血管构成，柔如海绵，暗红色，不带蒂而散布于黏膜下，广泛者可侵及颈部皮下呈青紫色。喉血管瘤症状不明显,发生在声带者有声嘶,婴幼儿血管瘤有时因体积大可有呼吸困难,如有黏膜破裂可导致出血。喉血管瘤无症状者,可暂时不治疗,对症状明显者可采用激光手术或冷冻手术。亦有报道瘤内注射平阳霉素能取得较好的疗效。

二、纤 维 瘤

喉纤维瘤(fibroma of larynx)为起源于结缔组织的肿瘤,由纤维细胞、纤维束组成,血管较少,基底呈蒂状或盘状,色灰白或暗红,表面黏膜光滑,大小不一,小者如绿豆,大者可阻塞呼吸道。主要症状为声嘶,发展缓慢,一般不发生恶变。检查时可见肿瘤位于声带前中部,亦可位于声门下区。手术切除是有效的治疗方法,小者可在支撑喉镜下切除,大者需行喉裂开术切除。

三、神经纤维瘤

喉神经纤维瘤(neurofibroma of larynx)较少见。常伴发全身性神经纤维瘤。肿瘤组织来自神经鞘膜。主要症状为声音嘶哑,咳嗽,肿瘤大者可出现呼吸困难。检查可见肿瘤多位于杓会厌襞或突入梨状窝,色淡红,表面光滑,圆形坚实,向内可遮盖室带、声带,而使声门变狭窄。手术切除是有效的治疗方法,小者可在支撑喉镜下切除,大者需行喉裂开术切除。

第三节 喉恶性肿瘤

喉癌(carcinoma of the larynx)是头颈部常见的恶性肿瘤,据北美及欧洲流行病学研究显示其发病率为7.0~16.2/10万人。我国部分省市的发病率约为1.5~3.4/10万人。1983—1992年我国13个省市部分医院恶性肿瘤就诊患者中,喉癌占头颈肿瘤的13.9%,占全身恶性肿瘤的2.1%。喉癌的发生有种族和地区的差异,在20世纪80年代中期通过对160个地区的人口调查得知,全世界喉癌发病率最高的国家为西班牙、法国、意大利和波兰。我国华北和东北地区的发病率远高于江南各省。近年来喉癌的发病率有明显增加的趋势。喉癌男性较女性多见,约为7~10∶1,以40~60岁最多。喉部恶性肿瘤中96%~98%为鳞状细胞癌,其他如腺癌、基底细胞癌、低分化癌、淋巴肉瘤和恶性淋巴瘤等较少见。

【病因】 喉癌的病因至今仍不十分明了,与以下因素有关,常为多种致癌因素协同作用的结果。

1. **吸烟** 据统计约95%的喉癌患者有长期吸烟史,而且开始吸烟年龄越早、持续时间越长、数量越大、吸粗制烟越多、吸入程度越深和不戒烟者的发病率越高。一般估计,吸烟者患喉癌的危险度是非吸烟者的3~39倍。烟草燃烧后产生的苯并芘可使呼吸道黏膜充血、水肿,上皮增生和鳞状上皮化生,纤毛运动停止或迟缓,有致癌性。

2. **饮酒** 临床观察和流行病学调查结果均显示慢性酒精摄入与喉癌发生有一定相关性。饮酒患喉癌的危险度是非饮酒者的1.5~4.4倍。而且吸烟和饮酒在致癌的协同作用已被一些学者所证实。

3. **病毒感染** 成年型喉乳头状瘤是由人乳头状瘤病毒(HPV)引起的病毒源性肿瘤,目前认为是喉癌的癌前病变。尤其是高危型(HPV-16/18)与喉癌的发生关系比较密切。

4. **环境因素** 多种环境因素可能与喉癌发生有关,其中包括各种有机化合物(多环芳香烃、亚硝胺),化学烟雾(氯乙烯、甲醛),生产性粉尘和废气(二氧化硫、石棉、重金属粉尘)和烷基化物(芥子气)等。目前石棉和芥子气的致癌作用基本肯定。

5. **放射线** 长期接触镭、铀、氡等放射性核素可引起恶性肿瘤。有报道在少数患者头颈部放疗可诱导喉癌、纤维肉瘤和腺癌等恶性肿瘤。

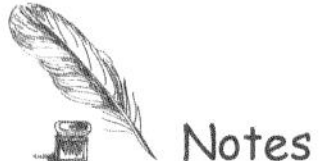
Notes

6. **性激素** 喉癌的发病率男性明显高于女性。研究表明,喉癌患者体内雄激素水平相对较高,而雌激素则降低。

7. 微量元素缺乏 体内某些微量元素,如 Zn、Se 等缺乏可引起酶的结构和功能发生改变,影响细胞的分裂和增殖,导致基因突变。

【病理】 原发性喉恶性肿瘤中鳞状细胞癌约占98%。喉鳞癌早期病变仅局限于上皮层,基底膜完整。癌突破上皮基底膜可在固有层内形成浸润癌巢。喉癌可发生于喉内所有区域,但以声门区癌(glottic carcinoma)最为多见,约占60%;声门上区癌(supraglottic carcinoma)次之,约占30%;声门下区癌(subglottic carcinoma)极为少见。但在我国北方某些地区则以声门上区癌为主。

喉癌的大体形态可分为:①溃疡浸润型:癌组织稍向黏膜面突起,表面可见向深层浸润的凹陷溃疡,边界多不整齐,界线不清;②菜花型:肿瘤主要外突生长,呈菜花状,边界清楚,一般不形成溃疡(图 4-10-1);③结节型或包块型:肿瘤表面为不规则隆起或球形隆起,多有较完整的被膜,边界较清楚,很少形成溃疡;④混合型:兼有溃疡和菜花型的外观,表面凹凸不平,常有较深的溃疡。

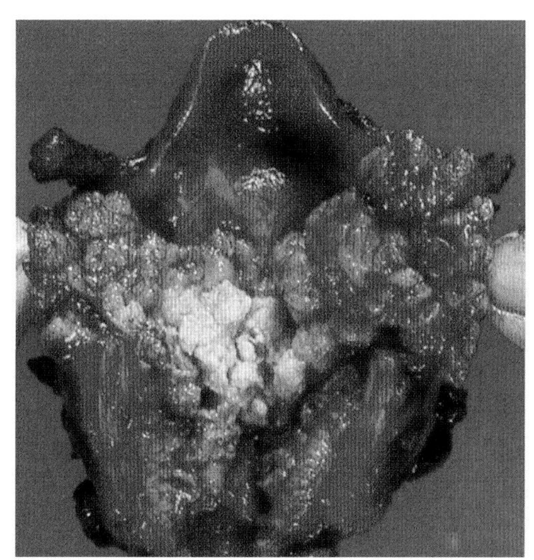

图 4-10-1 喉癌大体标本

【喉癌的扩散转移】 喉癌的扩散转移与其原发部位、分化程度及肿瘤的大小等关系密切,其途径有:

1. 直接扩散 喉癌常向黏膜下浸润扩散。位于会厌的声门上型喉癌可向前侵犯会厌前间隙、会厌谷、舌根。杓会厌襞部癌可向外扩散至梨状窝、喉咽侧壁。声门型喉癌易向前侵及前连合及对侧声带;亦可向前破坏甲状软骨,使喉体膨大,并侵犯颈前软组织。声门下型喉癌向下蔓延至气管,向前外可穿破环甲膜至颈前肌层,向两侧侵及甲状腺;向后累及食管前壁。

2. 淋巴转移 发生颈淋巴结转移的早晚与肿瘤的原发部位、肿瘤的分化程度以及患者对肿瘤的免疫力有密切关系。一般来讲,肿瘤分化越差,患者免疫力越低,则颈淋巴结转移越早。肿瘤所在部位淋巴管越丰富,颈淋巴结转移率越高。声门上型喉癌多数分化程度较低,声门上区淋巴管丰富,因而易早期发生颈淋巴结转移。声门型喉癌因分化程度多数较高,声门区淋巴管稀少而早期很少发生转移。转移的部位多见于颈深淋巴结上群,然后再沿颈内静脉转移至颈深淋巴结下群。声门下型喉癌多先转移至喉前及气管旁淋巴结,然后再转移到颈深淋巴结上群和下群。

3. 血行转移 少数晚期患者可随血液循环转移至肺、肝、骨、肾、脑垂体等。

【喉癌的 TNM 分类】 根据肿瘤的生长范围和扩散的程度,按国际抗癌协会(UICC)TNM 分

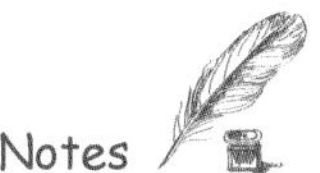

类标准(2002)方案如下:

解 剖 分 区

1. 声门上区

(1) 舌骨上会厌(包括会厌尖,舌面,喉面)

(2) 杓会厌襞,喉面

(3) 杓状软骨

(4) 舌骨下部会厌

(5) 室带

2. 声门区

(1) 声带

(2) 前联合

(3) 后联合

3. 声门下区

TNM 临床分类

原发肿瘤(T)

Tx 原发肿瘤不能估计

T_0 无原发肿瘤证据

Tis 原位癌

声门上型

T_1 肿瘤限于声门上一个亚区,声带活动正常

T_2 肿瘤侵犯声门上一个亚区以上、侵犯声门或侵犯声门上区以外(如舌根粘膜、会厌谷、梨状窝内壁黏膜),无喉固定

T_3 肿瘤限于喉内,声带固定,和(或)下列部位受侵:环后区、会厌前间隙、声门旁间隙、和(或)伴有甲状软骨局灶破坏(如:内板)

T_{4a} 肿瘤侵透甲状软骨板和(或)侵及喉外组织(如:气管、颈部软组织、带状肌、甲状腺、食管等)

T_{4b} 肿瘤侵及椎前间隙,包裹颈总动脉,或侵及纵隔结构。

声门型

T_1 肿瘤侵犯声带(可以侵及前连合或后连合),声带活动正常

T1a 肿瘤限于一侧声带

T1b 肿瘤侵犯两侧声带

T_2 肿瘤侵犯声门上或声门下,和(或)声带活动受限

T_3 肿瘤局限于喉内,声带固定和(或)侵犯声门旁间隙,和(或)伴有甲状软骨局灶破坏(如:内板)

T_{4a}:肿瘤侵透甲状软骨板或侵及喉外组织(如:气管、包括舌外肌在内的颈部软组织、带状肌、甲状腺、食管)

T_{4b}:肿瘤侵及椎前间隙,侵及纵隔结构,或包裹颈总动脉

声门下型

T_1 肿瘤限于声门下

T_2 肿瘤侵及声带,声带活动正常或受限

T_3 肿瘤限于喉内,声带固定

T_{4a} 肿瘤侵透环状软骨或甲状软骨板,和(或)侵及喉外组织(如:气管、包括舌外肌在内的颈部软组织、带状肌、甲状腺、食管)

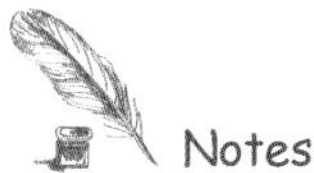

T_{4b} 肿瘤侵及椎前间隙,侵及纵隔结构,或包裹颈总动脉

临床分期

0期	Tis	N_0	M_0
Ⅰ期	T_1	N_0	M_0
Ⅱ期	T_2	N_0	M_0
Ⅲ期	T_3	N_0	M_0
	T_1,T_2,T_3	N_1	M_0
$Ⅳ_A$期	T_{4a}	N_0,N_1	M_0
	T_1,T_2,T_3,T_{4a}	N_2	M_0
$Ⅳ_B$期	任何T	N_3	M_0
	T_{4b}	任何N	M_0
$Ⅳ_C$期	任何T	任何N	M_1

【临床表现】

1. 声门上癌(包括边缘区) 大多原发于会厌喉面根部。早期,甚至肿瘤已发展到相当程度,常仅有轻微的或非特异性的症状,如痒感、异物感、吞咽不适感等而不引起患者的注意。声门上癌分化差、发展快,故肿瘤常在出现颈淋巴结转移时才引起警觉。咽喉痛常于肿瘤向深层浸润或出现较深溃疡时才出现。声嘶为肿瘤侵犯杓状软骨、声门旁间隙或累及喉返神经所致。呼吸困难、咽下困难、咳嗽、痰中带血或咯血等常为声门上癌的晚期症状。原发于会厌喉面或喉室的肿瘤,由于位置隐蔽,间接喉镜检查常不易发现,纤维喉镜仔细检查可早期发现病变。

2. 声门癌 早期症状为声音改变。初起为发音易倦或声嘶,无其他不适,常未受重视,多误以为"感冒"、"喉炎",特别是以往常有慢性喉炎者。因此,凡40岁以上,声嘶超过2周,经发声休息和一般治疗不改善者,必须仔细做喉镜检查。随着肿瘤增大,声嘶逐渐加重,可出现发声粗哑,甚至失声。呼吸困难是声门癌的另一常见症状,常为声带运动受限或固定,加上肿瘤组织堵塞声门所致。肿瘤组织表面糜烂可出现痰中带血。晚期,肿瘤向声门上区或声门下区发展,除严重声嘶或失声外,尚可出现放射性耳痛、呼吸困难、咽下困难、频繁咳嗽、咳痰困难及口臭等症状。最后,可因大出血,吸入性肺炎或恶病质而死亡。

3. 声门下癌 即位于声带平面以下,环状软骨下缘以上部位的癌肿。声门下型喉癌少见,因位置隐蔽,早期症状不明显,不易在常规喉镜检查中发现。当肿瘤发展到相当程度时,可出现刺激性咳嗽、声嘶、咯血和呼吸困难等。

4. 贯声门癌 是指原发于喉室的癌肿,跨越两个解剖区域即声门上区及声门区,癌组织在黏膜下浸润扩展,以广泛浸润声门旁间隙为特征。该型癌肿尚有争议,UICC组织亦尚未确认。由于肿瘤深而隐蔽,早期症状不明显,当出现声嘶时,常已先有声带固定,而喉镜检查仍未能窥见肿瘤。其后随癌肿向声门旁间隙扩展,浸润和破坏甲状软骨时,可引起咽喉痛,并可于患侧摸到甲状软骨隆起。

【检查】 应用间接喉镜、硬管喉镜、直接喉镜或纤维喉镜等仔细检查喉的各个部分。特别应注意会厌喉面、前连合、喉室及声门下区等比较隐蔽的部位。可见喉部有菜花样、结节样或溃疡性新生物(图4-10-2)。应注意观察声带运动是否受限或固定。还要仔细触摸会厌前间隙是否饱满,颈部有无肿大的淋巴结,喉体是否增大,颈前软组织和甲状腺有无肿块。

【诊断及鉴别诊断】 凡年龄超过40岁,有声嘶或咽喉部不适、异物感者均应用喉镜仔细检查以免漏诊。对可疑病变,应在直接喉镜或纤维喉镜下进行活检,确定诊断。喉部增强CT及

Notes 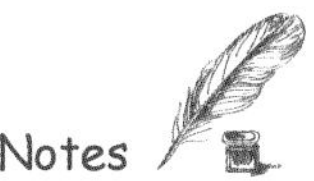

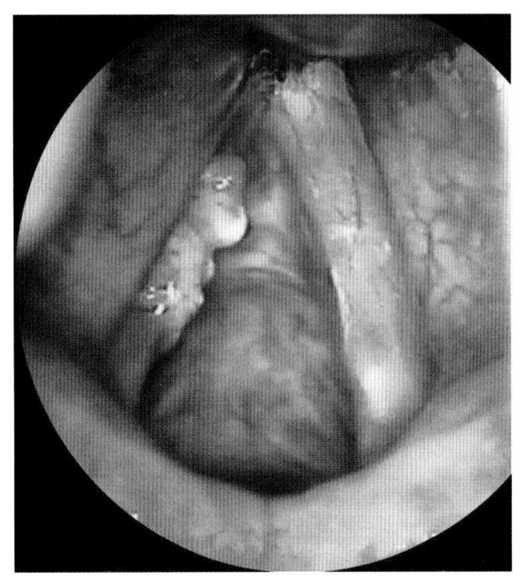

图 4-10-2 声带癌

MRI 等检查有助于了解肿瘤的浸润范围。喉癌应与下列疾病相鉴别:

1. **喉结核** 主要症状为喉痛和声嘶。喉镜检查见喉黏膜苍白水肿、伴多个浅表溃疡,病变多位于喉的后部。也可表现为会厌、杓会厌襞广泛性水肿和浅表溃疡。胸部 X 线检查,部分有进行性肺结核。痰的结核分枝杆菌检查有助于鉴别诊断。但近年临床上发现不少喉结核者肺部检查为阴性。因此确诊仍依赖于活检。

2. **喉乳头状瘤** 主要表现为声嘶,肿瘤可单发或多发,乳头状,淡红色或灰白色,肉眼较难与喉癌鉴别,须依靠活检确诊。

3. **喉淀粉样变** 系由于慢性炎症、血液和淋巴循环障碍、新陈代谢紊乱而引起的喉组织的淀粉样变。主要表现为声嘶。检查可见声带、喉室或声门下区有暗红色肿块,表面光滑。病理检查易于鉴别。

4. **喉梅毒** 有声嘶,喉痛轻。喉镜检查病变多见于喉前部,黏膜红肿,常有隆起之梅毒结节和深溃疡,愈合后瘢痕收缩粘连,致喉畸形。血清学检查及喉部活检可确诊。

【治疗】 和其他恶性肿瘤一样,喉癌的治疗手段包括手术、放疗、化疗及免疫治疗等,目前多主张以手术为主的综合治疗。

1. **手术治疗** 为治疗喉癌的主要手段。其原则是在彻底切除肿瘤的前提下,尽可能保留或重建喉的功能,以提高患者的生存质量。喉癌的手术包括喉全切除术和各种喉部分切除术。近几十年来,随着喉外科的发展和临床经验的积累,喉部分切除术逐渐广泛地被采用。喉部分切除术的术式很多,不同术式的选择主要根据肿瘤的部位、范围以及患者的全身状况等因素而定。

喉癌常有颈淋巴结转移,为此颈淋巴结清扫是喉癌手术的重要组成部分。特别是声门上型喉癌,颈淋巴结转移率高达 55%,N_0病例的隐匿性转移率为 38%。故除了对临床上触及颈淋巴结肿大的病例应行颈淋巴结清扫术外,对 N_0 的声门上型喉癌,应行分区性颈淋巴结清扫术(selective neck dissection)。

2. **放射治疗**

(1)单纯放疗:主要适用于:①早期声带癌,向前未侵及前连合,向后未侵及声带突,声带活动良好;②位于会厌游离缘,比较局限的声门上型癌;③全身情况差,不宜手术者;④晚期肿瘤,不宜手术治疗的各期病例,可采用姑息性放疗。

(2)术前放疗:对病变范围较广,波及喉咽且分化程度较差的肿瘤,常采用放疗加手术的方式。术前放疗的目的是使肿瘤缩小,癌细胞活力受到抑制,更有利于彻底手术切除。

(3)术后放疗:适用于:①原发肿瘤已侵至喉外或颈部软组织;②多个颈淋巴结转移或肿瘤已侵透淋巴结包膜;③手术切缘十分接近瘤缘(小于 5mm)或病理证实切缘有肿瘤残留者可采用术后放疗。

3. **化学治疗** 喉癌中 98%左右为鳞状细胞癌,通常对常规化疗不太敏感。近年来有研究显示,对晚期喉癌同步放化疗可提高喉癌治疗的保喉率。

4. **生物治疗** 近十几年来,随着分子生物学、细胞生物学、肿瘤免疫学及遗传工程的发展,使肿瘤生物治疗将可能成为肿瘤治疗的第四种方式。尤其是近年有报道显示针对表皮生长因子受体(EGFR)的单克隆抗体的分子靶向治疗能提高喉癌患者的生存率。

第四节 喉癌手术概论

手术治疗是喉癌的主要治疗手段。原则是根据肿瘤的部位、范围、患者的年龄以及全身情况选择适当的术式。最早多行喉全切除术，近几十年来，随着喉外科的发展，各种喉部分切除术逐渐广泛地被应用于喉癌的治疗。目前主张在彻底切除癌肿的前提下，尽可能保留或重建喉的功能，以提高患者的生存质量。

一、喉部分切除术

喉部分切除术是一类在彻底切除喉癌的基础上，将喉的正常部分安全地保留下来，经过整复恢复喉的全部或部分功能的手术。根据切除的部位、范围，喉部分切除术包括以下术式：

1. CO_2激光手术 适用于早期(T_1、T_2)声门型和声门上型喉癌。

2. 喉垂直部分切除术(vertical partial laryngectomy) 适用于一侧声带癌向前接近、累及前连合而声带活动正常者，或向上侵及喉室、室带，或向下累及声门下区，声带活动正常或受限者。手术切除包括患侧甲状软骨板前1/3或1/2，对侧甲状软骨前0.5cm，患侧声带、喉室、室带、声门下区和(或)对侧声带前0.5cm。

3. 喉额侧部分切除术(frontolateral partial laryngectomy) 适用于声门型喉癌累及前连合以及对侧声带前1/3，向声门下侵犯前部不超过1cm，未侵及声带突，声带运动正常者。手术切除包括患侧甲状软骨板前1/3或1/2，对侧甲状软骨前0.5～1cm，患侧声带、喉室、室带、声门下区及对侧声带前1/3。

4. 喉扩大垂直部分切除术(extended partial laryngectomy) 适用于声门型喉癌累及一侧声带全长，向后累及声带突。手术切除包括患侧甲状软骨板前1/3或1/2，对侧甲状软骨前0.5cm，患侧声带、喉室、室带、声门下区、前连合和(或)对侧声带前0.5cm，同时切除患侧的杓状软骨。

5. 喉声门上水平部分切除术(horizontal supraglottic partial laryngectomy) 适用于会厌、室带或杓会厌襞的声门上癌，未累及前连合、喉室或杓状软骨者。手术切除会厌、室带、喉室、杓会厌襞、会厌前间隙或部分舌根部及甲状软骨上半部。

6. 喉水平垂直部分切除术(horizontal vertical partial laryngectomy) 亦称3/4喉切除术，适用于声门上癌侵及声门区，而一侧喉室、声带及杓状软骨正常者。

7. 环状软骨上喉部分切除术(supracricoid partial laryngectomy) 主要包括环状软骨舌骨会厌固定术(CHEP)和环状软骨舌骨固定术(CHP)等术式。前者主要适用于T_{1b}、T_2和部分经选择的T_3声门型喉癌，后者主要适用于声门上癌侵及声门区，而有一侧声带后1/3及杓状软骨正常者。

8. 喉近全切除术(near-total laryngectomy) 主要适用于T_3、T_4喉癌，已不适合做上述各种喉部分切除术，而有一侧杓状软骨及残留的声带、室带、喉室、杓会厌襞和杓间区黏膜正常者。手术切除喉的大部后，利用保留的杓状软骨及一条与气管相连的喉黏膜瓣，缝合成管状，来保留患者的发音功能。

二、喉全切除术

喉全切除术：切除范围包括舌骨和全部喉结构，其主要适应证为：①由于肿瘤的范围或患者的全身情况等原因不适合行喉部分切除术者；②放射治疗失败或喉部分切除术后肿瘤复发者；③T_4喉癌已累及并穿通软骨者；④原发声门下癌；⑤喉癌放疗后有放射性骨髓炎或喉部分切除术后喉功能不良难以纠正者；⑥喉咽癌不能保留喉功能者。

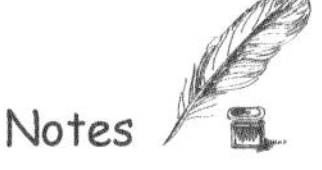

三、颈部淋巴结转移的处理

颈淋巴结清扫术是治疗喉癌伴颈淋巴结转移的较有效的方法,能提高喉癌患者的生存率和临床治愈率。根据癌肿原发部位和颈淋巴结转移的情况可行根治性颈清扫术(radical neck dissection)、功能性颈清扫术(functional neck dissection)、分区性颈清扫术(selective neck dissection)和扩大根治性颈清扫术(extended radical neck dissection)。

四、喉切除后的功能重建及言语康复

喉全切除术后,患者失去了发音能力,无论从功能上和心理上对患者影响都是巨大的。目前,常用的发音重建方法主要有以下几种:

1. **食管发音法** 其基本原理是:经过训练后,患者把吞咽进入食管的空气从食管冲出,产生声音,再经咽腔和口腔动作调节,构成语言。其缺点是发音断续,不能讲较长的句子。

2. **人工喉和电子喉** 人工喉是将呼气时的气流从气管引至口腔同时冲击橡皮膜而发音,再经口腔调节,构成语言。其缺点是佩戴和携带不便;电子喉是利用音频振荡器发出持续音,将其置于患者颏部或颈部做说话动作,即可发出声音。但所发出的声音略欠自然。

3. **食管气管造瘘术** 在气管后壁与食管前壁间造瘘,插入发音钮或以肌黏膜瓣缝合成管道。包括 Blom-Singer 发音钮法和 Provox 发音钮法等。

(周 梁)

第十一章　喉的其他疾病

有关喉的其他疾病种类较多,其特点、临床表现差异很大,以下着重对喉水肿、会厌囊肿、喉角化症及喉白斑病、喉淀粉样变、喉气管狭窄的病因,临床表现和诊治进行了描述。

第一节　喉　水　肿

喉水肿(edema of the larynx)是一种喉黏膜下疏松部位的组织液浸润病变。其并非一独立疾病,系由多种病因造成。一般可分为急性和慢性,无感染者多为浆液性,感染性者为浆液脓性。喉水肿具有一般喉功能障碍症状,急性严重者起病急骤,可导致窒息死亡。

【病因】 病因很多,主要分为感染和非感染性。

1. **感染性疾病**　各种喉部和其邻近部位的感染,包括一般非特异性感染,如急性喉炎、喉软骨膜炎、喉脓肿、扁桃体周围炎和脓肿、咽侧和咽后间隙感染等。特殊性感染如喉梅毒、结核等。

2. **非感染性疾病**　各类喉创伤、变态反应、喉血管神经性水肿、异物以及一些全身性疾病均可引起。

(1) 喉创伤:喉的开放性切割伤、闭合性挫伤或钝器伤,经喉粗糙的气管插管,硬管支气管镜检查的摩擦伤,以及喉部手术、颈淋巴清扫术等均可引起。一些特殊的喉损伤,如误吞强酸强碱的腐蚀伤,吸入过热气体的灼伤,喉黏膜放射性损害也会造成喉水肿。

(2) 喉血管神经性水肿:也称遗传性血管神经性喉水肿(hereditary angioneurotic laryngeal edema,HALE),是多系统损害的遗传性血管神经性水肿的喉部表现,为一家族遗传性补体缺陷病,多为常染色体显性遗传。病因为患者血清中C1-酯酶抑制剂(C1-INH)含量低、功能不全或缺乏所致。C1-INH是一血浆球蛋白,为血浆中的一种多功能丝氨酸蛋白酶抑制剂,对纤维蛋白溶解、凝血、激肽形成和补体系统内的多种特异性蛋白裂解酶形成有重要的调节作用。如其含量低,可引起过敏毒素和缓激肽释放过多,血管通透性增高,产生局部水肿。

(3) 变态反应:主要为Ⅰ型(IgE介导)超敏反应引起的喉水肿。常见的有药物过敏反应,如青霉素针剂、碘化钾口服液、阿司匹林片过敏等。也见于食用海鲜、蜂蛹等引起的变应性喉水肿。被海蜇、马蜂蜇伤者,亦可因组胺等释放过多发生喉水肿。

(4) 全身疾病:慢性心、肝、肾疾病引发的慢性喉水肿;内分泌代谢紊乱如甲状腺功能低下导致的黏液性水肿;颈部、纵隔肿瘤的压迫,使喉淋巴和静脉回流受阻而产生的喉水肿;因术中颈内静脉结扎而导致的喉水肿等。

【病理】 喉部毛细血管通透性增加、大量血浆渗出,造成黏膜及黏膜下组织水肿,组织内渗液浸润。非感染性者液体为浆液性,感染性者为浆液脓性,尤以喉黏膜松弛部位,如杓会厌襞、杓区、会厌、声门下区等处更为明显。

【临床表现】 主要症状有声嘶、语音含混及咽喉梗阻感。急性感染性喉水肿可伴有发热、喉痛,严重者可有喉梗阻表现。非感染性者有原发疾病的临床表现。如遗传性血管神经性喉水肿,多数在10岁时开始反复出现无痛性水肿,然后于睑、唇、面部、四肢部位皮肤出现硬性水肿,并伴有浅红色斑。上呼吸道、消化道黏膜亦出现水肿并伴以相应的症状。泌尿生殖系常有会阴皮下、阴道黏膜水肿,脑水肿可引起头痛等颅内压增高表现。变应性喉水肿多发生于进食异种蛋白之后，可迅速出现喉梗阻症状。

局部检查：急性炎症性喉水肿可见喉黏膜广泛红肿并附以分泌物。非感染性喉水肿黏膜呈苍白水肿状，杓会厌襞、声带尤为明显（图 4-11-1）。遗传性血管神经性喉水肿有数小时发病、一般 72 小时后逐渐消退的特点。

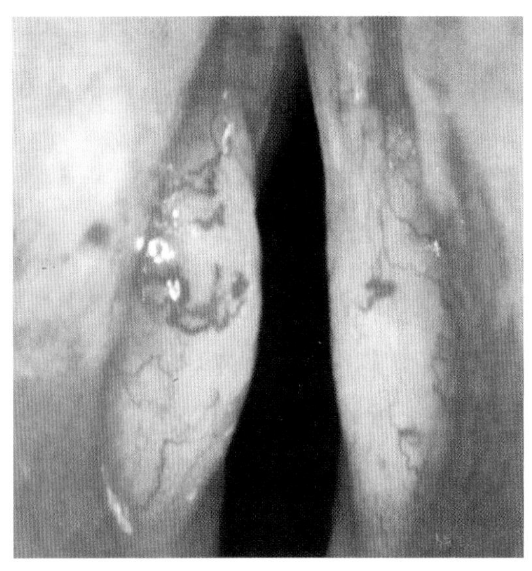

图 4-11-1 喉水肿（示喉声带水肿）

【诊断】 应详询病史，进行必要的咽喉与全身检查，鉴别感染与非感染性喉水肿，以便治疗。尤其是遗传性血管神经性喉水肿，死亡率可高达 30%，应引起重视。此病也需与 Quincke 水肿、获得性 C1-INH 缺乏病相鉴别。

【治疗】 主要是解除喉阻塞和针对病因进行治疗。喉水肿发病多迅速，严重者可短时间内发生喉阻塞而窒息死亡，需特别引起重视。感染性喉水肿予以针对性的广谱抗生素抗感染，同时静脉滴注足量糖皮质激素及局部雾化吸入糖皮质激素，对呼吸困难明显者应用 1∶2000 肾上腺素溶液咽喉部喷雾可快速减轻喉部水肿。变应性喉水肿轻者可口服抗组胺药物，重者需立即静推糖皮质激素，消除水肿，防止窒息。对遗传性血管神经性喉水肿，尤其是发作频繁、症状严重者可应用促进 C1-INH 合成剂类药物，如司坦唑醇（stanozo-lone），0. 5 ~ 2mg/d 连续应用 2 年，并补充外源性 C1-INH 浓缩剂。若为预防患者进行其他外科治疗后本病发作，可在术前使用抗纤溶药物如氨甲环酸 3 天，或司坦唑醇一周。对急性发作患者，可应用浓缩 C1-INH 制剂静脉注射使其达正常水平，其他可用干扰素、司坦唑醇和输入新鲜血液等。

喉水肿严重导致喉阻塞，已有气管切开术指征者应先行气管切开术，再进行病因治疗。

第二节 会厌囊肿

会厌囊肿（epiglottic cyst）为会厌黏膜黏液腺管受阻而致黏液潴留所形成的囊性肿物。多发生于会厌谷、会厌舌面和会厌游离缘，可能与这些部位黏液腺体丰富有关。

【病理】 主要为黏液潴留囊肿。囊肿壁薄，内衬立方或柱状上皮，内含黏稠乳白色或淡褐色黏液。

【临床表现】 一般多无症状，常在喉部检查时发现，囊肿较大时可有喉部不适感或异物感，合并感染时可形成脓囊肿，患者出现咽喉痛及吞咽困难，巨大的会厌囊肿亦可导致呼吸困难。婴幼儿的先天性会厌大囊肿可导致喉阻塞（详见第五章 喉的先天性疾病）。间接喉镜、纤维或电子喉镜检查可发现会厌部位类圆形或半球形肿物，蒂部广，表面光滑，显灰白、浅黄或淡红色。

【诊断】 根据病史、喉镜检查，诊断不难。如用粗长针头注射器抽吸出呈乳白或褐色黏液可确定诊断。需注意的是，位于舌根部的甲状舌管囊肿可突向会厌谷，易误诊为会厌囊肿，若按会厌囊肿处理常不易切除彻底而复发。若此，进行咽部 MRI 检查可协助鉴别诊断。

【治疗】 目前常用的方法是在支撑喉镜下撑起舌根、暴露会厌囊肿后，用喉刀、剪和杯状钳将囊肿外侧壁切除，也可用激光、等离子刀将其切除。内侧壁可不予处理让其完全暴露。对于巨大的囊肿可将囊液抽吸出大部分，再用上述方法切除。对于微小的囊肿也可暂不做处理而进行随访观察。

Notes

第三节 喉角化症及喉白斑病

喉角化症(keratosis of the larynx)与喉白斑(leukoplakia of the larynx)均为喉黏膜上皮的异常角化性病变。喉角化病是一种专门的组织学名词,意指喉黏膜上皮表面上产生的角蛋白物质的累积。病理学上表现为鳞状上皮增生,角化亢进,常出现颗粒层和棘层肥厚,但无非典型性。喉白斑只是临床术语,指喉黏膜上皮增生和过度角化所发生的白色斑片样表现。黏膜白斑在组织病理学上可以为上皮的过度角化,亦可为重度不典型增生。

该病多见于40岁以上的男性,其发病与吸烟、嗜酒、胃咽反流、喉慢性炎症等因素的局部刺激有关,全身因素则与维生素A、维生素B缺乏有关。喉白斑因有一定的恶变率,被认为系癌前病变。Chi等人(2004)观察了喉白斑病与正常喉黏膜和喉癌DNA的表达,其统计的癌变率为16%。

【临床表现】 患者的主要症状为声音嘶哑及喉部不适感。喉镜检查,喉白斑可于喉任何部位黏膜发生,但于声带和室带更多见,呈现为发白色的斑块或斑片,稍高出于黏膜表面(图4-11-2)。若呈现表面不平的疣状突起者被称为疣状角化病。如伴有糜烂应考虑有恶变的可能。

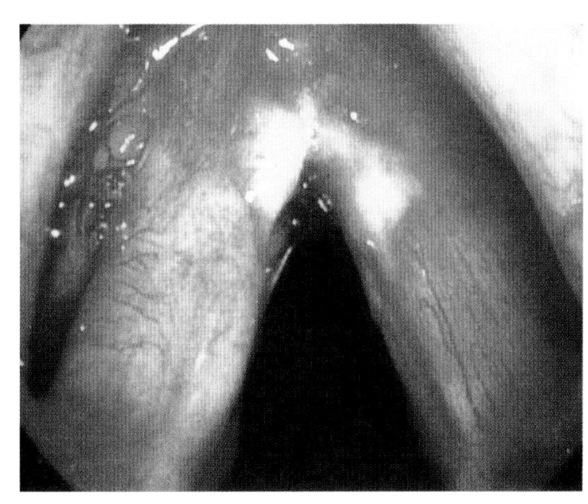

图4-11-2 喉白斑(示声带前连合白斑)

【诊断】 根据病史、间接喉镜检查多可诊断。如轻度喉白斑窥视不清,可进行纤维或电子喉镜检查。声带白斑的诊断应注意与声带囊肿及声带疣状癌相鉴别。亦有人将喉镜检查时黏膜表面的反光或声带附着的黏稠分泌物误认为白斑,需加以甄别。确诊需依靠病理检查。

【治疗】 戒除烟酒,避免一切刺激喉黏膜的因素,积极治疗喉部慢性炎症,有胃咽反流者应抗酸治疗。长期口服维生素A可有一定作用。病变较轻者可定期随访观察,久治不愈者应取活检排除癌变。若保守治疗无效,可采用支撑喉镜下显微手术切除病变,如行声带剥皮术或CO_2激光手术。切除标本应送病理检查以免漏诊早期喉癌。

第四节 喉淀粉样变

喉淀粉样变(amyloidosis of the larynx),又名淀粉样瘤,为淀粉样物质在喉部沉积的病变,非真性肿瘤。该病较少见,多见于40岁左右人群,其发生部位以室带更为多见。一般分为原发性和继发性,后者多继发于结核、类风湿性关节炎等。

【病因】 病因不明,一般认为有以下几种:

1. 代谢紊乱 主要是蛋白代谢紊乱、球蛋白积聚所致。

2. 组织退变 即先有局部新生物,如喉息肉,纤维瘤,继而在其内发生退行性变,产生淀粉样物质沉着。

3. 与全身免疫缺陷有关。

【病理】 光镜下观察淀粉样物为一无定形物,含有嗜酸性物质及淋巴细胞浸润。电镜下结构可见90%~95%为原纤维,5%~10%为五角形棒状结构。Symmers(1956)将淀粉样变分为4种类型,一直沿用至今。①原发性:有局部和全身性。喉淀粉样变多属局部原发性。②继发性:

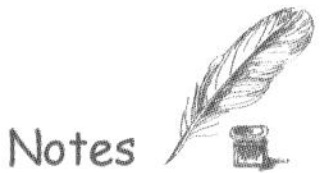

Notes

多在慢性炎症,代谢紊乱等疾病基础上发生。③伴多发性骨髓瘤。④遗传性或家族性。Thompson(2000)的病理研究认为该病为一局部或全身的多灶性疾病。

【临床表现】 喉淀粉样变患者常表现为声嘶、喉异物感及刺激性咳嗽。位于室带的多有轻度声嘶,若发生在声带或声门下则有较重的声嘶,病变范围较大时可发生呼吸困难,杓会厌襞的淀粉样变症状多较轻。症状一般呈缓慢进行性加重,病程数月至数年不等。检查可见病变部位呈增厚、隆起、肿块状,位于室带的肿块,常增大至将声带遮掩,表面黏膜光滑,色泽多与正常黏膜无异(图4-11-3),偶见显黄色。亦有表现为多个结节状隆起。除此,多发者也可于咽部见到类似病变。

【诊断】 根据病史和喉镜检查应想到本病,影像学检查如CT扫描与MRI可协助诊断,确诊有赖于组织病理学检查。活检标本的钳取须将黏膜切开伸入至黏膜下,切片染色最好用刚果红方获得阳性结果。对弥漫型患者应进行全身系统检查,包括血清蛋白测定、血沉、外周血象和骨髓象、肝肾功能、胸片、尿常规和尿Bence-Jones蛋白检查等。鉴别诊断应注意与声带息肉、喉浆细胞瘤、喉厚皮病相区别。

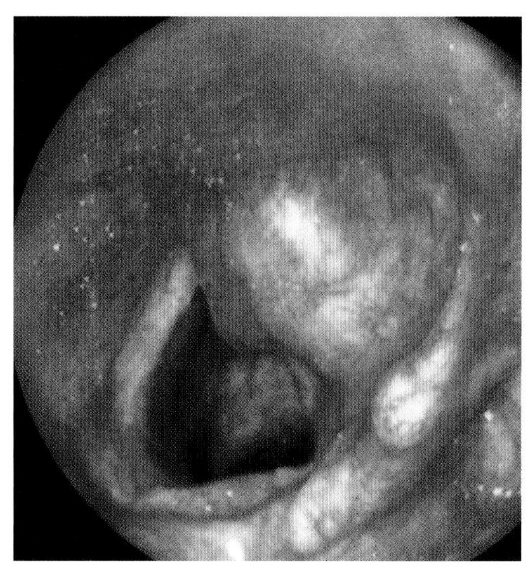

图4-11-3 喉淀粉样变(示左室带肿块样淀粉样变)

【治疗】 药物治疗有报道使用糖皮质激素有效。局限的淀粉样变应用手术切除联合激光治疗,再辅以糖皮质激素效果更好。手术可在喉内镜或支撑喉镜下进行,CO_2激光更为常用。对基底深在和范围广泛的病变,可以经喉裂开切除病变,术中宜尽量保留正常的黏膜和肌肉。

第五节 瘢痕性喉气管狭窄

瘢痕性喉气管狭窄(cicatricial stenosis of the larynx and trachea)一般为后天性,系为多种原因导致喉气管损伤的后遗症。喉和颈段气管瘢痕性狭窄常同时存在,故又称瘢痕性喉颈段气管狭窄。非瘢痕性喉气管狭窄可见于因喉返神经病变或环杓关节炎造成的声带固定,以及气管受压导致的气管软骨软化或吸收。

【病因和分类】 主要由以下原因产生的瘢痕后遗症引起。其中创伤最常见,为各种致伤因素引起的喉气管开放或闭合性创伤,导致喉气管软骨或软组织损伤,外源性致伤可来自颈的正面和侧面,严重的损伤为喉环状软骨粉碎性骨折,以及由汽车方向盘撞击导致的气管与环状软骨分离伤。医源性因素如喉肿瘤部分切除后喉软骨支架缺损过多,手术创面大未能完全修复;长期插管造成的喉气管黏膜严重损伤;因喉气管疾病放疗,特别是剂量偏大造成的放射性损伤等。其他如误吸入高热气体导致的喉气管灼伤和强酸、强碱化学腐蚀剂导致的腐蚀伤等。瘢痕体质的患者更容易发生喉气管狭窄。

喉气管狭窄按狭窄的部位和范围分为:声门上、声门、声门下、颈段气管和混合性狭窄五种类型。

【临床表现】 喉气管狭窄常见的症状为声嘶或失声及进行性的呼吸困难,狭窄主要位于喉部者,多已进行气管切开,故呼吸困难于堵管时才呈现。喉气管均有瘢痕狭窄者以呼吸困难、喉喘鸣、咳嗽伴黏稠痰、进食咳呛等症状为主,严重者可出现明显的全身缺氧表现,如烦躁不安、呼

Notes

吸心跳加快、唇指发绀等。创伤性瘢痕性喉气管狭窄出现于伤后瘢痕形成期，因气管插管引起的狭窄，其气道梗阻症状可发生于拔管后数月甚至数年。

【诊断】 根据病史，临床表现，间接喉镜、纤维或电子喉镜等检查可作出初步诊断，X 线摄片对了解气管狭窄有帮助，CT 扫描能准确地显示狭窄病变的部位、范围及程度。如怀疑特异性感染等产生的瘢痕可进行活检以明确。对于来就诊时即有较重的阻塞性呼吸困难，如胸片未显示有肺部和支气管病变，应先行低位气管切开，待呼吸改善后再做进一步检查。

【治疗】 较为棘手，直到目前尚无十分满意的治疗方法。药物疗法有应用糖皮质激素、硫酸锌等降低瘢痕的生长和硬度，但效果较差。物理疗法有内镜下冷冻，激光除去瘢痕，但治疗后易于长出新的瘢痕，故单独使用者较少。扩张疗法在成人已很少有人应用，仅小儿轻度喉气管瘢痕狭窄还有采用者。

较常采用的为手术治疗，尤其是中重度狭窄者。

1. **喉气管整复术** 适用于比较严重的喉气管瘢痕狭窄患者。对于无喉腔软骨支架损毁仅有瘢痕者，可行喉裂开术，黏膜下切除瘢痕，黏膜的缺损区可转移邻近的黏膜瓣或带蒂肌皮瓣修复，也可切取自身的颊黏膜、筋膜、软骨膜、骨膜覆盖，但存活率低。术毕喉腔内放置硅胶扩张模。如同时有颈段气管狭窄，在切除瘢痕后宜放置 T 型硅胶扩张管。对伴有喉软骨支架损毁者，若是大块软骨骨折，可将其复位并用钢丝固定。如软骨部分缺损，可用自体带肌蒂的舌骨或锁骨修复软骨支架。

2. **喉气管腔再造术** 适用于喉软骨支架完全损毁者。其方法为在喉裂开切除瘢痕后，切取肋软骨做 V 形喉支架植入，暂不关闭喉腔，待成活后覆盖黏膜再关闭形成新喉。颈段气管的严重狭窄或闭锁，可按 Montgomery 法再造，即于闭锁处作皮肤“］”切口，做成带蒂皮瓣，取大腿游离皮瓣植入成新气管后壁，取肋软骨做成半环状并植入翻转的“］”带蒂皮瓣中，放入硅胶管使之成为新管腔。约 6 周后行二期手术，将双折边缘剖开缝合造成新的颈段气管腔。

3. **横行切除端端吻合术** 对于环状软骨缺损、声门下腔狭窄或闭锁者，可将此段切除行气管-甲状软骨吻合术。如闭锁位于颈段气管不超过 6cm，可横行切除行气管-气管端端吻合术。此术成功后，由于恢复了正常喉气管黏膜上皮结构，其功能良好。但术中游离须充分，避免缝合时张力过大而发生吻合口坏死开裂并形成瘘。

4. **喉气管腔扩大术** 此类手术为恢复气道通畅，将部分结构切除以增大气道，如声门上狭窄则行相应部分切除术，声门或声门下狭窄也可将甲状软骨前端突出部切开植入带肌蒂舌骨，后方将环状软骨板纵行切开松解后，植入自体软骨或嵌入钛钢片以增大喉腔。对于颈段气管狭窄，可将气管进行城垛状切开，然后稍错位将其突出部缝合以增大气管腔。

（李　娜）

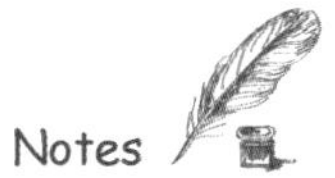

第十二章 喉阻塞

因喉部或其邻近组织的病变，使喉部通道(特别是声门处)发生狭窄或阻塞，引起呼吸困难，称喉阻塞(laryngeal obstruction)，亦称喉梗阻。它不是一种独立的疾病，而是一个由各种不同病因引起的症状。

喉阻塞导致的阻塞性呼吸困难，可导致缺氧和二氧化碳蓄积。这两种情况对全身的组织器官都有危害。特别是对耗氧量较大，同时也是对缺氧最为敏感的组织——脑和心脏的损伤最为严重和明显。

缺氧和二氧化碳蓄积对机体的危害，除与呼吸困难程度和时间长短有关外，尚与患者年龄和营养有关。年龄小或营养不良者，对缺氧和二氧化碳蓄积的耐受力较差，尤其是幼儿声门狭小，喉软骨尚未钙化，喉黏膜下组织松弛，喉部神经发育不完善易受刺激而引起痉挛，故呼吸困难进展较成人快。

【病因】

1. 炎症　如小儿急性喉炎、急性喉气管支气管炎、喉白喉、急性会厌炎、喉脓肿、咽后脓肿等。

2. 外伤　喉部挫伤、切割伤、烧灼伤、火器伤、高热蒸气吸入或毒气吸入。

3. 异物　喉部、气管异物不仅造成机械性阻塞，并可引起喉痉挛。

4. 水肿　喉血管神经性水肿，药物过敏反应，心、肾疾病引起的水肿。

5. 肿瘤　喉癌、多发性喉乳头状瘤、喉咽肿瘤、甲状腺肿瘤。

6. 畸形　喉蹼、先天性喉鸣、喉软骨畸形、喉瘢痕狭窄。

7. 声带瘫痪　双侧声带外展瘫痪。

【临床表现】

1. 吸气期呼吸困难(inspiratory dyspnea)　以吸气期呼吸困难为主的呼吸困难是喉阻塞的主要症状。以上病因均可引起喉部气道阻塞，导致呼吸困难。在吸气时气流将声带斜面向下、向内推压，使声带向中线靠拢，在以上病因引起的喉部黏膜充血肿胀或声带固定时，声带无法做出正常情况下的外展动作来开大声门裂，使本已变狭的声门更加狭窄，以致造成吸气时呼吸困难进一步加重。呼气时气流向上推开声带，使声门裂变大，尚能呼出气体，故呼气困难较吸气时为轻。因此表现为以吸气性呼吸困难为主的呼吸困难(图4-12-1)。

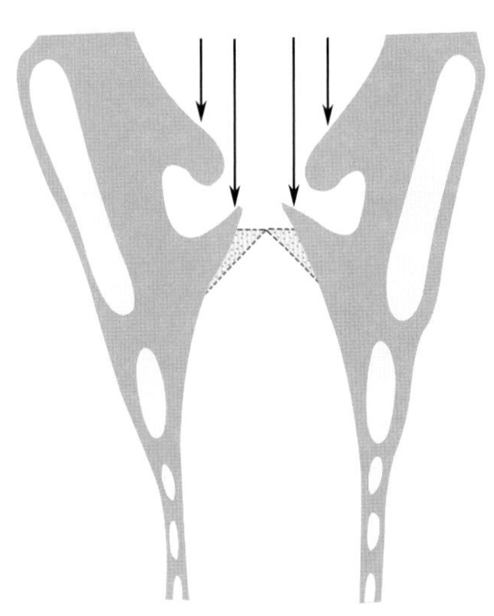

图4-12-1　吸气期呼吸困难示意图

2. 吸气期喉鸣(inspiratory stridor)　吸气期喉鸣是喉阻塞的一个重要症状。吸入的气流，挤过狭窄的声门裂，形成气流旋涡反击声带，声带颤动而发出一种尖锐的喉鸣声。

3. 吸气期软组织凹陷　因吸气时空气不易通过声门进入肺部，胸腹辅助呼吸肌均代偿性加强运动，将胸部扩张，以助呼吸进行，但肺叶不能相应地膨胀，造成胸腔内负压增加,将胸壁及其周围的软组织吸入,使颈、胸和腹部出现吸气性凹陷(颈部:胸骨上窝和锁骨上、下窝;胸部:肋间隙;腹部:剑突下和上腹部),称为三凹征。凹陷的程度常随呼吸困难的程度而异,儿童的肌张力较弱,凹陷征象更为明显(图4-12-2)。

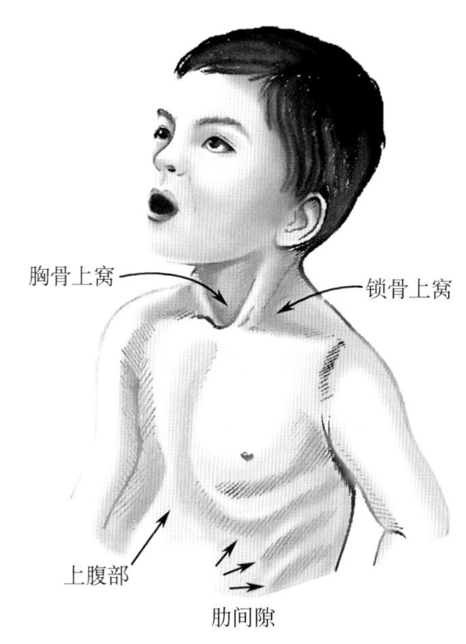

图4-12-2 吸气期软组织凹陷

4. 声音嘶哑 常有声音嘶哑,甚至失声。病变发生于室带或声门下腔者,声嘶出现较晚或不出现。

5. 缺氧症状 初期机体尚可耐受,无明显的缺氧症状。随着阻塞时间的延长,程度的加重,开始出现呼吸快而深,心率加快,血压上升。若阻塞进一步加重则开始出现缺氧而坐卧不安,烦躁,发绀。终末期则有大汗淋漓,脉搏微弱,快速或不规则,呼吸快而浅表,惊厥,昏迷,甚至心搏骤停。缺氧程度可通过经皮血氧检测仪来判断。

【呼吸困难分度】 为了区别病情的轻重,准确地掌握治疗原则及手术时机,将喉阻塞引起的吸气期呼吸困难分为四度。

一度:安静时无呼吸困难表现。活动或哭闹时,有轻度吸气期呼吸困难。

二度:安静时也有轻度吸气期呼吸困难,吸气期喉鸣和吸气期胸廓周围软组织凹陷,活动时加重,但不影响睡眠和进食,亦无烦躁不安等缺氧症状。脉搏尚正常。

三度:吸气期呼吸困难明显,喉鸣声甚响,胸骨上窝、锁骨上、下窝、上腹部、肋间等处软组织吸气或凹陷显著。并因缺氧而出现烦躁不安,不易入睡,不愿进食,脉搏加快等症状。

四度:呼吸极度困难。由于严重缺氧和二氧化碳增多,患者坐卧不安,手足乱动,出冷汗,面色苍白或发绀,定向力丧失,心律失常,脉搏细弱,血压下降,大小便失禁等。如不及时抢救,可因窒息、昏迷及心力衰竭而死亡。

【诊断】 根据病史、症状及体征,对喉阻塞的诊断并不困难。一旦明确了喉阻塞的诊断,首先要判断的是喉阻塞的程度。至于查明喉阻塞的病因,则应视病情轻重和发展快慢而定。轻者和发展较慢、病程较长的,可做间接或纤维喉镜检查以查明喉部病变情况及声门裂大小。但做检查时要注意,因咽喉部麻醉后,咳嗽反射减弱,分泌物不易咳出,可使呼吸困难明显加重,且有诱发喉痉挛的可能,故应做好气管切开术的准备。重者和发展较快的,则应首先进行急救处理,解除喉阻塞后再做进一步的检查,明了其病因。

喉阻塞引起的呼吸困难,临床上还必须与支气管哮喘、气管支气管炎等引起的呼气性、混合性呼吸困难相鉴别,见表4-12-1。

【治疗】 呼吸困难的程度是选择治疗方法的主要依据。同时要结合病因和患者一般情况、耐受缺氧的能力(儿童、老人、孕妇一般对缺氧的耐受能力较差)等全面考虑。

一度:明确病因后,一般通过针对病因的积极治疗即可解除喉阻塞,不必做急诊气管切开术。如:通过积极控制感染和炎性肿胀;取出异物;肿瘤根治手术等手段治疗病因,解除喉阻塞。

二度:对症治疗及全身治疗(如吸氧等)的同时积极治疗病因。由急性病因引起者,病情通常发展较快,应在治疗病因的同时做好气管切开术的准备,以备在病因治疗不起作用,喉阻塞继续加重时急救。由慢性病因引起者,病情通常发展较慢,且病程较长,机体对缺氧已经耐受,大都可以通过病因治疗解除喉阻塞,避免做气管切开术。

表 4-12-1 吸气期呼吸困难与呼气期、混合性呼吸困难之比较

病因及临床表现	吸气期呼吸困难	呼气期呼吸困难	混合性呼吸困难
病因	咽、喉、气管上段等处的阻塞性疾病，如咽后脓肿、喉炎、肿瘤、异物或白喉	小支气管阻塞性疾病，如支气管哮喘、肺气肿	气管中、下段阻塞性疾病，或上、下呼吸道同时有阻塞疾病、如喉气管支气管炎、气管肿瘤
呼吸深度与频率	吸气运动加强，延长，呼吸频率基本不变或减慢	呼气运动增强延长，吸气运动亦稍加强	吸气与呼气均增强
颈、胸部软组织凹陷	有	无	无明显四凹征，若以吸气期呼吸困难为主者则有之
呼吸时伴发声音	吸气期喉喘鸣	呼气期哮鸣	除上呼吸道伴有病变者外，呼吸时一般不伴发明显声音
咽喉、肺部检查	咽、喉检查有阻塞性病变，肺部有充气不足的体征	肺部有充气过多的体征	胸骨后可闻气管内呼吸期哮鸣声

三度：在严密观察呼吸变化并做好气管切开术准备的情况下，可先试用对症治疗和病因治疗。若经保守治疗未见好转，应及早手术，以免造成窒息或心力衰竭。因恶性肿瘤所引起的喉阻塞，应行气管切开术。

四度：立即行气管切开术。若病情十分紧急时，可先行环甲膜切开术。

（唐平章 王晓雷）

第十三章　气管插管术及气管切开术

第一节　气管插管术

气管插管术(endotracheal intubation)是解除上呼吸道阻塞、保证呼吸道通畅和进行人工呼吸的有效措施,已是临床抢救危重呼吸困难的一个很重要的方法。

优点:①设备简单,操作方便和效果迅速有效。②能保持呼吸通畅和便于抽吸出下呼吸道分泌物。③便于给氧,提高动脉血氧分压和排出过多的二氧化碳。④便于施行加压人工呼吸或行口对管人工呼吸,增加肺泡有效通气量。

【适应证】

1. 需紧急解除喉阻塞者,如新生儿呼吸困难、婴幼儿呼吸窘迫综合征、急性感染性喉阻塞、急性喉水肿、颈部肿块或感染肿胀压迫喉气管引起的呼吸困难。

2. 下呼吸道分泌物潴留,需及时抽吸。

3. 各种病因引起呼吸功能衰竭,需进行人工呼吸。

4. 小儿支气管造影和小儿气管切开术,需先行气管插管。

气管插管用具简单,有麻醉喉镜和插管即可(图 4-13-1)。

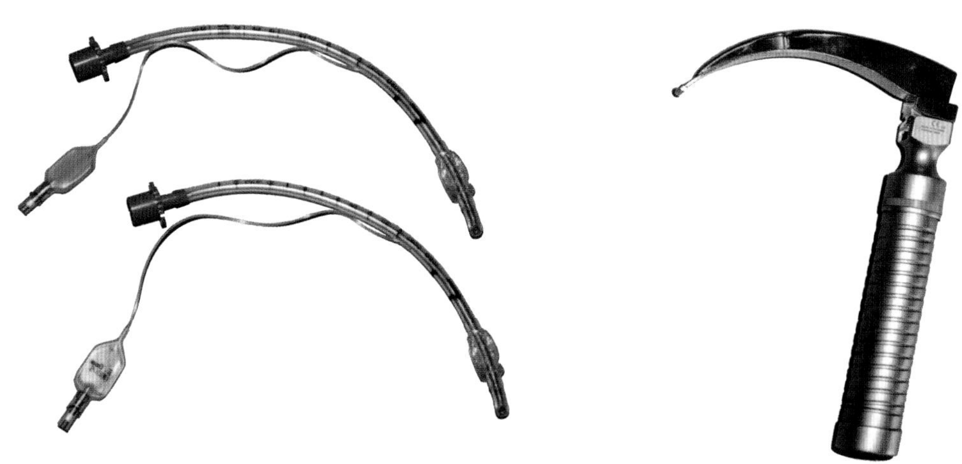

图 4-13-1　各种型号气管插管及麻醉喉镜

目前临床应用的气管插管,有橡胶插管,聚氯乙烯插管和硅胶聚乙烯插管。其中以硅胶插管刺激最小,橡胶管刺激性最大。

插管有多种规格型号,一般为:无套囊气管插管:2.5、3.0、3.5、4.0、4.5(外径,mm);有套囊气管插管:5.0、5.5、6.0、6.5、7.0、7.5、8.0、8.5、9.0、9.5、10.0(外径,mm)。根据不同年龄选用不同的规格。

【插管进路】

1. **经鼻气管插管**　优点包括:①观察鼻黏膜可了解对插管的反应。②较好固定。③患者咬不到插管,不妨碍吞咽。④张口困难者必须经鼻插管。缺点包括:①操作较费时和不易成功。②管长和内腔小,无效腔大,易被分泌物阻塞,增加呼吸阻力。③易将鼻腔之感染带入下呼吸道。

2. 经口气管插管 优点包括：①操作简易、方便。②不损伤鼻腔。③便于抽吸下呼吸道分泌物。④换插管较易。缺点包括：①插管不易固定，由于管的滑动易引起喉损伤。②妨碍咀嚼和吞咽，患者不易耐受。

【插管方法】

1. 麻醉 1%丁卡因喷咽部及喉部做表面麻醉。

2. 体位 多取仰卧位，头部略抬高及后仰。

3. 方法

(1) 经口插管：用纱布垫于患者上门齿处。术者左手持麻醉喉镜或直接喉镜伸至咽喉部，见到会厌，将会厌抬起，暴露声门，右手持内有金属导芯(一般用较粗钢丝)的插管前端置于声门上，当吸气声门张开时，立即将插管插入，管后端有气体呼出即表示管已插入气管。调整插管至适当深度后，拔出金属导芯。将阻咬器与插管一并固定于颊部。

(2) 经鼻插管：选用适当型号之鼻插管，管外涂润滑油，管经鼻腔进入，经鼻咽部和口咽部，调整头部位置后，将管经喉插入气管。插管有困难时，可用麻醉喉镜将插管如上述方法经声门插入。

(3) 纤维内镜引导下的气管插管：因张口困难、小颌畸形等原因麻醉喉镜下暴露声门困难，或经口、经鼻插管失败，可用此法。方法：口咽、喉、鼻腔黏膜表面麻醉后，选用纤维喉镜或纤维气管镜穿过插管，经口或经鼻将纤维内镜插入喉或气管，再顺势将麻醉插管在纤维内镜的引导下推入气管内。

插管后做人工呼吸时，应观察两侧胸廓扩张是否对称及听诊两侧肺部呼吸音是否相等。

【并发症】 气管插管术并发症有喉、气管擦伤，溃疡，水肿，肉芽形成，杓状软骨脱位，环杓关节炎，膜性气管炎。严重者可引起喉狭窄，引起并发症的原因是：①操作者技术不熟练或操作不慎。②插管质量不好。③选管不当，用管过粗。④继发感染。⑤插管时间过长，

【注意事项】

1. 选用的插管应刺激性小，大小合适并固定好。
2. 无菌操作，避免感染。
3. 操作轻巧准确。
4. 不要插入过浅或过深，儿童以进入声门下2.5～3cm，成年人以4～5cm为宜。
5. 插管时间，不宜超过72小时。经给氧和人工呼吸血氧不见好转者，应行气管切开术。
6. 小儿不宜用带套囊插管。成年人套囊不宜充气过多和每小时放气5～10分钟，以防引起局部压迫性坏死。

插管后用人工呼吸机时，应随时注意调整呼吸机的压力或气量。无人工呼吸机时，以压气囊施行人工呼吸最为简易。加压给氧人工呼吸，小儿压力不宜超过30cmH_2O。速度40次/分。每次气量20ml。压囊(吸气)与放囊(呼气)时间比应是1:2。若有条件应做血气分析，以了解人工呼吸效果。

第二节 气管切开术

气管切开术(tracheotomy)是切开颈段气管前壁，通过新建立的与外界再通的通道进行呼吸的一种手术，主要应用于抢救喉阻塞患者。

【应用解剖】 颈段气管位于颈部正中，前面有皮肤、筋膜、胸骨舌骨肌及胸骨甲状肌等组织覆盖。两侧带状肌的内侧缘在颈中线互相衔接，形成白线，施行气管切开术时循此线向深部分离，较易暴露气管。颈段气管约有7～8个气管环，甲状腺峡部，一般位于第2～4气管环，气管切

口宜在峡部下缘处进行，避免损伤甲状腺引起出血。无名动脉、静脉位于第7～8气管环前壁，故切口亦不宜太低。气管后壁无软骨，与食管前壁相接，切开气管时，不可切入过深，以免损伤食管壁。

颈总动脉、颈内静脉位于两侧胸锁乳突肌的深部，在环状软骨水平上述血管距离中线位置较远，向下逐渐移向中线，于胸骨上窝处与气管靠近，有人将胸骨上窝为顶，胸锁乳突肌前缘为边的三角形区域称为安全三角区，气管切开水平在此三角区内沿中线进行，可避免损伤颈部大血管。

【适应证】

1. **喉阻塞**　任何原因引起的三至四度喉阻塞，尤其是病因不能很快解除时。

2. **下呼吸道分泌物潴留**　昏迷，颅脑病变，神经麻痹，严重的脑、胸、腹部外伤及呼吸道烧伤等引起的下呼吸道分泌物潴留。为了吸出痰液，亦可行气管切开。

3. **预防性气管切开**　在某些口腔、颌面、咽、喉部手术时，为了保持术后呼吸道通畅，可以先期施行气管切开术。

4. 长时间辅助呼吸。

【术前准备】

1. 备好手术器械包括手术刀、剪刀、气管切开拉钩、血管钳、镊子、吸引器等。

2. 按年龄、性别备好气管套管。成年男性一般采用10mm管径，成年女性采用9mm管径套管。

【麻醉】　一般采用局麻。以1%普鲁卡因或1%利多卡因于颈前中线作皮下及筋膜下浸润注射。

【手术方法】

1. **体位**　最适合做气管切开术的位置是仰卧位，肩下垫枕，头后仰，使气管上提并与皮肤接近，便于手术时暴露气管。但后仰不宜过度，以免加重呼吸困难。若呼吸困难严重，患者无法仰卧，则可在半卧位或坐位进行手术，但暴露气管比平卧位时困难(图4-13-2)。

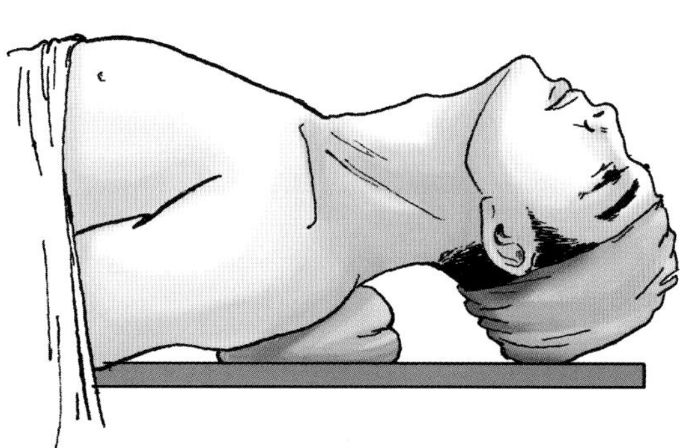

图4-13-2　气管切开术之体位

2. **消毒**　按外科方法消毒颈部皮肤，病情十分危急时，可不予消毒而立即作紧急气管切开。

3. **手术步骤**

(1) 切口：可采用直切口，自甲状软骨下缘至接近胸骨上窝处，沿颈前正中线切开皮肤及皮下组织至胸骨上窝处(图4-13-3)。或于环状软骨下缘3cm处取横切口(图4-13-4)。

(2) 分离颈前肌层：用止血钳沿颈中线作钝性分离，以拉钩将胸骨舌骨肌、胸骨甲状肌用相等力量向两侧牵拉。以保持气管的正中位置，并常以手指触摸环状软骨及气管，以便手术始终沿气管前中线进行(图4-13-5)。

(3) 暴露气管：甲状腺峡部覆盖于第2～4环的气管前壁，若其峡部不宽，在其下缘稍行分离，向上牵拉，便能暴露气管；若峡部过宽，可将其切断，缝扎止血以便暴露气管。

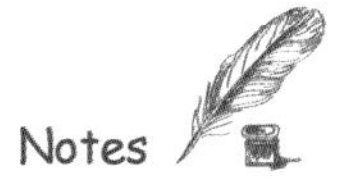

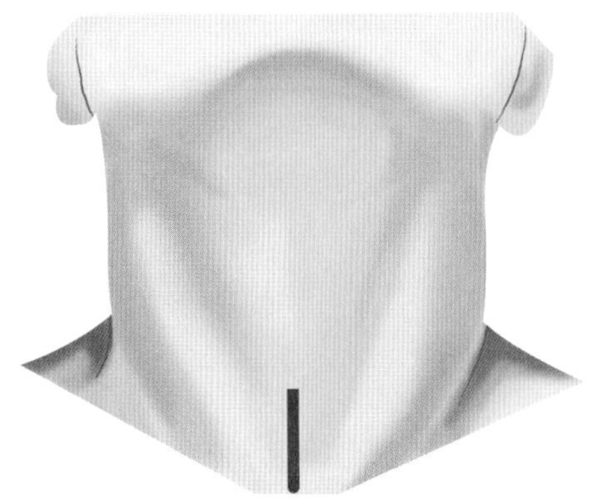
图 4-13-3 气管切开的纵行切口

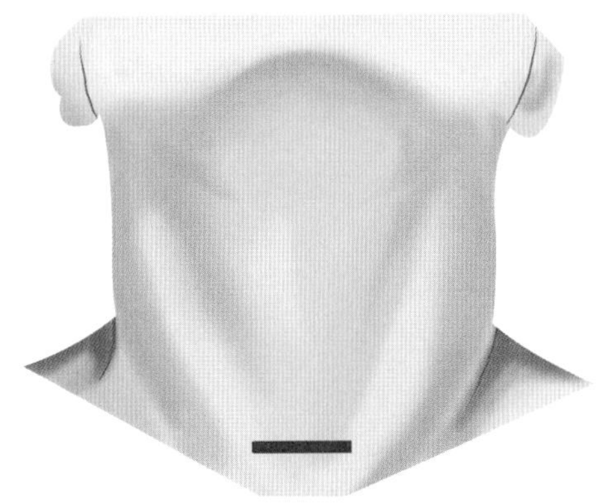
图 4-13-4 气管切开的横切口

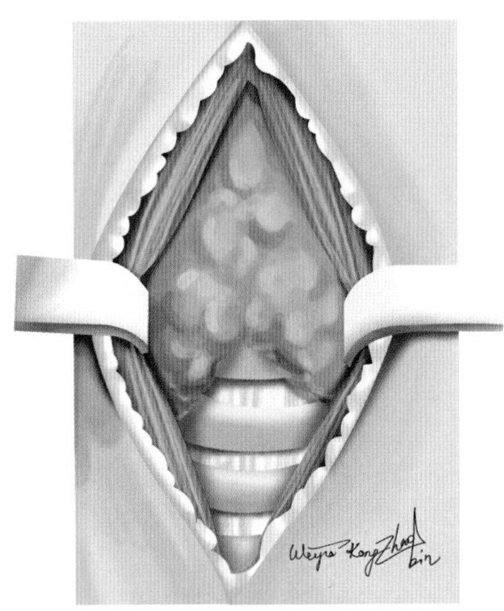
图 4-13-5 颈部正中切开,显露甲状腺及气管

(4) 确认气管:分离甲状腺后,可透过气管前筋膜隐约看到气管环,并可用手指摸到环形的软骨结构。可用带液体注射器穿刺,视有无气体抽出,以免在紧急时把颈侧大血管误认为气管。必要时也可先找到环状软骨,然后向下解剖,寻找并确认气管。

(5) 切开气管:确定气管后,气管内注入 2ml 0.5% 丁卡因或 1% 利多卡因。于第 2 ~4 环处,用刀片自下向上挑开 2 个气管环(图 4-13-6)。或∩形切开气管前壁,形成一个舌形气管前壁瓣。将该瓣与皮下组织缝合固定一针,以防以后气管套管脱出后,或换管时不易找到气管切开的位置,从而造成窒息。

(6) 插入气管套管:用气管扩张器或弯止血钳撑开气管切口,插入已选好的带管芯的套管,立即取出管芯,放入内管(图 4-13-7)。若有分泌物自管口咳出,证实套管确已插入气管。如无分泌物咳出,可用少许纱布纤维置于管口,视其是否随呼吸飘动。如发现套管不在气管内,应拔出套管,套入管芯,重新插入。

(7) 固定套管:套管板的两外缘,以布带将其牢固地缚于颈部,以防脱出;系带松紧要适度。

(8) 缝合:若颈部软组织切口过长,可在切口上端缝合 1 ~2 针,但不宜缝合过密,以免加剧术后皮下气肿。

【术后护理】

1. 保持套管通畅 气管切开后,必须时刻保持套管通畅,有分泌物咳出时,应立即用纱布擦去。内管应定时取出清洗、消毒。然后及时重新插入,以防分泌物干结堵塞内管。一般每隔 4 ~6 小时清洗内套管 1 次。如分泌物较多,应增加清洗次数。

2. 维持下呼吸道通畅 室内应保持适当的温度和湿度,用蒸气吸入治疗,或定时通过气管套管滴入少许生理盐水、0.05% 糜蛋白酶溶液、1% 碘化钾或抗生素溶液等,以稀释痰液,便于咳出。必要时可用吸引器吸出下呼吸道痰液。

3. 防止伤口感染 由于痰液污染,术后伤口易有感染,应每日换药 1 次。消毒切口周围皮肤,必要时,可酌情应用抗生素药物,控制感染。

4. 防止套管脱出 套管过短或固定套管之带子过松,均可导致外管脱出。应经常检查套管是否在气管内。如发现套管脱出,应立即重新插入,以免发生窒息。术后 1 周内,不宜调换外

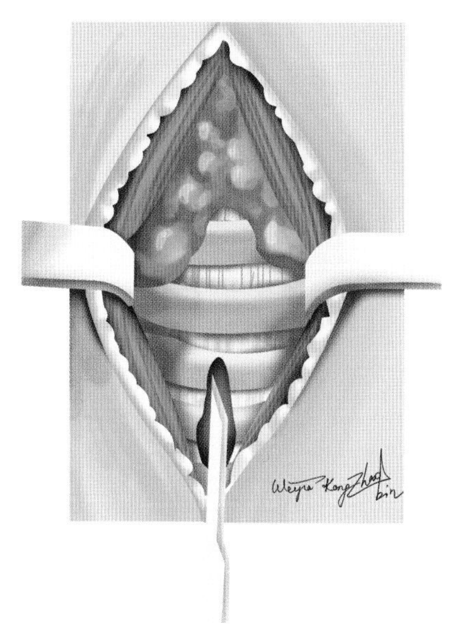

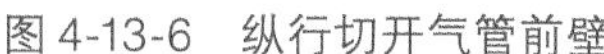
图 4-13-6　纵行切开气管前壁

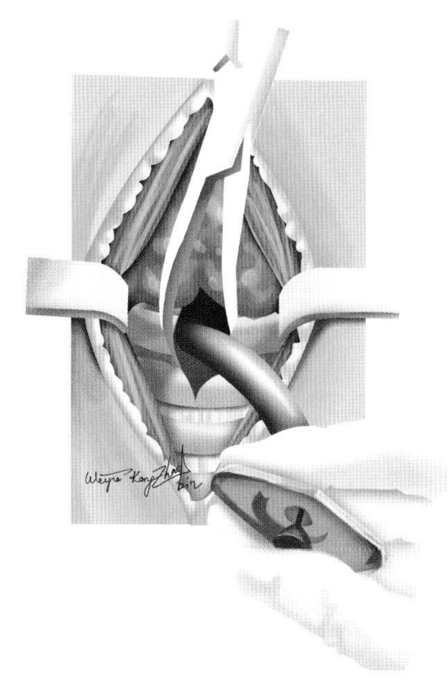

图 4-13-7　插入气管套管

管，以免因气管前组织尚未形成窦道，插管困难而造成意外。如必须调换时应准备好拉钩、血管钳等器械。

5. **拔管**　若喉阻塞及下呼吸道分泌物堵塞症状已经消除，可考虑拔管。拔管前先连续堵管24～48小时。如患者在活动、睡眠时呼吸平稳，可拔除套管，创口不必缝合，用蝶形胶布将创缘拉拢，数天后多可自行愈合。拔管后1～2天内应严密观察，如有呼吸困难应及时处理。

【并发症】

1. **皮下气肿**　是术后最常见的并发症。皮下气肿的原因主要为：①暴露气管时，周围软组织剥离过多；②气管切口过长，或气管前筋膜切口小于气管切口，空气易由切口两端漏出；③切开气管或插入套管后，发生剧咳，促使气肿形成；④缝合皮肤切口过于紧密。多发生于颈部，有时扩展至头和胸腹部。皮下气肿大多数于数日后可自行吸收，不需作特殊处理。

2. **气胸**　暴露气管时，过于向下分离，损伤胸膜后，可引起气胸。亦有因喉阻塞严重，胸内负压过高，剧烈咳嗽时使肺泡破裂，形成自发性气胸。轻度的气胸一般可自行吸收。气胸明显，引起呼吸困难者，则应行胸腔穿刺或行闭式引流排出积气。

3. **伤口出血**　术后伤口少量出血，可于气管套管周围填入碘仿纱条，压迫止血，或酌情加用止血药物。若出血较多，应在充分准备下，检查伤口，结扎出血点。

4. **拔管困难**　原因主要为：①切开气管部位过高，损伤环状软骨，造成喉狭窄；②气管切口处肉芽增生或气管软骨环切除过多，造成气管狭窄；③导致呼吸困难的原发疾病未治愈；④气管套管型号偏大，堵管试验时呼吸不畅。应根据不同的原因，酌情处理。

第三节　环甲膜切开术

对于病情危重、需紧急抢救的喉阻塞患者，来不及做气管切开时可先行环甲膜切开术（cricothyroidotomy），待呼吸困难缓解后，再做常规气管切开术。

【手术要点】　先测定甲状软骨与环状软骨的位置。于甲状软骨与环状软骨间作一长约3～4cm的横行皮肤切口，分离颈前肌，于环甲膜处作约1cm的横切口，用刀柄或血管钳撑开伤口，使空气进入，随即插入橡皮管或塑料管并固定。

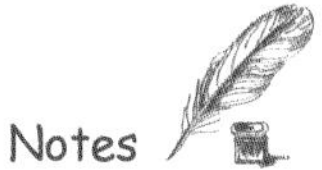

【注意事项】

1. 手术时应避免切伤环状软骨,以免术后引起喉狭窄。

2. 环甲膜切开术后的插管时间,以不超过24小时为宜,并避免选用金属套管,以防磨损环状软骨,导致喉狭窄。

3. 情况十分紧急时,用一粗的注射针头,经环甲膜直接刺入声门下区,亦可暂时减轻喉阻塞症状。穿刺深度要掌握恰当,防止针头未进入声门下区,或刺入气管后壁。如备有环甲膜穿刺器时,可用该穿刺器。可迅速缓解呼吸困难。

附:经皮气管切开术

经皮气管切开术操作基本原理为经皮肤穿刺,向气管内置入引导钢丝,沿钢丝向气管内置入气管套管,完成气管切开,建立人工气道。

经皮气管切开有多种方法,如:逐步扩张法、气管穿刺导入气管套管术、导丝扩张钳技术、经喉气管切开术、经皮旋转扩张法等。各方法有不同的套装,在具体操作时可参照套装的说明进行操作。

【适应证】

与气管切开适应证相同,尤其适用于:颈椎疾患不能垫肩和头后仰的;传统气管切开术后意外脱管的;患传染性较强的病原菌感染、呼吸道传染病的。

【禁忌证】

经皮气管切开术的禁忌证包括:气管切开部位存在皮肤感染;气管切开部位存在恶性肿瘤;解剖标志不明显难以辨别气管位置的;儿童由于气管细软,经皮气管切开术易损伤气管及周围组织。

【中转手术指征】

经皮气管切开术中转手术指征:在进行经皮扩张及置管过程中有异常高的阻力;反复穿刺不能刺入气管或穿刺针能进入气管但反复置管不能进入气管,而形成假道;经皮扩张气管后出血快速且短时间内无法阻止;经皮气管切开术后患者快速出现严重的皮下气肿。出现上述情况时应及时停止操作,改行传统的气管切开术。

(王晓雷　唐平章)

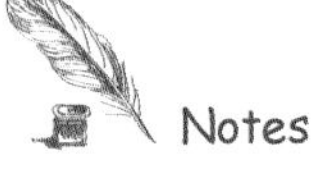

第十四章　临床嗓音学及言语病理学

言语交流是人类活动的基础，人的发音器官具有复杂的功能，主要是发音和言语。嗓音及言语病理学(voice medicine and speech pathology)是一门研究发音和言语障碍的综合性学科，其目的在于如何恢复及提高发音及言语能力。

第一节　言语病理学概述

人的发音器官具有复杂的功能，主要是发音和言语。整个发音系统包括动力器官、振动器官、共鸣器官和构音器官，同时还需要神经系统的控制协调。动力器官为呼吸器官，自肺呼出的气流是声带振动的动力。振动器官以声带为主体，发音时闭合的声带经呼出气流冲击、振动后发出最为原始的声音即基音。共鸣器官包括胸腔、咽腔、口腔及鼻和鼻窦等，其形状和大小的变化可形成独特的音色。构音器官包括口腔、舌、唇、齿、腭等，形成各种元音和辅音，并使言语清晰可辨。

【动力器官】　即呼吸器官：主要包括肺和肋肌、膈肌等与呼吸有关的肌群。自肺呼出的气流是声带振动的动力。

【振动器官】　以声带为主：发音时闭合的声带经呼出气流冲击、振动后发出声音。音调(pitch)即声音的高低，取决于声带振动的频率，而频率与声带的长度、厚度、张力及振动范围有关。声带短、薄、张力大、振动范围局限、振动频率快，发出的声音音调高。反之则音调低。音强(volume)是指声音的强弱，取决于声带振动的振幅，并与声门下气流压力有关。声门下压力大，声带振动的振幅大，声音就强，反之则声音弱。

【共鸣器官】　发声时参与共鸣的器官有鼻腔、鼻窦、咽腔、喉腔、口腔、胸腔等，共鸣腔的大小、形状及腔壁的硬度影响共鸣效果。经调节，改变共鸣腔的形状和大小后，可影响音色。唱歌时如降低喉的位置，可增加咽腔容积，使声音丰满。

【构音器官】　包括口腔、舌、腭、唇、齿、颊等。通过唇、牙、舌、腭、颊、口腔等器官的调节，发出元音和辅音，并使语音清晰。

根据张口大小，唇的圆扁及舌位的前后、高低，形成高低不同的元音。发声时气流在吐字器官受到阻力而发出辅音，根据气流受阻部位不同，辅音有双唇音、唇齿音、舌尖前音、舌尖中音、舌尖后音、舌面音、舌后音 7 类。

第二节　发 音 障 碍

【病因】　发音障碍多与用声过度和用声不当有关，因此，发音障碍多见于教师、演员、销售员等经常用声的工作人员中。全身健康状况欠佳可为诱因。功能性发音障碍，常与神经类型、心理状态、情绪等因素有关。器质性发音障碍可由炎症、外伤、肿瘤、神经肌肉系统异常或先天发育异常所致。

【临床表现】　主要表现为不同程度的声音嘶哑。轻者，在日常讲话时症状不明显，但在发某一高音时出现双音或发音粗糙、断续。病情严重时，可完全失声。

1. **先天性发音障碍** 出生后即出现,常常伴有先天性喉喘鸣或呼吸困难。

2. **用声不当所致发音障碍** 最为常见,常因发音或歌唱时由于方法不当,喉肌收缩过强,使声带及共鸣腔肌肉过度收缩,声门关闭过紧,共鸣腔变小。特别是声带前中1/3交界处振动过度引起声带慢性机械性外伤、黏膜增厚。多见于声带小结、声带息肉、任克氏间隙水肿等良性增生性病变。声音嘶哑的程度与病变部位、大小有关。

3. **炎症性发音障碍** 急性炎症发病急,轻者声音粗糙,发音费力,严重者由于喉部分泌物较多且黏稠,影响声带的弹性,声门闭合不良,声音嘶哑明显,可出现失声,并伴有全身不适的症状。喉白喉黏膜肿胀,伴白膜形成,发音嘶哑无力。慢性炎症缓慢发病,初为间断性,用声过度后声嘶加重,后逐渐发展成为持续性声音嘶哑。

由于特有的反流性咽喉炎所引起的发音障碍,除声音嘶哑外还常常伴有咽部异物感、反复清喉动作及咽痛等症状,喉部检查可见咽喉部黏膜充血,杓间区黏膜增厚、水肿,假性声带沟或声带突接触性肉芽肿等。

4. **肿瘤引起的发音障碍** 良性肿瘤声音嘶哑发展缓慢,恶性肿瘤声音嘶哑可在短期内进行性加重,最后完全失声,同时可伴有呼吸困难、吞咽困难及相邻器官累及的征象。

5. **外伤性发音障碍** 各种外伤、异物、手术等原因使喉部软骨、软组织、关节损伤或移位,引起声音嘶哑。多有明确的外伤或手术史。

6. **运动性发音障碍** 由于中枢神经系统、周围神经系统或肌肉疾患引起的声带麻痹,均可出现不同程度的声音嘶哑。症状的严重程度多决定于麻痹声带的位置及喉功能的代偿程度。喉上神经麻痹声音低而粗糙,不能发高音,双侧喉上神经麻痹可伴有吞咽时食物或唾液误吸入呼吸道引起呛咳;单侧喉返神经麻痹表现为不同程度的声门关闭不全,发音易疲劳、嘶哑、气息声明显,伴有误吸。但经对侧代偿后也可无症状。双侧喉返神经麻痹可伴有不同程度的呼吸困难。

痉挛性发音障碍作为一种中枢运动神经系统病变,影响神经肌接头处神经递质的释放,发音时喉部肌肉非随意的运动,导致发音痉挛、震颤。

其他如重症肌无力等疾病,累及咽喉部肌肉时也会出现相应的发音嘶哑、易疲劳及吞咽障碍等症状。

7. **功能性发音障碍** 喉结构正常,多见于女性。突发声音嘶哑,自耳语至完全失声程度不同,但咳嗽、哭笑声正常。声嘶恢复快,可再发,常发生于精神创伤或情绪激动后。喉镜检查见双侧声带色泽形态正常,发声时不向中线靠拢,很少振动,但咳嗽或哭笑时声带运动正常。

8. **其他** 室带肥厚或室带功能亢进为发音障碍的原因之一,常为代偿性。声带运动障碍或手术切除声带后,可致室带代偿性肥厚。喉部炎症也可使室带充血肥厚。由于室带振动的频率较低,故其发出的声音低哑,持续时间短,容易疲劳。

【检查】 人类嗓音及言语的产生过程非常复杂,如何运用各种现代的技术手段和评估检查方法对嗓音疾病进行早期、专业化诊断成为亟待解决的问题。

有效的病史获取及体格检查是嗓音疾病诊断的基础,体格检查必须包括全身体检,详细的耳鼻咽喉科检查,在此基础上还要进一步进行专业的嗓音功能评估。

(1) 喉常规检查主要包括喉的外部检查、间接喉镜、直接喉镜、纤维喉镜和电子喉镜检查,以及必要的影像及化验室检查等。此外,还应对鼻腔、鼻窦、咽腔、口腔等共鸣及构音器官进行常规检查。

(2) 嗓音功能专业评估(详见相关章节)。

【治疗】 发音障碍的病因较复杂,目前常用的治疗方法包括:

1. **发音休息** 声带因炎症或手术后引起反应性充血、肿胀时,应禁声或少说话,使声带休息,以利炎症消退。

2. 纠正不正确的发声方法

（1）对于喉肌功能过强如男声女调，男性青春期变声异常，致语调高尖者，应引导在发声时使喉肌放松，语调降低。采用发声时同时作咀嚼动作的训练方法，可改善发声。

（2）对于喉肌功能过弱者，练习屏气动作，使声带紧闭，胸腔固定，并同时发声。经过反复练习，有助于增加声带张力。

（3）进行呼吸训练，调节呼吸-发音，改胸式呼吸为胸腹式混合呼吸，控制呼气能力，使呼气慢而均匀，呼气期延长。

3. 药物治疗

（1）雾化吸入与理疗：以消炎药液或加用激素进行雾化吸入，以利声带红肿、早期声带小结、息肉的消退。超短波理疗等物理疗法，能改善局部组织的血供，有加速炎症吸收、消退之功效。

（2）抗酸药物的应用：应用 H_2受体拮抗剂及质子泵抑制剂控制咽喉部酸性物质反流，改善发音。

（3）肉毒素 A 喉内肌注射治疗痉挛性发音障碍或其他方法治疗无效的接触性肉芽肿。

4. 手术治疗　良性增生性病变，经药物治疗未能消退者，可行嗓音显微外科手术切除，手术时应避免损伤声带。癌前病变及早期声门癌也可行嗓音显微外科手术，运用 CO_2激光剥脱声带黏膜或切除声带。晚期喉癌患者可行喉部分切除、功能保留手术或喉全切除手术，后者术后食管发音、人工喉及各类喉发音重建等方法最终获得"新声"。单侧声带麻痹、声门闭合不良者，可酌情行声带注射内移填充术或甲状软骨成型声带内移术改善发音。双侧声带麻痹患者可应用杓状软骨切除或神经移植、吻合等方法在保留发音功能的同时保证呼吸道通畅。

5. 重视嗓音保健　增强体质，预防呼吸道感染，对保护嗓音至关重要；不要滥用嗓音，避免大声叫嚷。演唱、演讲时用声要适当，一旦出现声音嘶哑，应及时诊治；男性青春期变声时应适当减少练声时间；女性月经期，声带轻度充血，也应注意声带休息；忌烟酒，避免辛辣等刺激性食物，以减少对声带的刺激。

6. 精神心理治疗　对于功能性发音障碍等在应用嗓音及言语矫治的同时配合心理治疗会获得良好的疗效。

第三节　言语障碍

言语形成的过程较为复杂。眼、耳等感觉器官接受环境中事物后，传递至大脑，经言语中枢、神经系统和唇、舌、腭、牙等言语器官的配合和协调，最终形成言语。形成正常言语，需具备的基本条件是：①听觉、视觉功能良好；②完善的言语中枢。习惯用右手者，言语中枢在左侧大脑颞叶，惯用左手者，则在右侧颞叶；③与形成言语有关的各神经通路畅通；④小脑的协调功能良好；⑤声带、唇、舌、腭、牙等发音及构音器官正常。

【病因】　形成言语的各环节有病变时，均可引起言语障碍，其常见病因如下：

1. 神经系统病变　如先天性大脑发育不全、颅脑损伤等可致学语迟缓等言语障碍。脑血栓、脑脓肿等症时，如病变累及大脑颞叶言语中枢时，可引起失语症；小脑有病时，使与形成言语有关的肌肉功能不协调，讲话费力，含糊不清。

2. 听力障碍　是儿童言语障碍的常见原因之一。

3. 言语器官结构异常　腭裂、唇裂等先天性畸形，可致构音障碍，语音不清。咬合不佳，切牙缺失，舌系带过短，舌体肥大，软腭运动障碍等，也是构成言语障碍的原因。

4. 其他　如小儿与外界接触过少，能影响其正常的言语发育。对于小儿不正确的言语方

Notes 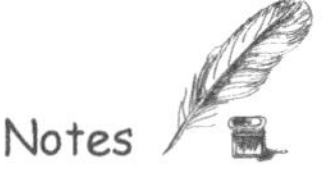

法,不及时纠正,可使言语不清晰。

【临床表现】

1. **学语迟缓** 小儿言语发育的年龄可有个体差异,一般将2岁时仍不会任何言语者,列入学语迟缓。听力障碍为常见原因,或与大脑发育不全,智力低下、脑外伤等原因有关。病情轻者,表现为表达能力低于同龄儿童,或表现为所用词汇与其年龄不相适应。病情严重时病儿不会讲话。

2. **发声困难** 发声困难多因中枢运动神经功能障碍或周围性肌肉病变,如脊髓空洞症、重症肌无力时,使舌、软腭等言语器官的肌肉发生痉挛、瘫痪或共济失调而致病。表现为讲话缓慢、费力、含糊不清,但无语句结构方面的缺陷。

3. **言语困难** 言语困难常发生于脑血管意外、颅脑外伤、脑炎后遗症等病症时,以言语表达能力缺陷或接受能力障碍为其临床特点。前者表现为不能用单词或语句表达自己的意愿,后者常表现为不理解别人的言语。患者常伴有定向能力丧失、吞咽障碍、大小便失禁等症状。

4. **失语症** 失语症是一种由大脑病变引起的言语功能障碍。脑脓肿、脑血栓、脑肿瘤等病变时,如侵犯大脑颞叶言语中枢,可引起失语症。运动性失语症时有表达障碍,不能说出想说的话,以手势表达意愿,但无发声困难。感觉性失语症是理解障碍,不能记起有关的单字和词汇,但说话能力正常。

5. **构语困难** 由于腭裂、舌体肥大、舌系带过短、咬合不佳等原因,致语音不清,吐字不准。神经系统疾病、听力障碍、不良发声习惯等也可致病。病情轻者,仅某些字读不准,如舌齿音、卷舌音发声障碍,一般不影响言语可懂度。病情严重者,较多字音含糊不清,所讲的话,不易听懂。

6. **口吃** 口吃是言语节律异常,多发生于儿童言语发育时期。病因不明,可能与大脑对言语器官的支配不协调、不正确的模仿、遗传等因素有关。常表现为首字难发、语句中断或语词重复,致说话不流畅。病情较重者,说话时伴有皱眉、面肌抽搐、摆动手臂等现象,讲话时情绪常较紧张。

【治疗】 应针对病因,采取相应的治疗措施。

1. 因听力障碍致病者,应及时作声导抗测试、听性脑干诱发电位等检查。根据病变原因及听力减退程度,积极治疗,提高听力,并加强言语训练。

2. 及时矫治腭裂、唇裂等言语器官疾病,以便尽早进行言语训练。

3. **言语训练** 对于学语迟缓、口吃、脑血管意外遗留的言语障碍,应加强言语训练。训练应有耐心,持之以恒,并应克服紧张情绪,树立信心,敢于与人交谈,增加实践机会。

4. **原发病的治疗** 如脑脓肿、脑肿瘤引起的失语症,应从治疗原发病着手。

第四节 艺术嗓音

艺术嗓音医学是嗓音医学中的独特一支,它与声乐、戏曲、戏剧、语言、语音、心理、教育等学科有着广泛的联系。艺术嗓音在发音方面具有许多独有的特征,如呼吸支持、起声、音域、声区、不同用声方式等。

1. **呼吸支持** 即在艺术实践中的呼吸支持的运用调节。艺术嗓音的呼吸调节与正常言语不同,要求经口吸气时速度快、无声,吸气深、吸气量大;呼气时均匀、缓慢,并使胸廓仍保持扩张状态。

2. **起声** 指喉在呼吸状态到发音状态的转化过程中,呼气与声带闭合间的关系,不同的场合应用不同的起声可加强艺术表现力。在不同的起声方式下,声带内收、气流的产生及发音振动的时相不同。①气息样起声:发音时呼出的气体早于声带闭合前通过声门,在声带振动前先

漏出一部分气体;②软起声:在艺术实践中应用机会较多,声带由呼吸位转到发音位时,在声带关闭的瞬间,呼出气体亦同时到达声门,振动声带发音;③硬起声:在发音时声带先行关闭,呼出气体随后猛然将关闭的声门冲开。在话剧和诗朗诵中表达的命令、威胁等语气时往往应用硬起声。硬起声发音时肌肉紧张、声音尖锐、带有喉声音色,易患声带小结及喉炎,不宜经常应用。

3. **音域特征**　为人声音调由高到低所及范围:①生理性音域:人声可发出的音域范围,随年龄而变化;②自然音域:不必经过专门训练自然唱出的声音范围;③歌唱音域:歌唱者在本专业所能支配的音的范围。歌唱音域通常小于生理音域;④言语音域:言语使用的音域范围,位于歌唱音域的底部;⑤人声总音域:将各个声部的声音汇集在一起,从男低音的最低音至花腔女高音的最高音的发音范围。

4. **声区**　音域范围内,具有统一发声特征的一组音列。①假声(falsetto):多用于艺术嗓音中,音色薄而高,泛音成分少。频率位于音域的顶段,为人类最高的发音频率。发音时声带被覆层及体层均拉紧变薄,张力增加,仅声带边缘快速运动,声带主体不振动,黏膜波不明显。②胸声(chest):音色丰满、洪亮,富有泛音成分。为正常的言语及歌唱声音,频率位于音域的底段,发音时声带被覆层松弛,声带体部变硬,声带边缘圆钝,呈整体运动,黏膜波明显。③混声(mixed voice):音色介于二者之间。声带形态特征也介于二者之间,发生于演唱时胸声与假声的转换过程中。④哨声(whistle):为一般花腔女高音的声音。音调高尖,极其缺乏泛音。仅声带边缘振动,声带前后部分靠拢,近中1/3部分形成椭圆形裂隙。⑤耳语声(whispered sound):音调低并夹杂呼气声,噪声成分增加。发音时声带膜部闭合,软骨间部形成三角形的裂隙。气流冲击裂隙边缘,产生杂音,声带并不振动。⑥脉冲音域(pulse register):人类发音频率范围内的最底段,较普通男性模式低一个八度,表现为发音时声带变短、厚,仅前部振动,声带紧密内收,声带边缘相对松弛,杓状软骨压向前、内侧,使声带后部聚集在一起,后部裂隙明显减小。

5. **艺术嗓音发音类型**　声乐艺术中根据音域、音色等声学特点的不同,分为各种不同类型,西洋传统声乐称其为声部,民族戏剧则成为分行。男声声部:①高音:抒情男高音;戏剧性男高音;②中音:高音的男中音;低音的男中音;③低音。女声声部:①高音:花腔女高音,抒情女高音,戏剧性女高音;②中音;③低音。戏剧的分行较为复杂,主要根据人物的性格、性别、扮相、身份、年龄等及音色和唱法上划分,大行上分为生、旦、净、末、丑,其中还有较细的小分行。唱法上可使用大嗓(真声)及小嗓(假声)。在嗓音职业病的检查时对于民族戏剧演员主要了解属于哪一剧种及担任何的角色。对于西洋歌剧主要了解属于哪一声部及音色特点等。一般高声部歌唱者容易患声带小结,中、低音部易患声带充血、息肉。

6. **共鸣器官特点**　喉部产生的原音经过共鸣腔后增加泛音成分,产生悦耳的声音。共鸣主要分以下三种:①头腔共鸣:即高音共鸣,包括鼻腔、鼻咽、鼻窦,使声音明亮、丰满,富有金属性铿锵的色彩;②胸腔共鸣:为低音共鸣,包括气管、支气管及肺,使声音洪亮、浑厚、有利;③口腔共鸣:为中音共鸣,包括口腔、口咽腔及喉腔。使声音明亮、清晰,是歌唱共鸣的主要器官。声乐上要求歌唱时三种共鸣均起作用。但不同声部以某种共鸣为主。

7. **嗓音职业病的治疗**　根据艺术嗓音的特点,对于专业工作者应定期进行专科检查、纠正不正确的发音习惯。患者往往有用声过度的历史,根据患者特点可安排绝对禁声、少量轻声讲话、一般程度讲话及一般歌唱等不同程度的发音休息;根据症状及喉部病变特点可给予相应的抗生素、激素、中药及其他对症药物,并配合以局部雾化吸入;在正确确定音域范围的基础上调节患者的起声及呼吸,并通过听觉反射不断循序渐进达到最佳效果;配合以相应的物理治疗包括喉部肌肉按摩等。对于保守治疗无效者,可行嗓音显微外科手术,手术应尽量保留正常声带黏膜,防止瘢痕形成及黏膜过多撕脱。

(韩德民　叶京英)

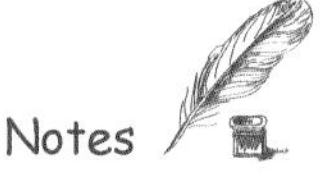

第四篇主要参考文献

1. Alho OP, Jokinen K, Pirila T, et al. Acute epiglottitis and infant conjugate Haemophilus influenzae type B vaccination in northern finland. Arch Otolaryngol Head Neck Surg, 1995, 121:898-902
2. Amin MR, Koufman JA. Endoscopic arytenoids repositioning for unilateral arytenoids fixation. Laryngoscope, 2001, 111(1):44-47
3. Andrea M, Dias O, Santos A, et al. Contact endoscopy during microlaryngeal surgery: a new technique for endoscopic examination of the larynx. Ann Otolrhinollaryngol, 1995, 104:333-340
4. Arens C, Glanz H. Endoscopic high-frequency ultrasound of the larynx. Eur Arch Otorhinolaryngol, 1999, 256(6):333-340
5. Ashiku SK, Mathisen DJ. Idiopathic laryngotracheal stenosis. Chest Surg Clin N Am, 2003, 13(2):257-269
6. Ballantyne J, Groves J. Scott-Brown' s diseases of the ear, nose and throat. 4th. Vol4: The pharynx and larynx. London, 1979, 350-367
7. Bednarikova L, Brizova M, Kozelouhova E, et al. The effect of air pollution factors on the frequency of acute laryngotracheitis in children. Cesk Otolaryngol, 1990, 39(6):321-329
8. Benninger MS, Jacobson B. vocal nodules, microwebs, and surgery. J Voice, 1995, 9(3):326-331
9. Bernard PA. The value of endoscopy in recurrent acute laryngotracheitis in children. Apropos of 406 cases. AnnOtolaryngol Chir Cervicofac, 1990, 107(4):259-264
10. Bertolani MF, Bergamini BM, Marotti F, et al. Cricoarytenoid arthritis as an early sign of juvenile chronic arthritis. Clin Exp Rheumatol, 1997, 15(1):115-116
11. Biavati MJ, Wood WE, Kearns, et al. One stage repair of congenital laryngeal webs. Otolaryngol Head Neck Surg, 1995, 112:447
12. Cankaya H, Egeli E, Unal O, et al. Laryngeal amyloidosis: a rare cause of laryngocele. Clin Imaging, 2002, 26(2):86-88
13. Carenfelt C, Sobin A. Acute infectious epiglottitis in children and adults: Annual incidence and mortality. Clin Otolaryngol, 1989, 14:489-493
14. Casiano RR, Ruiz PJ, Goldstein W. Histopathologic changes in the aging human cricoarytenoid joint. Laryngoscope, 1994, 104:533-538
15. Chi FL, Yuan YS, Wang SY, et al. Study on ceramide expression and DNA content in patients with healthy mucosa, leukopkia and carcinoma of the larynx. Arch Otolaryngol Head Surg, 2004, 130(3):307-310
16. Contencin P, Narcy P. Gastropharyngeal reflux in infants and children. A pharyngeal pH monitoring study. Arch Otolaryngol Head Neck Surg, 1992, 118(10):1028-1030
17. Dahm MC, Panning B, Lenarz T. Acute apnea caused by an epiglottic cyst. Int J Pediatr Otorhino laryngol, 1998, 42(3):271-276
18. Dawson KP, Mogridge N, Downward G. Severe acute laryngotracheitis in Christchurch 1980-90. N Z Med J, 1991, 104(919):374-375
19. Doskov D. A system for the objective screening of dysphonia and the possibilities for its application in exposed workers. Int Arch Occup Environ Health, 1998, 71suppl: S79-80
20. Eriksen C, Zwillenberg D, Robinson N. Diagnosis and management of cleft larynx literature review and case report. Ann Otol Rhinol Laryngol, 1990, 99:703
21. Fang TJ, Cheng KS, Li HY. A huge epiglottic cyst causing airway obstruction in an adult. Chang Gung Med J, 2002, 25(4):275-278
22. Fiala P, Toberny M, Cernohorsky S, et al. An unusual complication after tracheal resection for cicatricial stenosis. Rozhl Chir, 2000, 79(8):376-379
23. Fujilka T, Itoh H, Tsuzuki T, et al. Superoxide dismutase(SOD) activity measured by ESR-spin trapping method in canine vocal cords. Nippon Jibiinkoka Gakkai Kaiho, 1991, 94(5):712-715
24. Gonzalez C, Keilly J S, Kenna M A, et al. Duration of intubation in children with acute epiglottitis. Otolaryngol Head Neck Surg, 1986, 95(4):477
25. Green KM, Morris DP, Pitt M, et al. Amyloidosis of Waldeyer' s ring and larynx. J laryngol Otol, 2000, 114(4):296-298
26. Hanson DG, Jiang J, Chi W, et al. Quantitative color analysis of laryngeal erythema in chronic posterior laryngi-

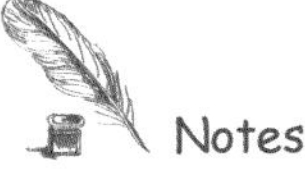

tis. J Voice,1998,12(1):78-83

27. Holinger LD,Konior RJ. Surgical management of severe laryngomalacia. Laryngoscope,1989,99:136
28. Isshiki N,Taira T,Nose K,et al. Surgical treatment of laryngeal web with mucosa graft. Ann Otol Rhinol Laryngol,1991,100:95
29. Kandiloros DC,Nikolopoulos TP,Ferekidis EA,et al. Laryngeal tuberculosis at the end of the 20th century. J Laryngol Otol,1997,111(7):619-621
30. Kimura H,Asai M,Aso S,et al. Clinical study of acute supraglottitis as a disease entity. Nippon Jibiinkoka Gakkai Kaiho,1997,100(5):518-523
31. Lam HC,Abdullah VJ,Soo G. Epiglottic cyst. Otolaryngol Head Neck Surg,2000,122(2):311
32. Lee WS,Tsai CS,Lin CH,et al. Airway obstruction caused by a congenital epiglottic cyst. Int J Pediatr Otorhinolaryngol,2000,53(3):229-233
33. Lindemann H. Croup syndrome. Kinderarztl Prax,1993,61(9):309-315
34. Mardynsky YS,Sysoyev AS,Andreyev VG,et al. Preliminary results of clinical application of reactor fast neutrons in radiation and combined therapy of patients with laryngeal carcinoma. Strahlenther Onkol,1991,167(3):169-171
35. Mcferran DJ,Abdullah V,Gallimore AP,et al. Vocal process granulomata. J Laryngol otol,1994,108(3):216-220
36. Mintegui S,Sanchez J,Benito J,et al. Usefulness of oxygen saturation in the assessment of children with moderated laryngitis. An Esp Pediatr,1996,45(3):261-263
37. Motta G,Salzano FA,Motta S,et al. CO_2 laser treatment of laryngeal amyloidosis. J laryngol Otol,2003,117(8):647-650
38. Nagasaka T,Lai R,Kuno K,et al. Localized amyloidosis and extramedullary plasmacytoma involving the larynx of a child. Hum Paqthol,2001,32(1):132-134
39. Olney DR,Greinwald JH,Smith JH,et al. Laryngomalacia and its treatment. Laryngoscope,1999,109(11):1770
40. Piazza C,Cavaliere S,Foccoli P,et al. Endoscopic management of laryngo-tracheobronchial amyloidosis:a series of 32 patients. Eur Otolaryngol,2003,260(7):349-354
41. Roger G,Denoyelle F,Triglia JM,et al. Severe laryngomalacia:surgical indications and results in 115 patients. Laryngoscope,1995,105:1111
42. Tateya I,Omori K,Kojima H,et al. Steroid injection for Reinke's edema using fiberoptic larygeal surgery. Acta Otolarygol,2003,123(3):417-420
43. Thompso LD,Derringer DJ. Amyloidosis of the larynx:a clinic pathologic study of 11cases. Mod Pathol,2000,13(5):528-535
44. Genden EM,Ferlito A,Silver CE,et al. Evolution of the management of laryngeal cancer. Oral oncology,2007,43:431-439
45. Hurvitz KA,Kobayashi M,Evans GR. Current options in head and neck reconstruction. Plast Reconstr Surg,2006,118:122-133
46. Marita S,Teng MD,Benjamin D,et al. Prefabricated composite free flaps for tracheal reconstruction:a new technique. Annals of otology,rhinology laryngology,2005,114:822-826
47. 陈菊梅. 现代传染病学. 北京:人民军医出版社,1999
48. 樊忠,王天铎. 实用耳鼻咽喉科学. 济南:山东科学技术出版社,1996
49. 黄选兆,汪吉宝. 实用耳鼻咽喉科学. 北京:人民卫生出版社,1998
50. 刘兆华. 现代喉外科学. 北京:军事医学科学出版社,2001
51. 杨启政. 小儿先天性畸形学. 郑州:河南医科大学出版社,1999

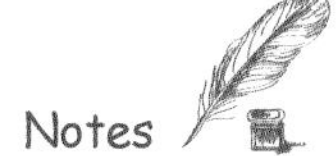

第五篇　气管食管科学

概 述

气管与支气管连接于喉和肺之间，是呼吸道的重要组成部分，具有呼吸调节、清洁、防御性咳嗽反射与免疫等生理功能。食管上接喉咽部，下通胃贲门，其主要功能是通过蠕动而将咽下的食团与液体运送到胃。

气管食管科学是耳鼻咽喉头颈外科学领域中最早与内镜诊疗器械及光源结缘的分支学科。1868 年 Kussmaul 研制成功世界上第一个胃镜，同年 Bevan 制造出短食管镜，以镁灯由反射镜照明，可进行食管异物取出、食管肿瘤检查与食管狭窄的扩张等。1879 年 Edison 发明了电灯，开创了内腔镜光源新篇章，它显著提高了照明食管镜的亮度，但因当时技术条件所限，其灯头仍安装在内镜后端。1879 年 Nitze 创造了电膀胱镜，并制作食管镜与胃镜。1881 年 Stoerk 研制出能弯曲的食管镜，1887 年又制造了硬而直的食管镜，因而 Kussmaul 与 Stoerk 被公认为是食管镜创始人。1889 年 Von Hacker 第一次用食管镜诊断食管癌，并做组织切片；同时又首次用丁卡因麻醉成功取出食管中部的骨性异物。

Killiam 于 1897 年第一次用长约 25cm，直径约为 8mm 之硬质食管镜顺利插入气管成功取出骨性异物，被称为“支气管镜之父”。1905 年在以他为代表的内腔镜专家学者努力下，解决了诸多内腔镜检查技术问题。1907 年，他首先用微型电灯泡安在镜管前端，增加了亮度与视野范围，同时改进带吸引管的支气管镜，奠定了现在使用的各型硬管支气管镜的基础，并设计各种式样组织钳与异物钳；但硬管内镜最大缺陷是：用力可导致穿孔，存在出血与感染的机会，对某些合并颈椎病、牙关紧闭、腭部以及脊椎病变等疾病患者很难进行检查。

随着纤维光学技术不断发展，临床已应用纤维光束制成导光纤维内镜。1964 年池田设计出可曲式导光纤维支气管镜，使内镜发展进入新阶段。1968 年光导纤维内镜开始应用于临床领域。纤维内镜具有光源明亮、镜体细小、质软可弯曲，可行无痛检查及小手术等优点。

1983 年美国 Welch Allyn 公司发明了电子内镜并用于临床，其图像比纤维支气管镜与食管镜更加清晰，最大限度地减少在传输过程中的失真，使支气管镜与食管镜由初始为取异物的单一用途，发展成为气管、支气管疾病与食管疾病诊断、治疗必不可少的手段。

气管食管科学领域常见疾病有气管及支气管异物，食管异物，食管腐蚀伤，急、慢性食管炎，食管良性肿瘤与食管癌等。气管、支气管异物是常见危重急诊，治疗不及时可发生窒息及心肺并发症而危及生命；食管异物具有吞咽困难、吞咽疼痛与呼吸道症状等症状，可引起食管穿孔、纵隔气肿、纵隔炎、大血管溃破与气管食管瘘等并发症。气管、支气管异物与食管异物在确诊后，应及时取出。

食管腐蚀伤指吞服强酸、强碱等腐蚀剂后引起口、咽与食管的损害，分急性期、缓解期与瘢痕形成期。食管炎是常见病，急性食管炎黏膜呈弥漫性血管扩张，多形核白细胞浸润；慢性食管炎黏膜表现为鳞状上皮细胞增生，或有角化，黏膜下有炎性细胞浸润。

食管良性肿瘤较少见，常见有食管平滑肌瘤与乳头状瘤等。食管癌分原发性食管癌和继发性食管癌两类。目前在食管癌治疗方面已取得一定的进步，突出表现在生存率及生存质量的提高，如更大限度地认识癌前病变，对不典型增生及 Barrett 食管分子生物学研究及新的光动力学治疗；食管癌高发区及高危人群早期诊断及预防；手术方式、器械改进与提高及其经验增加，明显减少手术死亡率及并发症；开发更有效的化疗药物；化疗与放疗联合治疗局部肿瘤；内镜治疗普及；内镜超声、胸腔镜、纵隔镜及腹腔镜联合应用，术前分期准确；记忆合金支架应用，免除不必要的姑息性放疗。

（皇甫辉）

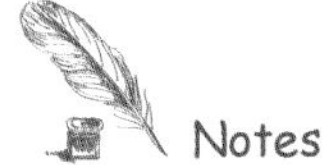

第一章 气管、支气管及食管的应用解剖学及生理学

气管是人体进行呼吸的通道，气管与支气管连接于喉与肺之间。气管自分叉处分为左、右主支气管，具有呼吸调节、清洁、防御性咳嗽反射与免疫等生理功能。食管是消化道最上部，为一富有弹性的肌性管腔，上接漏斗状的喉咽部，下通胃贲门，分颈段与胸段食管，胸段食管又分为胸上段、胸中段与胸下段三部分，食管主要功能是通过蠕动而将咽下的食团与液体运送到胃。通过本章节的学习，要求熟悉掌握气管、支气管及食管的基本解剖知识与生理功能。

第一节 气管、支气管的应用解剖学

气管（trachea）是由一串马蹄形透明软骨环与膜性组织连接而构成的管腔。透明软骨位于外层和黏膜下层之间，为马蹄形的不完整环，占气管前2/3；后壁为无软骨的坚实膜壁，由纤维结缔组织和平滑肌构成。气管上起于环状软骨下缘，相当于第6颈椎平面，下达气管隆嵴处，相当于第5胸椎上缘水平。成人气管长度约为10～12cm，气管腔的左右径稍大于前后径，左右径约为2～2.5cm，前后径约为1.5～2cm。气管长度及内径依年龄、性别而逐渐变长增粗，呼吸时，内径也有变化。中国人体质调查统计结果见表5-1-1。

表5-1-1 气管的长度与内经

年龄	气管长(mm)	前后径(mm)	横径(mm)
1个月	40	4	6
3个月	42	5	6.5
5个月	43	5.5	7
1岁	45	7	8
3岁	50	8	9
5岁	53	8.5	9.5
7岁	60	9	10
12岁	65	10	11
成人 男	103	15	16.6
成人 女	97	12.6	13.5

气管约有16～20个马蹄形软骨环，包括颈段气管与胸段气管两部分，上段居于颈前正中，自环状软骨下缘至胸骨上窝，约有7～8个气管环称为颈部气管，因位置较浅，可在颈前触及；从胸骨上窝至气管隆嵴，约有9～12个气管环称为胸部气管，进入胸腔后，气管的位置较深。第1、2气管软骨环常连成一体，呈分支状，其他气管环可能也有连着现象。颈部气管前面被覆有皮肤、筋膜、胸骨舌骨肌、胸骨甲状肌等；在第2～4气管环的前面，有甲状腺峡部跨越。颈部气管

的长度及其位置深浅与头位有关，当头前倾时，颈部气管环部分进入胸腔，位置较深；头后仰时，颈部有较多气管环，位置变浅，易于暴露。临床上行气管切开时，取垫肩后仰头位，易暴露颈部气管，有利于手术。

气管壁自内向外有黏膜层、黏膜下层、纤维软骨层，其外层即为纤维和肌肉层。黏膜层为假复层柱状上皮，含有很多杯状细胞；黏膜下层为疏松的脂肪结缔组织，含有分泌浆液与黏液的两种不同腺体，散布在整条气管内；外层内含有血管、淋巴管与神经。

气管的血供来自甲状腺下动脉与甲状腺下静脉，其分支分布于颈部气管前面，在胸骨上窝水平，气管前面尚与无名动脉及左无名静脉邻近；临床上气管切开术时若位置过低，套管弯度不合适，伤口感染累及上述血管时，可并发严重的大出血而危及生命。

气管的末段最后一个气管环呈三角形突起，位于左右两侧主支气管交角处，组成气管杈（bifurcation of trachea）。其内形成一边缘光滑锐利的矢状嵴突，称为气管隆嵴（carina of trachea），是左右主支气管的分界，也是支气管镜检查时定位的一个重要解剖标志。

气管肌肉与黏膜的感觉神经由喉返神经支配，交感神经主要是由中部颈神经节支配，并与喉返神经相联系。淋巴引流至气管旁与气管前淋巴结。

支气管（bronchus）结构与气管相似，由软骨环、结缔组织与平滑肌组成，支气管进入肺门后，如树枝状反复分支，形成支气管树，此时分支愈分愈细，软骨环数目逐渐减少，软骨环也不完整。成人气管在第5胸椎上缘平面分为左右两主支气管，分别进入两侧肺门后，继续分支如树枝状，按自上而下分支顺序为：①主支气管（principle bronchus），入左右两肺；②肺叶支气管（lobar bronchus），右侧分3支，左侧分2支，分别进入各肺叶；③肺段支气管（segmental bronchus），入各肺段；④细支气管，直径1mm以下，入肺小叶；⑤终末细支气管；⑥呼吸性细支气管，入肺细叶；⑦呼吸性细支气管又依次分为3级，第3级呼吸性细支气管通入肺泡管及肺泡。

右侧主支气管较粗短，长约2.5～3.0cm，直径1.4～2.3cm，与气管纵轴延长线约成20°～30°角，呼吸道异物易落入右主支气管。右主支气管约在第5胸椎下缘平面进入肺门，分为上叶、中叶与下叶3个肺叶支气管。上叶支气管与右主气管成约90°角，开口处大都低于隆嵴0.5～1.0cm，距上叶支气管开口1.0～1.25cm处可分为尖、后、前3段支气管，分别进入各肺段。中叶支气管距上叶开口1.0～1.5cm，开口于前壁，后又分出内侧、外侧段支气管。下叶支气管为右主支气管的延续部分，开口于中叶支气管后下方，分成5个段支气管，分别是上、内侧底、前底、外侧底、后底段支。

左侧主支气管较右侧长而细，位置较水平，与气管纵轴延长线约成40°～55°角，长度约为5cm，直径1.0～1.5cm，在主动脉弓下方及食管、胸淋巴管与下行主动脉的前面，约在第6胸椎水平进入肺门，分为上叶与下叶两支气管。从隆嵴向下约5cm处，于左支气管前外侧，有左肺上叶支气管分出进入肺段后，又分出尖后、尖下、前、上舌、下舌段支气管。左肺下叶支气管在肺上叶支气管的后方继续向下，分为上、内侧底、前底、外侧底、后底段支气管（图5-1-1）。

气管内壁覆有黏膜，为假复层柱状纤毛上皮，含有杯状细胞，黏膜下层内有腺体，能分泌浆液、黏液性液体。

支气管、细支气管与肺的血供来自支气管动脉与肺动脉、支气管静脉与肺静脉。

气管与支气管的淋巴结有左右气管旁淋巴结、左右支气管淋巴结、气管支气管下淋巴结、上叶支气管下第2级淋巴结、中叶支气管下第3级淋巴结与下叶支气管下第4级淋巴结等。

气管、支气管的神经由交感神经与副交感神经所支配。交感神经纤维来自星状神经节，兴奋时使平滑肌舒张，气管、支气管扩张。副交感神经纤维来自迷走神经，兴奋时使气管、支气管收缩。

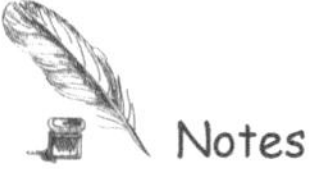
Notes

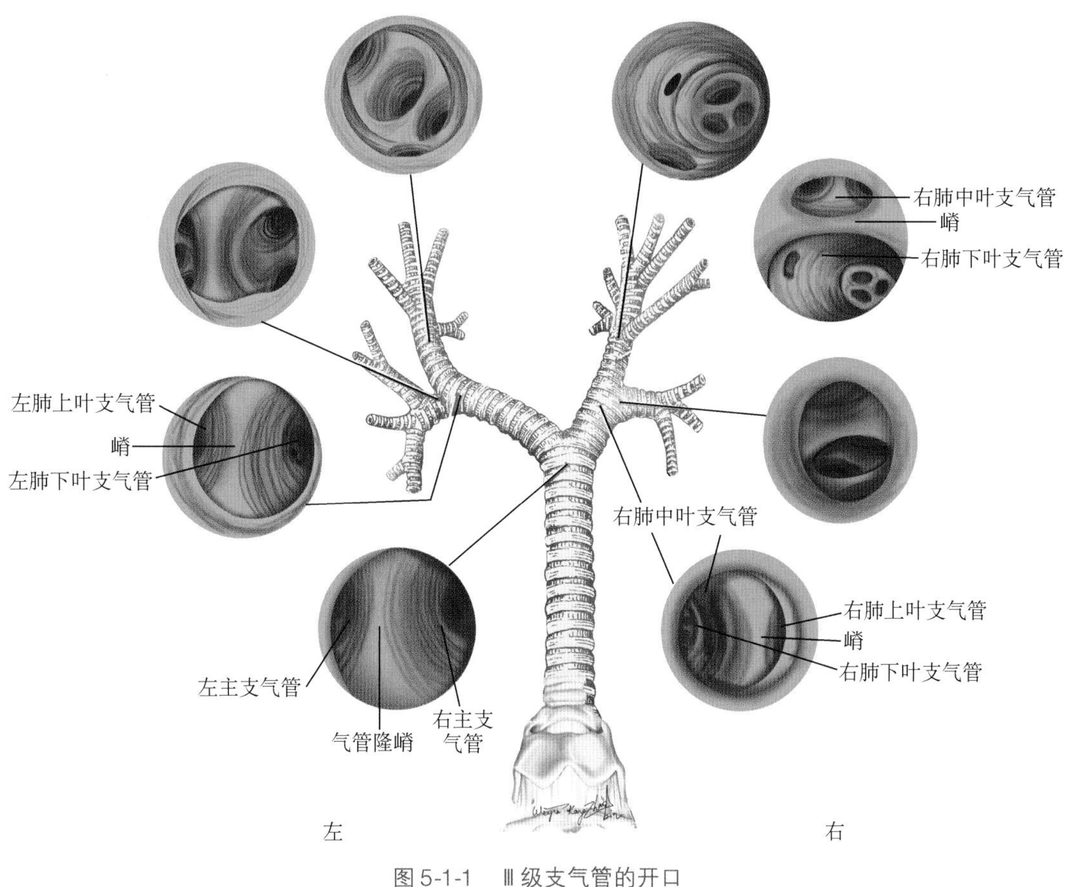

图 5-1-1　Ⅲ级支气管的开口

第二节　食管的应用解剖学

食管(esophagus)位于消化道的上部,是一富有弹性的肌性管腔。上接漏斗状的喉咽部,起自环状软骨下缘、环咽肌下,与贲门相延续,相当于第 10～11 胸椎体平面。食管长度随年龄而增长,新生儿约为 8～10cm,一年后增加至 12cm,到 5 岁时长约 16cm,5～15 岁内食管生长缓慢,15 岁时长约 19cm,成人男性食管长 21～30cm,平均 24.9cm,成人女性食管长 20～27cm,平均 23.3cm。食管的横径在环状软骨下缘为 1.3cm,气管分叉部为 1.3cm,横膈裂孔处为 1.55cm,贲门部为 2.2cm,平时食管前后壁几乎相贴,吞咽时可作不同程度的扩张。

【食管走行】　食管分颈段与胸段食管,胸段食管又分为胸上段、胸中段与胸下段三部分。食管并非一单纯直管,大部分的食管接近脊椎,自上而下呈 3 个弯曲,下颈部与上胸部食管稍向左偏,离气管边缘 4～6mm,然后再向右,相当于第 5 胸椎移行至正中线,第 7 胸椎处食管又再度向左前方弯曲,绕过降主动脉,穿过横膈肌裂孔而达贲门。另外,食管还随着颈、胸椎的曲度,向前后弯曲;所以食管镜检查时需由高至低地调整头位。

【食管内腔】　食管有 4 个生理性狭窄(图 5-1-2),其与上切牙间的距离因年龄不同、食管长度不一而各异(图 5-1-3)。第 1 狭窄为食管入口,由环咽肌收缩所致,距上切牙约 16cm 处,为食管最狭窄部位,异物最易嵌顿该处,食管镜检查时,因环咽肌收缩将环状软骨拉向颈椎,食管镜不易通过入口,食管入口后壁处,咽下缩肌与环咽肌之间,有一肌肉薄弱区,若食管镜检查用力不当,可致食管穿孔(图 5-1-4)。第 2 狭窄为主动脉弓处狭窄,由主动脉弓压迫食管所产生,位于距上切牙约 23cm 处,相当于第 4 胸椎水平,食管镜检查时局部有搏动可见。第 3 狭窄为支气管处狭窄,由左主支气管横越食管前壁压迫食管所致,位于第 2 狭窄下 4cm 处。因第 2、3 狭窄

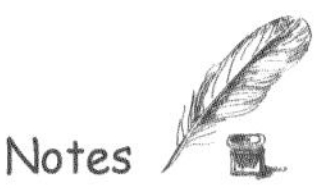

位置邻近，临床上常合称为第2狭窄。第4狭窄为横膈处狭窄，位于距上切牙约40cm处，食管通过横膈裂孔时因受到横膈肌与横膈脚的收缩，使内腔缩小。横膈下食管有时可受到正常肝脏的压迫。

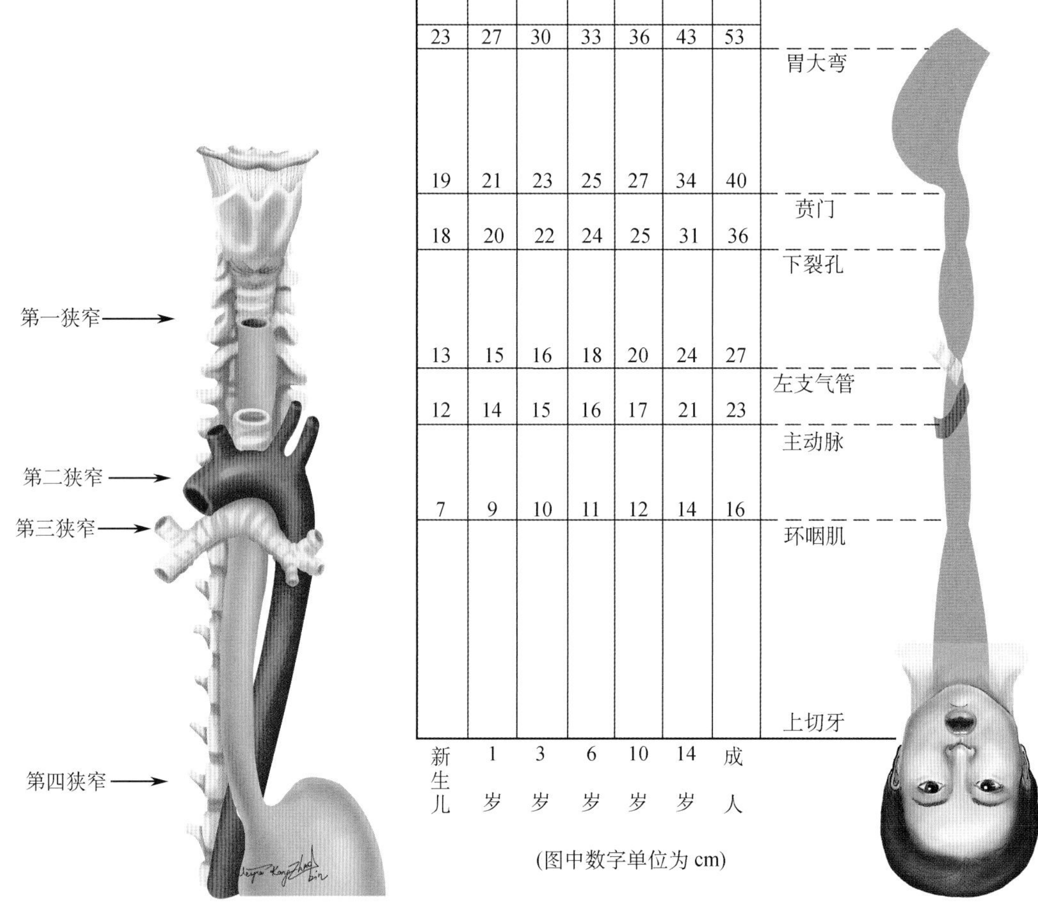

图5-1-2 食管的4个生理狭窄

图5-1-3 上切牙至食管各平面距离

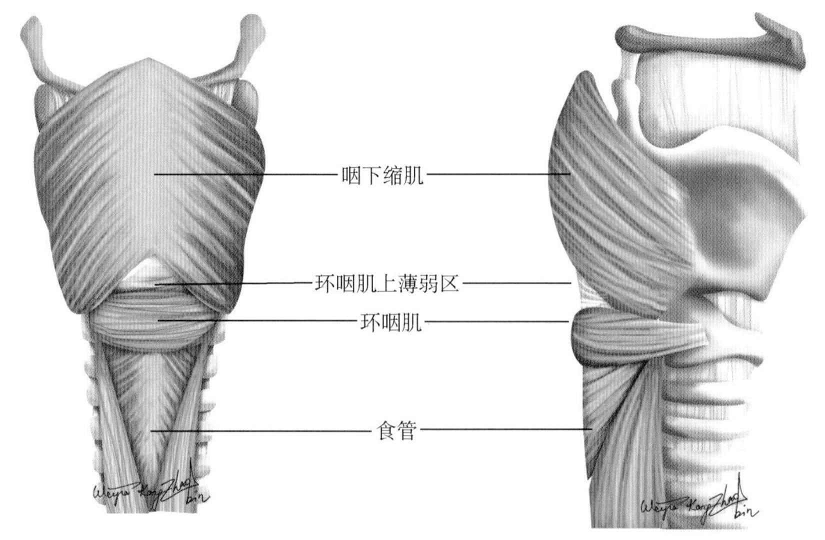

图5-1-4 环咽肌上薄弱区

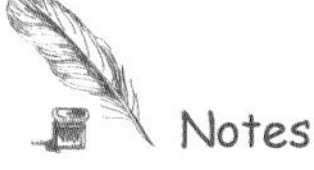

【气管、食管与邻近组织关系】　自环状软骨到支气管分叉相当于第5胸椎,气管位于食管的前面,喉返神经走行于气管与食管的沟中,左侧较右侧接近食管,颈动脉鞘及甲状腺在食管的两侧。在上胸部食管的两侧为胸腔,左侧有主动脉弓横越其前侧方,左侧锁骨下动脉在食管前方,由主动脉弓处分离后走向食管的上前侧方与胸导管伴行。气管分叉的下方,心包膜及左心房在食管的前方,食管的下1/3转向前向左而进入横膈裂孔,左心室就在食管前右方。

食管壁厚度约为3～4mm,共有4层即黏膜层、黏膜下层、肌层与纤维层。黏膜层有复层鳞状上皮、固有膜与黏膜肌,黏膜下层为疏松活动的弹性结缔组织,含有食管腺体,肌层由内环状肌与外纵行肌两种肌纤维组成,肌层内包括平滑肌与横纹肌,横纹肌在食管上端,平滑肌在食管中部以下。肌层之外裹有薄层结缔组织,形成食管的外膜,但不存在浆膜层。食管与胃之间的组织学连接称为齿状线(食管鳞状上皮与胃上皮的交界线),其边界不规则,口侧端为食管复层鳞状上皮,肛侧端为胃单层柱状上皮。

食管几乎没有吸收和分泌功能,其动脉血供不像消化道其他部分丰富,故具有节段性、多源性特点,食管的主要动脉有甲状腺下动脉、胸主动脉食管支、胃左动脉与脾动脉,食管动脉也可起源于支气管动脉、右肋间动脉或左膈下动脉,另有一些动脉可能分支营养食管。食管上段静脉经甲状腺下静脉汇入上腔静脉;中段回流至奇静脉,下段处之静脉注入门静脉系统;因此,门静脉血流受阻时,食管下段静脉易充盈曲张。

食管黏膜内淋巴管,在胃肠道空腔脏器中是独一无二的,黏膜及黏膜下层淋巴管形成一个复杂互联网络,其贯穿食管全长,数量上超过了毛细血管,黏膜下淋巴管主要为纵行,其纵行淋巴管数量是横行的6倍,并断续穿过肌层,回流到局部淋巴结,部分患者可直接回流到胸导管,而纵隔淋巴管,可直接回流到胸导管或奇静脉。食管淋巴回流趋势是,纵向引流大于横向环形引流,食管的上2/3主要引流向口侧,下1/3主要引流向肛侧,故食管癌多纵向远处淋巴转移。

食管壁内有Meissner黏膜下神经丛与Auerbach肌间神经丛。这些源于多极节细胞网的神经丛,彼此保持联系,并接受迷走神经的轴突。节细胞最大密度在食管下1/3,这些神经丛节后纤维支配平滑肌细胞。来自于椎前神经节的节后交感神经纤维进入神经丛,没有突触分布到食管壁血管内的肌细胞。食管的交感、副交感神经纤维主要来自上、下颈交感神经节与迷走神经。

第三节　气管、支气管的生理学

气管与支气管生理学主要依赖于呼吸气道的大小,纤毛的清洁作用和气管支气管分泌物的湿润作用。

一、呼吸调节功能

经气管、支气管吸入氧气,呼出二氧化碳,是气体交换主要通道,并有调节呼吸的作用。气管、支气管、细支气管及肺泡间的间质中皆有平滑肌纤维。气管肌纤维收缩时缩小气管腔,由于软骨环的支撑而限制缩小度;细支气管则可因肌纤维收缩而至关闭管腔。深吸气时气管伸长,管腔则缩小。支气管及其分支则与气管不同,肌纤维与管腔成斜行排列,收缩时管腔变窄,长度缩短,管壁虽有软骨,但其形状改变很大。收缩支气管肌的药物可缩小支气管管径70%,而肌肉松弛药物可增宽管径达25%,小支气管肌纤维层较显著,占肺重量的50%,其作用也明显;终末细支气管肌纤维收缩可完全阻止空气出入。

吸气时气管、支气管扩张,刺激位于气管、支气管内平滑肌中的感受器,兴奋由迷走神经纤维传至延髓呼吸中枢,抑制吸气中枢,使吸气转为呼气。当呼气时气管、支气管缩小,对感受器刺激减弱,进而减少了对吸气中枢的抑制,吸气中枢又逐渐处于兴奋状态,开始了又一次的呼吸

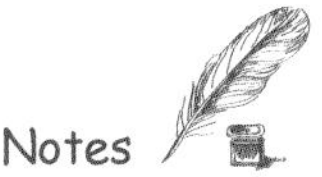

周期。

吸气时气管、支气管腔增宽、胸廓扩张与膈肌下降，呼吸道内压力低于外界压力，有利于气体吸入。反之，呼气时呼吸道内压力高于外界，将气体排出。正常情况下，气管、支气管腔通畅，气管阻力小，气体交换充分，动脉血氧分压为12kPa，二氧化碳分压为5.3kPa，血氧饱和度为96%。呼吸道内有病变时，如气管、支气管炎时，由于黏膜肿胀，分泌物增多，气管、支气管管腔变窄，气道阻力增加，妨碍气体交换，则氧分压降低，二氧化碳分压增高，血氧饱和度也随之降低。

二、清洁功能

呼吸道清洁作用，有赖于气管、支气管内黏液与纤毛的协同作用。呼吸道的黏液，主要来源于气管、支气管黏膜上皮层中黏膜下的黏液腺，而细支气管、肺泡等气体交换部分没有腺体，表面只有一层脂质薄膜物质。气道每日分泌黏液量约为100～200ml。黏膜上皮的漏出液也是气管、支气管内液体的主要来源，正常情况下，黏液借纤毛的运动排出，仅少量作为吸入空气的湿润。黏液的主要成分95%为水分，2%～3%为无机盐，2%～3%为黏蛋白，还有一些脂质。黏液可湿润呼吸道黏膜，维持黏膜层纤毛的正常运动，对细菌、机械性刺激与化学性损伤起表面保护作用。

局部感染或有卡他炎症时，分泌增多，分泌物像地毯样吸附细菌，然后借纤毛运动以排出之。气管、支气管黏膜为假复层柱状纤毛上皮，每一上皮细胞约有200根长约5μm的纤毛，呼吸道内有黏液情况下，它们以每分钟1200次的速度自下而上进行运动，将沉积在支气管内的细菌、颗粒等移送到较大支气管或气管内，然后咳出，以净化与保护呼吸道。

除声带外，喉、气管及支气管整个呼吸道黏膜均为纤毛柱状上皮，上有黏液层。正常纤毛运动，有赖于黏膜表面黏液层。纤毛呈有规律、有节奏的运动，从160～1500次/分的运动使黏液层向喉方向漂动，将黏液及其附着的异物、细菌，以每分钟16mm的速度向外排出。绝大部分空气中吸入的8～20μm粒状物皆附着在支气管黏液层，经纤毛运动排出。纤毛运动对排出气管、支气管的微小异物相当重要。

病理状态下，如缺氧可减慢或停止纤毛运动，呼吸道内分泌物过于黏稠，黏膜过于干燥时，可抑制纤毛运动，使呼吸道保护功能减退。高渗液、低渗液与pH值改变也会影响到纤毛运动。

三、免疫功能

呼吸道免疫功能包括非特异性免疫与特异性免疫。非特异性免疫以黏液纤毛廓清作用和非特异性可溶性因子抗感染作用最重要。非特异性可溶性因子包括溶菌酶、乳铁蛋白、补体和α_1-抗胰蛋白酶等，与sIgA共同起溶菌作用。呼吸道中的细胞免疫作用表现为巨噬细胞集聚与激活，能吞噬与消灭入侵细菌。

特异性免疫包括体液免疫与细胞免疫，在呼吸道分泌物中含有与抗感染有关的免疫球蛋白，如IgA、IgG、IgM与IgE等，这些免疫球蛋白来自于气管、支气管黏膜层内的浆细胞，具有增强呼吸道防御能力的功能。呼吸道分泌物中的免疫球蛋白，一般以分泌性IgA为主，具有抑制细菌生长及中和毒素的作用，是使呼吸道免受感染的主要免疫球蛋白；在婴幼儿出生4个月后逐渐形成，至4～12岁后，达到正常水平。故小儿易发生呼吸道感染。

呼吸道分泌物中还有一定量的IgG，对呼吸道有防御功能。正常时呼吸道内IgE含量不多，但在过敏体质呼吸道分泌物中含量增加，是Ⅰ型变态反应重要反应素抗体。呼吸道中IgM也与变态反应有关。

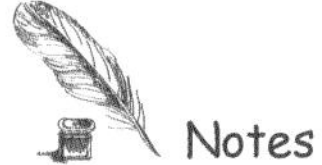

正常情况下，由于呼吸道免疫功能，能使下呼吸道免受病毒或细菌侵犯。免疫功能减退时，则呼吸道发病率增加。

四、防御性咳嗽及屏气反射

（一）咳嗽反射

气管、支气管内壁黏膜下具有丰富的传入神经末梢，主要来自迷走神经。冷、热等机械性刺激，烟尘、刺激性气体等化学性刺激，均能刺激神经末梢而引起咳嗽反射。气管、支气管处感受器对机械性刺激较敏感，而肺叶支气管以下部位的感受器则对化学性刺激比较敏感。感受器受刺激后，沿迷走神经传入延髓，再经传出神经传至声门及呼吸肌而产生咳嗽。肺胀气引起支气管反射性扩大，其感受器可能与反射性呼吸暂停有关，尘粒进入下呼吸道可致支气管收缩。

咳嗽时先作深吸气，接着关闭声门，并发生强烈的呼气动作，同时肋间肌、腹肌收缩，膈肌上升，胸腔缩小，肺内压、胸内压升高，然后声门突然开放，呼吸道内气体以极高速度咳出，并排出呼吸道内分泌物或异物。咳嗽具有维持呼吸通畅作用，由于小儿咳嗽反射能力较弱，排出呼吸道分泌物功能也较差，易发生下呼吸道分泌物潴留。

（二）屏气反射

吸入冷空气或刺激性强的化学性气体后，反射性引起呼吸暂停，声门关闭，支气管平滑肌收缩，使气体不易进入下呼吸道。在支气管与细支气管上皮细胞之间有刺激性感受器。支气管壁突然扩张或萎陷，支气管平滑肌收缩，肺不张或肺的顺应性增加时，这些感受器接受冲动而反射性地引起过度通气和支气管痉挛。

第四节　食管的生理学

食管上连咽部，下接贲门，其主要生理功能是传输作用，由其蠕动功能来完成。食物由口腔进入食管后，食管舒张收缩交替进行呈现波形状蠕动将食团送入胃内。食物在食管中通常不能被消化和吸收。

食物在咽部被吞咽后，进入食管，食管肌肉开始有顺序地收缩和舒张，即在食团上端的食管收缩，食团下端的食管舒张，食团很自然地一段一段地被向下推送着，最后，贲门开放，食物进入胃中。食管因炎症、狭窄、肿瘤时，食管蠕动不规律，食物可停留在食管中间，产生吞咽困难和疼痛。

食管入口平时呈闭合状态，使呼吸时空气不进入胃内。吞咽开始是一种随意性动作，食物经咀嚼后，由舌送入咽部接触到触发区，而引起一系列复杂的不随意反射，传入神经通过舌咽神经，传出神经为迷走神经。发生舌向上向后对着硬腭的动作；腭帆肌及腭咽肌联合关闭鼻咽部；会厌下降及喉前庭部的闭合阻止食物进入气道。在咽肌收缩的一刹那间，内压突然升高，环咽肌即时松弛开放，将食团由会厌两侧推入食管。

吞咽开始后 0.2～0.3 秒即有环咽肌开放，食团达贲门仅 1.5～2.5 秒，即等于食团每秒钟前进 10～20cm。吞咽时喉同时上升也有助于食物团块下降。食物团块经过较慢的食管蠕动被推至食管下端壶腹后，短时间停留。停留部位比较一致，都在食管下端离胃贲门开口 2～3cm 处。胃贲门部表面上似有括约作用，实际上无真性括约肌，食管下端平滑肌的括约样张力及少数横纹肌纤维使贲门部有关闭功能的作用。贲门部突然弛缓使食物进入胃内。

吞咽运动分三期，口咽部期、食管期及贲门胃期，这些复杂的咽下运动都是受到各种神经反射，导致各种不随意动作所完成的，开始于某些感受区，也就是 Pommerenke 区，它分布于舌根、软腭与咽后壁黏膜上，当这些感受体受到食物接触即传入冲动，经由舌咽神经、第Ⅴ脑神经第二支与喉上神经而达于咽下运动中枢所在的第四脑室底。这些感受体的存在极为重要。如口咽与咽部黏膜被麻醉后，则咽下运动受到影响；若神经被各种疾患所损害也将发生咽下功能障碍。

1. 口咽部期　由口腔到咽。由来自大脑皮层冲动的影响下随意开始的。开始时舌尖上举

Notes 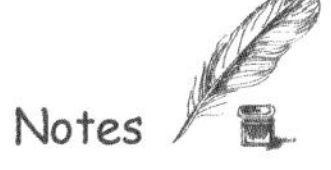

及硬腭，然后主要由下颌舌骨肌的收缩，把食团推向软腭后方而至咽部。舌的运动对于这一期的吞咽动作是非常重要的。

2. **食管期** 由咽到食管上端。通过一系列急速的反射动作而实现的。由于食团刺激了软腭部的感受器，引起一系列肌肉的反射性收缩，结果使软腭上升，咽后壁向前突出，封闭了鼻回通路；声带内收，喉头升高并向并紧贴会厌，封闭了咽与气管的通路；呼吸暂时停止；由于喉头前移，食管上口张开，食团就从咽被挤入食管。这一期进行得极快，通常约需 0.1 秒。

3. **贲门胃期** 沿食管下行至胃。由食管肌肉的顺序收缩而实现的。食管肌肉顺序收缩又称蠕动(peristalsis)，是一种向前推进的波形运动。在食团的下端为一舒张波，上端为一收缩波，这样，食团就很自然地被推送前进(图 5-1-5)。

食管蠕动是一种反射动作。是由于食团刺激了软腭、咽部和食管等处感受器，发出传入冲动，抵达延髓中枢，再向食管发出传出冲动而引起的。

食管和胃之间，虽在解剖上并不存在括约肌，但用测压法可观察到，食管和胃贲门连接处以上，有一段长 4～6cm 之高压区，其内压力一般比胃高 0.67～1.33kPa(5～10mmHg)，因此正常情况下可阻止胃内容物逆流入食管屏障，起到类似生理性括约肌作用，通常将其称为食管-胃括约肌。当食物经过食管时，刺激食管壁上机械感受器，可反射性引起食管-胃括约肌舒张，食物便能进入胃内。食物入胃后引起胃泌素释放，可加强该括约肌收缩，对于防止胃内容物逆流入食管可能具有一定作用。

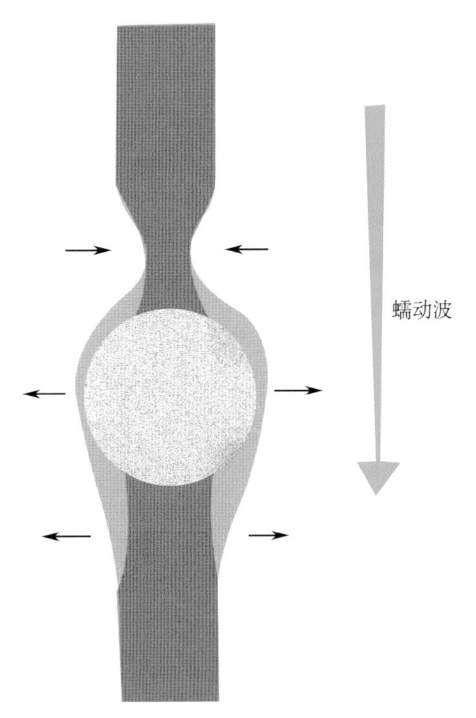

图 5-1-5 食管蠕动的模式图

经食管测压试验证实：在食管上端约 3cm 处，食管腔内的静止压力较高，故把此处称为食管上括约肌，此括约肌由环咽肌和 3～4cm 的上食管组成。吞咽食物时，食管上括约肌松弛，压力下降，食物通过后立即收缩，恢复到原来静止压力状态。括约肌收缩引起的蠕动，上自咽部，下传至上面的食管，蠕动波向下传导，蠕动压力有规律地掠过并达全食管，有利于食物传送。食管上括约肌功能不全时，上述特点消失，进食困难，多见于患脑血管意外、脊髓炎、周围神经炎、肌炎和肌萎缩等时。在食管下端 3～5cm 处(食管裂孔区)，食管腔内压力也显著增高，即所谓高压带区，在吞咽时压力降低，食物通过后即恢复原来压力，这就是食管下括约肌。此括约肌有重要的内关闭机制，可阻止胃内容物从相对高压的胃内，返流到相对低压的食管，当功能不全时，可发生反流性食管炎。

吞咽是一种典型、复杂的反射动作，具有一连串按序发生的环节，每一环节由一系列活动过程组成，前一环节活动又可引起后一环节的活动。吞咽反射传入神经包括来自软腭(第Ⅴ、Ⅸ脑神经)、咽后壁(第Ⅸ脑神经)、会厌(第Ⅹ脑神经)和食管(第Ⅹ脑神经)等处的脑神经传入纤维。吞咽基本中枢位于延髓内，支配舌、喉、咽部肌肉动作的传出神经在第Ⅴ、Ⅸ、Ⅻ脑神经中，支配食管传出神经是迷走神经。

吞咽开始至食物到达贲门所需时间，与食物性状及体位有关。液体食物需 3～4 秒，糊状食物约 5 秒，固体食物较慢，需 6～8 秒，一般不超过 15 秒。

食管蠕动是食管内平滑肌受迷走神经支配所产生的动作，发动于咽部而由食管内部反射所完成，此种反射在与中枢神经联系被切断后仍能继续活动，实验中若切断迷走神经，食管在 24

Notes

小时内呈完全弛缓状态，最初几日内其共济和反射可能不正常，但以后即逐渐恢复活动。

食管蠕动波有原发性及继发性两种，原发性蠕动不间断地向食管下端进行，是推动食物团块主要力量，收缩波之前常有一松弛波出现。继发性蠕动波与口咽期咽下反射无关，主要是在食管上端，相当于主动脉的部位开始，此与食管内膨胀有关。在对狗的试验中也发现咽下或继发性蠕动可促使贲门松弛，且蠕动波如尚未达到贲门即已消失，也能使贲门开放。

口腔与咽部感觉末梢神经若受到刺激，能暂时抑制贲门肌肉张力，刺激胃黏膜也有同样情况，但胃突然膨胀则产生反射性贲门肌张力增加。贲门黏膜受机械性或化学性刺激，也能增加局部张力。逆蠕动极少在正常食管内发现，但若有堵塞情况，则可见逆蠕动由阻塞处向上进行，使食物由食管退出至口内。

除蠕动之外，食管尚有局部性动力，即局部痉挛，此种现象有可能是正常情况，也可能是一种病理状态，多发生于局部炎症、异物、外伤和局部或中枢神经病变等情况之下。深呼吸虽然能使食物暂时缓慢地进入胃内，但横膈继续收缩也不能阻止食物进入胃内，所以，横膈对食管功能并没有多大影响。

正常状态下，经常有少量空气与食物同时咽下，积留于胃底部，饭后部分空气常被嗝出，这是正常现象，由于食管内经常有蠕动，所以空气很少在食管内停留。分析饭后短时期中胃内空气，其中二氧化碳占4.2%，氧气占17.1%，氮气占78.8%，其中二氧化碳较空气内含量略有增加，可能系由胃黏膜所产生。

胸部食管内负压正常是在-0.5～-3.0cmH_2O，因吸气时胸腔内呈负压所致。咽下食物时可发生声音，以听诊器放在胸部能听到，其声音有两种：第一音是在食物极快地进入食管时发生，在吞咽的口咽期后即刻出现。第二音是在食管原发性蠕动完毕后，相当于口咽期后7秒的时间发生。

胃肠、心脏血管和呼吸系统相互之间，在生理上有相当复杂的关系，目前还有很多尚未了解。如食管内的反射通过自主神经系统的联系，可在其他器官内发生不正常的现象，这叫做迷走神经各分支之间的异常反射。

食管有时可呈松曲状态，是多数不规则的局部收缩和扩张的表现，Sheinmel等人认为是由于各段肌肉痉挛与失调所致。这种情况多发于中年以后的男性，在收缩时可能有疼痛感，一般都认为是生理情况。

食管的分泌：迷走神经不但与正常的咽下和食管其他反射作用有关，同时也管制食管的分泌。迷走神经有分泌纤维达食管黏液腺，在对狗的试验中，刺激迷走神经则分泌增加，分泌物最初呈黏稠状，以后渐变为水样，均证明食管分泌受迷走神经控制与刺激而产生。

食管在生理上也是一个排泄引流管，口腔、鼻腔、喉和气管的分泌经过食管而至胃，在胃内被胃液所消化，细菌则被杀灭。

（皇甫辉）

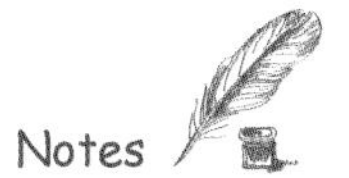

第二章　气管、支气管及食管疾病症状学

第一节　气管、支气管疾病症状学

气管、支气管疾病的症状，主要有咳嗽、咳痰、咯血、气促、哮喘、胸痛与呼吸困难等。这些症状对疾病的诊断有重要价值，但需综合判断。

一、咳　　嗽

咳嗽(cough)是气管、支气管疾病出现最早、消失最晚的特征性症状。临床上可根据咳嗽的性质来判断病变部位。一般来说，响而粗糙的咳嗽，多见于气管、支气管本身的病症；带有金属声的咳嗽，常提示气管受压，如纵隔肿瘤、主动脉弓瘤等；较短而深，伴有疼痛的咳嗽，多为肺实质或胸膜疾病；阵发性咳嗽，常见于支气管哮喘、百日咳、支气管堵塞和支气管扩张等；长期及平卧时加重的咳嗽，多因慢性气管、支气管疾病所致。突发剧烈阵咳，常因气管、支气管异物所致；高音调的阻塞性咳嗽，多为气管、支气管狭窄，若同时伴有哮鸣，应怀疑有支气管肿物、异物，以及支气管内其他原因所致管腔狭窄或气管外压迫。

二、咳　　痰

咳痰(cough phlegm)是继咳嗽后常见的症状。痰液的性质、气味、颜色与量对诊断有重要的价值。气管与支气管黏膜的卡他性炎症呈稀黏液性痰；较深层的炎症则呈稠脓性痰；泡沫状痰多为气管、支气管初期病变；泡沫状粉红色血性痰见于肺水肿；铁锈色痰见于肺炎球菌性肺炎；臭味脓性痰则见于肺脓肿；痰中带血，可能是气管、支气管结核或支气管肺癌。长期咳粘脓性痰，尤其是痰中带血，应作胸部影像学检查与纤维或电子支气管镜检查。

三、咯　　血

咯血(cough blood)是喉及下呼吸道出血经口咯出，急性与慢性气管炎、支气管及肺的肿瘤、结核、肺脓肿、异物、支气管扩张、肺霉菌病、支气管镜手术的损伤、心血管疾病、肝脏病、血液病等皆可引起咯血。咯血先有喉瘙痒感，然后咯出血或夹杂有血的痰液。咯血量多少不等，血为鲜红色，量不多时血中常有泡沫或痰液，量大时可致呼吸道急性梗阻，若不及时救治可发生窒息。咯血为多种疾病的症状之一，故鉴别诊断尤为重要。鼻腔、鼻窦、鼻咽部、口腔以及下咽部等的出血可沿咽后壁流下，而呛入气管咯出。下呼吸道出血时则先有咳嗽而后咯血。食管及胃的出血为呕血。故详细地询问病史及仔细的检查，多能发现出血的部位，胸部影像学及支气管镜检查等可进行鉴别诊断。

四、气促或呼吸困难

由于呼吸肌运动障碍，喉、气管、支气管与肺部的炎症、水肿、狭窄、异物或肿瘤等所致的气管、支气管阻塞，气道阻力增加，气管和支气管分泌物潴留，引起的呼吸障碍。胸腔、心脏以及上呼吸道等处疾病，也可引起气促或呼吸困难。轻度者，引起气急、气促(be short of breath)，重度者，可引起阻塞性呼吸困难，甚至窒息。临床上可分吸气性呼吸困难，呼气性呼吸困难与混合型

呼吸困难三型。因此，应详细地询问病史，仔细地检查，做好鉴别诊断。阻塞性呼吸困难的特征是吸气时有胸骨上窝、锁骨上窝、肋间隙与剑突下四凹征，血气分析除氧分压降低外，多伴有动脉血二氧化碳分压（$PaCO_2$）升高。

五、喘鸣与哮喘

气管、支气管炎症、异物、肿瘤、外伤、过敏、水肿、狭窄等，呼吸时气体通过气管、支气管狭窄处，可发生高音调喘鸣（breathe with voice）音。弥漫性小支气管痉挛可引起呼气延长与哮喘（asthma）。

六、胸　　痛

胸痛（chest pain）常常提示病变已累及壁层胸膜，肺与脏层胸膜无痛觉，所以临床上很多严重的肺部疾病无胸部疼痛，因此胸痛是肺支气管疾病的后期症状。而急性气管、支气管炎常有胸骨后烧灼感或刺痛，咳嗽时加重，结核性胸膜炎时也可引起胸痛，气管、支气管晚期病变，如恶性肿瘤侵入软骨或胸膜，可出现严重持续性胸痛。

第二节　食管疾病症状学

食管疾病可引起消化系统、呼吸系统及心血管系统症状，其中以消化系统症状为主。

一、吞咽困难

吞咽困难（dysphagia）为食管疾病中最主要症状，多为炎症、溃疡、异物、肿瘤等所致。轻重程度不一，轻者有食物下行缓慢感或哽噎感，常由于食管炎症、水肿或痉挛等因素所致，但也可能是食管癌的早期症状；严重者咽下困难，初为咽干硬食物困难，继而半流质，甚至流质饮食也不易通过，多为较大的食管异物、食管狭窄或晚期食管癌所致。

吞咽困难可以单独发生，或合并疼痛、呛咳及反呕等。摄入酸性食物后立即引起疼痛与咽下困难者，多为食管炎症或溃疡所引起；咽下困难伴有呛咳者，常为食管上端阻塞或环咽肌失弛缓所造成，也可因中段食管癌阻塞或伴有食管气管瘘所致；咽下困难有餐后反胃者，多系食管下端梗阻；咽下困难伴声嘶者，常是环后癌向喉内发展或食管癌侵入纵隔压迫喉返神经所致；咽下困难前已有声嘶者，则提示癌肿位于喉内已发展到喉外之梨状窝或喉咽部；咽下困难伴呼吸困难及哮鸣时多为纵隔占位性病变压迫支气管所致。

除食管本身疾病与食管周围的器质性疾病引起吞咽困难外，延髓病变累及第Ⅸ、Ⅹ、Ⅺ脑神经，发生咽缩肌、环咽肌、食管蠕动肌及贲门肌瘫痪，也可引起吞咽困难。

二、呃　　逆

呃逆（hiccup）是膈肌和肋间肌等辅助呼吸肌的阵挛性不随意收缩，伴吸气期声门突然关闭，空气迅速流入气管内，发出特异性声音。呃逆频繁或持续 24 小时以上，称为顽固性呃逆，多发生于某些疾病。按病变部位可分为：

1. **中枢性**　多位于延髓的器质性病变，包括脑肿瘤、脑血管意外、脑炎、脑膜炎；代谢性病变有尿毒症、酒精中毒，其他如多发性硬化等。

2. **外周性**　膈神经的刺激包括纵隔肿瘤、食管炎、食管癌、胸主动脉瘤等。膈肌周围病变如肺炎、胸膜炎、心包炎、心肌梗死、膈下脓肿、食管裂孔疝、胃炎、胃癌、胰腺炎等。

3. **其他**　药物、手术后、精神因素等。

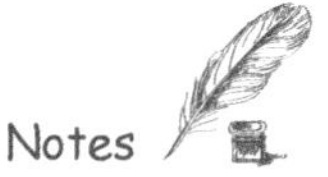

三、胸骨后灼热感及疼痛

急慢性食管炎、食管溃疡、食管憩室、食管外伤或化学刺激作用于食管黏膜皆可引起胸骨后灼热感及疼痛（rear breast bone burn and pain），灼热感可为持续性，但多为间歇性，饮食后尤以因刺激性或酸性食物而加重，疼痛的性质可为灼痛、钝痛、针刺样或牵扯样痛，尤以吞咽粗糙、灼热或有刺激性食物时疼痛加剧。疼痛可累及颈部、肩胛区或肩臂处。与饮食有关之疼痛多表示存在食管疾病。应注意食管癌也可有上述疼痛症状，初期呈间歇性，晚期侵及邻近组织时疼痛剧烈而持续。原因不明胸骨后疼痛，一般治疗无效时，应进行影像学或食管镜检查。

四、呕 血

呕血（spitting blood）系指上消化道出血经口呕出。呕血前常有上腹部不适、疼痛、恶心。呕血量可多少不等，较少时血呈暗红色或咖啡样，量多时可为新鲜血，多混有食物残渣。常见原因有食管炎、表层脱落性食管炎、食管损伤或穿孔、食管癌、腐蚀性食管炎、食管异物、食管静脉曲张、食管结核、梅毒、胃炎、手术创伤引起的应激性溃疡、肝硬化、门静脉梗阻等。

（邱建华）

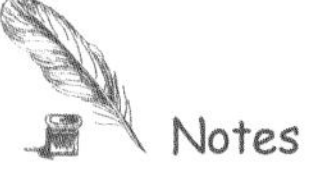

第三章　气管、支气管及食管的内镜检查法

第一节　支气管镜检查法

一、支气管镜的种类

支气管镜检查(bronchoscopy)是指应用硬管、纤维或电子支气管镜检查气管、支气管内病变的方法,目的是明确气管、支气管病变部位、范围和性质。临床上分为三种:

1. 硬管支气管镜(rigid bronchoscope)　是由金属制成的细长管镜,光源置于镜管的远端,镜管远端为一斜面,通过声门时可减少对组织的损伤。经口通过声门导入支气管镜后,可对下呼吸道病变进行诊断和治疗。目前临床上常用的 Hopkins 硬管支气管镜是由镜体、杆状棱镜光学系统、光源、吸引装置及图像显示系统构成,杆状棱镜有不同视角,亮度可调、视野清晰。配以相应带 Hopkins 潜窥镜的异物钳,可直视下进行操作,为其突出之优点(图 5-3-1)。

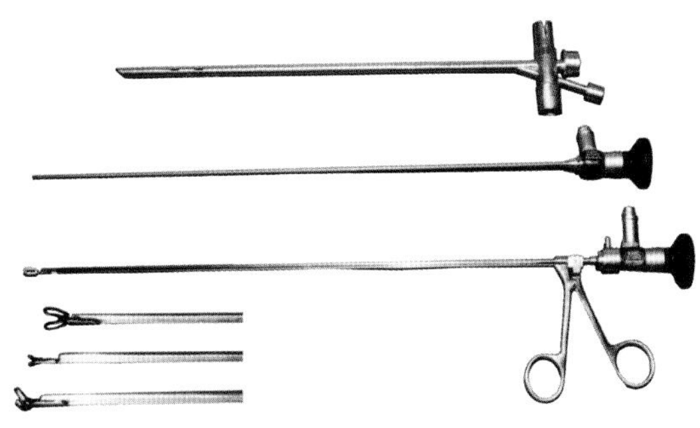

图 5-3-1　Hopkins 支气管镜

2. 纤维支气管镜(bronchofibroscope)　是前端可弯曲的软性细长型内镜(图 5-3-2),内含光导纤维束。内镜可经鼻、口腔、气管切开口或气管插管等途径对气管、支气管进行检查。

3. 电子支气管镜(electronic bronchoscopy)　系内镜的前端安装有微型摄像 CCD,经过光电信号转换,于监视器屏幕上显示清晰,色泽逼真的彩色图像。可利用镜管的纤细、可弯曲性能,对有颈椎病、张口困难或全身情况较差的患者进行检查。

纤维及电子支气管镜由光导成像系统、冷光源、吸引装置等组成,其镜体纤细(不同型号)、成像清晰、操作简便、患者痛苦小,经摄像后由监视器显示图像,可供多人共同观察及会诊,又可同步照相和录像。临床上可根据患者及病变的具体情况选用不同类型的支气管镜进行检查和治疗。不同类型的支气管镜均配有相应的手术器械。

二、支气管镜检查的适应证及禁忌证

【适应证】

1. 检查时使用

(1) 原因不明的长期咳嗽、咯血或痰中带血,取分泌物及病变组织进行微生物培养或病理

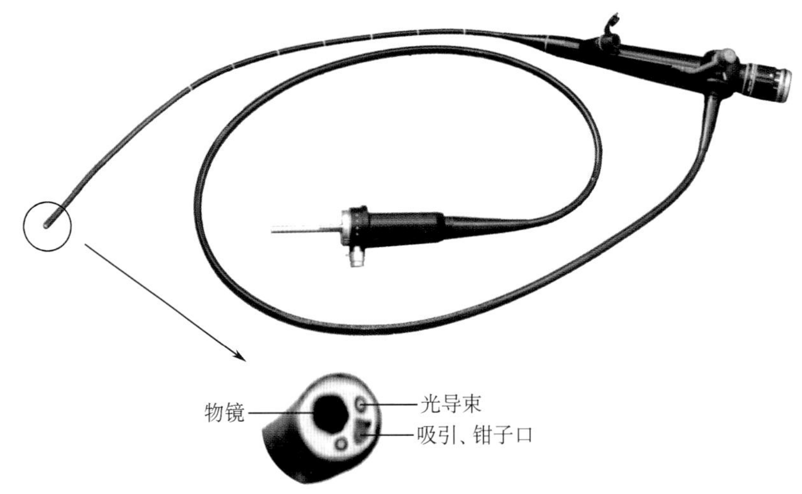

图 5-3-2 纤维支气管镜

检查。

（2）明确气管、支气管或肺部病变原因、范围和性质。

（3）明确呼吸困难的原因，如喉以上部位无特殊发现的新生儿呼吸困难；气管切开术后呼吸困难未改善或拔管困难；气管、支气管狭窄或推移的程度和原因等。

（4）需要正确导入药液的支气管造影术。

（5）用于气管、支气管或肺部手术后的复查。

2. 治疗或抢救时使用

（1）取出气管、支气管异物。

（2）下呼吸道内分泌物稠厚，难以排出或干痂形成，可用支气管镜给药、肺灌洗。

（3）气管、支气管病变的局部治疗。

（4）急性喉阻塞或气管受压迫时，为防止气管切开术中发生窒息可插入硬管支气管镜，以缓解呼吸困难，保证气道通畅。

【禁忌证】 严重的心脏病和高血压、主动脉动脉瘤、活动性肺结核，应为硬管支气管镜检查或治疗的禁忌证。颈椎疾病及张口困难的患者可行纤维支气管镜检查。

三、支气管镜检查法

（一）硬管支气管镜检查法

【术前准备】

1. 术前禁食、水至少 4 小时，以防术中呕吐，引起误吸。

2. 检查前 30 分钟，肌注阿托品 0.5mg，地西泮 5mg。

3. 常规体检，颈胸部 X 线检查，必要时行 CT 扫描，对于呼吸道异物的患者，有助于了解异物的种类、性质、形状、大小等。以便选择合适的手术器械。

4. 保护松动牙齿，取下活动义齿。

5. 手术器械的准备

（1）直接喉镜。

（2）支气管镜：应按年龄大小，选用合适的支气管镜（表 5-3-1）。

（3）吸引器、氧气、光源等。

Notes

表 5-3-1　年龄与支气管镜适用规格

年龄	支气管镜		年龄	支气管镜	
	内径(mm)	长度(cm)		内径(mm)	长度(cm)
<3 个月	~3.0	20 ~ 25	6 ~ 12 岁	5.0	30
4 ~ 6 个月	3.0 ~ 3.5	25	13 ~ 17 岁	5.0 ~ 7.0	30
7 个月 ~ 2 岁	3.5 ~ 4.0	25	成人	7.0 ~ 9.0	30 ~ 40
3 ~ 5 岁	4.0 ~ 4.5	25			

【麻醉】

1. **局部麻醉**　适用于成年人或年龄较大能合作的儿童。表面麻醉法有喷雾法、声门区涂布法、气管内滴入法和气管内注射法等。先以 1% 丁卡因喷雾法作咽喉部表面麻醉后，再根据病情选用上述方法之一。

2. **全身麻醉**　适用于各年龄段，对呼吸道内活动性异物与呼吸困难严重者，应与麻醉医师协商，妥善选择。

【检查方法】

1. **体位**　取仰卧位，肩部与手术台前缘平齐。助手固定受检者头部，将头后仰并高出于手术台面约 15cm，使口、咽、喉基本保持在一直线上（图 5-3-3），以利检查。

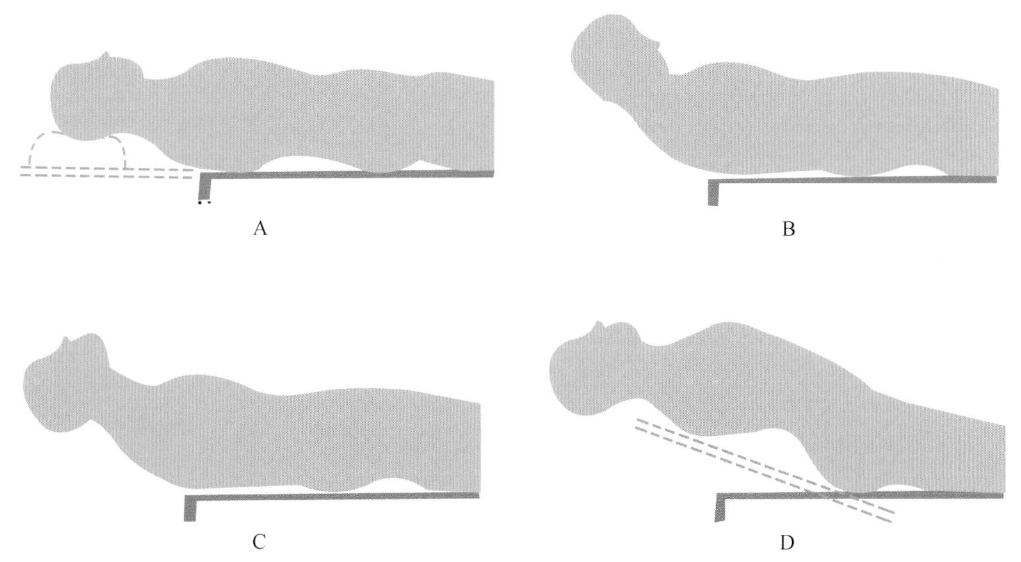

图 5-3-3　内镜检查之仰卧垂头位

A. 肩胛骨中部平手术台头缘　B. 继将受检者头部前屈　C. 颈部位置不变，使受检者头部在寰枕关节处向后仰　D. 错误的体位

2. **支气管镜的导入**　有两种方法：

（1）直接法：适用于成人。右手持支气管镜柄，左手扶住镜管的前段，沿舌中部导入支气管镜，经悬雍垂至舌根部，向下显露会厌，然后以支气管镜远端挑起会厌，暴露声门吸气时顺势将支气管镜通过声门，置入气管（图 5-3-4）。

（2）间接法：适用于儿童。检查时先以直接喉镜暴露声门，再插入支气管镜。由于小儿支气管镜的内径较细、视野较小，不易窥见声门。因此，先以直接喉镜暴露声门，然后经声门将支气管镜插入气管内（图 5-3-5）。支气管镜通过声门时，为了减少阻力和组织损伤，宜将支气管镜旋转 90°，使其前端镜口之斜面朝向一侧声带，然后导入支气管镜。

3. **支气管内镜检查所见**　于气管之末端，可见前后走向的纵形间隔，称隆嵴，为左右支气管

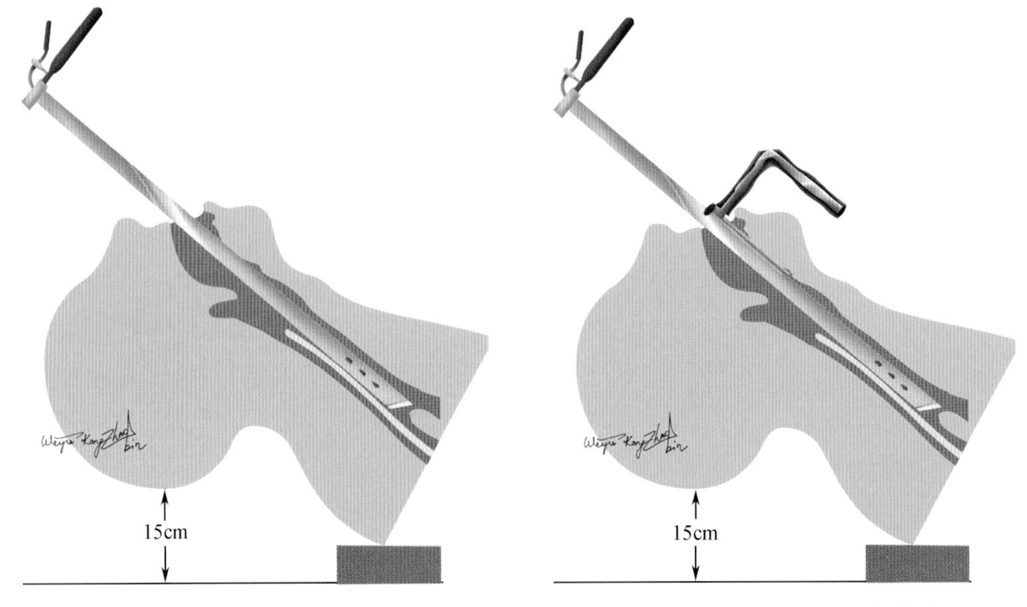

图 5-3-4 直接法导入支气管镜　　图 5-3-5 间接法导入支气管镜

的分界。

检查右侧支气管时，将受检查头部略转向左侧，以便支气管镜进入右侧主支气管。在其外上方、于隆嵴稍下水平，有右肺上叶支气管开口；由于角度关系，硬管支气管镜检查时，此开口暴露较差。若继续插入支气管镜 1～1.5cm，在近前壁处，相当于时钟 11～1 点部位有一横嵴（横膈），其前上与后下分别为右肺中叶与右下肺下叶支气管开口。

右侧支气管检查完毕后，将支气管镜前端退至隆嵴处，并使受检者头部转向右侧，然后将支气管镜进入左侧主支气管。相当于时钟 8～2 点部位可见一斜嵴（斜隔），其前上方为左肺上叶支气管开口，后下方则为左肺下叶气管开口。由于左主支气管较细，与气管纵轴间所形成的夹角较大，因而进入左侧主支气管时，不如右侧方便。

【注意事项】

1. 为使手术顺利进行，首先应注意保持呼吸道通畅，术前对手术器械、光源、吸引器、抢救物品等做充分准备，术中心电监护，以防手术过程中发生意外。

2. 直接喉镜、硬管支气管镜检查时若用力不当，可致上切牙受损或脱落，应采取保护措施，尽量避免。

3. 手术时动作应轻巧，以异物钳夹持异物或以活检钳取组织后，如退出钳子受阻时，应避免盲目用力牵拉，以免损伤管壁，产生并发症。

4. 术后需注意呼吸情况，术中应选用合适的支气管镜。管镜过粗或手术时间过长，易诱发喉水肿。

（二）纤维、电子支气管镜检查法

【术前准备】

1. 详细询问病史及体检，认真阅读 X 线片、CT 片，熟悉气管、支气管的解剖。

2. 术前禁食 4～6 小时，术前半小时肌注阿托品 0.5mg，必要时肌内注射地西泮 5mg。

【麻醉】 通常选用黏膜表面麻醉。视插入以不同途径（鼻腔、口咽、气管切口），采用不同部位的麻醉，当纤维支气管镜进入气管或深入到支气管引起剧烈咳嗽时，可分次通过喉钳插入口再滴入 1% 丁卡因或 2% 利多卡因。

【操作方法】

1. **体位** 可根据病情及全身状况等，取卧位或坐位。

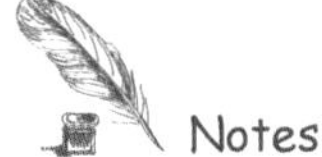

2. 检查时通过口腔或鼻腔,然后经喉进入气管、支气管。由于其镜管较细,管镜之末端可向上下左右各方弯曲,能对较细的支气管腔和硬管支气管镜下不易窥视之部位的检查提供方便,如上叶支气管开口等处进行检查。

3. 取卧位检查时,镜中所见与硬管支气管镜检查方位相同。坐位时,因受检者与术者相对而坐,所见的方位与卧位时相反。

【注意事项】

1. 术中应密切注意患者的全身情况,对年老体弱者应配有心电监护。

2. 注意随时吸除气管、支气管内的分泌物和血液。

3. 麻醉必须完善,呛咳时应分次、少量滴入低浓度的表麻药液,严格控制总剂量,以防麻醉中毒。

4. 保持镜体末端清洁,发现血液或分泌物附着妨碍观察时,可用少量生理盐水冲洗,或将镜体后撤,吸净分泌物,看清管腔后再重新插入进行检查。

5. 镜体内导光纤维易折断损坏,使用时应细致轻巧,术后要注意保养。一般情况下,夹取较大异物时,宜用硬管支气管镜。

第二节　食管镜检查法

一、食管镜的种类

食管镜检查(esophagoscopy)是指应用硬管、纤维或上消化道电子内镜检查食管内病变的检查法,明确食管病变的部位、范围和性质,有助于进一步的诊断和治疗,临床上有三种类型的食管镜。

1. **硬管食管镜**　硬管食管镜(rigid esophagoscope)常用的为扁圆形金属硬管(图5-3-6),光源在镜管的前端,管腔的左右径略大于上下径。因其内径较支气管镜大,故视野较大,有利于病变的观察。

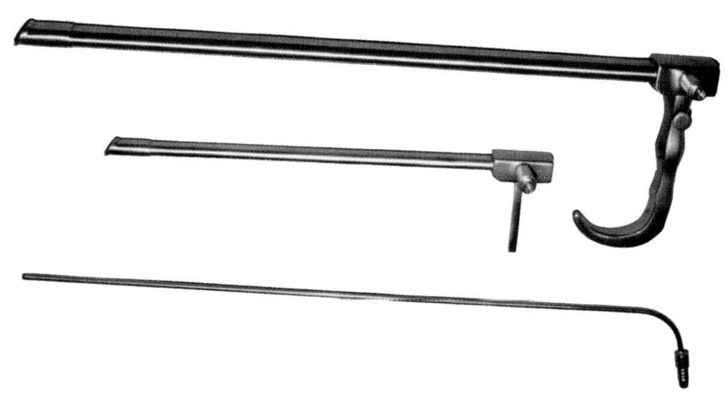

图5-3-6　硬管食管镜

食管镜长度及镜管之内径,有不同规格,应按年龄、病变部位或异物种类等选用合适的食管镜(表5-3-2)。

2. **纤维食管镜(fiberoptic esophagoscope)**　是由导光纤维束构成的软食管镜。由于镜体较细,并可弯曲,故检查时患者痛苦较少。有张口困难、脊椎疾病或全身情况较差者,也可进行手术。

3. **上消化道电子内镜(upper gastrointestinal videoscope)**　对食管和胃均可施行检查、治疗(图5-3-7)。

Notes 

表 5-3-2 年龄与食管镜适用规格

年龄	食管镜		年龄	食管镜	
	内径(cm)	长度(cm)		内径(cm)	长度(cm)
2 岁以下	0.6×1.0	18～20	11～15 岁	0.9×1.3	20～25～35
3～5 岁	0.7×1.0	20	成人	1.0×1.4	35～40～45
6～10 岁	0.8×1.1	20～25	取食管上段较大异物	1.3×2.0	20～30

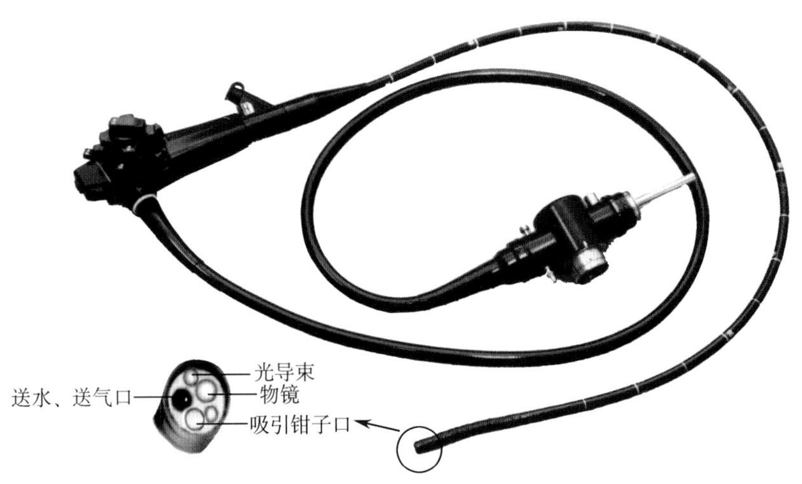

图 5-3-7 上消化道电子内镜

由于纤维食管镜和上消化道电子内镜之前端可以弯曲,改变检查方向,加之照明强、视野广,必要时还可利用充气、冲洗等设备,故能窥见较早期的病变。需要时还可以钳取组织送病理检查,或做摄影、录像等记录,是一种较好的检查方法。

4. **食管镜钳** 有异物钳和活检钳两类。常用的异物钳有鳄口式异物钳、转钳、抱钳等(图5-3-8)。活检钳则多呈杯状,有平头和翘头两种。

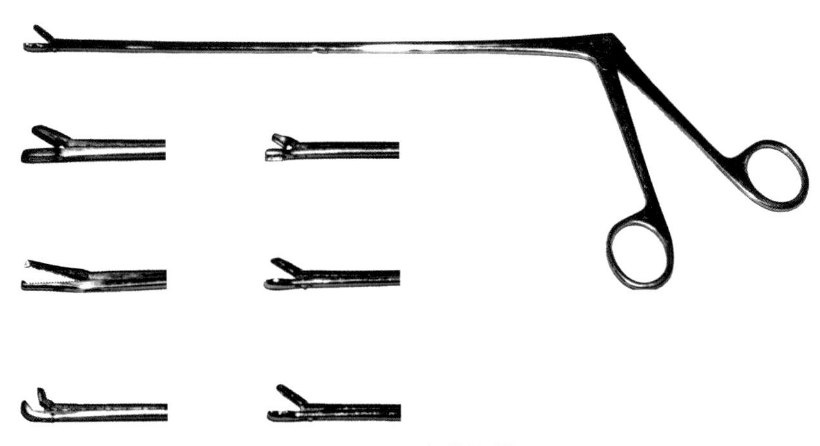

图 5-3-8 食管镜钳

二、食管镜检查的适应证及禁忌证

【适应证】

1. 诊断不明的吞咽困难或吞咽梗阻感。
2. 久治不愈的胸骨后疼痛。

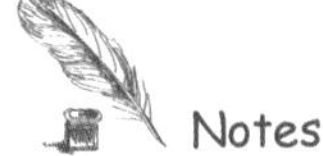
Notes

3. 反复少量的上消化道出血。

4. 长期存在的咽、喉部异物感，不能排除器质性病变者。

5. 食管X线钡剂造影疑有占位性病变，须进一步确定病变的性质、部位及范围。

6. 明确食管异物的诊断。

7. 了解食管狭窄的部位、范围及程度。

8. 查明食管肿瘤的病变范围，并取组织送病理检查。

9. 食管癌术后的复查。

【禁忌证】

1. 食管腐蚀伤急性期、重度食管静脉曲张者。

2. 有严重的全身疾病者，尤以心脏病、主动脉动脉瘤、失水、全身衰竭或兼有呼吸困难等，如非绝对必要，不宜施行食管镜检查。

3. 颈椎病变或张口受限，硬管食管镜检查视为禁忌。

4. 除急诊外，吞钡X线透视检查后不足24小时者不宜立即施行食管镜检查。

三、食管镜检查法

（一）硬管食管镜检查法

【术前准备】

1. 对于食管异物患者，除常规体检、食管X线钡剂检查外，应详细询问异物的种类、性质和形状，以便选择合适的手术器械。

2. 了解全身情况，明确有无并发症，因食管异物或合并感染而影响进食者，术前需补液并应用抗生素治疗。

3. 术前禁食6～8小时，以免术中发生呕吐，并酌情给予适量的阿托品和镇静剂。

【麻醉】

1. 局麻　成人多采用1%丁卡因行咽、喉部黏膜表面麻醉。

2. 全麻　用于儿童和局麻检查不成功的成人。取出义齿托等大型、不规则等尖锐食管异物时，为使食管壁松弛和减少手术损伤，宜采用全麻。

【检查方法】

1. 体位　手术时需调整受检者头位，使食管镜与食管之纵轴走向一致。检查食管上段时，患者体位与支气管镜检查时相同。当食管镜进入中段后应将头位逐渐放低。检查下段时，患者头位常低于手术台2～5cm（图5-3-9）。

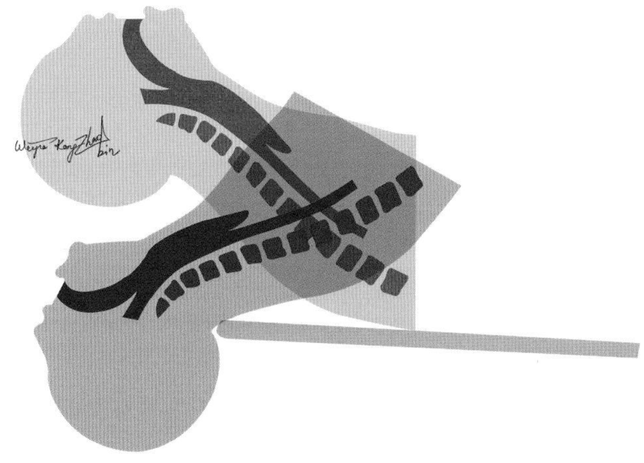

图5-3-9　食管镜检查时患者体位

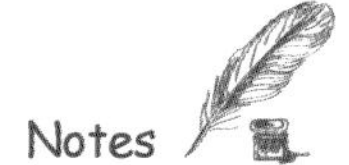

2. 操作步骤

(1) 经梨状窝导入法:右手持食管镜柄,左手扶住镜管之前段沿右侧舌根进入喉咽部。看见会厌及右侧杓状软骨后,则转向右侧梨状窝,然后将食管镜之远端逐渐移向中线,此时如向上提起食管镜,可见呈放射状收缩的食管入口。吞咽或恶心时,环咽肌松弛,食管入口张开并清晰可见时,顺势导入食管镜。

(2) 中线导入法:将食管镜从口腔正中置入,从镜中看清悬雍垂和咽后壁,压伏舌背、会厌,注意保持食管镜位于鼻尖、喉结中点与胸骨上切迹在同一直线上。然后直接从杓状软骨后方送下食管镜,并以左手拇指向前抬起镜管,将环状软骨板推压向前,稍稍送下食管镜,即到达食管入口。

【注意事项】

1. 检查时应注意将食管镜置于食管之中央,使食管各壁充分暴露。仔细观察黏膜有无充血、肿胀、溃疡、狭窄、新生物等情况。一般成人的食管入口约位于距上切牙 16cm 处。于食管中段距上切牙约 23cm 处,可见主动脉搏动。呈放射状的贲门腔隙可于距上切牙约 40cm 处窥见。

2. 食管入口处由于环咽肌的收缩,将环状软骨拉向颈椎,并在后壁形成一隆起使食管入口经常呈闭合状,使食管镜不易进入食管入口(图 5-3-10)。检查时必须待看到食管入口张开后,方可插入食管镜,以减少组织损伤,避免并发食管穿孔。

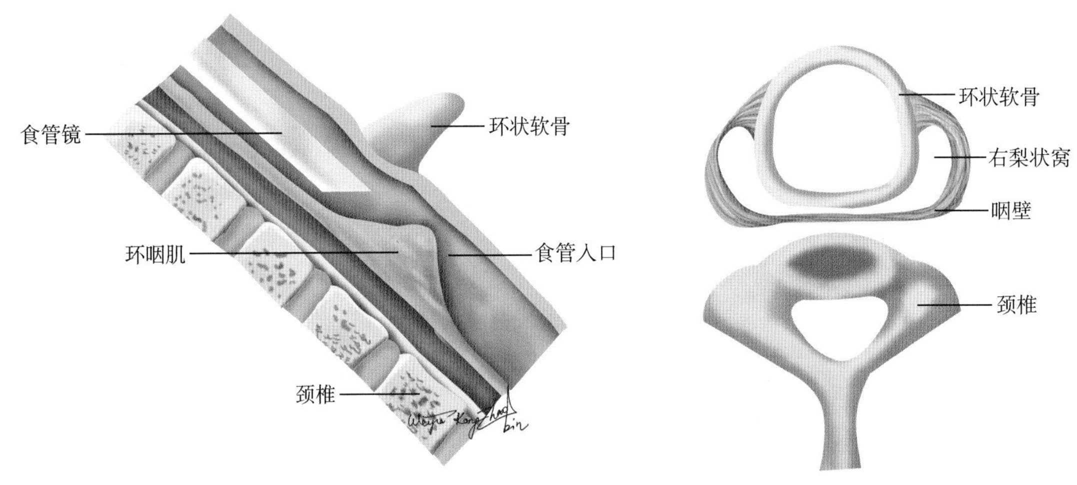

图 5-3-10 食管第一狭窄——食管入口

3. 体位不当、麻醉不充分、患者过分紧张,局部组织肿胀、食管镜过粗等,均可使食管镜不易进入食管入口,术中应认真分析原因,予以纠正。

4. 检查小儿时,若选用食管镜较粗时,易压迫气管后壁,可致呼吸困难。因此,于全麻检查时,宜采用气管插管。局麻时如发生呼吸困难,应及时退出食管镜,以保持呼吸道通畅。

(二) 纤维、上消化道电子内镜食管检查法

【术前准备】

1. 详细询问病史及体检,认真阅读 X 线片、CT 片,熟悉气管、支气管的解剖。

2. 术前禁食 6~8 小时,术前半小时皮下注射阿托品 0.5mg,必要时肌内注射地西泮 5mg。

【麻醉】 一般采用黏膜表面麻醉即可。用 1% 丁卡因喷入口咽及下咽部 3~4 次,每次间隔 3~5 分钟。

【检查方法】 患者取左侧卧位,头部垫枕,双腿弯曲,上肢置于胸前,全身肌肉放松,口含牙垫,下面放置一空弯盘。经口插入镜管,随吞咽动作及利用镜体前端可以弯曲的特点,经梨状窝至环后区,待食管入口张开时进入食管,逐渐下向深入检查,镜下所见同硬管食管镜。

Notes

【注意事项】

1. 操作轻柔,密切注意患者的全身情况。

2. 注意观察食管黏膜皱襞及管腔的形态,发现病变后应记录其距上切牙的距离,病变的方位及范围。

3. 疑为食管静脉曲张或血管瘤,切勿进行活检。

（邱建华）

Notes 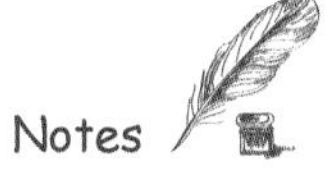

第四章　气管、支气管异物

气管、支气管异物是最常见危重急诊之一，可发生窒息及心肺并发症而危及患者生命。常发生于5岁以下儿童，临床所指气管、支气管异物大多属于外源性异物。异物进入气管、支气管后，引起局部病理变化，与异物性质、大小、形状、停留时间与有无感染等因素有重要密切关系。异物存留于支气管内，因阻塞程度不同，可导致阻塞性肺气肿、气胸与纵隔气肿、肺不张、支气管肺炎或肺脓肿等病理改变。本章将重点介绍气管、支气管异物的病因、病理、临床表现、并发症、诊断、治疗、预后及预防。

【病因】 气管、支气管异物常发生于儿童，80%～91.8%在5岁以下；老年人咽反射迟钝，也易产生误吸；有时偶见成人。常见病因有：

1. 小儿牙齿发育与咀嚼功能不完善，咽喉反射功能不健全，不易将瓜子、花生等食物嚼碎；将物体或玩具置于口中玩耍，对异物危害无经验认识；在跑、跳、跌倒、做游戏、嬉逗或哭闹时，异物很易吸入呼吸道。

2. 全麻、昏迷、酒醉与睡眠等状态的患者，由于吞咽功能不全，可误吸呕吐物或松动的义齿。

3. 玩耍或工作时，将玩具、针、钉及扣等含于口中，遇有外来刺激或言谈，哭笑或绊倒等而误将异物吸入。

4. 手指伸入口内或咽部企图挖出异物，或钳取鼻腔异物不当时，异物吸入呼吸道。

【异物种类】 异物有内源性与外源性两类，呼吸道内血液、脓液、呕吐物及干痂等为内源性异物；而经口误吸的一切异物属外源性异物。临床所指气管、支气管异物大多属于外源性异物。急性或慢性支气管疾病中的渗出物、痂皮、脱落的纤维蛋白膜、白喉假膜、支气管结石、干酪样物、死骨片等均属内源性异物。按异物性质分为植物性、动物性、矿物性与化学合成品等几类异物，临床上以花生米、瓜子、豆类等植物性异物最常见，约占全部呼吸道异物的80%；其次为动物性异物，如鱼刺、骨片等；此外有铁钉、石子等矿物性异物，塑料笔帽、橡皮、义齿等化学制品类异物。

【异物部位与病理】 气管、支气管异物停留部位与异物的性质、大小、形状、轻重、异物吸入时患者体位及解剖因素等有密切关系。除少数存留于声门下，绝大多数位于气管与支气管内。尖锐或不规则异物易固定、嵌顿于声门下区；轻而光滑异物随呼吸气流上下活动，多数异物均可活动变位；在解剖学上右主支气管与气管长轴相交角度小，几乎位于气管延长线上，左主支气管则与气管长轴相交角度较大，同时右主支气管短而管径较粗，气管隆凸偏于左侧，故右侧支气管异物的发病率高于左侧支气管。

异物进入气管、支气管后，所引起的局部病理变化，与异物性质、大小、形状、停留时间与有无感染等因素有重要密切关系。

1. **异物性质**　植物性异物如花生、豆类等，由于其含有游离脂酸，对气道黏膜刺激性大，可发生弥漫性炎症反应，促使气管与支气管黏膜充血、肿胀、分泌物增多，临床上称“植物性支气管炎”。矿物性异物对组织刺激小，炎症反应轻。金属性异物，刺激性更小，但铜、铁易氧化与生锈，存留时间长，可引起局部的肉芽增生，较其他金属刺激性稍大。动物性异物及化学制品，对组织刺激比矿物大比植物性小。

2. **异物大小与形状**　光滑细小异物的刺激性小，很少引起炎症；尖锐、形状不规则异物可穿透损伤附近软组织，容易引起并发症。

3. **异物存留时间**　异物存留越久，危害越甚，尤其以刺激性较强、易变位或在气道内形成阻塞的异物为严重。长久存留异物，加重支气管阻塞，进而引起肺气肿、肺不张，若合并感染，可引起肺炎与肺脓肿等。

4. 异物存留于支气管内，阻塞程度不同，可导致不同的病理改变。

（1）不全阻塞：异物较小、局部黏膜肿胀较轻时，异物呈呼气瓣状阻塞，吸气时支气管扩张，空气尚能经异物周围间隙吸入；呼气时支气管收缩，管腔变窄将异物卡紧，空气排出受阻，致远端肺叶出现阻塞性肺气肿（图 5-4-1），严重者肺泡破裂而形成气胸与纵隔气肿等。

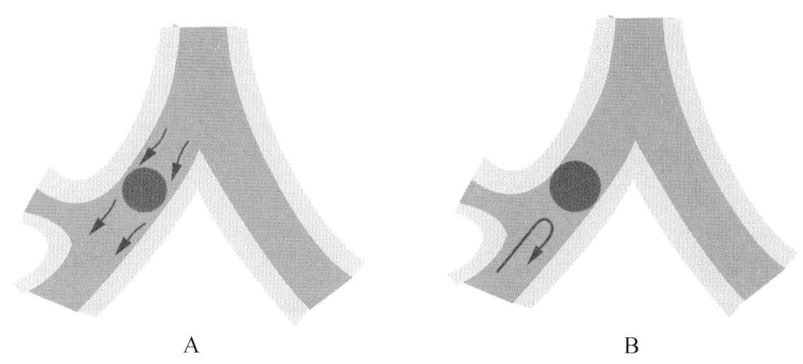

图 5-4-1　不全阻塞型（引起肺气肿）
A. 吸入（口径增宽）　B. 呼出（口径缩小）

（2）完全性阻塞：异物较大或局部黏膜肿胀明显时，使支气管完全阻塞，空气吸入受阻，远端肺叶内空气逐渐被吸收，而发生阻塞性肺不张（图 5-4-2）。病程若持续过久，远段肺叶因引流受阻，可并发支气管肺炎或肺脓肿等。

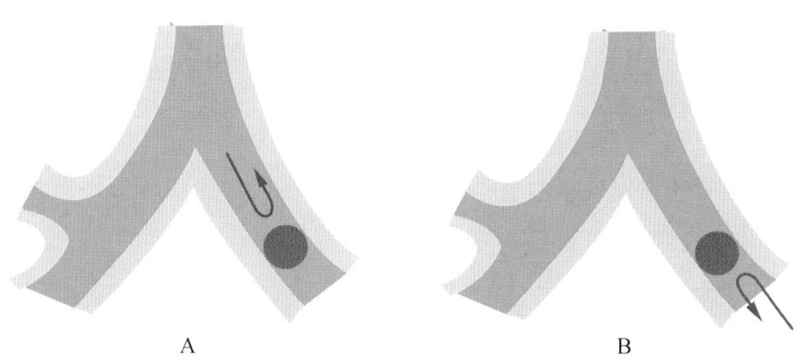

图 5-4-2　完全性阻塞型（引起肺不张）
A. 吸入　B. 呼出

【临床表现】　气管支气管异物的症状与体征一般分为四期：

1. **异物进入期**　异物经过声门进入气管时剧烈咳嗽，有时异物可被侥幸咳出。若异物嵌顿于声门，可发生极度呼吸困难，抢救不及时窒息死亡。异物进入支气管内，除有轻微咳嗽或憋气外，可没有明显的临床症状。

2. **安静期**　异物进入气管或支气管后，可停留于大小相应的气管或支气管内，此时无症状或只有轻微症状，如咳嗽、轻度呼吸困难，个别病例可完全无症状，临床上称之为无症状安静期。小金属异物若进入小支气管内，此期可完全没有症状。安静期时间长短不定，短者可即刻发生气管堵塞和炎症而进入刺激或炎症期。

3. **刺激与炎症期**　异物局部刺激和继发性炎症，或堵塞支气管，可出现咳嗽、肺不张或肺气肿的症状。

4. 并发症期 轻者有支气管炎和肺炎，重者可有肺脓肿和脓胸等。临床表现有发热、咳嗽、多为脓性痰、呼吸困难、胸痛、咯血及体质消瘦等。并发症期时间长达数年或数十年，时间长短视异物大小、有无刺激性及患者体质与年龄等而定。

气管异物临床表现为：异物进入气道后，立即发生剧烈呛咳、呕吐，伴面红耳赤、憋气、呼吸不畅等症状，较大异物即刻可发生窒息。常见症状为气喘哮鸣，由于气流经异物阻塞处发声所致；气管拍击声，为异物随气流向上撞击声门下区所致，以咳嗽时更显著，听诊器置于颈、胸部气管区即可闻及此声。

支气管异物临床表现早期症状与气管异物类似。异物进入支气管后，咳嗽症状可减轻或无症状。当异物尚能活动时，则有痉挛性高声呛咳，呼吸时虽有部分阻塞现象，但不引起明显肺部病变；异物停留阻塞支气管腔时，可能发生呼吸困难或胸部不适感；异物为植物性异物，支气管炎症多较明显，常有发热、痰多、咳嗽等症状。呼吸困难程度与异物部位及大小有关；若两侧支气管内均有异物堵塞，呼吸困难多较严重。胸部叩诊时患侧呈过清音或浊音，肺部听诊时患侧呼吸音减弱或消失。

【诊断与鉴别诊断】

1. 病史与体征 据患者异物吸入病史或可疑病史、异物种类、典型症状、肺部体征及并发症等，一般不难确诊。

2. X线检查 对诊断气管支气管异物有很大辅助作用，不透光金属异物在正位及侧位X线透视或拍片下可直接诊断。对透光异物则可根据其阻塞程度不同而产生肺气肿或肺不张等间接证据而诊断。胸部透视较胸部X摄片具有更高诊断准确率，可直接观察纵隔摆动的情况。

（1）阻塞性肺气肿：胸部X线透视时，可发现患侧肺部透亮度明显增加，下降，活动度受限，呼气时支气管变窄，空气不能排出，患侧肺内压大于健侧，心脏及纵隔被推向健侧；吸气时健侧肺内压力增加，心脏及纵隔又移向患侧，从而出现纵隔摆动现象。该征象是诊断支气管异物的重要依据，正确诊断率可达90%。

（2）阻塞性肺不张：X线透视时，患侧肺野阴影较深，横膈上抬，心脏及纵隔移向患侧，呼吸时保持不变。

3. 支气管镜检查 支气管镜有诊断、鉴别诊断及治疗作用，气管、支气管异物的确切诊断与治疗最终要通过支气管镜来完成。对有些患者异物史不明确，症状体征不典型，X线检查肺内确有病变，但既不像肺结核，又不似典型支气管肺炎，更不像其他肺部疾病，应怀疑支气管异物存在，可先按短期抗感染治疗，如无明显治疗效果，可进一步作支气管镜检查以进一步明确诊断。

气管、支气管异物临床上应与急性喉炎、支气管肺炎与肺结核等疾病进行鉴别。

【治疗】 气管、支气管异物是危及患者生命的危重急症，及时诊断，尽早取出异物，以保持呼吸道通畅。气管、支气管异物可经直接喉镜或支气管镜经口腔、或在个别情况下经气管切开处取出异物，是治疗气管、支气管异物最有效的方法。凡通过支气管镜确实无法取出的异物，可行开胸手术、气管切开取出异物。

1. 气管、支气管异物取出术的麻醉 婴幼儿气管、支气管异物取出，可不用任何麻醉，俗称“无麻”，适合于中小型急诊气管、支气管异物。但是，气管、支气管对呼吸功能影响较大，异物性质、大小、形状及所在部位以及患儿年龄因素等都阻碍其通气功能，异物尚可引起肺炎、肺不张及肺气肿等并发症，致使肺泡交换面积减少、无效腔及残气量增加，肺活量减少，加重呼吸功能障碍。“无麻”下为患儿行气管支气管异物取出，患儿恐惧与烦躁不安，代谢增加，氧耗量更大，插入支气管检查时，气管管腔更狭小，更加重患儿呼吸功能障碍严重性；喉、气管及支气管均有迷走神经支配，小儿神经系统又不够稳定，施行支气管镜检查时，手术器械刺激，易诱发喉痉挛与其他一些反射，加重缺氧与二氧化碳蓄积，诱发心搏骤停等危险，无麻手术将承担较大手术风

Notes

险。现多数人主张气管、支气管异物均应在全麻下手术，“无麻”仅在紧急情况下使用。

全麻下，患儿安静、咳嗽少、肌肉较松弛，喉反射减弱或消失，支气管检查操作时可避免迷走神经反射，可耐受较长时间检查与取出操作。全麻适合于支气管异物较大或不规则形状；主支气管内大而易碎的植物性异物；支气管阻塞性异物；肺段支气管的细小异物；诊断不明确或预计手术操作需时较长者以及无麻探取异物失败的大部分患者。全麻有乙醚麻醉、γ-羟基丁酸钠静脉复合麻醉等方法，术中采用高频喷射通气（HFJV）被公认是一种安全而有效的通气给氧技术。

2. 直接喉镜下气管支气管异物取出法　操作简便，成功率高，节省时间，可避免使用支气管镜后所引起的喉水肿。仰卧位，用直接喉镜挑起会厌，充分暴露声门裂，用下开口异物钳，于吸气时声门裂张开之际，伸入声门下区，呼气或咳嗽时将钳口上下张开，在异物随气流上冲瞬间，夹住异物。夹住异物后，应选将钳柄作逆时针旋转90°，使钳嘴两叶与声带平行，退出声门裂。即临床上所谓的“守株待兔”方法。在气管或支气管内探取异物时，若夹住黏膜、气管隆凸或支气管分叶隆凸时，轻轻牵拉异物钳时则有弹性阻力感觉，切忌异物钳强行拉出，以免造成严重损伤。异物取出后应详细检查异物是否完整，如有残余，可再次夹取。在直接喉镜下多次试取未果，则视情况立即或择期改用支气管镜法取异物。

3. 经支气管镜异物取出法　直接喉镜下不能取出的异物，尖锐有刺非活动性异物等绝大多数支气管异物均应以支气管镜法取出。取仰卧位，直接喉镜挑起会厌，暴露声门，以大小适当的支气管镜于患者吸气时越过声门裂，进入气管内，然后取下直接喉镜。成人可不用喉镜而直接插入支气管镜（直接导入法）。窥见异物后，将支气管镜远端接近异物，察看并根据露出部分的异物形状、位置、周围黏膜肿胀情况及空隙，伸入异物钳夹取异物，异物若为易碎异物，用力不可太大以免夹碎；若系金属类异物，要用力夹紧；异物体积小可将其从镜管内取出，不完整的碎块，可反复夹取，或用吸引管吸出；异物较大不能由镜内取出者，宜夹紧异物，将之拉拢固定于支气管镜远端，使支气管镜、异物钳连同异物以相同速度三位一体缓缓向外退出。手术中，应随时吸净呼吸道内分泌物。

4. 术前准备：

（1）气管、支气管异物是一种必须及时处理的急症，一般应尽早取出，以避免或减少发生窒息及并发症的机会。如病情允许，术前禁饮食4～6小时，以免术中呕吐，发生误吸。

（2）患者若无明显呼吸困难，但因支气管炎、肺炎等并发症出现高热、体质虚弱者，宜先行抗感染补液支持疗法，密切观察有无突发呼吸困难征象，待体温有所下降，一般情况好转后再行异物取出术。如呼吸困难加重，病情危急，应立即手术，进行抢救。

（3）若病情危重，呼吸极度困难，可先行气管切开术，以免发生窒息。

（4）查体时重点行心肺听诊检查，并注意缺氧情况。已有气胸、纵隔气肿等并发症时，应首先治疗气胸或纵隔气肿，待积气消失或明显缓解后再行异物取出术；伴有心力衰竭时应予强心剂治疗。

（5）术前应详细了解异物的性质、种类、形状、大小及停留部位，同时挑选适当器械，根据患儿年龄大小选择合适的直接喉镜、支气管镜、异物钳及吸引器等，对于特殊异物最好有一个相同的异物作样本，模拟钳回异物的方式与手术过程确定手术方案。准备好急救用品。

（6）对于患儿极度虚弱，伴有严重并发症如心衰等，应请专科医生纠正心衰与全身状况，减少手术困难。

（7）术前X线检查有助诊断和治疗。金属性或其他不透光异物，X线检查时可清楚显影；对于声门下区或颈段气管内异物，应注意与食管上段异物相鉴别；对于支气管内花生、瓜子等透光性异物，X线检查常表现为肺气肿或肺不张与纵隔摆动。

（8）取气管支气管异物是一种紧张且有一定危险性的手术，术中可能发生窒息、心搏骤停等意外，因此，手术前应充分准备，包括急救药物、氧气、气管切开术器械、人工呼吸机等，并安排

Notes 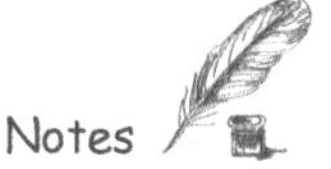

好人员，适当分工，以便抢救时临危不乱，配合默契，使患者转危为安。

5. 术中操作：

(1) 异物久留呼吸道后，可引起局部黏膜肿胀而增加钳取时的困难，并有随时发生窒息危险，所以应尽早将其取出。若患者在近日内已作过支气管镜检查，但未能取出异物，估计异物嵌顿于支气管内，暂时不至于堵塞气道时，可严密观察1～2天后再行检查及异物取出术。

(2) 支气管镜下明视异物后应先将其表面之分泌物或血液吸尽，仔细观察异物及其与周围关系，争取一次将异物取出。多次钳夹会损伤异物周围之管壁，引起黏膜肿胀、出血或将异物推向深处，增加再钳取时的困难。

(3) 最好能将异物整块取出，夹碎后异物不易取尽，并可进入支气管深处，增加手术困难。

(4) 取异物时要尽量减少在气道内所受到的阻力。嵌顿在支气管内已久的异物，阻力来自管壁黏膜的肿胀或纤维化或远端的负压，取出时最重要的问题是克服这方面阻力；钢丝或一枚针如其一端已经倒刺入支气管壁内，取出时要解除刺入管壁所引起阻力；若异物为一个玻璃球或蚕豆，在经过声门时易受阻、脱落，应注意选用适当的器械，增加手术成功机会。

(5) 严防钳拉支气管间隔。夹住异物后钳子退出遇阻力或钳子随呼吸运动有伸缩，提示夹住支气管间隔可能，应放开钳口，重新夹取，取左支气管异物时，钳口应取前后方向。取右支气管异物时，则应取左右方向，以防误钳夹支气管间隔。

(6) 不要将气管壁弄破，使用带齿钳子时必须注意不要将气管壁夹破。

(7) 取异物时常有一定阻力，但阻力不应太大。钳拉异物时不可过分用力，阻力较大时应检查异物位置及其和周围组织的关系。

(8) 过声门时，防止滑脱。较大的异物通过声门时易被声带挡住而脱落，应夹紧异物，并使其靠拢支气管镜口，以作保护。过声门时动作要快，并使异物长轴与声门裂平行。如不慎滑脱，应立即通过喉镜用喉异物钳将异物取出。必要时重新插入支气管镜。

(9) 术中如患者呼吸突然停止，不要退出支气管镜，应尽力迅速钳取异物，使堵塞的气道通畅，恢复呼吸。若一时难以取出异物，应尽快设法保持一侧支气管通畅，经支气管镜给氧，待呼吸情况好转后，再作进一步处理。

(10) 预防喉水肿。其要点是选用口径合适的支气管镜，术中支气管镜进出声门次数不宜过多，手术时间不要持续过长。使用糖皮质激素类药物可减轻喉水肿的程度。

6. 术后注意事项：

(1) 加强护理，密切观察病情，严密观察呼吸，若有喉水肿发生伴严重呼吸困难，药物未能控制时，应作气管切开术。

(2) 酌情使用抗生素及糖皮质激素，以防发生并发症。

(3) 术后仍有异物的症状与体征者，应作胸部X线检查，若仍有肺气肿或肺不张，经抗感染治疗后症状及体征仍存在，可能尚有异物残留，应选择适当时机，再次行支气管镜检查。

(4) 注意观察有无气胸、纵隔气肿、皮下气肿等并发症，一旦发生，宜请胸外科会诊，共同诊治。经多种方法多次试取仍无法取出异物或异物嵌顿较紧，应请胸外科协助，行开胸手术。

【预后】 气管、支气管异物若不及时诊治，预后严重。早期由于窒息，晚期由于心肺部并发症，以及术中或术后，均可发生危险或引起死亡。根据国内外报道，异物自然咳出可能性为2%～4%，死亡率为1.6%～7%。一般气管、支气管异物未发生并发症，顺利取出后，预后良好。选择合适的支气管镜及异物钳，技术操作熟练，时间短，支气管镜检查，一般术后不致发生喉水肿，可避免做气管切开术。已发生肺不张、肺气肿或支气管肺炎等并发症，时间较短，异物顺利取出后一般都能很快恢复。若肺不张已存在2～3周，必然发生化脓性支气管炎，异物虽经取出，支气管也需2～3周后，才能恢复通气。较长时间支气管阻塞性异物如笔帽、螺丝钉等所致的长期肺不张、炎症数月甚至半年以上，取出异物后可遗留支气管扩张或同时有肺的纤维性

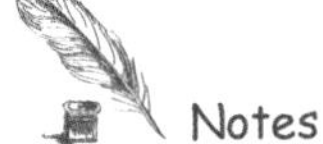

病变。

【预防】 气管支气管异物是一种可以预防的疾病，其预防要点：

1. 开展宣教工作，教育小孩勿将玩具含于口中玩耍，若发现后，应正确引导，使其自行吐出，切忌恐吓或用手指强行挖取，以免引起哭闹而误吸入气道。

2. 家长及保育人员应管理好小孩的食物及玩具，避免给3～5岁以下的幼儿吃花生、瓜子及豆类等食物。

3. 成人进食过程中，勿三心二意、高声谈笑；小儿进食时，不要嬉笑，家长不应在儿童进食时打骂，对儿童更不应采用"捏鼻灌药"的方法强迫儿童服药。

4. 重视全身麻醉及昏迷患者的护理，须注意是否有义齿及松动的牙齿；将其头偏向一侧，以防呕吐物吸入下呼吸道；施行上呼吸道手术时应注意检查器械，防止松脱；切除的组织，应以钳夹持，勿使其滑落而成为气管支气管异物。

（皇甫辉）

Notes 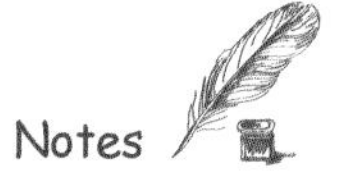

第五章 食管异物

食管异物是常见急症之一，进食匆忙或注意力不集中，食物未经仔细咀嚼而咽下等均可引发食管异物。异物最常嵌顿于食管入口处，其次为食管中段，发生于下段者较少见。一般以成年人多见，异物种类以鱼刺、肉骨、鸡鸭骨等动物异物为常见，北方地区则以植物类异物如枣核最为常见。可有吞咽困难、吞咽疼痛与呼吸道症状等临床表现，尚可引起食管穿孔、颈部皮下气肿或纵隔气肿、食管周围炎、纵隔炎、大血管溃破与气管食管瘘等并发症。本病确诊后，应及时经食管镜或胃镜取出异物。本章重点将介绍食管异物病因、病理、临床表现、并发症、诊断、治疗及预防。

【病因】 食管异物(foreign bodies in the esophagus)是常见病、多发病，其发生与年龄、性别、饮食习俗、精神状况及食管疾病等因素有关，常见病因有：

1. 进食匆忙或注意力不集中，食物未经仔细咀嚼而咽下而发生食管异物。
2. 老年人牙齿脱落，咀嚼功能较差，口内感觉欠灵敏，食管口较松弛等，易误吞异物。
3. 小儿磨牙发育不全，食物未经充分咀嚼或有口含小玩物的不良习惯，是小儿发生食管异物常见原因。
4. 成人因自杀企图等自主行为吞咽各类较大物品，而形成食管异物。
5. 食管本身的疾病如食管狭窄或食管肿瘤时引起管腔变细，也是食管异物发生原因。

食管异物常嵌顿于食管入口处，其次为食管中段即第二狭窄处，发生于下段者较为少见。异物种类以鱼刺、肉骨、枣核、义齿等为最多见。

【病理】 异物嵌于食管某一部位后，食管局部黏膜产生炎症反应，其程度轻重依据异物有无刺激性、边缘是否锐利以及异物存留时间长短等而不同。光滑无刺激异物如硬石等，虽在食管内存留数月或数年之久，食管仅有局部轻度肿胀及炎症；而骨类、枣核等异物，食管局部黏膜迅速出现炎症肿胀，发生溃疡或穿孔，进而形成食管周围炎、纵隔炎或脓肿等；长期存留在食管内异物可产生食管狭窄，其上段可有扩大或有憩室形成；极少数病例逐渐破溃进入气管而形成气管食管瘘，进入胸腔则可并发气胸或脓胸，如破溃至主动脉弓或其他大血管则可引起大出血而死亡。

【临床表现】

1. 吞咽困难(dysphagia) 其程度与异物形状、大小、有无继发感染等有关，较小且较光滑异物虽有吞咽困难，但仍能进流质饮食；异物较大、尖锐性异物或继发感染时，可完全堵塞不能进食，严重者饮水也困难。吞咽困难明显时，可伴有流涎、恶心、反呕等症状。

2. 吞咽疼痛(swallow pain) 疼痛程度因异物形状、大小与性质及有无继发感染等而不同。异物较小或较圆钝时，常仅有梗阻感，疼痛较轻；尖锐异物位于食管入口时，疼痛局限于颈正中或颈侧，伴有压痛，吞咽时疼痛更甚，患者常能指出疼痛部位；异物位于食管上段时，疼痛部位常在颈根部或胸骨上窝处；胸段食管异物则出现胸骨后疼痛，可放射至背部；食管穿孔并发纵隔感染与脓肿时，疼痛加剧，伴有高热等全身症状。

3. 呼吸道症状 异物较大，向前压迫气管后壁，或异物位置较高，未完全进入食管内，外露部分压迫喉部时，均可出现呼吸困难。可发生于小儿，唾液潴留流入喉内，或气管穿破形成食管气管瘘，常可引起呛咳。

4. **颈部活动受限**　以食管入口处有尖锐异物或已有食管周围炎者为著,因颈部肌肉痉挛使颈项强直,头部转动困难。

5. **发热**　引起食管炎、食管周围炎、纵隔炎和颈深部感染等并发症时,患者可有体温升高、全身不适等症状。

6. 食管异物致食管穿破而引起感染者发生食管周围脓肿或脓胸,则可见胸痛,吐脓,损伤血管则可有出血,黑便等。

【诊断】

1. **异物史**　根据患者明确的异物误吞史,并有咽下困难、疼痛或其他症状,可初步诊断食管异物。

2. 异物位居食管上段时,患者颈部常有轻微压痛。用间接喉镜检查下咽部,发现梨状窝有唾液存留。

3. **颈部检查**　在胸锁乳突肌前缘向内侧压迫食管时有刺痛,或移动气管有疼痛,此对尖形刺激性异物有诊断意义。

4. **皮下气肿**　若出现皮下气肿,可能有食管穿孔。

5. **X线检查**　对不透射线的如金属异物具有决定性诊断意义(图5-5-1、图5-5-2)。对于枣核、鱼刺、肉骨等在X线不显影的异物,应做食管钡剂检查,以确定异物是否存在及所处位置。凡疑有食管穿孔时,禁用钡剂食管造影,改用碘油、泛影葡胺等造影剂行食管造影。

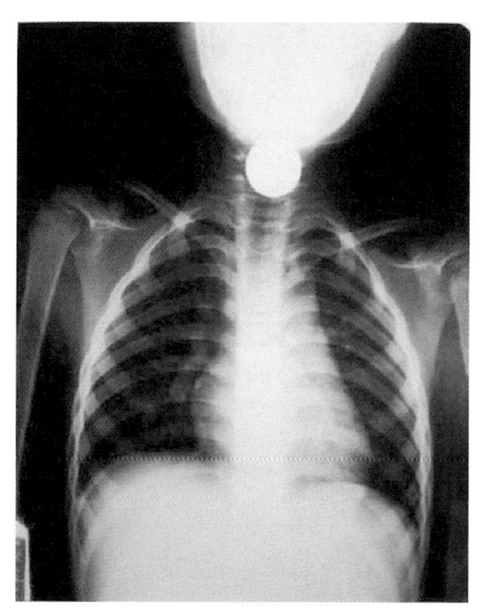

图5-5-1　食管入口处异物——钱币

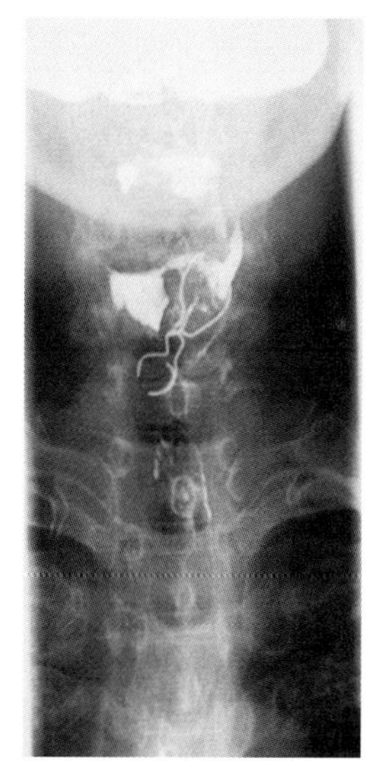

图5-5-2　食管入口处异物——义齿

6. **食管镜或胃镜检查**　内镜检查可作为最后的诊断依据。食管镜检查有时因恶心、呕吐而至食管扩张,异物可脱落咽下,检查时可能已见不到异物。而胃镜可跟踪异物到胃内,但已有食管穿孔者,不是胃镜检查的适应证。

【并发症】

1. **颈部皮下气肿或纵隔气肿**　食管穿孔后,吞咽下空气经穿孔外溢,进入颈部皮下组织或纵隔内,处理及时并无明显感染时,可逐渐自行吸收。

2. **食管周围炎**　食管异物最常见并发症,多发生于尖形、粗糙不规则异物或嵌顿于食管时间较长异物,可发生食管破裂穿孔,致炎症向外扩散引起食管周围炎症。感染较重,形成积脓时,称为食管周围脓肿;化脓性炎症经食管后隙侵及咽后隙,可并发咽后脓肿。

3. **纵隔炎与脓肿**　食管穿孔后,颈部食管可形成下颈深部蜂窝织炎与脓肿,炎症可由此扩散至上纵隔形成纵隔炎与脓肿。胸部食管,异物常嵌顿于主动脉弓及支气管分叉部位,一旦发

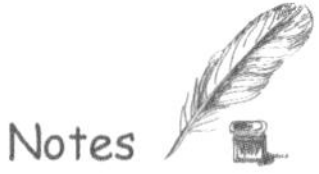

生穿孔称为化脓性纵隔炎，是最常见的一种严重并发症，患者多有高热、脓毒血症等全身中毒表现，X线显示为纵隔明显增宽。炎症继续发展，还可引起胸膜炎、脓胸、血气胸、心包炎、肺坏疽等并发症。

4. **溃破大血管** 食管中段异物嵌顿，未及时取出致食管管壁穿破者，易导致食管周围化脓性感染；病变累及主动脉弓或锁骨下动脉等大血管，引起致命性大出血。临床表现为大量呕血或便血。其中以穿破主动脉弓为最多，其他尚有左锁骨下动脉、颈总动脉、降主动脉及心包等，若穿通心包，进入右心房，则形成食管心包瘘。怀疑大血管穿孔，应采取积极措施，如开胸探查，修补血管穿孔等，可挽救生命。

5. **气管食管瘘及食管狭窄** 异物嵌顿压迫食管壁致管壁坏死，累及气管、支气管时，可并发气管食管瘘。食管狭窄发生于食管异物所引起的局部糜烂与溃疡后。

6. **下呼吸道感染** 非尖形异物长期存留于食管内可并发支气管炎、支气管肺炎、肺不张、支气管扩张及肺脓肿等，原因多为食管分泌物逆流入气管或形成气管食管瘘等所致。

此外，食管异物尚可出现颈椎关节炎与骨髓炎等并发症，甚至可压迫脊髓。

【治疗】

1. 对怀疑有异物的患者都应做胃镜或食管镜检查，可起诊断与治疗作用。若已诊断为异物，唯一正确的方法是在镜下取出，越早越好，以免炎症加剧或出现并发症。

患者就诊时间在发病后12～24小时以内，一经确诊，应尽快做胃镜或食管镜检查，行异物取出。患者就诊时间在发病后24小时以上，或全身情况较差，局部有感染时，可进行短时的支持疗法及控制感染后再行异物取出。若已发生食管穿孔，有气肿或食管周围尚无脓肿形成时，先采用广谱抗生素静滴或肌注及支持疗法，适当时机取出异物。食管异物合并颈段食管周围脓肿或咽后脓肿且积脓较多时，应考虑施行颈侧切开、咽侧切开术，充分引流脓液。异物已穿破食管壁，合并有纵隔脓肿等胸外科病变，或异物嵌顿甚紧，食管镜难以取出时，宜请胸外科协助开胸处理。术前有食管穿孔、食管周围炎、食管周围脓肿等并发症不是胃镜检查的适应证。

2. **食管异物的麻醉** 可在局麻下进行，但对精神紧张的患者，不合作的患者，小儿及年老体弱者等应行口腔插管全麻，可避免因不配合出现损伤，同时也避免食管镜压迫喉、气管致呼吸困难。同时嵌顿于食管的义齿或其他难取的异物，全麻下可使食管肌肉松弛，解除食管痉挛，有利于异物的取出。

3. **食管镜异物取出手术方法** 食管上段异物多位于食管入口处，均呈横的水平位，尖形异物两端卡于食管壁上，硬币等扁圆形异物则常紧贴于食管后壁。食管镜或胃镜检查时，必须逐步深入，食管镜经常保持在食管内正中位置，可同时看到食管前后左右四壁，进而避免超越异物而致漏诊。

异物上方常聚集食物等，如发现有食物或钡剂存留，则可提示其下方可能有异物。应将异物上方的食物等耐心地吸出或取出，充分暴露异物的位置及其周围情况。若异物与食管镜远端尚有一定的距离，夹住异物后应将食管镜推下接近异物，然后将食管镜与钳子一并取出。这样，食管远端可以缓解异物周围的痉挛以利于异物的取出，也保护了食管壁不被异物的尖端所损伤，异物也不被痉挛的食管卡住。

如异物直径较食管镜内腔为大，不能由食管镜内取出，必须与食管镜一并取出，有的长形异物卡于食管内可以先夹异物的一端，使其转位松脱，然后由食管镜内取出之。

发生于婴儿或2岁以内儿童的异物，如枣核、杏核等大多停留在环咽肌入口之上，可在直达喉镜下夹取较方便。

胸段食管异物常停留于气管分叉处、主动脉弓水平，因胸部食管周围组织较松，食管有伸缩性，所以停留于食管第二狭窄部位异物多较大、不整齐。取胸部上1/3部位异物时，须考虑到何种形状异物，一端尖另一端钝的异物，可先夹住钝的一端，往上轻拉，即能使尖端脱位转动利于

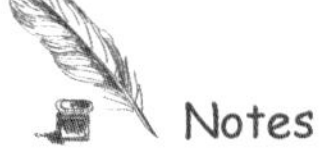

取出。如两尖端均刺食管壁，则以食管镜稍向一侧推动，使一侧异物尖端脱位，夹住这一端向上拉，另一端即能脱位，便于在食管镜内取出。

遇到大而不能转位异物，须牢牢夹住异物中间部位，将食管镜推下接触异物，然后将钳子与食管镜同时同步，一同缓慢退出。这样能克服异物通过环咽肌入口部被卡掉的可能性。

嵌顿性巨大异物，疑与主动脉弓有关联，应开胸取出异物；掉入胃内的食管异物，应采用胃镜或腹腔镜取出异物。

纤维食管镜或电子食管镜取异物：较小而细长的异物可采用，一般在黏膜表面麻醉下进行。

颈侧切开或开胸术取异物：巨大并嵌顿甚紧或带有金属钩等异物，用以上方法难以取出时，可考虑应用此手术方法。

4. 食管镜异物取出术的注意事项

（1）术前：行食管镜检查异物取出术前，须充分了解患者一般状况，有脱水、发热，应先给予补液及应用抗生素；查阅 X 线片；判定异物位置，根据其部位、异物形状、大小，选用长短粗细合适的食管镜与手术器械。

（2）术中：食管镜内若视野清楚，可直视操作；须充分暴露异物，调整食管镜使其暴露部分适于夹取；夹取前，一定要看清异物周围间隙；根据异物大小、形状选择最合适异物钳，一般以鳄鱼嘴钳最合适；须牢固地夹住异物，注意不可同时夹住食管壁组织，二者有不同感觉；夹取异物时，若有阻力，不可用暴力，以免撕裂食管壁；应充分保护食管壁，避免损伤；食管镜应尽量接近或接触异物，以便于夹取，同时退出食管镜时，镜体远端也能对食管壁起保护作用；对较大异物或尖锐带钩如义齿等食管异物，应尽量选用扩张食管镜，食管口远端可调节扩张，以利暴露清楚，顺利取出异物，避免食管壁损伤。

（3）术后：食管异物发生后，24 小时内来医院经胃镜或食管镜检查无显著炎性反应，异物已顺利取出，可回家休息，禁食 6 小时后进流质或半流质饮食，1～2 日后可正常饮食，并口服抗生素；异物超过 24 小时，且为粗糙尖锐异物，食管局部反应明显，疑有食管黏膜损伤者，禁食 12 小时，复查食管碘油造影未见异常时，可进流质或半流质，术后酌情应用抗生素；对于手术时食管损伤严重，异物合并食管周围感染或纵隔炎症，疑有食管穿孔或已有穿孔者，忌作钡剂造影，取出异物后，须住院密切观察，禁饮食或鼻饲、补液，给予足量抗生素，必要时行局部脓肿切开引流术。钳取异物时，若异物下滑进入胃内，多能经大便排出。若异物较大而且尖锐，如有腹痛，应去外科诊治。

【预防】

1. 进食时要细嚼慢咽，不宜匆忙，尤其吃带有骨刺类的食物时。
2. 教育儿童纠正将硬币及玩具放入口内玩耍的不良习惯。
3. 睡前、全麻或昏迷患者，应将活动的义齿及时取下。
4. 误吞异物后，切忌强行吞咽食物试图将异物咽下，以免加重食管损伤，增加手术困难，应立即来医院诊治。

（皇甫辉）

第六章　食管腐蚀伤

食管腐蚀伤(caustic injuries of esophagus)是指误吞或吞服强酸、强碱等腐蚀剂后引起的口、咽与食管的损害。若处理不当,可引起食管穿孔、食管瘢痕狭窄或食管闭锁。

近年来食管腐蚀伤发病率呈明显下降趋势,但本病仍是耳鼻咽喉科急重症之一。按其损伤程度分为三度:一度病变局限于黏膜层;二度病变累及黏膜层及肌层;三度病变累及食管全层及周围组织。临床上分急性期、缓解期与瘢痕形成期三期。急性期表现疼痛、吞咽困难、声嘶及呼吸困难,可伴发热、恶心、休克等全身症状,本章重点介绍食管腐蚀伤的病理、临床表现、并发症、检查与诊断、治疗原则及预防。

【病理】 腐蚀剂(caustic)通常有强酸、强碱两类,强碱有氢氧化钠、石灰水、氨水与碳酸钠等,而强酸如硫酸、盐酸、硝酸与苯酚等。强碱以氢氧化钠或氢氧化钾腐蚀作用最强,碳酸钠或碳酸钾次之,强碱与黏膜接触后使黏膜脂肪皂化,蛋白质溶解,并引起组织液化坏死,损伤全长食管,穿透力较深,重者可破坏食管全层。强酸如硫酸或盐酸等,可引起组织凝固坏死,主要损伤颈段食管,可伴有咽喉腐蚀伤,其穿透力稍差,但高浓度强酸仍可引起严重损伤;后期伴发下咽及颈段食管狭窄或闭锁。苯酚除腐蚀局部外,尚可引起全身中毒症状。食管腐蚀伤程度与腐蚀剂性质、浓度、剂量及接触时间密切关联。

食管腐蚀按其损伤程度分为三度:

一度(轻度):病变局限于黏膜层,局部充血肿胀,上皮坏死脱落。创面愈合后不遗留瘢痕狭窄。

二度(中度):病变累及黏膜层及肌层,急性时局部溃疡形成,表面有渗出或假膜形成。1~2周后,创面出现肉芽;3~4周后,瘢痕挛缩,遗留食管狭窄。

三度(重度):可累及食管全层及食管周围组织,甚而并发食管穿孔及纵隔炎等。

吞服腐蚀剂后数小时内食管变化即很重,24小时内食管黏膜高度水肿,表面有糜烂,覆以渗出物、血液与腐坏组织。水肿一般在3天后开始消退,但因腐蚀组织继续脱落,溃疡范围仍不断扩大,5天后破坏停止,一周内是食管黏膜最薄弱时期,无论肌层有无直接损伤,都可有广泛的纤维增生,3~4周中,主要为炎症后的纤维性变化期,肉芽创面愈合,形成瘢痕挛缩狭窄。

【临床表现】

1. **急性期**　1~2周。

(1) 局部症状:

1) 疼痛:吞服腐蚀剂后,立即发生口、咽、胸骨后或背部疼痛,并可引起食管的痉挛。

2) 吞咽困难:主要与吞咽疼痛密切相关,进而出现吞咽障碍、流涎,儿童尤为明显,通常仅能进流质或半流质饮食,严重时滴水难进。

3) 声嘶及呼吸困难:病变累及喉部,出现喉黏膜水肿,导致声音嘶哑、呼吸急促、呼吸困难等临床症状发生。

(2) 全身症状:吞咽下药物量过多或浓度较大,即可出现中毒现象,有发热、恶心、脱水、昏睡或休克等表现,若食管发生穿孔可致迅速死亡。

2. **缓解期**　急性期后1~2周,未发生并发症,疼痛逐渐消失,吞咽功能有所恢复,创面逐渐愈合,饮食量增加,患者自觉症状减轻。

3. **瘢痕狭窄期**　病变仅累及黏膜层,伤后 2～3 周症状好转,直到痊愈。病变累及肌层,经上述两期,3～4 周后由于结缔组织的增生,继而瘢痕挛缩发生食管狭窄,再度出现吞咽障碍,逐渐加重,甚至滴水难进,勉强吞入后立即吐出。由于营养障碍与脱水情况,可迅速出现衰竭现象。

【并发症】

1. **全身并发症**　服毒量较多,具有全身中毒现象,重者在数小时内或 1～2 天内死亡。

2. **局部并发症**

(1) 出血:服毒后数日内,出现小量吐血,大量出血则为坏死组织脱落所致,常发生于 1～2 周,多在 10 日左右突然发生大量出血,重者因无法制止而迅速死亡。

(2) 食管穿孔与纵隔炎:并发于吞服毒液过浓量又大的患者,碱性腐蚀剂较酸性者更易发生食管穿孔,一般在食管下端破裂至左侧胸腔,有时穿孔到气管,而形成气管食管瘘。

(3) 胃烧伤、胃穿孔与腹膜炎:并发于酸性腐蚀剂者为多。

(4) 喉水肿、吸入性肺炎、肺脓肿与支气管扩张症:并发于急性腐蚀性食管炎与瘢痕狭窄期,尤易发生于儿童患者。

(5) 食管瘢痕狭窄:是难以避免的并发症,胃瘢痕狭窄也常并发于吞咽酸性腐蚀剂的患者中。

【检查及诊断】

1. **咽、喉部检查**　吞服腐蚀剂后,口、咽黏膜充血肿胀,上皮脱落后有假膜形成,继发感染,呈糜烂样外观。喉部受累时,间接喉镜可发现会厌、杓状软骨等处黏膜水肿。

2. **X 线检查**　疑有并发症,应行 X 线胸、腹透视及摄片或 CT 扫描检查。食管吞钡 X 线检查或碘油造影,一般在急性期后可进行检查,有助于了解食管受损性质、部位与程度。怀疑有食管穿孔时禁忌使用钡剂。

3. **食管镜检查**　直接观察食管内受损情况,是一种重要检查方法,须掌握合适时机,以免引起继发穿孔。一般于受伤后 2 周左右进行食管镜或胃镜检查。

【治疗】　急性期首要是抢救生命,预防狭窄形成;瘢痕期主要是施行食管扩张。

1. **急性期**　患者就诊后,应与内科协同处理。首先了解病情经过,给予输液、镇痛、解痉与广谱抗生素等治疗。

(1) 中和剂:受伤后能在 1～2 小时内就诊者,应考虑针对毒物性质给予适当化学药物中和。酸性物灼伤给予氧化镁乳剂或氢氧化铝凝胶,严禁使用碳酸氢钠,以免产生气体诱发胃穿孔并发症。碱性物灼伤通常给予食用醋、淡醋酸、橘子汁或柠檬汁中和。然后给予牛奶、生蛋清或植物油等顿服,以保护黏膜创面。就诊时间过晚,药物中和已无作用,反可引起呕吐,应当避免使用。

(2) 抗生素:食管腐蚀伤发生后应及时使用抗生素,预防感染的发生。

(3) 糖皮质激素:使用糖皮质激素,其具有抗休克、消除水肿、抑制成纤维细胞肉芽组织的形成的作用,从而防止食管狭窄的发生。但食管损害极度严重,局部坏死,疑有穿孔时则禁用激素。

(4) 支持疗法:患者因咽痛,不能进食或进食很少,此时根据病情变化,给予补液、维持水、电解质及酸、碱平衡,必要时给予鼻饲饮食。

(5) 气管切开:喉梗阻症状明显时,应行气管切开,以保持呼吸道通畅。

(6) 内镜检查:待全身症状缓解后,可行食管镜或胃镜检查,以了解食管受损的程度。若损害仅发生在咽部而食管正常,数日后即可经口进流食,仅给予一般对症治疗;如发现食管损伤广泛严重,应留置胃管,给予抗生素与适当的激素治疗;如发现食管损害极度严重,疑有穿孔则禁用激素。

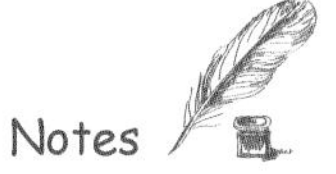

2. 缓解期 根据病情轻重使用抗生素及糖皮质激素数周，逐渐减量至停用；疑有食管狭窄者，应尽早置入胃管或营养管鼻饲。

3. 瘢痕狭窄期 已发生食管瘢痕狭窄的患者，可采用以下治疗方法。

（1）食管镜下探条扩张法：适于狭窄程度轻、病变范围较局限的病例。扩张在食管镜直视下进行，扩张时忌用暴力，插入大小合适扩张探条，放入后留置数分钟取出，酌情每5～7天扩张1次，多次扩张后，可使食管腔恢复到一定宽度，以利于进食。

（2）顺线扩张法：吞咽一根长约7m粗丝线入肠，线端系以小铅丸，既便于吞服，又便于通过X线透视确知铅丸是否已入肠内。线远端已入肠内时，拉紧口外线端，觉线已固定而不能拉出。将口端丝线穿过弹性扩张探条中央小孔，将此探条循线送入食管进行扩张，直抵达贲门为止，视情况换用较大一号探条进行扩张。

（3）逆行扩张法：适于食管狭窄程度较严重，范围较广或经口扩张有危险、有困难或无效者，是一种较安全可靠方法。先作胃造瘘，将经口腔、食管吞下尼龙线自胃造瘘口处引出，与大小合适梭形扩张子的一端连接，使尼龙线与扩张子两端互相连接成环状，便于进行循环扩张。一般每周2～3次，扩张时，扩张子即可随线经胃入食管，从下而上最后由口腔牵出，如此反复进行循环扩张。酌情逐渐增大扩张子，对食管狭窄有一定疗效，但疗程较长。

（4）食管内置入记忆型钛网合金支架：食管镜下将记忆型钛网合金支架放入食管狭窄处。

（5）外科手术治疗：烧伤严重、狭窄范围广、扩张术未成功或估计不易成功者，可依据病情采用狭窄段切除食管端-端吻合术、结肠代食管术。

【预防】 必须重视食管腐蚀伤的预防工作。对强酸、强碱等腐蚀性物质，一定要建立严格的管理制度。盛器上要有醒目的标记，并做到专人保管，上锁存放。切忌用杯、碗等盛器存放腐蚀剂，以免误吞。

（王斌全）

第七章 食 管 炎

食管炎是耳鼻咽喉科常见病之一,外伤后感染引起黏膜损伤;各种理化刺激引起无菌性炎症;上呼吸道急性炎症等为常见原因。急性食管炎食管黏膜呈弥漫性血管扩张,多形核白细胞浸润;慢性食管炎黏膜表现为鳞状上皮细胞增生,或有角化,黏膜下有炎性细胞浸润。急性典型症状为局部疼痛与吞咽障碍;慢性者表现有胸骨后闷痛、胸骨后灼热感与食管内食物通过缓慢、受阻等,本章主要讨论解急性、慢性食管炎的病因、病理、临床表现,诊断与治疗措施等。

第一节 急性食管炎

【病因】 食管炎(esophagitis)可因外伤后感染而引起,如机械性损伤,食管镜检查,探子扩张、胃管留置等所引起的黏膜损伤,或误咽异物及粗糙食物等,发生黏膜损伤继发感染;各种物理与化学刺激,如烈性酒、过热的食物及其他有刺激性饮料、食物等引起的无菌性炎症;上呼吸道急性炎症或急性传染病如伤寒、白喉、猩红热与痢疾等可并发本病。

【病理】 食管黏膜呈弥漫性血管扩张,有多形核白细胞浸润,黏膜腺肿胀,黏膜上皮层变脆弱,致剥脱形成浅糜烂面,并有假膜形成。少数病例可出现沿食管长轴的浅溃疡,重者可深达肌层。

【临床表现】 典型的症状为局部疼痛与吞咽障碍。

1. **疼痛** 一般出现于胸骨后方或背部左侧肩胛骨下方,呈钝痛或刺痛,自发或进干食、粗食或热食时出现并加剧,或有摩擦感,进流食或半流食时疼痛缓解甚至消失。深呼吸、咳嗽或增加腹压时,疼痛加剧。

2. **吞咽障碍** 早期因吞咽疼痛时可发生食管痉挛,后期因瘢痕收缩,均可发生吞咽困难,但早期有发作性吞咽困难症状,后期则表现为持续性吞咽困难。患者进食时感到食物向下缓缓通过。

【诊断】 根据病史及临床表现即可作出诊断,但需与食管外伤与食管异物等鉴别。食管钡剂造影可无变化,因轻微黏膜肿胀很难由一瞬而过之钡剂所显示,有时可见钡剂通过缓慢;若炎症区有激惹,钡剂通过反而加快。内镜检查发现食管黏膜发生局限性或弥漫性红肿,易出血,或出现上皮剥脱的糜烂面。有时可见假膜、溃疡,黏膜上皮剥脱。还可见到食管管腔狭窄,可累及贲门部。

【治疗】

1. 适当禁食或进温性流质饮食,进食要缓慢,禁用有刺激性食物。

2. 以次碳酸铋 1.0g 吞服,或用磺胺嘧唑 1.0g 加次碳酸铋 1.0g 吞服。服药前先进食,然后将药粉调成糊状徐徐咽下,使其附着于炎症部位,吞服后要禁食。每 4 小时吞服 1 次。

3. 疼痛剧烈,应给予镇静剂如地西泮等药物,并卧床休息。

第二节 慢性食管炎

【病因】

1. 急性食管炎治疗不及时或治疗不当,转为慢性。

2. 上消化道与上呼吸道慢性化脓性病灶，如牙齿、鼻、鼻窦与扁桃体等部位慢性炎症病变。这些病灶经常排出细菌进入食管内，引起感染。阑尾炎、胆囊炎等也可因病灶感染而发生食管慢性炎症。

3. 食物停留后发酵引起食管黏膜慢性炎症。常见于食管狭窄、肿瘤或贲门痉挛等，使食物不能迅速通过，发酵分解物引起刺激，或继发感染。

4. 维生素及其他营养素缺乏，造成局部易感因素。如维生素 A 可防止食管上皮组织的角化，并能诱发表层细胞转变为分泌黏液的细胞；当机体缺乏维生素 A 时，可使食管上皮增生与角化，失去柔润性，易因外力作用而破损，导致感染发生。

5. 胸、腹腔脏器如心、肺、肝与脾等慢性病变引起的食管静脉淤血。

6. 嗜好烈性酒与辛辣调味品，进食时狼吞虎咽，均易造成食管的慢性炎症。

【病理】 食管黏膜呈现慢性炎症变化，表现为鳞状上皮细胞增生，或有角化，黏膜下有炎性细胞浸润。若病变持续时间较长，黏膜下层、肌层也被波及。晚期则出现瘢痕，引起食管内腔狭窄，狭窄部上方有扩张现象。

【临床表现】 胸骨后闷痛，也可表现为上腹部、背部左侧肩胛骨下方或胸腔深处的闷痛，进食较热或粗糙、干燥食物时疼痛明显加剧。患者常因闷痛而致情绪忧郁低落。

很少有吞咽困难，可表现为胸骨后可有灼热感与食管内食物通过缓慢、受阻，或深重、压迫、牵曳、膨胀等感觉。有部分患者有反刍现象，即在进食后不久，有食物吐出，但无酸味。如进食后感上腹部胀满，表示食管内已有瘢痕性狭窄。

【诊断】 根据症状，食管造影与食管镜检查，一般不难诊断。闷痛局限于胸背部，与吞咽食物或涎液时有关，发生反刍时无酸味，食管钡剂造影示多数无异常发现，部分病例显示上段食管蠕动增快；并可查出瘢痕性狭窄，其上部有食管扩张。食管镜检查可见食管局部黏膜苍白，黏膜增厚、粗糙或有水肿及分泌物增多等。病变较久者，可发生肉芽或溃疡。必要时可施行活检，以与肿瘤区别。

【治疗】

1. 病因治疗　改正不良饮食习惯，如禁食有刺激性食物、禁饮烈性酒，养成细嚼慢咽良好习惯；根治身体各部位的病灶，如拔除龋齿、摘除扁桃体、根治慢性鼻炎鼻窦炎，对阑尾炎、胆囊炎等病给予及时有效的治疗。

2. 药物治疗　吞服次碳酸铋粉剂，每日 4 次，每次 1.0g。每日多次，少量服用橄榄油、麻油或蜂蜜水等。口服维生素 A 及维生素 B_2 等。

（皇甫辉）

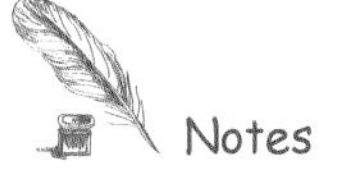
Notes

第八章　气管及食管肿瘤

第一节　颈段食管良性肿瘤

食管良性肿瘤较少见，占所有食管肿瘤的0.5%～0.8%。可分为上皮性肿瘤和非上皮性肿瘤。鳞状上皮乳头状瘤(papilloma)是唯一的良性上皮性肿瘤。良性非上皮性肿瘤包括，平滑肌瘤、脂肪瘤、纤维瘤、神经纤维瘤、神经胶质瘤、颗粒细胞瘤、以及骨软骨瘤。

半数以上的食管良性肿瘤是平滑肌瘤(leiomyoma)，表现为管壁内形成囊袋样的起源于黏膜肌的肿瘤。最常发现于食管中、下段。半数以上的患者无症状，一旦出现症状，则最常见的主诉为吞咽困难、吞咽痛、胸口烧灼感以及消瘦。胸部放射摄片可显示后纵隔肿瘤或下纵隔弥漫性增宽。钡剂食管造影通常可显示光滑的充盈缺损，肿瘤较大时可形成不规则的分叶状充盈缺损。增强CT可为食管壁内的、偏心圆形的纵隔肿块，均匀强化。内镜检查可见黏膜下肿块。组织学上平滑肌瘤与恶性的平滑肌肉瘤类似。治疗以手术切除为主，多数病例可采取肿瘤黏膜外摘除，如肿瘤巨大，包绕食管，形态不规则，则连同局部食管一并切除。

食管息肉(或称纤维血管息肉)由纤维性和血管组织构成，表面覆盖光滑的黏膜。纤维血管息肉总是向管腔内生长，并通常带蒂，最常起源于食管上段。偶尔可以长得很大，并且可以脱垂到喉腔。因此，手术切除是有指征的，而且可以在内镜下做，很少复发。

食管乳头状瘤起源于黏膜上皮，内镜下表现为疣状赘生物，通常一直保持很小，并且无症状，少数较大的乳头状瘤病例可有不同程度的吞咽困难，偶尔可发生大出血。食管乳头状瘤有癌变可能，应注意与早期食管癌乳头型相鉴别。治疗以手术切除为主，较小的肿瘤可在食管镜下摘除，可用YAG激光辅助。

第二节　颈段食管癌

食管恶性肿瘤的发生率比良性肿瘤高得多。在食管恶性肿瘤中，有90%～95%为鳞状细胞癌，其余绝大部分为原发性腺癌。

食管癌(cancer of esophagus)是严重威胁人类健康恶性肿瘤。全世界约60%食管癌发生在中国，约占我国癌症死亡人数23%。北方食管癌普查结果显示，发病率为7.11/10万。大量流行病学调研发现，在我国食管癌发病率随地区而有明显差异。我国太行山区、福建丘陵地区、广东东部、四川西部、苏北地区等发病率较高，尤其太行山区三省，即河南省、山西省与河北省发病率最高，特别是在河南省林县、山西省阳城县等地区，食管癌在全部肿瘤死亡病例中位居第一。

【病因与发病机制】　食管癌病因与发病机制目前尚不清楚。虽然食管癌已表现出某种地域的高发倾向，特别是日本、伊朗和中国某些地区，但是，尚无遗传易感性证据。相反，环境因素似乎是主要的，特别是过度吸烟和饮酒。此外，喜食亚硝酸盐含量偏高食物，食物过硬、过热，进食过快，口腔不洁，霉菌感染等可能成为食管癌重要诱因。近年来，中国医学科学院肿瘤研究所着重研究了我国食管癌高风险个体致癌物代谢基因多态与DNA损伤修复相关的基因多态对食管癌易感性的影响，发现携带c1/cl基因型与GSTM1基因缺失基因型的人比不携带者患食管癌的风险高8倍。

慢性食管炎患者,似乎更容易发生食管的鳞状细胞癌。学者们已注意到,腐蚀性损伤、长期的失弛缓症(贲门痉挛)和某些结缔组织病时,患食管癌的危险性增加。此外,食管癌的发生还与以下因素相关:①原先有放射性暴露;②口炎性腹泻;③Plummer-Vinson 综合征(普鲁默-文森综合征);④食管憩室。

【病理】 绝大多数为鳞状细胞癌,其次为腺癌,未分化癌、基底细胞癌和黏液癌少见。多发生食管中 1/3 段,下 1/3 段次之,上 1/3 段较少见。早期食管癌病灶局限于黏膜内,癌肿生长可以是息肉样突向管腔内,也可以沿管壁浸润并从四周缩窄管腔,还可向深部穿透管壁,侵入纵隔或心包。我国定义早期食管癌为原位癌及无淋巴结转移的早期浸润癌(T_1),早期食管癌可分为四型,即隐伏型,糜烂型,斑块型与乳头型。其中以糜烂型及斑块型最常见。依据大体病理,晚期食管癌分四型:①髓质型,浸润食管壁各层及全周,食管呈管状肥厚,恶性程度高,切面灰白色如脑髓;②缩窄型又称硬化型,癌肿呈环形生长,致管腔狭窄;③蕈伞型,向腔内生长,边缘明显,突出如蘑菇;④溃疡型,癌肿形成凹陷溃疡,深入肌层。原发于颈段的食管癌并不常见,较常见的是原发于环后或下咽后壁的肿瘤向下扩展侵及颈段食管。

【临床表现】 早期食管癌患者多无症状,临床上许多食管癌患者一旦发现已近晚期。进行性吞咽困难是患者就诊时最常见的症状。典型的吞咽困难症状是从固体食物开始,逐渐发展到进流质困难。吞咽困难通常说明 50% 食管腔已经受累。肿瘤侵犯小于 1/3 食管周径,患者可进普食,但大口吞咽时发噎。约 50% 患者诉有吞咽痛。喉返神经受累可致声嘶。厌食和体重减轻多较明显。可发现继发于隐性出血的缺铁性贫血。持续胸痛或背痛多表示癌肿已侵犯食管外组织;癌肿穿入主动脉,可有大呕血;侵蚀气管形成食管气管瘘,进食时发生呛咳及肺部感染。

【诊断】 食管癌诊断应包括组织学病理学诊断、病变部位以及 TNM 分期。以无创影像学检查为主。钡餐食管造影摄片有助于诊断,但有可能漏掉早期病变。借助双重对照技术可提高准确性,已报道的准确率为 73%。当疑有食管恶性肿瘤时,内镜检查对直接观察和组织学确诊都很重要。食管镜检查,尤其是纤维食管镜检查对检出早期病变比放射学检查更敏感,若食管镜可以越过狭窄处,肿瘤的近侧段和远侧段范围均可评估。为避免造成穿孔,勿强推内镜或器械。若病变大部分在黏膜下并引起狭窄,直接活检会很困难,应结合毛刷取材做细胞学检查。

将病变的范围进行分期很重要,最好做颈部和上纵隔的 CT 与 MRI 扫描,以准确评估肿瘤对周围软组织的侵犯情况。MRI 还能进行冠状位和矢状位扫描,为气管、喉、椎前软组织或上纵隔是否受累提供重要信息。食管内镜超声波检查(EUS)在评估早期肿瘤的浸润深度方面,明显优于 CT 及 MRI。

食管癌在临床上应与贲门失弛缓症、食管炎、食管中段牵引型憩室,以及食管良性肿瘤等疾病进行鉴别。

患头颈部其他鳞状细胞癌的患者通常要做内镜检查以排除第二个原发肿瘤的可能性,包括食管镜检查。同时存在食管原发肿瘤的发生率估计为 0.7% ~6%。

【治疗】 颈段食管癌的治疗比较棘手,手术切除仍然是最有效的根治手段。然而,最佳手术进路、切除范围以及最有效的重建方法仍然在争论中。晚期下咽癌广泛侵及颈段食管时,需要咽、喉和食管全切除以及一期重建。重建方法有管形前臂桡侧游离皮瓣,或游离空肠,或胃上提胃咽吻合术。其中,游离空肠吻合较常用。

无论是采用管形前臂桡侧游离皮瓣,或者是游离空肠重建手术,均需要微血管吻合技术。理想的供血动脉为面动脉、甲状腺上动脉、舌动脉或颈横动脉;回流静脉为面总静脉或颈内静脉。例如在进行游离空肠吻合手术时,经常是肠系膜动、静脉分别与甲状腺上动、静脉的吻合。

颈段食管癌预后不佳,治疗后 5 年生存率只有 25% ~32%。对不能切除的患者,为解除进食困难,可做食管胃转流吻合术、食管腔内置管术或空肠造瘘术。此外,内镜下安放留置性的支架、激光治疗以及双极电凝治疗也许有助于暂时性食管腔再通。

术前放疗能使癌肿及转移淋巴结缩小，癌肿周围小血管和淋巴管闭塞，以提高切除率，减少术中播散机会。对术中切除不完全的病例，术后 2～4 周内再作放射疗法。单纯放疗用于不能手术、癌肿局限、无严重吞咽困难及一般情况尚好患者。化疗可使晚期患者症状缓解，部分病例瘤体可缩小，常与其他治疗综合应用，提高疗效。常用药物有环磷酰胺、5-氟尿嘧啶、博来霉素和丝裂霉素等。

在西方发达国家，多数食管癌患者在确诊时已是晚期，因此姑息性的治疗经常会成为重要治疗目标，而非根治。我国有部分监测项目以提高早期检出率，因此主要治疗手段仍为根治性的手术和辅助放、化疗。

第三节　气管肿瘤

虽然有些发生于气管和支气管肿瘤在组织学上属于良性的，但仍然可以引起气道阻塞，引起严重后果。复发性呼吸道乳头状瘤主要好发于喉，气管和支气管也可受累。外伤性肉芽肿多发生于反复黏膜损伤的部位如主支气管和隆嵴。有些患者气管内或气管造口处有插管，在进行反复机械性吸引时，就可造成隆嵴和主支气管的反复黏膜损伤。此外，肉芽组织也可产生于气管造口上缘的气管腔内，初起时的肉芽组织较软而松脆；随着时间的推移，可变成纤维组织。在气管囊状纤维性骨软骨炎患者，可见多发性黏膜下结节，由软骨和板状骨组成，突出于气管和支气管的管腔，右肺中叶萎陷是常见征象。气管和支气管多发性结节样病变的鉴别诊断包括，乳头瘤病、淀粉样变性等。如果这些病变引起气道阻塞，可在支气管镜下摘除。

其他气管或支气管良性肿瘤包括，炎性假瘤、浆细胞肉芽肿、纤维组织细胞病、纤维脂肪瘤、组织细胞病 X、错构瘤、气管内异位甲状腺、多形性腺瘤、纤维瘤、血管瘤、血管外皮瘤、副神经节瘤、外周神经鞘瘤、颗粒细胞瘤、以及平滑肌瘤。

支气管来源的恶性肿瘤经常被称为“肺癌”。长期吸烟是发生肺癌的独立的最危险的因素，大约 87% 肺癌病例是由于吸烟致病。此外，环境因素也会增加吸烟者患肺癌的危险性，尤其是暴露于石棉和氡。非吸烟者患肺癌的危险性是吸烟者的 1% 或更低。肺癌的症状不具有特异性，最常见的症状是咳嗽，其他症状包括呼吸困难、咯血、胸痛等。胸部放射学摄片可显示肺实变、肺不张、渗出或实质性结节。胸部增强 CT 能更好地明确病变，并可用于评估肿瘤的复发以及对治疗的反应。支气管镜检查术用于肺癌的诊断和分期较为理想，可直接观察中央型病灶，并可结合支气管肺泡灌洗、毛刷取材或活检，提高诊断效率。此外，还可施行经支气管纵隔淋巴结的针吸活检，以便分期。

支气管来源的癌在组织学上可分为非小细胞性癌和小细胞性癌。非小细胞癌包括鳞状细胞癌、腺癌和大细胞癌。主要治疗方式是手术，化疗仅用于晚期和不能手术切除的病例。小细胞癌生长迅速，早期即可发生广泛转移。虽然对放疗和化疗极度敏感，五年生存率只有 3%～8%，并且经常复发。

原发性气管癌很少见，病因与支气管肺癌相同，吸烟为主要因素。病理上以鳞状细胞癌和腺癌最常见，鳞状细胞癌占 41%～45%，腺癌占 36%～47%，其次为基底细胞癌，约占 12%。生长部位自气管第一环至气管隆嵴均可发生。早期症状为喉痒及刺激性干咳，可有间歇性咯血，长期气短。肿瘤增大使气管腔狭窄，可产生喉鸣。晚期可引起呼吸困难，并可见支气管扩张、屡发肺炎、声带麻痹、食管受累、消瘦、颈部淋巴结转移等。

原发性气管癌诊断的主要手段为纤维喉镜和支气管镜检查，可直接观察肿瘤的形态和发生部位，并可采取活组织检查。对有呼吸困难的患者应注意，纤维喉镜和支气管镜检查的刺激可能会加重呼吸困难。CT 扫描可显示突入气管腔的软组织阴影，可明确肿瘤的部位和范围。利用晨间痰液或气管分泌物冲洗液，进行脱落细胞检查，有助于早期诊断。

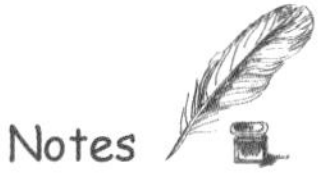

原发性气管癌的治疗以手术切除为主。凡能切除者可行气管部分切除术,然后行端-端吻合术或气管修补术。凡不能手术切除者,可行姑息性放疗或化疗。

其他气管或支气管的恶性肿瘤包括,梭形细胞癌、燕麦细胞癌、腺样囊性癌、腺癌、黏液表皮样癌、恶性黑色素瘤、肉瘤、淋巴网状系统肿瘤,以及邻近结构侵犯到气管和支气管的恶性肿瘤。

(杨蓓蓓)

第五篇主要参考文献

1. Desruennes E, Bourgain JL, Mamelle G, et al. Airway obstruction and high-frequency jet ventilation during laryngoscopy. Ann Otol Rhinol Laryngol, 1991, 100:922
2. Evans KL, Keene MH, Briston ASE. High frequency jet ventilation: A review of its role in laryngoscopy. J Laryngol Otol, 1994, 108:23
3. Sabiston WR. Office operating room management of cardiac arrest. Arch Otolaryngol, 1982, 108:87
4. Steel PM, Maran AGD. Chronic laryngeal stenosis. Ann Otol Rhinol laryngol, 1985, 94:108
5. Way WL, Sooy FA. Histologic changes produced by endotracheal intubation. Ann Otol Rhinol Laryngol, 1965, 74:799
6. 常勇刚. 耳鼻咽喉疾病诊治失误案例. 北京:人民卫生出版社,2000
7. 樊忠. 实用耳鼻咽喉科学. 济南:山东科学技术出版社,1998
8. 谷力加,麦惠成. 损伤性食管穿孔早晚期治疗:附14例报告. 广东医学,1996,17:362
9. 黄选兆,汪吉宝. 实用耳鼻咽喉科学. 北京:人民卫生出版社,1998
10. 黄选兆. 耳鼻咽喉科学. 第4版. 北京:人民卫生出版社,1995
11. 姜泗长. 手术学耳鼻咽喉科卷. 北京:人民军医出版社,1996
12. 李宝实. 中国医学百科全书. 耳鼻咽喉科学. 上海:上海科学技术出版社,1980
13. 李益农,陆星华. 消化内镜学. 北京:科学出版社,1995
14. 陶正德. 耳鼻咽喉科理论和实践. 北京:人民卫生出版社,1991
15. 王建明. 呼吸道异物伴TIA. 中华耳鼻咽喉科杂志,1995,30:397
16. 王建明. 异物性食管穿孔的综合治疗,中华耳鼻咽喉科杂志,1992,27:251
17. 王志斌,马自成. 全麻下气管异物取出围术期意外原因分析:附4例报告. 临床耳鼻咽喉科杂志,1994,8:18
18. 徐荫祥. 气管食管学. 上海:上海科学技术出版社,1984,142-148
19. 徐中生. 食管异物并发症. 江西医药,1996
20. 闫承先. 小儿耳鼻咽喉科学. 天津:天津科技出版社,1985
21. 杨成章,彭云生,乐建新等. 小儿呼吸道异物诊治体会. 临床耳鼻咽喉科杂志,1997,11:120
22. 郑中立. 耳鼻咽喉科诊断学. 北京:人民卫生出版社,1991

第六篇　颈　科　学

概 述

头颈部肿瘤包括自颅底到锁骨上、颈椎以前这一解剖范围的肿瘤,以恶性肿瘤为主。即:头颈部软组织,耳鼻咽喉,口腔,涎腺,甲状腺,颈段食管、气管等部位的肿瘤。通常不包括颅内、颈椎肿瘤及眶内肿瘤。在我国,头颈部恶性肿瘤占全身肿瘤的比例接近10%。男性发病以喉癌、鼻咽癌为多见,其次为口腔癌;女性发病以甲状腺癌占首位,其次为口腔癌、鼻咽癌。

头颈恶性肿瘤的治疗有以下特点:

综合治疗(combined therapy) 即根据患者的机体状况,肿瘤的病理类型、侵犯范围(分期)和发展趋向,合理地、有计划地综合应用现有的治疗手段(如手术治疗、放射治疗、化学药物治疗、靶向治疗、生物免疫治疗、基因治疗、中医中药治疗等),以期较大幅度地提高治愈率和改善患者的生活质量。每一种治疗手段都有它的长处和短处,将各种不同作用方式的治疗手段进行有计划的组合,以图发扬长处,克服短处,有针对性的治疗肿瘤。

功能保全性外科治疗(conservation surgical therapy) 功能保全性肿瘤根治手术是指在一定条件下,以根治肿瘤为目的,缩小手术范围,提高患者生存质量的根治性手术。功能保全性外科不是姑息手术。头颈部的重要器官密集,功能多而重要,主要器官暴露并赖以与社会交往。大范围的"根治术"或"超根治术"不仅未能提高生存率,反而造成患者在功能和外形上的残疾,严重影响生存质量,导致严重的生理与心理障碍。随着多学科多手段综合治疗的应用:对外科解剖学认识和手术及修复技术的提高;肿瘤生物学行为研究的深入;现代影像诊断技术对肿瘤侵犯范围的更精确的判断;手术后康复治疗的应用,使功能保全性肿瘤根治手术成为可能。

颈部淋巴结转移的处理 现在已经很明确的是:对于临床检查已确定有淋巴结转移病例($cN_{1\sim3}$),应该进行淋巴结清扫术(颈经典性清扫或颈改良清扫)。术后病理证实有淋巴结包膜外侵犯、单区多个淋巴结转移、多区淋巴结转移或双颈淋巴结转移者,应行颈部淋巴结的术后放疗。

争议较大的是临床检查无淋巴结转移病例(cN_0)的处理。cN_0是指:患者就诊时,经体检和影像学检查,颈部未发现淋巴结转移。临床检查为N_0,并不能说淋巴结内就没有微小转移灶。因此,对于cN_0的处理关键在:①如何证实有无淋巴结内微小转移;②如何处理。

随着对淋巴结转移研究的深入,对于颈部转移率较高的病变在颈改良或经典性清扫术的基础上,进一步合理地缩小切除范围,提出颈择区性清扫手术(selective neck dissection)(即根据原发病变选择颈部分区进行清扫)。颈择区性清扫手术包括:肩胛舌骨肌上清扫术(Ⅰ~Ⅲ区清扫),适用于口腔鳞癌和口咽鳞癌;颈侧清扫(Ⅱ~Ⅳ区清扫),适用于声门上型喉癌和下咽癌。其他尚有:颈前区清扫术和颈后侧清扫术。颈择区性清扫在根治肿瘤的同时减少了不必要的手术创伤,更有效地保留了患者的外观和功能,提高了生存质量。

修复与功能重建 肿瘤外科基本上是一个组织破坏性手术,要切除肿瘤及其周围相当范围的正常组织,创伤较大。头颈部各类重要器官密集,恶性肿瘤患者,尤其是Ⅲ至Ⅳ期的患者,在外科手术后,常造成大范围的组织缺损。这些组织缺损需要用正常的健康组织进行修复与重建,以恢复器官的外形和功能。各种带蒂肌皮瓣、骨肌皮瓣及游离移植小血管吻合的各种组织瓣在临床的应用,使一期修复的功能由过去的单纯组织充填和缺损覆盖逐渐向结构、外形和功能的恢复转变。最大的变化体现在:由于显微外科技术进步和各种游离组织瓣应用的优点,使它们在头颈部肿瘤术后缺损的修复中起到越来越重要的作用。

(唐平章 王晓雷)

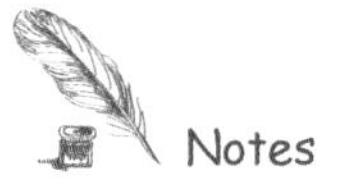

第一章　颈部的应用解剖学

颈部前方正中有呼吸道及消化道的颈段，两侧有纵行的大血管、神经和淋巴结，在器官和血管神经周围有多层筋膜包绕，筋膜之间充填疏松结缔组织，形成筋膜间隙。以颈椎为支柱，颈部诸肌不仅使头颈部产生复杂、灵活的运动，而且也参与呼吸、发音、吞咽和呕吐等功能，头颈部的伸、屈和旋转可改变颈部器官的相对位置关系，对手术中寻找解剖标志有影响。

第一节　颈部的分区

颈部介于头、胸和上肢间。上界为下颌骨下缘、下颌角、乳突尖、上项线和枕外隆凸的连线；下界为胸骨上切迹、胸锁关节、锁骨和肩峰至第七颈椎棘突的连线。以颈部两侧斜方肌前缘为界，分为位于前方的固有颈部和位于后方的项部。固有颈部可见胸锁乳突肌、胸骨上窝、锁骨上窝、甲状软骨（喉结）、环状软骨等体表标志，解剖上以胸锁乳突肌前、后缘为界，划分为颈前区、胸锁乳突肌区及颈外侧区（图 6-1-1）。

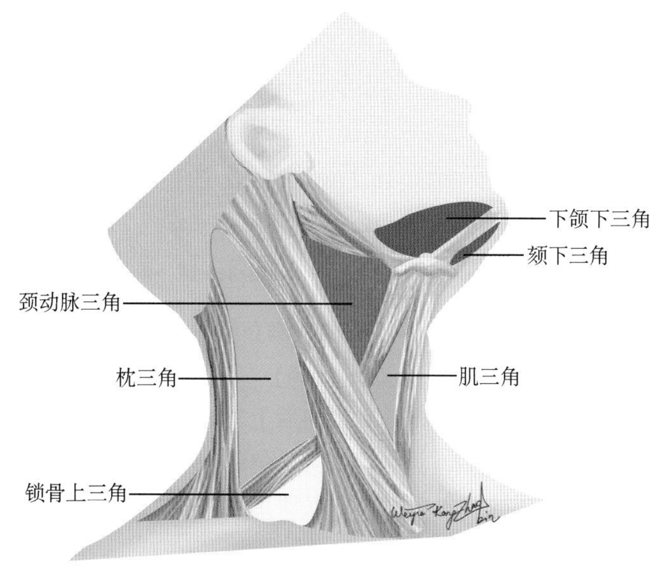

图 6-1-1　颈部分区

一、颈　前　区

颈前区（anterior region of neck）　也称颈前三角，上界为下颌骨下缘，外界为胸锁乳突肌前缘，内侧以颈正中线为界。颈前区以舌骨为界分为舌骨上区和舌骨下区。

（一）舌骨上区

包括单一的颏下三角和其两侧的下颌下三角。

1. 颏下三角（submental triangle）　位于左、右二腹肌前腹及舌骨体之间。为舌骨上区的中间部分。

2. 下颌下三角(submandibular triangle) 又称二腹肌三角,位于舌骨上区的两侧,左右各一,由二腹肌前、后腹与下颌骨下缘围成。其内有下颌下腺及众多的肌肉、血管和神经。

(二) 舌骨下区

包括颈动脉三角和肌三角。

1. 颈动脉三角(carotid triangle) 位于胸锁乳突肌前缘、肩胛舌骨肌上腹和二腹肌后腹间,为舌骨下区的上份。颈总动脉在此分为颈内和颈外动脉。

2. 肌三角(muscular triangle) 又称肩胛舌骨肌气管三角,边界分别为颈前正中线、胸锁乳突肌前缘和肩胛舌骨肌上腹。区内包含喉、气管颈段、食管颈段、甲状腺、甲状旁腺、喉上神经及喉返神经等重要组织。

二、胸锁乳突肌区

胸锁乳突肌区(sternocleidomastoid region) 为胸锁乳突肌本身所占据的区域。

三、颈 外 侧 区

颈外侧区(lateral region of neck) 也称颈后三角,边界为胸锁乳突肌后缘、斜方肌前缘和锁骨。借斜行的肩胛舌骨肌下腹分为上方的枕三角和下方的锁骨上三角。

(一) 枕三角(occipital triangle)

枕三角又称肩胛舌骨肌斜方肌三角,位于胸锁乳突肌后缘、斜方肌前缘与肩胛舌骨肌下腹之间,有副神经通过。

(二) 锁骨上三角(supraclavicular triangle)

锁骨上三角又称肩胛舌骨肌锁骨三角,为颈胸过渡区。内含臂丛、锁骨下动静脉、胸导管颈段、胸膜顶及肺尖。

第二节 颈部肌肉、神经与血管

一、颈部的肌肉

颈部的肌肉众多,功能各异,现将主要肌肉或肌群介绍如下。

(一) 胸锁乳突肌(sternocleidomastoid muscle)

胸锁乳突肌起自胸骨柄、锁骨上缘内1/3,斜向后上方止于乳突外侧面。受副神经和第2、3颈神经支配,此肌收缩时,可在颈部见到明显隆起,是颈部外科重要的肌性标志。在其表面依次为皮肤、颈阔肌、颈筋膜浅层,在其深面有由颈深筋膜围成的颈动脉鞘,在颈动脉鞘和椎前筋膜的深面有颈交感干,以及前斜角肌和膈神经。

(二) 舌骨上肌群

位于舌骨上区,共包括4对小肌,分别为二腹肌(digastric muscles)、茎突舌骨肌(stylohyoid muscles)、下颌舌骨肌(mylohyoid muscles)和颏舌骨肌(geniohyoid muscles),其中的二腹肌是舌骨上部的重要肌性标志,二腹肌后腹的深面有颈内静脉、颈内动脉、副神经、迷走神经、舌下神经、枕动脉、颌内动脉及面动脉等重要结构(图6-1-2)。

(三) 舌骨下肌群

舌骨下肌群位于颈前部舌骨下方的中线两侧,喉、气管、甲状腺的前方,共4对,可分为浅、深两层。浅层为胸骨舌骨肌(sternohyoid muscles)和肩胛舌骨肌(omohyoid muscles),深层为胸骨甲状肌(sternothyroid muscles)和甲状舌骨肌(thyrohyoid muscles),这些肌群扁薄、细长,故又称为带状肌。

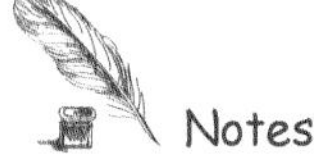

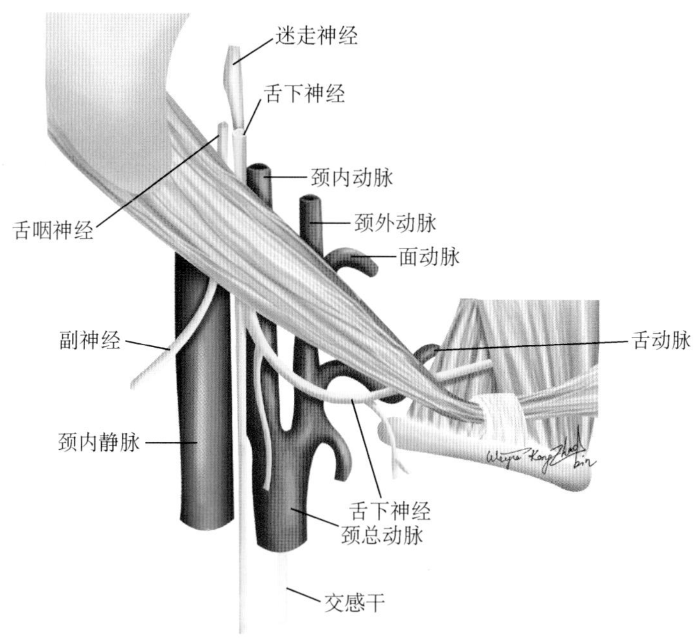

图 6-1-2　二腹肌及其深面神经、血管

二、颈部的神经

(一) 颈丛及膈神经

颈丛(cervical plexus)由第 1～4 对颈神经前支组成。位于胸锁乳突肌深面,肩胛提肌浅面。其中皮支分为耳大神经、枕小神经、颈皮神经、锁骨上神经等数支分布于头颈部、胸上部、肩及肩胛冈以上皮肤,肌支则分布于颈深部肌肉。膈神经是颈丛的重要分支,主要来自第 3～5 颈神经,位于椎前筋膜与前斜角肌之间,自上外向下内斜行,经锁骨下动、静脉之间进入纵隔,分布于膈肌。

(二) 四对后组脑神经

四对后组脑神经包括舌咽神经(glossopharyngeus nerve)、迷走神经(vagus nerve)、副神经(accessory nerve)和舌下神经(hypoglossal nerve):前三者从颈静脉孔出颅后,即与经舌下神经管出颅的舌下神经结伴而行,在离开颅腔后的几厘米范围内,这四条脑神经与颈内动脉和颈内静脉紧密相邻,位于颈动脉鞘内,在相当于乳突尖的水平,舌咽和舌下神经转向颈内动脉外侧然后向前方,分别至舌骨舌肌深面和舌的底部;副神经则转向颈内静脉的外后方,支配胸锁乳突肌及斜方肌;而迷走神经在颈内静脉和颈内、颈总动脉间下行并降于胸腔,其间分出多个分支分布于外耳道皮肤及软腭、咽和喉肌等处。

(三) 颈部交感干(sympathetic nerve of the neck)

颈部交感干位于椎前筋膜深面,由颈上、颈中、颈下神经节及其的交通支组成。其中颈上神经节最大,平对第 2、3 颈椎横突的前方;颈中神经节最小,多位于甲状腺下动脉附近,相当于第 6 颈椎水平;颈下神经节或星状神经节位于第 7 颈椎横突与第 1 肋颈之间。

三、颈部的主要血管

(一) 颈部的动脉

1. 颈总动脉(common carotid artery)　颈总动脉是颈部的主要动脉,左右各一,左侧起自主动脉弓,右侧起于无名动脉(头臂干)。颈总动脉与颈内静脉、迷走神经共同位于颈动脉鞘内,向上经胸廓上口,由胸锁关节之后入颈,在胸锁乳突肌前缘深侧向上,平甲状软骨上缘分为颈

Notes
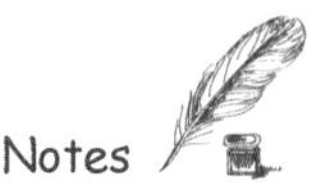

内、外动脉。在颈内、外动脉根部之间有颈动脉小球(carotid glomus)又称颈动脉体,是化学感受器,当血液化学成分发生变化时,感受刺激后可出现反射性呼吸调节作用。在颈内动脉起始部,管壁略呈球形膨大的部分,为颈(内)动脉窦(internal carotid sinus),是一敏感的压力感受器,受刺激后可反射性的减低心率和降低血压。

2. 颈外动脉(external carotid artery) 颈外动脉于甲状软骨上缘起自颈总动脉,起始部为胸锁乳突肌前缘所覆盖,向上在下颌角处为二腹肌后腹及茎突舌骨肌所越过,然后进入腮腺,相当于下颌颈处分为颞浅和上颌两动脉而终。全程共发出 8 条分支:甲状腺上动脉、舌动脉、面动脉、枕动脉、耳后动脉、咽升动脉、颞浅动脉和上颌动脉。

3. 颈内动脉(internal carotid artery) 颈内动脉在平甲状腺软骨上缘的高度起于颈总动脉,直向上升,穿颈动脉管入颅,在颈部没有分支。其是脑血液供应的主要来源,结扎颈内动脉可引起严重的并发症,甚或死亡。

(二) 颈部的静脉

1. 颈外静脉(external jugular vein) 为颈部浅层中较大的静脉,由面后静脉及耳后静脉于下颌角处合并而成,经胸锁乳突肌浅面向下,于锁骨中、内 1/3 交点上 2.5cm 处,穿颈深筋膜注入锁骨下静脉或颈内静脉。

2. 颈内静脉(internal jugular vein) 为位置比较浅表的最大一条静脉,接受脑、颜面和颈部的静脉血。起于颈静脉孔,向下包于颈动脉鞘内,在锁骨内侧端的后方与锁骨下静脉汇合成为头臂静脉。在颈部分支较多,有面静脉、舌静脉、甲状腺上静脉及甲状腺中静脉等。

第三节 颈筋膜及其间隙

一、颈浅筋膜

颈浅筋膜(superficial cervical fascia)为一薄层,属全身浅筋膜的一部分,包绕颈阔肌,形成不明显的颈阔肌的肌鞘。

二、颈深筋膜

颈深筋膜(deep cervical fascia):按深浅层次可分为浅、中、深三层。

(一) 颈深筋膜浅层(superficial layer of deep cervical fascia)

颈深筋膜浅层又称封套筋膜,环绕颈部。上方附于枕外隆凸、上项线、乳突底、颧弓和下颌骨下缘;下方附于肩峰、锁骨和胸骨柄。

(二) 颈深筋膜中层(middle layer of deep cervical fascia)

颈深筋膜中层又称颈内筋膜(endocervical fascia),可分为脏层及壁层。脏层包绕所有的颈部器官,即喉、气管、咽、食管及甲状腺。壁层上连舌骨,下延为心包纤维膜,在外侧还形成颈部血管神经鞘。

颈动脉鞘(carotid sheath):由颈深筋膜增厚形成,从颅底延至颈根部。包绕颈总动脉、颈内动脉、颈内静脉和迷走神经,在鞘的下段颈总动脉位于后内侧,颈内静脉位于前外侧,迷走神经居两者之间。鞘的上段颈内动脉位于前内,颈内静脉位于后外,迷走神经位于两者间的后内方。

(三) 颈深筋膜深层(deep layer of deep cervical fascia)

颈深筋膜深层又称椎前筋膜(prevertebral fascia),上连颅底,向下入胸腔延至前纵韧带。覆盖椎前肌、斜角肌、项部深肌、臂丛及锁骨下血管。

三、颈部筋膜间隙

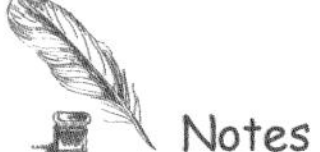

颈部筋膜间隙(cervical fascial spaces):上述各层筋膜在颈部形成多个筋膜间隙,主要包括胸

骨上间隙(suprasternal space)、舌骨上间隙(suprahyoid space)、气管前间隙(pretracheal space)、咽后间隙(retropharyngeal space)、咽旁间隙(parapharyngeal space)及椎前间隙(prevertebral space)等。各筋膜间隙内丰富的淋巴组织,颈部重要血管及神经也在这些间隙中穿行。临床上颈部筋膜间隙往往成为炎症扩散和恶性肿瘤转移的途径。

第四节　颈部的淋巴组织

颈部有较多的淋巴结,诸淋巴结间以众多相互贯通的淋巴管相连形成淋巴网链,收纳头、颈及部分胸及上肢淋巴。淋巴结依其所在层次不同分浅和深淋巴结,依其所在位置不同分为颈上部、颈前区和颈外侧淋巴结(图 6-1-3)。

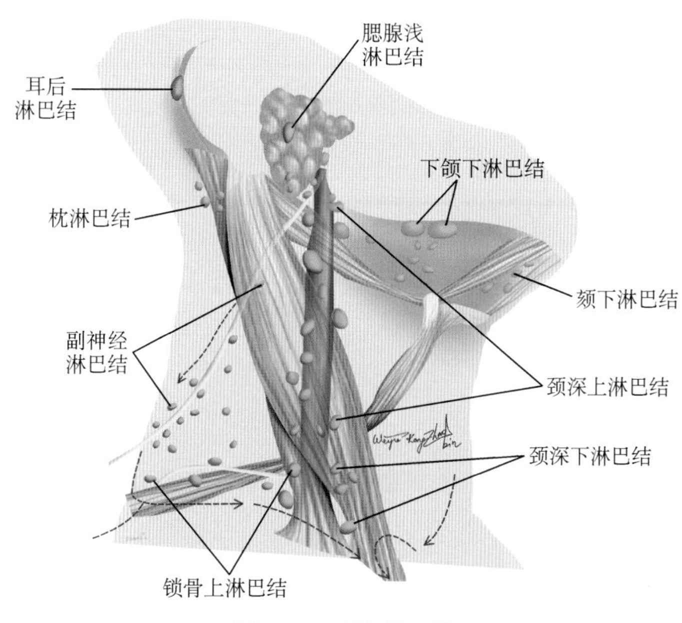

图 6-1-3　颈部淋巴结

一、颈上部淋巴结

颈上部淋巴结位置较表浅,分布于头颈交界线上,排成一个环形,由后向前分别为:枕淋巴结(occipital lymph nodes)、乳突淋巴结(mastoid lymph nodes)、腮腺浅淋巴结(superficial parotid lymph nodes)、下颌下淋巴结(submandibular lymph nodes)及颏下淋巴结(submental lymph nodes),分别收纳其附近组织淋巴回流。

二、颈前区淋巴结

颈前区淋巴结有浅深两组,颈前浅淋巴结收纳舌骨下区浅淋巴,注入颈深下淋巴结或锁骨上淋巴结。颈前深淋巴结位于喉、环甲膜及气管前,收集相应区域的淋巴,注入颈深下淋巴结。

三、颈外侧区淋巴结

颈外侧区淋巴结以颈筋膜浅层为界分为浅、深两组,主要沿颈内、外静脉排列。

(一) 颈外侧浅淋巴结(superficial cervical lymph nodes)

颈外侧浅淋巴结位于胸锁乳突肌的浅面,沿颈外静脉排列。主要收纳枕部、耳和腮腺区的淋巴回流,其输出管终于颈深淋巴结。

Notes 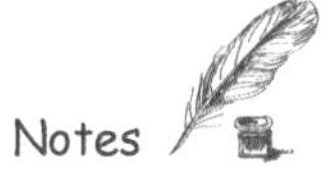

（二）颈外侧深淋巴结(deep cervical lymph nodes)

颈外侧深淋巴结位于胸锁乳突肌深面，上起颅底，下至锁骨，大多围绕颈内静脉、副神经及颈横动脉排列，主要收纳颈部各器官的淋巴，并为头、颈部淋巴管道的总汇合处。

可分三组：

1. **副神经淋巴结** 沿副神经行程分布，收纳枕部、耳后及肩胛上淋巴，汇入颈深上淋巴结及锁骨上淋巴结。

2. **锁骨上淋巴结**(supraclavicular lymph nodes) 位于锁骨上窝内，沿颈横动脉排列。收纳副神经淋巴结、胸上部、乳房及上肢引流区的淋巴，汇入颈深下淋巴结。

3. **颈内静脉淋巴结** 通常以肩胛舌骨肌上腹与颈内静脉交界处为界，分为位于上方的颈深上淋巴结及位于下方的颈深下淋巴结。颈深上淋巴结收纳枕、乳突、鼻咽、腭、扁桃体及舌引流的淋巴，汇入颈深下淋巴结。颈深下淋巴结收纳颈深上淋巴结及颈上部淋巴结的淋巴，其输出管形成颈干(jugular trunk)，右侧归入右淋巴导管，左侧注入胸导管。

四、临床颈部淋巴结分区

为了对患者的颈部淋巴结病变进行统一的描述，临床上通常将颈部淋巴结分成六区(图6-1-4)。

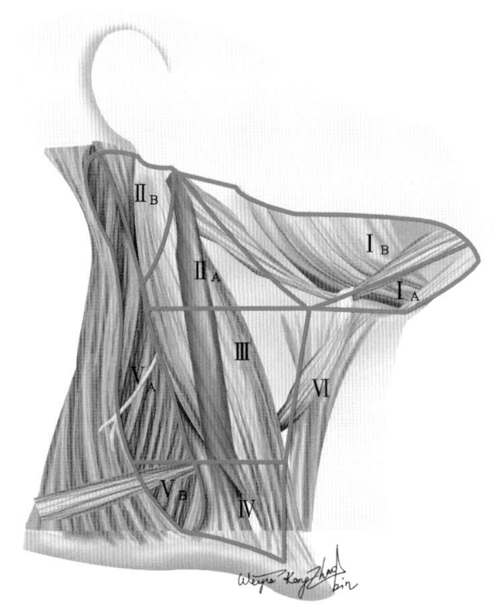

图6-1-4 颈淋巴结分区示意图

Ⅰ区：颏下淋巴结、下颌下淋巴结、颌下腺周围淋巴结及面动脉周围淋巴结。区内以二腹肌前腹为界将Ⅰ区分为Ⅰa和Ⅰb区。

Ⅱ区：颈内静脉上区淋巴结，颈内静脉上部分和副神经上部淋巴结，上起颅底下至颈动脉分叉或舌骨水平，前界为胸骨舌骨肌外侧缘，后界为胸骨锁乳突肌后缘。区内以副神经为界将Ⅱ区分为Ⅱa和Ⅱb区。

Ⅲ区：颈内静脉中区淋巴结，颈内静脉中1/3淋巴结，上起Ⅱ区下界，下至肩胛舌骨肌或环状软骨下缘水平，前后界与Ⅱ区相同。

Ⅳ区：颈内静脉下区淋巴结，颈内静脉下1/3淋巴结，上起Ⅲ区下界，下至锁骨水平，前后界与Ⅱ区、Ⅲ区相同。

Notes

Ⅴ区：颈后三角淋巴结，副神经下段周围的淋巴结和颈横血管周围淋巴结；位于锁骨、胸锁乳突肌后缘与斜方肌前缘围成的三角内。以肩胛舌骨肌后腹为界将Ⅴ区分为Ⅴa和Ⅴb区。

Ⅵ区：中央区淋巴结，位于喉前、气管前、气管旁和气管食管沟内的淋巴结。上起舌骨，下至胸骨上切迹，两侧为两侧的颈动脉鞘。

小　　结

胸锁乳突肌是颈部重要的肌性标志，以此为标志可将颈部划分为颈前区、胸锁乳突肌区及颈外侧区，解剖分区是临床描述病变部位的基础。颈部正中为喉、气管和食管，两侧有颈总动脉及其分支颈内和颈外动脉、颈内静脉以及迷走神经等重要的神经血管。围绕颈部血管特别是颈内静脉，排列较多的淋巴结，主要收纳颈部各器官的淋巴，头颈部肿瘤易早期转移到此处。熟悉颈部解剖是开展头颈部手术的基础。

（唐安洲）

第二章　颈部的症状学

一、颈 部 肿 块

颈部肿块(neck mass)是耳鼻咽喉头颈外科中常见的症状之一。颈部肿块根据其病因和病理可分为四类:①新生物肿块;②炎性肿块;③先天性肿块;④其他。颈部肿块的临床表现具有一定的规律性,即 Skandalakis 提出的 4 个 80% 规律:即成人颈部肿块多为肿瘤,约占 80%;这些肿瘤多为良性,约占 80%,恶性肿瘤少见;恶性肿瘤中以淋巴结转移为主,约占 80%;转移到中、上颈的恶性肿瘤大多来自口腔、鼻腔、咽和喉,约占 80%,转移至下 1/3 颈部及锁骨上区的恶性肿瘤多来自下呼吸道、乳腺、泌尿系等处的恶性肿瘤。关于病程 Skandalakis 总结了 3 个 7 规律,即 7 天者多为炎症,7 月者多为肿瘤,7 年者多为先天性肿块。

新生物肿块分为良性和恶性肿瘤,恶性肿瘤又分为原发性和转移性。颈部的良性肿瘤主要为甲状腺腺瘤和涎腺混合瘤。肿块生长缓慢,边界清楚,活动良好,如生长过程中突然加快,与周围组织粘连、界限不清时提示恶变。颈部的恶性肿瘤以淋巴结转移为主。头颈部的不同解剖区域引流至相应的颈部淋巴结群,因而不同的原发灶转移可引起相应淋巴结肿大。如鼻咽癌早期可出现患侧颈深上二腹肌淋巴结肿大,常为首发症状就诊。扁桃体恶性肿瘤常转移至下颌下及颈深上淋巴结。梨状窝癌常转移到患侧颈动脉三角淋巴结。胸腹腔甚至原发病灶不明的恶性肿瘤也可转移至颈部淋巴结。转移淋巴结可为单个、多个或多个淋巴结融合,早期为单侧,质硬,活动差,无压痛。根据颈部肿块的生物学行为可大致判断肿块的性质,如肿块进行性增大,触之硬,与周围组织粘连,活动性差或不活动,应考虑恶性肿瘤。由于颈部恶性肿瘤中,大多数是转移性病灶,所以应根据病史、肿瘤的位置、体格检查、影像学检查和病理检查等确定原发病灶,并针对原发病变确定治疗方案。

炎性肿块分为特异性炎性(如结核性)肿块和非特异性炎性肿块,有感染或外伤史,局部疼痛或压痛,一般边界清楚,活动良好。

先天性肿块多为囊性肿块,常见于婴幼儿,肿块质地柔软,圆形或椭圆形,触之有波动感,有时可见瘘管。

二、颈 僵 硬

常伴有局部疼痛和在某方向的运动受限。引起颈僵硬(neck stiffness)的常见原因有:①肌肉痉挛;②颈椎疾病;③颈部外伤;④颅脑疾病(如脑膜炎、脑外伤等);⑤颈部放疗后肌肉纤维化。

三、颈 肌 无 力

引起颈肌无力的常见原因有:①严重消耗性疾病;②舞蹈病;③重症肌无力、脊髓灰质炎、进行性肌萎缩及其他神经科疾病。

四、颈　　痛

引起颈痛(neck pain)的常见原因有:①发生于颈部的炎症,包括软组织、筋膜间隙的感染,尤其是急性炎症;②颈部恶性肿瘤,压迫颈部或侵犯颅内外神经引起;③颈椎疾病;④甲状腺疾病；⑤颈动脉炎等。

五、颈部瘘管

颈部瘘管(neck fistula)可分为先天性瘘管和后天性瘘管。先天性瘘管包括：①甲状舌管瘘；②鳃源性瘘管，为鳃弓未能正常融合引起。第一鳃源性瘘管外口位于下颌角附近，其他鳃源性瘘管外口多位于胸锁乳突肌前缘，内瘘口多位于咽侧壁。后天性瘘管包括：①咽瘘，多为喉手术后感染引起；②颈淋巴结核瘘，为淋巴结结核形成"冷脓肿"后自然溃破或手术切开所致。③腮腺瘘管，有外伤或手术史；④气管颈瘘，多由手术或外伤所致，捏鼻鼓气时瘘口有气泡逸出；⑤胸导管瘘，为胸导管受损伤所致，有外伤或手术史，分泌物为淘米水样或牛奶状，瘘口位于左侧锁骨上胸锁交界处。

（殷善开）

Notes 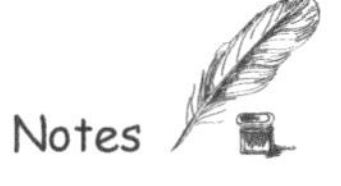

第三章　颈部的检查法

本章主要介绍颈部的体格检查、细胞学和病理学检查和影像学检查。颈部体格检查是耳鼻喉科医生必须熟练掌握的基本技能之一，全面规范的体格检查对于得出正确的初步诊断和防止漏诊误诊具有重要作用。合理选用病理学和影像学检查对于明确诊断、指导治疗和降低医疗费用具有重要意义。

第一节　颈部的一般检查

患者取坐位，不能坐立者取卧位，头颈部充分暴露，在良好的光线下进行，依次行视、触、听诊。

1. 视诊　观察颈部的位置，有无斜颈、强直，有无活动受限，双侧是否对称，有无静脉充盈、血管的异常搏动；观察皮肤有无充血、肿胀、瘘管、溃烂等；注意喉结的位置和外形，有无局部隆起；观察有无包块隆起，以及包块的部位、形态、大小和表面皮肤颜色，是否随吞咽上下移动；注意腮腺、颌下腺和甲状腺有无肿大。

2. 触诊　触诊是颈部一般检查中最主要的检查方法。检查者站在患者的前方或后方，按一定顺序对每个区域进行系统触诊。患者头微低，放松，检查者站在患者后方以双手指尖触诊。先行颏下区和下颌下区的检查，由颏下区、下颌下区滑行至下颌角。注意此区内淋巴结及颌下腺有无肿大。然后双手指尖深入胸锁乳突肌前缘深面，向下触摸至胸骨，分别检查颈深上、(中)下淋巴结。再行颈后三角检查，注意枕后淋巴结、副神经淋巴结有无肿大。最后检查锁骨上区，检查者拇指放在患者肩上，用另外4个手指触摸锁骨上窝(图6-3-1)。

检查者也可站在患者对面，一只手放在患者的后枕部协助患者转动头部，使受检侧充分松弛，以另一手指尖按上述顺序在颈部各区进行触诊。

甲状腺触诊：检查者站在患者后面，一手食、中指施压于一侧甲状软骨，将气管推向对侧，另一手拇指在对侧胸锁乳突肌后缘向前推挤甲状腺，食、中指在其前缘触诊甲状腺。或检查者站在患者对面，用一只手的拇指将患者的甲状软骨推向检查侧，使检查侧的甲状腺腺叶突出，另一只手的食指、中指在检查侧的胸锁乳突肌后缘推挤甲状腺，拇指在胸锁乳突肌前缘触诊。让患者做吞咽动作，重复检查。

3. 听诊　甲亢患者因腺体内血流增加，可在甲状腺区听到一持续性静脉“嗡鸣”音。颈动脉瘤，可听到收缩期杂音。咽和颈段食管憩室者，吞咽时可在颈部相应部位听到气过声。喉阻塞者可听到喉鸣音。

4. 透光试验　在暗室内以手电筒从肿块侧面照射，用不透明圆筒的一端紧贴肿块，观察有无红色透光现象。阳性者多为囊性水瘤。

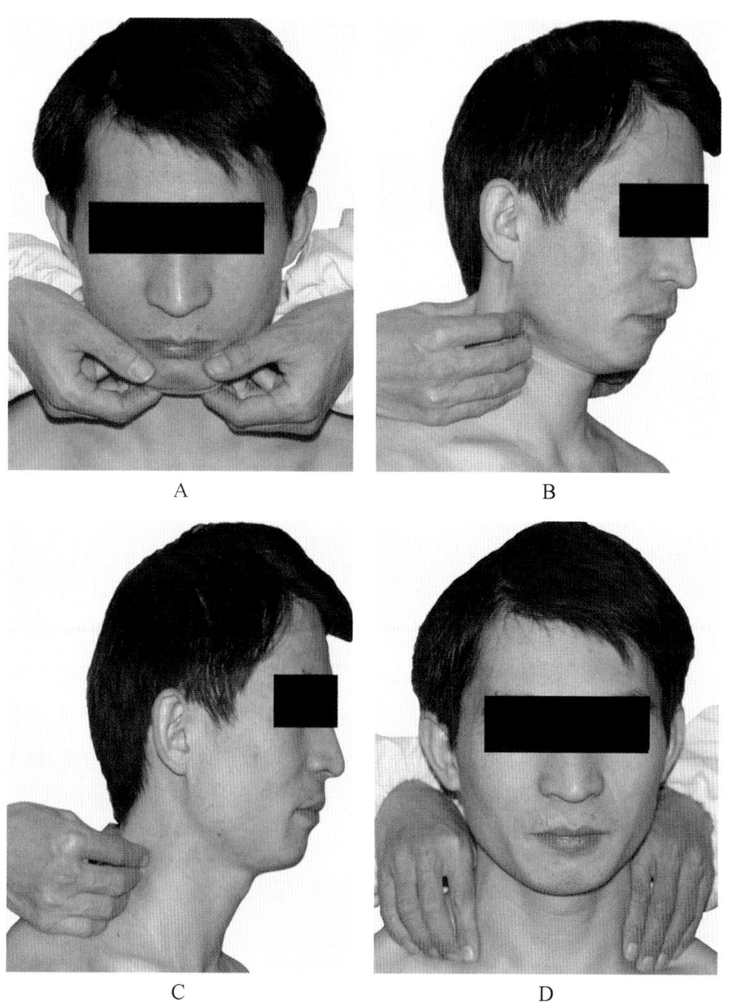

图 6-3-1　颈部触诊
A. 颏下区和下颌下区触诊　B. 颈动脉三角触诊　C. 颈后三角触诊
D. 锁骨上区触诊

第二节　颈部细胞学及病理检查

颈部肿块的诊断最终依赖于细胞学和病理检查。可以通过穿刺或切除病变组织获得活体组织。细针抽吸活检(fine needle aspiration cytology,FNAC)简单易行,痛苦小,易为患者所接受。局部常规消毒,以 1% 利多卡因作局部浸润麻醉,以减轻患者痛苦。将带芯穿刺针插入肿块,将针向各个方向穿刺 2～3 次,抽取组织进行细胞学和病理学检查。穿刺部位要准确,避开大血管。粗针穿刺活检(core needle biopsy)可以获得小块组织,进行常规的切片病理学检查。穿刺活检可在超声或 CT 引导下进行,甚至可以在 CT 引导下行较深组织的穿刺活检,从而提高了穿刺的准确性,降低了盲目穿刺所造成的不必要的损伤。由于穿刺获得的组织有限,有时难以获得阳性结果。对于穿刺检查失败或者诊断仍不明确,以及疑为恶性转移虽经反复检查未能发现原发病灶的颈部肿块,应行切除活检。原则上选择一个肿块完整切除后送病理,不宜做肿块部分切除,以免引起肿瘤的扩散。

Notes 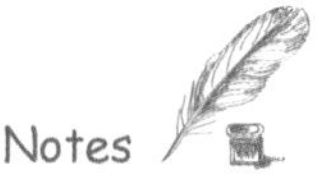

第三节 颈部影像学检查

常用的颈部影像学检查包括超声检查、X线检查、CT检查、MRI检查、DSA和放射性核素检查等。

1. 超声检查 目前常采用B超检查，以及在B超基础上发展起来的彩色多普勒血流显像(CDFI)和超声多普勒(doppler)等多项技术的综合应用。多用于甲状腺、涎腺、淋巴结和颈部肿块等方面，对于确定有无占位性病变、囊性或实性变以及确定深部肿块与邻近血管的关系方面很有价值，为甲状腺疾病的首选检查。同时可在超声介导下行穿刺活检或介入治疗。

2. 平片 由于颈部的解剖结构特点，组织结构重叠掩盖以及X线分辨率低的固有特性，颈部正侧位片对观察颈部软组织病变受到一定的限制。正位片可观察气道是否狭窄、移位、软组织内是否有钙化。但正位片因颈椎与中线部位软组织重叠太多，价值有限。侧位片可以显示椎前软组织、气道、甲状腺、喉的侧位表现。

3. CT和MRI检查 CT具有高清晰度显示头颈部解剖的优势，基本取代X线在头颈部的检查，成为临床首选的方法。多层螺旋CT的快速容积数据的采集与后处理软件的开发及提高，增加了多平面重建、三维重建、血管成像、仿真内镜等技术，大大拓宽和改善了单层面扫描，使得器官解剖结构、病变及病变与周围的关系更加清晰。扫描范围自颅底到胸骨柄上缘，多采用横断面扫描，层厚5mm，病变范围小时可用1~3mm薄层扫描。增强扫描是静脉注射造影剂后再按平扫方法进行扫描。其目的是提高病变组织与正常组织间密度差别，从而提高病变的显示率。对于某些血管丰富的肿瘤及病变，区别血管与淋巴结和确定肿瘤复发，具有较强的诊断和鉴别诊断价值。螺旋CT扫描速度快，可在12~24秒完成扫描，并可多轴位或三维重建。

MRI在头颈部肿瘤的诊断中以软组织对比度好为最大优势，能够明确显示肿瘤范围及侵犯深度，尤利于观察肿瘤沿神经、肌肉蔓延，成为诊断鼻咽癌、腮腺肿瘤，鉴别鼻咽癌放疗后改变与复发的极有价值的检查方法。

颈部的主要器官是喉和甲状腺。CT图像上甲状腺多表现为边缘清楚的楔形或三角形。双侧大多对称，一般密度比较均匀。平扫时密度高于周围肌肉组织，增强扫描时，腺体增强明显。了解头颈部软组织间隙的解剖位置、组织结构对于病变的正确定位和诊断具有重要意义。颈部的淋巴结非常丰富，形成相互关联的若干淋巴链，引流相应解剖区域的器官和结构的淋巴液。熟悉正常淋巴结的分布、分组和引流类型，对于头颈部及其他肿瘤的分期具有重要临床价值。

4. 数字减影血管造影(digital subtraction angiography，DSA) 颈动脉造影术是将造影剂注入颈动脉使其显影的X线检查技术。DSA是目前最常用的方法。其原理是注入造影剂后，通过计算机减影，使动脉显像，减影后图像的对比敏感度明显高于未减影图像。DSA检查对于与血管有关的颈部肿块的诊断和治疗有重要意义。

(1) 颈动脉体瘤：其特征性改变在于颈总动脉分叉处可见一血管丰富的肿块，颈内、外动脉均受压移位，一般颈外动脉向内侧和向前移位，而颈内动脉向外侧和向后移位，分叉角撑开增大与肿瘤呈现握球状改变。正位造影片上，颈内、外动脉局部呈弧形左右分离，而不重叠，有的构成环状。侧位片上，颈内外动脉分叉角度增大，从分叉的根部起明显被撑开呈抱球状。

(2) 颈部良性肿瘤：较大肿瘤可压迫颈动脉移位，而瘤体本身无或很少显影。

(3) 颈部恶性肿瘤：与血管相邻或较大的恶性肿瘤可包绕或压迫血管，以致血管腔变窄或闭塞，尤其是静脉更易受压。

DSA除了应用于颈部肿块等疾病的诊断外，还可以进行介入治疗，即在DSA导向下，经血管内导管将栓塞物注入肿瘤血管内以阻断肿瘤的血供，达到治疗肿瘤或控制术中肿瘤出血的目的。

(殷善开)

第四章　颈部先天性疾病

第一节　第二、三鳃源性囊肿及瘘管

首先由 Huczovsky(1785)报道颈侧囊肿,此后名称较多,如鳃裂囊肿、淋巴上皮囊肿等。1932 年 Ascherson 命名鳃源性囊肿(branchial cyst)而为大家接受并沿用至今。鳃源性囊肿若与外界或自然腔道相通则称为鳃源性瘘管(branchial fistula)。一端相通,即只有外孔或只有内孔者为不完全型,两端相通者属完全型。若两端均无开口,仅为残留于组织内的上皮间隙,则因分泌物潴留而发展成囊肿。有时三者之间可以相互转变。鳃源性囊肿根据其胚胎发育来源不同又分为第一鳃源性囊肿、第二鳃源性囊肿、第三鳃源性囊肿及第四鳃源性囊肿。由于第一和第四鳃源性囊肿更少见,本节不再赘述。

【病因与发病机制】 该病的胚胎组织发生学尚未定论。目前主要认为系鳃源性器官残留所致。如第二、三鳃沟闭合不全、鳃沟与咽囊之间的鳃膜破裂、颈窦存留或未闭、胸腺咽管残留等。临床上,以第二鳃源性囊肿或瘘管最多见。

【临床表现】 一侧颈部出现逐渐增大的肿块,或肿块时大时小,局部肿痛或胀痛。有瘘管者,颈侧出现瘘口,溢出(或挤出)浆液、黏液或黏液脓性分泌物。合并感染时局部红、肿、热、痛,反复感染者局部糜烂、结痂、肉芽及瘢痕增生等。瘘口向咽腔引流者可出现口内异味。患者可有颈部压迫感或咽部牵拉感,偶可发生低热、声音嘶哑等症状。上述症状多在上感时出现或加重,应用抗生素暂时有效但反复发作。

咽部检查可见患侧咽部隆起或饱满,有时能发现咽部瘘口。颈部扪及囊性肿物或条索状物,窦道内有分泌物溢出。完全型瘘管饮水或喝饮料时,可从瘘管外口流出。

第二鳃源性囊肿多位于颈中部颈深筋膜之下,囊肿的大小不一(直径 2~10cm),所处位置深浅也不同。囊内所含液体为暗红、橘黄或灰绿色,水样、黏液性或黏液脓性,有胆固醇结晶。一般囊肿的位置比瘘管外口高一些。外瘘口多位于颈侧胸锁乳突肌前缘的中、下 1/3 交界处,瘘管可穿通颈阔肌,沿颈动脉鞘上行,经颈内、外动脉之间穿过,其内瘘口开口于扁桃体下窝、上窝或扁桃体内。第三鳃源性囊肿和瘘管较少见,外瘘口位于胸锁乳突肌前缘的下部,与第二鳃源性瘘管类似,瘘管穿过颈阔肌的深面,在颈总动脉的后方与迷走神经之间穿过,止于梨状窝或下咽侧壁的内瘘口。

【诊断和鉴别诊断】 依据病史、局部检查常可作出初步诊断。对于难以解释的颈部肿块、复发性颈部感染亦应考虑到本病。辅助检查包括 B 超、碘油造影及 CT 扫描,可显示病变的位置与范围。如有含液气的肿块,更提示为本病。瘘管造影可显示其走行,有助于手术彻底切除病变。

颈部鳃源性囊肿的鉴别诊断包括:颈淋巴结核、血管瘤或淋巴管瘤、表皮样囊肿、恶性肿瘤囊性变、颈动脉体瘤、神经纤维瘤、脂肪瘤和甲状舌管囊肿等。通过颈部 B 超、CT、MRI 检查及细针穿刺病理学检查可进行鉴别。

【治疗】 主要为手术治疗。通过手术切除囊肿、瘘管及受累的皮肤,达到治愈该病的目的。切口应尽量考虑方便与美观。术前可于瘘管口注射亚甲蓝示踪瘘管,有助于术中辨认病变组织。如瘘口位于扁桃体窝,可在切除囊肿、瘘管、内与外瘘口的同时将腭扁桃体切除,妥善处理咽部切口以免形成咽瘘。

第二节 甲状舌管囊肿及瘘管

甲状舌管囊肿和瘘管(thyroglossal cyst and fistula)为颈部较常见的先天性疾病之一。多在儿童及青少年期发病,亦有因症状不明显至中年后才发现的。其发病在性别上无大差异。

【病因和发病】 本病的发生主要为胚胎第8周时甲状舌管退化不全所致。在胚胎发育初期,甲状腺始基在下移过程中形成一条与始基相连的细管,称为甲状舌管。此管在胚胎第6周时开始闭锁退化,至第8周时完全消失。若闭锁退化不全则可在其走行的任何部位形成囊肿。因囊肿的头端可能与舌根的盲孔相通,咽部细菌经盲孔入侵囊肿引起感染形成脓肿,继而向皮肤表面破溃形成甲状舌管瘘。由于舌骨的发育晚于甲状舌管的形成,所以未退化的甲状舌管可以在舌骨的后方,亦可在其前方或贯穿于舌骨之中。甲状舌管囊肿和瘘管的内壁衬有复层鳞状或柱状上皮,外附以结缔组织构成。囊内含灰白色或淡黄色稀薄或黏稠分泌物。

【临床表现】 甲状舌管囊肿可发生于自舌盲孔至胸骨上切迹之间颈中线的任何部位,以甲状舌骨膜处最多见。患者多无特殊症状,偶有咽或颈部不适感。于颏下至胸骨上切迹之间的颈中线或稍偏处隆起类圆形肿物,其大小不一,以直径3cm左右多见。囊肿因囊内分泌物的胀满而有实质感,表面光滑,边界清楚,随吞咽或伸舌可上下移动。若囊肿发生于盲孔下面,可使舌根部肿胀而发生吞咽、言语和呼吸功能障碍。囊肿继发感染者,局部可呈现红肿热痛表现。感染后的脓囊肿破溃或切开引流后可形成瘘管。

甲状舌管瘘的瘘口直径在1～3mm,位于舌骨与胸骨上切迹之间的颈中线上。瘘口经常有混浊的黏液性或黏液脓性分泌物排出,在瘘口深处上方可扪及一与舌骨相连的索带状组织,于舌背根部可见舌盲孔,压迫盲孔周围亦可见分泌物溢出。

偶有甲状腺舌管囊肿和瘘发生癌变者,其性质与甲状腺癌相似。

【诊断与鉴别诊断】 根据病史和局部检查诊断多不困难。B超检查显示囊性肿物可帮助诊断。必要时可行造影X线摄片、CT及MRI检查。应注意与异位甲状腺、皮样囊肿、甲状腺肿瘤囊性变及颏下淋巴结炎等疾病相鉴别。

【治疗】 主要为手术切除。婴幼儿无吞咽、呼吸障碍者可暂观察。若继发感染应先抗感染治疗,待炎症完全消退后再彻底切除。术前自瘘口注入少许亚甲蓝示踪,有利于术中找寻瘘管。如疑有异位甲状腺,需快速病理切片证实并确定有正常的甲状腺方可切除。

(李 娜)

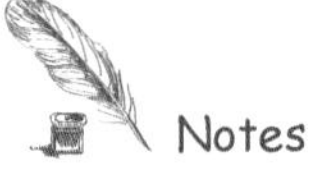

第五章 颈部创伤

颈部创伤(neck trauma)通常分为闭合性创伤与开放性创伤两大类。颈部位于头面部与胸部之间,分布有诸多的重要解剖学结构,包括咽、喉、颈段气管、食管、甲状腺以及颈鞘、臂丛、脑神经、椎动脉、颈椎等。任何一部位的损伤都会导致严重的后果,甚至危及到生命。多种因素的影响,颈部创伤的发病率呈上升趋势。随着学科范畴的改变,耳鼻咽喉头颈外科医生参加了越来越多的该类患者的救治,从而使颈部创伤成为本学科的重要内容。本章就颈部创伤进行讨论。

第一节 颈部闭合性创伤

颈部闭合性创伤(blunt neck injury)多由勒缢、拳击、交通或生产事故等形成的钝性外力引起。颈部皮肤虽无开放性损伤,但外力可引起多个解剖结构的损伤,出现如吞咽疼痛、呼吸困难、截瘫、休克等多种症状。本章节将以各解剖器官损伤分别进行描述,但具体病例常是多脏器损伤同时存在,需进行缜密诊治。

(一)发病机制与临床表现

1. 主要血管的损伤 颈部走行有颈总动脉、颈内动脉、颈外动脉、椎动脉以及颈内静脉等重要的血管,保证着头面部的血供,颈动脉体及颈动脉窦还有其特殊的生理功能,受外伤损伤出现相应的症状。

颈动脉创伤性栓塞:直接外力或牵拉下有弹性的血管外膜常保持完整,而内膜等易受到损伤,进而引起血栓形成。其中解剖因素颈内动脉血栓形成的发生率最高。另外,对于原有颈动脉粥样硬化病变者,颈部创伤可导致粥样硬化斑块脱落,而形成血栓。再者,受到损伤的动脉,尤其近颅底处的血管,可因动脉壁的损伤形成假性动脉瘤。

因此,对于颈部闭合性损伤患者,有大脑缺氧症状,查体颈部血肿形成,颈内、外动脉搏动消失,存在神经系统的体征应高度怀疑颈动脉血栓的形成。应行颈部彩超、颈部CT,如病情许可行头颅及颈部MRI+MRA及DSA等检查,以明确诊断。

2. 气管闭合性损伤 气管前方有下颌骨及胸骨,后方有脊柱的保护,气管本身的活动性及组织学结构,一般气管受损伤的机会少,但当颈、胸部遭受猛烈的暴力,以及外伤时形成的气道内巨大的压力均可导致气管的损伤,严重时可出现气管的断裂、Ⅲ至Ⅳ度的吸气性呼吸困难,危及生命。

对于外伤后出现咳嗽、咯血、皮下气肿、呼吸困难、气管局部疼痛、吞咽疼痛患者应高度怀疑有气管挫伤存在,查体需注意患者有无吸气性呼吸困难,有无皮下气肿,可行急诊CT检查,包括颈部及胸部,如病情允许可行支气管检查。

3. 咽及食管的损伤 在颈部闭合性损伤时,常可合并有咽及食管(颈段食管)的损伤,但因早期无明显症状,为早期诊断带来一定困难,多数病例因颈深部间隙感染提示咽及食管存在损伤。颈部闭合性损伤出现吞咽疼痛、痰中带血、呕血、颈部皮下气肿、呼吸困难、颈深部感染等情况,应考虑有咽及食管损伤,甚至合并有颈深部及纵隔的感染。

颈部超声及颈、胸部CT、食管造影(不可使用钡剂)有助于诊断。

（二）颈部闭合性损伤的救治

1. 对于血管有血栓形成的患者，需到血管外科进行治疗。

2. 对于颈段气管的损伤，小的破损患者仅存在少量的皮下气肿，无明显进展，无呼吸困难，可在严密观察呼吸及全身状况的前提下予以保守治疗。如考虑有明显损伤甚至完全断裂，需紧急建立气道，缓解呼吸困难，并行气管探查，颈段气管的损伤常与喉的损伤同时存在，加重呼吸困难。严重气管损伤，尤其气管断裂行气管切开术时因气管收缩，寻找气管有一定的困难并有加重呼吸困难的风险。气管切开处应位于气管损伤的下方，损伤处根据损伤的程度行气管修复或断端吻合，正确的处理，远期一般不会发生气管狭窄。

胸部气管的损伤、撕裂往往合并有胸部其他脏器的损伤，需与胸外科医师共同救治，建立有效的气道，缓解呼吸困难仍是抢救的重要环节。胸段气管损伤有一定的死亡率。

3. 咽及颈段食管损伤的治疗原则　早期积极预防感染。

颈深部多间隙感染：需行彻底引流，纵隔感染严重者需与胸外科医师共同诊治。

咽部损伤患者可经鼻饲管给予肠内营养，食管（颈段食管）损伤，建议经空肠管给予肠内高营养。同时给予抑酸药物，必要时禁饮食，留置中心静脉管，使用肠外高营养维持体液平衡，对于严重感染者需使用高效价敏感抗生素。

喉部是颈部的重要器官，并具有重要生理功能，闭合性损伤急性期可出现急性喉梗阻影响呼吸，严重时危及生命，恢复期可因局部瘢痕形成喉狭窄，将在相应章节介绍。另外，颈部有众多的神经分布，如迷走神经、舌下神经、舌神经、颈交感链、臂丛神经、副神经、膈神经、喉返神经等，神经的损伤会出现相应的症状。同时，颈椎、颈部的肌肉等结构属骨科范畴，请参阅相关内容。

第二节　颈部开放性损伤

颈部开放性损伤（penetrating neck injury）多由锐器伤导致，分为切割伤和穿入伤。多发生于自刎或他杀，以及交通与生产事故，异物包括弹伤或各种异物均可形成外力致颈部开放性损伤，并停留于颈部。颈部开放性损伤严重威胁患者的生命，第一现场的正确救治非常重要，院内救治应包括止血、抗休克、解除呼吸困难及颈椎损伤的急救处理等方面。

（一）发病机制与临床表现

迅速、正确地判定患者的全身状况及颈部损伤的主要问题是组织抢救的重要环节。

首先，要对患者的全身状况、生命体征进行判定，并采取相应的救治措施，同时进行颈部伤口的检查。

颈部伤口的检查，首先要明确是切割伤还是穿入伤，切割伤要对伤口的位置、大小、深度和颈部重要结构有无损伤进行判定，并采取一定的救治措施。如经喉或气管破损处置入带气囊的气管套管或麻醉插管，建立呼吸通道，保证顺畅呼吸，进而对局部伤口加压包扎控制伤口出血；穿入伤检查伤道入口的位置、大小、方向、深度，有无皮下气肿、血肿、颈椎的损伤等，指导抢救工作的安排。

喉气管的损伤：随呼吸伤口处有气泡溢出，伴有声嘶或失声，可有不同程度的呼吸困难出现，可出现皮下气肿与纵隔气肿等。

咽、食管的损伤：经伤口处可见有咽腔分泌物溢出，也可有皮下气肿、纵隔气肿形成等。

血管与神经的损伤：动脉多见于颈外动脉及分支的出血，颈总动脉及颈内动脉损伤患者常无抢救时机。颈内静脉也常有损伤，可导致出血及空气栓塞的发生。第一现场局部正确有效的压迫可控制出血，为抢救创造时机。神经的损伤多见于喉上神经、喉返神经、迷走神经、膈神经、臂丛神经的损伤。

Notes

左颈根部的损伤可损伤胸导管而形成乳糜漏。

甲状腺的损伤可导致大量的出血，严重时可影响呼吸。

胸膜顶的损伤可形成张力性气胸，患者无呼吸道的阻塞，但有呼吸困难存在，一侧呼吸音减弱或消失，需排除气胸存在的可能。

对于头颈部活动受限，颈椎受压、畸形，严重时截瘫，相应部位感觉异常等情况应考虑颈椎的损伤，在救治中要注意颈椎的保护，以免高位截瘫或死亡。

（二）颈部开放性损伤的救治

颈部开放性损伤面临有出血、休克、窒息、截瘫、昏迷等多种危重情况，需及时正确予以救治，挽救患者的生命。

1. 首先，要对患者的全身状况、生命体征做出判定，并确定抢救的第一任务，如建立液路、扩容、抢救休克，活动性出血的止血，呼吸道的建立与维护，正确的体位与颈椎的保护等。

喉、气管的开放性损伤，常伴有不同程度的呼吸困难，但开放的伤口同时也为迅速建立及控制气道创造了条件。可经咽、喉及气管的破损处插入麻醉插管，打好气囊并固定，之后清理呼吸道，建立通畅的呼吸通道。同时也为颈部加压包扎止血创造条件。建立液路、扩容抢救休克，同时多科室联合救治明确诊断。并确定进一步的治疗。单一的颈部开放性损伤，未涉及到口腔科、骨科及心胸外科病情时，颈部开放性损伤可由耳鼻咽喉头颈外科处理。

经上述救治后，待患者生命体征平稳后，根据伤情确定下一步的治疗方案。

对于有喉、气管开放性损伤患者以及严重咽、食管损伤患者，需行常规气管切开术，全麻下行颈部伤口的清创缝合术，对于气道未受到影响，创伤面积大，需全麻手术，患者可经口插管，全麻状态下行清创缝合术。松解颈部包扎物，术中需与麻醉医师密切配合，预防再次大出血的出现。迅速对明确的出血点进行结扎或临时的阻断，为清创缝合创造条件，彻底清创、消毒，重新铺单后对伤口进行清创缝合术，基本原则与方法同常规清创缝合。

2. 针对不同的损伤做出正确的救治

（1）颈部血管损伤的处理：对于较小的知名动脉可予以结扎，颈外动脉无法保留也可结扎，颈内动脉及颈总动脉尽量予以保留，破损处应用5-0普利灵不可吸收缝线予以缝合，或植入人工血管。部分病例可采用介入治疗的方法，尽可能避免因颈总、颈内动脉血供受阻导致颅内缺血的发生。椎动脉的损伤可请骨科医师共同处理。

颈内静脉的损伤需注意预防空气栓塞的发生，对于一侧严重损伤无法缝合的颈内静脉，可在探明对侧颈内静脉可保留的情况下予以结扎。

（2）喉、气管的损伤处理：将在其他章节详细介绍。气管损伤的处理应尽可能预防远期气管狭窄的发生。

（3）颈椎损伤的处理：对于怀疑存在有颈椎损伤的情况，在整个抢救过程都需注意保护颈椎，避免截瘫等严重后果的发生，并请骨科采取相应的抢救。

（4）神经的损伤：颈部分布有多组脑神经、臂丛等，术中应明确神经损伤的情况，尽可能地保留神经功能，如可行神经吻合、神经松解术等。双侧喉返神经的损伤，则需行气管切开术，防止喉梗阻的发生。

（5）咽、食管损伤的处理：术中修复创伤处黏膜，并留置胃管或空肠管，术后根据伤口愈合情况，决定肠内营养的时间，同时注意颈部及纵隔有无继发感染的发生。

（6）胸导管的损伤：左颈根部受损，经左侧颈根部有乳糜样物溢出，考虑有胸导管损伤存在。术中尽可能结扎胸导管破损处，如不能确定结扎效果，可取颈部游离肌肉块约2cm×3cm大小填塞于局部，生物胶黏附即可。术后注意清淡饮食，减少乳糜液的形成，并观察颈部的引流情况，确定有无乳糜漏形成。

（7）甲状腺损伤的处理：甲状腺的损伤常导致出血，甲状腺上动脉出血，出血量大，而单纯

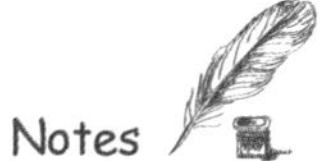

腺体的出血，则量较少，明确出血部位止血，同时缝合受损腺体，注意勿伤及喉上及喉返神经。

3. 颈部异物处理 颈部爆炸伤、灾难或枪伤等可形成颈部穿入伤，进而形成颈部异物，根据异物的形成机制、异物的物理性状、停留的部位、时间，可形成不同的病理改变，对患者造成不同的影响，可伤及咽、喉、气管、食管、颈椎、血管、神经等，导致出血、呼吸、发音障碍、昏迷、休克、窒息、感染等，严重者危及生命。

对于颈部异物应尽可能取出，尤其异物位于重要器官附近，如颅底、椎管、颈总、颈内动脉等，以免异物引起感染、功能障碍等，但手术的时机，需考虑到伤情的严重程度、异物取出的难易程度、手术的条件等因素，不可贸然手术，避免严重并发症的发生，需充分考虑手术的“曲折性”，而不应单纯依靠影像学资料简单设计手术方案，对于可显影异物，需在床旁X光引导下进行手术，对顺利取出异物有极大的帮助。

手术切口设计的选择应考虑距异物近、损伤小，便于操作，易于保护重要结构等因素。需行充分地术前准备，如备血、与患者及家属交代病情、设计手术方案、抗感染治疗、完善影像学检查、多科室会诊等，根据病情必要时可多科室合作完成手术。

颈部损伤是严重威胁生命的急诊，病情危重，正确的救治可挽救患者的生命，诊治过程中需对损伤情况做出正确的诊断，并针对出血、休克、呼吸困难、窒息、截瘫、昏迷等危重情况进行迅速、有效的救治。在抢救生命的基础上，尽可能保留患者的各项生理功能，提高患者的生存质量。

（皇甫辉）

Notes

第六章　颈部炎性疾病

颈部炎性疾病多因颈部皮肤和软组织损伤后感染，或邻近部位（如头、颌面、口腔、咽喉、耳、鼻等）的感染灶直接扩散或经淋巴、血流播散所引起，包括颈部淋巴结特异性或非特异性炎症及颈部间隙感染（如咽后、咽旁、下颌下间隙感染及坏死性颈筋膜炎等）。

第一节　颈部淋巴结炎

颈部淋巴结丰富，接受头、面、颈部相应区域的淋巴回流，因而颈部淋巴结炎（cervical lymphadenitis）与头、面、颈部的感染密切相关。

【感染来源】　颈部淋巴结炎的病原菌主要是金黄色葡萄球菌及溶血性链球菌。不同部位的感染沿淋巴管侵入相应的区域淋巴结引起炎症，感染来源有牙源性及口腔感染，头、面、颈部皮肤的损伤、疖和痈和上呼吸道感染及扁桃体炎等。

【临床表现】

1. 急性化脓性淋巴结炎　初期局部淋巴结肿大变硬，自觉疼痛或压痛；淋巴结尚可移动，边界清楚，与周围组织无粘连。全身反应甚微或有低热，体温一般在38℃以下。化脓后局部疼痛加重，包膜溶解破溃后可侵及周围软组织而出现炎性浸润块；浅表皮肤充血、肿、硬，此时淋巴结与周围组织粘连，不能移动。脓肿形成时，局部皮肤有明显压痛点及凹陷性水肿，浅在的脓肿可查出明显波动感。此时全身反应加重、高热、寒战、头痛、全身无力、食欲减退，小儿可烦躁不安；白细胞总数急剧上升，可达$(20\sim30)\times10^9/L$以上，如不及时治疗，可并发毒血症、败血症，甚至出现中毒性休克。

2. 慢性淋巴结炎　多发生在患者抵抗力强而细菌毒力较弱的情况下。临床常见于慢性牙源性及咽部感染，或急性淋巴结炎控制不彻底，转变成慢性。病变常表现为慢性增殖性过程。临床特征是淋巴结内结缔组织增生形成微痛的硬结，淋巴结活动、有压痛，但全身无明显症状；如此可持续较长时间，但机体抵抗力下降，可反复急性发作。即使原发感染病灶清除，增生长大的淋巴结也不可能完全消退。

3. 组织细胞坏死性淋巴结炎（histiocytic necrotizing lymphadenitis，HNL）　又称坏死性淋巴结炎、亚急性坏死性淋巴结炎。好发于青少年女性，病因尚不十分清楚，多数认为与感染尤其是病毒性感染所致变态反应有关。首发症状多为不明原因的突发高热，热型为稽留热或弛张热，继之颈部表浅淋巴结肿大伴有压痛，质中偏硬，且常有触痛，周身其他部位淋巴结也可同时肿大，白细胞减少，血沉加快，PPD或OT试验阴性，免疫球蛋白增高，部分病例末梢血及骨髓象出现异型增生的网状细胞，一过性肝脾肿大，单用抗生素或抗结核治疗无效，皮质激素及免疫抑制剂治疗效果明显，一般不复发。

【诊断与鉴别诊断】　根据临床表现不难诊断，超声及实验室检查有助于鉴别诊断，必要时可行淋巴结活检或针吸细胞学检查以明确诊断。颈淋巴结炎需与颈淋巴结结核、恶性淋巴瘤、颈部转移癌等进行鉴别诊断。

【治疗】　急性淋巴结炎初期，病员需要安静休息，全身给抗菌药物，局部用物理疗法或用中药六合丹等外敷治疗。已化脓者应及时切开引流，同时进行原发病灶的处理。

慢性淋巴结炎一般不需治疗,但有反复急性发作者应寻找病灶,予以清除,如淋巴结肿大明显或需鉴别诊断,也可采用手术摘除。

组织细胞坏死性淋巴结炎主要用糖皮质激素治疗,如泼尼松口服,每日 1.0mg/kg,每周递减 2.5~5mg 至药量完全减完。有明显疼痛或触痛者予吲哚美辛等对症处理。

第二节 颈部淋巴结结核

颈部淋巴结结核(tuberculosis of cervical lymph nodes)常见于儿童及青壮年。近年来由于非典型分歧杆菌的出现,其发病率有升高的趋势。

【感染来源】 空气中的结核分枝杆菌从口腔、鼻咽部侵入,在口、咽、鼻腔黏膜下淋巴结内形成病灶,通过淋巴管到达淋巴结,大多引起颌下及颈上淋巴结结核。肺部原发性结核灶可经淋巴或血行播散至两侧颈淋巴结;肺门淋巴结结核可经纵隔淋巴结上行感染,主要累及锁骨上或颈下淋巴结。

【临床表现】 轻者仅有淋巴结肿大而无全身症状;重者可伴有体质虚弱、营养不良或贫血、低热、盗汗、疲倦等症状,并可同时有肺、肾、肠、骨等器官的结核病病史。

局部临床表现,最初可在下颌下、或颈侧发现单个或多个成串的淋巴结,缓慢肿大、较硬,无疼痛,与周围组织无粘连。病变继续发展,淋巴结中心因有干酪样坏死,组织溶解液化变软。炎症波及周围组织时,淋巴结可彼此粘连成团,或与皮肤粘连,但皮肤表面无红、热及明显压痛,扪之有波动感,此种液化现象称为冷脓肿或寒性脓肿。脓肿破溃后形成经久不愈的窦或瘘。

【诊断与鉴别诊断】 根据临床表现,过去有结核病史或与结核患者密切接触史,胸片示肺部或纵隔淋巴结有结核病灶者,应高度怀疑本病。淋巴结穿刺细胞学检查一般可确诊。诊断困难者,可摘除淋巴结做病理检查,或有条件时取穿刺液或组织作 PCR,找结核分枝杆菌 DNA 即可确定诊断。应注意和慢性淋巴结炎,恶性淋巴瘤,转移癌、神经鞘瘤、鳃源性囊肿等鉴别。

【治疗】 结核性淋巴结炎的治疗原则以全身规则、联合、全程督导抗结核治疗为主,局部治疗为辅。

对于局限的、可移动的结核性淋巴结,或虽属多个淋巴结但经药物治疗效果不明显者,可予手术摘除。诊断尚不肯定,为了排除肿瘤,也可摘除淋巴结,送病理检查。

对已化脓的淋巴结结核或小型潜在的冷脓肿,皮肤未破溃者可以施行穿刺抽脓,同时注入抗结核药物。每次穿刺时应从脓肿周围的正常皮肤进针,以免造成脓肿破溃或感染扩散。

第三节 颈部坏死性筋膜炎

颈部坏死性筋膜炎(Cervical necrotizing fasciitis,CNF)是以颈部筋膜和皮下组织广泛坏死为主的严重化脓性感染,起病急,发展快,容易并发中毒性休克,死亡率高。

【感染来源】 坏死性筋膜炎为多种细菌混合感染,由需氧菌、厌氧菌或兼性厌氧菌协同致病。常见致病菌有溶血性链球菌、凝固性葡萄球菌、产气杆菌、变形杆菌、大肠埃希菌及消化链球菌等,绝大多数患者可以分离出两种以上的细菌。

颈部坏死性筋膜炎多发生于牙源性感染或拔牙后、外伤或手术后、扁桃体周围脓肿,此外咽喉感染及异物、插管损伤、头皮耳廓感染、颞骨放疗后也可发生,但临床仍有部分患者无明显诱因,可能是细菌通过皮肤或黏膜的微小创面进入体内。

【临床表现】 早期主要有发热及局灶炎症,如牙痛、咽喉痛等。继之感染累及颈部皮肤,颈部肿痛明显,出现不规则红斑,而后色泽变暗,重者可出现水疱、血疱,溃破后糜烂,有渗血性水样物,皮肤坏死等。50%的患者可触及捻发音,提示有产气厌氧菌感染。并可出现吞咽困难、呼

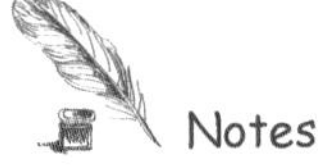

吸困难、心动过速等。随即感染沿颈动脉鞘及咽后间隙扩散进入纵隔引起纵隔炎、破溃入胸腔引起脓胸，并可引起全身败血症、心包炎、DIC、中毒性休克和多器官功能衰竭等。

实验室检查示白细胞计数增高、血清钠、血清氯浓度降低，血清尿素氮水平升高。尿中可出现蛋白及管型。

颈部X线平片或CT影像学特征为颈部弥漫性肿胀伴组织间隙气肿（图6-6-1）。

【诊断与鉴别诊断】 根据起病急，发展快，颈部肿痛，皮肤色泽由红变暗，或出现水疱、血疱、坏死等，皮下有捻发音，CT检查或颈部摄片示软组织内气体征应高度怀疑本病。切开探查发现筋膜、皮下组织广泛坏死为最确切的诊断依据。

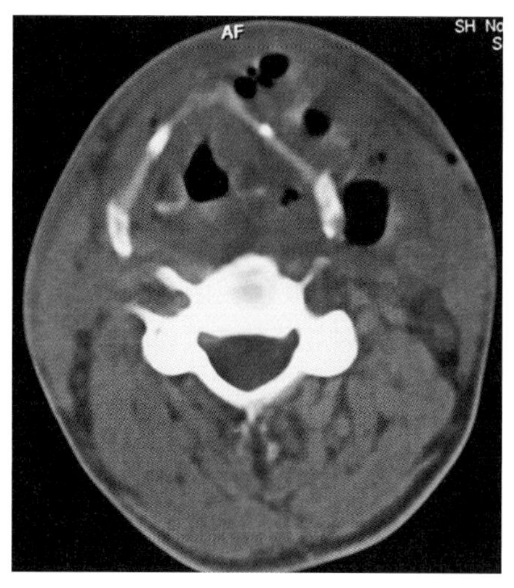

图6-6-1　颈部软组织间隙积气

本病早期应注意与一般的软组织感染，如蜂窝织炎、丹毒、咽峡炎等进行鉴别。

【治疗】 坏死性筋膜炎一经诊断应及时进行广泛切开，反复彻底清创，建立通畅引流。如炎症向下蔓延至纵隔，应联合胸外科进行处理。早期彻底的手术清创是治疗的关键，并发症随广泛暴露原感染组织和充分引流而减少。手术切口常采用多个平行切口，相互贯通，可用手指或血管钳钝性分离脓腔之间的筋膜间隔，使其成为一个大腔。术中不能姑息，清除所有坏死组织，一直到健康组织不能用手指或器械分开为止。术后每日探查遇有坏死组织即行清创，以3%过氧化氢溶液及甲硝唑溶液冲洗，再以3%过氧化氢溶液纱布或碘伏纱布湿敷，以提高局部氧化还原电位，保持局部药物浓度。坏死组织脱落后放置碘仿纱条以刺激肉芽组织生长。术后予以双腔引流管持续冲洗及引流方便术后换药，同时也有利于炎性渗出及时清除，避免炎性渗出积聚（图6-6-2）。

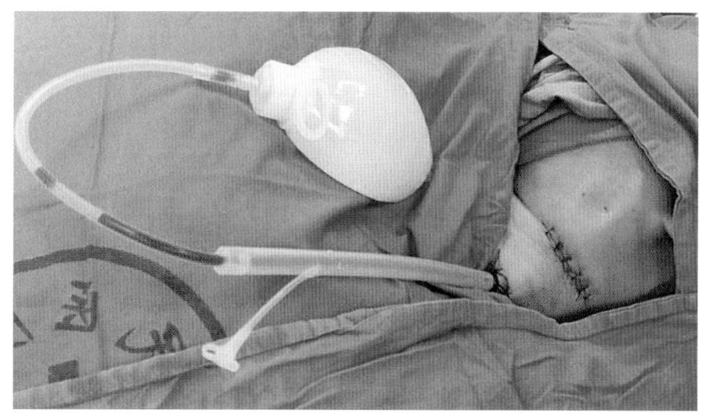
图6-6-2　坏死性筋膜炎术后引流

早期果断地给予大剂量强力广谱抗生素协同治疗，然后根据细菌培养+药敏试验调整抗生素。在早期用一定量的激素，可改善全身中毒状态。加强全身支持疗法，保持水电解质平衡，纠正酸中毒、低血容量和低钙等。小剂量多次输血、血浆及清蛋白，有利于伤口愈合。

高压氧辅助治疗可改善局部组织缺氧，使厌氧菌生长环境受到破坏，抑制厌氧菌生长。

（殷善开）

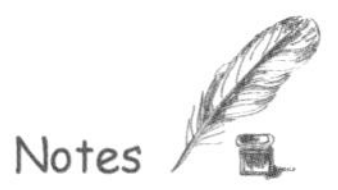
Notes

第七章　颈部血管及颈椎疾病

第一节　颈 动 脉 瘤

各种原因引起颈总动脉、颈内动脉、颈外动脉及其分支管壁损伤、变薄，在血流压力作用下逐渐膨大扩张，即可形成动脉瘤(aneurysm)。

【病因】 动脉硬化、创伤、细菌感染、梅毒或先天性动脉囊性中层坏死为引起动脉瘤的常见原因，由颈动脉硬化所致的颈动脉瘤，多发生在双侧颈动脉分叉处；而由创伤所致者多位于颈内动脉，颈外动脉较少见。

【病理】 颈动脉瘤分为三类：①真性动脉瘤：多由动脉硬化引起，动脉瘤扩张膨大，外观多呈梭形，病变常累及动脉壁全层，长短不一，瘤壁厚薄不均匀，常可发生自行性破裂，引起大出血。②假性动脉瘤：多由创伤引起，瘤壁全层破裂而形成。所破坏的瘤壁由动脉内膜或周围纤维组织修复而成，瘤内容物为血凝块及机化物，瘤体呈囊状，与动脉相通，瘤颈部较狭小。③夹层动脉瘤：多由先天性动脉囊性中层坏死所致，动脉壁中层发生坏死性病变，当内膜破裂时，在动脉压的作用下，血流在中层形成血肿，并向远端延伸形成夹层动脉瘤。

【临床表现】 主要症状为颈部出现肿块，有明显的搏动及杂音，少数肿块因瘤腔内被分层的血栓堵塞，搏动减弱或消失。发生在颈总动脉、颈内动脉的动脉瘤可影响脑部供血，瘤体内血栓脱落可引起脑梗死，患者可出现不同程度的脑缺血症状，如头痛、头昏、失语、耳鸣、记忆力下降、半身不遂、运动失调、视力模糊等。瘤体增大可压迫神经、喉、气管、食管，出现脑神经瘫痪、Horner 征、吞咽困难、呼吸困难等。

【诊断】 肿块位于颈侧部，有明显搏动及收缩期杂音，压迫肿块近心端动脉时，搏动减弱或消失，同时瘤体有不同程度的缩小，即可作出诊断。如肿块搏动及杂音不明显时诊断较困难。DSA 检查对诊断具有重要意义。由于动脉瘤形成的原因不同，DSA 显影也略有不同。先天性动脉瘤，瘤体一般较小，自绿豆到黄豆大小，呈囊状，有蒂与动脉干连接；动脉硬化形成的动脉瘤可见到动脉纤细弯曲，动脉腔变窄或粗细不均，瘤体呈梭形；外伤性动脉瘤为囊性或多房性结构(图 6-7-1)。近年来磁共振血管显影(MRA)诊断动脉瘤的价值日益受到重视。MRA 是一种无创性检查方法，患者可免于动脉或静脉穿刺之苦，MRA 诊断动脉瘤较 DSA 更具优势。

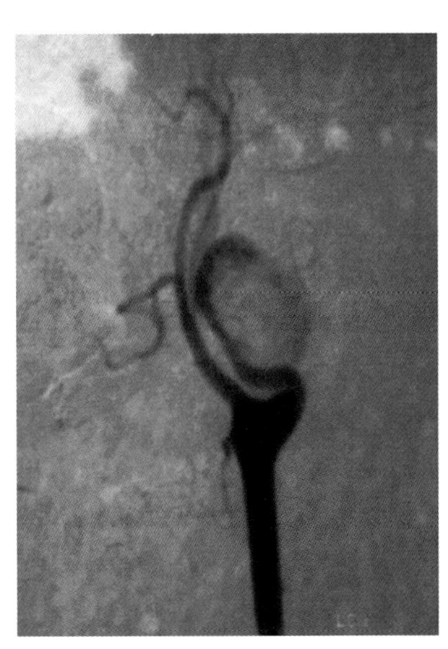

图 6-7-1　颈内动脉瘤 DSA

【鉴别诊断】 应注意与颈动脉体瘤相鉴别，颈动脉瘤为膨胀性搏动，常伴杂音，压迫颈动脉近心端，肿块明显缩小，搏动及杂音减弱或消失。而颈动脉体瘤为传导性搏动，DSA 显示颈动脉分叉增宽，并可见肿块将颈动脉分叉推向前方。

【治疗】 颈动脉瘤的瘤体堵塞血管或血栓脱落均可影响颅脑血供，引起脑梗死。最为严重的并发症是瘤体增大破裂，引起致死性大出血，故一旦确诊，宜尽早手术。根据瘤体大小及部位采取不同的手术方式。①较小囊性动脉瘤：游离并切除瘤体，缝合切口。梭形动脉瘤，可切除动脉瘤及病变动脉，作动脉端-端吻合，必要时用人工血管或同种动脉替换切除的动脉。②夹层动脉瘤：切除病变动脉，用人造血管重建血流通道。对于高龄、严重心血管疾病无法耐受手术者，可采用介入治疗。

第二节　颈动脉体瘤

颈动脉体瘤(carotid body tumor)为发生在颈总动脉分叉处的一种化学感受器肿瘤，属良性肿瘤，生长缓慢，少数可发生恶变。发病无年龄及性别差异。

【解剖及病理】　颈动脉体位于颈总动脉分叉处后方，借结缔组织连于动脉壁，组织呈粉红色，大小不一，扁椭圆形或不规则形状，平均直径约3.5mm，是人体内最大的副神经节，内含化学感受器，其主要功能是感觉血液中二氧化碳浓度的变化，当二氧化碳浓度升高时，反射性引起呼吸加快、加深。颈动脉体发生肿瘤后，瘤体呈棕红色，圆形或椭圆形，有完整包膜。显微镜下可见成群排列的肿瘤细胞及血管丰富的基质成分，瘤细胞呈多边形，核较小。

【临床表现】　颈部无痛性肿块，位于颈动脉三角区，生长缓慢，病史可长达数年或数十年；发生恶变者，短期内肿块迅速生长。肿块较小时，多无症状，或仅有轻度局部压迫感，肿块较大者可压迫邻近器官及神经，出现声嘶、吞咽困难、舌肌萎缩、伸舌偏斜、呼吸困难及Horner综合征等。

【诊断】　肿块位于颈动脉三角区，呈圆形，生长缓慢，质地较硬，边界清楚，可左右活动，上下活动受限，肿块浅表可扪及血管搏动，有时可闻及血管杂音，应考虑到颈动脉体瘤的可能。B超、DSA和MRA检查对本病诊断价值较大。影像学检查可见颈动脉分叉处肿块将颈内、外动脉分开，间距增宽。DSA检查显示肿瘤位于颈动脉后方，并将颈总动脉分叉推向前方，颈内外动脉分叉增宽，肿瘤富含血管(图6-7-2)。

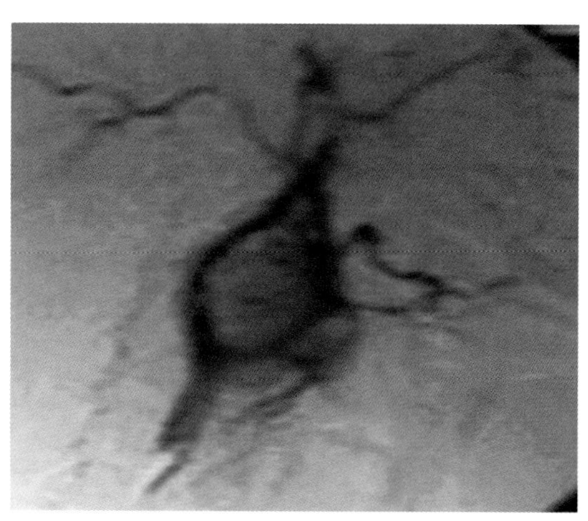

图6-7-2　颈内动脉瘤DSA

【治疗】　采取动脉外膜下肿瘤切除术。因肿瘤起源于与颈动脉外膜相连的颈动脉体，血供丰富，并与颈动脉、静脉及神经紧密相邻，手术难度较大，术前需作好输血准备，术中仔细操作，以免发生意外。较大肿瘤可能与颈动脉粘连、或可包绕颈动脉，需将肿块连同部分颈动脉一并切除，然后作动脉端-端吻合。

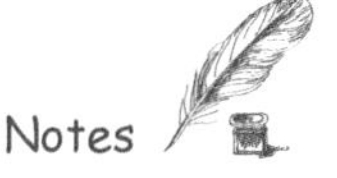

第三节 颈动-静脉瘘

【病因病理】 颈动-静脉瘘分为先天性和后天性。胚胎发育过程中,动脉与静脉间保留了不正常的通道,所形成的动-静脉瘘为先天性动-静脉瘘,临床中较少见。由各种锐器刺伤、高速子弹弹伤或医源性原因(如肌肉或静脉注射,血管造影、手术创伤)引起者属后天性动-静脉瘘。如相邻的动、静脉在同一平面受损后,由于动、静脉之间压力差较大,彼此吸附在一起可形成直接瘘。若动、静脉创口不能直接对合,在二者之间形成血肿,血肿机化后形成贯通动、静脉之间的瘘则称为间接瘘。

【临床表现】 先天性动-静脉瘘常伴有胎痣,婴幼儿时期无任何症状,多表现为局限性隆起或扩散性病变,至青春期病变发展,表现为局部隆起加重,可触及震颤,有时伴有血管杂音,局部皮肤温度增高。后天性动-静脉瘘可出现搏动性耳鸣、"嗡嗡"声、"呲呲"声或高音调嘈杂声,常影响睡眠,压迫颈总动脉可使耳鸣减轻或消失。此外,尚可出现头痛、头晕、错觉、谵妄、视觉及听觉障碍、反复的口腔及鼻腔出血等。心血管系统症状视动-静脉瘘大小及距离心脏远近而定。远离心脏的小动-静脉瘘可无明显症状,靠近心脏的大动-静脉瘘可引起动、静脉及心脏功能明显改变,引起动脉收缩压无明显变化,舒张压下降,脉压增大,动脉供血减少,心率增快,心排出量及血容量增加,瘘口远近两端静脉压升高,皮肤温度增高,久之引起心脏扩大,导致心衰。瘘管局部常可闻及杂音,可为粗糙的咆哮音,收缩期明显,舒张期逐渐减弱,杂音沿受累血管传导,瘘愈大,杂音愈明显。触诊有连续粗糙震颤,用手按压可使杂音及震颤减退或消失。

【诊断】 出生后或外伤后颈部出现肿块,有明显的杂音及震颤,浅静脉压和静脉血氧增高,即应考虑为颈动-静脉瘘。DSA 检查可了解瘘口的部位及大小,有助于进一步明确诊断。

【治疗】 手术切除为主。原则是先切除瘘,然后分别修复动脉和静脉。

(肖健云)

第八章 颈部肿块

第一节 颈部肿块的诊断与鉴别诊断

颈部肿块通常分为三类，即炎性病变、良性病变（benign lesion）和恶性肿瘤（malignant tumor）。炎性病变包括淋巴结的急慢性炎症和结核以及涎腺炎性肿块；良性病变包括先天性疾病及良性肿瘤；恶性肿瘤包括原发恶性肿瘤及淋巴结转移癌。颈部肿块的分类见图 6-8-1。

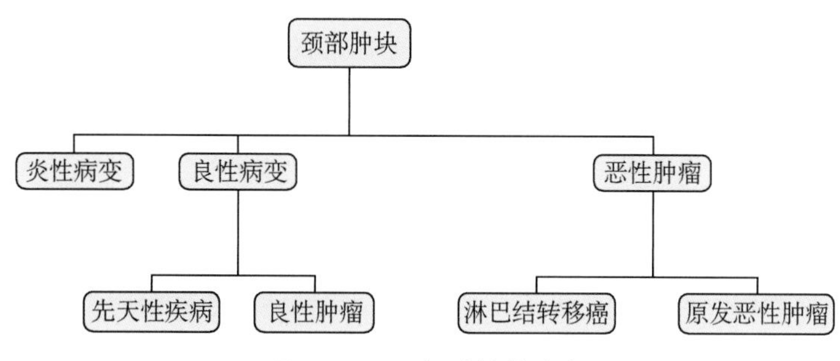

图 6-8-1 颈部肿块的分类

由于甲状腺肿物有其特点，一般讨论颈部肿块时不包括在内。除去甲状腺肿块后，成年人颈部肿块中绝大多数（70% ~80%）为恶性肿瘤，而恶性肿瘤中绝大多数（70% ~80%）为淋巴结转移癌，颈淋巴结转移癌中绝大多数（70% ~80%）是头颈部恶性肿瘤转移。

【诊断依据】

1. 病史 应注意患者的年龄和性别。儿童以先天性囊肿和血管瘤居多。高龄男性的恶性肿瘤比例较高。同时还要注意病程的长短。如果颈部肿块已存在数年以上（甲状腺颈转移癌除外）一般为良性或先天性病变。如果颈部肿块 1 ~2 周内迅速长大，并伴有反复肿胀和消退，多为炎症性肿块，恶性病变的可能性较小。绝大多数颈部转移癌病史较短，数月内渐进性增大。因此病程的长短可作为诊断的参考依据。病程为数天的，多为炎症；病程数月的，多为恶性肿瘤；病程为数年的，多为良性肿瘤或先天性病变。

2. 体格检查 体检时注意颈部肿块的位置、大小、硬度、有无搏动、压痛及放射痛以及活动与否。颈部肿块性质与部位的关系见表 6-8-1。除淋巴瘤较韧外，恶性肿瘤一般较硬，晚期活动度小。转移癌可以出现多个肿块，压痛不十分明显。囊性肿物多为良性肿瘤，如鳃裂囊肿、囊性水瘤、表皮样囊肿等。神经鞘瘤、神经纤维瘤多较硬，活动度较小，或左右活动度较大而上下活动度小，可伴有沿神经走行方向的放射针刺感和麻木感。颈动脉体瘤可触及搏动感，或闻及血管杂音。

3. 影像学诊断 触诊是发现和诊断颈部肿块的主要方法。除触诊外，尚可用超声、CT、MRI、PET 等影像学检查加以辅助。超声检查无创伤，经济且可以行超声引导下穿刺，但其敏感性与特异性受操作者影响较大。CT、MRI 具有无创伤、相对较经济、直观易读、多层面观察的优点，但 CT 平扫只能根据解剖部位检出肿物，难以与异常的血管及肌肉鉴别，也不能显示肿物密度的变化，常常不能提供最有价值的诊断信息，需行增强 CT 扫描；MRI 可发生移动伪影等。超声敏感性较高,特异性较低,而CT敏感性较低,特异性很高,二者有互补性。PET对于颈部肿物诊断超声敏感性和特异性均较高,但昂贵。

表6-8-1 颈部肿块性质与部位的关系

肿块性质	颈部中线区域	颈侧区域	颈后区域
先天性	甲状舌管囊肿、表皮样囊肿	鳃裂囊肿	淋巴管瘤
炎症	淋巴结炎症	淋巴结炎症、涎腺炎症	淋巴结炎症
良性肿瘤	甲状腺结节	神经鞘瘤、神经纤维瘤 动脉体瘤、血管瘤	神经鞘瘤、神经纤维瘤
恶性肿瘤	淋巴瘤	淋巴瘤、转移癌(头颈部来源)	淋巴瘤、转移癌(鼻咽、肺、乳腺及腹腔脏器恶性肿瘤)

4. **细针抽吸细胞学检查** 操作简单安全、创伤小,其创伤不会给以后的治疗带来不良影响。其诊断准确率较高但受穿刺的部位及读片的细胞学医师的经验和水平的影响。

5. **颈部肿块切取或切除活检** 如细针抽吸肿块无结果,且怀疑为转移癌时,可进行肿块手术活检。颈部淋巴结切取或切除活检可能对头颈癌患者将来的治疗将带来不利影响,所以应首先检查原发灶并取活检,只有仔细检查仍不能查出原发灶的情况下才行颈部活检。

【鉴别诊断】

1. **颈部先天性肿块** 常见的颈部先天性肿块有:鳃源性囊肿及瘘管、甲状舌管囊肿、囊性水瘤等。

2. **颈部良性肿瘤** 常见的颈部良性肿瘤有:神经鞘瘤与神经纤维瘤,颈动脉体瘤等。

3. **恶性肿瘤** 颈部原发恶性肿瘤:以淋巴瘤为最多见,少数为颈部软组织肉瘤。颈部淋巴结转移癌中包括原发于头颈肿瘤的颈部转移癌和原发于胸、腹腔各部位肿瘤的颈部转移癌,以原发于头颈肿瘤的转移癌为最多见。

以上各疾病的详细介绍见有关章节。

第二节 颈部肿块的治疗原则

(一)颈部先天性肿块

1. **鳃源性囊肿(branchial cyst)及瘘管** 手术将囊肿及瘘管完全切除。合并感染时,应控制感染后择期手术。因囊肿及管道与颈总、颈内外动脉、颈内静脉、迷走神经、舌下神经等重要解剖结构毗邻,特别是有感染史者常与上述结构粘连,因此,手术应注意避免损伤重要血管及神经。

2. **甲状舌管囊肿(thyroglossal duct cyst)** 彻底手术切除是最有效的治疗方法。甲状舌管囊肿的根部位于舌骨下、或背面,因此,手术不仅需完整切除囊肿及与其相连的通向舌根的管道,还需切除中间一段舌骨体。

3. **囊性水瘤(cystic hydatoncus)** 若患者无明显压迫症状,应2岁后择期手术为宜。手术彻底切除。若切除不净容易复发、继发淋巴漏或感染。部分囊性水瘤常向周围不规则伸展性生长,边界不清,并且包绕颈总动脉、颈内静脉、迷走神经、副神经等重要结构,肿物的实际范围常比术前检查发现的范围要广泛。

(二)颈部良性肿瘤

1. **颈部神经鞘瘤(neurilemmoma)** 尽早手术切除,延误治疗可导致相应的神经麻痹。肿瘤越小,保留神经的可能性越大。

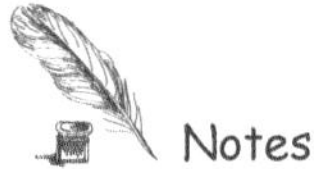

2. 颈动脉体瘤(carotid body tumor)　颈动脉体瘤对放射治疗敏感性差,即使是恶性颈动脉体瘤其敏感性亦较低。栓塞治疗很难阻断肿瘤血供,仅能使其暂时缩小,无法根治。颈动脉体瘤的治疗主要为手术治疗。确诊或高度怀疑颈动脉体瘤,且全身情况能耐受手术的患者均应尽快实施手术切除。高龄患者宜采用保守治疗。

(三)恶性肿瘤

1. 颈部原发恶性肿瘤　根据来源不同,详见其疾病的治疗。

2. 颈部淋巴结转移癌　原发于胸、腹腔各部位肿瘤的颈部转移癌,根据原发灶情况进行放疗和化疗。原发于头颈肿瘤的颈部转移癌除病理分化较低的肿瘤外,主要采用颈清扫术治疗,加或不加放疗。详见其他章节。

(唐平章　王晓雷)

Notes
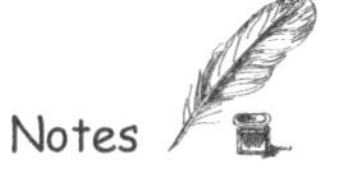

第九章　头颈部恶性肿瘤的综合治疗

第一节　头颈部恶性肿瘤的综合治疗概论

【综合治疗的概念】　恶性肿瘤的治疗需要多学科、多手段的综合治疗。单一学科、单一治疗手段已经难以达到治愈恶性肿瘤的目的。恶性肿瘤的综合治疗(combined therapy)就是根据患者的机体状况、肿瘤的病理类型、侵犯范围(病期)和趋向,有计划地、合理地应用现有的治疗手段,以期较大幅度地提高治愈率;改善患者在治疗后的生活质量。综合治疗强调合理地、有计划地综合应用现有治疗手段,而不是多种治疗手段的简单相加。综合治疗的主要原则为:①各种治疗方法安排的顺序要符合肿瘤细胞生物学规律,针对不同病理类型、不同分化程度的肿瘤,选择不同的治疗方案。②要有合理的、有计划的安排。全面分析和正确处理肿瘤临床上的局部与整体的关系,充分认识各种治疗手段的适应证和限制,具体分析各个阶段中的主要矛盾。③重视调动和保护机体的抗病能力。

【头颈肿瘤综合治疗的主要模式】　由于化疗对于头颈实体瘤的疗效较差,它在头颈肿瘤综合治疗的作用正在探索中。目前头颈肿瘤的综合治疗主要是手术与放疗相结合的综合治疗。其主要方式有:术前放疗和术后放疗。

1. 术前放疗(preoperation radiotherapy)　其理论基础是细胞处于最大的氧合状态,放射敏感性好。术前放疗的总剂量一般为50~60Gy,每次1.8~2cGy,每天一次,每周照射5天。放疗完成到手术切除间隔2~6周,在此期间患者的全身情况可以得到恢复,并且局部放射性急性炎症反应得以减轻。

优点:

(1) 肿瘤细胞氧合好,放射敏感性最佳

(2) 减少切缘复发

(3) 减少手术时肿瘤细胞种植的风险

(4) 控制原发灶和淋巴结的亚临床病变

(5) 在此期间可为下一步手术提供支持治疗,如营养支持和调整心肺功能等

缺点:

(1) 拖延外科手术治疗时间

(2) 影响伤口愈合

(3) 照射剂量受限制

(4) 患者有可能拒绝随后的外科治疗

2. 术后放疗(postoperation radiotherapy)　能够通过手术更为精确的了解肿瘤的病理类型、分化及病变范围。术后放疗的总剂量一般为55~70Gy,每次1.8~2cGy,每天一次,每周照射5天。手术完成到放疗间隔2~4周,最迟不超过6周。

优点:

(1) 不影响外科手术治疗时间

(2) 照射剂量不受限制

(3) 利于术中及组织病理学和生物学方面对肿瘤及淋巴结进行全面的评估

（4）可有效杀灭残留的亚临床病灶，改善局部及区域控制

缺点：

（1）咽瘘或其他的伤口问题，可能延迟放疗的进行

（2）伤口瘢痕和血供的改变可降低组织的氧合，影响放疗效果。

除以上两种外，目前常用的综合治疗手段还有：

诱导化疗：又称新辅助化疗，是指放疗前使用的化疗，可在短时期内减少肿瘤负荷并减轻由于肿瘤引起的各种临床症状，改善血供提高放疗敏感性，对亚临床转移灶也有一定的作用。常用含铂类的化疗方案。

辅助化疗：在手术治疗或放疗后，为消灭可能残存的微小转移病灶，减少了肿瘤复发和转移的机会，提高治愈率而进行的化学药物治疗称为辅助化疗。目的在于杀灭手术无法清除的微小病灶，减少复发，提高生存率。

靶向治疗：是在细胞分子水平上，针对已经明确的致癌位点（该位点可以是肿瘤细胞内部的一个蛋白分子，也可以是一个基因片段），来设计相应的治疗药物，药物进入体内会特异地选择致癌位点来相结合发生作用，使肿瘤细胞特异性死亡，而不会波及肿瘤周围的正常组织细胞，所以分子靶向治疗又被称为“生物导弹”。多与放疗或化疗联合使用。

第二节　下咽癌及颈段食管癌的手术概论

下咽及颈段食管解剖及肿瘤临床概要详见相关章节。下咽或颈段食管癌的治疗应当是手术、放射及化疗的综合治疗。对Ⅰ期患者，可以采用单纯手术或单纯放疗，Ⅰ期以上单纯放疗控制机会下降，应主要用手术治疗，Ⅲ、Ⅳ期患者宜加用术前或术后放疗或诱导化疗。治疗的目的是根治肿瘤并尽可能保留喉功能。本节主要论述下咽癌及颈段食管癌的手术治疗。

（一）原发灶处理

1. 梨状窝癌（pyriform sinus carcinoma，PSC）　根据病变大小分别可选用：梨状窝切除术；梨状窝及杓会皱襞切除术；梨状窝及喉垂直部分切除术；梨状窝及喉近全切除；喉全切除及下咽部分切除术；下咽全切除、喉全切除及食管部分或食管全切除术并利用修复手段如：胃上提、咽胃吻合术、游离空肠、咽结肠吻合或皮瓣、肌皮瓣的等手段恢复消化道连续性。

2. 环后癌（postcricoid carcinoma，PCC）　T_1期可以选择单纯放疗，保留喉。较大的肿瘤或放疗后未控的肿瘤，可以选择下咽、喉切除，喉气管整复或喉全切除术。侵犯颈段食管者，选择下咽、喉全切除及食管部分或全食管切除。

3. 下咽后壁癌（posterior wall carcinoma，PWC）　早期癌选择单纯放疗。放疗未控或较广泛肿瘤，可以选择部分下咽后壁切除、下咽、喉全切除及食管部分或全食管切除术。

4. 颈段食管癌（esophageal carcinoma）　单纯颈段食管癌，无下咽或其他部位侵犯的，可以做食管切除，用空肠或结肠修复缺损食管。如同时有附近器官受侵，则可扩大切除（包括喉，下咽，部分气管，甲状腺），不保留喉时一般采用胃上提咽胃吻合术。

（二）颈部处理

如有颈淋巴结转移，应做颈清扫术。颈经典性清扫只限于颈部转移灶较多、已有淋巴结包膜外侵犯、累及周围组织等。否则应根据淋巴结转移情况可选用不同的颈改良性清扫。对尚无肿大淋巴结的下咽癌可行一侧或双侧颈择区性清扫（Ⅱ、Ⅲ、Ⅳ区），肿瘤过中线者应行双侧颈择区性清扫。颈部N_0且已做术前放疗，可以不做颈清扫。

（三）上消化道的缺失常用下述方法重建

1. 游离空肠代食管术　主要适用于下咽癌侵犯颈段食管、或病变非常局限的（如1.0cm以内）的单纯颈段食管癌也可应用。

Notes 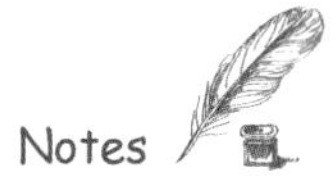

2. 胃代食管、咽胃吻合术 主要适用于颈段食管癌，下咽癌侵及食管者也可应用。

3. 带血管蒂结肠代食管术 主要用于不适合胃代替食管的病例（如胃已经有严重疾患，或者已行胃大部切除病例），以及保留喉进行环后吻合的病例，为避免胃内容物反流造成严重误吸，用结肠代食管。用结肠时可以保留迷走神经，在贲门处解剖迷走神经后，将食管下端高位切断，有利于术后胃肠功能恢复。

4. 胸大肌肌皮瓣修复下咽 切除全喉及一侧梨状窝，保留对侧梨状窝黏膜作下咽修复。如黏膜已少，需要用胸大肌肌皮瓣修补。

5. 喉代下咽术 咽后壁癌切除范围较广者可用前臂皮瓣修复咽后壁而保留喉功能，如喉不能保留仅作为牺牲品而切除时，可用喉及部分气管代替下咽。

第三节 颈淋巴结清扫术

（一）颈淋巴结的分区

颈部淋巴结分区见本篇第一章第四节。

（二）颈淋巴结转移的分级

根据美国癌症联合会（AJCC）和国际抗癌联盟（UICC）2009 年分期，颈部淋巴结转移的分级为：

Nx 不能评估有无区域性淋巴结转移

N_0 无区域性淋巴结转移

N_1 同侧单个淋巴结转移，直径≤3cm

N_2 同侧单个淋巴结转移，直径>3cm，但≤6cm；或同侧多个淋巴结转移，但其中最大直径<6cm，或双侧或对侧淋巴结转移，其中最大直径≤6cm

N_{2a} 同侧单个淋巴结转移，直径>3cm，但≤6cm

N_{2b} 同侧多个淋巴结转移，其中最大直径≤6cm

N_{2c} 双侧或对侧淋巴结转移，其中最大直径≤6cm

N_3 转移淋巴结最大直径>6cm

（三）颈淋巴结清扫术（neck dissection）的分类及颈清扫术可以按以下内容分类

1. 按手术适应证划分

（1）颈选择性清扫术（elective neck dissection，END）：这是指患者颈部尚没有临床可确诊的淋巴结转移（cN_0），但根据原发灶情况（肿瘤部位、病理分化程度、T 分类、以往治疗等）来判断，有较大可能有潜在淋巴结转移，由经治医师决定需要进行颈清扫术者。

（2）颈治疗性清扫术：这一手术是针对患者颈部已有淋巴结转移（$cN_{1\sim3}$）而进行的。

颈全清扫术或称颈经典清扫术（classical neck dissection or radical neck dissection）：根据解剖部位，切除腮腺尾部、胸锁乳突肌、肩胛舌骨肌、颈内和颈外静脉、颈横动脉、副神经、颈丛神经等，连同这一解剖范围内的淋巴结（通常为颈内静脉淋巴结上、中、下组，颈后三角淋巴结及锁骨上淋巴结）全部切除。

颈改良性清扫术（modified neck dissection）或称颈功能性清扫术（functional neck dissection）：在这一手术中保留胸锁乳突肌、颈内静脉和副神经，即为“三保留”手术。有的学者还主张保留颈丛神经，通常适应于颈部转移淋巴结在 3cm 以下的病例（N_1）。

2. 按手术切除的区域（范围）来划分

（1）颈全清扫术：清扫Ⅰ～Ⅴ。

（2）颈择区性清扫术（selective neck dissection，SND）：颈择区性清扫大致包括：颈肩胛舌骨肌上清扫术（Ⅰ～Ⅲ区）（图 6-9-1）；颈侧清扫术（Ⅰ～Ⅳ区）（图 6-9-2）；颈前清扫术（Ⅵ区）（图 6-9-3）；颈后侧清扫术（Ⅱ～Ⅴ）（图 6-9-4）。

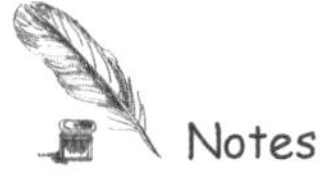

（3）颈扩大清扫术（extended neck dissection）：手术超出原颈清扫范围，包括常规不清扫的

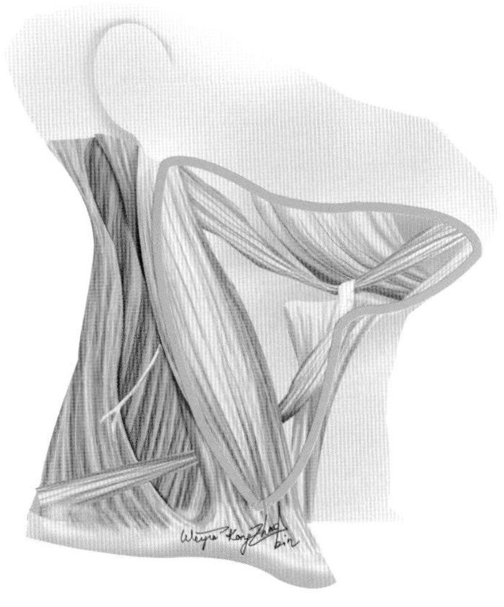
图 6-9-1　颈肩胛舌骨肌上清扫术

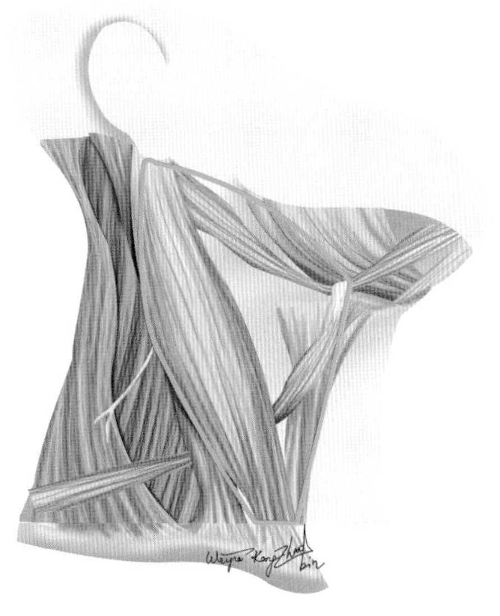
图 6-9-2　颈侧清扫术

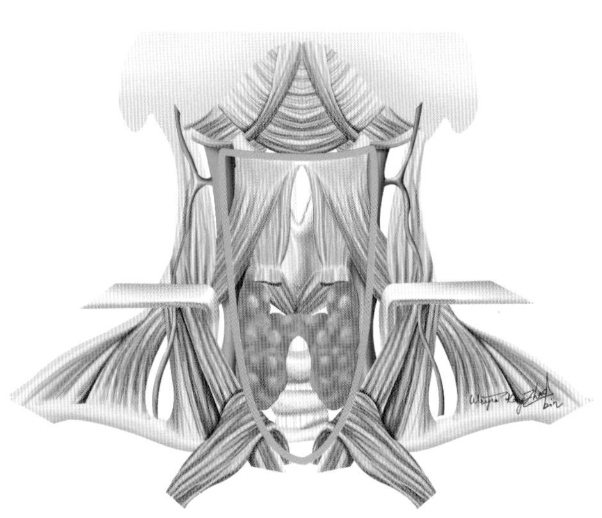
图 6-9-3　颈前清扫术

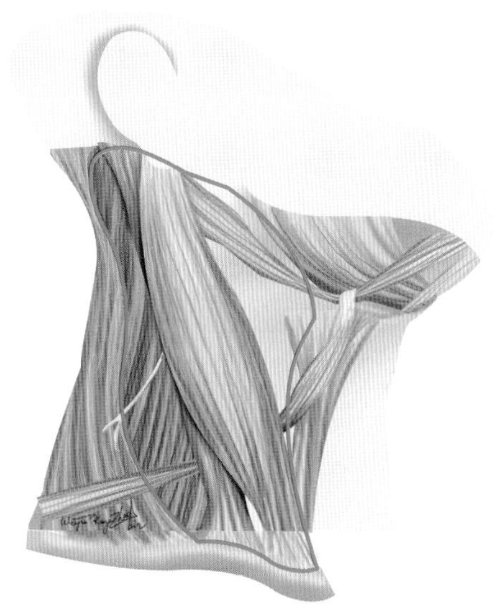
图 6-9-4　颈后侧清扫术

淋巴结和其他软组织切除等。

(四) 头颈部鳞癌的颈淋巴结治疗原则

颈清扫手术术式取决于以下因素:原发灶部位,原发灶治疗方式,转移淋巴结分布范围和组织受累情况,过去治疗史,辅助放疗设施等。其治疗原则:

1. N_2 ~ N_3期,或病理证实颈部多区或多个淋巴结转移、淋巴结包膜外侵犯的需行放疗与颈清扫结合的综合治疗。

2. cN_0病例,颈部如果已行术前放疗(DT≥50Gy),可以控制亚临床转移,可不必行颈清扫。

3. cN_0病变应选用择区性清扫术。N_1病变(3cm 以下淋巴结)一般施行颈改良性清扫术。如果淋巴结可活动,又位于引流的第一站,也可行颈择区性清扫术。N_2病例应考虑应用颈全清扫手术。N_3病例,行颈经典性清扫术或颈扩大清扫术。

4. 原发灶位于中线器官或侵犯过中线,治疗同侧颈部时,还应考虑对侧颈部或Ⅵ区淋巴结的处理。

(唐平章　王晓雷)

Notes

第十章　头颈部缺损的重建与修复

【重建与修复目的】 头颈部肿瘤的切除手术都会对患者的功能和外形造成破坏。必须尽量修复因手术所造成的组织缺损,以达到外形重塑和功能恢复的目的。另外,利用修复手段还能够关闭手术缺损的无效腔与创面;保护颈部血管、颅底等重要结构;拓宽晚期肿瘤的外科治疗范围,使更多的患者得到救治;伤口及时愈合,减少手术并发症,及时进行术后的辅助治疗。

【重建的原则】 头颈部肿瘤切除造成的缺损多数较为复杂,通常包括皮肤、黏膜缺损、大块的软组织缺损或骨缺损等复合缺损。同时,可供修复头颈部手术缺损的手段有很多,如何选择适合的修复手段至关重要。

重建的原则如下:

1. 首先考虑从最简单的技术开始到较复杂的修复方法,即能用简单的方法修复者就不用复杂的方法。选择修复手段的顺序如下:①直接缝合关闭切口;②局部皮瓣;③皮片移植;④区域皮瓣;⑤游离组织瓣;⑥组织扩张;⑦赝复体。

2. 争取一期重建。成功的早期重建能够减少患者的伤残和缩短住院日期。不适合一期重建的,则应制订好二期重建计划和近期治疗措施。

3. 全面衡量受区的需要和供区可接受的残损及并发症,还要考虑术者的习惯和能力,以便为患者提供一个最佳的修复方法。

4. 准备一个候补的修复措施,以便前一个重建方法不合适或失败即时补救。

【修复的方法】 目前在临床上应用于修复的方法和材料有很多。可分为以下几个类型:

1. **直接拉拢缝合**　适合于缺损面积小,缝合后张力不大的伤口。

2. **游离植皮**　有断层皮片和全厚皮片修复。尽管游离植皮在技术上简单、可靠,但缺点较多:色泽、质地不相配;手术缺损区(受区)挛缩畸形;植皮区(供区)周边瘢痕形成;不耐磨等。

3. **组织瓣**　大多数头颈肿瘤术后缺损需要组织瓣来修复,以达到一期愈合的目的。组织瓣可分为以下三种类型。

(1) 局部瓣(local flap):局部瓣是指邻近缺损区的组织瓣。因为能提供较好匹配的皮肤,是修复中小皮肤缺损的最好选择。局部皮瓣可分为:①随意型瓣:血供来自皮下血管丛。为避免皮瓣坏死,皮瓣的长宽不能超过一定的比例:在面部为4~5∶1,躯干则为1~2∶1。②轴型瓣:血供来自本身的轴形血管,可生存的长度与宽度无关,而与包含在皮瓣内血管的长度有关。这种皮瓣还可以做成带血管蒂的岛状皮瓣。

(2) 区域瓣(region flap):由远离手术野的皮肤、筋膜、肌肉、骨等组织组合而成,有知名血管提供的轴形血供。具有转移范围大、易于成活、抗感染力强等优点。根据构成瓣的组织不同可分为:肌皮瓣、骨肌皮瓣、肌骨膜瓣、骨肌瓣等。其中肌皮瓣组织丰厚、可靠,是头颈部缺损重建的主要手段。头颈部常用的肌皮瓣有胸大肌肌皮瓣、背阔肌肌皮瓣、下斜方肌肌皮瓣等。

(3) 游离瓣(free flap):可由远离手术野的皮肤、筋膜、肌肉、骨或部分消化道形成,通过显微血管吻合技术吻合将组织瓣的血管蒂与受区血管吻合,从而修复缺损。与局部瓣及区域瓣相比,游离瓣具有提供的组织面积较大,可供设计和移动的自由度较大,可供选择利用的组织瓣多,设计组织瓣时不受限制的优点。缺点是:提供的皮肤与头面部皮肤性质相差较远;需在显微镜或放大镜下操作,技术要求较高。常用的游离组织瓣有前臂桡侧游离皮瓣、游离腹直肌肌皮瓣、游离空肠、游离腓骨瓣和游离股前外侧皮瓣等。

4. 组织扩张　通过皮下埋放扩张器，定期注射生理盐水，达到扩张局部皮肤，利用产生多余的皮肤修复缺损的目的。需要多次操作以及耗时（1～2 个月），一般不适合恶性肿瘤的一期修复。

5. 赝复体（prosthesis）　在使用自体组织难以修复时，如眶内容缺损；或使用自体组织修复所需手术复杂，操作时间长，患者难以承受时可以考虑使用赝复体修复。

（唐平章　王晓雷）

第六篇主要参考文献

1. Horváth T, Horváth B, Varga Z, et al. Severe neck infections that require wide external drainage: clinical analysis of 17 consecutive cases. Eur Arch Otorhinolaryngol, 2014
2. Ahuja AT, Chang AR, To F, et al. Intrathyroidal (branchial) cyst: sonographic features of a rare lesion. AJNR Am J Neuroradiol, 2000, 1340-1343
3. Apostolova E, Papadopoulos V, Leptidou-Kerestetzi T. Branchial xyst empyema due to Brucella melitensis infection as a form of focal Brucellosis. J Infect, 2002, 44(4): 271
4. Augustine AJ, Pai KR, Govindarajan R. Clinics in diagnostic imaging(66). Right complete branchial fistula. Singapore Med J, 2001, 42(10): 494-495
5. Ayala C, Healy GB, Robson CD, et al. Psammomatous calcifyication in association with a benign thyroglossal duct cyst. Arch otolaryngol head Neck Surg, 2003, 129(2): 241-243
6. Basel-Vanagaite L, Shohat M, Udler Y, et al. Branchial cyst, sensorineural deafenss, congential heart, skeletall abnormallyties: Branchio-oto-cardio-skeletal syndrome? Am J Med Genet, 2002, 113(1): 78-81
7. Bsoul SA, Flint DJ, Terezhalmy GT, et al. Thyroglossal duct cyst. Quintessence Int, 2003, 34(2): 156-157
8. De-Caluwe D, Hayes R, McDermott M, et al. Complex branchial fistula: a variant arch anomaly. J Pediatr Surg, 2001, 36(7) P: 1087-1088
9. Franchial MP, Sundberg JP, Martinic G. Branchial cysts in laboratory mice. J Comp Pathol, 2000, 123(1): 55-58
10. Johnston R, Wei JL, Maddalozzo J. Intra-thyroid thyroglossal duct as a differential diagnosis of thyroid nodule. Int J Pediatr Otorhinolaryngol 2003, 67(9): 1027-1030
11. Lindstrom DR, Conley SF, Arvedson, et al. Anterior lingual thyroglossal cyst: antenatal diagnosis, management and long outcome. Int J Pediatr Otorhinolaryngol, 2003, 67(9): 1031-1034
12. Maisel RH, Karlen R. Cervical necrotizing fasciitis. Laryngoscope, 1994, 104: 795-798
13. Matsumoto K, Watanabe Y, Asano G. Thyroid papillary carcinoma arising in ectopic thyroid tissue within a branchial cleft cyst. Pathol Int, 1999, 49(5): 444-446
14. Shin JH, Lee HK, Kim SY, et al. Parapharyngeal second branchial cyst manifesting as cranial nerve palsies: MR findings. AJNR Am J Neuroradiol, 2001, 22(3): 510-512
15. Slovis NM, Watson JL, Couto SS. Marsupialization and iodine sclerotherapy of a branchial cyst in a horse. J Am Vet Med Assoc, 2001, 219(3): 338-340
16. Tas A, Karasalihoglu AR, Yagiz R, et al. Thyroglossal duct cyst in hyoid bone: unusual location. J Laryngol Otol, 2003, 117(8): 656-657
17. Tsang WY, Chan JK. Fine-needle aspiration cytologic diagnosis of Kikuchi's lymp-hadenitis: A report of 27 cases. Am J Clin Pathol, 1994, 102: 454-456
18. Turkyilmaz Z, Sonmez K, Karabulut R, et al. Management of thyroglossal duct cysts in children. Pediatr Int, 2004, 46(1): 77-80
19. Wilson AW, Macpherson D, Santhanam V, et al. An unexpected complication resulting from the use of a laryngeal mass during an operation to remove a branchial cyst. Anaesthesia, 2002, 57(2): 190
20. Yang SY, Son SC. Larygeal mask airway guided fibreoptic tracheal intubation in a child with a lingual thyroglossal duct cyst. Paediqatr Anaesth, 2003, 13(9): 829-831
21. 孔维佳. 耳鼻咽喉科学. 北京：人民卫生出版社, 2002
22. 彭勇炎, 萧健云. 颈部疾病学. 第 2 版. 上海：上海科学技术出版社, 2002
23. 田勇泉. 耳鼻咽喉科学. 第 5 版. 北京：人民卫生出版社, 2001

Notes 

24. 王启华. 实用眼耳鼻咽喉解剖学. 北京:人民卫生出版社,2002
25. 邱蔚六. 口腔颌面部外科理论与实践. 北京:人民卫生出版社,1998
26. 许天文,王英俊,吴春霖,等. 组织细胞性坏死性淋巴结炎的诊断与治疗. 福建医科大学学报,2001,35:185-186
27. 殷善开,周慧群,庄奇新,等. 颈部肿块 CT 引导下针刺活检. 中国眼耳鼻咽喉科杂志,2001,80-81
28. 张速勤,马超武,李兆基,等. 颈部坏死性筋膜炎的诊断和治疗(附二例报道). 第二军医大学学报,2003,24:142-143
29. 周泉,李子坤. 面颈部坏死性筋膜炎 7 例报道. 青海医学院学报,2003,24:178-179
30. 朱同刚,罗永艾. 结核病的短程标准化学疗法. 国外医学内科学分册,2000,27:65-69

第七篇　颅底外科学

概　述

颅底外科学，是研究颅底解剖、组织结构、生理功能、及疾病与创伤发生的原因、致病机制及病理特征，临床表现过程，并探索诊断和用外科手术方法进行治疗的一门新兴的边缘性分支学科，与其密切相关的学科计有神经外科（脑外科）、耳鼻咽喉头颈外科、颌面外科、眼科、创伤与修复外科等，上述专科医师的密切配合和（或）上述专科技术的完美融合，是本学科发展的良好基础。

从动物种系发育史中可以看出，随进化程度上升，其神经中枢受到渐趋完善的骨性外壳的保护，从爬行动物起，其脑部和脊髓均在骨质结构的包围之中，以直立为主要活动方式的人类，其脑部容量、各部位的配比及相对位置都明显有别于其他哺乳动物乃至灵长类动物。

人类头颅的骨性支架，可划分为脑颅和面颅两大部分。脑颅由顶骨、额骨、筛骨、蝶骨、颞骨（颞骨内包藏着三个听小骨）和枕骨组成，以骨缝对接构成一个顶部近似球形、底部高低不等的骨性脑颅腔，容纳着高级神经中枢结构：大脑、小脑和脑干。面颅的骨性支架主要有鼻骨、颧骨、上颌骨与下颌骨，深部尚有腭骨、犁骨及下鼻甲骨等，包容着人的上气道、上消化道的入口和视、听、嗅、味觉等器官，接引进出脑颅的神经、血管和淋巴通道。

脑颅部分可依眉弓、颞线和枕外粗隆为标志连线，划分为脑颅顶部和脑颅底部（图 7-0-1）。此线以上包容着左右大脑半球及中脑结构，线下为高低不平的前、中、后三个颅窝，其底部之骨性支架谓颅底，由除顶骨以外之其余脑颅骨参与组成，与大脑额叶、颞叶及小脑下面接触。承载着脑的重力。颅底骨架中有众多裂孔、骨道，为出入高级中枢的 12 对脑神经和动、静脉血管必经要道，并成为脑颅与面颅和项部之间的骨性屏障（图 7-0-2）。

颅底的骨性支架及正常沟通之孔道，可因发育缺陷、外伤、炎症及肿瘤侵犯诸多因素，致变形、变性和结构破坏罹患各种疾病。颅底病的发病率，尚无准确的统计数字。侵犯颅底的肿瘤性病变，可能源于颅内如脑膜瘤、垂体瘤等，可能源于骨性支架内如骨巨细胞瘤、脊索瘤等或来源于耳部如中耳癌等，鼻咽部如鼻咽癌、纤维血管瘤等，鼻腔及鼻窦区的良恶性肿瘤，病变晚期，常跨颅底骨性支架的内外，造成局部缺损与严重功能障碍。

由于颅底病变深在，处理困难，长期被认为是“雷池”而被边缘化。随着影像诊断技术、显微外科技术及修复外科的发展，从 20 世纪后期，耳鼻咽喉头颈外科和神经外科、颌面外科医师才从不同的方向走入颅底区域，开辟颅底外科这一新的领域。从 1988 年国际颅底外科正式成立，

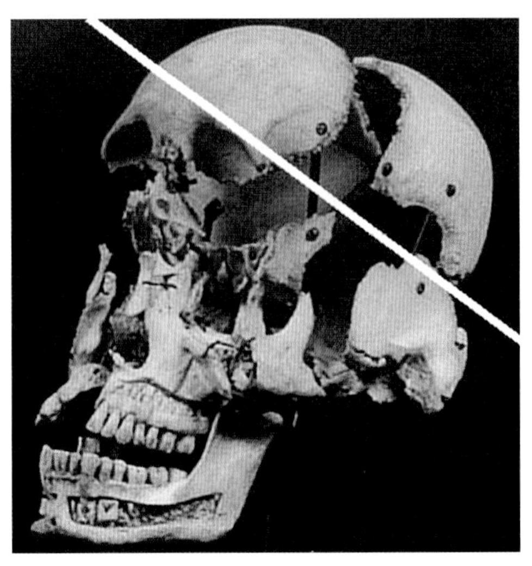

图 7-0-1　颅底构成与分区

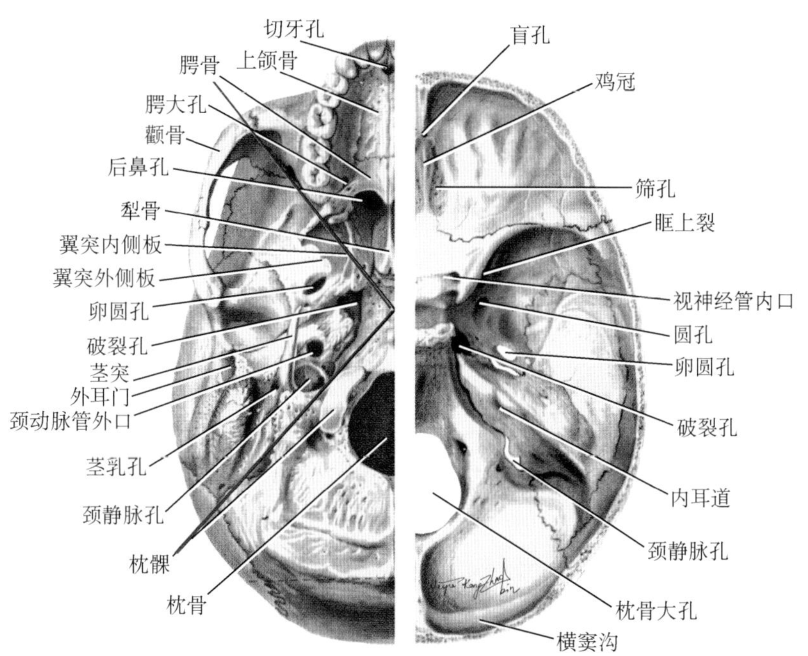

图 7-0-2　颅底内外面观

标志着学科走向充实和完善，我国于 1995 年首刊的中国耳鼻咽喉颅底外科杂志，亦标志着我国本专业登上了学术舞台。内镜技术和设备的改进，使经鼻腔、鼻窦及鼻咽部进入前颅底、中颅底、眶内及颞下窝的手术途径和方式广泛应用，改变了经额、面部切口进行手术的传统，开拓了经鼻颅底外科和鼻神经外科的新领域。但总的来说，颅底外科依然是最年轻的学科领域，目前，急需加强相关基础理论研究及基本技术的训练，及时引入计划性综合治疗与微创外科概念，利用导航、激光、射频消融等先进技术，使这片新开发的领域在高起点上发展，为颅底疾病患者谋求高生存率及高生活质量。

（杨伟炎）

Notes

第一章　前、中颅底应用解剖学

颅底的解剖结构复杂且不规则，由额骨、筛骨、蝶骨、颞骨、枕骨等骨组成，诸多的骨性孔道或裂隙为颅内外血管神经进出的通路。颅底有内外两个面，颅内（上）面借蝶骨小翼后缘和颞骨岩部上缘分为三个阶梯状的颅窝，按其位置分为颅前窝、颅中窝和颅后窝（如图 7-2）；颅外（下）面借两侧翼内板与枕骨大孔外缘连线将其分为一个中线区和两个侧区。颅底外侧面的分区尚无统一标准。Jones（1987）将颅底外侧面与内侧面颅前、中、后窝的对应部分分别称为前、中、侧颅底。一般与颅前窝相对应的称为前颅底，与颅中窝及颅后窝相对应的称为中颅底、侧颅底。本节将前颅底和中颅底的概念分述如下。

（一）颅前窝与前颅底

约占颅底前后径的 1/3，居鼻腔与眼眶上方。大脑额叶、嗅神经、嗅球和嗅囊均位于颅前窝。视交叉、垂体及颞叶前端与其相邻。

颅前窝由额骨眶板、筛骨水平板、蝶骨小翼与蝶骨体前部构成。其前界为额鳞部，与额窦仅以一板相隔；后界由蝶骨小翼后缘、前床突、视神经管口及交叉沟构成。两侧为额骨眶部，所形成的眶顶为颅前窝的薄弱区之一。颅前窝正中凹陷部分为嗅窝，中线骨嵴称鸡冠，其前方为盲孔，两侧为筛板形成筛窝底部，筛窝平均长 16mm，宽 4.0mm，深 3.7mm。前颅底正中为筛骨筛板，构成骨性鼻腔的上壁，筛板上有筛孔，嗅丝由此入颅至嗅球。

前颅底的结构组成由外向内依次是眶顶、眶上裂、筛顶和筛板，其中前两者位置较为固定，而筛顶和筛板的位置关系变化较大，前面章节已叙述。发自眼动脉的筛前和筛后动脉对前颅窝硬脑膜和前颅底组织均有支配；同时三叉神经的眼神经也有分布于前颅窝的硬脑膜。

颅前窝骨板厚薄不一，以筛板和眶顶最薄，外伤时易发生骨折。眶顶骨折时出现球结膜水肿、眼睑淤血。若累及视神经管则可致视觉障碍。筛板骨折可造成嗅觉障碍，若伴有硬脑膜撕裂可因损伤筛动脉而引起鼻出血、脑脊液鼻漏和颅内积气等。颅前窝骨板的先天性缺损或发育异常可出现脑膜膨出或脑膜脑膨出，如脑膜、脑组织经未闭之盲孔或缺损的筛板突入鼻腔，形成鼻内型脑膜脑膨出；额骨鼻突发育不良者则可形成鼻外型脑膜脑膨出；经蝶筛缝或未闭的颅咽管坠入鼻咽部者，称为蝶咽型脑膜脑膨出；经眶上裂-眶下裂进入翼腭窝时，称翼腭型脑膜脑膨出。过度气化的筛窦与蝶窦其顶壁骨质有缺损时，硬脑膜与窦腔黏膜直接接触，该窦的急性化脓性炎症可引起颅内并发症。此外，颅内蛛网膜憩室可经筛板的先天性缺裂或嗅丝周围的淋巴间隙疝入鼻腔，当颅内压增高或受到外伤时，可引起自发性脑脊液鼻漏或鼻源性脑膜炎。

（二）颅中窝与中颅底

位于颅底中部，较颅前窝深，容纳大脑半球之颞叶。颅中窝由蝶骨体的上面和侧面、蝶骨大翼脑面、颞骨岩部前面及颞鳞部构成。其前界为蝶骨小翼后缘和视神经沟前缘，后界系颞骨岩部上缘的岩上窦沟，底部由蝶骨大翼、颞骨岩部及颞鳞下部共同组成。颅中窝的中部为蝶骨体及鞍部，容纳脑垂体，垂体窝与其下方的蝶窦仅以一薄层骨板相隔。鞍前有横行的视神经交叉沟，由此向外达视神经管颅口。海绵窦位于蝶鞍两侧，呈前后走向的狭长不规则形，长约 20mm，宽约 10mm；前方达眶上裂的内下端，后方循蝶骨体旁延伸至岩尖部。两侧海绵窦相互通连；窦之外侧有Ⅲ、Ⅳ、Ⅴ、Ⅵ脑神经，颈内动脉在前床突内侧进入窦内。颅底骨折伤及此部可引起海绵窦综合征（眼睑下垂、瞳孔散大、眼肌麻痹、角膜反射消失等）。蝶骨体骨折所致颈内动脉的假性动脉瘤可发生致命性鼻腔大出血。眶上裂位于蝶骨大翼与小翼之间，Ⅲ、Ⅳ、Ⅴ、Ⅵ脑神经和眼动脉由此入眶。位于蝶骨大翼根部的骨性孔道由前向后依次为圆孔、卵圆孔和棘孔，依次分别有上颌神经、下颌神经和脑膜中动脉通过。破裂孔位于卵圆孔内后方约1.0cm，由岩尖与蝶骨体交接处构成，其内有颈内动脉穿行入颅。岩部的前面有三叉神经半月节压迹，弓状隆起位于压迹的前外侧，系前半规管所在部位。弓状隆起是颅中窝进路行内耳道手术的重要标志。隆起的前下方为岩大神经裂孔、岩大神经和岩小神经沟。其中岩大神经为面神经减压或开放内耳道的重要解剖标志。弓状隆起的外侧即为鼓室盖，岩部横行骨折时可损伤内耳，若骨折累及鼓室盖可发生脑脊液耳漏。此外，颅中窝底还有硬脑膜中动脉沟、大脑镰、蝶顶缝、蝶岩裂及额颞缝等结构。

由于颅中窝所对应的颅外（下）面，大部分属于侧颅底区域，实际上所谓的中颅底区域就是蝶窦区域，前面章节已有叙述。

（文卫平）

Notes 

第二章　侧颅底及小脑脑桥角应用解剖学

随着国内外耳鼻咽喉科学的发展，侧颅底疾病已被纳入耳鼻咽喉头颈外科学的范畴。侧颅底（lateral skull base）的应用解剖知识对耳鼻咽喉头颈部疾病的诊断和手术治疗非常重要。

一、颅　底

颞骨位于颅骨底侧下1/3部，与额骨（frontal bone）、顶骨（parietal bone）、蝶骨（sphenoid bone）、枕骨（occipital bone）以及颧骨（zygomatic bone）共同构成颅底（skull base）。

（一）颅底内面

蝶骨小翼后缘和颞骨岩部骨嵴将颅底内面分为颅前窝、颅中窝和颅后窝。三者呈阶梯状，颅前窝最高，颅后窝最低。每个窝都有许多骨孔和裂隙，神经和血管从中通过。

1. **颅前窝**　由额骨眶板、筛骨筛板、蝶骨小翼和蝶骨体前部构成，承托大脑额叶。颅前窝的中部凹陷，前部中线处有一骨嵴叫鸡冠，为大脑镰前部附着处。其两侧为筛板，有数个筛板小孔，供嗅神经丝穿过。颅前窝的骨板厚薄不一，其中以额骨眶板及筛骨筛板最薄弱，是骨折的好发部位。由于嗅神经的很多小支通过筛板，硬脑膜与筛板粘连较紧，故颅前窝骨折时，易损伤嗅神经，并撕裂该处硬脑膜而发生脑脊液鼻漏。

2. **颅中窝**　其前界为蝶骨小翼后缘和视神经沟前缘，后借颞骨岩部上缘和蝶骨体后缘的鞍背与颅后窝分界，容纳颞叶。窝的中央部分为蝶骨体，形如马鞍故称蝶鞍。鞍的中部凹陷称垂体窝，容纳脑垂体。垂体窝与其下面的蝶窦只隔一层薄骨板。蝶鞍两侧有海绵窦，海绵窦系一阔而短的静脉窦，从眶上裂之下内侧端，循蝶骨体旁延至颞骨岩部尖端。海绵窦经眼静脉与内眦静脉相通，经破裂孔导血管和卵圆孔网与翼丛相接。海绵窦内有颈内动脉和展神经通过，窦的外侧壁有动眼神经、滑车神经和眼神经穿行。左右侧海绵窦相连，海绵间窦是连接两侧海绵窦的静脉通道，围绕在垂体周围的硬膜中，海绵间窦损伤是经蝶鞍区手术最常见出血的原因。

颅中窝的主要孔、管、裂和压迹有7对，由前向后分别为：①视神经孔：位于蝶鞍前交叉沟的两侧，有视神经及眼动脉通过。②眶上裂：位于蝶骨大翼和小翼之间，向前通眼眶，有动眼神经、滑车神经、展神经、眼神经及眼上静脉通过。眶上裂骨折时，若伤及上述神经，则发生损伤侧眼球完全固定、上睑下垂、瞳孔散大、额部皮肤感觉和角膜反射消失，此即眶上裂综合征。③圆孔：位于眶上裂内端之后方，上颌神经经此向前达翼腭窝。④卵圆孔：位于圆孔的后外方，有下颌神经及导血管经此向下达颞下窝。⑤棘孔：位于卵圆孔的后外方，有脑膜中动脉经此孔入颅腔，向外前走行。眶上裂、圆孔、卵圆孔和棘孔，排列在一条弧形线上，颅颌面联合根治术中，颅中窝切除凿骨线即循上述弧形线进行。⑥破裂孔：位于颞骨岩部尖端和蝶骨体之间，颈内动脉经此入颅。⑦三叉神经压迹：位于颞骨岩部前面近尖端处，承托三叉神经半月节。

3. **颅后窝**　前面中央部有鞍背和枕骨斜坡，承托脑桥和延髓；前外侧部为颞骨岩部后面；后为枕骨，容纳小脑。颅后窝中央为枕骨大孔，该孔两旁主要有3对骨孔：①舌下神经管内口：位于枕骨大孔的前外侧缘上方，有舌下神经通过。②颈静脉孔：位于舌下神经管内口的外上方，孔内有颈内静脉、Ⅸ～Ⅺ对脑神经通过。③内耳门：位于颞骨岩部的后面，颈静脉孔的上方，孔内有面神经、位听神经及内耳血管通过。颅底骨折波及颈静脉孔伤及Ⅸ～Ⅺ对脑神经时，患者出现饮水反呛、吞咽困难、声音嘶哑、胸锁乳突肌及斜方肌麻痹，此即颈静脉孔综合征。

（二）颅底外面(下面)

颅底外面高低不平，结构复杂，沿眶下裂和岩枕裂各作一延长线，向内交角于鼻咽顶部，向外分别止于颧骨和乳突后缘，此两线之间的三角形区域即为侧颅底区(lateral skull base)(见图7-0-2)。在这个区域有很多重要的神经血管进出颅腔，其主要结构和骨性标志如下：

1. 蝶骨翼突　分为内侧板和外侧板，两板间夹有翼突窝。翼内板下端尖锐，弯向外侧即翼突钩。

2. 颞下窝　颞下窝(infratemporal fossa)之上界为蝶骨大翼及颞窝，外界为下颌骨升支和髁突，前以上颌窦后外壁为界，内侧为翼外板；其下方借筋膜及韧带与咽旁隙相邻，后方乃蝶下颌韧带。颞下窝向上通颞窝，经眶下裂通眼眶，经翼颌裂通翼腭窝。颞下窝内有翼外肌、翼内肌、颌内动脉、翼静脉丛、三叉神经之上颌支与下颌支、面神经之鼓索神经、茎突及其韧带和肌肉。

3. 翼腭窝　翼腭窝(pterygopalatine fossa)为居于上颌骨与翼突之间的狭窄骨性腔隙，其前界为上颌骨，后界为翼突及蝶骨大翼的前面，顶为蝶骨体之下面，内侧壁为腭骨的垂直部。此窝上部较宽，下部逐渐狭窄，移行于翼腭管。翼腭窝内含有上颌神经、蝶腭神经节及颌内动脉之末段(图7-2-1)。

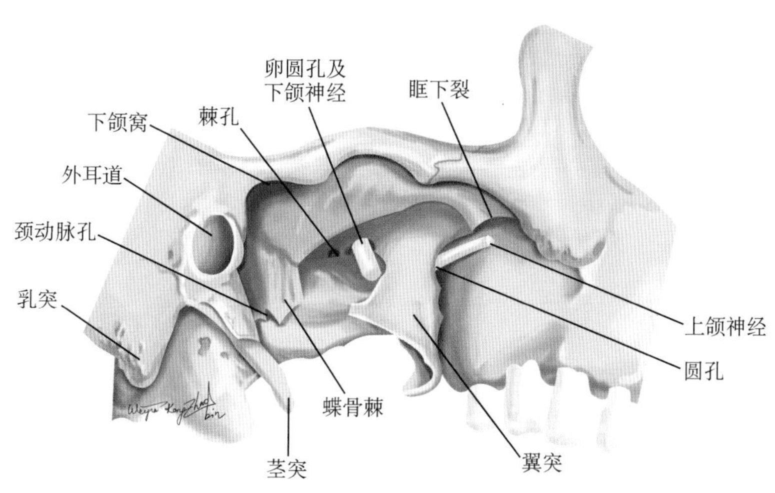

图7-2-1　翼腭窝解剖

翼腭窝经下列开口与其他部分交通：①后上方经圆孔与颅腔交通；②前上方经眶下裂与眼眶交通；③内上经蝶腭孔与鼻腔交通；④外侧经翼突上颌裂与颞下窝相交通；⑤下方经翼腭管、腭大孔和腭小孔，与口腔相通。翼腭管为翼腭窝向下延伸的骨管，其中有腭神经(腭降神经)等通过，翼腭管下端有两个开口，即腭大孔和腭小孔。

二、侧颅底的肌肉、神经和血管

胸锁乳突肌及二腹肌后腹附着于乳突尖，颈内静脉在胸锁乳突肌深面走行(图7-2-2、图7-2-3)。

1. 颈静脉孔区的神经和血管　颈内静脉在颈静脉孔处向上与乙状窦相延续，颈内静脉在颈静脉窝处膨大形成向上隆起的球状结构，称颈静脉球，岩下窦在颈静脉窝处汇入颈静脉球。舌咽神经、迷走神经和副神经伴行于颈内静脉前内侧出颈静脉孔。此外，尚有枕动脉脑膜支、咽升动脉脑膜支等血管经颈静脉孔入颅。

颈静脉球的毗邻关系：①上方与外耳道内端、中耳、后半规管下臂、前庭以及内听道外端相毗邻；②前方与颈内动脉、耳蜗导水管、岩下窦、咽升动脉脑膜支相毗邻；③内侧与第Ⅸ、Ⅹ、Ⅺ脑神经及枕骨基板相毗邻；④外侧与面神经垂直段下部相毗邻；⑤向后上移行为乙状窦；⑥颈静脉球向下移行为颈内静脉。

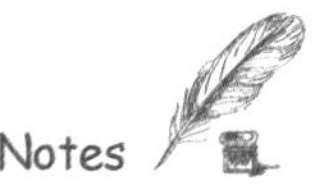

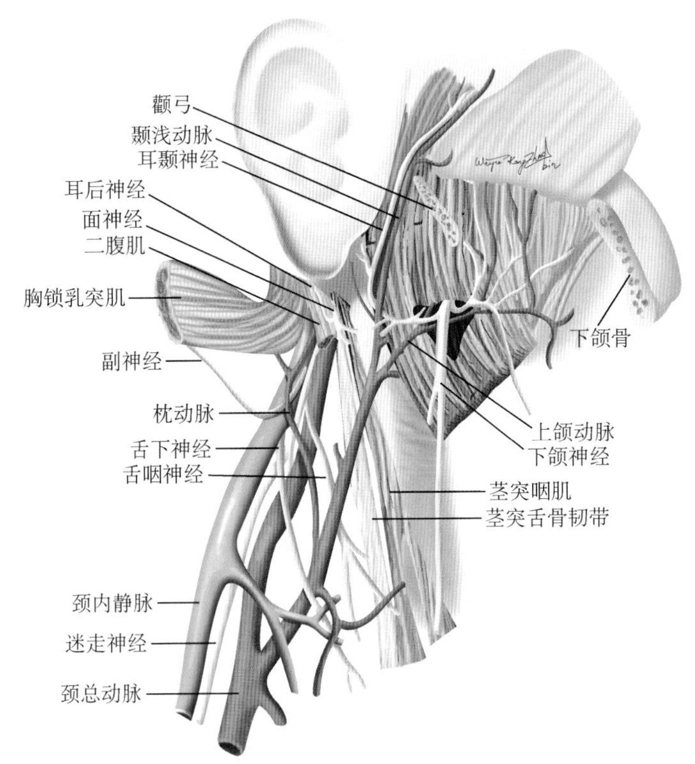

图 7-2-2 侧颅底神经、血管(前面观)

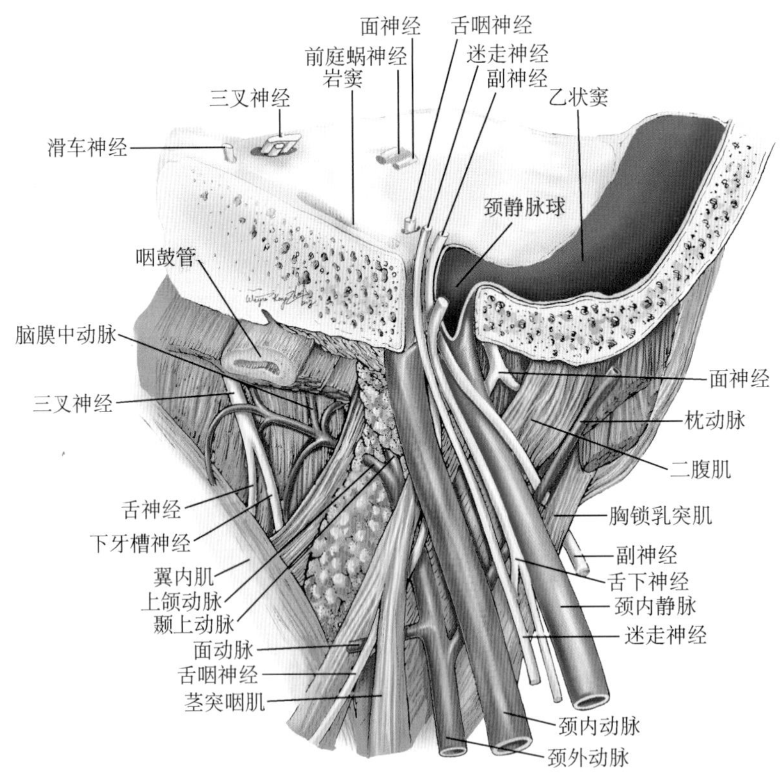

图 7-2-3 侧颅底神经、血管(后面观)

2. 颈内动脉岩骨部　颈内动脉通过有骨膜被覆的颈内动脉管入颅，该管位于颞骨岩部内，其外口位于颈静脉孔的前方及茎突内侧，内口位于岩尖。颈内动脉除其入口处有致密纤维带使之与岩骨固定而不易分离外，很容易自颈动脉管内的结缔组织分离。颈内动脉岩骨部分为两段，垂直段（或升段）和水平段。

（1）垂直段的毗邻关系为：①后方与颈静脉窝相毗邻；②前与咽鼓管相毗邻；③前外侧与鼓骨相毗邻；④后外侧与茎突之间有舌下神经（Ⅻ）经舌下神经管出颅。

（2）水平段：起自膝部，向前行于耳蜗的前方，达岩尖处穿出岩骨。水平段与耳蜗仅隔以薄骨板，顶壁的内侧部由硬脑膜或一薄骨板将颈内动脉与三叉神经节相隔。动眼神经、滑车神经、展神经及三叉神经的解剖可参见解剖学有关章节，在此不再赘述。

（孔维佳）

Notes 

第三章　颅底症状学

颅底解剖结构复杂，部位深在，病变表现甚为隐蔽，给早期诊断和治疗带来一定困难。由于颅底孔、管、裂是重要神经、血管进出通道，颅底病变除本身症状及一些常见症状如头痛等外，还可伴有被累及脑神经和血管损伤症状，这些特征性的症状和体征在临床上往往有定位诊断意义。

一、前颅底症状学

前颅底的主要结构是筛板，并有嗅丝穿过筛板进入前颅窝，故嗅觉丧失（anosmia）是前颅底病变的一个重要症状，常见于前颅底骨折、嗅沟脑膜瘤、额叶胶质瘤等。前颅底骨折所致嗅觉丧失，多有明确外伤史，并常伴有脑脊液鼻漏（cerebrospinal rhinorrhea）。逐渐发生的单侧失嗅往往提示前颅底肿瘤，若瘤体增大压迫同侧视神经并伴有颅内压增高时，可构成福斯特-肯尼迪（Foster-Kennedy）综合征，即一侧嗅觉丧失伴同侧视神经萎缩及对侧视盘水肿。前颅底病变影响额叶功能可引起精神症状，早期表现为轻度的行为异常、欣快、记忆障碍，晚期可有感情淡漠、记忆力减退、语言及定向力障碍。

二、中颅底症状学

中颅底有蝶鞍、视交叉、两侧的视神经孔、海绵窦、眶上裂等重要结构，Ⅱ～Ⅵ脑神经和颈内动脉等血管通过此区。中颅底特别是蝶鞍区病变的主要症状表现为视力视野改变、眼球运动障碍等，垂体腺瘤及其他肿瘤压迫垂体下叶和下丘脑，可导致内分泌功能紊乱。视力视野障碍多由肿瘤直接压迫视神经、视交叉引起。蝶鞍区肿瘤因位于颅底，肿瘤患者早期缺乏颅内高压和其他神经系统阳性体征，常因视力减退而首诊于眼科，对此应予以高度警惕。视力减退多由一眼开始，进行性加重，后累及对侧眼以至于两眼失明。眼底检查多可原发性视神经萎缩。视野缺损多在疾病早期出现，视交叉病变典型的视野缺损是双颞侧偏盲，也可因病变性质、病程经过、位置不同而有差异。如垂体瘤，多由下向上压迫视交叉，故先出现双颞上象限缺损，后向颞下象限以至于鼻侧发展。颅咽管瘤从上方和后方压迫视交叉，故缺损多从颞侧下半扩展到上半，且多不规则。肿瘤增大压迫到视束时，可表现为同向偏盲。内分泌功能紊乱表现为男性女性化、阳痿、性欲减退、四肢肢端肥大，女性月经不调、异常泌乳等。压迫下丘脑可出现肥胖、嗜睡及尿崩症等。

认识下列与中颅底有关的几个综合征对病变部位诊断有帮助：

视交叉综合征：双颞侧偏盲伴随垂体内分泌紊乱，同时可有视神经萎缩和蝶鞍的改变。为垂体瘤鞍上蔓延的典型临床症状。

眶尖综合征（Rollel's syndrome）：病变累及Ⅱ、Ⅲ、Ⅳ、Ⅵ、和V_{1-2}脑神经，造成视神经萎缩或水肿，上睑下垂，眼球固定，角膜反射消失，眼神经和上颌神经分布区感觉障碍。多见于眶尖骨折、炎症及肿瘤。

眶上裂综合征（Rochon-duvigneaud's syndrome）：无视神经损害体征，其余临床表现同眶尖综合征。

海绵窦综合征：海绵窦病变主要为海绵窦血栓性静脉炎，外伤性海绵窦动-静脉瘘，颈动脉海绵窦段动脉瘤以及扩展到海绵窦肿瘤。可因病变累及Ⅲ、Ⅳ、Ⅴ、Ⅵ脑神经而出现海绵窦综合征。临床表现为眼睑下垂、瞳孔散大、眼球突出、眼球运动障碍、眼睑及结膜水肿和静脉怒张。如为外伤性海绵窦动-静脉瘘,尚有搏动性突眼及血管杂音。

岩尖综合征(Gradenigo syndrome):炎症、肿瘤等病变累及岩骨尖时,可累及Ⅴ和Ⅵ脑神经,可发生同侧眼外直肌麻痹致斜视和眼球内斜,面部疼痛和麻木。

三、侧颅底症状学

侧颅底有颈静脉孔、内耳道、颞下窝、翼腭窝等重要结构,面神经、听神经、前庭神经及4对后组脑神经通过此区域。侧颅底颅内病变主要有听神经瘤、脑膜瘤、胶质瘤、胆脂瘤等,颅外病变主要有颈静脉球瘤,神经鞘膜瘤,以及原发颞下窝、咽旁间隙、鼻咽部、颞骨等处肿瘤侵入侧颅底。侧颅底肿瘤多为良性,早期无明显症状,肿瘤增大后可出现局部压迫症状。累及鼻咽区可见鼻塞和鼻涕带血;累及咽鼓管区可有耳闭塞感及传音性聋;累及下颌关节可出现张口困难、颞窝部丰满膨隆、翼状肌瘫痪;累及耳部和桥小脑角时可出现耳流脓和血性分泌物、听力下降、耳鸣、眩晕及面瘫等;累及小脑还可出现共济失调。病变压迫颈内动脉致供血不足可出现一过性昏迷及偏瘫,压迫颈内静脉孔致颅内高压,累及后组脑神经(Ⅸ、Ⅹ、Ⅺ)可出现颈静脉孔综合征(Vernet's syndrome),表现为患侧软腭及咽喉感觉消失,声带及软腭肌麻痹,斜方肌和胸锁乳突肌瘫痪。

(唐安洲)

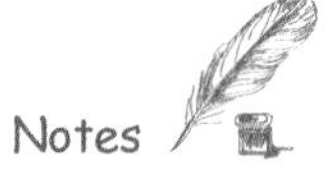

第四章　颅底影像检查法

颅底解剖结构精细、复杂，颅底病变的部位和范围，单凭临床表现难以准确判断，包括电子计算机体层摄影、磁共振成像、数字减影血管造影等影像检查法在颅底病变的诊断中具有独特的作用。

一、电子计算机体层摄影

电子计算机体层摄影(computed tomography,CT)扫描分为普通扫描、增强扫描、脑池和脑室造影检查等。

颅底病变的CT扫描多用轴位和冠状位。轴位检查时，患者仰卧，以听眦线或眶耳线为基线，向头侧作平行连续扫描，层厚多为2～5mm，范围包括前、中、后颅凹(图7-4-1)。冠状位扫描时，患者平卧或仰卧，头后伸呈颏顶位或顶颏位，层面与听眦线垂直，多用1～1.5mm薄层扫描。在耳鼻咽喉头颈外科领域，原发病灶多位于眼、耳、鼻、咽等器官，为了了解原发病灶向颅底侵犯的情况，常用冠状位扫描，可以清楚显示筛板、嗅沟、蝶鞍、海绵窦、视交叉等。

当病变组织与正常组织间X线的吸收没有或仅有少许差别时，可用注射造影剂的方法，做造影增强扫描。对脑肿瘤、脑脓肿、脑外伤等病变的诊断常需增强扫描。另外，由于计算机后处理技术的发展，可将CT连续扫描图像，进行多平面成像和三维重建，能更直观、立体、清晰地反映颅底解剖结构及病变。

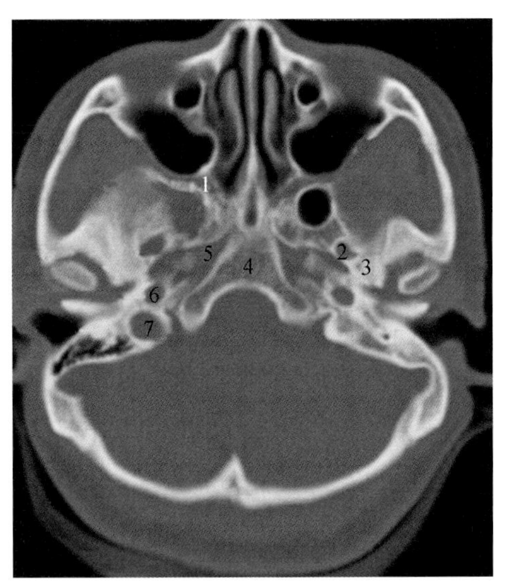

图7-4-1　头颅底CT

颅底骨窗：1. 翼腭窝　2. 卵圆孔　3. 棘孔　4. 斜坡　5. 破裂孔　6. 颈动脉管口　7. 颈静脉窝

CT显示颅底骨质优于X线平片和MRI，适用于颅底外伤性骨折、先天性颅面畸形、颅底骨髓炎、颅骨骨性病变及颅底肿瘤的诊断。

利用CT检查结果评估颅底肿瘤时应注意：①肿块的位置和范围：可确定肿瘤大小及发生的部位，如病变是自眼眶、鼻咽、鼻窦和颞下窝部位向上侵入颅内，还是颅内病变向下发展。②骨破坏性质和程度：恶性肿瘤多为不规则骨破坏，侵蚀性强；骨破坏边缘光整，膨胀性生长多为良性肿瘤。③肿瘤内钙化：颅咽管瘤内有特征性“蛋壳”样钙化，软骨瘤内有点状及片状钙化影，脊索瘤内有斑片状高密度影、钙化影。④CT增强：脑膜瘤CT增强程度高，具均一性，而脊索瘤CT增强不规则。

二、磁共振成像

磁共振成像(magnetic resonance image,MRI)是目前首选的颅底影像学检查工具。其优点在于：①软组织分辨率高，无骨伪影；②能直接进行横断位、冠状位、矢状位成像；③由于T_1、T_2值不同可区别液体、脂肪和异常软组织病变；④能清楚显示脑神经，确定肿瘤与神经关系。但MRI也有局限性，其成像速度慢；因磁场作用，有严格禁忌证；对骨皮质或钙化显示差。故MRI常在CT标明颅底骨质结构后，需进一步评估颅底软组织时使用（图7-4-2）。

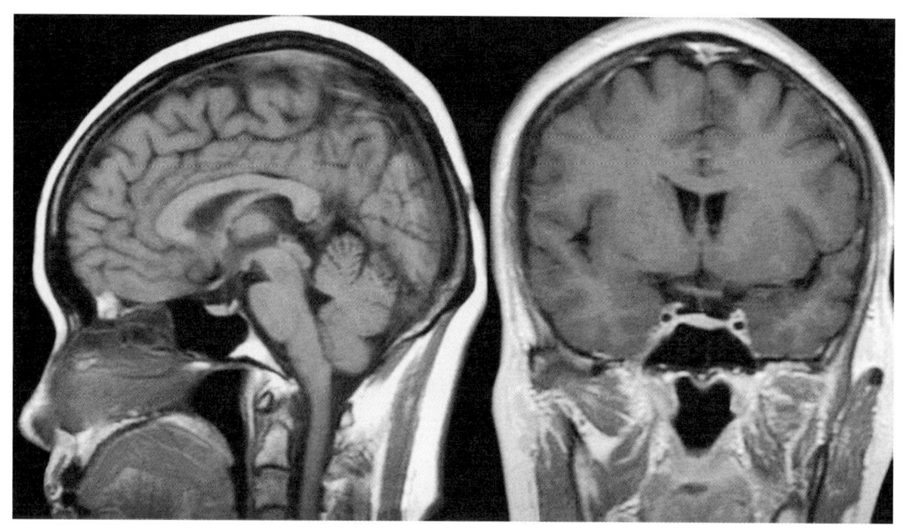

图7-4-2　头颅MRI

磁共振血管造影（magnetic resonance angiography，MRA）是利用血液流空效应的一种无创性血管造影技术，可用于颅底及颈部大血管病变的初筛检查，如大于5mm的动脉瘤，外伤性动-静脉瘘、动静脉畸形及动脉狭窄、闭塞等。

三、数字减影血管造影

数字减影血管造影（digital subtraction angiography，DSA）结合了计算机技术和血管造影技术的优点，可以清除骨骼和软组织影像，使血管清晰显影，用于颅底血管性病变的诊断及介入性治疗。对富含血管的肿瘤（如鼻咽纤维血管瘤、颈静脉球瘤）能够明确其血供来源、血管丰富的程度以及与周围动静脉的关系，还可用于确定术前栓塞方案和术后复查（图7-4-3）。

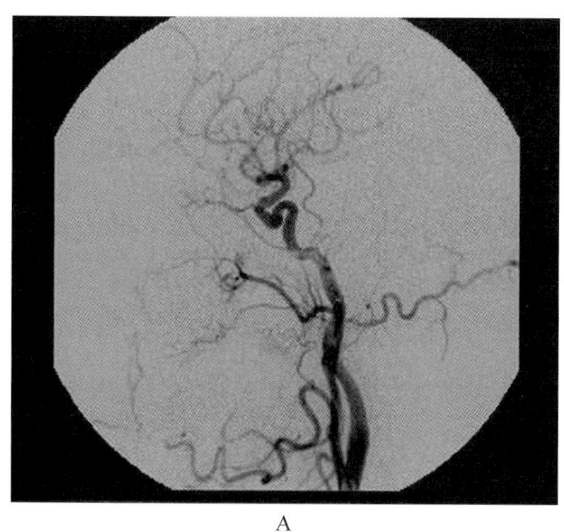

A

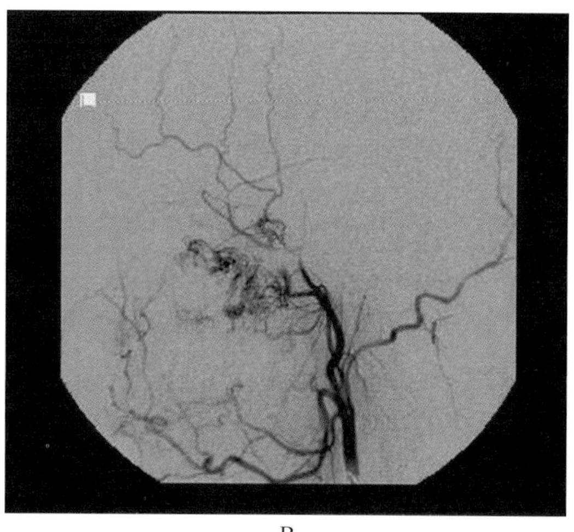

B

图7-4-3　颅底血管DSA

A. 正常颈动脉DSA　B. 鼻咽纤维血管瘤DSA颈外动脉在鼻咽部可见异常的显影

（唐安洲）

第五章 前颅底肿瘤及手术概论

颅底外科是研究颅底原发及累及颅底的颅内外原发病变、诊断和治疗及采用以外科手术为主要手段的一门综合性临床学科。由此区发生的肿瘤、炎症、外伤和畸形等各种疾病是颅底外科的主要对象。颅底由额、蝶、颞、筛和枕骨组成，其中包括视、位听和嗅觉诸多特殊感觉器官以及十二对脑神经及通过颅底的动静脉等。颅底外科也是一门新兴的边缘学科，涉及耳鼻喉科、脑外科、头颈肿瘤外科和头颈重建外科等诸多领域的内容，各学科都从各自的侧面为此做出贡献。当代的显微外科、脑神经术中监控、颅底修复、影像学诊断、麻醉安全、显微激光、伽玛刀以及 X 刀等先进技术和方法都在颅底外科领域得到广泛的应用，并构成了颅底外科的基本内容。

【前颅底相关肿瘤】 侵及前颅底的肿瘤大多源于颅外，而后继发扩展至颅底。起源于颅内的肿瘤，如脑膜瘤较少向颅外侵犯。鼻腔和筛窦肿瘤是侵及前颅底的最常见的原发肿瘤。其他易侵及前颅底的肿瘤部位来源，包括：泪腺、额窦、眼眶、上颌窦、颅盖骨、前额皮肤和头皮。

前颅底肿瘤最常见的良性肿瘤是纤维血管瘤、软骨瘤、巨大额窦和（或）筛窦骨瘤。最常见的上皮源性恶性肿瘤有：鼻腔鼻窦的鳞状细胞癌、小涎腺癌、嗅神经母细胞瘤、鼻腔鼻窦未分化癌、神经内分泌癌和恶性黑色素瘤。最常见的间叶组织来源的恶性肿瘤为平滑肌肉瘤、纤维肉瘤、血管肉瘤等。

【前颅底肿瘤手术适应证及禁忌证】 绝大多数侵及前颅底中部的原发性恶性肿瘤患者需行保留眼眶的颅面手术。但眼眶直接受侵时，特别是源于眼眶和泪器的恶性肿瘤或筛窦癌侵犯眼眶者，则需行侧前颅底切除及眶内容物剜除术。

对有前颅底被侵及的良性或恶性肿瘤患者，经临床和影像学评估，肿瘤有可能切除治愈者，即可行颅面联合手术。手术禁忌证为：①大块脑组织受侵；②巨大高度恶性肿瘤；③双侧眼眶受侵；④老年患者，身体、心理及生理状态不适合如此大手术者；⑤既往放射治疗肿瘤复发，侵及前颅底的肿瘤（相对禁忌证）。

【前颅底肿瘤手术原则】 前颅底肿瘤手术操作不断地完善和发展，但其基本原则一直没有改变：①充分暴露术野，整块切除肿瘤；②不牵拉或最小程度地牵拉脑组织；③围术期应用抗生素；④多学科医生的相互协助；⑤选择性保留眶内容；⑥尽可能保留功能；⑦使用重建技术，恢复外形、减少并发症。

【术前准备】 对病变范围，进行临床和影像学的精确评估并准备好修复手段。术前均应向患者交代手术的特点和范围、死亡率、后遗症及可能的并发症。准备行前颅底手术者，因手术会造成鼻腔和颅内直接沟通，所以应进行鼻腔分泌物的细菌培养。术中静脉应用广谱抗生素，以防治革兰阳性及革兰阴性细菌及类杆菌的感染。

【手术进路】 前颅底手术往往同鼻腔、鼻窦病变有关，可选择以下进路：

1. 鼻外筛窦手术进路 对额、筛、蝶窦可提供良好暴露，除可对这些鼻窦病变进行手术外，还可用于局限于前颅底中部及泪囊、眶内侧病变手术以及经筛垂体瘤手术，但不能对肿瘤作整块切除。主要方法：

（1）Lynch-Howarth 手术：主要适应证包括：①额窦、筛窦、蝶窦黏液囊肿、骨瘤、异物、息肉、炎症等；②鼻部病变向上累及前颅底、硬脑膜，但范围局限；③筛水平板、额窦脑脊液漏、脑膜脑膨出等；④其他：鼻出血筛前动脉血管结扎，恶性突眼的眼眶减压、垂体瘤手术等。

主要禁忌证包括：①病变累及前颅底、硬脑膜范围广泛或侵犯额叶脑组织；②病变向外下侵犯上颌窦，向下达下鼻甲，向后达鼻咽时应作鼻侧切开；③病变侵犯对侧鼻腔或鼻窦。

（2）H 形切口手术：此手术切口实际上是双侧 Lynch-Howarth 手术切口，鼻根部鼻额缝平面加作横切口使双侧切口相连。

主要适应证包括：①双侧鼻腔顶部，双侧额筛、蝶窦肿瘤；②鼻中隔肿瘤累及双侧鼻腔或鼻窦；③一侧筛窦肿瘤累及对侧筛窦、鼻腔；④鼻腔、鼻窦肿瘤侵犯整个鼻咽部；⑤鸡冠两侧前颅底，双侧眶尖肿瘤。

主要禁忌证包括：①局限于一侧鼻腔或鼻窦肿瘤无需经此方法手术；②肿瘤累及上颌窦后外壁并侵及颞下窝此进路显露欠佳；③前颅底广泛受累或脑膜脑组织受累则同时需经额开颅，行颅面联合进路手术。

2. 鼻侧切开进路　主要适用于比鼻外筛窦手术进路更广泛的鼻和前颅底病变。

主要禁忌证包括：上颌骨或眼眶受累应行上颌骨切除或眶内容剜出；病变突入颅底侵犯脑膜和脑组织，此进路影响病变切除及脑膜修补，故宜行颅-鼻联合进路手术。

3. 面中部揭翻进路　主要适应证为双侧鼻腔、筛、蝶窦、鼻咽部、眶内侧、上颌窦以及鼻中隔、斜坡、前颅底中部肿瘤切除。

主要禁忌证包括：①恶性肿瘤通过颅底累及硬脑膜和脑组织；②病变向外超过上颌骨颧突或上颌窦后外壁受累；③蝶窦肿瘤破坏侧壁侵犯海绵窦。

4. 经额进路手术　适用于颅前窝脑脊液漏、脑膜脑膨出、额窦肿瘤，局限于筛板或向上侵犯前颅窝硬脑膜及脑组织肿瘤（如嗅神经母细胞瘤）等。

5. 额下进路手术　可使额-眶部及前颅底得以广泛暴露，并可达蝶、筛区，可对蝶、筛区病变按传统方式进行手术切除，也可切除前颅底及颅前窝脑膜和脑组织病变而无需向后牵拉额叶脑组织。

6. 颅鼻联合进路手术　此手术适用于鼻腔、鼻窦恶性肿瘤侵犯颅内，包括硬脑膜和脑组织，也可用于蝶鞍区脑脊液鼻漏修补，即包括经鼻和经额两种手术的适应证。如病变累及眼眶内容或上颌窦应同时作眶内容物剜出或上颌骨切除。

【前颅底肿瘤手术修复】　颅底重建是预防术后并发症的关键措施。前颅底肿瘤手术后，在颅腔与鼻腔，鼻咽和口腔间形成交通。不但有颅底骨质的缺损，有时还伴有脑膜缺损。因此需修复脑膜和颅底缺损，以达到防止脑脊液漏；避免细菌污染；支撑脑组织的目的。常用的前颅底修复手段有：颅骨骨膜瓣、帽状腱膜瓣、颞肌筋膜瓣和游离皮瓣。

1. 颅骨骨膜瓣　以眶上血管和滑车上血管为血供的颅骨骨膜瓣与前颅窝暴露的骨质和硬脑膜缝合。这样就形成对额叶的保护和支撑，并有预防脑脊液漏的作用。

2. 帽状腱膜瓣　在修复前颅底的适应证基本与颅骨骨膜瓣相似，血供好，还可带上颅骨骨膜，提供一个更厚、强度更大的组织瓣。

3. 颞肌筋膜瓣　对修复中、大前颅底缺损较为适宜，尤其是位于前颅底外侧的缺损，如眶顶壁，但修复中线缺损较为困难。

4. 游离皮瓣　常用来修复前、中颅底和面部的较大联合缺损。使用游离瓣要求术者具有显微血管手术的能力。其优点是：可修复大面积缺失，方便在受区按三维解剖要求放置。常用的游离瓣有背阔肌肌瓣、肩胛皮瓣、前臂皮筋膜瓣和大网膜等。

通常，前颅底内侧和中央部分可首选帽状腱膜瓣和骨膜瓣；修复前颅底侧部缺失，以颞肌瓣为佳；大面积颅眶缺失的可用肌皮瓣。面积缺失更大的可改用游离瓣。

【前颅底肿瘤手术并发症】　手术并发症较多。常见的有脑脊液漏、感染、脑膜炎、出血、复视、颅内血肿或气肿和脑垂体功能低下、创口愈合不良等。最常见的是脑脊液鼻漏，尤其在脑膜缺损的患者易发生。虽然用各种手段修复，发生率仍较无脑膜缺损的为高。术后鼻溢液应提高

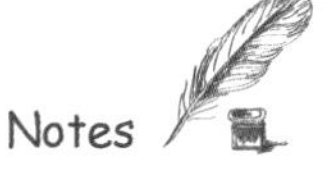

警惕是否为脑脊液。出现术后脑脊液漏应采取积极措施,如半卧位(避免平卧),腰穿引流或用甘露醇降颅压,保守治疗无效时需手术修补。

感染和脑膜炎多由于组织血供不良、坏死或术后无效腔形成;手术造成颅腔与外界相通;术后脑脊液渗漏可诱发层间无效腔或持久性瘘管。消除上述原因是预防感染关键,不能仅靠术后抗生素的作用。所以,设计切口及转移组织瓣应充分考虑血供条件;安全可靠的封闭颅腔与咽腔的交通;应利用转移瓣后游离组织(腹壁脂肪、肌肉),甚至附血管蒂大块肌肉弥合无效腔,并结合负压引流。

来自静脉的出血可用电凝、骨蜡、吸收性明胶海绵(或含纤维蛋白胶)等压迫填充多可止血。静脉窦出血可用筋膜盖覆其上并作周边缝合。动脉出血必须予以结扎,创口愈合不良多是因术前放疗或再度手术之故。应酌情作清创和转移供血良好的组织,以提高局部愈合力。

(唐平章　王晓雷)

第六章　中颅底肿瘤及手术概论

侵犯中颅底的肿瘤大致可以分为两类：一类原发于颅内，由内向外、由上向下侵犯颅底，如脑膜瘤、神经鞘瘤、侵袭性垂体腺瘤等，此类肿瘤需要开颅手术切除，传统上由神经外科治疗；另一类原发于颅外，由外向内，由下向上侵犯颅底，如原发于鼻咽、鼻窦、翼腭窝、中耳的肿瘤，此类肿瘤多由耳鼻喉科、颌面外科或头颈外科医生首先处理，当累及重要的颅内结构时，需要神经外科医生的参与。原发于颅底骨的脊索瘤、骨巨细胞瘤、骨肉瘤等也可归入此类。颅底手术常造成不同程度的颅底骨组织及周围软组织缺损，需应用修复手段予以修复。

（一）颅底疾病分类

1. 神经上皮肿瘤

（1）视神经和下丘脑神经胶质瘤

（2）嗅神经母细胞瘤

（3）神经鞘瘤

2. 中胚层肿瘤

（1）脑膜瘤

（2）软骨肉瘤

（3）副神经节瘤(体瘤)

3. 外胚层肿瘤

（1）颅咽管瘤

（2）垂体腺瘤

4. 先天性、胚胎性和畸形性肿瘤　先天性、胚胎性和畸形性肿瘤有表皮样囊肿、蛛网膜囊肿、畸胎瘤、脊索瘤、血管肿瘤。

（二）中颅底疾病的手术治疗

【中颅底肿瘤手术适应证及禁忌证】　对侵及中颅底的良性或恶性肿瘤，经临床和影像学评估，肿瘤有可能切除治愈者，即可行颅面联合手术。手术禁忌证为：①大块脑组织受侵；②肿瘤完全包绕颈内动脉；③海绵窦受侵；④一般状况差，不能耐受手术的。

中颅底肿瘤手术原则和术前准备与前颅底手术相同。

【手术入路】　前颅底手术入路大多也适用于中颅底病变手术，可酌情选用。此外，还可选择以下进路：

1. 经口-鼻中隔-蝶窦进路　如行垂体瘤摘除，多采用鼻内镜经此进路切除。

2. 经腭进路　适用于鼻咽部、斜坡腹侧下部及上颈部肿瘤手术。

3. 上颌骨掀翻入路　多用于鼻咽癌放疗失败解救手术，亦广泛应用于中颅底手术和部分侧颅底手术。手术显露充分，可进行颈内动脉周围解剖，病灶切除较彻底，但出血较多。手术方法：将整个上颌骨的骨连结全部离断，颊瓣仍附着于上颌骨前壁，将上颌骨可以向侧面掀开，充分显露鼻咽、中颅底，切除肿瘤。上颌骨复位用小钛板螺钉固定后。

【颅底术中脑血管的保护和重建】　颅底肿瘤常侵袭脑血管。损伤脑血管会导致瘫痪和死亡。术中应保护脑血管避免手术损伤，或在血管阻断被切除时加以重建。

1. 动脉保护和重建　颅内动脉可与新生物表面粘连，或直接穿过肿瘤。应将动脉从瘤体分开加以保留。当肿瘤不能从动脉壁处分离出来时，对于直径1mm以下的小动脉可随肿瘤一并切除，不作重建；其余动脉应尽可能保留或切除后吻合重建通路。

2. **静脉保护和重建** 颅底肿瘤可侵袭颅底的静脉窦和静脉，如横窦、乙状窦、颈静脉球、颈内静脉、海绵窦、岩上窦、岩下窦、蝶顶窦和基底静脉丛等。由于脑静脉窦侧支循环丰富，因肿瘤侵袭而需切除的静脉窦一般可以切除。切除不会造成静脉性梗死。术中应尽量保护静脉侧支循环，有时可能需作矢状窦、横窦或大脑大静脉重建。

3. **颈内动脉显露** 在处理颅底肿瘤时，显露颅底颈内动脉十分重要。不仅要显露颈部和岩部颈内动脉还要显露海绵窦段颈内动脉。

【颅底术中脑神经保护和重建】 颅底手术时，注重脑神经保护可改善术后生理状态，预防下呼吸道感染和营养不足等并发症，若脑神经不可能保护，应做脑神经重建和术后康复。

1. **脑神经保护和重建的原则** 术前应正确评估脑神经受肿瘤影响的程度(从临床检查、影像学和神经肌肉电生理学检查)，提高术中识别脑神经能力，善于利用术中监控技术，掌握脑神经显微手术解剖技术，合理运用电凝技术，避免灼伤脑神经。保护脑神经供血血管同保护脑神经一样重要，特别是视神经、面神经和听神经。外有髓鞘的脑神经均可用端-端吻合和自体神经移植进行重建。

2. **脑神经保护和重建的方法** 各脑神经的解剖、组织和功能不同，所以保护和重建方法也有所区别。

(1) 嗅神经：嗅神经甚短，终于嗅球，在术中分离肿瘤与神经接触时，应仔细操作，避免损伤。选前颅底手术入路时，尽可能保存一侧嗅神经。目前还无法重建嗅神经。

(2) 视神经：目前，对视神经还只能以预防损伤求得保存为主。保护视神经供血动脉同保护视神经本身一样重要。尽量选择合适的手术入路，以改善术中视野可见性。配合监控，保护所有进入视神经和视交叉的小血管，术后使用类固醇激素和各种改善微循环的药物。

(3) 动眼神经：动眼神经控制多条眼肌。若术中能保持神经解剖上完整，术后麻痹现象多是暂时的，一般在2~8个月内恢复，动眼神经作神经移植重建，多数功能恢复良好。

(4) 滑车神经：滑车神经损伤后，对眼运动影响轻微。神经断离后吻合，功能恢复良好。

(5) 三叉神经：三叉神经是混合神经，主要部分是感觉支。在下颌神经含有运动根。损伤眼支会产生神经麻痹性角膜炎和角膜溃疡，损伤下颌神经运动根会影响下颌功能。术中必须妥善保护，若有断缺，可给予重建。

(6) 展神经：展神经在海绵窦内经过，术中应尽量利用监控技术，妥善保护。若术中切除且无法重建，可做眼肌手术以康复运动功能。

(7) 面神经：面神经损伤形成的面瘫给患者带来面容呆板，睑闭合不全伴发角膜溃疡和嚼物嵌留等痛苦和不便。除了面神经鞘膜瘤很难保存面神经外，在其他肿瘤分离时，应尽可能保护面神经的功能。术中应尽量利用监控技术。面神经监控是所有脑神经监控技术中最成熟的。面神经重建后常有神经再生迷乱支配现象(联动)。面神经重建结果以面-舌下神经吻合为佳。

(8) 听神经：听神经从脑干到内听道的一段神经纤维极易被手术操作损伤。术中实行听脑干诱发电位监控对保存听觉很有价值。听神经一旦损伤，移植是否能产生实用听觉还处于研究阶段。

(9) 舌咽神经和迷走神经：单侧舌咽神经和迷走神经麻痹可产生咽下困难和发音困难。因误咽可导致吸入性肺炎，常需行气管切开术。神经吻合并未能取得理想效果。

(10) 副神经：副神经的腹支与咽喉功能有关，其背支支配胸锁乳突肌和斜方肌。若此神经被损伤，其任何一段都可作神经移植。术后功能恢复还比较理想。

Notes

(11) 舌下神经：舌下神经常被用来重建面神经。一般患者可耐受单侧舌下神经麻痹。若同时伴有舌咽神经和迷走神经麻痹,就会发生严重吞咽困难,舌下神经是单纯运动神经,再生功能强,重建后功能恢复理想。

中颅底肿瘤手术修复与手术并发症与前颅底手术相似。

（唐平章　王晓雷）

Notes 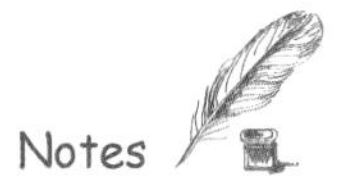

第七章　侧颅底肿瘤

第一节　侧颅底肿瘤概况

侧颅底位于中颅窝和后颅窝的侧部，临床上由眶下裂前端作一虚线过翼腭窝指向鼻咽顶，再由鼻咽顶向后外乳突后缘作一连线，两线之间为侧颅底。侧颅底的肿瘤主要以颞骨为中心分布，有三个主要分布来源。来源于脑底的肿瘤、来源于颞骨本身的肿瘤向颅底侵犯和颞骨下面的肿瘤。

来源于脑底和神经肿瘤，主要有听神经瘤、三叉神经瘤、脑膜瘤等。来源于颞骨本身的肿瘤有两部分，其中有来自颞骨的骨性肿瘤，最多见的为颞骨先天性胆脂瘤，常见的还有颞骨巨细胞瘤、颞骨骨纤维异常增殖症，颞骨软骨瘤等；另一部分是来源于外耳和中耳乳突的肿瘤，如中耳癌、面神经瘤、鼓室体瘤、耵聍腺瘤，这些肿瘤都可能突破颅底骨向颅内侵犯。来源于颅底骨以下的侧颅底肿瘤的解剖部位主要是颈静脉球体瘤及颞下窝肿瘤。颞下窝肿瘤有神经鞘瘤、脑膜瘤、血管瘤等。本教材重点介绍以下常见的侧颅底肿瘤。

（一）来源于颞骨上的脑底肿瘤

1. 听神经瘤（见本篇第八章，小脑脑桥角肿瘤）。
2. 三叉神经瘤（见本篇第八章，小脑脑桥角肿瘤）。
3. 脑膜瘤（见本篇第八章，小脑脑桥角肿瘤）。

（二）来源于颞骨的肿瘤

1. 中耳癌（见第一篇第十九章，耳部肿瘤）。
2. 面神经瘤（见本章第二节）。
3. 鼓室体瘤（见第一篇第十九章，耳部肿瘤）。
4. 先天性胆脂瘤或上皮样囊肿（见本篇第八章，小脑脑桥角肿瘤）。
5. 颞骨巨细胞瘤（见本章第四节）。

（三）来源于颞骨下的肿瘤

颈静脉球体瘤（见本章第三节）。

第二节　面神经肿瘤

面神经肿瘤（facial nerve tumor）可以分为面神经鞘膜瘤（facial nerve neurolemmoma）和面神经纤维瘤（facial nerve neurofibroma）。面神经鞘膜瘤占颞骨肿瘤（不包括内耳道听神经瘤）的15%，仅次于胆脂瘤及颈鼓室副神经节瘤，是一种较常见的颞骨肿瘤。面神经鞘膜瘤来源于施万细胞，包膜完整，生长缓慢，不容易恶变。以上表明大多面神经鞘膜瘤为良性肿瘤，部分有侵袭性。一般认为面神经鞘膜瘤有性别偏向，男女之比为1∶2，以中年妇女多见。

面神经纤维瘤起源于面神经的神经内膜，神经纤维组织正常，容易恶变。其他肿瘤有面神经血管瘤（常见于膝状神经节处）、纤维血管瘤等。面神经肿瘤可以发生在面神经径路上的任何部位，尤以鼓室段和膝状神经节为最多见，乳突段的发病率也较高。内听道段发病率较低，而且容易同听神经瘤相混淆。膝状神经节被认为是颞骨面神经鞘膜瘤的好发部位，蛛网膜下腔可以一直沿着面神经膜延伸至膝状神经节，膝状神经节是面神经颅内段与颅外端的交界区，神经结构在此发生重组，且该区血供丰富，可能有利于肿瘤生长。

【临床表现】

1. **面瘫**　面神经瘤的首发症状常常是渐进性的面瘫，具有外周性面瘫的特点，占外周性面瘫的5%，根据病变的位置和范围可以伴有味觉障碍、听觉过敏、耳聋、眩晕。

2. **耳聋**　乳突段和鼓室段的面神经瘤早期不影响听力，当肿瘤侵犯到鼓室，影响到听骨链和鼓膜的活动时，可引起传导性耳聋。迷路段和内听道段的面神经瘤可以压迫听神经或者破坏内耳，引起感音神经性聋。

3. 面神经瘤如果侵犯内耳前庭，可以出现眩晕的症状。

【影像学诊断】　主要是CT和MRI。CT的主要影像学表现是面神经骨管的破坏和沿着面神经径路的软组织膨胀性肿块。乳突段的面神经瘤在轴位骨扫描条件下可见肿块与面神经管相连，乳突段面神经管扩大或者破坏，后半规管层面可见面神经骨管破坏，茎乳孔破坏并且扩大（图7-7-1）；面神经的迷路段到达鼓室后向后为面神经鼓室段，向前发出岩浅大神经，此结构呈T型，局限于膝状神经节或者迷路段的面神经肿瘤在此层面可见T型结构区域膨大。此处也是面神经血管瘤的好发部位。膝状神经节处的面神经瘤可以突入中颅窝。

面神经肿瘤在MRI中，T_1加权像为等信号，与软组织的密度相仿，T_2加权像为等到高信号，常常高于T_1加权像的信号；面神经肿瘤中的水分高，则T_2加权像高信号，面神经肿瘤水分少时，T_2加权像等信号。病变一般不均匀，肿瘤较大时，组织内出现坏死现象，可以呈囊性变。

面神经鞘膜瘤多呈椭圆形肿块，面神经纤维瘤多呈长条索状。发生于桥小脑脚与内听道段者需与听神经瘤鉴别，发生于颞骨段需与贝尔面瘫、中耳癌、颈静脉球体瘤和中耳炎鉴别，发生于颅外段者需与腮腺肿瘤鉴别。

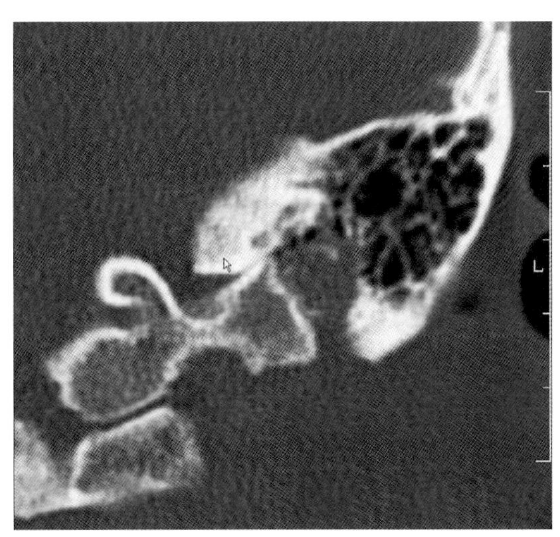

图7-7-1　面神经垂直段肿瘤

【治疗】　面神经鞘膜瘤手术疗效好，治愈率高，主要有经中耳乳突面神经瘤切除、经颅中窝进路或乙状窦后进路面神经瘤切除。当同侧听力失去实用水平（70～80dB HL以上），可以采用经迷路进路摘除肿瘤。但由于肿瘤与面神经束粘连紧密，在摘除肿瘤的时候，难以保持面神经干的完整性，通常将受累及的面神经与肿瘤一起切除，并行面神经功能重建。可采用面神经移植术，恢复面神经的功能，移植的神经常用腓肠肌神经和耳大神经。重建后的面神经功能可达House & Brackmann分级Ⅱ～Ⅳ，但罕有达到正常。大多数面神经鞘膜瘤是一良性的、生长缓慢的肿瘤，因而对于面神经功能仍正常或轻微面瘫的患者，是否需要手术，或何时手术存在争议。对影响面神经功能的预后因素进行分析，或许可以获得解决上述问题的办法。

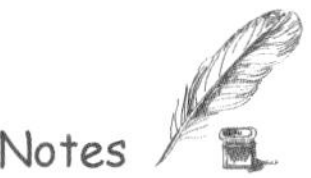

第三节 颈静脉球体瘤

【病因及病理】 颈静脉球体瘤(glomus jugulare tumor)起源于颈静脉球顶外膜的颈静脉体化学感受器，由毛细血管和前毛细血管组成。多由颈静脉球向上生长，沿颈静脉向上侵犯中耳、乳突、岩骨，生长缓慢。颈静脉球体瘤和鼓室体瘤共称为颈鼓室副神经节瘤(jugulotympanic paraganglioma)。

【治疗】

1. 在介入栓塞供血相关的条件下，手术切除肿瘤。
2. 放射治疗可以缩小或机化肿瘤组织。

见图7-7-2、图7-7-3。

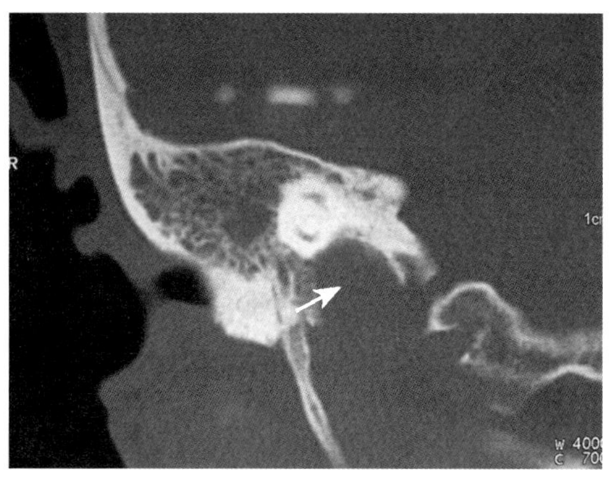

图7-7-2 颞骨CT冠状位(示颈静脉孔破坏)

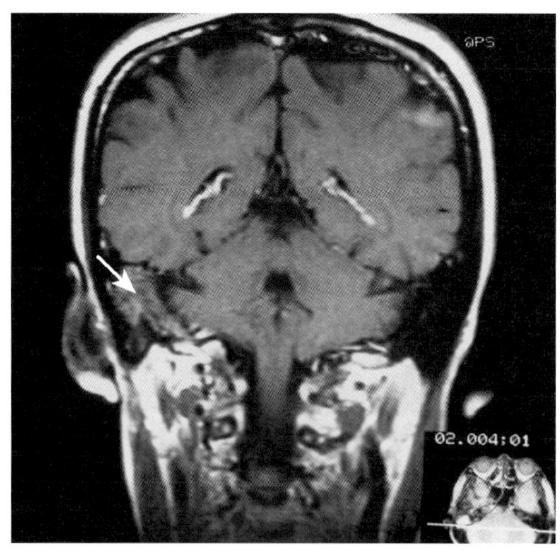

图7-7-3 MRI颈静脉球体瘤T_1加权像(中等信号)

第四节 颞骨巨细胞瘤

骨巨细胞瘤(giant cell tumor)又称破骨细胞瘤(osteoclastoma)，占骨肿瘤的5%~15%。发病原因可能与局部的外伤或炎症有关。

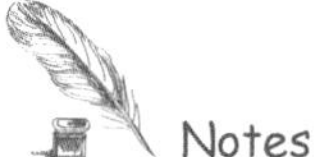
Notes

【临床表现】 发生在颞骨的巨细胞瘤早期无症状，随着颞骨鳞部或乳突部的肿瘤增大，出现耳前区疼痛肿胀。侵犯外耳、中耳和内耳，出现相应的耳鸣，听力减退、面瘫等现象。影像学检查特点：X 线片或 CT 显示颞骨蜂窝状、泡沫状阴影或均匀一致的透明区（图 7-7-4）。

【治疗】 治疗原则以仅中颅底入路手术切除为主。

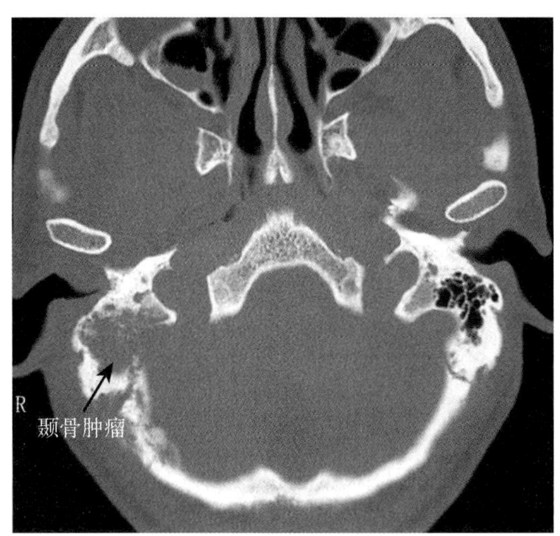

图 7-7-4　颞骨巨细胞瘤 CT

（迟放鲁）

第八章　小脑脑桥角肿瘤

本章介绍常见的小脑脑桥角肿瘤,听神经瘤、胆脂瘤、脑膜瘤、斜坡脊索瘤,重点介绍听神经瘤。20 世纪 60 年代,House 教授将手术显微镜和显微外科技术引入听神经瘤外科,具有里程碑意义。经过近半个世纪的发展,逐步成为今天的现代微创外科,在全切肿瘤的前提下,最大程度地保留神经功能。

第一节　听 神 经 瘤

听神经瘤(acoustic neuroma)为耳神经外科最常见的良性肿瘤,起源于第Ⅷ脑神经的前庭神经鞘膜施万细胞,故又称前庭神经鞘膜瘤(vestibular schwannoma)。自从 House 在 20 世纪 60 年代将手术显微镜及显微外科技术引入听神经瘤外科领域 50 余年来,由于影像学、显微外科技术、手术进路、麻醉学以及神经监护技术的快速发展,使得听神经瘤的诊断水平及治疗效果有了质的飞跃。

【流行病学】　听神经瘤约占颅内肿瘤的 6% ~8%,占小脑脑桥角肿瘤的 80% ~90%。听神经瘤的发现率持续增高,这主要归功于临床医师警惕性的提高及现代影像学、听力学检查方法的进步。双侧听神经瘤少见,约占全部听神经瘤的 4%,为神经纤维瘤病Ⅱ型(neurofibromatosis TypeⅡ)的常见临床表现。国内目前尚无准确的听神经瘤流行病学资料。

【肿瘤生物学】　听神经瘤通常起源于第Ⅷ脑神经的前庭神经分支,发生于前庭上神经和前庭下神经的比例相同。目前认为听神经瘤在组织学上起源于神经鞘膜的施万细胞,而施万细胞在前庭神经的 Scarpa 神经节处(内听道内)最密集,因此此处为听神经瘤最常发生的部位。起源于第Ⅷ脑神经蜗神经分支的听神经瘤非常罕见,且此种类型的听神经瘤常侵入耳蜗内。

听神经瘤平均增长速率为 1.6 ~6.1mm/年,自然生长模式包括生长、缩小和稳定,但由于列入观察研究的听神经瘤患者多属中小型听神经瘤或不适宜手术治疗者,因此尚不能反映全部听神经瘤的生长模式。

【临床表现】

1. **单侧感音神经性听力下降**　内听道内的肿瘤最常见的症状为单侧感音神经性听力下降,通常早于其他症状。言语辨别率呈不成比例的下降,尤其在用患耳听电话时感到言语理解困难。约 26% 的听神经瘤患者表现为突发性聋,而在所有突发性聋患者中有 1% ~2.5% 最终诊断为听神经瘤,应注意突发性聋的恢复并不能排除听神经瘤的可能。

2. **耳鸣**　为第二常见的症状,可在听力下降之前就出现,因此单侧耳鸣亦应警惕听神经瘤的可能。

3. **前庭功能障碍**　亦可为听神经瘤的早期症状,表现为轻度的头晕、不稳感,明显的周围性平衡功能紊乱较少见。

4. **其他脑神经及脑组织受压症状**　肿瘤压迫第Ⅴ脑神经可出现同侧面部麻木、疼痛或感觉异常,面部麻木通常首先出现在上颌区,检查时有角膜反射减退或消失,面部痛触觉减退,晚期可出现咀嚼肌、颞肌无力或萎缩;压迫、刺激第Ⅶ脑神经则出现面瘫、面肌痉挛;在耳镜检查时,对骨性外耳道后上壁进行触诊,面神经的感觉支受压可使此处的感觉减退,此即 Hitselberger 征,可在微小的听神经瘤出现，这是因为面神经的感觉支比运动支对压迫更敏感；患者也可因中间神经受压而出现中耳、乳突区刺痛、痒感或舌前2/3味觉丧失；压迫第Ⅵ脑神经则出现复视、视物模糊（眼震或视盘水肿引起）；压迫第Ⅸ、Ⅹ、Ⅺ、Ⅻ脑神经则表现为吞咽困难、声嘶、误咽和呛咳等；小脑功能障碍可因小脑受压引起，表现为协调运动障碍、步态不稳、向患侧倾倒等；当瘤体巨大压迫脑干，可发生脑积水、颅压增高，出现头痛和视力下降。头痛开始时多为枕部不适、刺痛或隐痛，随着病情发展，可出现剧烈头痛、恶心、呕吐，严重时发生脑疝而死亡。

【诊断】 对有上述临床表现、临床怀疑听神经瘤的患者，应进行全面、详细的听力学、前庭功能和影像学检查。

1. 听力学检查

（1）纯音测听：典型纯音测听表现为感音神经性听力下降，通常高频下降最明显，可为缓慢下降型或陡降型。但有5%的听神经瘤患者可以听力正常。

（2）言语测试：典型表现为与纯音听阈不成比例的言语分辨率的下降，即当纯音听阈仅有轻度下降时言语分辨率即可有较明显的下降。

（3）听性脑干诱发电位（ABR）：ABR是目前检测听神经瘤最敏感的听力学方法。听神经瘤患者Ⅴ波潜伏期明显延长，超过6毫秒，两耳Ⅴ波潜伏期差>0.4毫秒以上。10%～20%的听神经瘤患者可表现为Ⅰ波存在而其他波均消失。大型听神经瘤可引起对侧ABR的Ⅲ～Ⅴ间期延长。10%～15%听神经瘤患者可有正常ABR，因此ABR的敏感性为85%～90%。

2. 前庭功能试验　70%～90%的听神经瘤患者可有异常眼震电图，典型表现为患侧冷热试验反应变弱。肿瘤较大者通常可观察到自发性眼球震颤，眼震方向朝向患耳。冷热试验反映外半规管以及前庭上神经的功能，而前庭肌源性诱发电位反映前庭下神经的功能，两者结合可增加听神经瘤的检出率。

3. 影像学检查　CT检查可显示内听道骨性结构是否有增宽和侵蚀（图7-8-1），注射造影剂后可使肿瘤明显增强。但对内听道内或进入桥小脑角不超过5mm的肿瘤，即使增强CT亦常常漏诊。CT气体脑池造影可提高诊断率，发现小听神经瘤。

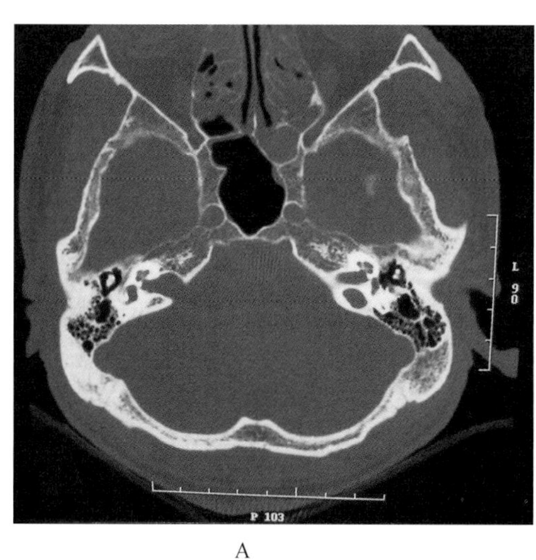
A

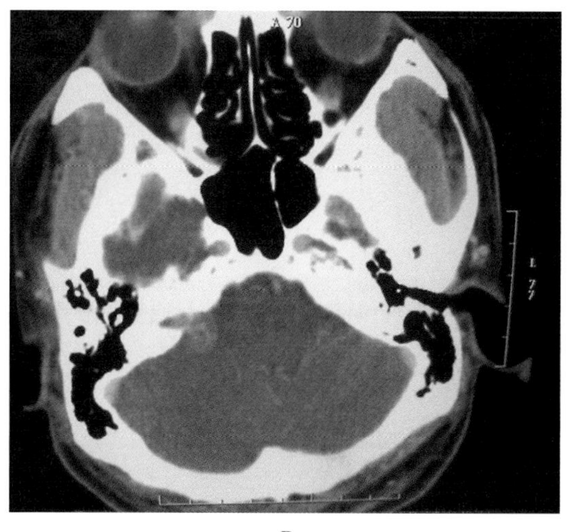
B

图7-8-1　听神经瘤CT

A. 骨窗位显示右侧内听道有明显增宽和侵蚀　B. 注射造影剂后右侧内听道可见肿瘤明显增强

MRI是目前诊断听神经瘤的金标准，增强MRI已能发现小至1mm的内听道内肿瘤。听神经瘤MRI的典型表现为：

（1）肿瘤在T_1W显示为略低信号或等信号（图7-8-2A），T_2W上为高信号，当肿瘤内有囊变

Notes

时在 T_1W 上为更低信号，T_2W 上信号更高；

(2) 肿瘤呈类圆形或半月形，以内听道为中心，与岩骨背面成锐角，紧贴内听道处可见肿瘤呈漏斗状伸出，尖端指向内听道底(图 7-8-2B)；

(3) 注射 GD-DTPA 后肿瘤呈均匀、不均匀或环状强化，视肿瘤内部实质成分与囊性成分的比例及分布而异(图 7-8-2C)。

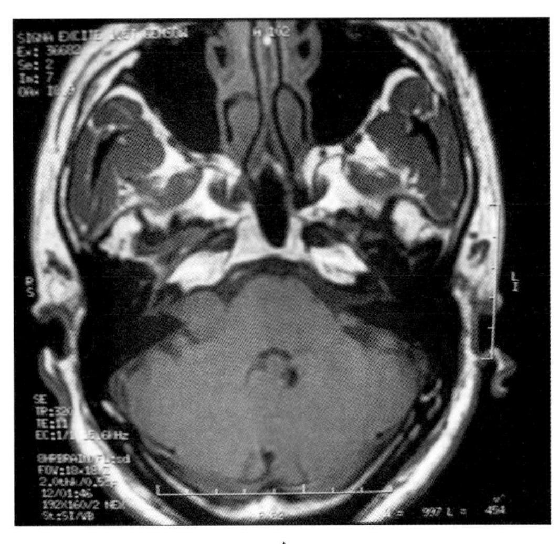

A

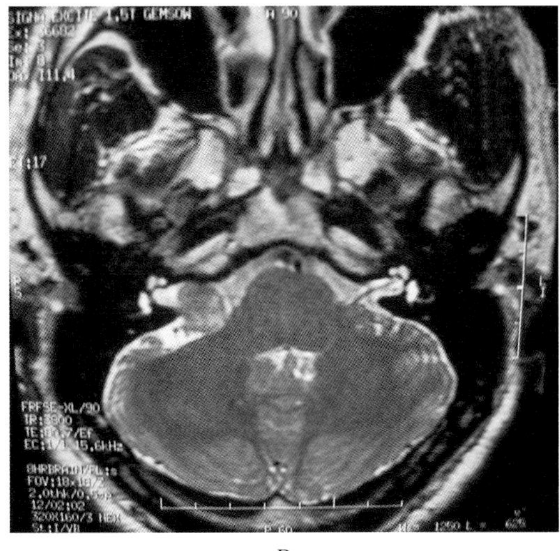

B

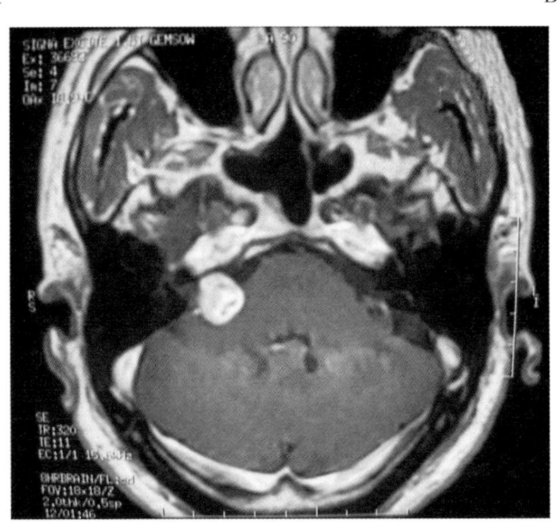

C

图 7-8-2 听神经瘤 MRI

A. 肿瘤在 MRI T_1W 显示为略低信号或等信号，肿瘤内有囊变时在 T_1W 上为更低信号 B. MRI T_2W 上为高信号，当肿瘤内有囊变时在 T_2W 上信号更高；肿瘤呈类圆形或半月形，以内听道为中心，与岩骨背面成锐角，紧贴内听道处可见肿瘤呈漏斗状伸出，尖端指向内听道底 C. MRI T_1W 增强，注射 GD-DTPA 后肿瘤呈均匀、不均匀或环状强化

应注意与脑膜瘤、先天性胆脂瘤、蛛网膜囊肿、面神经瘤、小脑脑桥角胶质瘤、前庭神经炎、突发性聋、梅尼埃病及其他常见的内耳疾病鉴别。

【治疗】

1. 听神经瘤的治疗目标

(1) 安全地全切除肿瘤：全切率>99%，死亡率<1%；

(2) 无严重神经系统后遗症，如术后昏迷、偏瘫、延髓性麻痹等；

Notes

(3) 面神经功能保存率在小听神经瘤>90%、大型听神经瘤>60%；

（4）对有实用听力者争取保存听力。1995 年美国耳鼻咽喉头颈外科协会（AAO-HNS）发表了听神经瘤的听力分级标准（表 7-8-1），目前被广泛应用于听神经瘤术前和术后听力的评判。通常认为实用听力是指纯音听力好于 50dB、言语分辨率大于 50%，即 Class A+B。

表 7-8-1　1995 年美国耳鼻咽喉头颈外科协会（AAO-HNS）听神经瘤的听力分级标准

听力级（Class）	PTA（dB）	SDS（%）
A	0～30	70～100
B	31～50	50～100
C	51～100	50～100
D	任何水平	0～49

PTA：纯音听阈，SDS：言语分辨率

2. 听神经瘤的治疗策略

（1）手术切除：为目前公认的首选治疗方法；

（2）随访观察（wait and MRI）：适用于 1.5cm 以下听神经瘤，第一次随访为半年，之后每年一次。若肿瘤明显增长，则改行手术治疗或立体定向放疗；

（3）立体定向放射治疗：主要适用于 70 岁以上、全身条件差、无手术适应证的 2cm 以下肿瘤。

3. 听神经手术　听神经瘤的手术进路主要有经迷路或扩大迷路进路、经耳囊进路、经颅中窝进路、经乙状窦后进路。各种进路的选择主要根据肿瘤大小、术前听力情况、患者年龄及一般状况等。在听神经瘤术中可应用面神经监护和听神经监护。

第二节　其他小脑脑桥角肿瘤

（一）岩尖胆脂瘤（cholesteatoma in the petrous apex）和小脑脑桥角胆脂瘤（cholesteatoma in the cerebellopontine angle）

由于岩骨对扩张性改变反应不敏感，病变潜伏在岩尖部可达多年，所以早期不易诊断，直到出现Ⅶ、Ⅷ脑神经损害的体征时才引起警觉。临床症状以耳聋和渐进性面瘫为主要特点，由于病变侵犯耳蜗及蜗神经，耳聋多为感音神经性聋或蜗后性聋，如果有中耳、内耳同时损害，也可为混合性聋。

小脑脑桥角是颅内胆脂瘤最常见的部位。常以三叉神经痛起病（70%），往往有患侧耳鸣、耳聋，晚期出现桥小脑角综合征。检查可发现第Ⅴ、Ⅶ和Ⅷ脑神经功能障碍，面部感觉减退、面肌力弱、听力下降和共济失调。

CT 是胆脂瘤最好的检查方法，有助于了解病变的范围和重要结构的破坏情况，其影像为低密度影。MRI T_1 加权像上显示为边界锐利的低信号，不增强，T_2 加权像为高信号。岩尖胆脂瘤和桥小脑角胆脂瘤应与相应部位的好发肿瘤相鉴别。

（二）脑膜瘤（meningioma）

脑膜瘤大部分来自蛛网膜细胞。脑膜瘤的人群发病率为 2/10 万，是桥小脑区第二常见的肿瘤，占 6%～8%。近年来随着 CT 和 MRI 技术的发展和普及，脑膜瘤的发病率明显增高，尤其在中老年患者。女性多于男性，比例约为 2∶1。

小脑脑桥角脑膜瘤以第Ⅴ、Ⅶ、Ⅷ脑神经损害和小脑功能障碍最常见，肿瘤较大时可合并颅内压增高。听神经损害最多见，90% 以上患者有听力障碍和早期耳鸣。眩晕比较少见。面神经损害时可出现面肌抽搐或轻度面瘫。三叉神经损害可出现面部麻木、感觉减退、角膜反射消失、颞肌萎缩等。小脑受压出现走路不稳，粗大水平眼震及共济失调。

Notes 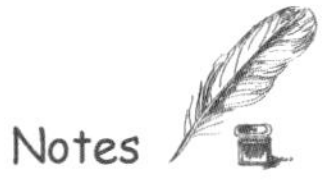

桥小脑角脑膜瘤应与听神经瘤鉴别：

1. 脑膜瘤女性较多，听神经瘤多见于男性；

2. 脑膜瘤引起前庭功能障碍少见，而对三叉神经和面神经的影响多于听神经瘤；

3. 影像学：①脑膜瘤多数呈半月形，听神经大多为圆形；②肿瘤与岩骨间的夹角：脑膜瘤多呈钝角，听神经瘤多为锐角；③内听道扩大：为听神经瘤的特征性征象；④钙化：脑膜瘤钙化发生率为25%，有钙化的肿瘤强烈提示脑膜瘤。

手术切除是脑膜瘤最有效的治疗方法。

（三）斜坡脊索瘤(chordoma in the clivus)

脊索瘤(chordoma)起源于胚胎脊索结构的残余组织。发病的高峰年龄为30～40岁。脊索瘤为良性肿瘤，生长缓慢，病程较长。斜坡脊索瘤最主要的症状是头痛、视力障碍、鼻塞和颈痛。双侧展神经损害为其特征。如肿瘤向桥小脑角发展，则出现听力下降、耳鸣、眩晕。起源于鼻咽近处的脊索瘤，常突到鼻咽部或侵及鼻窦，引起鼻塞、头痛、血或脓性分泌物，鼻咽症状常于神经受累之前出现，应予警惕。

CT上表现为病灶部位骨质破坏，多伴有肿瘤局灶性钙化。MRI表现为T_2高信号的占位，而在T_1加权像上则表现为低信号到等信号不等，强化明显。

根据长期头痛，多组脑神经损害，特殊的影像学表现，可基本诊断脊索瘤。如有鼻咽部新生物，活检可明确诊断。脊索瘤应与鼻咽癌鉴别。在治疗上，一般主张手术和放疗，但疗效不佳。脊索瘤预后不良，5年生存率为30%～50%。

（吴　皓）

第九章　侧颅底手术概论

由于过去极高的手术死亡率和致残性手术并发症，侧颅底曾被视为“手术禁区”。但随着侧颅底手术方法的不断改进，其并发症不断减少，而成功率和患者术后成活率均显著提高。现代侧颅底手术的创立和发展是耳外科、耳神经外科、神经外科、头颈肿瘤外科以及影像学科等诸学科在临床医学的道路上不懈探索的成就，其中也包括现代科学与技术发展的成果。随着手术方法和手术设备的日臻完善，以及肿瘤综合治疗方法的逐步改进，侧颅底肿瘤的治愈率及患者生存质量将进一步提高。

一、侧颅底定义及分区

侧颅底(lateral cranial base，or lateral skull base)是指以鼻咽顶壁中心向前外经翼腭窝达眶下裂前端，向后外经颈静脉窝到乳突后缘两条假想线之间的三角区。该区包括颈内动脉孔、颈静脉孔、圆孔、卵圆孔、棘孔、破裂孔、茎乳孔和经各孔穿行的脑神经和血管；以及鞍旁区、颞骨岩区、斜坡区、颞下窝、翼腭窝等颅底内外在该区域的重要结构。侧颅底区常见的占位性病变包括颈静脉球体瘤、中耳癌、听神经与面神经及副神经鞘膜瘤、脑膜瘤、畸胎瘤、颞骨母细胞瘤、巨细胞瘤和鼻咽癌等肿瘤，以及先天性胆脂瘤和囊肿等病变。

侧颅底的分区有数种方式：

（一）Van Huijzer 分区

Van Huijzer(1984)在颅底下面沿眶下裂和岩枕裂各作一延长线，向内交角于鼻咽顶，向外分别指向颧骨和乳突后缘，两线之间的三角形区域称为侧颅底。可以再分为 6 个小区(图 7-9-1)。

1. **鼻咽区**　以咽壁在颅底附着线为界，双侧的鼻咽区联合构成鼻咽顶。

2. **咽鼓管区**　位于鼻咽区外侧，为咽鼓管骨部和腭帆提肌附着点，前为翼突基部构成的舟状窝。

3. **神经血管区**　位于咽鼓管区后方，由颈内动脉管外口、颈静脉孔、舌下神经孔和茎乳孔共 4 个孔构成。颈动脉交感纤维，Ⅸ、Ⅹ、Ⅺ脑神经，Ⅶ脑神经分别通过各孔道。

4. **听区**　即颞骨鼓部。前界为鳞鼓裂，后界为茎突。

5. **关节区**　以颞颌关节囊附着线为界。

6. **颞下区**　为咽鼓管区和关节区之间，区上为颅中窝。此区内有下颌神经和脑膜中动脉分别穿过卵圆孔和棘孔。

（二）Kumar 分区

Kumar(1986)从两翼突内侧板分别作一直线与枕大孔相切，并将两线向前延伸与眼眶内侧壁相延续，可将前、中、后颅底分别划分为一个中线区和两个外侧区。外侧区又以翼突内板根部至下颌窝的连线被分为前部的颞下窝区和后部的颞骨岩区。

（三）Grime 分区

Grime(1991)以颈内动脉管外口内缘与翼突根部之间的连线将颅底分为两线间的中央区和其外的两侧区。中央区包括蝶骨体、斜坡和上颈椎侧区包括蝶骨大翼的一部分，颞骨下面和颅后窝。侧区可进一步被分为前、中、后三部。前部为颅中窝的前界至岩骨前缘，其内有圆孔、卵圆孔、棘孔及破裂孔，上颌神经、下颌神经、脑膜中动脉及颈内动脉分别穿行出入颅内；中部为岩骨本身，其内有内听道以及颈内动脉管；后部为岩骨后缘以后区域，其内有颈静脉孔以及枕骨大孔等。

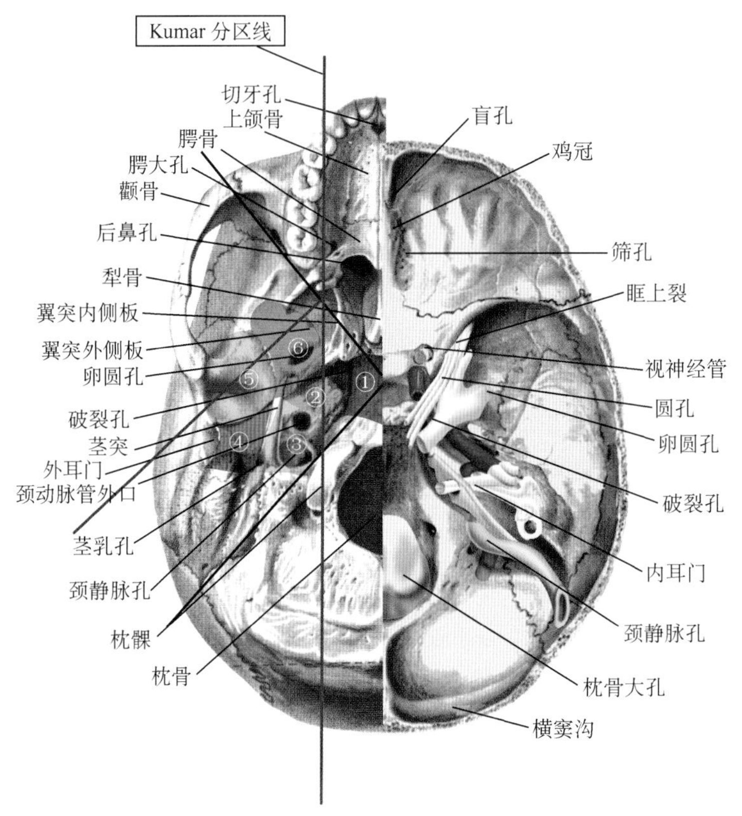

图 7-9-1 侧颅底分区

①鼻咽区 ②咽鼓管区 ③神经血管区 ④听区 ⑤关节区 ⑥颞下区

二、侧颅底手术进路

（一）颞下窝路

颞下窝路(lateral infratemporal fossa approaches)由 Ugo Fisch(1982)创立,该术式可全程暴露岩骨内的颈内动脉,亦便于控制静脉窦出血,适合于听区、颞颌关节区、颞下区以及鼻咽区等处肿瘤的切除。颞下窝进路有三种类型(图 7-9-2):

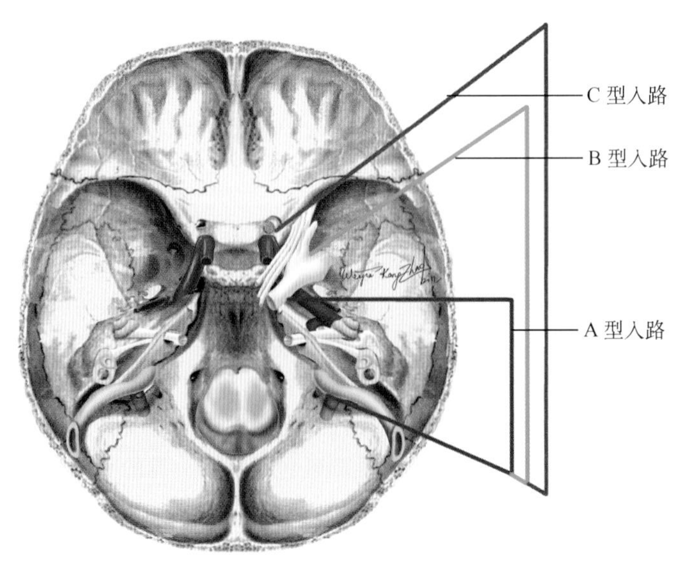

图 7-9-2 颞下窝手术入路

1. A 型进路(type A approach)　可进入迷路下区、岩锥和颞骨底部。手术步骤包括乳突根治、面神经前转位、颈静脉球区手术、岩部颈内动脉处理以及后部颞下窝手术等。主要适用于大型颈静脉球体瘤。其次适用于放疗不敏感的外中耳恶性肿瘤,先天性胆脂瘤,颈静脉孔区的各种肿瘤等。

2. B 型进路(type B approach)　除 A 型范围外,可深达岩尖、枕骨斜坡以及颞下窝上部。与 A 型进路的主要区别是手术范围向前向内扩展,且不必行面神经转位。适应证有斜坡脊索瘤、岩锥囊肿、先天性胆脂瘤、颅咽管瘤、颅咽瘘管、浆细胞瘤,来自鼻咽或外中耳的鳞状细胞癌等。

3. C 型进路(type C approach)　扩大的 B 型进路,与 B 型进路的主要区别是手术范围进一步向前向内扩展,须切除翼板,必要时还须切断上颌神经。可到达颞下窝前部、鼻咽、翼腭窝、咽鼓管、鞍旁以及蝶窦。主要适应证有放疗失败的咽鼓管及其周围的鳞癌、囊性腺瘤及自鼻咽进入颞下窝的鼻咽纤维血管瘤等。

颞下窝进路的有耳后(Fisch,1982)和耳前(Holiday et al. 1986;Sekhar et al. 1987)两种切口(图 7-9-3)。

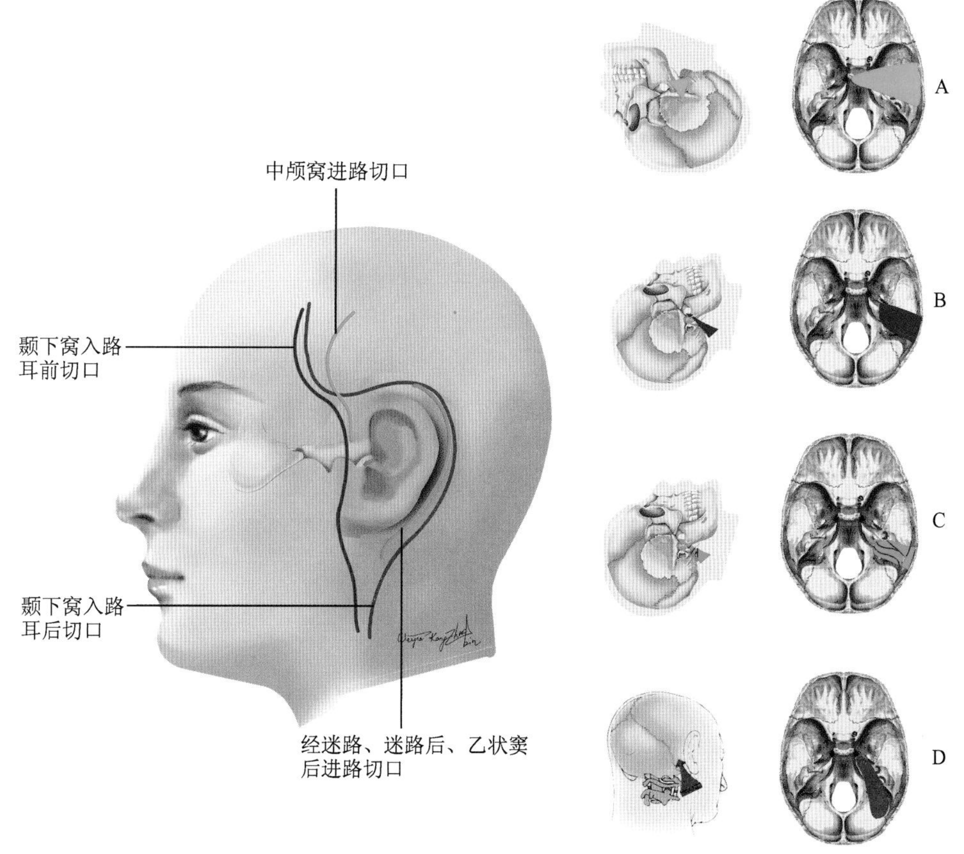

图 7-9-3　小脑脑桥及岩骨-斜坡区手术入路
A. 中颅窝进路　B. 经迷路进路　C. 迷路后进路　D. 乙状窦后进路

(二)小脑脑桥角(CPA)及岩骨-斜坡区手术进路(图 7-9-3)

1. 颅中窝进路　颅中窝进路(middle fossa approach)在侧颅底手术中的应用归功于 William House(1961,1963,1968)。适用于较小的听神经瘤切除及前庭神经切除术。主要优点是保存听力。

2. 乙状窦后进路　乙状窦后进路(retrosigmoid approach)是处理脑桥小脑角及附近区域病

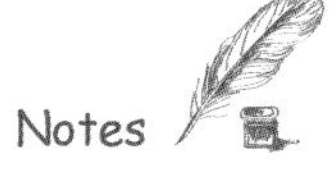
Notes

变的常用进路,该进路适合桥小脑角各种手术操作,如切除听神经瘤,三叉神经感觉纤维切断术,舌咽神经切断术,面神经显微神经血管减压术等,亦可经此进路切除颅中窝胆脂瘤及桥小脑角胆脂瘤。乙状窦后进路的优点是保存听力,以及桥小脑角下部的良好暴露。

3. 经颞骨进路 通过磨除颞骨岩部可以较好地暴露脑干前方和斜坡区,且不需牵拉脑和脑干,有三种基本进路解剖颞骨岩部:①经迷路后切除岩骨,可以保存听力;②经迷路可以切除更多的岩骨,但要牺牲听力;③经耳蜗可以最大限度地切除岩骨,但会伴有听力丧失和需面神经的移位。依次采用这几种方法可以逐步扩大切除岩骨的范围,获得对脑干和斜坡的最大暴露。

(1) 迷路后进路:在迷路后至乙状窦前的区域切除乳突,充分暴露陶德曼氏三角,在保证内淋巴囊、前庭小管和骨半规管完整的前提下,充分磨除耳囊上下方骨质,暴露尽可能多的硬脑膜,下方暴露颈静脉球。优点是保留听力。经迷路后进路可以显露桥小脑角,但向内前方的显露欠佳。手术野显露的范围决定于乙状窦前缘至后半规管的距离,并受颈静脉球位置高低的影响。

(2) 部分迷路切除进路:在迷路后进路的基础上,在前半规管和后半规管的壶腹端和它们的总脚端分别开窗,磨去部分骨迷路而保持膜迷路的完整,将骨蜡从骨窗中塞入,以阻塞半规管内腔,达到压塞膜迷路防止内淋巴液流失的目的;然后磨去被孤立的前、后半规管,并顺着岩骨方向磨去更广泛的骨质,暴露更宽阔的硬脑膜。在临床应用中证实该进路仍然能保留患者的听力。据估计与迷路后进路比较,后方增加了6~10mm的显露,前上方增加10~15mm的显露,而对脑干腹侧增加了30°的显露角度。

(3) 经迷路进路:经迷路进路(translabyrinthine approach)在迷路后进路所显示的部分向前方扩大,磨去三个骨半规管及大部分岩骨表面,暴露内听道底,切除鼓室上部的骨质,去除听小骨,磨出面神经管,暴露更广阔的颅底硬脑膜。完全磨除乙状窦和颈静脉上方的骨质。尽可能磨外耳道以及面神经乳突段的骨质,可获得对斜坡下方的显露。该进路由于膜迷路的破坏,在扩大显露范围的同时要牺牲听力。多适用于无可用听力的患者。William House(1960)首次应用经迷路进路切除听神经瘤,现该进路已成为内听道和小脑脑桥角区手术的常用术式。

(4) 经耳蜗进路:经耳蜗进路(transcochlear approach)由House和Hitselberger所创立(1976),可获得对斜坡的最大暴露。横断内听道,完成经迷路的显露后,将岩浅大神经牵向后方,并利用内听道的硬膜保护部分神经。完整去除颞骨鼓室部,暴露颞下颌关节的骨膜,然后去除耳蜗。磨除颈内动脉周围的颅底骨质,可以暴露颈静脉球。继续磨除部分中颅底骨质,直至颈内动脉水平段。经耳蜗进路提供了一个平整的视角到达斜坡,并能较好地显露脑干前方及前外侧面。然而,这种良好的显露以丧失听力为代价,同时增加了发生面神经损伤和脑脊液漏的几率。

(5) 经耳进路:经耳进路(transotic approach)由Jenkins和Fisch创用于切除听神经瘤(1980),亦可获得对斜坡的最大暴露。经耳进路在手术的暴露范围、面神经的处理方式以及术腔的填塞方法等方面有异于经迷路进路和经耳蜗进路。

4. 耳蜗下进路 切除外耳道,扩大外耳道骨部,去除颈静脉球与颈动脉之间的气房,从此进路可到达岩尖部位。岩尖部位的胆脂瘤可以通过此进路切除。但对较坚实的肿瘤需要更大的视野,为了完全切除肿瘤需要联合其他颅底手术进路(Muckle RP,1998)。

5. 耳前颞下进路 为经岩骨前部从前外侧方向到达斜坡的进路。截断颧弓并广泛切除中颅底外侧骨质可充分显露颞下窝甚至鼻咽、咽后和咽旁间隙区的结构,也可到达筛窦、蝶窦和上颌窦及岩骨段颈内动脉。此进路较适用于上岩斜区病变向外上发展,或发展至硬膜外甚至颞下窝或鼻窦的情况,但对桥小脑角和枕大孔区的暴露则受限制。

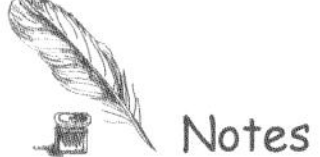
Notes

6. 翼点进路 适于在上岩斜区的肿瘤向鞍区、鞍旁和中颅底发展者。由于受岩骨的阻挡,不能达内耳孔区域。此进路的暴露范围有限,对较大型的肿瘤难以应用。

7. **联合进路**　颅底某些部位的病变如岩斜坡区的脑膜瘤可同时向海绵窦、三叉神经窝、中上斜坡及枕骨大孔区浸润，由于病变巨大及该区域解剖复杂，涉及脑干、Ⅲ至Ⅻ对脑神经、颈内动脉、基底动脉及其主要分支、位听器官及小脑幕切迹区结构，因此单一的手术进路常难以获得充足的显露。随颅底外科的发展，各种联合进路的应用为这些多部位的复杂病变提供了更广阔的术野显露，极大地降低了手术死亡率和致残率；但其手术操作复杂，耗时是其缺点。

(1) 乙状窦前幕上、下联合进路：主要优点在于径路短且可以从多方向操作，可达同侧的第Ⅲ～Ⅻ脑神经和大脑后循环的主要血管，适用于切除中岩斜区累及范围较大的肿瘤。经乙状窦前进路时，下方被颈静脉球阻挡而致下岩斜区暴露困难，这点不足可由结扎、切断乙状窦或是经乙状窦后方进入来克服。

(2) 乙状窦前-乙状窦后联合进路

8. **鼻内镜经鼻进路**　随着鼻内镜外科技术的进步，国内外已有学者使用鼻内镜经鼻蝶进路处理岩尖病变。这种进路能够迅速地到达岩尖，处理硬膜外病变，微创且能够满足充分切除的要求。处理岩骨段颈内动脉和海绵窦是经此进路的关键问题。

三、颞骨切除手术类型

颞骨切除手术包括以下类型(图 7-9-4)：

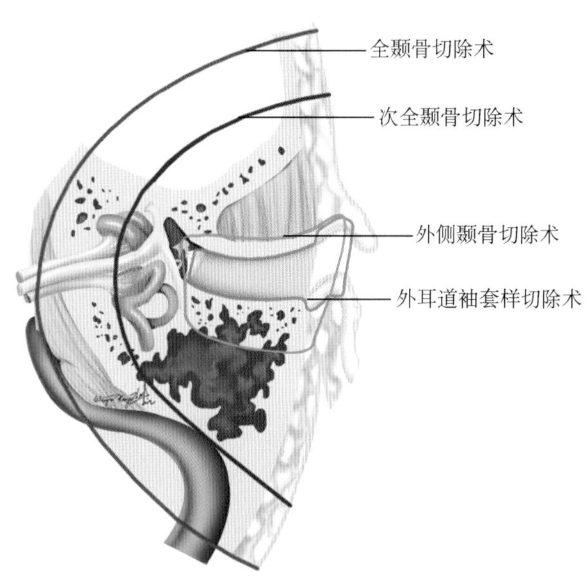

图 7-9-4　颞骨切除手术类型

1. **袖套状切除**　袖套状切除(sleeve resection)用于肿瘤局限在外耳道软骨段，未向其他地方侵袭时，可以仅将外耳道软骨连同外耳道皮肤和鼓膜上皮切除，有如袖套状。

2. **颞骨外侧切除**　颞骨外侧切除(lateral temporal bone resection)适用于肿瘤局限在外耳道骨段和软骨段，未侵入鼓室内，鼓环完整者。乳突切除，保留面神经腮腺次全切除，外耳道连同鼓膜整体切下，如有淋巴结转移行颈淋巴结清扫术。

3. **颞骨次全切除**　颞骨次全切除(subtotal temporal bone resection)适用于肿瘤累及中耳和乳突诸壁。切除岩部颈内动脉外侧的颞骨部分。

4. **颞骨全切除**　颞骨全切除(total temporal bone resection)为颞骨次全切加上颈内动脉切除。由于可能带来脑卒中等严重后果，并且此时肿瘤已侵犯颈动脉、海绵窦、颞下窝等，已经难以完全切除，此术式现在很少采用，多采取姑息性治疗。

Notes 

四、微创外科技术在侧颅底手术中的应用

随着医学科学的进步,外科手术已由单纯的治疗疾病向治疗疾病同时保全功能的目标发展。微创外科(minimally invasive surgery)的观念已逐步被接受。微创外科提倡的手术目标是最大可能准确而有效地切除病变,最大限度减少对正常组织及其功能的破坏。手术显微镜、内镜(endoscope)技术和三维重建影像导航(3-D reconstruction and image navigation)技术的联合应用为微创外科技术在侧颅底手术中的应用展示了广阔的前景。

(孔维佳)

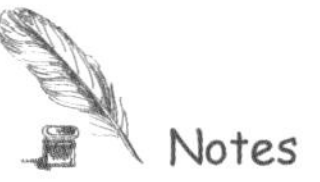

第十章　鼻眼和鼻颅相关手术

第一节　概　　论

鼻眼、鼻颅底解剖结构毗邻，在外伤、炎症、肿瘤等疾病的发生、发展方面，也紧密相关，从鼻科学的角度去认识这些疾病，并通过鼻内镜去治疗这些疾病，称为鼻眼相关外科和鼻颅底外科。本章主要介绍常见鼻眼相关疾病如外伤性视神经病、慢性泪囊炎、脑脊液鼻漏修补等疾病的临床特征、诊断及其经鼻内镜手术处理方式。

鼻内镜的广泛应用，能够使鼻科医生借助于鼻腔的自然通道，在清晰的视野下暴露鼻眼和鼻颅底交界区域的解剖结构和病变，并在一些特殊器械的帮助下清除病灶和修补缺损，使得手术微创、外观美观、处理简单、疗效满意。

【解剖学依据】　鼻眼在解剖关系上非常密切，眼眶的上方为额窦，内侧为筛窦，下方为上颌窦，眶尖部与后组筛窦或蝶窦密切毗邻，眼眶的2/3为鼻窦所包围。鼻与颅底的解剖关系也非常密切，额窦和额隐窝的后壁、筛窦顶上方为前颅窝；鼻腔的顶壁为筛板，筛板上方为前颅窝；蝶窦的顶壁为蝶鞍，上方为中颅窝；蝶窦外侧壁为颈内动脉、视神经和海绵窦；蝶窦后壁为斜坡，其后方为脑干。上述结构与眼、颅之间仅隔着一薄层骨板，甚至骨质缺损，使得从鼻内进路进入到眶内和前、中颅底显得非常直接和简单，损伤小。

【范围和手术适应证】　从理论上来说，内镜鼻眼相关外科手术的范围可以达到任何内镜可以到达的范围，如上颌窦顶壁、眶内、视神经和泪囊，但一般说来，无论从眶内还是眶尖部，手术均应严格限制在视神经的内侧。鼻内镜颅底外科手术的范围在严格控制出血的情况下，可很好地切除颅底区域甚至颅内的病灶。

手术适应证包括技术完全成熟的手术和探索型手术。

（一）鼻眼和鼻颅底相关外科的成熟手术包括

1. 内分泌性突眼症和其他原因导致的眶内高压（眶减压术）
2. 鼻源性眶内并发症（经鼻清理和引流术）
3. 外伤性视神经病变和球后视神经炎（视神经减压术）
4. 慢性泪囊炎（泪囊鼻腔开放术）
5. 侵犯眶内的、位于视神经内侧的鼻腔、鼻窦良性肿瘤切除手术
6. 外伤性和原发性脑脊液鼻漏（脑脊液鼻漏修补术）
7. 垂体腺瘤（垂体瘤切除术）
8. 侵犯颅底、但硬膜未遭破坏的鼻腔、鼻窦良性肿瘤

（二）鼻眼和鼻颅底相关外科的探索性手术包括

1. 位于视神经内侧的眶内原发性肿瘤（经鼻内镜肿瘤切除术）
2. 眶内异物取出术
3. 眶底爆折（骨折复位术）
4. 侵犯眶内和颅内的鼻腔、鼻窦恶性肿瘤
5. 斜坡脊索瘤
6. 前、中颅窝原发性胆脂瘤

【手术的优点】

1. 手术进路直接；

2. 无需面部切口，减少了患者术后面部瘢痕的心理障碍；

3. 组织损伤小，出血少，对重要组织干扰少，术后恢复快；

4. 有较好的手术空间；

5. 手术疗效明显好于鼻外进路。

【手术的难点】 内镜鼻眼相关外科手术过程中，也常常会遇到一些困难，包括：

1. 单手操作 内镜手术必须一手持镜，一手拿器械进行操作，在碰到出血较多时，要同时清理术腔血液和进行手术操作比较困难。目前提倡的双侧鼻腔进路两人四手的手术方法已经基本解决了这个问题。

2. 术腔出血 术腔出血一直是鼻内镜手术主要的困难，尽管采用了控制性低血压、局部肾上腺素收缩、电凝等方法，在一些病例，比较明显的出血仍难以避免，造成视野不清，结构判断失误，这也是手术可能产生并发症的主要原因。

3. 一旦发生并发症则后果严重 内镜鼻眼和鼻颅底相关手术主要围绕着眼眶内侧和颅底进行，术野有许多重要的器官和结构：眼球、眶内神经、肌肉、视神经、眼动脉、颈内动脉、海绵窦、脑膜等，损伤时容易产生严重的并发症，如：视力减退或失明、眼球活动障碍、大出血、眶内和颅内感染、上睑下垂、脑脊液鼻漏等。

现就常见的鼻眼和鼻颅底相关疾病及其经鼻内镜手术进行简要介绍。

第二节 外伤性视神经病及经鼻内镜视神经减压术

外伤性视神经病（traumatic optic neuropathy，TON）是指头面部受到撞击伤后导致的视神经功能障碍，约占头面部闭合性损伤的0.5%～5%，可同时伴有颅内损伤、额筛眶复合体骨折、眶底击出性骨折、上颌骨骨折等，导致严重的视力下降或失明。

【病因和病理】 在额部、眉弓或眉外侧受到外力撞击后，撞击力传递到视神经管，造成视神经管骨折或变形，碎骨片压迫和切割视神经；局部血管受压或循环障碍造成视神经水肿或坏死；外伤造成的视神经水肿；视神经鞘膜下出血，凝血块压迫视神经等，导致视力急剧下降，甚至失明，但眼球无损伤，这种视力障碍属于视神经的间接损伤，与眼球贯通伤和视神经的直接损伤不同。

【临床症状】

1. 额、眉弓撞击外伤史，眉弓或眶外侧撞击伤口，患眼眶周围软组织肿胀、淤血，或结膜下出血。

2. 视力下降或失明 在撞击伤的同时或其后出现视力的部分或完全丧失。由于常常伴有闭合性颅脑外伤、心血管系统和呼吸系统的急诊危象，视力损伤的主诉常常被这些危及生命的重要体征所掩盖，从而延误诊断和治疗。

3. 瞳孔对光反射异常 出现Marcus-Gunn瞳孔，其主要临床特征为：患侧瞳孔呈潜隐性散大（遮盖健侧瞳孔后出现患侧瞳孔的散大）；直接对光反射消失；间接对光反射存在。

4. 眼和眼底检查 患眼无前房和玻璃体底出血，无晶状体脱位、混浊、视网膜剥离、视盘水肿等因素引起的视力损害，确定视力损害的部位在球后视神经。对侧视力和视野与术前相同，表明视神经损害在视交叉之前，也就是说损伤在球后到视交叉之间—视神经段。

【辅助检查】

1. 影像学检查 应用轴位薄层CT扫描能较好的显示视神经管骨折的部位，如果发现视神经管邻近鼻窦（后组筛窦、蝶窦）混浊，也要高度考虑是否有视神经管的问题。

Notes

2. **电生理学检查** 视觉电生理检查在评估和追踪视路功能异常方面有一定的作用。视刺激导致的视网膜神经节细胞至视皮层产生的视诱发电位(visual evoked potential,VEP)为较客观的检查手段。FVEP是视网膜在受到闪光刺激后,经过视路传递,在枕叶视皮层诱发出的电活动,VEP波形缺如、潜伏期延长均提示不同程度的视神经和视路的损伤。

【治疗】 外伤性视神经病变的治疗目前还有争论,但多数学者倾向于使用大剂量糖皮质激素和施行视神经减压术。

(一)非手术治疗

1. **激素治疗** 一些学者认为大剂量糖皮质激素对TON有较好的疗效,可选用甲泼尼龙,地塞米松30mg/d,在使用1周左右后逐渐减量。

2. **辅助药物治疗** 神经营养药物:胞磷胆碱500mg;ATP,辅酶A,维生素B_1等;血管扩张剂如血栓通等。

(二)手术治疗

主要为视神经减压术。

附:视神经减压术

视神经减压术是目前治疗外伤性视神经病变的主要方法,其基本原理是通过去除视神经管的一部分,清除视神经管骨折和骨片对视神经和营养血管的压迫,解除视神经外伤后血肿的压迫,增加视神经的血液供应,防止视功能的进行性恶化,尽可能恢复或部分恢复视力。

视神经管减压术的方法有颅内进路、鼻外眶筛蝶窦进路、经上颌窦后筛蝶窦进路、经眶外侧进路和经鼻内镜筛蝶窦进路等,上述进路各有其优缺点,但从手术损伤、出血、患者生活质量、术中能见度、手术疗效、对眶内组织的影响等因素综合考虑,以经鼻内镜进路为优。

【视神经管减压术要点】

1. 打开视神经管全程;
2. 去除视神经管壁的1/2~1/3周径;
3. 全程纵行切开包括肌腱环在内的视神经鞘膜。

【手术适应证】 视神经管减压术的指征是:

1. 迟发性视力损伤;
2. 外伤后有残余视力并呈进行性下降者;
3. CT和MRI发现视神经管骨折、视神经鞘膜内或视神经周围血肿。

【经鼻内镜视神经管减压术】

1. 全麻插管,含1∶10 000肾上腺素棉片收缩鼻腔、鼻道;
2. 常规切除钩突,按Messerklinger术式行全蝶筛开放术;
3. 在后筛窦和蝶窦外侧壁寻找并证实视神经管隆突和颈内动脉隆起,通常可以见到视神经管骨折和视神经鞘膜出血;
4. 金钢钻磨薄视神经管内侧壁,用钩针去除视神经隆突和视神经管内侧壁骨质,1/3~1/2周径,清理视神经周围的骨折碎片和血肿;
5. 切开视神经鞘膜,充分止血,在开放的管段视神经内侧放置地塞米松明胶海绵(图7-10-1、图7-10-2、图7-10-3)。

【手术并发症】

1. 切开视神经鞘膜时损伤眼动脉,预防办法是切开视神经鞘膜时尽量选择在视神经内侧。
2. 手术时损伤颅底导致脑脊液鼻漏。

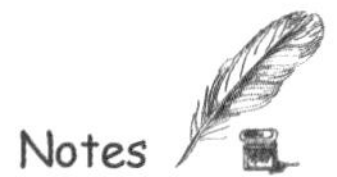

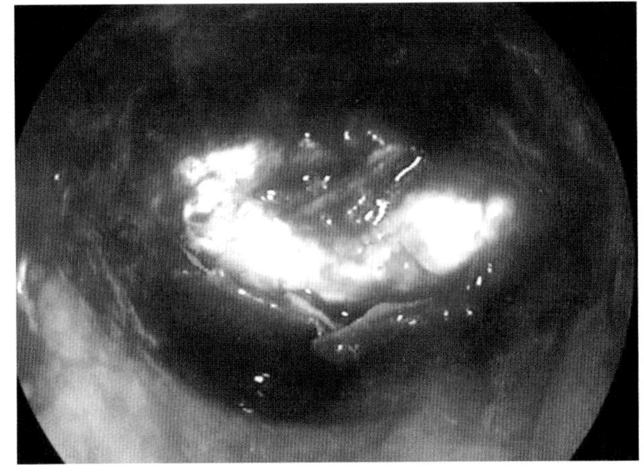

图 7-10-1 骨折片压迫视神经致视神经 V 形弯曲

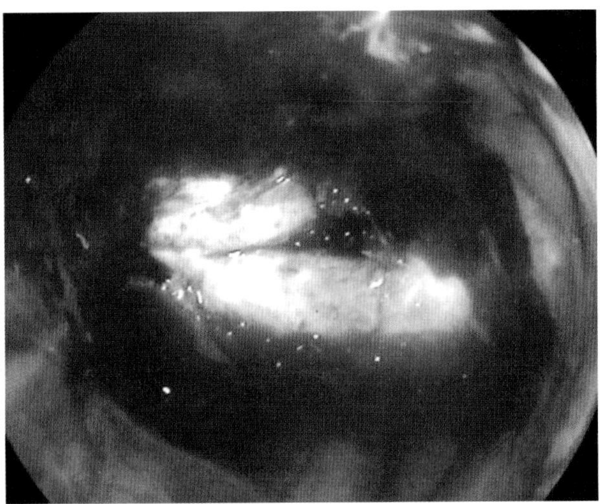

图 7-10-2 解除压迫后视神经恢复原位

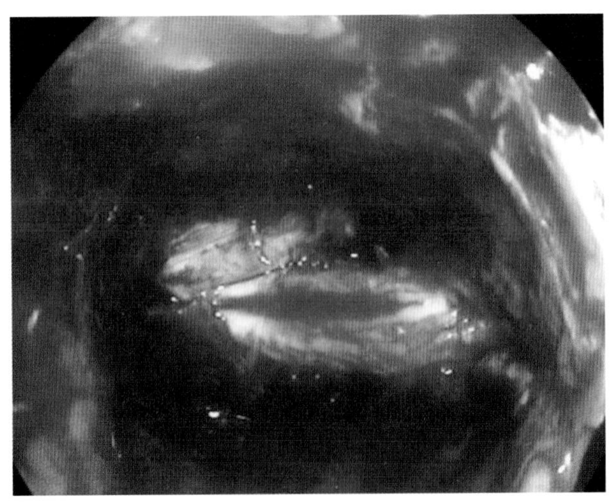

图 7-10-3 切开视神经鞘膜减压

Notes

第三节　慢性泪囊炎与经鼻内镜泪囊鼻腔开放术

慢性泪囊炎(chronic dacryocystitis)是由于鼻泪管狭窄、阻塞,导致泪液在泪囊内滞留,伴发细菌感染而引起。常见于中老年妇女,与沙眼、泪道外伤、鼻中隔偏曲、鼻息肉、鼻腔肿瘤、下鼻甲肥大、鼻腔手术等因素有关,常见的致病菌为肺炎双球菌、链球菌、葡萄球菌等。

【临床表现】

1. 溢泪
2. 压迫泪囊,有黏液性或者黏脓性分泌物从泪小点流出
3. 结膜充血
4. 泪道冲洗不通畅,或有脓性分泌物冲出
5. 泪囊造影显示鼻泪管不通畅
6. 泪囊造影可发现泪囊显影,但造影剂不能进入鼻腔。

【治疗】

1. 非手术治疗　对症处理,用抗生素眼液点眼,每日 4～6 次,定期进行泪道冲洗,将泪囊中的分泌物冲出来,再滴入抗生素眼液。

2. 手术治疗　重建泪道与鼻腔的通道的手术方式有:

(1) 经泪道激光或高频泪道再通术

(2) 鼻外进路泪囊鼻腔吻合术

(3) 经鼻内镜鼻腔泪囊开放术

附:经鼻内镜鼻腔泪囊开放术

【手术适应证】

1. 慢性泪囊炎,长期溢泪;
2. 炎症、外伤、手术等引起的鼻泪管阻塞。

【经鼻内镜泪囊鼻腔造孔术】

1. 鼻腔内表面麻醉及钩突前局麻。
2. 在钩突前方弧形切开鼻腔外侧壁黏膜(长 12～15mm),翻起粘骨膜瓣,暴露上颌骨额突和泪骨内侧前部。
3. 用电钻磨去泪骨内侧壁骨质约 10mm×8mm,通过探针在泪囊内的指引,确定泪囊内侧壁,用镰状刀划开泪囊内侧壁(约 8mm)。
4. 将向后翻起的泪囊内壁黏膜瓣与鼻黏膜用银夹固定在一起。
5. 术后定期冲洗泪道及清理鼻腔。

第四节　脑脊液鼻漏和经鼻内镜脑脊液鼻漏修补术

脑脊液鼻漏的原因有外伤、手术损伤和自发性。

【诊断】　如果发生下列情况,应高度怀疑脑脊液鼻漏存在:

1. 反复发生肺炎球菌性脑膜炎;
2. 头部外伤后有血性液体自鼻腔流出,其痕迹中心呈红色,周边颜色较浅;
3. 低头时鼻孔内液体流出增多;
4. 鼻分泌物中葡萄糖定量分析,其含量在 1.7mmol/L 以上。

【漏孔定位】

1. 鼻内镜检查法　依次检查鼻顶前部、鼻顶后部、蝶筛隐窝、中鼻道和咽鼓管咽口 5 个部

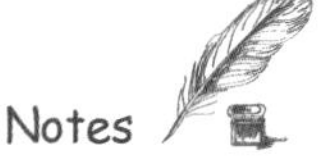

位,在检查的同时可压迫颈内静脉增加颅内压力,根据脑脊液流出的部位定位漏孔;如果在颅底部位发现肉芽组织,则高度提示为漏孔位置;

2. CT 和 MRI 检查法 可发现骨折部位、颅底缺损和相应鼻窦积液;

3. CT 脑池造影法 采用泛甲糖胺水溶性造影剂 5 ~ 8ml(含碘 170 ~ 250mg/ml)经腰椎穿刺注入蛛网膜下腔,采用头低脚高位,俯卧(45° ~ 60°)2 分钟,使显影剂进入颅底脑池,然后行 CT 扫描,并与注药前 CT 进行比较,可较好的显示漏孔的位置。

【治疗】 脑脊液鼻漏如果长期不能痊愈,则可能反复发生细菌性脑膜炎,死亡率高达 20%。

1. 保守治疗 如果脑脊液鼻漏发生在头颅外伤后,或者手术后,则多先采用保守治疗。保守治疗的时间一般在 1 ~ 2 个月。

(1) 降低颅内压:20% 甘露醇 125 ~ 250ml 静滴;低盐饮食和限制饮水量,半坐位;

(2) 预防和控制感染;

(3) 避免用力擤鼻涕和咳嗽,使用润肠通便药物;

2. 手术治疗 手术治疗方法包括颅内修补法、颅外鼻外修补法、颅外鼻内修补法。

颅内法修补脑脊液鼻漏的手术指征包括:脑脊液鼻漏伴有气脑症;脑脊液鼻漏伴有颅内出血。多数方法可以采用经鼻内镜脑脊液鼻漏修补术,其适应证包括:①单纯脑脊液鼻漏,经保守治疗无效者;②脑脊液鼻漏伴有反复发作的化脓性脑膜炎者;③自发性脑脊液鼻漏者。

【经鼻内镜脑脊液鼻漏修补术的手术方法】

1. 在全麻插管下充分收缩中鼻道、嗅裂的黏膜;

2. 仔细寻找脑脊液鼻漏的位置,包括术前 CT、鼻道棉片法和鼻内镜下寻找脑脊液流出的位置,如果发现有肉芽组织增生部位,常为漏孔位置;

3. 扩大手术进路到需要大小,充分暴露漏孔口;

4. 扩大漏孔口,形成一新鲜创面;

5. 取大腿肌肉捣成浆,置于漏孔内;上方放置阔筋膜,注入生物蛋白胶;

6. 在阔筋膜表面放置加抗生素的吸收性明胶海绵,压紧,碘纺纱条压迫 10 ~ 15 天。

如果手术适应证合适,一次手术成功率在 95% 左右。

【注意事项】

1. 在颅底缺损较大(30mm 以上,根据部位不同有所差别),仅用肌肉、筋膜和吸收性明胶海绵的三明治法支撑力量不够,应加用骨质片或钛合金。

2. 术中用碘伏消毒漏孔周围,术后使用足量、广谱抗生素,控制潜在的颅内感染的可能。

(文卫平)

第七篇主要参考文献

1. Donlin M. long. Atlas of Operative Microneurosurgery Technique, Vol. 1. Baltimore: William & Wilkins. 1989, 276-307
2. Fisch U, Fagan P, Valavanis A. The infratemporal fossa approach for the lateral skull base. Otolaryngol Clin N Am, 1984, 17:513-552
3. Jho HD, Ha HG. Endoscopic endonasal skull base surgery: Part 3-The clivus and posterior fossa. Minim Invasive Neurosurg, 2004, 47:16-23
4. Krespi YP. Lateral skull base surgery for cancer. Laryngoscope, 1989, 99:514-524
5. Sanna M, Jain Y, De Donato G, et al. Management of jugular paraganglioma: the Gruppo Otologico experience. Otol Neurotol, 2004, 25:797-800
6. Sanna M, Saleh E, Russo A, et al. Atlas of Temporal Bone and Lateral Skull Base Surgery. New York: Thieme Medical Publishers, Inc, 1995, 37-182
7. Shih L, Crabtree JA. Carcinoma of the external auditory canal: An update. Laryngoscope, 1990, 100:1215-1218
8. Wiatrak BJ. Rhabdomyosarcoma of the ear and temporal bone. Laryngoscope, 1989, 99:1188

Notes

9. Wilson DF, Hodgson RS, Gustafson MF, et al. The sensitivity of auditory brainstem response testing in small acoustic neuromas. Laryngoscope, 1992, 102: 961-964
10. 黄德亮,杨伟炎. 颅面复发肿瘤外科治疗. 中华耳鼻咽喉科杂志,2001,36:360-362
11. 黄选兆,汪吉宝. 实用耳鼻咽喉科学. 第2版. 北京:人民卫生出版社,2008.
12. 贾欢,吴皓,李蕴,等. 听觉监护在桥小脑角手术中的应用. 上海交通大学学报(医学版),2007,27:57-59
13. 王正敏. 颅底外科学. 第1版. 上海:上海科学技术出版社,1995,116-130
14. 张彬,屠归益,徐国镇,等. 颞骨鳞癌33例远期疗效分析. 中华耳鼻咽喉杂志,1998,22:261-264
15. 赵金城. 颅底显微手术学. 第1版. 天津:天津科技翻译出版公司,2005,6-15
16. 王正敏. 颅底外科学. 上海:上海科学技术出版社,1995
17. 王忠诚. 神经外科学. 武汉:湖北科学技术出版社,1998

Notes 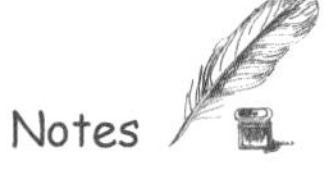

第八篇　耳鼻咽喉头颈部的特殊性炎症

概 述

我国幅员辽阔,人口众多,区域经济发展不平衡,国内外人员交流频繁,尽管传染病防控体系基本建立,但防治形势依然严峻。白喉、麻风病等耳鼻咽喉头颈外科传统传染病已罕见发病,但结核、梅毒又有回升之势,艾滋病仍在蔓延,疯牛病、非典型肺炎、手足口病、新型变异流感病毒等不断危害人类社会,我们要高度重视及时防治。

耳鼻咽喉诸器官位于人体的体表暴露处,为消化和呼吸系统的入口,容易受到各种致病因素(微生物、物理化学因素等)的侵袭或损伤,产生感染和炎症。人们把引发人体组织或器官对外界致病因素所产生的防御反应统称为炎症,机体对炎症的反应表现为炎症部位红、肿、热、痛和功能障碍,以及全身白细胞增多和体温升高等。机体的这种炎症反应机制,可以促进组织损伤的修复,但过于剧烈的炎症反应,却可使组织坏死,造成功能障碍。

感染是由其他生物在人体内(包括胃肠道)的附着,繁殖所引起的不同临床表现。由于人体防御能力(人体免疫的反应)的强弱不同,侵入人体的各种病原体的数量和毒力不同,因此临床表现也有所不同,可以无症状或出现症状(轻重不等)。感染是炎症中的一个类型,它与炎症的根本区别在于感染是由细菌或其他的微生物所引起的,而炎症除致病微生物外还有许多其他因素如创伤、温度伤、化学伤等引起,感染治疗需根据不同的病原体使用不同的抗感染药。

广义的炎症可分为特异性炎症和非特异性炎症。特异性炎症也称特殊性炎症。本篇介绍的耳鼻咽喉头颈外科的特殊性性炎症包括结核、白喉、梅毒、艾滋病、麻风和鼻硬结病等。它们具有一些传染性疾病共同的特点:①每一种疾病都有它特异的病原体。②有传染性:传染病的病原体可以从一个人经过一定的途径传染给另一个人或一个群体。每种传染病都有比较固定的传染期,排出病原体,污染环境,传染他人。③有免疫性:大多数患者在疾病痊愈后,都具有不同程度的免疫力。④可以预防:通过控制传染源,切断传染途径,增强人的抵抗力等措施,可以有效地预防疾病的发生和流行。⑤有流行病学特征:疾病能在人群中流行,其流行过程受自然因素和社会因素的影响,并表现出多方面的流行特征。

(张 榕)

Notes

第一章 鼻硬结病

鼻硬结病(rhinoscleroma)是一种慢性肉芽肿病变,常导致鼻部畸形和鼻腔瘢痕。常先发生于鼻部,逐渐扩展到咽、喉、气管等处,因此又称呼吸道硬结病。

【流行病学】 世界各地均有报道,我国约有半数发于山东。农村多发。有轻度传染性,但传播途径不明。

【病因】 多认为由鼻硬结杆菌引起。也可能是鼻硬结杆菌与病毒混合感染所致。

【病理】 典型的病理表现为慢性炎性反应,病程一般较长,可分为三期:

1. **卡他期** 黏膜层以及黏膜下层可见大量浆细胞浸润,组织间隙内可见鼻硬结杆菌。

2. **硬结期** 也称肉芽肿期。可见大量泡沫细胞(Mikulicz 细胞)和品红小体(Russel 或 Unna 小体),目前认为这是浆细胞发生水肿和玻璃变性所致。是鼻硬结病主要的病理特征,是鼻硬结病的病理诊断依据。

3. **瘢痕期** 结缔组织增生,泡沫细胞与品红小体减少消失。血管、淋巴管消失。结缔组织变性硬化,形成瘢痕。

【临床表现】 多首发于鼻部,下呼吸道首发者罕见。临床表现主要有两种:弥漫性浸润与局限性结节增生。根据病程以及病变部位有以下表现:

1. **萎缩性鼻炎期** 酷似萎缩性鼻炎,但外鼻完全正常者少见。

2. **硬结期** 主要表现为肉芽肿块结节增生,多发生于鼻前庭、鼻中隔前端、下鼻甲前端等处。结节质硬如软骨,大小、数目不一。鼻中隔小柱常侵蚀破坏,造成鼻中隔穿孔。主要症状为鼻塞以及外鼻畸形。此期可持续数年乃至更长的时间。

3. **瘢痕期** 瘢痕形成,挛缩造成相应部位的狭窄、畸形。此期常与硬结同时存在,单独出现者少见。患者出现闭塞性鼻音、声嘶,严重者可出现呼吸困难。

【诊断】 根据病史、临床表现,诊断常可确定,但初期病变较容易与萎缩性鼻炎混淆。诊断要点:

1. 病程漫长,进行性发展。
2. 硬结多位于鼻腔前端,质硬,多无溃疡。
3. 局部无痛。
4. 活检发现 Mikulicz 细胞和 Russel 小体可确诊,但有时需要反复进行活检。
5. 细菌培养,鼻硬结杆菌阳性。
6. **血清学检查** 补体结合试验有高度可靠性。特别适用于早期病例。

【治疗】

1. **抗生素治疗** 常用链霉素 1g/日,肌内注射,总量 60~120g,也可选用卡那霉素、头孢羟苄四唑肌内注射。

2. **放射治疗** 可延缓病情发展,放射总量约 40~70Gy。

3. **手术治疗** 根据病情需要可手术切除瘢痕畸形。硬结组织不宜手术切除,否则可能引起更加严重的瘢痕收缩。呼吸困难者可行气管切开术。

(余力生)

第二章　白喉在耳鼻咽喉头颈部的表现

白喉(diphtheria)是由白喉杆菌引起的急性呼吸道传染病,发达国家现已经很少见,但在发展中国家仍然是一个突出的公共卫生问题。

本病发病季节常见于秋冬和春季。以10岁以下儿童居多,以2~5岁发病率最高。白喉发生率由高到低依次为咽白喉、喉白喉、鼻白喉、耳白喉。本病潜伏期大约1~7天,多为2~4天。

【病原学】 白喉杆菌(corynebacterium diphtheriae)为(1~8)μm×(0.3~0.8)μm细长稍弯曲革兰阳性菌,一端或两端膨大,内有异染颗粒。根据亚锑酸钾(potassium antimonious acid, PAA)培养基上生长能使锑盐还原,菌落呈灰黑色可与类杆菌鉴别。根据PAA培养菌落形态和生化反应,分为轻型(mitis)、中间型(intermedius)、重型(gravis)。近年来国内外均有轻型菌致病增多的报道。白喉杆菌对冷冻、干燥抵抗力强。在干燥假膜中可生存12周。对湿热及化学消毒剂敏感,58℃10分钟或5%苯酚1分钟即可死亡,阳光直射下仅能存活数小时。

【发病机制及病理】 白喉杆菌侵入上呼吸道黏膜后,侵袭力一般,在局部上皮细胞内生长繁殖,危害人体的主要是其产生的外毒素。白喉杆菌产生的外毒素损害黏膜上皮细胞,其阻碍易感细胞的蛋白合成,致组织坏死、白细胞浸润和纤维素渗出,形成膜状物,俗称为假膜。假膜一般为灰白色,有混合感染时可呈黄色或污秽色,伴有出血时可呈黑色。假膜开始薄,继之变厚,边缘较整齐,不易脱落,用力剥脱时可见出血点。在喉、气管和支气管被覆柱状上皮的部位形成的假膜与黏膜粘连不紧,易于脱落造成窒息。同时,外毒素可经血液循环和淋巴播散全身,引起毒血症。外毒素主要侵犯神经、心肌。毒素吸收量可因白喉杆菌感染部位及范围不同而异,通过白膜出现的位置推论之,咽部毒素吸收量最大,扁桃体次之,喉和气管较少,假膜愈广泛,毒素吸收量也愈大,病情也愈重。毒素吸附于细胞表面时尚可为抗毒素所中和,若已进入细胞内,则不能被抗毒素中和,故临床上强调早期足量应用抗毒素。

白喉杆菌感染后所发生的全身性损害主要是外毒素与各组织细胞结合后引起的病理变化,其中以心肌、末梢神经较著,肝肾亦可受累。心肌常有混浊变性,坏死及单核细胞浸润,传导束也可被累及,偶见心内血栓形成。神经病变多见于周围神经,主要为运动神经,髓鞘常呈脂肪变性,神经轴亦可断裂,第九和第十脑神经最易受累。由于受损神经很少坏死,因此白喉性神经麻痹几乎均可恢复。肾脏可呈混浊肿胀及肾小管上皮细胞脱落。肾上腺可有充血,退行性变或出血。肝细胞出现脂肪变性,肝小叶可有中央坏死。

【临床表现】 按假膜所在部位分各种类型。病情严重程度及病变范围与患者的免疫力、细菌毒性、外毒素及治疗的早晚有关。

1. 咽白喉　最常见,流行时约占发病患者数的80%,按病情严重程度分为三种类型:

(1) 轻症:起病较缓,轻度或中度发热,头痛,疲倦,食欲缺乏。咽部、软腭、扁桃体充血,散在点状或块状白膜,不易擦去,颈部淋巴结轻度肿大,无明显呼吸困难。

(2) 重症:起病较急,中度热或高热,头痛,神倦,面色苍白,四肢较凉,常有呕吐,呼吸急促,咳声较频,声音轻度嘶哑,咽部满布白膜,常有明显中毒症状,可出现肺炎、心肌炎等合并症。

(3) 极重症:发病急,进展快,局部损害广泛,咽部满布白膜,并侵害组织引起坏死。颈部、颌下等处淋巴结明显肿大,周围组织充血水肿,致颈部变粗状如“牛颈”。伴高热,口中秽臭,极度烦躁,甚至昏迷。可出现心脏扩大,心音低钝,心律失常,脉搏细速,血压下降,预后不良。

2. 喉及气管支气管白喉 多由咽白喉发展而来,少数直接发生于喉部支气管。初起咳嗽较频,呈哮吼样,咳声嘶哑。随之出现呼吸困难,体温升高。假膜严重阻塞喉腔可出现窒息,口唇发绀,极度烦躁,吸气时期三凹征,患儿常呈昏迷状态,呼吸变浅或不规则,若不及时抢救,可因窒息而死。

3. 鼻白喉 见于婴幼儿,单纯性鼻白喉很少见,主要表现为鼻塞、流黏稠的浆液性鼻涕,鼻孔周围皮肤发红、糜烂、结痂,经久不愈,鼻中隔前部有假膜,张口呼吸等。全身中毒症状较重。

4. 耳白喉 多见于1~6岁的幼儿,中耳白喉极为少见。症状与一般化脓性中耳炎类似,耳痛剧烈,鼓膜穿孔后流出带有血性脓液或污秽假膜样分泌物,有臭味。

【诊断】

1. 结合发病季节,白喉接触史,了解有无接种白-百-破三联疫苗等流行病学病史。

2. 有明显的临床症状和体征,咽部出现白膜,不易拭去,强行擦去则局部出血。

3. 确诊白喉杆菌 咽部分泌物培养,可见白喉杆菌生长,直接涂片找见白喉杆菌,即可确诊。Elek平板法行毒力试验,可鉴别非致病性白喉杆菌。荧光标记特异性抗体染色查白喉杆菌阳性率和特异性均高,利于早期诊断。

4. 实验室检查:血白细胞及中性粒细胞增高,有中毒颗粒。重者红细胞、血红蛋白、血小板可减少,可出现蛋白尿、血尿、管型尿等。

【鉴别诊断】 咽白喉应与樊尚(Vincent)咽峡炎、传染性单核细胞增多症、急性化脓性扁桃体炎及鹅口疮等相鉴别;喉白喉应与急性喉炎、变态反应性喉水肿及气管内异物相鉴别;鼻白喉应与慢性鼻炎、鼻异物相鉴别。

【并发症】

1. 白喉性心肌炎 常见于重型白喉病程的第2~3周。临床表现为面色苍白,第一心音低钝、奔马律、心电图示T波或ST段改变,或传导阻滞、心律失常,严重者心力衰竭。

2. 神经麻痹 以软腭肌瘫痪多见,鼻音声重、进食呛咳及腭垂反射消失。其次为颜面肌、眼肌及四肢肌麻痹。

【治疗】

1. 一般治疗 严格卧床休息2~6周。高热量流质饮食,维持水与电解质平衡,注意口腔护理。

2. 病因治疗 早期使用抗毒素和抗生素是治疗成功的关键。

(1) 抗毒素:由于白喉抗毒素(DAT)不能中和已进入细胞内的外毒素,宜尽早和足量使用。用量按假膜的部位、全身中毒症状、接受治疗早晚而定,喉白喉患者要注意使用抗毒素与抗生素后,假膜很快脱落可堵塞气道。重型及治疗晚者可将其稀释于100~200ml葡萄糖液缓慢静脉滴注。注射前皮试,过敏者采用脱敏疗法。

(2) 抗生素:可抑制白喉杆菌生长和防止继发感染,缩短病程和带菌时间。青霉素对各型白喉均有效,故应首选,还可选用红霉素、阿奇霉素或头孢菌素治疗。并发细菌性肺炎应根据药敏试验选用相应抗生素控制感染。

3. 对症治疗及支持疗法 并发心肌炎或中毒症状重者可加用糖皮质激素。喉梗阻或假膜脱落堵塞气道者应行气管切开或经喉镜取出。咽肌麻痹者经鼻饲以营养,必要时呼吸机辅助呼吸。

(张 榕)

Notes
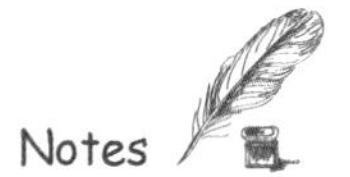

第三章 耳鼻咽喉及颈淋巴结结核

结核病虽以肺部结核病为主,但也可以发生于耳鼻咽喉及颈部淋巴结。近年来,结核病的发病率在我国和世界范围内有回升的趋势,耳鼻咽喉结核病疫情的变化也同样受到了关注。在耳鼻咽喉结核中,以喉结核及颈淋巴结结核最为多见,鼻腔结核最少。

一、鼻腔结核

鼻腔结核病(tuberculosis of the nasal cavities)很少见。大多继发于其他部位的结核病灶。病损好发于鼻中隔前段,鼻腔底部、侧壁及鼻前庭亦可受侵。病变表现为深浅不一的溃疡,边缘不齐,创面被覆假膜或痂皮,痂下为苍白松软之肉芽。病变向深层发展,鼻中隔软骨或骨部支架遭破坏时,可致鼻中隔穿孔、鼻翼塌陷或鞍鼻,甚至鼻面部瘘管。本病之确诊应依据病理学检查结果。一旦诊断确立,除进行全身的抗结核治疗外,可辅以局部治疗,如5% ~10%链霉素液或利福平液滴鼻等。

二、咽结核

1. 鼻咽结核 与鼻腔结核相反,鼻咽结核(nasopharyngeal tuberculosis)多为原发性。临床表现与鼻咽癌有些相似,如鼻塞,流涕,间有涕中带血,耳鸣,听力下降,一侧头痛等,且常伴有颈部淋巴结肿大。与鼻咽癌不同,结核病损好发于鼻咽顶部,沿此可向腺样体、鼻咽侧壁及口咽部扩散。病变黏膜多呈苍白色,表面粗糙不平,或有结节状增生之肉芽,或为结核性溃疡。通过鼻咽活检方可确诊。个别患者可首诊于耳科,主诉一侧耳内闭塞感等,电子鼻咽镜下方发现鼻咽部病损。本病确诊后即应采用全身抗结核治疗。腺样体隐性结核可缺乏任何症状,而在切除后所作病理检查中偶然发现。

2. 口咽及喉咽结核 口咽和喉咽结核(tuberculosis of the oro-hypopharynx)通常并存,大多继发于严重的肺结核和喉结核。剧烈的咽部疼痛是本病的重要症状,咽痛可向耳部放射,患者常因吞咽时加重的咽痛难以忍受而拒绝饮食;同时大都伴有明显的全身中毒症状,如发热,盗汗,消瘦,咳嗽等。局部病损可分为两型:①粟粒型(急性型):常继发于粟粒型肺结核。早期咽部黏膜可见散在的、粟粒大小的淡黄色小点,继之迅速发展为浅表溃疡。②溃疡型(慢性型):此型以咽部溃疡为主,好发于腭弓和咽后壁,一处或数处不等,扁桃体亦可受累。局部开始表现为黏膜表面隆起的浸润灶,继之出现边缘不整齐的溃疡,其底部被覆肉芽,周围黏膜苍白或充血。若机体抵抗力低下,溃疡向上可发展至鼻咽部,向深部发展可致软腭穿孔,悬雍垂缺损。溃疡愈合后遗留瘢痕狭窄或畸形。

3. 扁桃体隐性结核 (腭)扁桃体通过吸入或接触带菌之饮食、痰液,以及经血液循环或淋巴管感染了结核分枝杆菌,但不引起相应的症状及体征,仅因其他适应证而行扁桃体切除后,在对标本做常规的病理学检查时始发现,称扁桃体隐性结核(masked tuberculosis of the tonsils)。由于本病不影响创口愈合,故一般情况下术后对局部无需特殊处理。不少人认为,扁桃体隐性结核是颈淋巴结结核的源头,主张对颈淋巴结结核患者行扁桃体切除,以利颈淋巴结结核的治疗。

三、喉 结 核

喉结核(tuberculosis of the larynx)乃耳鼻咽喉结核中之最常见者。多为继发性，原发性喉结核很少见。近年来有增多的趋势。本病好发于20～30岁的青年男性。然而随着老年肺结核发病率的增高，喉结核的好发年龄也向中老年偏移。

【感染途径】 喉结核可通过直接接触感染，或循血行或淋巴途径播散而来，其中以接触感染为主。痰中带菌之重症肺结核，其咳出之带菌痰液黏附于喉部黏膜或黏膜皱褶处，结核菌在此经微小创口或腺管开口侵入黏膜深处，并在该处繁殖而致病者，是为接触感染。经血行或淋巴管播散而来的喉结核，其原发灶大多为泌尿系结核或骨结核。

【症状】

1. **声嘶** 声嘶开始较轻，以后逐渐加重，晚期可完全失声。

2. **喉痛** 喉痛明显，说话及吞咽时更为加重，软骨膜受累时疼痛尤剧。

3. **吸入性呼吸困难** 喉部病变广泛者，可因肉芽或增生性病变组织以及黏膜水肿等引起喉阻塞，出现吸气性呼吸困难。

【检查】

1. **喉镜(含间接喉镜、纤维喉镜、电子喉镜)检查** 传统认为，结核病损好发于喉的后部，如杓间区，杓状软骨区等。晚近发现，不仅喉的后部，结核病变也可出现于声带、室带、会厌等处。根据近期的报道，喉前部受侵的现象逐渐增多，如声带的前2/3段会厌等。因此，结核病变也可发生于喉的任何部位。

喉镜下所见为：①黏膜肿胀，或充血，或苍白；②可有虫蚀状溃疡，溃疡底部为肉芽及白膜；③会厌及杓会厌襞可增厚、水肿，肿胀增厚之会厌可因严重溃疡的破坏而致部分缺损；④喉部结核性肉芽肿或结核球等增生性病变，易被误诊为息肉或肿瘤；⑤病变累及环杓关节则声带出现固定。

2. 喉软骨寒性脓肿向外穿破后久治不愈，颈部形成瘘口。

3. 颈部可触及单个淋巴结。

【诊断】

1. 本病之确诊应根据病检结果。

2. 疑为本病时应作胸部X线拍片，但应警惕少数患者肺部亦可无阳性发现，或仅有钙化灶或陈旧性病灶。

3. **细菌学检查** 包括痰液集菌涂片查抗酸杆菌、细菌培养等。前者简便易行，但阴性结果不能否定诊断；后者耗时太长。

4. 以PCR、DNA和rRNA探针为代表的结核病基因诊断技术在临床的广泛应用尚待时日。

【治疗】

1. **全身抗结核药物治疗** 常用的药物有：①异烟肼(isoniazid, INH)300～400mg(5mg/kg)/d，或100～200mg，肌内注射，2次/天；②链霉素(streptomycin, SM)15～20mg/(kg·d)或0.75～1.0g/d，分2次肌内注射；③利福平(rifampicin, RFP)8～10mg/(kg·d)；④乙胺丁醇(ethambutol, EMB)15～25mg/(kg·d)；⑤对氨基水杨酸钠(Sodium para-aminosalicylate, PAS)150～200mg/(kg·d)以及氯硫脲，吡嗪酰胺等。应注意早期用药，联合用药，即病情轻者两种药物、重者三种或四种药物联合应用。

2. **局部治疗** 可用INH 0.1g+SM 0.25g溶于生理盐水20ml中，雾化吸入。

3. **支持疗法** 注意全身及喉部休息，合理用声，增加营养。

4. **手术治疗** 出现喉阻塞者，必要时作气管切开术。

5. **关于糖皮质激素的应用问题** 过去严禁将其应用于结核病患者。但随着抗结核药物的

Notes 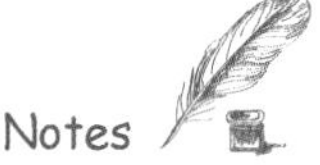

不断开发和应用，以及对结核病免疫反应的新认识，目前认为，在强有力的抗结核药物控制下，糖皮质激素对减轻过强的变态反应、改善重症患者的症状以及促进病灶吸收等方面，具有明显的辅助作用。

四、结核性中耳炎

结核性中耳炎（tuberculous otitis media）以小儿较多见。中耳的原发性结核很少，大多继发于肺结核，亦可由鼻咽结核或骨、关节结核及颈淋巴结结核等播散而来。结核分枝杆菌可经血液循环或淋巴途径、也可循咽鼓管入侵中耳。

【临床表现】

1. 本病起病隐匿，多为无痛性耳溢液，分泌物较稀薄，黄色或淡红色（混有血液）；
2. 早期即可出现明显的听力下降，并迅速加重；
3. 面瘫亦可在早期出现，为周围性面瘫；
4. 可有眩晕，平衡失调；
5. 鼓膜的典型表现为多发性穿孔，但因穿孔迅速融合，故临床所见均为紧张部单个大穿孔，穿孔边缘可达鼓环。如未合并化脓菌感染，则鼓室黏膜为灰白色，有大量增生之肉芽。
6. 乳突外侧骨壁破坏并向耳后穿破即形成耳后瘘管。
7. 耳下淋巴结可增大。

病变若侵入颅内，可并发结核性脑膜炎等颅内并发症，但较少见。

【检查】

1. **听力学检查** 初为传导性听力损失，纯音听力可下降至50～60dB HL，病变侵袭内耳则为混合性听力损失。
2. **颞骨CT** 颞骨CT示鼓室及乳突有骨质破坏，内有软组织影，可见死骨形成。

【诊断】 本病可被误诊为化脓性中耳炎，常在肉芽组织的常规病检中得以确诊。胸部的X线检查应作为常规。同时应注意本病可合并化脓菌感染。

【治疗】 早期全身应用抗结核药物并结合乳突根治术以清除病灶是本病的治疗原则。凡有死骨形成、耳后瘘管、局部引流不畅或合并面瘫者，只要患者一般情况允许，均应施行乳突根治术。若有条件作鼓室成形术，宜分期进行。

五、颈淋巴结结核

颈淋巴结结核（tuberculosis of cervical lymph nodes）俗称“瘰疬”。过去在我国比较常见。

【感染途径】

1. （腭）扁桃体或咽部结核，其病灶内的结核菌可经淋巴管侵入颈淋巴结，其中颈上淋巴结大多首先受累。
2. 肺结核内的结核分枝杆菌可随血行播散至颈淋巴结，循此途径传播者常侵及双侧颈淋巴结。
3. 肺门淋巴结结核经纵隔淋巴结向颈部蔓延时，常首先侵犯颈下淋巴结。
4. 颈部淋巴结内存在微小的陈旧性结核灶，当人体抵抗力下降时可反复发作。

【临床表现】

1. **局部表现** 因病理类型不同而异：

（1）结节型：一侧或两侧颈淋巴结无痛性肿大，开始体积较小，如蚕豆大，散在分布，活动，质地较硬，可有压痛。

（2）浸润型：病变淋巴结逐渐增大，疼痛，因与周围组织粘连，故活动受限，且粘连成串，有压痛。

（3）脓肿型：淋巴结中心干酪样坏死、液化，形成皮下寒性脓肿。伴继发感染时，局部皮肤充血、肿胀、有明显压痛。

（4）溃疡瘘管型：脓肿若自行破溃或被切开，有稀薄脓液流出，可形成经久不愈的瘘管。

2. **全身表现**　轻者可无任何全身不适，重者会出现如低热、乏力、盗汗、食欲减退等全身中毒症状。

【诊断和鉴别诊断】　根据临床表现，结合肺部或纵隔存在结核病灶，即应高度疑及本病。病变淋巴结细针穿刺细胞学检查一般可确诊。诊断困难者，可摘除病变组织做病理检查以确定诊断。有条件者可取穿刺液或组织作 PCR 检测。本病应注意和慢性淋巴结炎、恶性淋巴瘤、转移癌等颈部包块鉴别。

【治疗】

1. **全身抗结核药物治疗**　如异烟肼（INH）加利福平（RFP），或在此基础上加链霉素（SM）或乙胺丁醇（EMB）强化，疗程 9～12 个月。

2. **手术治疗**　对结节型或浸润型淋巴结结核经全身抗结核治疗后仍不缩小，或非典型分枝杆菌性淋巴结炎者，可考虑切除病变淋巴结。对脓肿型应切开引流，清除干酪样组织后，脓腔内撒布 SM 粉 1～3g，或置入浸有 5% INH 之纱条，直至创口愈合。已形成窦道者，应将窦道彻底切除。

（汪吉宝）

第四章　麻风在耳鼻咽喉头颈部的表现

麻风(leprosy,lepra)是一种麻风分枝杆菌引起的慢性传染病。

【流行病学】 流行于热带以及亚热带地区,在西藏、朝鲜等寒冷地区也可出现。青年多见,男性比女性常见。

【病因】 病原菌是麻风分枝杆菌,革兰染色阳性,抗酸染色呈红色。病原菌的检出率与麻风类型有关。瘤型麻风患者的黏膜、皮肤、淋巴结可见较多麻风杆菌。而结核样型麻风则不易查出病原菌。主要损伤皮肤、黏膜和周围神经。以鼻麻风最为常见,鼻部也是麻风最早侵犯的部位。主要通过接触性传染。感染后潜伏期很长,而且病变发展缓慢。

【病理】 由于对麻风杆菌的抵抗力存在着个体差异,主要表现为以下类型:

1. 抵抗力强,则表现为结核样型。麻风杆菌检查常为阴性,临床表现轻,病变较局限,预后好,可自愈。

2. 抵抗力弱,则表现为瘤型。易在病损处找到麻风杆菌。临床表现重,病变范围广,进展速度快,有开放性传染性。

3. 抵抗力介于强弱之间则表现为未定类、界限类或非特征型,最后常转变成结核样型或瘤型。

【临床表现】 麻风在耳鼻咽喉的表现为:

1. 鼻部症状最为常见,几乎都是瘤型麻风。主要表现为鼻干、脓涕、结痂、鼻出血、鼻塞等。也可出现黏膜肿胀,结节形成,破溃后出现溃疡或粘连。严重时导致鼻中隔穿孔、鼻尖下塌。

2. 咽麻风多由鼻麻风扩散形成。急性期可出现水肿,慢性期则表现为黏膜干燥、结痂、结节形成、溃疡、放射状白色瘢痕形成。有时可出现软腭坏死穿孔,悬雍垂或咽腭弓与咽后壁粘连。由于侵犯神经,部分患者可以出现咽反射消失、腭肌麻痹出现开放性鼻音以及食物反流现象。

3. 咽麻风进一步可以发展为喉麻风,出现结节浸润及溃疡,最后瘢痕形成。好发于会厌根部及前连合。可以出现声嘶、喉鸣以及呼吸困难。

4. 耳麻风多见于耳垂,出现结节样改变。耳大神经增粗,呈条索状改变并有压痛是诊断麻风的一个重要体征。

5. 面肌逐渐变性、萎缩、瘫痪。

麻风病一般潜伏期较长,发展缓慢。但是可以由于气候变化、感染、情绪精神变化等情况下突然发生急性或亚急性症状,称为麻风反应。可分为Ⅰ型和Ⅱ型。Ⅰ型为细胞免疫型变态反应,表现为皮肤病变处出现红肿,局部发热,病变的神经干突然增粗,疼痛明显。但无全身症状。Ⅱ型为免疫复合物型变态反应,有全身症状,如发热、头痛、全身淋巴结肿大,关节肿痛,皮肤出现红斑,神经干肿胀疼痛、急性虹膜结膜炎、急性睾丸炎等。

【诊断】 根据接触史及全身和局部的黏膜、皮肤、神经的特征性表现可以进行初步诊断。特殊检查包括:

1. **细菌学检查**　分泌物或组织涂片,抗酸染色寻找麻风杆菌。

2. **病理学检查**　组织切片中,瘤型麻风常可见大量麻风杆菌,结核型常阴性。

3. **麻风菌素试验**　瘤型麻风常为阴性,结核型常为阳性。

麻风应与梅毒、萎缩性鼻炎、寻常狼疮等疾病鉴别。

【治疗】 以全身治疗为主,辅助局部以及对症治疗。

1. **全身治疗** 对麻风杆菌有治疗作用的药物主要有:氨苯砜、利福平、丙硫异烟胺、氯法齐明等。现在主张从中选择三种联合用药。氨苯砜 100mg/日口服,每周服用 6 天,停药 1 天。利福平近期疗效好,一次剂量为 600 ~ 1500mg。易耐药,不宜单独用药。丙硫异烟胺每次 100mg,每天三次。氯法齐明 100mg/日。

2. **对症治疗** 主要是处理麻风反应,防止产生畸形或避免畸形进一步加重。主要用药有糖皮质激素、沙利度胺(反应停)等。如果有较重的神经痛,可以用普鲁卡因局部封闭。

3. **局部治疗** 清理鼻腔痂皮,防止继发感染。用油类润滑剂或软膏治疗萎缩性鼻炎。局部溃疡用 30% 三氯醋酸烧灼。

(余力生)

Notes 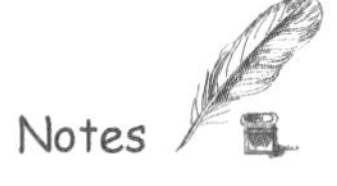

第五章　梅毒在耳鼻咽喉头颈部的表现

梅毒在我国近年来有逐年蔓延的趋势，耳鼻咽喉是性器官以外较为常见的发病部位，我国报道较少，大部分为二期梅毒，具有极强的直接和间接传染的特点。它起病较为隐匿，患者常隐瞒病史，易被漏诊。一、二期梅毒称为早期梅毒。

【临床特点】 发病年龄以中青年为多，男性多于女性，大多有不洁性生活史。一期梅毒：好发于扁桃体，称为扁桃体硬下疳，占生殖器外硬下疳的7.5%，一般认为与口交和深接吻有密切关联，在感染后2～4周发生。扁桃体肿大、质硬，表面有白膜或溃疡，一侧多见。症状轻微，不发热，无痛。常伴颈淋巴结肿大。二期梅毒：患者约有36.3%发生咽梅毒。病程一般2个月到半年，甚至可长达两年。二期梅毒的黏膜斑病损以黏膜白斑为主，梅毒斑开始为潮红斑，水肿，边界渐清楚而形成弧状为其特征。扁桃体常双侧受累，表现为肿胀、充血、潮红，有脓疱及溃疡，常有白色假膜。颈部淋巴结肿大。患者无明显症状，可有轻度咽痛，有异物感，无发热。出现白色的圆形、椭圆形黏膜斑是二期梅毒的特征。好发于悬雍垂、软腭及扁桃体等处。半数以上有咽喉轻痛，声音嘶哑、耳鸣等。喉梅毒少见，黏膜充血，多在声带、杓间隙及会厌发生息肉样黏膜斑，鼻腔损害罕见，表现为鼻前庭暗红色斑丘疹和暗红色黏膜斑。咽梅毒病变可累及腭弓、扁桃体、软腭、咽后壁、齿龈、喉、鼻及舌底。

【咽梅毒感染途径】 一期梅毒：以口对生殖器，特别是口交为主要原因。还有接吻及医源性传播，如压舌板等医疗器械消毒不严。二期梅毒：性接触占95%，生殖器梅毒通过血行播散引起咽黏膜梅毒斑，也可以在二期梅毒的基础上重复感染发生硬下疳。值得指出的是，扁桃体特殊的隐窝结构是易被感染的重要原因。输注被TP污染的未被处理过的新鲜血也是一种传播途径。

【病理学特点】 病变黏膜组织的被覆鳞状上皮有增生，上皮脚延长，上皮内中性粒细胞浸润，微小脓肿形成，固有膜内大量浆细胞浸润，大多在黏膜上皮下密集排列，似"浆细胞肉芽肿"，并可围绕小血管呈袖口状浸润。小血管内皮细胞肿胀，呈腺样特点，有的血管闭锁局灶性组织坏死，溃疡形成。扁桃体梅毒除大量浆细胞浸润外，尚可见淋巴组织内各种转化淋巴细胞增殖。W-S染色是检测组织内梅毒螺旋体的传统的方法，可显示黏膜上皮，尤其在微脓肿中有大量螺旋体，但需要梅毒的血清学证实。用免疫组化单克隆抗体法能清晰地显示组织内梅毒螺旋体。PCR是检查组织内梅毒螺旋体存在的敏感方法，但不能定位。

【诊断】

1. 有不洁性生活史，或与梅毒患者有性接触史。
2. 临床症状和体征符合黏膜梅毒的特点。
3. 病理学检查发现黏膜梅毒的组织学证据。
4. **血清学检测** 梅毒筛选试验(rapid plasma regain circle test，RPR)和梅毒特异性确诊试验(treponema pallidum hemagglutinationassay test，TPHA)阳性。

【鉴别诊断】 需与白色念珠菌感染、口腔扁平苔藓、急性扁桃体炎、樊尚咽峡炎、白喉、急性唇炎以及鼻的特异性炎症如结核、鼻硬结症、喉角化症及喉癌相鉴别。

【治疗方法及治愈标准】 按早期驱梅方案进行治疗。做到治疗及时，剂量足够，疗程正规，治疗后定期追踪观察，并对其配偶及性伴侣同时进行检查及治疗。治疗方法：每周肌注一次长效青霉素(苄星青霉素 G),每次 240 万 U,连续 3 周。治愈标准:①临床症状消退;②血清学检查:RPR 转阴。治疗后随访:第 1 年内每 3 个月复查血清 RPR1 次,第 2 年每半年复查 1 次,直至血清完全转阴为止。

(韩德民)

Notes 

第六章　艾滋病在耳鼻咽喉头颈部的表现

【概述】　获得性免疫缺陷综合征(acquired immune deficiency syndrome),又称艾滋病(AIDS)是一种由人类免疫缺陷病毒(human immunodeficiency virus,HIV)感染引发的以免疫功能部分或全部丧失,导致严重反复的机会感染、恶性肿瘤形成以及神经系统损害为特征的恶性传染病。自1981年首次发现后,艾滋病在全世界范围内广泛传播。据估计在全世界有4200万成年人。我国自1985年发现首例AIDS患者起,中国内地至2010年10月31日,累计报告HIV感染者和艾滋病患者370 393例,其中艾滋病患者132 440例,死亡68 315例。一般来讲,艾滋病的人群中男性多于女性(我国1.7∶1,非洲1∶1),城市多于农村,90%以上发生于50岁以下人群。

人类是艾滋病唯一的传染源,HIV可存在于艾滋病患者和HIV携带者的血液、泪液、唾液、脑脊液、子宫分泌物、乳汁、脑组织、淋巴结中,其中血液、精液、宫颈分泌物是主要传播物。艾滋病主要通过体液传播,有下列三种途径:性传播、母婴传播、经血液和血制品传播。其中75%～85%通过性传播,3%～5%经血或血制品传播,绝大多数婴幼儿是通过母婴传播。理论上人类对艾滋病普遍易感,但实际上艾滋病易感人群主要是男性同性恋、静脉吸毒成瘾者、血友病患者,接受输血及其他血制品者、与以上高危人群有性关系者五类人。

HIV是一种RNA反转录病毒,属于慢病毒属,潜伏期较长,超过90%的患者经过长达10～12年的潜伏期后方才发病。主要分为两型:HIV-1与HIV-2。其中HIV-1是造成全球流行的病原体,HIV-2型主要局限在西部非洲,造成症状较轻。目前HIV损伤人免疫功能的具体机制尚不明了。一般认为,HIV主要通过选择性攻击T辅助淋巴细胞(Th)来破坏人体的免疫系统。HIV利用包膜蛋白上的p120与Th细胞表面的CD4分子结合,吸附于Th细胞的表面,脱去外壳,借助病毒反转录酶将病毒的单链RNA整合到宿主细胞染色体上,使该细胞成为携带HIV遗传信息的感染细胞。此后病毒进入休眠状态,可持续十余年,或进入活化状态,利用宿主细胞的条件大量复制病毒,以出芽方式排出细胞,导致Th细胞大量破裂死亡,同时又感染新的Th细胞,最终导致Th细胞减少,T抑制淋巴细胞(Ts)相对增多,TH/TS(CD4+/CD8+)<1.0(正常值1.6～2.1),免疫功能呈现抑制状态,引起反复的机会感染以及恶性肿瘤的产生。

【临床表现】

1. 艾滋病的病程分期与一般表现　艾滋病一般分为急性期与慢性期。

从初始感染HIV到终末期是一个较为漫长复杂的过程,在这一过程的不同阶段,与HIV相关的临床表现也是多种多样的。参照2001年制订的中华人民共和国国家标准《HIV/AIDS诊断标准及处理原则》,艾滋病的全过程可分为急性期、无症状期和艾滋病期。

急性期通常发生在初次感染HIV后2～4周。部分感染者出现病毒血症和免疫系统急性损伤所产生的临床症状。大多数患者临床症状轻微,持续1～3周后缓解。临床表现以发热最为常见,可伴有咽痛、盗汗、恶心、呕吐、腹泻、皮疹、关节痛、淋巴结肿大及神经系统症状。此期在血液中可检出HIVRNA和P24抗原,而HIV抗体则在感染后数周才出现。CD4+T淋巴细胞计数一过性减少,同时CD4/CD8比值亦可倒置。部分患者可有轻度WBC和PLT减少或肝功能异常。

无症状期可从急性期进入此期,或无明显的急性期症状而直接进入此期。此期持续时间一般为6～8年。其时间长短与感染病毒的数量、型别,感染途径,机体免疫状况,营养条件及生活习惯等因素有关。在无症状期，由于HIV在感染者体内不断复制，感染者免疫系统受损，CD4+T淋巴细胞计数逐渐下降，同时具有传染性。

艾滋病期为感染HIV后的最终阶段。患者CD4+T淋巴细胞计数明显下降，多为<200个/μL，HIV血浆病毒载量明显升高。此期主要临床表现为HIV相关症状、各种机会性感染及肿瘤。

HIV相关症状：主要表现为持续1个月以上的发热、盗汗、腹泻、体重减轻10%以上，部分患者表现为神经精神症状，如记忆力减退、精神淡漠、性格改变、头痛、癫痫及痴呆等。另外还可出现持续性全身性淋巴结肿大，其特点为：①除腹股沟以外有两个或两个以上部位的淋巴结肿大；②淋巴结直径≥1cm，无压痛，无粘连；③持续时间3个月以上。

2. 艾滋病在耳鼻咽喉头颈部的表现　有41%～84%的艾滋病患者存在耳鼻咽喉头颈部的表现。

（1）耳部表现：20%～80%的患者存在耳科疾病，包括耳部的脂溢性皮炎、外耳道炎、分泌性中耳炎、急慢性中耳炎、Kaposi肉瘤、卡氏肺囊虫感染、感音神经性聋等。脂溢性皮炎是艾滋病的早期皮肤表现，统计显示约有83%的艾滋病患者患有脂溢性皮炎，其严重程度与CD4+细胞下降水平有关，多累及耳廓及颅面部。皮损特点为毛囊周围有红色小丘疹，逐渐融合为黄红色斑片，其上覆油腻性鳞屑和结痂。外耳道炎多由铜绿假单胞菌或白色念珠菌感染所致。分泌性中耳炎可继发于肺囊虫感染，也可继发于鼻咽淋巴组织的增生，以亚急性多见，应用抗生素治疗效果差，穿刺抽液能好转，但易反复，需切开鼓膜长期置管，易并发感染。25%～85%的患者存在急慢性化脓性中耳炎，脓液培养有多种细菌生长，如铜绿假单胞菌，变形杆菌等，并常发现真菌，鼓室黏膜红肿，抗感染治疗有效，但停药后易复发或迁延不愈。Kaposi肉瘤为多发性出血性肉瘤，可发生于耳廓和外耳道，表现为紫红色斑块或结节，略高于皮肤表面，大小不一，损伤后可有出血。卡氏肺囊虫感染为多核性囊肿，也可见于外耳，病检可发现原虫。感音神经性聋可见于21%～49%的艾滋病患者，多为进行性加重，受累频率从中低频向高频进展，原因可能是HIV对神经有亲和力，可直接侵犯听神经，也可因急性中枢神经系统感染和脑神经损害波及听神经，另外治疗AIDS伴发感染的某些抗生素的耳毒性，也可引起听力的损害。

（2）鼻部表现：鼻-鼻窦炎是艾滋病患者最为常见的鼻部表现，发生率为20%～68%，多由阿米巴原虫、巨细胞病毒或隐球菌感染所致。阿米巴原虫感染可引起黏膜肿胀，产生鼻塞、流脓涕等症状。巨细胞病毒感染可出现化脓性鼻炎，鼻黏膜有颗粒与红斑，鼻黏膜活检可见血管内皮细胞内有巨细胞病毒包涵体和黏膜鳞状上皮化生。隐球菌感染可引起全组鼻窦炎，并可出现持续恶心、呕吐以及周期性发热。鼻部的疱疹病毒可产生巨大的疱疹性鼻溃疡，自鼻前庭延伸至鼻中隔，并向外扩展至邻近的鼻翼或面部等处。此外由于鼻黏膜的充血、水肿、糜烂、溃疡，可引起顽固性鼻出血，甚至大出血，造成患者死亡。鼻腔鼻窦亦可发生Kaposi肉瘤，造成鼻塞、多涕以及鼻出血等症状。

（3）咽部及口腔表现：咽部及口腔是艾滋病最常累及的部位之一，可见于50%～80%的艾滋病患者。长期咽痛伴咽部溃疡迁延不愈可为HIV感染的首发症状，可表现为念珠菌感染、单纯疱疹、绒毛状黏膜白斑病、复发性鹅口疮、扁桃体炎、Kaposi肉瘤、非霍奇金淋巴瘤、鳞癌等。口腔及咽部的念珠菌感染是最常见的上呼吸道病变，可见于30%～90%艾滋病患者，表现为舌腹面的假膜形成，有时可累及下咽及喉部，造成吞咽疼痛与吞咽困难。口腔单纯疱疹可见于3%～9%的艾滋病患者，发病率与非艾滋病患者近似，但其病损更大（直径多为1～3cm）更多，易复发，持续时间可达数周。复发性鹅口疮在健康人群一般仅形成直径小于6mm的溃疡，但在艾滋病患者经常会形成直径达数厘米的巨大溃疡，并造成剧烈的疼痛。绒毛状黏膜白斑病是HIV感染者的最常见的表现之一，多位于舌的腹侧或侧缘，为白色不规则突起和皱褶，似毛发，据报道绒毛状黏膜白斑病确诊后，有18%的患者在16个月内发展为艾滋病，83%的患者在31个月内发展为艾滋病。扁桃体炎可由常见致病菌、肺炎支原体和沙眼衣原体感染等所引起。

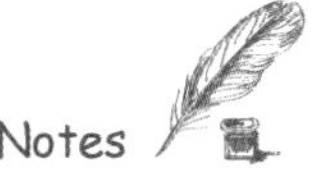

Kaposi 肉瘤常发生在腭部、颊黏膜、牙齿黏膜和咽后壁等处,为高起的紫红色结节。

(4) 喉部表现:喉部可因念珠菌感染、喉乳头状瘤和 Kaposi 肉瘤引起声嘶、喉喘鸣和喉阻塞。

(5) 颈部表现:颈部淋巴结病变是艾滋病最常见的颈部体征,包括 HIV 感染引起的反应性颈淋巴结炎(23% ~71%)、颈淋巴结结核(22% ~52%)、淋巴瘤(2% ~7%)或 Kaposi 肉瘤。反应性颈淋巴结炎质地较软,分布对称,直径 1 ~5cm,多位于颈后三角。组织病理学表现为滤泡增生。结核在艾滋病患者中的发病率明显增加,且多表现为肺外感染,常累及颈淋巴结和骨髓。颈淋巴结结核常常仅表现为颈部质硬无痛肿块,其中 10% 合并其他细菌感染时可有触痛。Kaposi 肉瘤可发生于头颈部皮肤,当侵犯淋巴结时,颈淋巴结可迅速增大。非霍奇金淋巴瘤多表现为进行性增大的无痛性肿块。为明确诊断有学者建议,必要时可行细针穿刺抽吸活检。Golebunder 等人(1988 年)对 14 例双侧腮腺肿胀者研究发现:9 例 HIV 阳性,5 例阴性。阳性者中 7 例伴疼痛,阴性者无一例疼痛。因此认为双侧腮腺炎可作为儿童 HIV 感染的征兆之一。

【诊断】 2011 年我国的艾滋病诊疗指南中,依据病史、临床表现和实验室检查,将 HIV 感染分为急性 HIV 感染、无症状 HIV 感染和艾滋病 3 期。其中艾滋病诊断标准:有流行病学史,实验室检查 HIV 抗体阳性,加下述各项中任意 1 项,即可诊断艾滋病;或者 HIV 抗体阳性,而 CD4+ T 淋巴细胞数<200/μL,也可诊断艾滋病。

(1) 原因不明的持续不规则发热 38℃以上,>1 个月;

(2) 慢性腹泻次数多于 3 次/日,>1 个月;

(3) 6 个月之内体重下降 10% 以上;

(4) 反复发作的口腔白念珠菌感染;

(5) 反复发作的单纯疱疹病毒感染或带状疱疹病毒感染;

(6) 肺孢子虫肺炎(PCP);

(7) 反复发生的细菌性肺炎;

(8) 活动性结核或非结核分枝杆菌病;

(9) 深部真菌感染;

(10) 中枢神经系统占位性病变;

(11) 中青年人出现痴呆;

(12) 活动性巨细胞病毒感染;

(13) 弓形虫脑病;

(14) 青霉菌感染;

(15) 反复发生的败血症;

(16) 皮肤黏膜或内脏的 Kaposi 肉瘤、淋巴瘤。

【治疗】 尚无确切有效的治疗方法。治疗原则和目标:①降低 HIV 相关的发病率和病死率,降低非艾滋病相关疾病的发病率和病死率使患者获得正常的期望寿命,改善生活质量;②抑制病毒复制使病毒载量降低至检测下限;③重建或者维持免疫功能;④减少免疫重建炎性反应综合征;⑤减少 HIV 的传播,预防母婴传播。

HIV 的治疗以全身治疗为主,全身治疗包括抗 HIV 治疗、免疫调节治疗、机会性感染疾病治疗、抗肿瘤治疗和对症支持治疗等。

当患者出现耳鼻咽喉头颈部的局部症状,全身用药效果不佳时,可辅以局部治疗,如鼻窦炎的鼻内镜手术、化脓性中耳炎的手术引流。分泌性中耳炎的鼓膜穿刺抽液及中耳置管,喉 Kaposi 肉瘤或感染引起喉阻塞时,须行气管切开术。

【预防】 防止传染源入侵、切断传播途径及控制危险人群是防止艾滋病蔓延的 3 个主要环节。开展卫生宣教,增强公众自我保护能力,提倡健康的生活方式,防止传染源入侵。加强检疫

工作,对高危人群进行长期监测。严格检测和管理血液及其制品。严格隔离患者。禁止 HIV 阳性者供血、供器官或其他组织。女性感染者应避免怀孕。防止与 HIV 感染者的血液、精液、尿液、粪便、唾液、泪液、痰液或阴道分泌物等接触。使用一次性医疗注射器。医务人员若有皮肤损伤,应避免与患者接触。

(郑亿庆)

Notes 

第七章　真菌病在耳鼻咽喉头颈部的表现

真菌(fungus)广泛地存在于自然界中,至少有10万种以上,其中能引起人及动物感染的约有400种左右。真菌致病力较弱,常存在于正常人的皮肤黏膜处,当人体免疫功能正常时,真菌一般不会导致疾病的发生,仅在一定条件下方能致病,称为条件致病菌。由真菌感染所引起的疾病称为真菌病(mycosis)。近些年来随着广谱抗生素、免疫抑制剂、糖皮质激素和抗肿瘤药物的广泛使用以及艾滋病、结核病、糖尿病等疾病发病率的升高,真菌病的发病率较以往有了明显的增加,有资料显示,耳部真菌病占耳部炎症性疾病的25%,慢性咽炎及扁桃体炎中28%为咽部真菌病,慢性喉炎中15%为喉真菌病,而慢性鼻-鼻窦炎中有7%为真菌感染。

【诱因及发病机制】　真菌病的发生常常需要一定的诱因,包括机体免疫功能减退、局部组织的抵抗力下降、全身消耗性疾病或代谢性疾病(糖尿病、甲状腺功能减退、严重贫血、白血病、恶性肿瘤、γ-球蛋白缺乏、酒精中毒等)、长期应用糖皮质激素或免疫抑制剂、长期应用大量广谱抗生素或细胞抑制剂、放射治疗等。

感染的真菌绝大多数来源于环境,入侵途径包括吸入、摄入和外伤植入等。入侵人体后真菌首先附着于宿主的上皮细胞上,随后菌体产生芽管,进入细胞内。芽管延长形成菌丝,同时活化或释放多种因子、毒素,引起组织损伤。有些真菌还可以产生荚膜,或分泌某些蛋白酶,来抑制局部免疫反应,增加免疫耐受性。

【真菌病的临床类型】　根据真菌入侵组织深浅的不同,临床上把真菌病分为浅部真菌病和深部真菌病。浅部真菌病主要侵犯角质蛋白,累及人和动物的皮肤、毛发、甲板,致病菌为皮肤癣菌(dermatophytes),包括毛癣菌属(*Trichophyton*)、小孢子菌属(*Microsporum*)和表皮癣菌属(*Epidermophyton*)。深部真菌病多为条件致病,主要侵犯全身或局部免疫力低下的人群,病变累及皮肤的深部组织和内脏器官,几乎人体所有的内脏系统和器官均可受到真菌的感染。另外一种更为详细的分类方法将真菌病分为四类。①浅表真菌病:指真菌限于皮肤角质层的最外层,感染后及少能引起组织反应。②皮肤真菌病:真菌感染可深至皮肤角质层和皮肤附属器如甲板、毛发、皮肤黏膜等,能引起宿主不同程度的免疫反应,相应地引起甲真菌病、头癣、体股癣和花斑癣等。③皮下组织真菌病:指真菌最初就侵犯真皮、皮下组织及骨骼的真菌感染。④系统性真菌病:指可累及身体各部分的一组真菌病。

【真菌病在耳鼻咽喉头颈部的临床表现】

1. 真菌性鼻鼻窦炎(详见前文有关章节)。

2. **口腔及咽部念珠菌病**　本病是由白色念珠菌在口腔及咽部大量繁殖而引起的黏膜损害。以儿童及老年人最为多见。白色念珠菌属酵母菌属,为条件致病菌,可存在于正常人的口腔黏膜、皮肤、胃肠道等结构。当人体免疫力下降时,如长期使用免疫抑制剂、广谱抗生素以及糖皮质激素,或患有AIDS、结核以及严重的糖尿病,可导致念珠菌大量繁殖,造成念珠菌病的发生。临床多表现为口腔颊部、上颚、牙龈、舌及咽部黏膜乳白色或灰白色假膜,呈点状散在分布,或融合成片状,易拭去,其基底鲜红,湿润;严重者黏膜可局部溃疡坏死。患者自觉疼痛、吞咽困难。在新生儿假膜可长满整个舌面,引起肿胀,影响吞咽甚至呼吸。

3. **喉真菌病**　喉真菌病在耳鼻咽喉科较少见,多数由口腔、咽部及鼻部真菌感染而继发,原发者少见。但由于近年来抗生素的滥用,原发性喉真菌病有增多的趋势。病原菌以曲霉菌为主，其次为念珠菌。该病起病急，多表现咽喉疼痛、声嘶，严重的患者可出现呼吸困难、喉喘鸣、喉阻塞。声嘶为患者就诊的首要原因。间接喉镜或纤维喉镜检查多见声带有白膜覆盖，表面不光滑，周围黏膜充血肿胀；或呈新生物状，而表面缺少毛细血管。

4. 真菌性外耳道炎（详见前文有关章节）。

5. **真菌性中耳炎**　真菌性中耳炎较为少见，多合并有慢性化脓性中耳炎。发病原因包括：①慢性化脓性中耳炎长期应用抗生素、激素滴耳液滴耳；②慢性中耳炎长期反复发病，致皮脂腺损伤，分泌物酸性不足，抑制真菌的作用减弱；③外耳道潮湿，有利于真菌生长；④患者不注重个人卫生，用不洁的物品挖耳；⑤全身抵抗力下降，糖皮质激素涂耳或滴耳抑制了局部免疫。常见菌株有曲霉菌、白色念珠菌和毛癣菌。临床表现较慢性化脓性中耳炎缺乏特异性，可表现耳道剧烈瘙痒，耳闷及轻度听力下降，早期外耳道深部有针刺感并出现瘙痒为此病的特点；检查可见外耳道、中耳有密集点状绒毛状物附着，或外耳道、中耳深部有灰白色或烟黑色霉苔，也有类似干酪样分泌物；分泌物易拭去，清除后可见皮肤充血糜烂；累及鼓膜则可见鼓膜增厚充血，或穿孔，穿孔边缘或鼓室内可见肉芽生长。

【诊断】　依据病史、临床表现、实验室检查进行诊断。实验室检查包括：①涂片镜检与组织学检查：病变局部的黏膜刮片或分泌物涂片镜检，或钳取活检，可见真菌或菌丝，即可确诊；②病变组织和分泌物真菌培养：仅一次真菌培养阳性结果，不能确诊，应多次培养均为该菌，方可确诊；③单克隆抗体血清学检查：由于上述检查花费时间较长，因此近年来开展的单克隆抗体血清学检查有着良好的临床应用价值。

【治疗】

1. **一般治疗**　加强营养支持治疗，调节提高免疫力，维持人体菌群平衡生长，积极治疗相关基础疾病，如糖尿病、结核，停用广谱抗生素。

2. **药物治疗**

（1）局部用药：口腔及咽部真菌病可使用过氧化氢溶液、朵贝氏液或10%碘化钾溶液含漱，局部可用1%甲紫或5%硼砂甘油涂抹；喉真菌病可局部使用抗真菌药雾化喷喉，如氟康唑30mg，2次/天；真菌性中耳炎可使用过氧化氢溶液清洗脓性分泌物、痂皮及真菌团块，局部涂抹抗真菌药物。

（2）全身用药：对于顽固或严重的真菌病可全身使用抗真菌药物。临床抗真菌药主要有3代：第一代以灰黄青霉素为代表，由灰黄青霉菌产生，对皮肤癣菌有较强的抑制作用，但对深部真菌无效，现已停止生产和使用；两性霉素B属多烯大环内酯类，主要用于深部真菌的治疗，但是存在口服不易吸收、不良反应大等缺点，故很少用于口服治疗真菌病，为解决上述问题，近年来已制备出两性霉素B脂质体，并用于临床。第二代为咪唑类，主要有酮康唑、益康唑等，酮康唑为高效、广谱的抗真菌药，对皮肤癣菌和酵母菌均有效，但对其他真菌无效，有头痛、呕吐、腹痛、腹泻等不良反应，长期服用可发生严重的肝损害和肝坏死，目前已被伊曲康唑和氟康唑等三代抗真菌药物所取代。第三代为三唑类，包括伊曲康唑、氟康唑，丙烯胺类，如特比萘芬等。伊曲康唑系新一代三唑类广谱抗真菌药，可结合真菌细胞色素P450同工酶，抑制细胞膜麦角甾醇的合成而导致真菌死亡，对多种真菌，包括念珠菌有抑制作用，治疗有效率可达80%以上。

（郑亿庆）

Notes 

第九篇　耳鼻咽喉头颈部外伤与职业病

概 述

一、外 伤

外伤是指人体受到外力、各种理化刺激或任何其他外部因素所导致的机体外形结构或者功能障碍的一类疾病。其表现形式可多种多样，轻者不为自己和他人所察觉，重者可危及生命，可迅速导致患者死亡。

造成外伤的原因可以是多种多样的，致伤因素大致按其性质可分为机械性、物理性、化学性和生物性因素等。任何刺激达到组织损伤的程度都可以引起外伤。

不同种类致伤因子所致的外伤，性质上有所不同，熟悉各种致伤因子的作用特点，对外伤的诊断和处理有一定的帮助。机械因子的作用，主要通过其打击力量引起组织连续性的破坏。视其外伤的表现形式可分为三大类：①闭合性外伤如挫伤和振荡伤；②开放性外伤如擦伤，裂伤、割伤，刺伤、穿入伤和贯通伤等；③混合性外伤如撕脱伤和挤压伤等。现代社会工业化进程加速，交通事故和各类工伤成为该类外伤的主要原因，多造成全身多器官、多系统的功能障碍，成为各类外伤中主要的致伤、致残、致死的首位原因。而放射损伤则是通过对细胞内水和化学物质的离子作用，引起深部广泛组织损害。在化学因子中，酸与碱的作用也有区别，酸与组织接触后使蛋白凝固，形成表皮痂皮；碱的损害出现不如酸迅速，有侵蚀深层组织的趋向，并能使组织液化等。

外伤所致损伤的严重程度取决于外力作用的部位、外力的强度、持续的时间和外力作用的性质等。了解上述特点，可以对外伤作出迅速客观的评估。

耳鼻咽喉头颈部的外伤不同于其他部位外伤之处，是因其位居颅底与胸腔入口之间，该区域含有听力、平衡、嗅觉、味觉和视力等特殊感觉器官以及与大脑中枢、上呼吸道、上消化道和颈内外动静脉系统密切相连。该部位的外伤除因可引起常见外伤所致的出血、骨折和相应器官功能障碍，还可引起上呼吸道梗阻，导致患者可能因为未予以重视的呼吸道阻塞而引起窒息死亡。颅内与外界沟通引起的脑脊液鼻漏和耳漏亦是该区域外伤的特征性的表现。

颌面外伤通常伴有颜面中线结构的明显畸形易于观察到，可同时伴有眶内结构损伤和视力改变。而颅底骨折和颅内的损伤易被忽略。如有清水样液体自外耳道和鼻腔流出应高度怀疑颅底骨折所致的脑脊液耳漏和鼻漏，可行影像学检查予以确认。脑脊液耳鼻漏不可用棉球或纱条填塞，以免因引流不通畅而引起颅内逆行感染。上下颌骨骨折易导致上呼吸道口咽平面的阻塞，进而引起窒息，必要时可行气管切开术以维持呼吸道通畅。

鼓膜外伤、中耳气压伤和内耳爆震伤均可出现鼓膜穿孔，或出现中耳渗液和内耳听力和平衡功能的障碍，不伴有感染的鼓膜穿孔者忌耳内滴用水性液体或耳道内进水，以免引起中耳感染。

颈部外伤多累及喉、气管和食管并可伴有颈部大血管的损伤。喉气管损伤的患者应密切观察患者的呼吸情况，随时做好气管切开的准备以确保呼吸道通畅。清创处理时尽可能保留喉气管软骨性支撑结构，尽可能Ⅰ期行喉气管成形术，必要时放置喉腔模或扩张子以减少喉狭窄并发症的发生。闭合性喉气管外伤由于外部皮肤结构完好，易掩盖其下严重的喉气管损伤，导致漏诊，漏诊可造成窒息、远期喉狭窄等严重后果，伤后应予以密切观察。颈部大动脉损伤具备条件可利用颈动脉转流管技术行颈动脉重建术，以减少脑血管并发症的发生率。

喉气管吸入性损伤或烧伤，重点评估上下呼吸道损伤的程度，确保呼吸道通畅，口咽食管等上消化道强酸强碱类化学腐蚀灼伤，首先明确酸碱物质的性质，第一时间尽早使用化学中和剂以减少上消化道黏膜的进一步损伤，随后可应用食管镜检查以了解病情程度，以制订下一步治

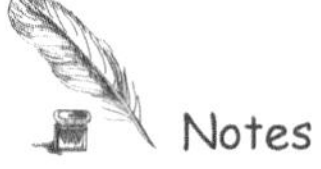
Notes

疗方案。需要了解酸和碱对组织不同作用机制,以明了病损的深度和范围。治疗前或治疗中可能形成严重食管狭窄的患者可预先留置导线,供日后行食管逆行扩张,减少后期治疗的难度。

耳鼻咽喉头颈外部的损伤常合并颅脑和全身严重的损伤,外科治疗原则是首先确保患者生命,而后是改善全身情况,生命体征稳定后可再行头颈部局部治疗。治疗不同部位的外伤应分清主次、轻重、缓急并有序处理。根据患者的具体情况及时请脑外、胸外、普外、神内等相关涉伤科室及时会诊协商。多学科合作是确保耳鼻咽喉头颈部外伤合并全身严重损伤患者成功救治的有力保障。

预防外伤的并发症和后遗症应是头颈部外伤急诊处理时需考虑的问题。正确的治疗策略可以达到预期的近期治疗目的和维持远期疗效,减少和避免并发症及后遗症。

（肖水芳）

二、职　业　病

随着世界经济、工农业生产和高科技的迅猛发展,职业病医学的理论与实践也获得迅速的进步。在耳鼻咽喉职业病(occupational diseases of the ear and nose and pharyngolarynx)的诊断、治疗和预防的实践与研究中,引进了不少新理论、新概念与新技术,临床实践也积累了不少宝贵经验,基础研究从流行病学调查深入到先进的分子生物学水平。我国新的《职业病防治法》于2011年12月31日十一届全国人大常委会第24次会议通过,《职业病防治法》分总则、前期预防、劳动过程中的防护与管理、职业病诊断与职业病患者保障、监督检查、法律责任、附则7章90条,自2011年12月31日起施行。2013年12月23日,国家卫生计生委、人力资源和社会保障部、安全监管总局、全国总工会4个部门联合印发了《职业病分类和目录》,耳鼻咽喉科的噪声聋、爆震聋、铬鼻病被列入目录,航空性中耳炎被列为航空病的重要内容。

由于职业原因产生的耳鼻咽喉疾病的发病率在不断上升,其范围也不断扩大,虽然一些采用了较先进的防护措施,其发病势头不减。如港九海底铁路建设中(1976—1979)发生减压病1534例次,发病率为0.53%;隧道掘进作业在调查1169人中,发病率高达35.16%。除此,当今先进科技的迅速发展与广泛应用,如电磁脉冲、电磁辐射、工业X射线、微波等,又增添了对人群耳鼻咽喉直接或间接损害因素。

职业性耳病最常见原因可分:①声创伤:又分为急性和慢性声创伤。急性如爆震性耳聋,常见受伤人群为炮弹爆震军人、爆破作业人员。慢性声创伤主要为噪音性耳聋,如舰船机舱人员,工业厂房车间(纺织厂、水力发电厂等)工作人员。②气压损伤:常见的有气压创伤性中耳炎,多为从事航空、航天工作人员。③减压性损伤:常见为潜水作业人员,因减压不当而造成减压性耳损害病。④振动性损伤:长期振动对中、内耳会造成一定损害,多为从事运载作业人员。鼻、咽和喉的职业病,实际上为上呼吸道的职业病。最常见的原因为两大类:一类是化学性物质的损害,主要为一些有害气体和其氧化物对黏膜的损害。如氯气、强酸强碱气味、重铬酸盐、苯酚、磷化物、四氯化碳、氢氟酸、氨乙烯、三硝基甲苯、丙烯酰胺、甲醛、甲苯、氯乙烯、油漆、氯丁二烯、三氯乙醛、硝化甘油、硅酸铝、苯并芘等。另一类是生产性粉尘,又可分金属型粉尘:如钨、锰、锡、铝、铅、汞等;矿物性粉尘:如石英、石棉、石墨等;有机物性粉尘:如烟草、谷物、饲料、木屑、皮毛尘、炒货行业粉尘、染料、塑料、沥青等;混合性粉尘:如煤矽尘、棉尘、瓷尘、水泥粉尘等。其他特殊的还有电磁辐射、工业或医用X射线损害。

尚有一些本身具有鼻窦功能障碍而易罹患职业病。如在气压急剧变化时,因一些鼻窦病变使窦口调节窦内空气进、出障碍,则会产生气压创伤性鼻窦炎。多见于空航工作人员。因喉特有的发音构音功能,因用嗓不当或过度用嗓可发生职业性喉病,多见于教师、营销员一类的用嗓工作者。

耳鼻咽喉的职业医学疾病,临床表现多样,如重视此类疾病,详细询问职业病史,经必要的

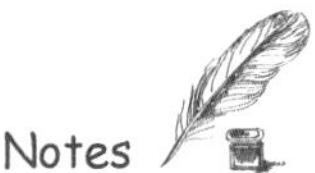

专科和实验室检查一般可明确诊断。治疗较棘手,因已造成了难以逆转的损害,主要是加强防护,增强体质。较重者可考虑调换工种。本类疾病总的说来,重要的是加强对职业病危害健康的认识和积极有效的预防。在预防中,有关行政职能部门组织制定职业病损害因素的一些标准,防护措施,相关法规,并有效地监督执行是减少、杜绝职业病的关键。

(张学渊)

第一章　上呼吸道职业病

现代化经济生产活动极为活跃，人们被暴露于众多的危险因素之下，作为呼吸道的重要组成部分，鼻咽喉部的职业病是呼吸道职业病的重要组成部分。生产过程中存在的有害因素包括化学因素、物理因素及生物因素。我们重点讨论生产过程中化学因素对鼻、咽、喉的影响，包括生产毒物及生产性粉尘对上呼吸道的影响。呼吸道是生产性毒物进入人体的重要途径，毒物的危害性与有毒物质的浓度、挥发性、溶解度、颗粒大小等因素有密切关联，同时与个人的内在因素、个人的防护意识、生产环境及工龄长短等多因素有关。本章节分粉尘工业的上呼吸道职业病及化学工业的上呼吸道职业病及上呼吸道职业病的预防与治疗等进行讨论。

第一节　粉尘工业的上呼吸道职业病

【病因】　生产过程中产生的粉尘与呼吸道疾病之间存在着密切的关系，包括：

1. **无机性粉尘**　为矿物、金属工业中硅沉着病的最重要致病因素。主要发生于石英石、其他游离二氧化硅或含矽酸盐原料等工业生产中。常见于石英粉制造、玻璃及耐火材料等工厂，另外还可发生于机械制造业的喷砂、翻砂工段、陶瓷厂等。有色金属矿如钨矿、锑矿等，煤矿、开山筑坝及地质勘探等作业中，也含有大量矽尘。

2. **有机性粉尘**　如植物性、动物性及人造有机物质等，一般常发生于棉、麻、皮毛、兽骨、烟草及人造纤维等工厂中。

3. **混合性粉尘**　含有无机与有机粉尘两种成分。

【粉尘对发病的影响因素】

1. **粉尘颗粒的大小**　空气动力学(aerodynamic equivalent diameter，AED)直径小于15μm的尘粒，可进入呼吸道称之为吸入性粉尘；AED在5μm以下的粒子可到达呼吸道深部进入肺泡内，称之为呼吸性粉尘。

2. **粉尘的比重、形状与硬度**　颗粒大小相同的粉尘，比重小者悬浮在空气中的时间较长，比重大者易沉降，这样前者进入呼吸道的机会较多。

3. **粉尘的电荷性**　粉尘具有同性电荷则相互排斥而不易沉降，常弥散在空气中；反之，异性电荷的粉尘，因相互凝聚，而易沉降。

4. **粉尘的吸附性**　粉尘吸附性大者易吸附周围气体分子，不易沉降，有时并能吸附有害气体或致病菌，更增加其危害性。

5. **粉尘的化学成分**　直接影响机体受损程度，粉尘中有毒物质含量越高，对机体危害也越大。如空气中游离二氧化硅含量超过10%时，可致肺进行性纤维性病变，引起呼吸功能障碍；粉尘中游离二氧化硅含量低于10%时，肺部病变发展较慢，预后也较好。

6. **粉尘的浓度**　粉尘浓度越大，对人体危害性也就越高。

7. **粉尘溶解度**　尘粒的溶解度与机体受害程度呈正相关。

【发病机制及病理】　长期吸入粉尘后，引起上呼吸道病变的主要致病方式有三种，并可出现相关的病理表现。

1. **直接刺激作用**　为最常见致病方式，除可引起鼻前庭慢性炎症外，通过粉尘长期直接刺激，鼻腔黏膜可发生毛细血管扩张、肿胀、干燥、萎缩及溃疡等病变，同样也使咽、喉等处黏膜发生充血、肿胀、肥厚、萎缩等变化。咽喉部常见病变为慢性卡他性炎症、血管扩张及淋巴滤泡增生，有时可发生咽、喉部黏膜纤维化或声带肥厚。

2. 变态反应　吸入亚麻、谷类、面粉、木屑、棉花等的粉尘，可引起变态反应发生变应性鼻炎、支气管哮喘等病症。

3. 毒性作用　吸入粉尘后，除可引起呼吸道黏膜炎症，尚可因吸入人体内引起全身中毒病症，如嗅觉障碍、眩晕、感音神经性耳聋、血小板减少及中枢神经系统障碍等。

【临床表现】 粉尘作业　工人常主诉如鼻、咽、喉干燥感，鼻痒、流涕、鼻衄、嗅觉减退、口干、咽喉烧灼感、咳嗽以及声嘶等症状。

1. 慢性鼻前庭炎　粉尘工人的慢性鼻前庭炎表现为鼻毛稀少脱落，前庭皮肤干燥皲裂，并有局部红肿糜烂，有黏液性分泌物或薄痂附于鼻毛上，鼻小柱及毛细血管的扩张。

2. 慢性鼻炎　粉尘引起鼻黏膜慢性炎症常表现为：

（1）慢性单纯性鼻炎：鼻阻，流涕等症状，鼻甲黏膜充血肿胀。

（2）干燥性鼻炎：鼻内干燥不适感，鼻痒，涕中带血，常因粉尘长期刺激鼻黏膜而发生鼻黏膜上皮细胞变性、纤毛消失、腺体退化等病变，检查见鼻黏膜干燥、弹性感减弱，失去黏膜的润泽感。

（3）萎缩性鼻炎：鼻黏膜萎缩，失去黏膜润泽，无弹性感，鼻腔宽大，有痂皮形成，伴有嗅觉障碍。

（4）变应性鼻炎：常发生于过敏性体质者，临床症状与常年性变应性鼻炎相类似。

3. 慢性咽、喉炎　粉尘刺激引起鼻塞，劳动时用口呼吸，致粉尘直接侵犯咽、喉部黏膜，而出现咽干，刺痒感，咽喉部异物感等症状。检查发现咽部充血，咽后壁淋巴滤泡增生；喉部声带充血、肥厚等表现。

第二节　化学工业的上呼吸道职业病

化学工业生产过程中，因生产工艺落后，工人违反安全操作规程，防护措施不健全、不完善，或在贮存、运输等过程中包装破损发生意外，化学毒物逸散至空气中，污染环境，危害人体，而引起发病。

化学性有毒物质常呈气态、蒸汽态、雾、烟与尘等不同形态的气溶胶，有时则以多种状态漂浮与扩散于空气中，经鼻、咽、喉等上呼吸道侵入机体，而发生职业性呼吸道疾病。常见的毒物包括：金属及类金属如磷、硫、铅等；有机溶剂，如苯、甲苯、二氯乙烯等；刺激性气体和窒息性气体，如氯、氨、CO、硫化氢等；苯的氨基和硝基化合物，如苯胺；高分子化合物，如氯乙烯、氯丁二烯等。农药类等多种毒物。

【发病机制】 毒物种类不同，其发病机制不同，可以是毒物直接刺激引起黏膜的充血、水肿与损伤，也可以是通过影响机体的酶系统发挥其毒性作用，影响蛋白的合成，破坏遗传物质，影响免疫系统引起变态反应等，毒性在其侵入、代谢、排出等多个环节引起多器官的损伤，损伤程度与毒性的种类、性质、摄入量直接相关。

【临床表现】

1. 鼻部病变　鼻是最先遭受生产性毒物损害器官，有毒气体在湿润的鼻腔黏膜表面溶解，形成酸性或碱性类物质，有刺激与烧灼作用，引起鼻部急性病变，产生鼻痒、喷嚏、流泪、流涕、鼻阻塞、灼热刺痛感，偶有血性鼻涕，检查见鼻黏膜充血、肿胀、水样分泌物或黏膜糜烂出血灶；重者可有灼伤、溃疡、假膜形成以至于黏膜坏死。

Notes

慢性中毒是长期在有毒污染的环境中作业，毒物吸附于鼻黏膜后具有刺激与腐蚀作用，引起黏膜的慢性炎症。临床上具有不同程度的鼻阻塞、干燥感、涕中带血与嗅觉障碍等症状。检查见鼻前庭皮肤皲裂、鼻毛脱落、鼻腔黏膜肥厚或萎缩、黏膜糜烂以及中隔穿孔等。铬作业工人可有鼻中隔溃疡穿孔等;锰的慢性刺激可产生黏膜肥厚或萎缩性鼻炎;慢性磷中毒的鼻黏膜充血肿胀;烟草工人常有鼻黏膜干燥或萎缩。苯有抑制造血系统的毒性,早期可见中性粒细胞减少,血小板减少而有弥漫性出血倾向,因此常有鼻出血表现。

2. 咽部病变 鼻腔是上呼吸道的首道屏障,对吸入的空气有清洁过滤功能,咽有鼻腔保护,故受毒物侵害程度常较鼻腔为轻;但在鼻功能减弱与鼻呼吸不通畅者,经常用口呼吸,或吸入高浓度刺激性气体时,毒物可直达咽喉部,引起较重病变。急性损害的表现与一般急性咽炎相同,有黏膜充血、肿胀,分泌物增多,自觉咽部疼痛、咳嗽等。慢性损害时可形成慢性咽炎,有黏膜充血、淋巴滤泡增生、咽干、异物感等不适的感觉。

3. 喉部病变 吸入可溶于水的化学性有毒物质时,对黏膜产生刺激作用,可引起喉的急性炎症,黏膜充血肿胀、分泌物增多等,严重时发生喉梗阻。吸入二氧化硫或各种酸雾,可产生亚硫酸或硫酸,发生刺激作用,使黏膜充血肿胀,出现咳嗽、气促等症状。吸入氯气遇水产生氯化氢与次氯酸而产生强烈刺激作用,出现喉部灼辣感、干咳、声音嘶哑并伴有咯血、胸部憋闷、呼吸不畅、气急、烦躁等症状。氨气等溶解度高的气体,接触湿润的上呼吸道黏膜后,形成氢氧化铵,呈强碱性,对上呼吸道的刺激较重,引起局部黏膜充血、肿胀。此外,如甲醛、氯、氨等刺激性气体常引起喉痉挛、喉水肿及窒息。窒息性气化如硫化氢吸入呼吸道后,除对局部黏膜有刺激作用外,还有麻痹呼吸中枢作用,高浓度下数分钟内可导致中毒而窒息死亡。高分子化合物如合成纤维、合成橡胶以及塑料等生产加工合成等过程中,都可产生有毒的化学物质,吸入后对呼吸道黏膜有刺激作用,可出现鼻痒、流涕、喉痒、干咳、胸骨后疼痛与胸闷等症状。

第三节 上呼吸道职业病的预防与治疗

国家政府历来关心工人的安全与健康问题,先后相继颁布了工业劳动卫生管理条例与肺尘埃沉着病疾病防治条例等相关法律文件。近年来安全生产、职业防护更是备受关注,各项条例、法规被落在实处,积极做好上呼吸道职业病的预防工作,不仅有助于维护鼻、咽、喉的生理功能,并能减轻粉尘、化学毒物对下呼吸道的损害。

【预防】 在整个生产过程中应遵循“三级预防”原则和“安全第一,预防为主”的安全生产原则,具体可以从以下几方面着手开展工作。

1. 有粉尘与有毒化学物质的生产环境,加强组织管理,建立防尘、防毒设备的管理与维修制度。

2. 定期监测产生粉尘与有毒化学物质的工矿与作业场所空气中含有毒物与粉尘的剂量与浓度,控制在国家规定的限度之内,达到国家卫生标准。

3. 改革落后的工艺,改进落后的生产设备,如通过远距离操纵、计算机控制、隔室监控等方法。避免接触粉尘。

4. 矿山与凿岩工程宜采用湿式凿岩,机械通风与喷雾洒水,湿磨与湿式拌料等方法,可减少粉尘飞扬。

5. 对不能采用湿式作业的工业生产过程,采取密闭与排风相结合的方法,防止有害物质外逸。抽出的污染空气,经处理后排入大气。

6. 日趋完善生产防护措施,新建工矿设计时应考虑工业卫生指标,尽可能采取机械化、自动化、密闭化与管道化,防止有害气体、蒸雾、烟尘扩散。陈旧设备要加强防尘、防毒、降温、降湿、改善通风、湿式作业,改进劳动生产工艺。

7. 积极改善劳卫条件,设立必要卫生设施,普及职业病防治工作。

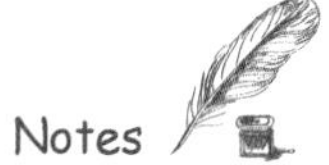

8. 就业前认真体格检查，提前发现职业禁忌证。

9. 定期体格检查，可测评预防措施效果，早期发现患者，及时给予治疗。

10. 个人防护与个人卫生 建立严格的戴防尘口罩或面罩及防毒的化学过滤式口罩或面具制度。

11. 加强劳动卫生宣教工作，教育工人坚持做到不在含有有害物质的环境中进食；养成饭前洗手、下班后淋浴的卫生习惯；孕妇及哺乳期妇女暂时调离有毒工作环境。

12. 积极防治鼻中隔损伤或穿孔，对易发生鼻中隔穿孔的工作，工作前在鼻腔内涂布凡士林。鼻中隔糜烂、溃疡者应给予积极的治疗，局部消炎以防继发感染，必要时应暂时停止工作或改换工作。

13. 做好劳动鉴定，已发生鼻中隔溃疡应暂时改换工作；严重萎缩性鼻炎工人宜调离，单侧萎缩或轻者可暂缓，有粉尘性肺部疾病的患者应考虑调离。

【治疗】

1. 对化学毒物急性中毒，需按急症迅速处理，包括快速撤离现场，以便吸入新鲜空气。急性喉水肿致呼吸困难者，及时给氧，全身应用地塞米松，局部使用黏膜表面激素，如布地奈德混悬液雾化吸入以减轻症状。病情危重者可行气管切开。

2. 增进营养，增强机体抵抗力。维生素 A 有助于上皮恢复，维生素 B 能促进细胞正常的新陈代谢，维生素 C 有利于维持正常毛细血管渗透压。

3. 治疗由铬刺激引起的鼻中隔黏膜糜烂、溃疡，可用温水清洗后，局部涂抹金霉素、红霉素眼膏等药物，促进创面愈合。

4. 鼻中隔已有穿孔者，可清洁鼻腔，除去痂皮，以生理盐水清洗鼻腔。

5. 粉尘、化学毒物引起的鼻炎、咽炎、喉炎，给予对症治疗。

6. 铅中毒或汞中毒所引起嗅觉障碍，可给予维生素 B_1 及维生素 B_{12} 治疗。

7. 鼻腔局部可用湿润鼻黏膜、减少结痂的薄荷液体石蜡等药物。

8. 对于出现全身症状与损害，需请相关科室共同诊治。

随着各种制度、法规的建立，上呼吸道职业病的发病备受关注。安全生产制度可在一定程度上降低发病率或减轻症状，但同时活跃的生产活动又增加了该类疾病的发病，应对该类疾病的预防及治疗予以高度重视。

（皇甫辉）

Notes

第二章　鼻窦气压伤

鼻窦气压伤(barotraumatic sinusitis)又称气压损伤性鼻窦炎或航空性鼻窦炎。当大气压力突然发生变化时,由于鼻窦与外界的压力差突然增大,可造成鼻窦气压伤。本病多发生于潜水员和飞行员。

【病因】 当外界气压上升时(如飞机下降或潜水下潜时),外界空气经过鼻窦窦口进入鼻窦。当外界气压下降时(如飞机上升或潜水上浮时),鼻窦气体从窦口逸出,可使鼻窦内外的压力保持平衡。当鼻腔内存在某些疾病,如鼻中隔偏曲、鼻窦炎、鼻息肉、变应性鼻炎等,使窦口狭窄、堵塞时,就可在气压变化时发生鼻窦与外界气体的交通障碍,特别是飞机下降时,空气不能迅速进入鼻窦,窦内出现相对的负压,可引起一系列的病理变化。

【病理】 本病多发于额窦和上颌窦。因为额窦通过漏斗状的鼻额管与中鼻道相通,而鼻额管较为细长,因此多发。其次好发于上颌窦,筛窦罕见。鼻窦内出现负压后,首先鼻窦内的黏膜出现血管扩张、血清漏出,黏膜水肿。严重者可出现黏膜出血和黏膜剥脱。

【临床表现】 多在潜水或乘坐飞机后出现额部疼痛,或者面颊部出现麻木感。可出现鼻塞,少数患者可出现鼻出血,严重者可出现休克症状。程度较轻者 1～2 天后症状可自行缓解。严重者可出现血性分泌物,如继发感染可发展为慢性鼻窦炎,出现脓涕。

检查眼眶内上方(额窦)以及尖牙窝处(上颌窦)有压痛。鼻腔黏膜充血水肿,可见血性或脓性分泌物。X 线拍片可见窦腔缩小,模糊,常有液平面。CT 可清楚显示鼻窦内病变。多为双侧。

【诊断】 乘坐飞机或潜水后出现额部或上尖牙区域的疼痛,及面颊部麻木、鼻塞、鼻出血等症状,结合鼻腔检查,X 线拍片或 CT 检查,可确定诊断。

【治疗】

1. 轻者鼻腔使用血管收缩剂或者皮质类固醇鼻喷剂,以减轻黏膜水肿。
2. 鼻窦负压置换法,每天 1 次,可减轻疼痛症状,但负压不宜过大。
3. 上颌窦穿刺,使窦腔内外压力平衡。
4. 局部热敷、理疗、微波、超短波等治疗,促进液体吸收。
5. 应用抗生素预防或控制感染。
6. 变应性鼻炎患者进行抗过敏治疗。
7. 窦腔内黏膜血肿不能吸收,或窦腔黏膜剥脱者,可行额窦开放或上颌窦探查术,清除血肿,黏膜复位。

【预防】

1. 选拔飞行员、潜水员时要特别注意检查有无鼻中隔偏曲、鼻甲肥大、结构性鼻炎等情况。需要治疗后方能入选。
2. 有急性上呼吸道感染者不宜飞行或潜水。
3. 慢性鼻炎患者在飞行或潜水前鼻腔内使用血管收缩剂或糖皮质激素鼻喷剂,使窦口通畅。

(余力生)

第三章 耳气压伤

耳气压伤(otic barotrauma)是由于在乘飞机、潜水、沉箱作业或高压氧治疗时，体外气压急剧变化使中耳内外形成一定的压力差所致的中耳损伤或合并内耳损伤，主要症状有耳闷、耳痛及听力损害，偶有眩晕等。1937 年由 Armstrong 率先提出。

【病因】

1. 咽鼓管功能失调 由于上呼吸道的急慢性炎症、下颌位置不正、腭裂、鼻咽肿瘤等，不能在外界压力急剧变化时起到开放调节作用；外界压力变化时患者处于睡眠状态或昏迷，不能作适当的动作使咽鼓管开放。

2. 外界压力急剧变化 如飞机下降速度过快或潜水时下沉过深过快以致中耳内外压力差达 10.7～12kPa 时，吞咽动作或自行吹张不能使咽鼓管开放，压力差得不到调整即引起急性气压损伤性中耳炎。高空的气压和气温变化可使咽鼓管黏膜发生水肿，表面活性物质分泌减少或被渗出液稀释而造成咽鼓管功能失调。

【发病机制】 咽鼓管是调节中耳腔内外气压的主要通道，该通道相当于单向活塞，腔内的空气易逸出，而外界空气难以进入。正常人的咽鼓管平时处于关闭状态，仅在吞咽、打嗝、咀嚼、作下颌运动及用力擤鼻时才瞬间开放，空气进入中耳，使内外压力保持平衡。当外界大气压发生急剧变化时，如咽鼓管不能及时开放，鼓室内外的气压差不能及时得到调整，中耳内将处于相对正压或负压的状态，导致中耳黏膜产生病理改变，形成急性气压损伤性中耳炎，甚至造成内耳气压伤。

中耳腔的气体与周围血液中的气体可通过弥散而互相进行交换，其中 N_2 分压在维持中耳腔的压力中发挥着重要作用。如果较长时间血中 N_2 分压很低，停止作业(高空飞行着陆或潜水上岸)后，中耳腔经咽鼓管通气从空气获得的气体中 N_2 分压远远高于静脉血中 N_2 分压，中耳腔内 N_2 被很快吸收入血，造成中耳腔压力快速低于环境压力而发生迟发性耳气压伤。

【病理】 气压损伤性中耳炎的病理变化与中耳内外压力差程度、变化速度和持续时间有关。轻度病变仅有鼓膜内陷和毛细血管扩张，严重时鼓膜有淤点状出血，在松弛部最为显著。数小时后，若中耳负压未及时纠正，则鼓室内出现浆液性渗出物。当气压差变化非常迅速时，甚至可引起鼓膜破裂或/及圆窗膜破裂，前庭阶和鼓阶内有浆液性渗出及红细胞。

严重或屡次急性气压创伤可导致慢性病变，鼓室内有纤维组织或肉芽形成。咽鼓管黏膜水肿，圆细胞浸润，黏膜下组织玻璃样变性，黏膜上皮增生和腺体增多，纤毛上皮有时为立方上皮所代替。

【临床症状及体征】

1. 耳闷 当飞机上升时，外界压力小，中耳压力大，可感耳闷、耳胀，如咽鼓管及时开放调节，耳闷会消失，否则耳闷非但不减轻，甚至可致耳鸣和听力障碍。

2. 耳痛 飞机下降时，外界压力骤升，可引起耳痛，中耳内外压力差达 8kPa 时，可伴耳鸣、听力下降，如压力差再迅速增加，可造成鼓膜破裂，疼痛蔓延至面部、腮腺部。

3. 眩晕及恶心 中耳内外压力差加大，可引起眩晕、恶心、耳鸣及听力下降。

4. 耳镜检查 可见鼓膜充血、内陷，鼓室内积液，鼓膜呈蓝色，有时可见表面淤血、血疱形成，甚至穿孔。

5. 听力检查　纯音测听多为传导性聋，有时可呈混合性聋，声导抗测试鼓室图为 C 或 B 型曲线。

【诊断】　近期乘飞机、潜水作业等过程中有耳闷、耳痛与听力下降等典型病史，鼓膜内陷、淤血、穿孔或鼓室内积液等，纯音测听为传导性聋，鼓室图为 B 型曲线即可诊断。但有时需与急性中耳炎及疱疹性鼓膜炎等相鉴别。

【治疗】　预防为主，及时治疗，恢复中耳内外压力平衡为原则。

1. 预防　航空及潜水作业者应行体检；咽鼓管功能失常者应及时治疗、暂停飞行或作业；咽鼓管功能正常者作业或航空时应主动做吞咽、咀嚼等动作，或行 Valsalva 吹张法、捏鼻鼓气法等。

2. 治疗　除积极治疗基础疾病外，对急性耳气压伤患者，局部使用减充血剂短期滴鼻；咽鼓管吹张，鼓室积液者行鼓膜穿刺、切开或激光打孔；鼓膜破裂者预防感染，保持干燥；圆窗膜破裂者行手术修补。迟发性耳气压伤治疗应反复进行主动和被动的咽鼓管通气。气压性内耳损伤时应进行听力学和前庭功能检查并按眩晕和神经性耳聋给予相应的治疗。

（殷善开）

第四章　内耳声损伤

【基本概念】　从物理学的观点来看，噪声是一种紊乱断续或统计上随机的声振荡，也称作无调声。噪声包括稳态噪声和非稳态噪声，后者又包括间歇噪声、起伏噪声和脉冲噪声。工业企业和交通噪声以及坦克、舰艇、飞机等产生的噪声，属于稳态或非稳态噪声；武器发射、炮弹、炸弹、火药或其他爆炸物爆炸时产生的噪声称为脉冲噪声和压力波。

作为声音的一种，噪声具有声波的一切特征。可用频率、周期、声速、声压（或声强）等参数来描述。声压是造成对人体伤害的最重要的因素。通常用声压级来表示声音的强弱。单位是分贝（dB）。其数学表达式为：

$$LP = 20Lg\frac{P}{P_0}$$

式中：LP—声压级，dB

P—被测声压，Pa（N/m^2）

P_0—基准声压，20μPa

由上式可见：声压每增加1倍，相当于声压级增加6dB；声压每增加10倍，相当于声压级增加20dB。声压与声压级的换算，见表9-4-1。对环境噪声和工业企业噪声的测量，噪声强度通常用A计权声压级（A-weighted sound pressure level，L_A）和等效连续A计权声压级（equivalent continuous A-weighted sound pressure level，L_{Aeq}）表示；对脉冲噪声测量，声强用峰值声压级（peak sound pressure level，L_p）表示。

表9-4-1　声压与声压级换算表

声压，Pa	声压级 L_p，dB	声压，Pa	声压级 L_p，dB
100 000	194	0.1	74
10 000	174	0.01	54
1000	154	0.001	34
100	134	0.0001	14
10	114	0.000 02（20μPa）	0
1	94		

噪声对人体的危害是多方面的，主要是对听觉器官的损伤。此外，还会影响神经系统、心血管系统、消化系统和内分泌等系统。

噪声对听觉器官的损伤程度与许多因素有关，主要取决于噪声的特性（是稳态噪声还是脉冲声、噪声的强度及频谱）和受噪声连续暴露的时间（或脉冲噪声暴露次数）。

噪声对听觉的损伤是工业企业职工和部队人员多发的职业病和听力致残因素。我国大约有1000万工人在强噪声环境作业，有听力损失的人员约占十分之一。

第一节　噪声性听力损失

【病因和病理】　噪声性听力损失（noise induced hearing loss）又称噪声性聋，是由于长期受噪声刺激而发生的一种缓慢的、进行性听觉损伤，损伤部位主要是内耳。损伤程度与噪声的强度和接触噪声的时间有关。噪声引起的听力损失有一个由生理反应到病理改变的发展过程。

短时间暴露于强噪声环境所引起的听力下降，一般不超过25dB时，离开噪声环境数小时至数十小时，听力可自然恢复，属于暂时性听力阈移（temporary threshold shift，TTS）。这种现象又称为听觉疲劳，仍属于功能性改变。

在听觉疲劳的基础上，再继续接触强噪声暴露，就会使内耳感音器官（Corti氏器）由功能性改变发展为器质性退行性病变，听力损失不能完全恢复，即出现永久性听力阈移（permanent threshold shift，PTS）。

噪声性听力损失，最先受损的是高频部分，其发生机制有以下的解释：一种认为耳蜗接受高频声音的细胞纤维较少且集中于基底部。而接受低频声音的细胞纤维较多且分布广泛。故初期易受损伤的是耳蜗底部，表现为明显的高频听力下降。另一种则认为螺旋板在4000Hz处血液循环较差，且外形有狭窄区，易受淋巴振动波的冲击而受损，且3个听小骨对高频声波所起的缓冲作用较小，故使高频部先受损。也有人认为，高频听力损失与外耳道共振生理有关，因为外耳道的共振频率在3000～4000Hz。在病变过程中，由于噪声的作用，听觉器官细胞代谢增强，氧耗量大，又由于呼吸酶（如琥珀酸脱氢酶，SDH）活性下降而导致细胞变性坏死。

动物实验表明，长时间连续噪声暴露，豚鼠内耳毛细胞受到损伤。用SDH染色，耳蜗火棉胶切片和铺片及扫描电镜观察可见外毛细胞缺失（图9-4-1、图9-4-2、图9-4-3）。

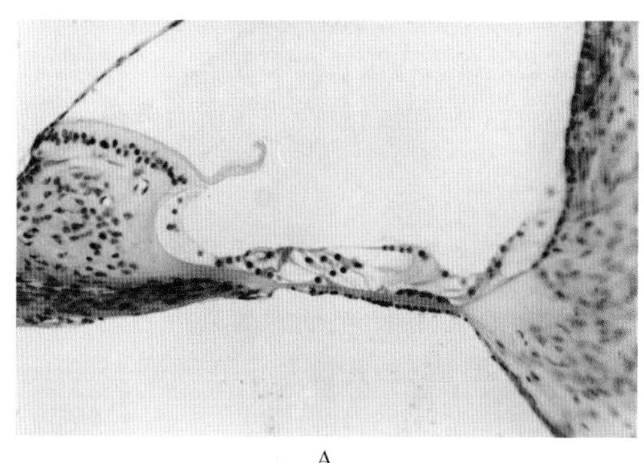
A

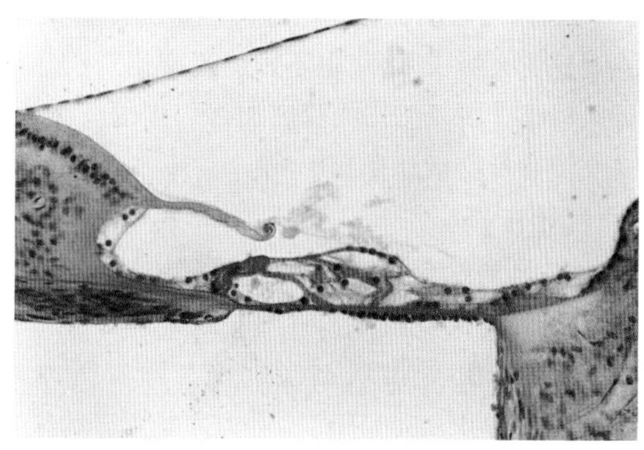
B

图9-4-1　豚鼠耳蜗火棉胶切片
A. 正常对照组　B. 噪声暴露组

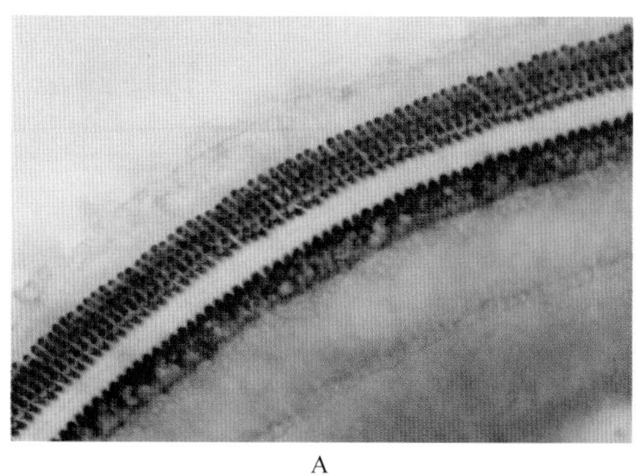
A

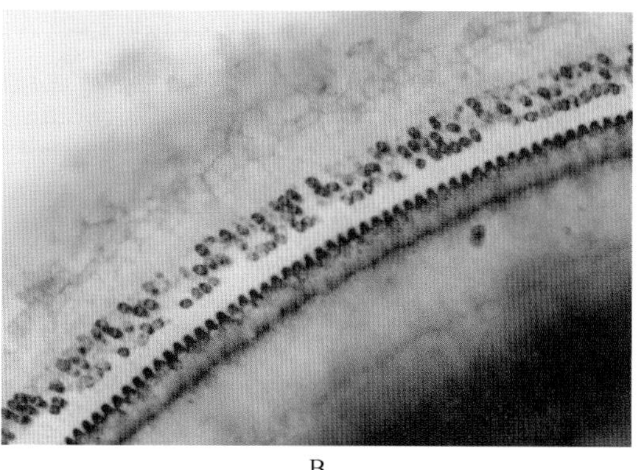
B

图9-4-2　豚鼠耳蜗SDH染色铺片
A. 正常对照组　B. 噪声暴露组

【症状】

1. 耳鸣　噪声暴露早期会出现双侧高音调耳鸣。

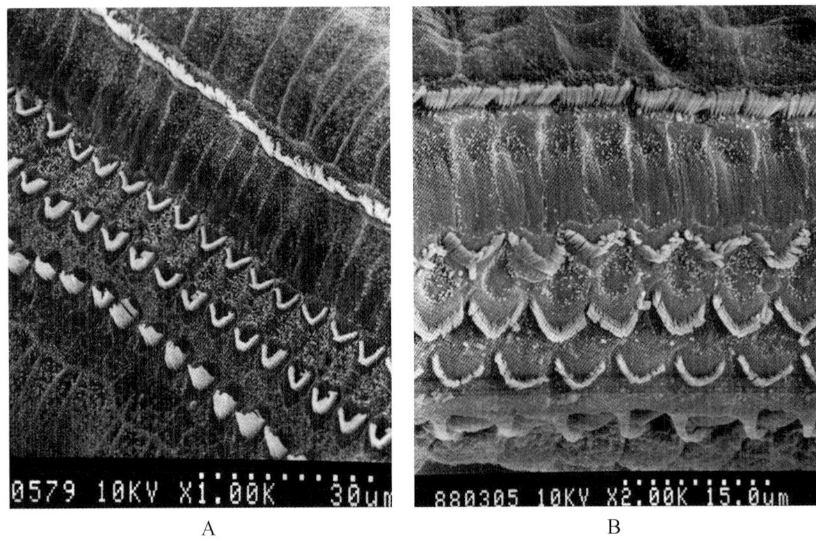

图 9-4-3 豚鼠耳蜗扫描电镜观察

A. 正常对照组 B. 噪声暴露组

2. 渐进性听力减退 噪声性听力损失最先受损的是高频部分，而低频段不受影响。此时，主观感觉无听力障碍，也不影响正常语言交流和社交活动。听力损失进一步发展，由高频段向低频段延伸、扩展，损失程度加重。当语言频率听力损失到一定程度，就会出现听力障碍，使语言交流和社交活动受到影响。

【检查】

1. 耳科检查 外耳道及鼓膜正常。

2. 纯音测听检查 听力曲线下降多呈双侧型感音神经性耳聋，早期为高频听力损失，在3000～6000Hz处出现V形凹陷。随着听力损失加重，凹陷加深，并波及语言频率（500Hz，1000Hz，2000Hz，3000Hz）。听力曲线可分为楔型、乙型和下降型（图 9-4-4、图 9-4-5、图 9-4-6）。

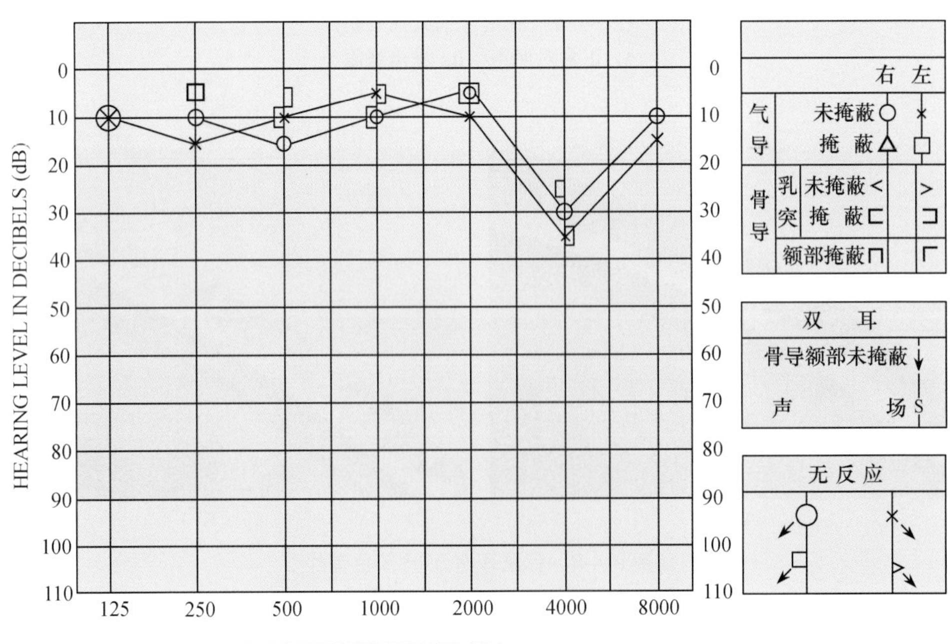

图 9-4-4 楔型听力曲线

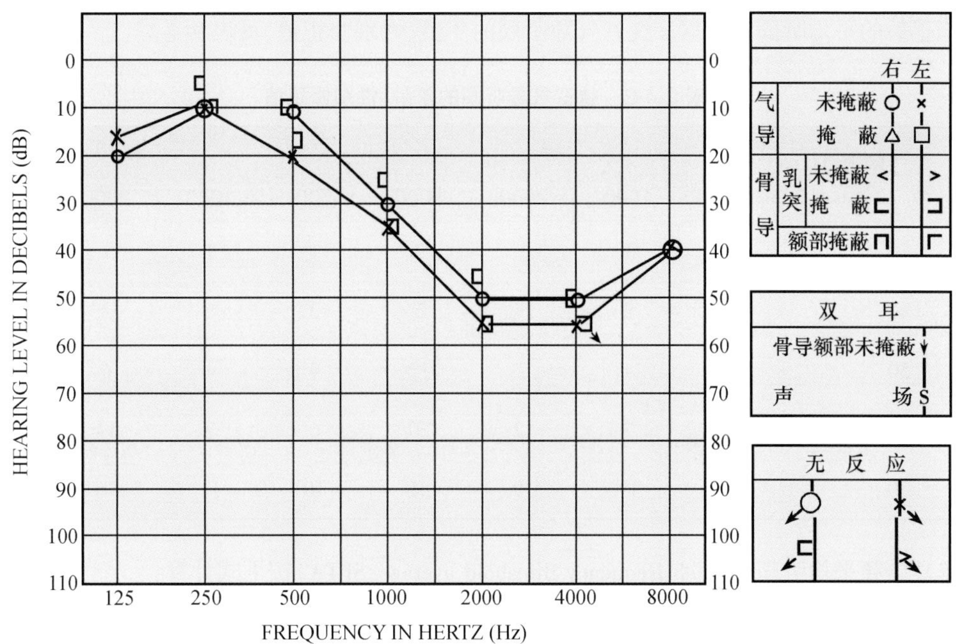

图 9-4-5　乙型听力曲线

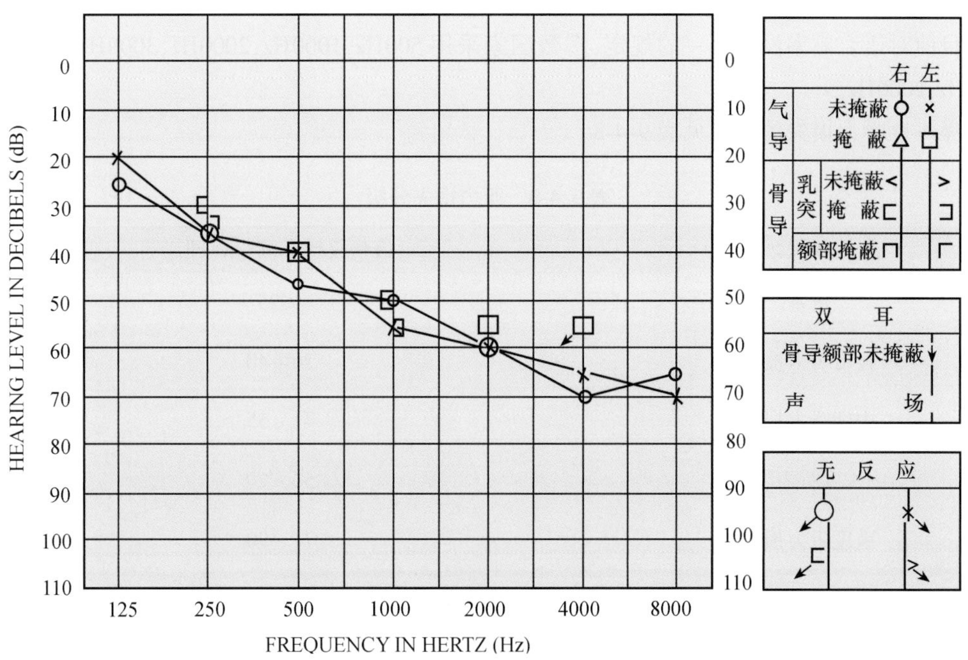

图 9-4-6　下降型听力曲线

3. 声导抗检查　鼓室曲线正常，声反射可以引出，部分病例声反射阈下降，表现典型蜗性聋特征。

【诊断和分级】

1. 诊断　噪声性听力损失的诊断应遵循以下原则：

（1）有明确的职业噪声暴露史，排除其他原因引起的听力损失；

（2）听力检查必须由合格的测试人员，用合格的测试仪器，在合格的测试环境中，按标准 GB/T 16403 方法进行。

2. 分级 听力损失的分级以语言频率(500Hz,1000Hz,2000Hz,3000Hz)的听阈,经过性别、年龄修正后的平均听阈为依据。纯音气导听阈的年龄、性别修正值,见表9-4-2。

表9-4-2 纯音气导听阈的年龄、性别修正值

频率,Hz / 年龄,岁	男				女			
	500	1000	2000	3000	500	1000	2000	3000
30	1	1	1	2	1	1	1	1
40	2	2	3	6	2	2	3	4
50	4	4	7	12	4	4	6	8
60	6	7	12	20	6	7	11	13
70	9	11	19	31	10	11	16	20

单耳语频平均听阈(speech frequency threshold average,SFTA)按下式计算:

$$SFTA=\frac{HL_{0.5kHz}+HLz_{1kHz}+HL_{2kHz}+HL_{3kHz}}{4}$$

式中:HL—听力级,dB。

所得结果按数值修约规则取整数。

目前对语言频率没有统一的规定,多数国家采用500Hz,1000Hz,2000Hz,3000Hz或500Hz,1000Hz,2000Hz。

噪声性听力损失的分级见表9-4-3。

表9-4-3 听力损失分级

听力损失分级	语频平均听阈(dB HL)
正常	≤25
轻度听力损失	26～40
中度听力损失	41～55
中重度听力损失	56～70
重度听力损失	71～90
极重度听力损失(全聋)	>90

3. 听力伤残分级 根据听力伤残值(双耳听力损失)划分听力伤残等级。首先计算单耳语频平均听阈(SFTA),再按下式计算听力伤残值(HHS):

$$HHS=\frac{\text{听力较好耳}\ SFTA\times4+\text{听力较差耳}\ SFTA\times1}{5}$$

结果按数值修约规则取整数。

我国发布了国家标准《职工工伤与职业病致残程度鉴定》(GB/T 16180—1996)。在该标准中伤残、工伤与职业病致残分为10个等级。噪声性耳聋分为7个等级,从4级到10级(表9-4-4)。

表 9-4-4　听力伤残分级表

伤残等级	分级原则	听力损失
四级	器官严重缺损或畸形，有严重功能障碍或并发症，存在特殊医疗依赖，生活可以自理者	双耳听力损失≥91dB
五级	器官大部缺损或明显畸形，有较重功能障碍或并发症，存在一般医疗依赖，生活能自理者	双耳听力损失≥81dB
六级	器官大部分缺损或畸形，有中等功能障碍或并发症，存在一般医疗依赖，生活能自理者	双耳听力损失≥71dB
七级	器官大部分缺损或畸形，有轻度功能障碍或并发症，存在一般医疗依赖，生活能自理者	双耳听力损失≥56dB
八级	器官部分缺损，形态异常，轻度功能障碍，有医疗依赖，生活能自理者	双耳听力损失≥41dB 或一耳听力损失≥91dB
九级	器官部分缺损，形态异常，轻度功能障碍，无医疗依赖，生活能自理者	双耳听力损失≥31dB 或一耳听力损失≥71dB
十级	器官部分缺损，形态异常，无功能障碍，无医疗依赖，生活能自理者	双耳听力损失≥26dB 或一耳听力损失≥56dB

GB/T 16180—1996 中国的语言频率是 500Hz，1000Hz，2000Hz。

【治疗】 对噪声性听力损失，目前尚无有效的治疗措施。早期，可脱离噪声暴露环境，按感音神经性耳聋的方案治疗，通过休息自行恢复。对永久性听力损失，治疗多无效果，可试用助听器。

【预防】 随着工业企业、交通、能源和军事装备的发展，噪声的危害与日俱增，对有害噪声采取积极有效的预防措施，将其控制在规定的限值以下，可以减少噪声性听力损失的发生率，减轻听力损失程度。

对噪声性听力损失的预防措施大致包括以下几个方面：

1. 制定噪声暴露的安全限值　我国和世界上大多数国家制定的工业企业噪声暴露安全限值（或卫生标准）为 85dB 等效连续 A 计权声压级。这种规定是指在 85dB(A) 的噪声环境，每天工作 8 小时，每周工作 40 小时，每年工作 50 周，工作 40 年，90% 的人员语言频率平均听力损失不超过 25dB。如果噪声强度每增加 3dB，每天工作时间就要减少一半，即交换率为 3dB。也有的国家把交换率定为 5dB。

2. 工程控制　工程控制包括设置隔声监控室，对强噪声机组安装隔声罩、作业场所的吸声处理以及在声源或声通路上装配消声器等措施。

3. 个人听力保护　各种隔声耳塞及耳罩是有效的个人听力保护用品。为避免声损伤而设计的耳塞和耳罩，称为护听器（或称护耳器）。好的护听器不但有良好的隔声效果，而且还具有通话性能。佩戴护听器是一种既简便又经济的办法，在世界范围被广泛应用。

4. 定期进行听力检查　对在强噪声暴露环境作业人员，上岗前应进行基础听力检查，并记入个人听力档案。以后应根据不同的噪声环境，定期进行听力检查。一般噪声暴露级为 85～90dB，每 3～5 年做一次测试；95～105dB，1～2 年做一次测试，115dB 以上每隔半年做一次测试，测试结果记录个人听力档案。稳态噪声的最大暴露声级不得超过 140dB。如发现有听力损失，应及早采取有效措施。

第二节　爆震性听力损失

【病因和病理】 爆震性听力损失（explosion induced hearing loss）又称爆震性聋，是由脉冲噪

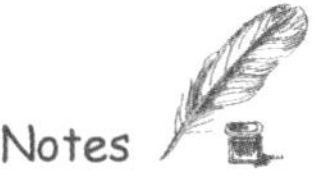

声(或压力波)对听觉器的伤害造成的。脉冲噪声强度大,常伴有压力波,往往会造成听觉器官的急性损伤,可出现鼓膜充血、出血、或穿孔,中耳听骨骨折、内耳组织 Corti 器毛细胞的损伤、盖膜移位、基底膜撕裂致不同程度听力损失,甚至导致全聋。爆震对中耳和内耳的损伤程度并不是平行的,与脉冲声的峰值声压级(Lp)、持续时间(T)和重复暴露的次数(N)密切相关。一般峰值声压级(Lp)大时,容易损伤中耳,Lp 不大,但持续时间(T)长,或重复暴露次数(N)多,容易损伤内耳。在重复暴露条件下,在一定范围内,内耳的损伤受中耳损伤的制约,中耳损伤较重时,内耳的损伤反而较轻。这是因为中耳传声系统的破坏,缓冲了后继爆震对内耳的冲击,起到了一定的保护作用。一般来说,正常中耳的传声效率最高,传声系统损伤后,达到耳蜗的声音强度会被衰减,中耳损伤越重,声衰减也越大。

Lp、T 和 N 是决定脉冲噪声致伤作用的基本参数。它们之中任一个值的增大,都会导致伤情的加重。但中耳损伤和内耳损伤的变化规律是不同的。动物实验结果表明,当 N 为 1、T 在数毫秒以内,Lp 值大于 170dB,即可对豚鼠的中耳造成损伤,当 Lp 值增加到 185dB 时,豚鼠鼓膜穿孔可达 100%。当 Lp 值小于 170dB,T 和(或)N 增大,主要作用是加重耳蜗的伤情。若将豚鼠听觉器官的损伤程度从轻到重分为 5 级,则每当 Lp 值增加 3~4dB(能量增加一倍多),或 T 或 N 增加 2~4 倍(能量也增加 2~4 倍)伤情大体加重一级。

动物试验数据表明,不同的 Lp、T、N 值对豚鼠听觉器官的损伤情况各异(表 9-4-5)。

表 9-4-5 不同的脉冲噪声对豚鼠听觉的损伤

脉冲声峰值 dB	持续时间 Ms	爆震次数 N	中耳损伤(鼓膜)	震后 48 小时阈移 dB
144	1000	1	无	0
161	1500	1	无	3.0
177	800	1	无	16.5
185	4	2	穿孔	51.4
190	33	2	穿孔	38.4
194	15	1	穿孔	46.0

各试验组动物的内耳组织病理学观察结果见图 9-4-7、图 9-4-8、图 9-4-9。

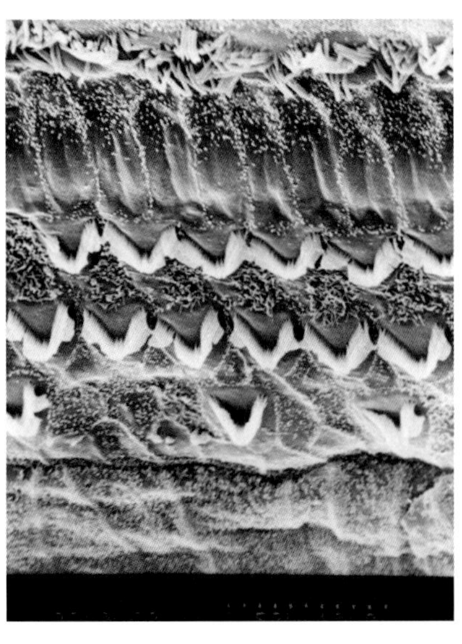

图 9-4-7 豚鼠爆震后扫描电镜观察(外毛细胞缺失)

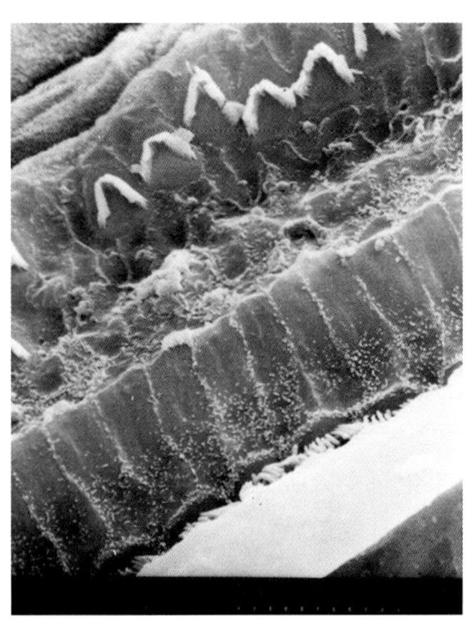

图 9-4-8 豚鼠爆震后扫描电镜观察(外毛细胞广泛缺失)

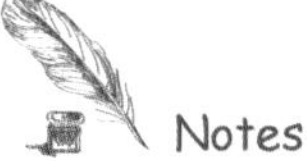

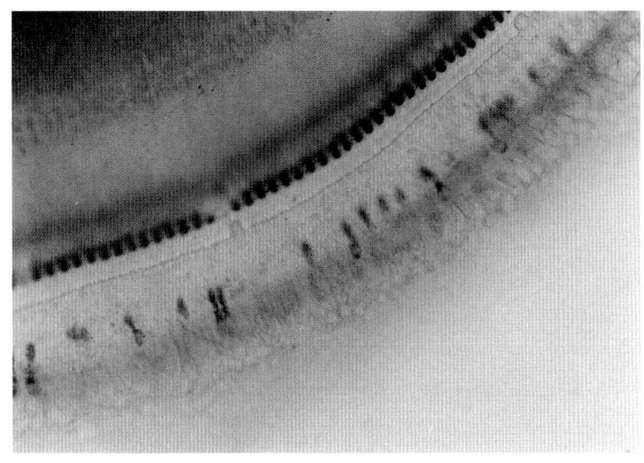

图 9-4-9　豚鼠爆震后耳蜗 SDH 染色铺片(大部分外毛细胞缺失,部分内毛细胞受损)

豚鼠的许多听觉特性与人的相似,但对强噪声的耐受能力比人的差。从大量临床调查资料与动物实验资料对比,就峰值声压级而言,人的听觉对噪声的耐受能力要比豚鼠高 5~8dB。

【症状】　爆震性听力损失,双耳多为非对称性,均多为急性损伤,有听力下降同时(暂时性或永久性听力阈移),常伴有耳鸣、耳痛、头晕等症状,有鼓膜撕裂者可有耳道流血,一般为少量,可自然停止。若继发感染,可成为中耳炎。

【检查】

1. **耳镜检查**　可见鼓膜充血、出血、穿孔或破裂。

2. **纯音测听**　同噪声性听力损失。

【诊断和分级】　同噪声性听力损失。

【治疗】

1. 单纯鼓膜穿孔者,防止耳道进水,不可滴药或冲洗。

2. 鼓膜穿孔合并感染流脓者,用抗生素或滴耳剂,按中耳炎治疗。

3. 鼓膜穿孔 3~6 个月未自行愈合者,应作修补术。

4. 凡有急性声损伤者,只要可能,应尽早停止噪声暴露,给予少量糖皮质激素及神经营养药治疗,对有永久性听力损失者,应给予药物治疗,持续 1~3 个月。

【预防】

1. 脉冲噪声和冲击波对人员听觉器官的安全限值(Lp 值)。

当 $1.5ms<T\leq100ms$,$1.5ms<TN\leq5000ms$

$Lp=177-6Lg(TN)$

当 $0.25ms<T\leq1.5ms$,$0.25ms<TN\leq100ms$

$Lp=169-8Lg(TN)$

式中:Lp—脉冲噪声峰值(安全限值),dB;

T—脉冲噪声持续时间,ms;

N—脉冲噪声暴露次数(发数)。

以上安全限值,能保证 90% 以上的暴露人员的听觉器官不受损伤。

2. **个人听力保护**　对武器发射或爆炸产生的脉冲噪声和压力波,一般无法采取工程控制,佩戴护听器是一种积极有效的预防措施。

3. **定期检查听力**　在接触噪声暴露前,应首先检查基础听力并记入个人听力档案。以后可根据噪声暴露情况,定期进行听力检查,每次检查结果记录个人听力档案,如发现听力损失,应及早采取有效措施。

(杨伟炎)

Notes

第五章　职业性喉病

职业性喉病（occupational laryngeal diseases），又称职业性喉炎（occupational laryngitis），系指职业原因用嗓过度或不当所引起的声带炎症性疾病。在当今政治、经济、科技、社会飞速发展的时代，用嗓的持续时间和强度不断增加，以嗓音为职业者也大为增多。

【病因和发病机制】 直接造成声嘶的原因为用嗓时间过长、过强，或用挤压喉部方式使响度增加。但总的说来造成职业性声嘶的因素很多，归纳起来主要为：①声门裂在发音时闭合不全。声门裂大小临界值为 0.01～0.05cm^2，一般超过 0.05cm^2 由于漏气不能激发声带正常振动而发生声嘶。②声带的张力和体积不平衡。如两侧声带的张力不平衡，运动时必然产生一相位差以致声嘶。双声带体积不平衡，如声带息肉等，这在每一振动周期中体积大的一侧声带振动缓慢而发生声嘶。③声带黏膜活动减弱可发生声嘶。

除此之外，在温度过高或过低，有穿堂风、音响效果差的环境用嗓，用声或呼吸不当，不注意嗓音卫生，空气不足或有污染亦为嗓音职业病的诱因。其他一些全身性疾病可加重本病，尤其是上、下呼吸道与肺部的感染性疾病，内分泌功能失调等。

【临床表现】 职业性喉病一般分为器质性和功能性两类。症状不多，主要为职业性用嗓后声嘶、不适或异物感。局部间接喉镜常可见声带黏膜充血性改变，或黏膜肥厚，声带前、中 1/3 处有纤维小结，声带息肉，声带黏膜下出血或血管曲张，声带突的浅表性溃疡，声门闭合不全。喉动态镜检查有的患者表现为低张力性或高张力性发音困难，也有的为喉肌弱性发声无力。如间接喉镜检查有困难，也可用软管喉内镜检查。

对于一些演唱歌手，如演唱后迅速喉部不适、声音嘶哑，检查见声带仅有充血、黏膜点状出血，喉部黏液增多，声门轻度闭合不全，这类患者一般休息 4 小时左右，最多数日即可恢复，因此，也称之为一过性喉职业病声嘶。

【诊断】 根据用嗓职业病史，临床症状，间接喉镜、软管喉镜、喉动态镜的检查一般可确定诊断。病史中注意记录每日用声负荷量、工作条件、用嗓时间、有无烟酒等不良嗜好以及是否注意嗓音卫生等。

如有条件，可应用嗓音评估仪测试获得参数和建立病理嗓音数据库，以对声嘶程度进行客观评估。这些参数有如基频、基频标准差、基频微扰、声谱图等。除此之外，也可应用电声门图（electroglottography，EGG）测试声门组织的阻抗变化，有如声带的外展程度、喉位高低变化等，以分析获得是正常或是病理嗓音。

【治疗】 如已发生声带息肉或较大的声带纤维性结节可行手术切除。内科治疗重要的是休声，如无效可用润喉片含化，0.04% 地喹氯胺喷雾剂喷雾喉部，以含有抗生素、糖皮质激素混合的药物雾化吸入，也可服用对喉部有消炎、清嗓的中药和抗生素。理疗、针刺、喉部按摩，以及喉部滴入抗炎药物均有一定疗效。

【预防】 职业性喉病很重要的是预防，预防措施包括：

1. **严格遵守嗓音卫生** 在上呼吸道感染，用嗓费力，变声期、月经期不宜职业性用嗓。在太冷、太热、噪音很大和空气污染严重的环境最好少用嗓。

2. **正确掌握发音技巧** 避免用嗓时间过长或过强，更不要滥用和误用嗓音。如经测定发音不当应调整自己的音调和响度。初学声乐者一定要在教师指导下科学练声。

3. **积极治疗易诱发职业性声嘶的疾病**　如急、慢性鼻及鼻窦炎、扁桃体及咽部炎症等。

4. **戒除不良嗜好**　如抽烟、饮酒、过多食用辛辣刺激性强的食物。

5. 职业性用嗓者应定期进行检查，以早期发现声带病变及早期治疗。如患者无职业性喉炎而只是精神因素，则应心理治疗以消除顾虑。在演出中适当应用镇静安定药物可减轻焦虑而有利演出成功。

有职业性喉病，并不能说明完全不能做嗓音工作。一般急性期及时嗓音休息或治疗，预后良好。若疗效不显著，可暂时调换到非嗓音性职业岗位 2 个月。如经 6 个月休声和治疗均不见好转，而声嘶重、工龄长、年龄偏大可考虑调动，做非职业性用嗓的工作。

（张学渊）

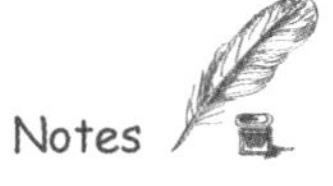

第十篇　耳鼻咽喉科一般检查设备及治疗学

第一章　耳鼻咽喉科常用检查设备

第一节　耳鼻咽喉科一般检查所需的设备及额镜使用法

耳鼻咽喉各器官为管腔状结构，位置深，腔道小，必须借助合适的光源和专用器械，才能窥清深部结构。

耳鼻咽喉头颈外科基本检查设备包括：光源、额镜、各种窥器及其他器械和用物。

（一）光源

以 100W 附聚光透镜的检查灯为最好，立地灯、明亮的自然光及电筒等也可利用。

（二）额镜(head mirror)

额镜镜面是一个能聚光的凹面反光镜，焦距约 25cm，中央有一小孔。镜体借一转动灵活的双球关节连接于额带上，光源可通过凹面镜反射至被检查部位，镜中央的小孔用于检查者眼睛窥视。附带光源的头灯，适于手术中使用。

（三）额镜的使用

戴额镜前，先调节双球状关节的松紧度，使镜面既能灵活转动又不松滑下坠为宜。然后将额镜戴于头部，拉直双球状关节，使镜面与额面平行，镜孔正对检查者平视时的右眼或左眼。将光源置于额镜镜面同侧，略高于受检者耳部，并距耳侧约 10～20cm，使光线投射到额镜镜面上，再调整额镜镜面，将光线反射聚焦到要检查的部位。检查者的视线则通过镜孔正好看到反射的聚焦光点，进行检查(图 10-1-1)。

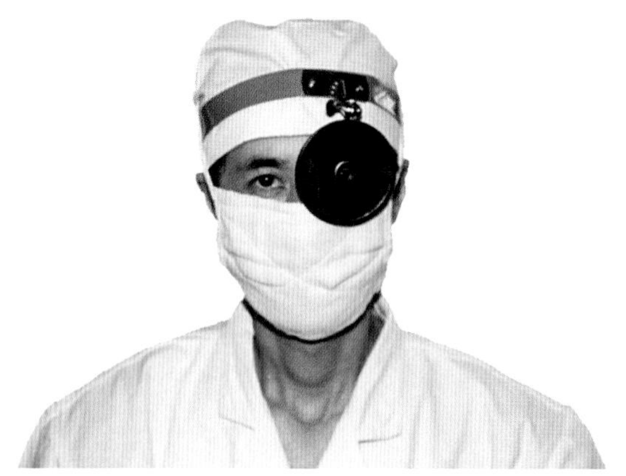

图 10-1-1　额镜及其佩戴法

对光是正确使用额镜的重要一环，应注意：①光线与视线一致，随时保持瞳孔、镜孔、反光焦点和检查部位成一直线；②焦距远近适宜，约 25cm，调整光源的投射方向和额镜镜面的反光角度，并调整受检者的头位，使反射的最明亮焦点光准确照射到受检部位；③双眼平视以成立体像；④保持舒适姿势，切勿扭颈弯腰及转身来迁就光源和反射光线(图 10-1-2)。

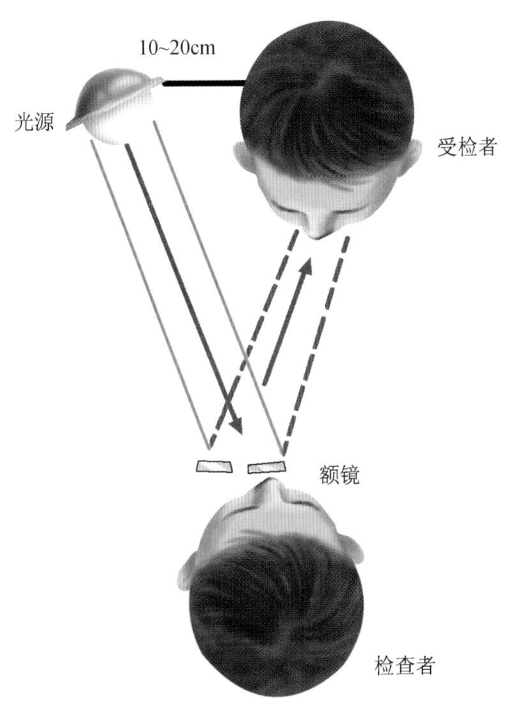

图 10-1-2　对光

（四）各种窥器

各种窥器包括耳镜（otoscope）、鼓气耳镜（pneumatic otoscope）、前鼻镜（anterior rhinoscope）、后鼻镜（posterior rhinoscope）、间接咽喉镜（indirect laryngoscope）等。

耳镜和前鼻镜分别用于撑开外耳道和鼻前庭。后鼻镜和间接咽喉镜为圆形反光镜，通过镜面反射可观察后鼻孔、鼻咽部和咽喉部，为防止镜面起雾，检查时应备酒精灯或加热器给镜面加温。

（五）其他器械和用物

其他器械和用物有压舌板、枪状镊、膝状镊、耵聍钩、卷棉子、喷雾器、酒精灯以及一些常用的敷料及药物，如小方纱、棉片、棉球；3% 过氧化氢溶液、1% 麻黄碱液、1% 丁卡因液等。

第二节　综合诊疗台

耳鼻咽喉科综合诊疗台专为耳鼻咽喉检查和治疗而设计，配检查椅、集光源、加热设备、喷雾及吸引功能于一体，有的还配置有显微镜、X 线片阅片灯箱、显示器及内镜等多种设备，不仅给医生的检查带来极大便利，同时还可以进行一般性治疗（图 10-1-3），已逐步成为耳鼻咽喉科的常用设备。

Notes

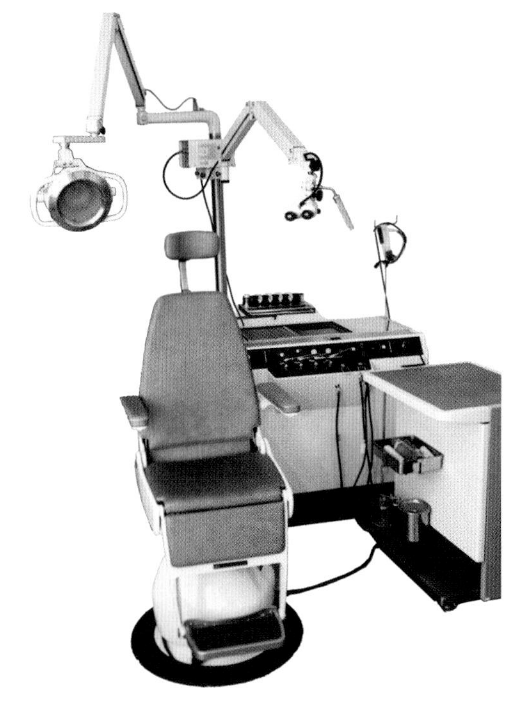

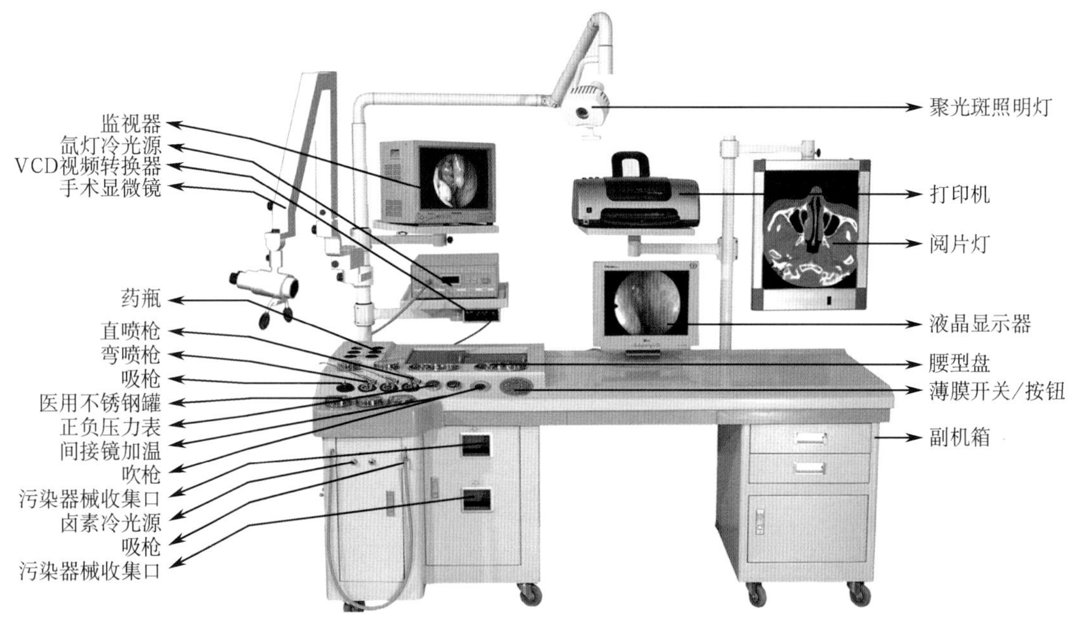

耳鼻咽喉头颈外科诊治综合工作台

图 10-1-3 综合诊疗台

（唐安洲）

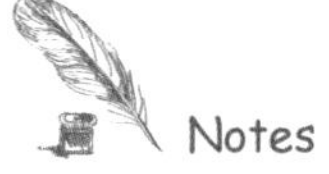

第二章　耳鼻咽喉头颈外科常用药物

本章简要介绍耳鼻咽喉头颈外科常用药物，分为全身用药和局部用药。大部分涉及药物均主要根据国家近年颁布的“中国家药物处方集”（2010 年及 2013 年）。

第一节　全身常用药物

耳鼻咽喉科全身常用药物与其他学科一样，涉及抗微生物、抗炎、调节神经内分泌、血液循环等诸方面用药，本节主要简要介绍抗微生物药（抗生素、抗病毒药和抗真菌药）、抗组胺药、糖皮质激素、减充血剂和黏液促排剂。全身用药原则与其他学科相同，应严格掌握适应证和用药禁忌，注意药物的毒副作用。

一、抗微生物药

（一）抗生素

1. 抗生素种类

（1）青霉素类：青霉素 G（penicillin G）又名苄青霉素（benzyl penicillin），水溶液在室温中不稳定，故青霉素应在临用前配成水溶液，否则可生成有抗原性的降解产物，增加过敏反应的可能。

青霉素主要作用于革兰阳性菌、革兰阴性球菌、嗜血杆菌属以及各种致病螺旋体等。迄今为止，青霉素 G 仍为耳鼻咽喉科常见感染的首选药物。其中氨苄西林、阿莫西林对流感杆菌、大肠埃希菌有良好抗菌作用；羧苄西林对铜绿假单胞菌有良好抗菌作用。青霉素类吸收后迅速分布于全身组织器官，其血清半衰期一般较短，为 0.5～1 小时。因此每日至少 2 次用药。在颈部间隙感染灶、脓肿内和有炎症的中耳、鼻窦渗出液中其浓度足以抑制多数细菌。

注意事项：①无论采用何种给药途径，用青霉素类药物或含青霉素类的复方制剂与规格前必须详细询问患者有无青霉素类过敏史、其他药物过敏史及过敏性疾病史，并须先做青霉素皮肤试验；②过敏性休克一旦发生，必须就地抢救，并立即给患者皮下注射肾上腺素，并给予吸氧、应用升压药、糖皮质激素等抗休克治疗；③全身应用大剂量青霉素可引起腱反射增强、肌肉痉挛、抽搐、昏迷等中枢神经系统反应（青霉素脑病），此反应易出现于老年和肾功能减退患者，青霉素不可用于鞘内注射；④青霉素钾盐不可快速静脉滴注及静推；⑤应新鲜配制使用，输注时间不宜超过 1 小时；⑥溶媒体积不宜超过 200ml。

（2）头孢菌素类：具有抗菌谱广、抗菌作用强、耐青霉素酶、临床疗效高、毒性低、过敏反应较青霉素类少见等优点。根据抗菌谱和抗菌活性将其分为以下几类：

1）第一代头孢菌素：包括头孢氨苄（cefalexin）、头孢拉啶（cefradine）、头孢噻吩（cefalothin）、头孢唑啉（cefazolin）、头孢噻啶（cefaloridine）、头孢曲嗪（cefatrizine）等。头孢噻吩（cefalothin）、头孢唑啉（cefozolin）主要用于产酶金黄色葡萄球菌所致的严重感染。口服制剂主要用于轻、中度呼吸道感染、颌面部软组织感染，但其疗效并不优于价格低廉的喹诺酮类、青霉素类。

2）第二代头孢菌素：包括头孢呋辛（cefuroxime）、头孢呋辛酯（cefuroxime axetil）、头孢克洛（cefaclor）等。对革兰阴性菌的作用较强，用于治疗大肠埃希菌、克雷伯菌、变形杆菌、肺炎球菌、流感杆菌所致的感染。

3）第三代头孢菌素：注射用制剂有头孢噻肟（cefotaxime）、头孢唑肟（ceftizoxime）、头孢甲肟（cefmenoxime）、头孢曲松（ceftriaxone）；头孢他啶（ceftazidine）、头孢哌酮（cefoperazone）、头孢匹胺（cefpiramide）等。口服品种有头孢克肟（cefixime）、头孢噻肟（ceftibuten）、头孢地尼（cefdinir）、头孢美他酯（cefetamet pivoxil）。第三代头孢菌素主要治疗革兰阴性和阳性需氧菌所致严重感染和败血症，但对肺炎球菌的疗效不比青霉素或头孢唑啉强；对院内感染的大肠埃希菌、克雷伯菌和铜绿假单胞菌有效。头孢噻肟、头孢曲松和头孢匹罗克通过血-脑屏障，用于治疗革兰阴性杆菌脑膜炎。

4）第四代头孢菌素：在保留第三代头孢菌素相似的对革兰阴性菌强大活性的同时，增强对革兰阳性抗菌作用。有头孢匹罗（cefpirome）、头孢吡肟（cefepime）、头孢克定（cefclidin）等。

（3）β-内酰胺酶抑制剂：许多致病菌能产生β-内酰胺酶，该酶能水解青霉素类和头孢菌素类结构中的β-内酰胺环而使抗生素失去抗菌活性。主要有克拉维酸（clavulanic acid）、舒巴坦（sulbactam）、他唑巴坦（tazobactam）等，常与青霉素类制成联合制剂使用。

（4）氨基糖苷类：包括链霉素（streptomycin）、新霉素（neomycin）、卡那霉素（kanamycin）、庆大霉素（gentamycin）、妥布霉素（tobramycin）等。主要用于敏感需氧阴性杆菌所致严重的全身感染，亦可用于金葡菌或病原未查明的严重感染或败血症。氨基糖苷类由于显著的耳毒性和肾毒性如新霉素、卡那霉素已基本不用，链霉素主要用于治疗结核。庆大霉素、妥布霉素应用时也应注意监测听力改变和肾功能，此类药物可通过胎盘而影响胎儿。肾功能正常者氨基糖苷类的用法以每日给药一次为宜。

（5）大环内酯类：包括红霉素、罗红霉素、阿奇霉素、克拉霉素、氟红霉素、地红霉素等。大环内酯类吸收后其在组织中浓度高于血浓度。对金葡菌、卡他莫拉菌、流感杆菌、支原体、衣原体有较强抗菌活性。大环内酯类属快效抑菌剂，仅适用于轻、中度感染，一般不宜作为严重感染的主要用药。近年发现大环内酯类尚有抗炎作用，常以小剂量长疗程用于慢性鼻-鼻窦炎的治疗。

（6）喹诺酮类：主要用于革兰阴性菌感染。16岁以下患者不宜应用，因可影响骨及软骨发育。

（7）其他抗生素

1）林可霉素与克林霉素：克林霉素是林可霉素的半合成衍生物，但其疗效优于后者。主要用于金葡菌等革兰阳性球菌及各种厌氧菌所致感染，也适用于对青霉素和头孢菌素过敏者的各种链球菌所致的咽喉炎、中耳炎等。

2）多肽类抗生素：包括万古霉素、多粘菌素、杆菌肽等。对各种革兰阳性菌有强大作用，很少有耐药菌株。由于有显著的耳毒性和肾毒性，故仅用于对多重耐药的耐甲氧西林金葡菌引起的严重感染。

3）磷霉素：对金葡菌等革兰阳性菌、多种革兰阴性菌有一定抗菌作用。

2. 抗生素的合理应用

（1）抗生素使用的一般原则：细菌对抗生素的耐药性已日益造成对人类健康的巨大威胁。合理使用抗生素是减少细菌耐药性的有效措施。合理使用抗生素系指在明确指征下选用适宜的抗生素，采用适当剂量和疗程，同时采取其他措施增强患者的免疫力和防止各种不良反应的发生。

1）尽早确立病原学诊断，尽可能在病变组织分离、鉴定病原菌并行药敏试验。没有任何感染临床表现的细菌阳性结果多无意义，常为污染菌、正常菌群或寄殖菌，因而不应应用抗生素。

2）在病原菌和药敏试验未获结果前，可根据经验选用合适的抗生素，如急性扁桃体炎多为溶血性链球菌感染，首选青霉素。这就要求医师应熟悉常用抗生素的适应证、抗菌活性、药代动

力学和体内分布特点以及不良反应。

3）选用抗生素，应将其最突出的特点用于临床。其特点主要从抗菌特点、组织分布和安全性考虑。如青霉素类、头孢类在血中、组织液中浓度高，而大环内酯类则在细胞内浓度高，很难清除中耳炎分泌物中的病原菌，因此治疗流感嗜血杆菌性中耳炎时以前者效果较为明显。第三、第四代头孢菌素、氟喹诺酮类的抗菌谱广，但对革兰阴性菌作用更突出。氟喹诺酮类如环丙沙星、氧氟沙星等虽对革兰阴性菌作用明显，显然不适于溶血性链球菌、肺炎链球菌引起的急性扁桃体炎、急性鼻窦炎、急性咽炎，但可用于下呼吸道的感染。掌握几种广谱抗生素便可对付诸多致病菌感染的做法是不对的，广谱抗生素的效果不一定优于窄谱，滥用反而增加细菌的耐药性。

4）应按患者的生理和病理状况选用抗菌药，因不同人群其脏器病理生理状况不同，药物在体内的代谢、排出途径也不同，故选用药物应注意：老年人应选用毒性较小的β-内酰胺类，剂量应低于成年人；儿童应按体重计算剂量，新生儿则按日龄，最安全的药物是β-内酰胺类；孕妇宜选用β-内酰胺类、大环内酯类（酯化物除外）、磷霉素等，剂量略高于成人常规量。避免应用对胎儿有影响的抗生素如四环素类、红霉素酯化物、磺胺、呋喃类、氟喹诺酮类、万古霉素类、氯霉素和氨基糖苷类。

5）耳鼻咽喉头颈外科手术的抗生素预防用药仅适于：①风湿性或先天性心脏病患者行扁桃体摘除术；②严重感染性病灶的清除；③大的肿瘤手术；④外伤。

预防性抗生素应用的目的是杀灭手术区域来自空气、局部环境及患者自身的细菌，以防止手术区的感染，故预防性抗生素的作用也只限于手术时段。第一代头孢菌素是最基本的用药。抗生素的预防性应用多主张在手术切开前30分钟内输入足够剂量的抗生素，如手术时间超过6小时，在术中应再次给药。术后可继续给药至48～72小时。头孢菌素是比较理想的预防用药。Ⅰ类切口手术，一般不需应用抗生素。Ⅱ、Ⅲ类切口手术，革兰阴性杆菌感染机会加大或病情复杂、风险增高时，可选用第二代、第三代头孢菌素。氨基糖苷类抗生素有耳、肾毒性，不是理想的预防用药。一般不用喹诺酮类作为预防药物（可用于经直肠前列腺活检术）。

头孢菌素应在手术开始前30～60分钟给予；手术时间超过3小时，应追加1个剂量。一般的择期手术，手术结束后无须再用药或用药不应超过24小时。有明显感染高危因素的患者或安放人工植入物者，可适当延长用药时间到手术后48小时，至多到72小时。

（2）抗生素的治疗性应用：抗生素在临床上的治疗性应用应该只限于细菌感染性炎症。从这个意义上讲，将抗生素与消炎药等同是不正确的。耳鼻咽喉头颈外科所涉及的细菌性感染性疾病大多为常见多发病，轻症感染并可接受口服给药的患者，应选用口服吸收完全的抗菌药，不需采用静脉或肌内注射给药。如有脓性感染应先行外科治疗（切开引流），再使用抗菌药。重症感染、全身性感染的患者初始治疗应予静脉给药，以确保药效。病情好转能口服时应及时改为口服给药。

1）急性化脓性感染的序贯治疗：序贯治疗（sequential antibiotic therapy）是指在感染的早期采用静脉给药，待临床症状基本稳定或改善后，改为口服方式给药。适用于急性化脓性鼻窦炎、急性化脓性扁桃体炎、急性会厌炎、急性化脓性中耳炎等。序贯治疗的基本原则是采用同类抗生素或抗菌谱相仿的不同类药物分两个阶段进行治疗。第一阶段为静脉给药3天，第二阶段为口服给药7～10天。给药方式转换的临床标准为：①急性期症状好转；②体温恢复正常至少24小时；③白细胞计数和分类计数恢复正常；④无严重合并症。序贯治疗的概念是基于抗感染治疗费用迅速增高，医疗资源浪费较大，患者负担日益加重的情况下提出的，其目标是在保证有效治疗的前提下，节省医疗资源，减轻患者的负担。

2）重度感染：这包括严重的颈部间隙感染和感染性颅内并发症。必须采取快速、足量给药，根据药代动力学特点、组织穿透能力和半衰期确定抗生素的选择、每天给药次数和间隔。如时

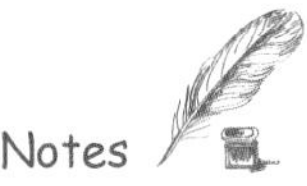

间依赖性抗菌药(如β-内酰胺类)消除半衰期短者,应一日多次给药;浓度依赖性抗菌药(如氨基糖苷类、喹诺酮类)可一日剂量1次给药,但重症感染者例外。通常每日量分2~4次给予,如临床效果欠佳,可在用药后48~72小时考虑调整。

3)病毒性感染和发热原因不明者,除病情危重或并发细菌感染外,不宜轻易采用抗菌药物。

4)青霉素至今仍是治疗细菌感染性疾病的首选药物。大环内酯类适用于皮肤、软组织和呼吸道的轻、中度感染。氨基糖苷类因其耳毒性和肾毒性,不宜作为门诊一线药物,尤其用于小儿和孕妇更为不当。

5)头孢菌素类除第一代、某些第二代及口服制剂外,一般均为首选药物。

(二)抗病毒药

按对不同病毒的作用,抗病毒药可分为两大类:抗非反转录病毒药和抗反转录病毒药。后者多用于治疗人类免疫缺陷病毒(HIV)感染的获得性免疫缺陷综合征(艾滋病,AIDS)。目前临床常用品种主要有:抗流感病毒药(金刚烷胺、奥司他韦等)、抗疱疹病毒药(阿昔洛韦、喷昔洛韦、更昔洛韦等)、广谱抗病毒药(利巴韦林、膦甲酸盐)和干扰素。

1. 阿昔洛韦(aciclovir) 用于单纯疱疹、带状疱疹病毒感染。静脉给药:缓慢滴注。按体重一次5~10mg/kg,一日3次,每8小时1次,共7~10日。口服给药:一次200mg,一日5次,10日为一疗程;或一次400mg,一日3次,5日为一疗程。

2. 阿糖腺苷(vidarabine) 用于治疗疱疹病毒感染所致的口炎、皮炎、脑炎及巨细胞病毒感染。

肌内注射或缓慢静脉注射:临用前,每瓶加2ml灭菌生理盐水溶解后,或遵医嘱。用药过程中密切注意不良反应的发生并及时处理。成人按体重一次5~10mg/kg,一日1次。

多数抗病毒药抗病毒谱较窄,临床疗效有限,往往对宿主细胞亦具有一定毒性,临床应用时应特别注意对肝肾、神经系统和血液系统的损害。

(三)抗真菌药

根据真菌侵犯部位分为浅部真菌病和侵袭性真菌病。浅部真菌病指表皮、毛发和甲板的真菌感染,侵袭性真菌病指侵犯皮肤真皮黏膜和侵袭组织内脏的真菌引起的感染性疾病。近年来由于广泛应用广谱抗生素、皮质激素、免疫抑制药、放射治疗、化学治疗、器官移植、导管手术以及艾滋病的增多,而导致侵袭性真菌病日益增产。它需用全身性抗真菌药治疗。

1. 氟康唑(fluconazole) 口咽部念珠菌感染时,首次剂量0.2g,以后一次0.1g,一日1次,疗程至少2周。

2. 制霉菌素(nystatin) 用于难愈的口腔黏膜病损如天疱疮、糜烂型口腔扁平苔藓等,配合糖皮质激素局部制剂。取适量糊剂涂布,2~3小时1次,涂布后可咽下;口含片一次1~2片,一日3次。

3. 两性霉素B(amphotericin B) 首选用于敏感真菌所致的深部真菌感染且病情呈进行性发展者,如鼻脑型毛霉菌病。两性霉素B,剂量快速增长至一日0.8~1.5mg/kg静脉注射。症状改善后可以改为隔日1次,总剂量通常2.5~3.0g。如果不能耐受普通两性霉素B或需长时间使用,也可用脂质体两性霉素B,或泊沙康唑一次200mg,一日4次。

抗真菌药毒性较大,应用过程中应注意观察肾脏、血液系统的变化。

二、抗介质药

(一)抗组胺药

抗组胺药是组胺H_1受体反相激动剂,通过对H_1受体静止相和活化相的作用来阻断组胺的生物效应。近年还发现部分抗组胺药还兼具抗炎作用,即减少介质释放和嗜酸性粒细胞的浸

润。对治疗鼻痒、喷嚏和鼻分泌物增多有效,但对缓解鼻塞作用较弱。

1. 第一代药物 较易通过血-脑屏障,故有较明显的镇静、嗜睡作用,也具有抗胆碱能作用,表现为口干、视力模糊、尿潴留等。从事精密机械、司乘、警卫等人员应慎用。常用的药物有:苯海拉明(diphenhydramine)、氯苯那敏(chlopheniramine)、异丙嗪(promethazine)、赛庚啶(cyproheptadine)。

2. 第二代药物 这类抗组胺药的药效时间较长,且中枢镇静作用很少出现,但肝功不良或心血管疾病者应慎用。如特非那定和阿斯咪唑偶可引起心电图 Q-T 间期延长,尖端扭转型室性心动过速,注意应严格按照推荐剂量使用,不能过量用药,不能与酮康唑、伊曲康唑和红霉素合用,因这几种药物可诱发肝脏损害而增加特非那定和阿斯咪唑的心脏毒性,故这两类药物在临床上已很少应用。现常用的第二代抗组胺药有:西替利嗪(cetirizine)、氯雷他定(loratadine)、地氯雷他定(desloratadine)、非索非那定(fexofenadine)、阿伐斯汀(acrivastine)和氮䓬斯汀(azelastine)和左卡巴斯汀(levocabastine)。其中后两种现多用鼻内制剂。近年发现,氮䓬斯汀、氯雷他定和西替利嗪尚有抗炎作用,主要可抑制炎性介质释放和炎性细胞浸润。

由于不同抗组胺药的 H_1 阻滞活性、抗变态反应效果不同以及亲脂性的差异和组织沉着部位不同,它们对鼻腔、眼结膜、皮肤和呼吸道等部位的抗组胺效果并不是都相同的。同样,也不是所有 H_1 抗组胺药在各类患者都有相同的作用。对某种药物反应较弱但对另一种可能反应明显,因此临床应用时应想到此点。

抗组胺药在应用中应注意如下情况:①进行特异性皮肤试验或激发试验前 3 ~ 7 天应暂时停用抗组胺药,以免影响试验效果;②驾驶员、机器操作人员、高空作业者、精密仪器操纵者工作前应禁用一代抗组胺药,即便二代抗组胺药也要严格按照推荐剂量服用;③孕妇在妊娠早期慎用抗组胺药以免引起胎儿畸形;④肝功能不全者、原有心脏病病史者不用或减量应用二代抗组胺药,肾功能不良者慎用西替利嗪;⑤严格按推荐剂量或低于推荐剂量用药;⑥用药时避免饮酒,以免药物吸收过快;⑦避免同时应用 P450 酶代谢依赖性药物,特别是咪唑类抗真菌药、大环内酯类抗生素等。

(二) 白三烯受体拮抗药

发生于上呼吸道的变应性炎症其炎性介质白三烯 D_4 可使患者鼻塞症状加重,抗白三烯治疗的主要目的是缓解患者的鼻塞症状,且有抗炎作用。

三、糖皮质激素

糖皮质激素在耳鼻咽喉头颈外科临床应用有两种给药途径:全身和局部。全身用药主要用于急重症感染的中毒性休克、急性会厌炎和呼吸道变态反应如哮喘的急性发作、过敏性喉水肿。也用于突发性耳聋、Bell 面神经麻痹、外伤性视神经病变等,常用制剂为地塞米松(dexamethasone),而对重症变应性鼻炎、鼻息肉或阿司匹林耐受不良三联症患者常用醋酸泼尼松(prednisone acetate)口服,成人每天 30 ~ 40mg,服用一周后每天递减 5mg。有高血压病、消化道溃疡、结核病、糖尿病者慎用。

四、减充血药

口服减充血药用于感染性和变应性疾病引起的鼻塞。优点是血管扩张的"反跳作用"少,且药效时间长。但高血压、心血管病患者不可应用。这类药物有伪麻黄碱(pseudoephedrine)和苯丙醇胺(phenylpropanolamine)。减充血剂的使用为 7 ~ 10 天,长时间使用可发生药物诱导性鼻炎,致使鼻塞更为加重。

五、黏液稀化剂

用于呼吸道炎症,可降低分泌物黏稠度,促进呼吸黏膜纤毛活动,利于黏性分泌排出。也可

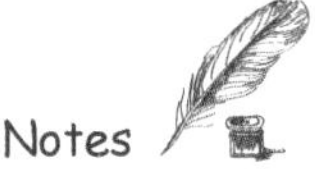

用于鼻部术后促进纤毛功能恢复。

1. 偶龙胆、报春花、马鞭草等植物提取液，口服，100 滴/次（6.2ml），6 天后 50 滴/次；3 次/天。

2. 桃金娘科树叶标准提取物（gelomyrtol），成人每次 0.3g，每日 2～3 次。

3. 盐酸溴环己胺醇（ambroxol hydrochloride），成人每次 0.03g，每日 2～3 次。

第二节 鼻部常用药物

一、鼻部用药原则

在鼻部疾病治疗中，鼻内局部用药已成为主要手段之一，但由于鼻黏膜结构特点和生理功能，局部用药应注意以下几点：

1. 药液应不严重影响鼻黏膜纤毛功能。

2. 鼻黏膜表面黏液酸碱度（pH）为 5.5～6.5 之间，药液应与此相适应且应等渗。

3. 鼻黏膜表面积为 $150cm^2$，黏膜下有丰富血管，对药物吸收能力较强，故局部用药应考虑到对全身的副作用，尤其对心血管系统和中枢的影响。

4. 通常情况下，鼻内不宜局部滴用抗生素溶液。因为鼻部化脓性感染病灶主要在鼻窦，鼻窦窦口多已阻塞，引流不畅。鼻甲黏膜炎性改变主要为反应性炎症。鼻内滴用抗生素作用甚微，如长期使用有发生鼻内真菌感染的可能性。

5. **采用正确体位和方法** 药液如为滴剂，擤出鼻涕后，患者平卧，肩与床沿平齐，头后仰下垂，使鼻孔垂直朝上。每侧鼻孔滴 3～4 滴，30 秒后头向左、向右偏斜各 30 秒，然后头恢复原位维持 30 秒，最后坐起将头前低，这样可使滴入的药液充分分布于整个鼻腔，尤其各个鼻道，有利于窦口开放。

药液如为喷剂，采用坐位，擤出鼻涕后，左手持药瓶，将喷嘴放入右侧鼻孔，喷嘴方向对着右眼外角，使药液喷到鼻腔外侧壁结构，反之亦然。

二、鼻部常用药

1. **抗生素的鼻内局部应用** 因为鼻黏膜表面有黏液纤毛毯的运动，黏膜表面成分不适于细菌滋生繁殖，故细菌感染性炎症主要发生在黏膜深层。因此，鼻内滴入抗生素多无明显作用，况且很难进入鼻窦窦腔。但萎缩性鼻炎、鼻硬结症、不动纤毛综合征、Kartagener 三联症（鼻-鼻窦炎、支气管扩张和内脏转位）等疾病，由于鼻黏膜表面黏液纤毛功能障碍，黏膜表面宜形成结痂，细菌得以在痂皮下滋生，此时可考虑局部应用抗生素。

鼻内应用抗生素一般不应选用经常全身应用或新开发使用的抗生素。为减少耐药菌株的产生，大部抗生素均不宜鼻内局部使用。一般选用链霉素、庆大霉素治疗萎缩性鼻炎，利福平治疗鼻硬结症。

莫匹罗星（mupirocin） 局部用抗生素，用于鼻前庭感染有确切疗效。至少有 10% 的正常人鼻内经常有金黄色葡萄球菌，另有 70%～90% 为一过性携带者。使用莫匹罗星可有效地清除鼻前庭耐药的金黄色葡萄球菌。Prince 等（1997）证实，含有抗生素的软膏涂在鼻前庭内，在 30 分钟内有 70% 由鼻腔清除到鼻咽部，其中有 40% 经过中鼻甲。为防止医院内耐药菌交叉感染，莫匹罗星也可用于携带金黄色葡萄球菌的医护人员。

最近有多项研究证实，莫匹罗星可有效减少细菌生物膜，以 0.05% 莫匹罗星溶液每天冲洗鼻腔治疗复发性鼻窦炎疗效显著。

Notes

2. **抗组胺药** 鼻内喷剂左旋卡巴斯汀（levocabastine）、氮䓬斯汀（azelastine），每次 2 喷，每日2～3次，用于变应性鼻炎和非变应性鼻炎。此类药剂特点是起效快，喷入鼻腔后15～30分钟即可控制喷嚏、流涕，其中左旋卡巴斯汀更适用于幼儿。

3. 肥大细胞稳定剂　主要为色酮类，包括色甘酸钠（cromolyn sodium）、尼多克罗（nedocromile），用于预防症状发作。季节性变应性鼻炎患者可在花粉期前一周开始一个应用。

4. 减充血剂　鼻内局部应用治疗鼻塞。1%麻黄碱滴鼻液（ephedrine in N.S）（小儿用0.5%浓度），收缩鼻黏膜血管，改善鼻腔通气，促进鼻窦引流。用于鼻塞严重者，滴鼻每次2～4滴，每日3次，小儿临睡前禁用以防睡眠不佳。

羟间唑啉滴鼻液（oxymetazoline in N.S.）血管收缩作用强而持久，可维持2小时，继发性血管扩张作用较轻。

减充血剂的临床效用主要是解除鼻塞，改善鼻腔通气引流。但不能长期滥用，一般连续应用不能超过10天，否则引起药物性鼻炎，使鼻腔更为阻塞。此外，由于黏膜对药物的吸收作用，如果药量过大，或患者药物耐受性差，可引起患者的心血管反应，故对心血管病、高血压等患者应慎用。小儿应用时浓度不可和成人相同。已有病例报道，新生儿滴用减充血剂，诱发心力衰竭。高血压患者鼻内滴去氧肾上腺素（与麻黄碱作用相似）后突发脑出血，小儿滴用萘甲唑啉滴鼻液后出现心动过缓、血压下降和心脏传导阻滞等。

5. 鼻内糖皮质激素（intranasal corticosteroids）　这类药物均制成喷鼻剂使用，常用者有：二丙酸倍氯米松（beclomethasone dipropionate）、丙酸氟替卡松（fluticasone propionate）、布地奈德（budesonide）、糠酸莫米松（momestasone furoate）、曲安奈德（triamcinolone）。一般每次2喷，每日1～2次。

由于可在炎症发病的各个环节发挥强大的抗炎作用，糖皮质激素鼻内应用已成为治疗变应性鼻炎、非变应性鼻炎、慢性鼻-鼻窦炎和鼻息肉的主要方法之一。近年也有证据表明，对鼻腔急性炎症也有良好效果。此外，也发现对血管可产生收缩作用。鼻内应用后只在局部发生作用，应用时应严格按照推荐剂量，掌握正确方法。对儿童不宜使用二丙酸倍氯米松，而应选择生物利用度低者，如糠酸莫米松。如用地塞米松滴鼻液则极易吸收至全身，用药时间长或剂量过大可产生明显全身副作用。

6. 黏膜刺激药　复方薄荷樟脑液体石蜡滴鼻剂　薄荷1.0g、樟脑1.0g、液体石蜡加至100ml。润滑鼻黏膜，刺激黏膜血管扩张，腺体分泌。用于治疗干燥性鼻炎，萎缩性鼻炎。副作用是长期应用可引起类脂性肺炎。

7. 上颌窦冲洗液

成分：甲硝唑2g，氯霉素2.5g，糜蛋白酶5mg，氯化钠9g，蒸馏水加至1000ml。

作用：对厌氧菌和需氧菌皆有杀菌作用，并可稀化黏液。用于慢性上颌窦炎上颌窦穿刺冲洗之用。

近年证实，对慢性鼻窦炎患者行高渗盐水（3%）冲洗鼻腔可促进病情改善。

第三节　咽喉部常用药物

一、咽喉部用药原则

1. 咽喉部神经敏感，刺激性强的药物易引起咽反射（恶心、呕吐），此点应注意。
2. 咽喉部空气流量大，不宜长期用粉末剂以防加重咽部干燥感，每次量不宜大，以免呛咳。
3. 抗生素不宜长期局部应用，以防出现耐药菌株和真菌感染。

二、咽喉部常用药物

1. 含漱剂　用于咽部，为水溶液，每次含漱应尽量维持较长时间，含漱后吐出，不可咽下。

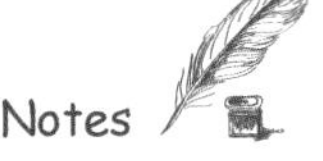

含漱剂主要作用:①消毒、杀菌、保持口腔和咽部清洁;②湿润咽部,使分泌物易排出;③收敛止痛。

(1) 复方硼砂溶液(Dobell 溶液)(borax compound solution):硼砂 15g,碳酸氢钠 15g,液体石蜡 3ml,甘油 35ml,蒸馏水加至 1000ml(使用时加水 4 倍稀释后漱口)。

(2) 1∶5000 氯己定溶液(liquor hibitane)。

(3) 呋喃西林溶液(furacillin):呋喃西林 0.2g,蒸馏水加至 1000ml。

(4) 止痛含漱液 醋柳酸 5g,溴化钠 5g,硼砂 5g,甘油 50ml,蒸馏水加至 500ml。

2. **咽部涂剂** 涂剂具有润滑,刺激黏膜分泌及收敛作用,涂时用棉签蘸涂剂涂于咽部各壁,每日 1~2 次。适用于急性咽炎早期,慢性咽炎,干燥性咽炎等。

(1) 复方碘甘油(compound iodine glycerine):碘 1.25g,碘化钾 2.5g,蒸馏水 25ml,薄荷油 0.5ml,甘油加至 100ml。

(2) 硼酸甘油(boric acid glycerine):硼酸 50g,甘油 100ml。

(3) 含片:将抑菌、消毒药与挥发性药一起作成含片含在口内,使药物在溶化过程中发挥作用。

(4) 雾化吸入液:一般用于急慢性炎症。布地奈德吸入剂 2ml(1mg),急性喉炎时 2~4mg/d,慢性炎症(反流性咽喉炎、声带息肉)1mg/次;每天 1 次。

第四节 耳部常用药物

一、耳部用药的原则和方法

耳部器官狭小深在、构造精细,中耳鼓膜菲薄,中耳黏膜细嫩,有敏感神经分布,与内耳淋巴液有薄膜(前庭窗、圆窗)相隔。这些特点要求耳部用药应遵循下述原则:

1. 局部用药前,应先清洁外耳道,取出耵聍,拭净外耳道分泌物。

2. 有腐蚀作用的药物不可随意使用。

3. 滴耳药液滴耳前应用手适当加温,因药液过凉滴入耳内可诱发患者眩晕。

4. 鼓膜已有穿孔者禁用对中耳黏膜有损伤的制剂。

5. 一般情况下,不宜适用粉剂。因为溶解性差的药粉喷入耳内后,不仅消炎作用差,且常与耳内分泌物胶合成团,妨碍引流和继续治疗,严重者可引起颅内、外并发症。

6. 引起内耳损伤的耳毒性药物如链霉素,庆大霉素配制的滴耳剂不宜长期使用,因其可透过圆窗膜进入内耳。

7. 滴药时,患耳朝上,滴药后,保持该头位 5~10 分钟,并以手指反复轻压耳屏。

二、耳部常用药物

1. **5%碳酸氢钠甘油滴耳液(耵聍水)**(sodium bicarbonate solution) 碳酸氢钠 5g、蒸馏水 50ml、甘油加至 100ml。有溶解、软化耵聍、痂皮的作用。用于外耳道耵聍栓塞,每日 5~6 次,每次滴数滴,2~3 天后冲洗外耳道将耵聍洗出。

2. **3%过氧化氢溶液滴耳液**(hydrogen peroxide solution) 过氧化氢溶液滴入耳内后,其初生态氧与脓液等有机物结成泡沫,具有消毒、清洁、除臭作用,用于外耳道炎及鼓膜穿孔后鼓室脓汁较多的病例。每次数滴,滴后再用耳用棉签将泡沫擦净,然后可滴入消炎耳药。

3. **2%酚甘油滴耳液**(phenol glycerine) 有杀菌、止痛和消肿作用,用于外耳道炎、急性中耳炎,禁用于鼓膜已穿孔的病例,每日 3 次,每次 3~4 滴。

4. **0.25%氯霉素滴耳液**(chloromycetin) 抗菌谱较广,适用于急慢性化脓性中耳炎滴耳,

每次2～3滴，每日3次。给鼓膜穿孔的幼儿滴药时不应过量，因其可通过咽鼓管流入、咽部咽下，以防影响造血功能。

5. 0.3%氧氟沙星滴耳液(ofloxacin) 为喹诺酮类广谱抗菌剂，用于外耳道炎、化脓性中耳炎，每次3～5滴，每日2～3次。鼓膜穿孔的小儿患者不宜使用。

6. 3%林可霉素滴耳液(jiemycin) 抗菌谱与红霉素接近，对金黄色葡萄球菌效果较好，滴耳每日3次。

7. 麝香草酚酒精滴耳液(thymol alcohol) 抗真菌药，用于外耳道真菌病，滴耳每日3次。

8. 鼓膜麻醉剂(Bonain solution) 纯苯酚、可卡因粉、薄荷脑各等量。可卡因借助纯苯酚破坏鼓膜表皮层的作用，达到鼓膜深层，充分发挥对鼓膜的麻醉作用。用于鼓膜穿刺、切开。用时以细卷棉子蘸取鼓膜麻醉剂少量，只涂于鼓膜的被穿刺或切开部位，不可扩大部位。

第五节 局部麻醉药

在耳鼻咽喉-头颈外科临床工作中，不少检查和处置需要使用局部麻醉药，最常用的局部麻醉方法为黏膜表面麻醉。

丁卡因(dicaine) 又名地卡因，潘托卡因，虽然其化学结构与普鲁卡因相似，局部麻醉作用比普鲁卡因强10倍，其毒性也相应增强。丁卡因穿透黏膜能力强，作用迅速，黏膜表面喷涂后1～3分钟出现麻醉，可持续60～90分钟。丁卡因吸收也较迅速，如用量大，可致急性中毒。也有少数患者对其产生严重过敏反应，发生喉水肿。由于其毒性大，吸收快，儿童、孕妇以不用为宜。

临床用浓度：1%溶液，成人每次总量不得超过50mg。这一浓度禁忌注射，注射后可致急性中毒。因此在诊室或处置台上，均应将配制好的1%丁卡因溶液滴加数滴伊红染液将其染成红色，以作为警示，不可多用或注射。

利多卡因(lidocaine，xylocaine)，又称赛罗卡因，昔罗卡因，因有起效快、弥散广、穿透能力强的优点，而被用于表面麻醉、浸润麻醉、硬膜外麻醉和神经传导阻滞麻醉。表面麻醉一般用1%～2%液喷雾或蘸药贴敷，也有2%的利多卡因胶浆用于食管、气管镜检查的咽喉区表面麻醉。本药毒性大，故1次总量不应超过200mg。患有严重心脏阻滞，包括Ⅱ或Ⅲ度房室传导阻滞、双束支阻滞，严重窦房结功能障碍和原有室内传导阻滞者应禁用。

用法：先用少量表面麻醉剂喷入鼻腔，观察患者5分钟，观其有否过敏反应。如无异常反应，方可开始进行麻醉。麻醉方法有喷雾器喷雾，用于鼻、咽、喉的内镜检查或咽反射增强者。鼻部手术时则用1%～2%的表麻剂棉片加滴1∶1000肾上腺素，稍加挤干后填于鼻腔各处，10分钟后取出。棉片过湿，则用量大，且易被患者咽下吸收，易引起中毒。

使用时应考虑到药物毒性大，应用不当可引起严重反应，因此应注意：①注射用麻醉药与表面麻醉药必须严格分别放置，并加以明显标志，药液滴加数滴伊红染成红色以作警示。②使用时应先以小量，观察有无反应。③不可超量。④嘱患者不可将多余药液咽下。⑤麻醉期间，医务人员不得离开患者，应密切观察其有何不良反应。

中毒症状及抢救措施：用药后不久患者即出现头昏、眼花、胸闷、口干，患者面色苍白，瞳孔散大，或出现精神兴奋、幻视，抽搐，以及脉弱、血压下降、呼吸浅而不规则等。这些症状的出现往往无规律，可突然发生循环呼吸衰竭。

一旦发现上述异常，必须立即停止用药，抽出鼻腔内的丁卡因棉片或纱条，静脉注射地塞米松5～10mg。中枢兴奋者应给予地西泮注射(0.1～0.2mg/kg)，出现抽搐者应用2%～2.5%硫喷妥钠静脉缓慢注射，抽搐一经控制立即停注，针头暂不拔出，以备抽搐再发时可继续注射，但用药总量不超过5mg/kg。如有血压下降，应行抗休克治疗，酌情应用升压药或微血管扩张药，以

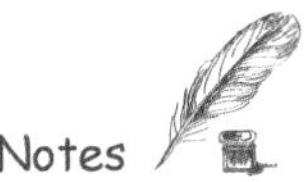

改善组织缺氧状态。应保持呼吸道通畅，给予氧气吸入。密切注意心脏情况，如有异常及时采取有效措施。

应注意判断中毒反应和过敏反应的区别。

中毒反应一般均发生在用药方法错误如注射或用药超过极量(80mg)等情况。极少数患者由于对药物耐受力差，即便在安全量范围内也可发生中毒样反应，撤去麻药后很快便可恢复。

过敏反应发生在用药剂量安全范围内，患者在用药后很快觉胸闷、喉紧、心难受、并有喉痒、皮肤痒等症状，继之可发生过敏性休克、血压下降、脉细弱等。有的患者则发生迟发相反应，即在用药后2~6小时发生荨麻疹，喉水肿等。一旦发现有过敏反应，应立即停用丁卡因，皮下注射1∶1000肾上腺素0.15~1.0ml，静脉注射地塞米松10mg，如因喉水肿致吸入性呼吸困难达Ⅲ度以上则应行气管切开术以保证呼吸道通畅。

(董　震)

第三章 耳鼻咽喉科常用物理治疗方法

激光技术是20世纪科技领域中的重大发现，它与医学科学相结合逐渐形成了一门新兴的边缘学科——激光医学，耳鼻咽喉科是激光应用得最早且最为成熟的领域之一。冷冻、射频等物理治疗方法，也为耳鼻咽喉头颈外科的许多疾病提供了新的有效治疗手段，广泛应用于临床。

第一节 激 光 治 疗

一、激光治疗的原理

激光（light amplification by the stimulated emission of radiation，Laser）指在一定条件下，工作物质内部处于高能级粒子受一定频率的诱导光入射后，受激辐射放大，发射出与入射光同频率、同相位的光。激光由激光器产生，激光器由工作物质和一个光学谐振腔组成。依产生激光的工作物质的不同，有不同类型的激光器，耳鼻咽喉头颈外科常用激光器有 Nd：YAG（掺钇铝榴石）激光器、CO_2激光器、KTP 激光器和半导体激光器等。激光具有方向性好、亮度强、高单色和相干性好等特点，广泛应用于医学领域。

激光对生物体的作用有五种：热作用、光化作用、机械作用、电磁作用和生物刺激作用。医学上主要利用激光的热作用和光化作用。根据热效应程度分光凝固、光气化及光炭化作用。

激光的治疗作用包括理疗、针灸及手术。

激光理疗：弱激光直接照射病灶，其所产生的光物理和光化学效应，可产生消炎镇痛、舒张血管、促进血液循环和新陈代谢等作用。常用于理疗的激光有 He-Ne 激光和 CO_2激光。

激光针灸：激光穴位照射可以无痛、无菌地穿透皮肤，达到治疗的目的。

激光手术：用高功率激光束代替手术刀行外科手术，称为激光手术刀。激光手术的优势有：出血少；准确率高，对靶组织周围损伤轻；术后组织肿胀轻、反应小；伤口愈合快、感染少、瘢痕较轻。

使用激光治疗如防护不当，也可引起医护人员及患者非治疗部位的损伤，在使用激光治疗时，应有严格的安全措施，接触激光的医护人员应佩戴防护眼镜，患者眼内涂眼药膏，术野周围用盐水纱布保护等。

二、耳鼻咽喉疾病的激光治疗

1. **耳部疾病** 耳前瘘管并发感染、乳突根治术后、分泌性中耳炎、耳廓假性囊肿等理疗、引流和切除。周围性面神经麻痹的穴位照射。激光还可用于鼓膜造孔、鼓室成形手术等。

2. **鼻部疾病** 外鼻和鼻前庭疾患可采用低功率的 CO_2激光照射治疗，慢性鼻炎、慢性鼻窦炎及鼻息肉可用 YAG 激光手术治疗，也可用于治疗鼻出血。

3. **咽部疾病** 急慢性咽炎、溃疡、海绵状血管瘤、慢性扁桃体炎的激光照射和手术，还用于悬雍垂腭咽成形术。

4. **喉部疾病** 喉乳头状瘤、纤维瘤、声带白斑和息肉切除；也可用于早期喉癌手术。

第二节 冷 冻 治 疗

一、冷冻治疗的机制

冷冻治疗(cryotherapy)指利用0℃以下低温冷冻局部活体组织使之破坏而达到治疗某些疾病的一种方法。其机制为:冷冻可致细胞内、外形成冰晶引起细胞损害;冷冻可致酸碱度改变以及蛋白质变性;急速降温时,细胞内各成分缩胀比率不均衡导致细胞破裂;冷冻还可致局部血液循环障碍。

临床上常用的制冷剂有氟利昂和液氮。氟利昂的温度可降至-70~-29℃,液氮的温度可达-196~-160℃。制冷剂的沸点越低,冷冻速度越快。

常用的冷冻器有相变冷冻器(液氮)和节流膨胀冷冻器(氟利昂)及热冷冻器,耳鼻咽喉科常用液氮相变冷冻器。

使用冷冻治疗的具体方法有:接触法(将冷冻头与病灶直接接触),为最常用的方法;喷洒法(将制冷剂直接喷洒到患部);刺入法(用冷刀头刺入病变组织内以破坏病灶);倾注法(将制冷剂直接倾注到患处)。

冷冻治疗也可出现一些并发症,应予重视。常见的并发症有:①一过性的局部肿胀;②出血,一般为暂时性,较轻;③疼痛,在复温解冻时可出现疼痛;④瘢痕形成,在治疗恶性肿瘤或冷冻损伤肌肉组织时,可出现瘢痕;⑤发热,为吸收热。

二、冷冻治疗在耳鼻咽喉科-头颈部的应用

1. 耳部疾病 耳廓假性囊肿、耳廓疣、耳垂瘢痕疙瘩、血管瘤、乳头状瘤以及耳部原位癌等均可行冷冻治疗。

2. 鼻部疾病 可用于治疗鼻出血、慢性单纯性鼻炎、慢性肥厚性鼻炎、变应性鼻炎及鼻息肉、鼻部赘生物、某些鼻部良性肿瘤(血管瘤、乳头状瘤、皮脂腺瘤、神经纤维瘤等)。

3. 咽喉部疾病 慢性咽炎、慢性扁桃体炎、声带息肉或声带小结,咽喉部血管瘤、乳头状瘤、囊肿、神经纤维瘤等良性肿瘤,鼻咽纤维血管瘤在术中配合冷冻治疗可减少出血。

4. 头颈部疾病 治疗头颈部良性肿瘤,如血管瘤、乳头状瘤、小纤维瘤、瘢痕疙瘩等。恶性肿瘤切除后对术腔做冷冻治疗可以减少复发,也可用于一些恶性肿瘤的姑息治疗。

第三节 射 频 治 疗

射频(radio frequency)治疗指利用频谱范围在0.5MHz~100GHz之间的电磁波对人体组织产生的内生热效应(60~80℃),而使组织蛋白凝固、萎缩、脱落或消失的一种治疗方法。常用于增生性病变的治疗。

近年来推出的低温等离子射频手术装置,能够利用低温等离子射频的能量,以较低的温度(40~70℃)来进行组织的切除。低温消融技术是通过导电介质(盐)在电极周围形成一个高度聚集的等离子体区,这个等离子体区由高度离子化了的粒子组成,这些粒子具有足够的能量以粉碎组织内有机分子的分子链,从而使分子和分子分离,组织体积缩小。低温等离子射频具有以下优越性:不直接破坏组织,对周围组织损伤小;由于电流不直接流经组织,组织发热少,治疗温度低;通过分子间的分离,使组织定点消融。

低温等离子系统近年来在耳鼻咽喉科领域已应用于鼾症、慢性鼻炎、过敏性鼻炎、慢性扁桃体炎、扁桃体肥大及腺样体肥大等疾病治疗,取得良好的效果。

Notes

第四节　其他物理治疗方法

1. **超短波治疗**　属于高频电疗法范畴，是指用波长为 1～10m，频率为 30～300MHz 的高频振荡电流在人体所产生的电场作用进行治疗的方法。超短波照射可产生热效应与非热效应。前者能降低感觉神经的兴奋性以止痛；改善血液循环，促进局部炎症吸收和水肿消退；降低肌张力以解痉。后者可促进神经纤维的再生；增强单核巨噬细胞、白细胞的吞噬功能，抑制炎症的发展。超短波主要用于急性、亚急性炎症的治疗，如急性咽炎、急性扁桃体炎、急性喉炎、急性外耳道炎、急性中耳炎等。

2. **音频治疗**　属于中频电疗法范畴，是指用频率在音频范围内中频正弦交流电进行治疗的方法。其能促进局部血液循环，具有消炎、消肿等作用；抑制感觉神经具有良好的镇痛作用；增强骨骼肌和平滑肌的肌张力；松解粘连，促进瘢痕组织的吸收及软化瘢痕。音频治疗主要用于慢性咽炎、慢性喉炎、声带小结、声带息肉及某些外伤性喉狭窄及颈部瘢痕组织增生的治疗。

3. **紫外线治疗**　紫外线具有强杀菌作用，穿透极浅，具有抗炎、止痛和脱敏作用。用于治疗局部炎性疾病、变应性鼻炎及湿疹等。

4. **超声聚焦**　利用超声波可透过人体组织，并能聚焦在特定靶区的特性，将能量聚集到足够的强度，可以达到瞬间高温 65～100℃，破坏靶区组织，在组织病理学上表现为凝固性坏死，从而达到破坏病变之目的，而病变区域外的组织则没有损伤。原理和透镜聚焦太阳光使纸片燃烧相似。焦点处高温使病变组织破坏，而焦点外组织温度低，从而保护正常组织，实现无创治疗目的。用于治疗局部炎性疾病、肿瘤等。

（唐安洲）

第八、第九、第十篇主要参考文献

1. Boiko IV, Naumova TM, Gerasimova LB. Structure of occupational morbidity in St. Petersburg. Med Tr Prom Ekol, 1998, (3): 31
2. Fritzell B. Work-related voice problems. Teachers, social workers, Lawyers and priests should receive preventire voice training. Lakartidningen, 1996, Apr3; 93(14): 1325
3. Kleinsasser O. Pathogenesis of vocal cord polyps. Ann Otol Rhinol Larygol, 1982, 91: 378
4. Woskowiak G. An attempt to identify an incidence of occupational larygeal diseases in teachers. Med Pr, 1996, 47(5): 519
5. 黄选兆. 耳鼻咽喉科学. 第 3 版. 北京：人民卫生出版社，1991
6. 李宝实. 中国医学百科全书，耳鼻咽喉科学. 第 1 版. 上海：上海科技出版社，1992
7. 王广科，刘武生，杨德英. 职业性喉病的回顾性分析. 中华劳动卫生职业病杂志. 1997，15(3)：149

Notes

中英文名词对照索引

B

H

K

L

R

S

T

W

致　谢

继承与创新是一本教材不断完善与发展的主旋律。在该版教材付梓之际，我们再次由衷地感谢那些曾经为该书前期的版本作出贡献的作者们，正是他们辛勤的汗水和智慧的结晶为该书的日臻完善奠定了坚实的基础。以下是该书前期的版本及其主要作者：

7 年制规划教材
全国高等医药教材建设研究会规划教材
全国高等医药院校教材·供 7 年制临床医学等专业用

《耳鼻咽喉科学》（人民卫生出版社，2001）

主　编　孔维佳

全国高等医药教材建设研究会·卫生部规划教材
全国高等学校教材·供 8 年制及 7 年制临床医学等专业用

《耳鼻咽喉头颈外科学》（人民卫生出版社，2005）

主　编　孔维佳
副主编　周　梁　许　庚

普通高等教育“十一五”国家级规划教材
全国高等医药教材建设研究会规划教材·卫生部规划教材
全国高等学校教材·供 8 年制及 7 年制临床医学等专业用

《耳鼻咽喉头颈外科学》（第 2 版，人民卫生出版社，2010）

主　编　孔维佳
副主编　周　梁　许　庚　唐安洲

编　者（以姓氏笔画为序）

孔维佳（华中科技大学）
叶京英（首都医科大学）
田勇泉（中南大学）
刘世喜（华西医科大学）
刘兆华（第三军医大学）
许　庚（中山大学）
杨伟炎（中国人民解放军医师进修学院）
杨蓓蓓（浙江大学）
肖水芳（北京大学）
肖健云（中南大学）
吴　皓（上海交通大学）
邱建华（第四军医大学）
余力生（北京大学）
汪吉宝（华中科技大学）
迟放鲁（复旦大学）
张　华（新疆医科大学）

张　榕(福建医科大学)
周　梁(复旦大学)
周慧芳(天津医科大学)
郑亿庆(中山大学)
姜学钧(中国医科大学)
倪道风(中国协和医科大学)
殷善开(上海交通大学)
高志强(中国协和医科大学)
唐平章(中国协和医科大学)
唐安洲(广西医科大学)
陶泽璋(武汉大学)
董　震(吉林大学)
董明敏(郑州大学)
韩德民(首都医科大学)
潘新良(山东大学)

秘　书

陈建军(华中科技大学)
程华茂(华中科技大学)

06检